U0685686

妇产科综合诊治新策略

（上）

刘　萍等◎主编

吉林科学技术出版社

图书在版编目（CIP）数据

妇产科综合诊治新策略/ 刘萍等主编. -- 长春：
吉林科学技术出版社，2016.9
ISBN 978-7-5578-1105-1

Ⅰ．①妇… Ⅱ．①刘… Ⅲ．①妇产科病学—诊疗Ⅳ．
①R71

中国版本图书馆CIP数据核字(2016) 第167994号

妇产科综合诊治新策略

Fuchanke zonghe zhenzhi xin celue

主　编	刘　萍　郝玉萍　王　颖　刘　青　黄启玉　杨彦粉	
副主编	向燕萍　叶青剑　黄晓梅　张银娥 居宝芹　李长慧　王　敏　罗　菁	
出版人	李　梁	
责任编辑	张　凌　张　卓	
封面设计	长春创意广告图文制作有限责任公司	
制　版	长春创意广告图文制作有限责任公司	
开　本	787mm×1092mm　1/16	
字　数	1189千字	
印　张	48.5	
版　次	2016年9月第1版	
印　次	2017年6月第1版第2次印刷	

出　版　吉林科学技术出版社
发　行　吉林科学技术出版社
地　址　长春市人民大街4646号
邮　编　130021
发行部电话/传真　0431-85635177　85651759　85651628
　　　　　　　　　　85652585　85635176

储运部电话　0431-86059116
编辑部电话　0431-86037565
网　址　www.jlstp.net
印　刷　虎彩印艺股份有限公司

书　号　ISBN 978-7-5578-1105-1
定　价　190.00元

如有印装质量问题　可寄出版社调换
因本书作者较多，联系未果，如作者看到此声明，请尽快来电或来函与编辑部联系，以便商洽相应稿酬支付事宜。
版权所有　翻印必究　举报电话：0431-86037565

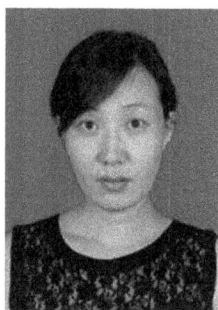

刘 萍

　　1975年出生。华北理工大学附属医院妇产科，副主任医师。2006年毕业于华北煤炭医学院临床医学专业，获得硕士学位。从事妇产科临床工作、教学及科研近10余年，主攻妇科内分泌方向，在妇科生殖内分泌方面具有很好的理论基础及丰富的临床工作经验，尤其擅长妇科不孕不育领域的综合治疗。开展中西药物联合手术综合治疗多囊卵巢综合症疾病有独到的见解，达到国内先进水平。其研究成果"多囊卵巢综合症患者植入窗期子宫内膜微循环的意义"获得唐山市科技进步二等奖。在核心期刊发表论文10余篇，主编和参编著作3部，目前承担市级科研立项3项。

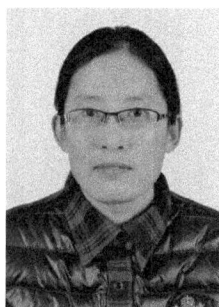

郝玉萍

　　1981年出生。山东省菏泽市妇幼保健院妇产科，主治医师。毕业于青海大学临床医学专业，大学本科学历。擅长妇产科多发病、常见病的诊疗及高危妊娠、合并症的诊疗处理和临床手术。曾发表多篇专业学术论文。

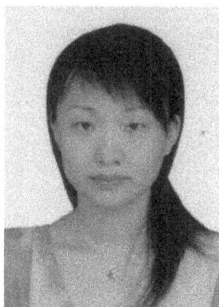

王 颖

　　1981年出生。山东省潍坊市益都中心医院妇产科，主治医师。2004年毕业于武汉科技大学临床医学系，2010年获得潍坊医学院硕士学位，山东大学临床医学博士在读。从事妇产科专业10余年，能够较好的处理妇产科常见病、多发病的诊治；对产前筛查及诊断、妊娠合并急危重症以及疑难内外科合并症有一定心得；能够开展产科相关腔镜技术、妇科腔镜技术及疑难、危重症的处理。在国家级、省级核心期刊发表论文多篇，获得潍坊市科技进步奖三等奖2项。

编　委　会

主　编　刘　萍　郝玉萍　王　颖
　　　　　刘　青　黄启玉　杨彦粉

副主编　向燕萍　叶青剑　黄晓梅　张银娥
　　　　　居宝芹　李长慧　王　敏罗　菁

编　委　(按姓氏笔画排序)

王　敏　武汉市第一医院
王　晶　长春中医药大学附属医院
王　颖　潍坊市益都中心医院
邓　晶　武汉市第一医院
古少华　新乡市中心医院
叶青剑　中山大学附属第三医院
向燕萍　华中科技大学同济医学院附属荆州医院
刘　青　青岛市第三人民医院
刘　萍　华北理工大学附属医院
刘巧方　新乡市中心医院
李长慧　长春中医药大学附属医院
杨彦粉　石家庄市第一医院
张　培　武汉市第一医院
张银娥　靖远煤业集团有限责任公司总医院
罗　菁　武汉市第一医院
居宝芹　安徽省淮北矿工总医院
春　莲　内蒙古民族大学附属医院
郝玉萍　菏泽市妇幼保健院

晁利娜　新乡市中心医院
黄启玉　荆门市第二人民医院
黄晓梅　荆门市疾病预防控制中心
崔　瑜　十堰市太和医院
　　　　（湖北医药学院附属医院）

前　言

医学科学技术日新月异的发展，也促进了妇产科学的基础理论研究、诊断和治疗技术的发展。新技术的发展不仅是建立在原有基础上，而且是与之相关交叉学科的发展相互渗透、借鉴、融合等分不开的，所以原有的和新颖的诊疗技术在理论、仪器、器械、检测、治疗和应用等方面有了新的发展，这对工作在临床第一线的各级医务人员来说，都面临着知识更新以及临床应用的实际问题。

本书总共分为四篇，第一篇为基础篇，包括妇产科一般检查、超声检查、卵巢功能和内分泌检查技术、激素治疗等内容；第二篇为妇科篇，包括腔镜与微创手术治疗、急腹症、炎症、妇科肿瘤及肿瘤的放射和生物学治疗、盆底功能障碍性疾病及内分泌疾病、不孕症等内容；第三篇为产科篇，包括产前咨询与诊断、异常妊娠与分娩、妊娠合并疾病、异常产褥与助产手术等内容；第四篇为护理篇，主要论述了妇产科常见疾病的护理等内容。

尽管编者们希望本书能融最实用妇产科诊疗知识和技术于其中，但在医学知识日新月异的今天，编撰中仍然会存在一些不足之处，望同道们不吝赐教，以便再版时修正和补充。

编　者
2016 年 9 月

目　录

第二篇　妇科篇

第三篇　产科篇

第四篇　护理篇

第一篇

基础篇

第一章　妇产科一般检查

第一节　生殖道细胞学检查

女性生殖道细胞包括来自阴道、宫颈、子宫和输卵管的上皮细胞。生殖道脱落细胞包括阴道上段、宫颈阴道部、子宫、输卵管及腹腔的上皮细胞，其中以阴道上段、宫颈阴道部的上皮细胞为主。临床上常通过生殖道脱落细胞检查来反映其生理及病理变化。生殖道上皮细胞受性激素的影响出现周期性变化，因此，检查生殖道脱落细胞可反映体内性激素水平。此外，此项检查还可协助诊断生殖器不同部位的恶性肿瘤及观察其治疗效果，既简便又经济实用。但是，生殖道脱落细胞检查找到恶性细胞只能作为初步筛选，不能定位，还需要进一步检查才能确诊。

一、生殖道细胞学检查取材、制片及相关技术

（一）涂片种类及标本采集

采取标本前 24 小时内禁止性生活、阴道检查、灌洗及阴道用药，取材用具必须清洁干燥。

1. 阴道涂片　主要目的是了解卵巢或胎盘功能。对已婚妇女，一般在阴道侧壁上 1/3 处用小刮板轻轻刮取浅层细胞（避免将深层细胞混入影响诊断），薄而均匀地涂于玻片上；对未婚阴道分泌物极少的女性，可将卷紧的已消毒棉签先经生理盐水浸湿，然后伸入阴道，在其侧壁上 1/3 处轻轻卷取细胞，取出棉签，在玻片上向一个方向涂片。涂片置固定液内固定后显微镜下观察。值得注意的是，因棉签接触阴道口可能影响涂片的正确性。

2. 宫颈刮片　是筛查早期宫颈癌的重要方法。取材应在宫颈外口鳞柱状上皮交接处，以宫颈外口为圆心，将木质铲形小刮板轻轻刮取一周，取出刮板，在玻片上向一个方向涂片，涂片经固定液固定后显微镜下观察。注意应避免损伤组织引起出血而影响检查结果。若白带过多，应先用无菌干棉球轻轻擦净黏液，再刮取标本。该取材方法获取细胞数目较少，制片也较粗劣，故目前应用已逐渐减少。

1996 年美国 FDA 批准了改善的制片技术——薄层液基细胞学（liquid - based cytology）

技术，以期改善由于传统巴氏涂片上存在着大量的红细胞、白细胞、黏液及脱落坏死组织等而造成的 50% ~ 60% 假阴性。目前有 Thinprep 和 AutoCyte Prep 两种方法，两者原理类似。液基细胞学与常规涂片的操作方法不同在于，它利用特制小刷子刷取宫颈细胞，标本取出后立即洗入有细胞保存液的小瓶中，通过高精密度过滤膜过滤，将标本中的杂质分离，并使滤后的上皮细胞呈单层均匀地分布在玻片上。这种制片方法几乎保存了取材器上所有的细胞，且去除了标本中杂质的干扰，避免了细胞的过度重叠，使不正常细胞更容易被识别。利用薄层液基细胞学技术可将识别宫颈高度病变的灵敏度和特异度提高至 85% 和 90% 左右。此外，该技术一次取样可多次重复制片并可供作 HPV DNA 检测和自动阅片。

3. 宫颈管涂片　疑为宫颈管癌，或绝经后的妇女由于宫颈鳞－柱交接处退缩到宫颈管内，为了解宫颈管情况，可行此项检查。先将宫颈表面分泌物拭净，用小型刮板进入宫颈管内，轻刮一周作涂片。此外，使用特制"细胞刷"（cytobrush）获取宫颈管上皮细胞的效果更好。将"细胞刷"置于宫颈管内，达宫颈外口上方 10mm 左右，在宫颈管内旋转 360° 取出，旋转"细胞刷"将附着于其上的细胞均匀地涂于玻片上，立即固定。小刷子取材效果优于棉拭子，而且其刮取的细胞被宫颈管内的黏液所保护，不会因空气干燥造成细胞变性。

4. 宫腔吸片　怀疑宫腔内有恶性病变时，可采用宫腔吸片检查，较阴道涂片及诊刮阳性率高。选择直径 1 ~ 5mm 不同型号塑料管，一端连于干燥消毒的注射器，另一端用大镊子送入宫腔内达宫底部，上下左右转动方向，轻轻抽吸注射器，将吸出物涂片、固定、染色。应注意的是，取出吸管时停止抽吸，以免将宫颈管内容物吸入。宫腔吸片标本中可能含有输卵管、卵巢或盆腹腔上皮细胞成分。另外，还可通过宫腔灌洗获取细胞。用注射器将 10ml 无菌生理盐水注入宫腔，轻轻抽吸洗涤内膜面，然后收集洗涤液，离心后取沉渣涂片。此项检查既简单、取材效果好，且与诊刮相比，患者痛苦小，易于接受，特别适合于绝经后出血妇女。

5. 局部印片　用清洁玻片直接贴按病灶处作印片，经固定、染色、镜检。常用于外阴及阴道的可疑病灶。

（二）染色方法

细胞学染色方法有多种，如巴氏染色（papanicolaou stain）法、邵氏染色法及其他改良染色法。常用的为巴氏染色法，该法既可用于检查雌激素水平，也可用于查找癌细胞。

（三）辅助诊断技术

包括免疫细胞化学、原位杂交技术、影像分析、流式细胞测量及自动筛选或人工智能系统等。

二、正常生殖道脱落细胞的形态特征

（一）鳞状上皮细胞

阴道及宫颈阴道部被覆的鳞状上皮相仿，均为非角化性的分层鳞状上皮。上皮细胞分为表层、中层及底层，其生长与成熟受雌激素影响。因而女性一生中不同时期及月经周期中不同时间，各层细胞比例均不相同，细胞由底层向表层逐渐成熟。鳞状细胞的成熟过程是：细胞由小逐渐变大；细胞形态由圆形变为舟形、多边形；胞浆染色由蓝染变为粉染；胞浆由厚变薄；胞核由大变小，由疏松变为致密。

1. 底层细胞 相当于组织学的深棘层，又分为内底层细胞和外底层细胞。

（1）内底层细胞：又称生发层，只含一层基底细胞，是鳞状上皮再生的基础。其细胞学表现为：细胞小，为中性多核白细胞的 4～5 倍，呈圆形或椭圆形，巴氏染色胞浆蓝染，核大而圆。育龄妇女的阴道细胞学涂片中无内底层细胞。

（2）外底层细胞：细胞 3～7 层，圆形，比内底层细胞大，为中性多核白细胞的 8～10 倍，巴氏染色胞浆淡蓝，核为圆形或椭圆形，核浆比例 1：2～1：4。卵巢功能正常时，涂片中很少出现。

2. 中层细胞 相当于组织学的浅棘层，是鳞状上皮中最厚的一层。根据其脱落的层次不同，形态各异。接近底层者细胞呈舟状，接近表层者细胞大小与形状接近表层细胞；胞浆巴氏染色淡蓝，根据储存的糖原多寡，可有多量的嗜碱性染色或半透明胞浆；核小，呈圆形或卵圆形，淡染，核浆比例低，约 1：10。

3. 表层细胞 相当于组织学的表层。细胞大，为多边形，胞浆薄，透明；胞浆粉染或淡蓝，核小固缩。核固缩是鳞状细胞成熟的最后阶段。表层细胞是育龄妇女宫颈涂片中最常见的细胞。

（二）柱状上皮细胞

又分为宫颈黏膜细胞及子宫内膜细胞。

1. 宫颈黏膜细胞 有黏液细胞和带纤毛细胞两种。在宫颈刮片及宫颈管吸取物涂片中均可找到。黏液细胞呈高柱状或立方状，核在底部，呈圆形或卵圆形，染色质分布均匀，胞浆内有空泡，易分解而留下裸核。带纤毛细胞呈立方形或矮柱状，带有纤毛，核为圆形或卵圆形，位于细胞底部，胞浆易退化融合成多核，多见于绝经后。

2. 子宫内膜细胞 较宫颈黏膜细胞小，细胞为低柱状，为中性多核白细胞的 1～3 倍；核呈圆形，核大小、形状一致，多成堆出现；胞浆少，呈淡灰色或淡红色，边界不清。

（三）非上皮成分

如吞噬细胞、白细胞、淋巴细胞、红细胞等。

三、生殖道脱落细胞在内分泌检查方面的应用

阴道鳞状上皮细胞的成熟程度与体内雌激素水平成正比，雌激素水平越高，阴道上皮细胞分化越成熟。因此，阴道鳞状上皮细胞各层细胞的比例可反映体内雌激素水平。临床上常用四种指数代表体内雌激素水平，即成熟指数、致密核细胞指数、嗜伊红细胞指数和角化指数。

（一）成熟指数（maturation index，MI）

是阴道细胞学卵巢功能检查最常用的一种。计算方法是在低倍显微镜下观察计算 300 个鳞状上皮细胞，求得各层细胞的百分率，并按底层/中层/表层顺序写出，如底层 5、中层 60、表层 35、MI 应写成 5/60/135。若底层细胞百分率高称左移，提示不成熟细胞增多，即雌激素水平下降；若表层细胞百分率高称右移，表示雌激素水平升高。一般有雌激素影响的涂片，基本上无底层细胞；轻度影响者表层细胞 <20%；高度影响者表层细胞 >60%。在卵巢功能低落时则出现底层细胞：轻度低落底层细胞 <20%；中度低落底层细胞占 20%～40%；高度低落底层细胞 >40%。

（二）致密核细胞指数（karyopyknotic index，KI）

即鳞状上皮细胞中表层致密核细胞的百分率。计算方法为从视野中数 100 个表层细胞及其中致密核细胞数目，从而计算百分率。例如其中有 40 个致密核细胞，则 KI 为 40%。KI 越高，表示上皮细胞越成熟。

（三）嗜伊红细胞指数（eosinophitic index，EI）

即鳞状上皮细胞中表层红染细胞的百分率。通常红染表层细胞在雌激素影响下出现，所以此指数可以反映雌激素水平，指数越高，提示上皮细胞越成熟。

（四）角化指数（cornification index，CI）

是指鳞状上皮细胞中的表层（最成熟的细胞层）嗜伊红性致密核细胞的百分率，用以表示雌激素的水平。

四、阴道涂片在妇科疾病诊断中的应用

（一）闭经

阴道涂片可协助了解卵巢功能状况和雌激素水平。若涂片检查有正常周期性变化，提示闭经原因在子宫及其以下部位，如子宫内膜结核、宫颈或宫腔粘连等；若涂片中中层和底层细胞多，表层细胞极少或无，无周期性变化，提示病变在卵巢，如卵巢早衰；若涂片表现不同程度雌激素低落，或持续雌激素轻度影响，提示垂体或以上或其他全身性疾病引起的闭经。

（二）功血

1. 无排卵型功血　涂片表现中至高度雌激素影响，但也有较长期处于低至中度雌激素影响。雌激素水平高时右移显著，雌激素水平下降时，出现阴道流血。

2. 排卵性功血　涂片表现周期性变化，MI 明显右移，中期出现高度雌激素影响，EI 可达 90% 左右。但排卵后，细胞堆积和皱褶较差或持续时间短，EI 虽有下降但仍偏高。

（三）流产

1. 先兆流产　由于黄体功能不足引起的先兆流产表现为 EI 于早孕期增高，经治疗后 EI 下降提示好转。若再度 EI 增高，细胞开始分散，流产可能性大。若先兆流产而涂片正常，表明流产非黄体功能不足引起，用孕激素治疗无效。

2. 过期流产　EI 升高，出现圆形致密核细胞，细胞分散，舟形细胞少，较大的多边形细胞增多。

（四）生殖道感染性疾病

1. 细菌性阴道病　常见的病原体有阴道嗜酸杆菌、球菌、加德纳尔菌和放线菌等。涂片中炎性阴道细胞表现为：细胞核呈豆状，核破碎和核溶解，上皮细胞核周有空晕，胞浆内有空泡。

2. 衣原体性宫颈炎　涂片上可见化生的细胞胞浆内有球菌样物及嗜碱性包涵体，感染细胞肥大多核。

3. 病毒性感染　常见的有单纯疱疹病毒Ⅱ型（HSV-Ⅱ）和人乳头状瘤病毒（HPV）。

（1）HSV 感染：早期表现为：感染细胞的核增大，染色质结构呈"水肿样"退变，染

色质变得很细，散布在整个胞核中，呈淡的嗜碱性染色，均匀，有如毛玻璃状，细胞多呈集结状，有许多胞核。晚期可见嗜伊红染色的核内包涵体，周围可见一清亮晕环。

（2）HPV 感染：鳞状上皮细胞被 HPV 感染后具有典型的细胞学改变。在涂片标本中见挖空细胞、不典型角化不全细胞及反应性外底层细胞。典型的挖空细胞表现为上皮细胞内有 1～2 个增大的核，核周有透亮空晕环或壁致密的透亮区，提示有 HPV 感染。

五、生殖道脱落细胞在妇科肿瘤诊断上的应用

（一）癌细胞特征

主要表现在细胞核、细胞及细胞间关系的改变。

1. 细胞核的改变　表现为核增大，核浆比例失常；核大小不等，形态不规则；核深染且深浅不一；核膜明显增厚、不规则，染色质分布不均，颗粒变粗或凝聚成团；因核分裂异常，可见双核及多核；核畸形，如分叶、出芽、核边内凹等不规则形态；核仁增大变多以及出现畸形裸核。

2. 细胞改变　细胞大小不等，形态各异。胞浆减少，染色较浓，若变性则内有空泡或出现畸形。

3. 细胞间关系改变　癌细胞可单独或成群出现，排列紊乱。早期癌涂片背景干净清晰，晚期癌涂片背景较脏，见成片坏死细胞、红细胞及白细胞等。

（二）宫颈/阴道细胞学诊断的报告形式

主要为分级诊断及描述性诊断两种。目前我国多数医院仍采用分级诊断，临床常用巴氏 5 级分类法：

1. 巴氏分类法

（1）其阴道细胞学诊断标准

1）巴氏Ⅰ级：正常。为正常阴道细胞涂片。

2）巴氏Ⅱ级：炎症。细胞核普遍增大，淡染或有双核，也可见核周晕或胞浆内空泡。一般属良性改变或炎症。临床分为ⅡA 及ⅡB。ⅡB 是指个别细胞核异质明显，但又不支持恶性；其余为ⅡA。

3）巴氏Ⅲ级：可疑癌。主要是核异质，表现为核大深染，核形不规则或双核。对不典型细胞，性质尚难肯定。

4）巴氏Ⅳ级：高度可疑癌。细胞有恶性特征，但在涂片中恶性细胞较少。

5）巴氏Ⅴ级：癌。具有典型的多量癌细胞。

（2）巴氏分级法的缺点

1）以级别来表示细胞学改变的程度易造成假象，似乎每个级别之间有严格的区别，使临床医生仅根据分类级别来处理患者，实际上Ⅰ、Ⅱ、Ⅲ、Ⅳ级之间的区别并无严格的客观标准，主观因素较多。

2）对癌前病变也无明确规定，可疑癌是指可疑浸润癌还是 CIN 不明确，不典型细胞全部作为良性细胞学改变也欠妥，因为偶然也见到 CINⅠ伴微小浸润癌的病例。

3）未能与组织病理学诊断名词相对应，也未包括非癌的诊断。因此巴氏分级法正逐步被新的分类法所取代。

2. TBS 分类法及其描述性诊断内容　为了使妇科生殖道细胞学的诊断报告与组织病理学术语一致，使细胞学报告与临床处理密切结合，1988 年美国制定宫颈/阴道细胞学 TBS（the Bethesda system）命名系统。国际癌症协会于 1991 年对宫颈/阴道细胞学的诊断报告正式采用了 TBS 分类法。TBS 分类法改良了以下三方面：将涂片制作的质量作为细胞学检查结果报告的一部分；对病变的必要描述；给予细胞病理学诊断并提出治疗建议。这些改良加强了细胞病理学医师与妇科医师间的沟通。TBS 描述性诊断报告主要包括以下内容。

（1）感染

1）原虫：滴虫或阿米巴原虫阴道炎。

2）细菌：①球杆菌占优势，发现线索细胞，提示细菌性阴道炎。②杆菌形态提示放线菌感染。③衣原体感染：形态提示衣原体感染，建议临床进一步证实。④其他。

3）真菌：①形态提示念珠菌感染。②形态提示纤毛菌（真菌样菌）。③其他。

4）病毒：①形态提示疱疹病毒感染。②形态提示巨细胞病毒感染。③形态提示 HPV 感染（HPV 感染包括鳞状上皮轻度不典型增生，应建议临床进一步证实）。④其他。

（2）反应性细胞的改变：①细胞对炎症的反应性改变（包括化生细胞）。②细胞对损伤（包括活组织检查、激光、冷冻和电灼治疗等）的反应性改变。③细胞对放疗和化疗的反应性改变。④宫内节育器（IUD）引起上皮细胞的反应性改变。⑤萎缩性阴道炎。⑥激素治疗的反应性改变。⑦其他。前 3 种情况下亦可出现修复细胞或不典型修复细胞。

（3）鳞状上皮细胞异常：①不明确诊断意义的不典型鳞状上皮细胞（atypical squamous cell undetermined significance，ASCUS）。②鳞状上皮细胞轻度不典型增生（LSIL），宫颈上皮内瘤变（CIN）Ⅰ级。③鳞状上皮细胞中度不典型增生，CIN Ⅱ。④鳞状上皮细胞重度不典型增生（HSIL），CIN Ⅲ。⑤可疑鳞癌细胞。⑥肯定癌细胞，若能明确组织类型，则按下述报告：角化型鳞癌；非角化型鳞癌；小细胞型鳞癌。

（4）腺上皮细胞异常：①子宫内膜细胞团 – 基质球。②子宫内膜基质细胞。③未明确诊断意义的不典型宫颈管柱状上皮细胞。④宫颈管柱状上皮细胞轻度不典型增生。⑤宫颈管柱状上皮细胞重度不典型增生。⑥可疑腺癌细胞。⑦腺癌细胞（高分子腺癌或低分化腺癌）。若可能，则判断来源：颈管、子宫内膜或子宫外。

（5）不能分类的癌细胞。

（6）其他恶性肿瘤细胞。

（7）激素水平的评估（阴道涂片）。

TBS 报告方式中提出了一个重要概念——不明确诊断意义的不典型鳞状上皮细胞（AS-CUS），即既不能诊断为感染、炎症、反应性改变，也不能诊断为癌前病变和恶变的鳞状上皮细胞。ASCUS 包括不典型化生细胞、不典型修复细胞、与萎缩有关的不典型鳞状上皮细胞、角化不良细胞以及诊断 HPV 证据不足，又不除外者。ASCUS 术语因不同的细胞病理学家可能标准亦不够一致，但其诊断比例不应超过低度鳞状上皮内病变的 2～3 倍。TBS 报告方式要求诊断 ASCUS，指出可能为炎症等反应性或可能为癌前病变，并同时提出建议。若与炎症、刺激、宫内节育器等反应性有关者，应于 3～6 个月复查；若可能有癌前病变或癌存在，但异常细胞程度不够诊断标准者，应行阴道镜活检。

（三）PAPNET 电脑涂片系统

近年来，PAPNET 电脑涂片系统，即计算机辅助细胞检测系统（computer – assisted cytology test，CCT），在宫颈癌早期诊断中得到广泛应用。PAPNET 电脑涂片系统装置包括三部分，即自动涂片系统、存储识别系统和打印系统，是利用电脑及神经网络软件对涂片进行自动扫描、读片、自动筛查，最后由细胞学专职人员做出最后诊断的一种新技术，其原理是基于神经网络系统在自动细胞学检测这一领域的运用。

PAPNET 可通过经验来鉴别正常与不正常的巴氏涂片。具体步骤为：在检测中心，经过上机处理的细胞涂片每百张装入片盒送入计算机房；计算机先将涂片分为 3 000 ~ 5 000 个区域不等，再对涂片上 30 万 ~ 50 万个细胞按区域进行扫描，最后筛选出 128 个最可疑细胞通过数字照相机进行自动对焦录制到光盘上，整个过程需 8 ~ 10 分钟；然后将光盘送往中间细胞室，经过一套与检测中心配套的专业高分辨率解像设备，由细胞学家复验。如有异议或不明确图像，可在显示器帮助下，显微镜自动找到所需观察位置，细胞学家再用肉眼观察核实。最后，采用 1991 年 TBS 分类法做出诊断报告及治疗意见，并附有阳性图片供临床医生参考。PAPNET 方法具有高度敏感性和准确性，并能克服直接显微镜下读片因视觉疲劳造成的漏诊，省时省力，适用于大量人工涂片检测的筛选工作。

（刘　萍）

第二节　女性生殖器官活组织检查

活组织检查是指在机体的可疑病变部位或病变部位取出少量组织进行冰冻或常规病理检查，简称为活检。在多数情况下，活检结果可以作为最可靠的术前诊断依据，是诊断的金标准。妇科常用的活组织检查主要包括外阴活检、阴道活检、子宫颈活检、子宫内膜活检、诊断性子宫颈锥形切除及诊断性刮宫。有时出于术中诊断的需要也可进行卵巢组织活检、盆腔淋巴结活检、大网膜组织活检以及盆腔病灶组织活检等，本节不作赘述。

一、外阴活组织检查

1. 适应证
（1）外阴部赘生物或溃疡需明确病变性质，尤其是需排除恶变者。
（2）外阴色素减退性疾病需明确其类型或排除恶变。
（3）疑为外阴结核、外阴尖锐湿疣及外阴阿米巴病等外阴特异性感染需明确诊断者。
（4）外阴局部淋巴结肿大原因不明。

2. 禁忌证
（1）外阴急性炎症，尤其是化脓性炎。
（2）疑为恶性黑色素瘤。
（3）疑为恶性滋养细胞疾病外阴转移。
（4）尽可能避免在月经期实施活检。

3. 方法　患者取膀胱截石位，常规外阴消毒，铺无菌孔巾，准备活检区域组织可用 0.5% 利多卡因作局部浸润麻醉。根据需要选取活检部位，以刀片或剪刀剪取或切取适当大小的组织块，有蒂的赘生物可以剪刀自蒂部剪下，小赘生物也可以活检钳钳取。一般只需局部压迫止血，出血多者可电凝止血或缝扎止血。标本根据需要作冰冻切片检查或以 10% 甲醛或 95% 酒精固定后作常规组织病理检查。

4. 注意事项

（1）所取组织须有足够大小，一般要求须达到直径 5mm 以上。

（2）表面有坏死溃疡的病灶，取材须达到足够深度以达到新鲜有活性的组织。

（3）有时需作多点活检。

（4）所取组织最好包含部分正常组织，即在病变组织与正常组织交界处活检。

二、阴道活组织检查

1. 适应证

（1）阴道壁赘生物或溃疡需明确病变性质。

（2）疑为阴道尖锐湿疣等特异性感染需明确诊断。

2. 禁忌证

（1）外阴阴道或宫颈急性炎症。

（2）疑为恶性黑色素瘤。

（3）疑为恶性滋养细胞疾病阴道转移。

（4）月经期。

3. 方法　患者取膀胱截石位，常规外阴消毒，铺无菌孔巾，阴道窥器暴露取材部位并再次消毒，剪取或钳取适当大小的组织块，有蒂的赘生物可以剪刀自蒂部剪下，小赘生物可以活检钳钳取。局部压迫止血、电凝止血或缝扎止血，必要时阴道内需填塞无菌纱布卷以压迫止血。标本根据需要作冷冻切片检查或以 10% 甲醛或 95% 乙醇固定后作常规组织病理检查。

4. 注意事项　阴道内填塞的无菌纱布卷须在术后 24 ~ 48 小时取出，切勿遗忘；其余同外阴活检。

三、宫颈活组织检查

1. 适应证

（1）宫颈糜烂接触性出血，疑有宫颈癌需确定病变性质。

（2）宫颈细胞学涂片 TBS 诊断为鳞状细胞异常者。

（3）宫颈脱落细胞涂片检查巴氏Ⅲ级或以上。

（4）宫颈脱落细胞涂片检查巴氏Ⅱ级，经抗感染治疗后反复复查仍为巴氏Ⅱ级。

（5）肿瘤固有荧光检查或阴道镜检查反复可疑阳性或阳性。

（6）宫颈赘生物或溃疡需明确病变性质。

（7）疑为宫颈尖锐湿疣等特异性感染需明确诊断。

2. 禁忌证

（1）外阴阴道急性炎症。

（2）月经期、妊娠期。

3. 方法

（1）患者取膀胱截石位，常规外阴消毒，铺无菌孔巾。

（2）阴道窥器暴露宫颈，拭净宫颈表面黏液及分泌物后行局部消毒。

（3）根据需要选取取材部位，剪取或钳取适当大小的组织块：有蒂的赘生物可以剪刀白蒂部剪下；小赘生物可以活检钳钳取；有糜烂溃疡的可于肉眼所见的糜烂溃疡较明显处或病变较深处以活检钳取材；无明显特殊病变或必要时以活检钳在宫颈外口鳞状上皮与柱状上皮交界部位选3、6、9、12点处取材；为提高取材的准确性，可在宫颈阴道部涂以复方碘溶液，选择不着色区取材；也可在阴道镜或肿瘤固有荧光诊断仪的指引下进行定位活检。

（4）局部压迫止血、出血多时可电凝止血或缝扎止血，手术结束后以长纱布卷压迫止血。

（5）标本根据需要作冰冻切片检查或以10%甲醛或95%乙醇固定后作常规组织病理检查。

4. 注意事项

（1）阴道内填塞的长纱布卷须在术后12小时取出，切勿遗忘。

（2）外阴阴道炎症可于治愈后再做活检。

（3）妊娠期原则上不做活检，以避免流产、早产，但临床高度怀疑宫颈恶性病变者仍应检察，做好预防和处理流产与早产的前提下做活检，同时须向患者及其家属讲明活检的必要性以及可能后果，取得理解和同意后方可施行。

（4）月经前期不宜做活检，以免与活检处出血相混淆，且月经来潮时创口不易愈合，并增加内膜在切口种植的机会。

四、诊断性刮宫与子宫内膜活检

诊断性刮宫简称诊刮，其目的是刮取宫腔内容物（子宫内膜及宫腔内其他组织）做病理组织检查以协助诊断。若要同时除外宫颈管病变，则需依次刮取宫颈管内容物及宫腔内容物进行病理组织学检查，称为分段诊断性刮宫（简称"分段诊刮"）。有时仅需从宫腔内吸取少量子宫内膜组织作检查，称为子宫内膜活检。子宫内膜活组织检查不仅能判断有无排卵和分泌期子宫内膜的发育程度，而且能间接反映卵巢的黄体功能，并有助于子宫内膜疾患的诊断。

1. 适应证

（1）月经失调或闭经，需了解子宫内膜变化及其对性激素的反应或需要紧急止血。

（2）子宫异常出血或绝经后阴道流血，需明确诊断。

（3）阴道异常排液，需检查子宫腔脱落细胞或明确有无子宫内膜病变。

（4）不孕症，需了解有无排卵或疑有子宫内膜结核。

（5）影像检查提示宫腔内有组织残留，需证实或排除子宫内膜癌、子宫内膜息肉或流产等疾病。

2. 禁忌证

（1）外阴阴道及宫颈急性炎症，急性或亚急性盆腔炎。

（2）可疑妊娠。

（3）急性或严重全身性疾病，不能耐受小手术者。

（4）手术前体温>37.5℃。

3. 方法

（1）取材时间：不同的疾病应有不同的取材时间。

1）需了解卵巢功能：月经周期正常前1~2日或月经来潮12小时内取材。

2）闭经：随时可取材。

3）功血：如疑为子宫内膜增生过长，应于月经前 1~2 日或月经来潮 24 小时内取材；如疑为子宫内膜剥脱不全，则应于月经第 5~7 日取材。

4）不孕症需了解有无排卵：于月经期前 1~2 日取材。

5）疑有子宫内膜癌：随时可取材。

6）疑有子宫内膜结核：于月经期前 1 周或月经来潮 12 小时内取材，取材前 3 日及取材后 3 日每日肌肉注射链霉素 0.75g 并口服异烟肼 0.3g，以防引起结核扩散。

（2）取材部位：一般于子宫前、后壁各取一条内膜，如疑有子宫内膜癌，另于宫底再取一条内膜。

4. 手术步骤

（1）排尿后取膀胱截石位，外阴、阴道常规消毒。

（2）做双合诊，了解子宫大小、位置及宫旁组织情况。

（3）用阴道窥器暴露宫颈，再次消毒宫颈与宫颈管，钳夹宫颈，子宫探针缓缓进入，探明子宫方向及宫腔深度。若宫颈口过紧，可根据所需要取得的组织块大小用宫颈扩张器扩张至小号刮匙或中、大号刮匙能进入为止。

（4）阴道后穹隆处置盐水纱布一块，以收集刮出的内膜碎块。用刮匙由内向外沿宫腔四壁及两侧宫角有次序地将内膜刮除，并注意宫腔有无变形及高低不平。

（5）取下纱布上的全部组织固定于 10% 甲醛溶液或 95% 乙醇中，送病理检查。检查申请单上注明末次月经时间。

5. 注意事项

（1）阴道及宫颈、盆腔的急性炎症者应治愈后再做活检。

（2）出血、子宫穿孔、感染是最主要的并发症，术中术后应注意预防液体。有些疾病可能导致术中大出血，应于术前建立通路，并做好输血准备，必要时还需做好开腹手术准备；哺乳期、产后、剖宫产术后、绝经后、子宫严重后屈等特殊情况下尤应注意避免子宫穿孔的发生；术中严格无菌操作，术前、术后可给予抗生素预防感染，一般术后 2 周内禁止性生活及盆浴，以免感染。

（3）若刮出物肉眼观察高度怀疑为癌组织时，不应继续刮宫，以防出血及癌扩散；若肉眼观在未见明显癌组织时，应全面刮宫，以防漏诊及术后因宫腔组织残留而出血不止。

（4）应注意避免术者在操作时唯恐不彻底，反复刮宫而伤及子宫内膜基底层，甚至刮出肌纤维组织，造成子宫内膜炎或宫腔粘连，导致闭经的情况。

五、诊断性子宫颈锥切

宫颈锥切术是指锥形切除部分宫颈组织，包括宫颈移形带，以及部分或全部宫颈管组织。宫颈锥切术包括诊断性宫颈锥切术和治疗性宫颈锥切术，临床主要用于宫颈病变的明确诊断以及保守性治疗。近年，随着宫颈癌三级预防的不断推行，宫颈上皮内瘤样病变（CIN）患者日趋年轻化，致使宫颈病变治疗趋向保守。宫颈锥切术作为一种能够保留生育功能的治疗方法而被临床广泛应用。同时，宫颈锥切术在诊断宫颈病变方面也显示出其特有的临床价值。

1. 适应证

（1）诊断性宫颈锥切的主要指征

1）发现宫颈上皮细胞异常，尤其是细胞学诊断为重度鳞状上皮内病变（HSIL）或轻度鳞状上皮内病变（LSIL），而宫颈上未见肉眼病灶或是阴道镜检查无明显异常。

2）阴道镜无法看到宫颈病变的边界，或主要病灶位于宫颈管内，超出阴道镜能检查到的范围。

3）对于细胞学异常的患者，阴道镜检查不满意，主要是无法看清整个宫颈移形带，包括鳞柱交接区域。

4）有细胞学或是组织学证据表明宫颈腺上皮存在癌前病变或是癌变。

5）宫颈管诊刮术所得标本病理报告为异常或不能肯定。

6）细胞学、阴道镜和活组织检查结果不一致。

7）细胞学、阴道镜或活检可疑宫颈浸润癌。

8）宫颈活检病理诊断为 CIN，但无法明确排除宫颈微小浸润癌或浸润癌。

9）宫颈管诊刮发现 CIN 或宫颈微小浸润癌。只要有以上任何一种状况，都应做宫颈锥切以作进一步诊断。

（2）治疗性宫颈锥切的指征

1）CIN I 伴阴道镜检查不满意、CIN II 或 CIN III。

2）宫颈原位鳞癌。

3）宫颈原位腺癌。

4）有生育要求的 I A 期宫颈浸润癌。

2. 禁忌证

（1）生殖器官急慢性炎症。

（2）有出血倾向者。

3. 方法　目前应用的锥切方法多种多样，有冷刀法、激光法和环行电切法。

（1）暴露术野，宫颈涂碘。

（2）12、3、6、9 点丝线缝合做牵引。

（3）切缘周边注射 1 : 2 000 肾上腺素生理盐水。

（4）海格式棒逐步扩宫口至 8 号，可作颈管搔刮。

（5）在病灶外 0.5cm 处用冷刀环切宫颈口，按 30° ~ 50° 角度向内侧作宫颈锥形切除。深度根据不同的病变可选择 1 ~ 2.5cm。

（6）宫颈锥切标本在 12 点处做标记，送病理。

（7）电凝止血创面，可吸收缝线左右两个八字缝合宫颈。

（8）阴道内置入长纱条一根。留置导尿管。

4. 注意事项

（1）宫颈锥切手术最好在月经干净后 3 ~ 7 天内实施，以免术后经血污染手术创面。

（2）手术后 4 ~ 6 周应探查宫颈管有无狭窄。

（3）诊断性宫颈锥切可用冷刀或 LEEP 刀，最好避免用电刀，以免破坏组织切缘，从而影响诊断。

（刘　萍）

第三节　输卵管通畅检查

输卵管通畅检查的主要目的是检查输卵管是否通畅，了解子宫和输卵管腔的形态及输卵管的阻塞部位。常用的方法有输卵管通气术、输卵管通液术、子宫输卵管造影术和选择性子宫输卵管造影术。其中输卵管通气术因有发生气栓的潜在危险，且准确性仅为45%～50%，故临床上已逐渐被其他方法取代。近年来，随着介入技术的发展和内窥镜的临床应用，已普遍采取选择性输卵管造影术和采用腹腔镜直视下输卵管通液术来进一步明确输卵管的通畅情况，并根据输卵管阻塞部位的不同而进一步通过输卵管介入治疗或腹腔镜治疗改善其通畅程度。此外，还有宫腔镜下经输卵管口插管通液试验和宫腹腔镜联合检查等方法。

一、输卵管通液术

输卵管通液术（hydrotubation）是检查输卵管是否通畅的一种方法，并具有一定的治疗功效。即通过导管向宫腔内注入液体，根据注射液体阻力大小、有无回流及注入液体量和患者感觉等判断输卵管是否通畅。由于操作简便，无需特殊设备，广泛用于临床。

1. 适应证

（1）不孕症，男方精液正常，疑有输卵管阻塞者。

（2）检查和评价输卵管绝育术、输卵管再通术或输卵管成形术的效果。

（3）对输卵管黏膜轻度粘连有疏通作用。

2. 禁忌证

（1）内外生殖器急性炎症或慢性炎症急性或亚急性发作者。

（2）月经期或有不规则阴道出血者。

（3）可疑妊娠者。

（4）严重的全身性疾病，如心、肺功能异常等，不能耐受手术者。

（5）体温高于37.5℃者。

3. 术前准备

（1）月经干净3～7日，禁性生活。

（2）术前半小时肌内注射阿托品0.5mg，解痉。

（3）患者排空膀胱。

4. 方法

（1）器械：阴道窥器、宫颈钳、长弯钳、宫颈导管、20ml注射器、压力表、Y形导管等。

（2）常用液体：生理盐水或抗生素溶液（庆大霉素8万U、地塞米松5mg、透明质酸酶1 500U，注射用水20～50ml），可加用0.5%的利多卡因2ml以减少输卵管痉挛。

（3）操作步骤

1）患者取膀胱结石位，外阴、阴道、宫颈常规消毒，铺无菌巾，双合诊了解子宫的位置及大小。

2）放置阴道窥器充分暴露子宫颈，再次消毒阴道穹隆部及宫颈，以宫颈钳钳夹宫颈前唇。沿宫腔方向置入宫颈导管，并使其与宫颈外口紧密相贴。

3）用 Y 形管将宫颈导管与压力表、注射器相连，压力表应高于 Y 形管水平，以免液体进入压力表。

4）将注射器与宫颈导管相连，并使宫颈管内充满生理盐水，缓慢推注，压力不可超过160mmHg。观察推注时阻力大小、经宫颈注入的液体是否回流，患者下腹部是否疼痛。

5）术毕取出宫颈导管，再次消毒宫颈、阴道，取出阴道窥器。

5. 结果评定

（1）输卵管通畅：顺利推注 20ml 生理盐水无阻力，压力维持在 60～80mmHg 以下，或开始稍有阻力，随后阻力消失，无液体回流，患者也无不适感，提示输卵管通畅。

（2）输卵管阻塞：勉强注入 5ml 即感有阻力，压力表见压力持续上升而不见下降，患者感下腹胀痛，停止推注后液体又回流至注射器内，表明输卵管阻塞。

（3）输卵管通而不畅：注射液体有阻力，再经加压注入又能推进，说明有轻度粘连已被分离，患者感轻微腹痛。

6. 注意事项

（1）所用无菌生理盐水温度以接近体温为宜，以免液体过冷造成输卵管痉挛。

（2）注入液体时必须使宫颈导管紧贴宫颈外口，防止液体外漏。

（3）术后 2 周禁盆浴及性生活，酌情给予抗生素预防感染。

二、子宫输卵管造影术

子宫输卵管造影术（hysterosalpingography，HSG）是通过导管向子宫腔及输卵管注入造影剂，在 X 线下透视及摄片，根据造影剂在输卵管及盆腔内的显影情况了解子宫腔的形态、输卵管是否通畅、阻塞的部位、输卵管结扎部位及盆腔有无粘连等，尤其是评价输卵管的最佳方法。

该检查损伤小，能对输卵管阻塞做出较正确诊断，准确率可达 80%，且具有一定的治疗作用。

1. 适应证

（1）了解输卵管是否通畅及其形态、阻塞部位。

（2）了解宫腔形态，确定有无子宫畸形及类型，有无宫腔粘连、子宫黏膜下肌瘤、子宫内膜息肉及异物等。

（3）内生殖器结核非活动期。

（4）不明原因的习惯性流产，于排卵后做造影了解宫颈内口是否松弛，宫颈及子宫是否畸形。

2. 禁忌证

（1）内、外生殖器急性或亚急性炎症。

（2）严重的全身性疾病，不能耐受手术者。

（3）妊娠期、月经期。

（4）产后、流产、刮宫术后 6 周内。

（5）碘过敏者。

3. 术前准备

（1）造影时间以月经干净 3～7 天为宜，最佳时间为月经干净的 5～6 天，当月经干净后禁性生活。

（2）做碘过敏试验，阴性者方可造影；如果使用非离子型含碘造影剂不要求做碘过敏试验。

（3）术前半小时可肌内注射阿托品0.5mg，有助于解痉。

（4）术前排空膀胱，便秘者术前行清洁灌肠，以使子宫保持正常位置，避免出现外压假象。

4. 方法

（1）设备及器械：X线放射诊断仪或数字多动能X线胃肠机、子宫导管、阴道窥器、宫颈钳、长弯钳、20ml注射器。

（2）造影剂：目前国内外均使用含碘造影剂，分油溶性和水溶性两种。水溶性造影剂又分为离子型和非离子型。油溶性造影剂分为国产碘化油和进口的超液化碘油；油剂（40%碘化油）密度大，显影效果好，刺激小，过敏少，但检查时间长，吸收慢，易引起异物反应，形成肉芽肿或形成油栓；水溶性造影剂（离子型：76%泛影葡胺注射液；非离子型：碘海醇注射液或碘氟醇注射液等多种）中，非离子型造影剂应用较多，其吸收快，检查时间短，可以不做碘过敏试验，有时子宫输卵管边缘部分显影欠佳，细微病变不易观察，但随着碘当量的提高，造影效果明显改善，已经有逐渐取代油剂的趋势。

（3）操作步骤

1）患者取膀胱截石位，常规消毒外阴、阴道，铺无菌巾，检查子宫位置及大小。

2）以窥阴器扩张阴道，充分暴露宫颈，再次消毒宫颈及阴道穿隆部，用宫颈钳钳夹前唇，探查宫腔。

3）将40%碘化油或非离子型水剂（如碘海醇、碘氟醇等）充满宫颈导管，排除空气，沿宫腔方向将其置入宫颈管内，徐徐注入造影剂，在X线透视下观察造影剂流经宫颈管、宫腔及输卵管情况并摄片。24小时（油剂）或20分钟（水剂）后再摄盆腔延迟片，以观察腹腔内有无游离造影剂及造影剂在腹腔内的涂抹或弥散情况、输卵管内造影剂残留情况，进而判断输卵管的通畅程度。

4）注入造影剂后子宫角圆钝，而输卵管不显影，则考虑输卵管痉挛，可保持原位，肌注阿托品0.5mg或针刺合谷、内关穴，20分钟后再透视、摄片；或停止操作，下次摄片前使用解痉挛药物或行选择性输卵管造影。

5. 结果评定

（1）正常子宫、输卵管：宫腔呈倒三角形，双输卵管显影，形态柔软，24小时或20分钟后摄片，盆腔内见造影剂散在均匀分布。

（2）宫腔异常：患宫腔结核时子宫常失去原有的倒三角形，内膜呈锯齿状不平；患子宫黏膜下肌瘤时可见宫腔充盈缺损；有子宫畸形时有相应显示。

（3）输卵管异常：患输卵管结核时显示输卵管形态不规则、僵直或呈串珠状，有时可见钙化点或盆腔钙化淋巴结；有输卵管积水时输卵管远端呈气囊状扩张，远端呈球形；24小时或20分钟后延迟摄片，盆腔内未见散在造影剂分布，说明输卵管不通；输卵管发育异常，可见过长或过短的输卵管、异常扩张的输卵管、输卵管憩室等。

6. 注意事项

（1）造影剂充盈宫颈管时，必须排尽空气，以免空气进入宫腔造成充盈缺损，引起误诊。

（2）宫颈导管与子宫颈外口必须紧贴，以防造影剂流入阴道内。

（3）导管不要插入太深，以免损伤子宫或引起子宫穿孔。

（4）注入造影剂时用力不要过大，推注不可过快，防止造影剂进入间质、血管。

（5）透视下发现造影剂进入血管或异常通道，同时患者出现咳嗽，应警惕发生油栓，立即停止操作，取头低脚高位，严密观察。

（6）造影后2周禁盆浴及性生活，可酌情给予抗生素预防感染。

（7）有时可因输卵管痉挛而造成输卵管不通的假象，必要时重复进行造影或做选择性输卵管造影。

三、选择性输卵管造影术

选择性输卵管造影术（selective salpin gography，SSG）是通过将输卵管造影导管经宫颈、宫腔插至输卵管内口注入造影剂，在 X 线下透视及摄片，根据造影剂在输卵管及盆腔内的显影情况了解输卵管是否通畅、阻塞的部位及排除 HSG 时输卵管痉挛导致的输卵管未显影。该检查损伤小，能对 HSG 造成的假阳性做出更准确的判断，同时根据输卵管阻塞或通畅程度不同采取进一步的介入治疗即输卵管再通术（FTR），准确率可达 90% ~ 95%，且具有较好的治疗作用。

1. 适应证

（1）输卵管通而不畅或极不畅，要求治疗。

（2）HSG 中输卵管未显影或部分显影，为区别输卵管痉挛还是张力高阻塞不通。

（3）HSG 显示输卵管近端阻塞，区别是粘连完全阻塞，还是疏松粘连或分泌物较多之阻塞，此时可作再通术治疗。

2. 禁忌证

（1）内、外生殖器急性或亚急性炎症。

（2）严重的全身性疾病，不能耐受手术者。

（3）妊娠期、月经期。

（4）产后、流产、刮宫术后 6 周内。

（5）碘过敏者：除以上禁忌证外，还包括：①明显输卵管积水，伞端明显包裹。②结核性输卵管阻塞。③全身发热 37.5℃以上。

3. 术前准备

（1）选择性输卵管造影时间以月经干净 3 ~ 7 天为宜，最佳时间为月经干净的 5 ~ 6 天，当月月经干净后禁性生活。

（2）做碘过敏试验，阴性者方可造影；如果使用非离子型含碘造影剂不要求做碘过敏试验。

（3）术前半小时肌内注射阿托品 0.5mg，有助于解痉。

（4）术前排空膀胱，便秘者术前行清洁灌肠，以使子宫保持正常位置，避免出现外压假象。

4. 方法

（1）设备及器械：数字多动能 X 线胃肠机或数字减影血管造影机（DSA）、输卵管造影导管及外套管、导丝，阴道窥器、宫颈钳、长弯钳、20ml 注射器。

（2）造影剂：目前国内外均使用含碘造影剂，分为离子型（如 76% 泛影葡胺注射液）

和非离子型（如碘海醇注射液或碘氟醇注射液等多种）。

（3）相关药品：庆大霉素 16 万 U、地塞米松 10mg 等。

（4）操作步骤

1）患者取膀胱截石位，常规消毒外阴、阴道，铺无菌巾检查子宫位置及大小。

2）以窥阴器扩张阴道，充分暴露宫颈，再次消毒宫颈及阴道穹隆部，用宫颈钳钳夹前唇，探查宫腔。

3）在透视下将输卵管导管插入外套管中，置外套管于颈管内口，然后轻轻将导管送入输卵管开口处。

4）注入造影剂，输卵管显影后，注入治疗药液，再观察输卵管内有否残留和造影剂弥散盆腔情况。

5）若 SSG 显示输卵管近端阻塞，则可用导丝插入内导管直至输卵管口，透视下轻柔推进导丝，如手感有明显阻力或患者疼痛时停止，然后再注入造影剂显示输卵管再通情况。

6）术中密切观察有无手术反应，并及时处理。

5. 结果评定

（1）输卵管通畅：双输卵管显影，形态柔软，造影剂从输卵管伞端迅速弥散至盆腔，推注药液后输卵管内无造影剂残留，盆腔内见造影剂散在均匀分布。

（2）输卵管积水时：输卵管近端呈气囊状扩张，远端呈球形。

（3）输卵管不通时：输卵管不显影，盆腔内未见散在造影剂分布。

（4）输卵管发育异常：可见过长或过短的输卵管、异常扩张的输卵管、输卵管憩室等。

6. 注意事项

（1）导管进入宫腔时，动作要轻柔，尽量减少疼痛和导管对内膜损伤。

（2）注入造影剂时用力不要过大，推注不可过快，防止造影剂进入间质、血管。

（3）如果输卵管近端阻塞，尝试用输卵管介入导丝再通时，要分清导丝的头端，操作轻柔的同时询问患者的感受和透视下监视尤为重要，防止造成输卵管穿孔。

（4）造影后 2 周禁盆浴及性生活，可酌情给予抗生素预防感染。

四、妇产科内镜输卵管通畅检查

近年来，随着妇产科内镜的大量采用，为输卵管通畅检查提供了新的方法，包括腹腔镜直视下输卵管通液检查、宫腔镜下经输卵管口插管通液试验和宫腹腔镜联合检查等方法，其中腹腔镜直视下输卵管通液检查准确率可达 90% ~ 95%。但由于内镜手术对器械要求较高，且腹腔镜仍是创伤性手术，故并不推荐作为常规检查方法，通常在对不孕、不育患者行内镜检查时例行输卵管通液（加用亚甲蓝染液）检查。内镜检查注意事项同上。

（刘　萍）

第四节　阴道 pH 测定

一、原理

阴道内容物主要为白带，故阴道 pH 取决于白带。白带主要含有阴道上皮脱落细胞、白细胞、阴道正常菌群。阴道上皮脱落细胞随月经周期而改变。在排卵前期，受高水平雌激素的影响，阴道上皮增生、成熟，并含有丰富的糖原，在阴道内乳酸杆菌的作用下酸度较高；排卵后至月经来潮前，因受孕激素的影响，阴道上皮细胞糖原含量减少并脱落，阴道酸度下降，但正常的阴道环境酸性约 $pH \leqslant 4.5$（多在 $3.8 \sim 4.4$）。另外，由于经血的稀释作用，经后阴道 pH 可以接近中性。阴道 pH 是阴道自净作用的重要方面，是人体防御外阴阴道炎症的重要机制之一。乳酸杆菌在正常阴道菌群中占优势，维持阴道菌群中起关键作用。当阴道菌群失调时，阴道 pH 随之改变。

二、取材方法

患者取膀胱截石位，以窥阴器暴露宫颈，用吸管或棉签取后穹隆处分泌物涂于 pH 试纸上，比照试纸表进行检查。

三、临床应用及意义

（一）细菌性阴道病

乳杆菌（乳酸杆菌）减少而其他细菌（加德纳菌、厌氧菌）大量繁殖，致 pH 上升大于 4.5（多为 $5.0 \sim 5.5$）。

（二）念珠菌性阴道炎

长期应用抗生素改变了阴道菌群的相互制约作用导致念珠菌类的大量生长，阴道 pH 在 $4.0 \sim 4.7$ 左右。

（三）滴虫性阴道炎

滴虫能消耗和吞噬阴道上皮细胞内的糖原，阻碍乳酸生成。滴虫在 pH5.0 以下或 7.5 以上的环境中则不生长，滴虫性阴道炎患者阴道 pH 一般在 $5 \sim 6.6$，多数 >6.0。

（四）老年性阴道炎

绝经后的老年妇女，雌激素水平低下，阴道壁萎缩变薄，阴道上皮细胞内糖原含量减少，故阴道 pH 升高，局部抵抗力降低，致病菌易入侵繁殖引起炎症。

pH 对 BV 诊断灵敏度可达 90%，但特异性低，为 60%，老年性阴道炎 pH 普遍上升，但上升幅度不大，大多为 $4.5 \sim 5$，宫颈炎、老年性阴道炎，除非有严重菌群失调，否则 pH 无明显改变，VVC 阴道分泌物 pH 一般较低。

（黄启玉）

第五节　阴道清洁度检查

一、原理

正常情况下，阴道上皮细胞随月经周期中雌、孕激素的作用，发生周期性变化，特别是表层细胞，细胞内富含糖原，糖原分泌后，经寄生于阴道内的阴道杆菌的作用将其分解为乳酸，使阴道内 pH 保持为 4.5 的酸性环境，从而抑制致病菌的繁殖，故正常阴道液有自净或灭菌作用。当生殖道有炎症或 pH 上升时，阴道内环境即发生改变，出现大量杂菌和白细胞。根据阴道液中阴道杆菌的存在与否，以及杂菌和白细胞的多少，对阴道液的清洁程度进行分度称为阴道清洁度。

二、取材方法

患者取膀胱截石位，以窥阴器暴露宫颈，用吸管或棉签取后穹隆处分泌物涂于玻片上，即可进行检查。

三、结果判断

根据阴道液中杂菌及白细胞的多少，将其分为 4 度：

1 度：镜下见大量阴道杆菌及上皮细胞，无杂菌及白细胞，视野背景清洁，属正常阴道分泌物。

2 度：阴道杆菌及上皮细胞中等量，可见少量杂菌和白细胞，仍属正常阴道液，见于经产妇宫颈口松弛者。

3 度：镜下见较多杂菌及白细胞，仅见少许阴道杆菌及上皮细胞，表明有炎症存在。

4 度：镜下见大量杂菌及白细胞，仅见少许上皮细胞，无阴道杆菌，常表明有阴道炎症或较重的宫颈炎。

四、临床应用及意义

于妇科或计划生育经阴道手术前，阴道清洁度应为常规检查内容之一，如阴道涂片检查属第 3 或 4 清洁度时，应考虑可能有其他病原体存在，必须首先进行病因治疗，待炎症痊愈后方可进行手术。

（黄启玉）

第六节　阴道分泌物酶谱检查

念珠菌外阴阴道炎（VVC）、老年性阴道炎（SV）、细菌性阴道病（BV）者阴道分泌物中乳酸脱氢酶（LDH）和过氧化物酶活性下降；滴虫性阴道炎 LDH 和过氧化物酶轻度下降；慢性宫颈炎 LDH 活性明显减低；BV 者阴道分泌物中唾液酸苷酶较正常增加 10 ~ 100 倍，脯氨酸氨肽酶也明显增加；SV 脯氨酸氨肽酶明显增加；滴虫性阴道炎，胱氨酰蛋白酶增加。

一、常用阴道生化标志物检测及意义

有关研究和临床诊断的阴道生化标志物已有 100 余种，主要分为：①阴道微生物评价；②病原微生物进展与增殖水平评价；③阴道宿主细胞反应水平的评价。

按测定项目性质可分为：①阴道分泌物酶活性测定；②胺类测定；③脂肪酸及其比例测定；④H_2O_2 测定；⑤pH。

二、阴道分泌物酶活性测定

1. 乳酸脱氢酶（LDH）　乳杆菌合成的一种胞外酶，可用于阴道微生态的评价，育龄妇女 LDH 活性在 10U/mL 以上，阴道感染时 LDH 活性下降，以 SV 和 BV 为明显，LDH 对

BV 诊断符合率为 82% ， SV 为 76% ， VVC 和滴虫性符合率差。

2. 透明质酸酶 反映阴道黏膜损伤，致病微生物进居的酶，各种阴道炎时此酶活性持续升高。

3. 脯氨酸氨肽酶 对 BV 诊断使用较广泛的一种酶，主要反映阴道微生物进居和繁殖，此酶由加德纳菌、动弯杆菌等合成，在 BV 早期感染此酶即高，急性期可超过正常 1000 倍，对 BV 的诊断特异性、敏感性 >80% ， SV 诊断灵敏度可达 95% ，特异性约 70% ，滴虫感染和 VVC 临床价值不确定。

4. 唾液酸苷酶（SNA） 是加德纳菌、厌氧菌、动弯杆菌合成的胞外酶，目前临床使用最普遍的一种（国内有 30 余家厂生产），SNA 测定大多采用靛青反应（BV - Blue），有假（ + ）。

5. 白细胞酯酶（LE） 检测衣原体和淋球菌敏感度 54% ~ 97% ，特异性 36% ~ 95% ，LE 显色临界值为 10U/mL，大约相当 15/HP 的细胞破坏。

6. 胱氨酰蛋白酶 为原虫合成分泌的一种胞外酶，对滴虫感染诊断特异性 92% ，灵敏度 88% 。

7. 门冬酰氨酶（ASP） 是念珠菌合成分泌的一种胞外酶，会造成阴道黏膜损伤，所有阴道念珠菌感染分泌物中均可检测到 ASP，亚急性检出率 80% 左右，与培养的符合率为 84% ~ 96% ，对 VVC 有较高诊断价值。

三、阴道内细菌代谢产物测定及意义

1. H_2O_2 阴道乳杆菌产生的一种杀菌物质，对阴道致病菌的定居、增殖、维持阴道微生态有重要作用，阴道分泌物中 H_2O_2 浓度和杆菌数量成正比，产生 H_2O_2 乳杆菌为优势的妇女，患各种阴道炎机会很少。

2. 短链脂肪酸 阴道分泌物中短链脂肪酸以乳酸为主，阴道感染时脂肪酸变化为乳酸减少或消失，国外阴道分泌物中乳酸测定十分普遍，乳酸浓度测定可用于阴道微生态评价。

3. 胺类测定 正常阴道分泌物中只能检出少量精胺等胺，阴道感染时分泌物中可检出大量单胺、腐胺、尸胺等，是分泌物产生异味的主因，BV 致病菌产生三甲胺，分泌物有鱼腥味，滴虫致病菌产生腐胺，分泌物有臭味。胺类测定（除三甲胺外）特异性差，国外极少单独使用，但我国许多地方用总胺测定一项指标诊断 BV，实为不合理。

四、使用阴道生化标志物测定的注意事项

（1）不宜单项生化指标作出有病或无病的诊断。

（2）应采用几种组合方式测定

反映阴道生态菌/反映致病微生物进居、增殖/宿主细胞反应联合测定，欧美生化乳酸/SNA/LE，我国生化 BV - set，pH/三甲胺/LE。

反映阴道生态/多项反映致病微生物进居、增殖联合测定，H_2O_2/SNA/胺，乳酸/脯氨酸氨肽酶/胺。

多项反映阴道生态微生物进居、增殖指标联合测定：

滴虫——蛋白酶/透明质酸酶联合测定试盒

念珠菌——门冬酰胺蛋白酶/琥珀酸测定试盒

BV——三甲胺/唾液酸苷酶测定试盒

我国研制 BV – set，H_2O_2/白细胞脂酶/唾液酸苷酶联合试盒，可同时测定阴道微生态/病原体进居、增殖/阴道宿主细胞水平，理论上是最佳组合，可有 8 种结果解释。

五、BV – set 三项检查的结果解释（表 1 – 1）

表 1 – 1　BV – set 三项检查

	H_2O_2	SNA	LE	临床意义
1	–	–	–	无致病菌感染
2	–	–	+	宫颈炎早期
3	–	–	+	BV 致病菌早期感染
4	+	–	+	BV
5	+	–	–	月经期、阴道冲洗后，阴道生态平衡破坏
6	–	+	+	BV 感染早期，可能有混合感染，如宫颈炎
7	+	–	+	其他生殖道感染，如宫颈炎
8	+	+	+	BV，预后不良

六、取材要求

(1) 取材前 24 小时内，应无性交，无盆浴，无阴道冲洗，48 小时内未使用阴道润滑剂，阴道"兴奋剂"等。

(2) 取材部位准确——阴道后穹隆部，一支棉签取堆积脓液，一支棉签取其他部位，BV 在子宫口取材阳性率 100%，阴道口为 29%。

(3) 标本量足够，棉签应大一些，在取材部旋转并停留 20 秒以上，吸取更多标本。

(4) 正确保留，及时检查。对酶测定标本在 2~8℃，保留不宜 >2 天。

（黄启玉）

参考文献

[1] 刘萍，李桂荣. 多囊卵巢综合征伴不孕患者促排卵治疗后子宫动脉及其分支血流动力学研究 [J]. 中国全科医学，2009，12 (7)：29 – 30.

[2] 刘萍，刘洋. 多囊卵巢综合征患者促排卵周期子宫内膜甾体激素受体的表达 [J]. 中国综合临床，2013，29 (1)：29 – 30.

[3] 刘萍，何艳舫，刘洋，韩素新. 阿司匹林对多囊卵巢综合征患者妊娠不良因素的改善作用 [J]. 中国煤炭工业医学杂志，2013，16 (4)：528 – 530.

[4] 刘萍，李彩萍，顾笑梅. 皮质醇激素对多囊卵巢综合征患者卵泡生长的影响 [J].

中国综合临床，2014.30（8）：811－813.

［5］刘萍，刘洋，顾笑梅.甲状腺激素对多囊卵巢综合征患者卵泡生长的影响［J］.中国妇幼保健，2014，30（28）：4555－4557.

［6］刘萍，温洁，刘洋.PCOS患者孕早期血清甲状腺激素水平变化及其与不良妊娠结局的关系［J］.山东医药，2016.56（19）：77.

［7］黎梅，周惠珍.妇产科疾病防治［M］.北京：人民卫生出版社，2015.

［8］冯力民，廖秦平.妇产科疾病学［M］.北京：高等教育出版社，2014.

［9］张艳玲.现代妇产科疾病治疗学［M］.西安：西安交通大学出版社，2014.

［10］杨冬梓.生殖内分泌疾病检查项目选择及应用［M］.北京：人民卫生出版社，2016.

第二章　妇产科超声检查

第一节　妇科超声诊断

妇科超声检查主要针对盆腔内生殖器，包括子宫、双卵巢、双输卵管、阴道。正常超声可显示部分为：子宫、双卵巢、阴道上 2/3 部分，而阴道下 1/3 和输卵管在正常情况下，前者因耻骨联合遮挡，后者因肠道气体干扰不能显示。

经腹部超声进行盆腔脏器检查，需膀胱适度充盈，在充盈膀胱良好透声区的后方，纵切面子宫呈倒置梨形（图 2-1），因子宫表面大部分覆盖一层腹膜，超声可见围绕子宫表面似为一层线样反光强的包膜，为子宫浆膜层。下方为较厚的中等回声的肌层，中央部分为宫腔呈线样回声，围绕宫腔线的为子宫内膜，其回声的强弱和厚度随月经的周期而变化。子宫总体表现为边缘光整，轮廓清晰，光点均匀。宫体与宫颈相连处可见一轻微角度，此处为子宫峡部，即子宫内口所在水平。经阴道超声检查时，因探头更接近子宫，图像清晰度更好，肌层回声及宫腔、内膜回声显示清晰（图 2-2）。

子宫的大小常因不同的发育阶段，经产妇与未产妇及体形的不同而有生理差异。在实际工作中，子宫体最大值一般为未产妇三径之和不超过 15cm，经产妇子宫三径之和不超过 18cm。

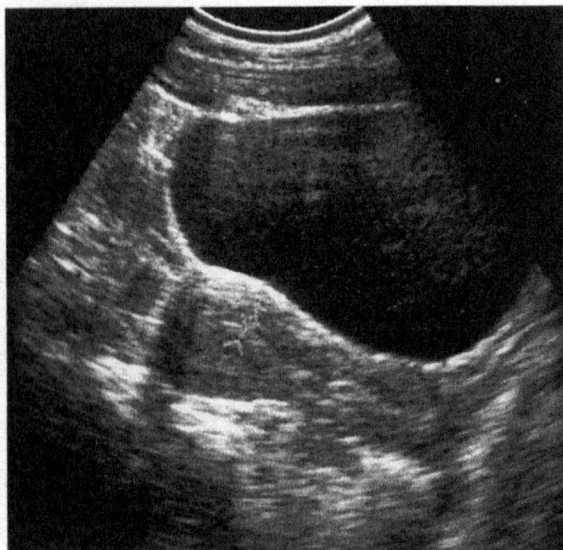

图 2-1　经腹超声检查纵切面子宫

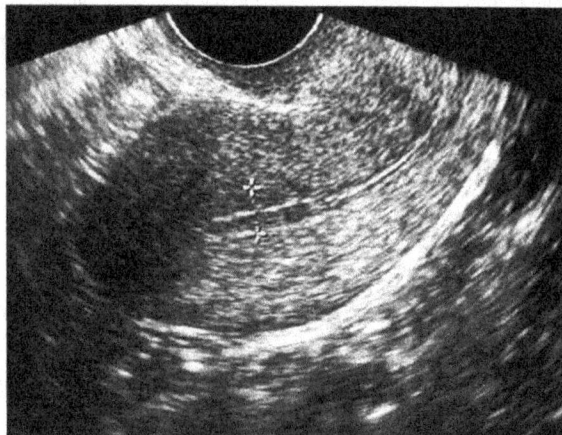

图 2-2 经阴道超声检查纵切面子宫、肌层、内膜和宫腔线显示清晰

一、子宫肌瘤

(一) 子宫肌瘤的超声表现

1. 子宫外形改变 除较小的肌壁间和黏膜下肌瘤，浆膜下肌瘤和宫颈肌瘤外，根据肌瘤的大小、数目、部位及生长方式不同子宫有不同的外形改变。

(1) 子宫浆膜下肌瘤：瘤体向子宫体表面突起，子宫形态改变 (图 2-3)。

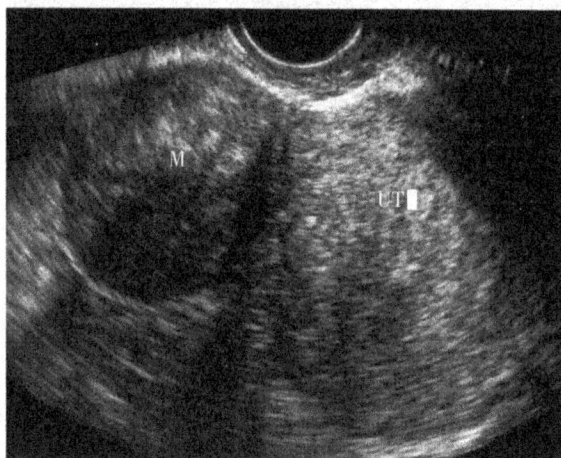

图 2-3 子宫浆膜下肌瘤。UT：子宫；M：前壁低回声向外突起，为浆膜下肌瘤

(2) 肌壁间肌瘤：肌瘤主要位于子宫肌层内，肌瘤与宫壁之间界线较清晰，可见假包膜，CDFI 显示血流多呈半环或环状，较大肌瘤后方衰减。

(3) 黏膜下肌瘤：瘤体突向子宫腔内，使子宫腔回声弯曲变形。当肌瘤完全突向宫腔时，宫腔内出现实质性占位，肌瘤与宫腔内膜之间有低回声裂隙。带蒂的黏膜下肌瘤可以突入宫颈管内，形成颈管内实质性占位，CDFI 可见血流来自于子宫壁相连的蒂。

2. 肌瘤回声　根据肌瘤内结缔组织纤维多少及有无变性，肌瘤回声常见有以下三种：

（1）回声减弱型：最为常见，瘤体回声比子宫回声弱，呈实质性低回声。

（2）回声增强型：比子宫回声增强，肌瘤内纤维组织相对较丰富。瘤体周围常可见到低回声环，为假包膜；也有较大的肌瘤呈栅栏样回声增强。

（3）混合型：肌瘤回声不均质，可见大小不等的低回声、等回声及稍强回声光团混合，其后方回声衰减。

（二）子宫肌瘤变性的超声表现

在不同的体质状况下肌瘤会有变性，常见的子宫肌瘤变性的超声表现有：

1. 玻璃样变和囊性变　又称透明变性，最常见，这是由于肌瘤中心部位距假包膜的营养血管较远，血管不足造成。肌瘤漩涡状结构消失被均匀透明样物质取代，超声表现为变性部分回声明显偏低，失去漩涡状结构（图2-4）。子宫肌瘤玻璃样变进一步发展，细胞坏死液化即发生囊性变，玻璃样变和囊性变可间杂发生。

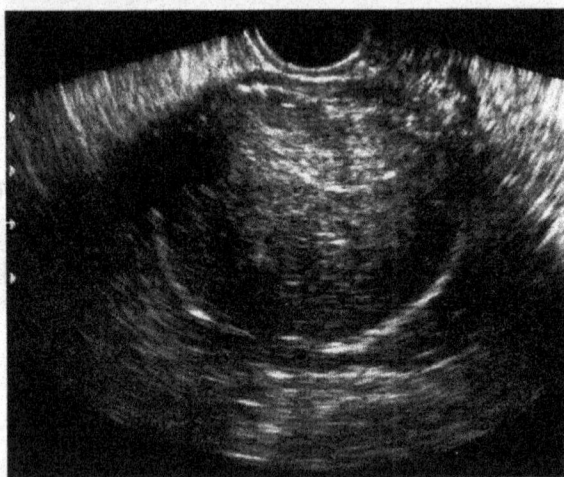

图2-4　子宫肌瘤玻璃样变，回声明显偏低，失去漩涡状结构

2. 红色样变　是肌瘤的一种特殊类型的坏死，可能与肌瘤内小血管退行性变造成的血栓、出血、溶血有关。

3. 钙化和脂肪变性　肌瘤血液循环障碍后，可以有脂肪变性，超声表现为均质的强回声（图2-5），进一步钙盐沉着，声像图上可以出现散在斑状、环状或团状的较强回声，后方有声影（图2-6）。

4. 肉瘤样变　肌瘤在短期内迅速长大，内回声杂乱复杂，间有不规则的暗区或低回声，边缘不规整，CDFI除原有的环状或半环状血流外，内部血流丰富，不规则，血流阻力变低，RI大多 <0.4。结合声像图和临床表现，应高度怀疑肌瘤恶性变。

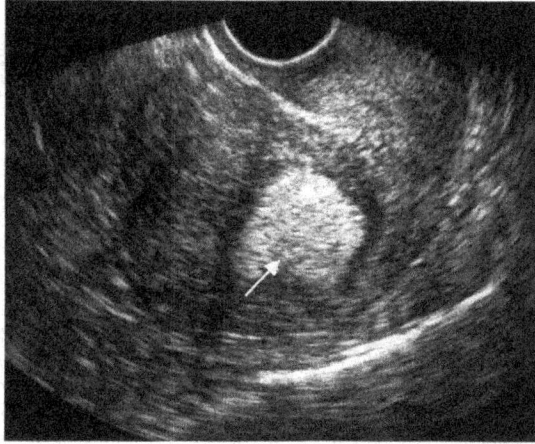

图 2-5 子宫肌瘤脂肪变性。箭头：均质强回声的脂肪变性，后方无声影

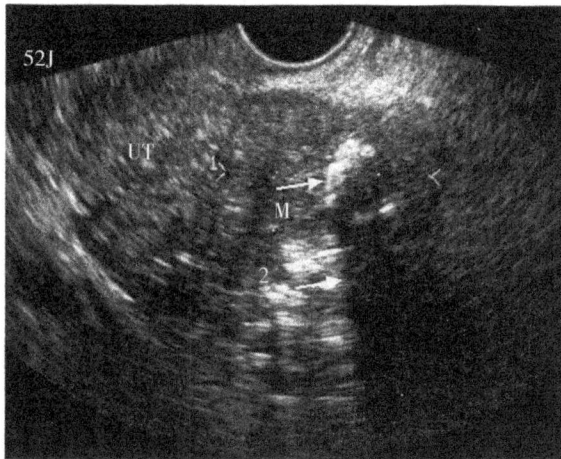

图 2-6 子宫肌瘤钙化。M：肌瘤；箭头：斑状钙化回声，后方声影

二、子宫内膜异位症

子宫内膜异位症的病变具有广泛性和多形性的特征，常见侵犯的部位是卵巢、子宫肌层、宫骶韧带、盆腔腹膜等。

卵巢子宫内膜异位又称卵巢"巧克力"囊肿，超声表现根据不同表现可分为：

1. 囊肿型 囊内呈细密光点回声，随探头可出现光点轻微飘动现象（图 2-7）。

2. 多囊型 细密光点中见数条光带将囊肿分隔成多房，隔上或见血流。

3. 混合型 细密光点中见散在偏强回声（图 2-8）。

4. 实体型 由于血流机化和纤维沉着超声可呈典型实质性图像。常不易与卵巢肿瘤区别（图 2-9）。

卵巢子宫内膜异位囊肿型和多囊型较为常见，混合型和实体型多见于绝经后妇女。

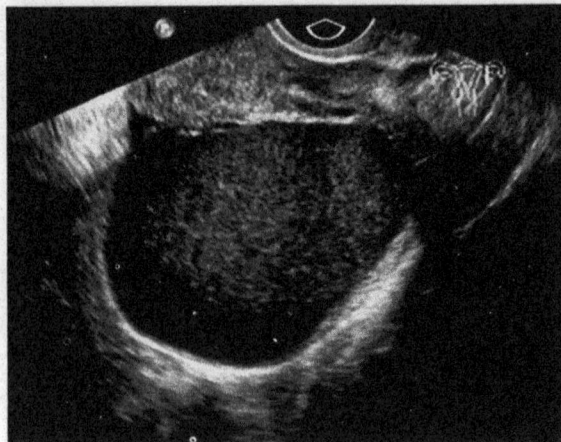

图 2 - 7　卵巢内膜异位症囊肿（囊肿型）

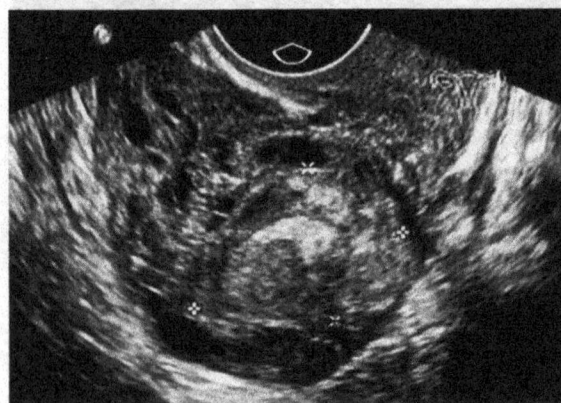

图 2 - 8　卵巢内膜异位症囊肿（混合型）

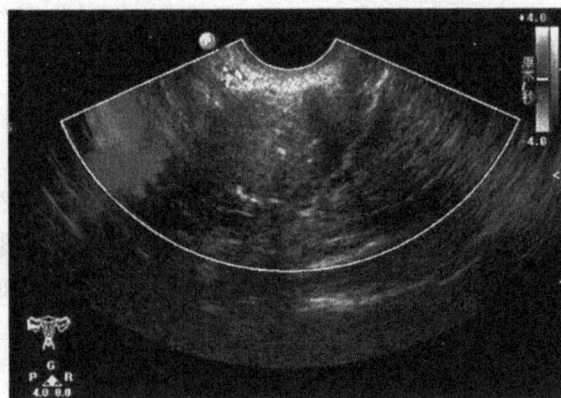

图 2 - 9　卵巢内膜异位症囊肿（实体型）

子宫内膜异位症彩色多普勒表现为：囊肿壁上可见少许血流信号，可记录到中等阻力（RI 为 0.5 左右）、低速（PSV 为 15cm/s 左右）血流频谱。一般囊内无血流信号。若囊肿内有分隔，隔上可见少许血流信号。

当子宫内膜腺体及间质侵入子宫肌层时，称为子宫腺肌病。子宫呈球形增大，三径之和常大于 15cm，因侵犯后壁较为常见，宫腔内膜线"前移"，肌层回声普遍增高，呈分布不均粗颗粒状，有时后方栅栏状衰减使子宫肌层回声普遍降低（图 2 – 10）。病灶与正常肌层之间没有清晰的边界。彩色多普勒超声表现子宫病灶内血流较正常肌层增多，弥散分布，较杂乱，无包膜，环状血流。

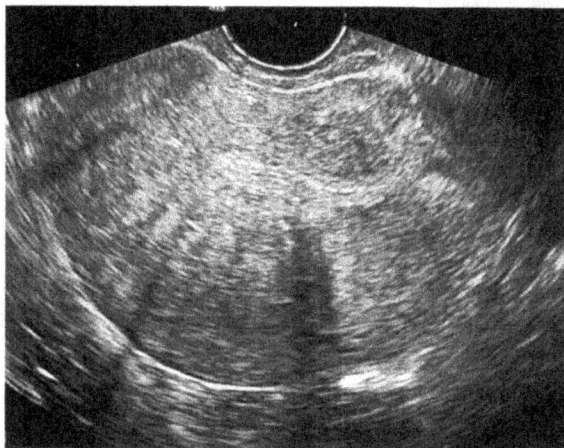

图 2 – 10　子宫腺肌病病灶位于子宫后壁

三、异位妊娠

输卵管妊娠本位型：是指输卵管妊娠位于管腔内，未破裂前。

（1）无论何种类型的输卵管妊娠，超声表现类似，主要有：

1）子宫正常大或略大，子宫腔内无妊娠囊、胎体或胎心等特征性回声，可有内膜增厚。

2）子宫旁或卵巢旁可见到边缘模糊不清的混合性包块回声，大多为增粗的输卵管，为环状回声（图 2 – 11），周边可有血流，但大多为增粗输卵管的营养血流，少见妊娠绒毛血流。输卵管妊娠本位型包块内见妊娠囊，胎儿存活，可见心搏。子宫直肠窝可见半月形无回声区，为盆腔积液。

（2）输卵管妊娠间质部：输卵管间质部妊娠仅占输卵管妊娠的 2% ~ 4%。但因输卵管间质部是输卵管子宫肌层内部分，如妊娠诊断、治疗不及时，子宫肌层破裂，将严重出血，则危及患者生命。

1）子宫不对称增大，一侧宫底部膨隆，其内探及孕囊或不均质包块，与宫腔不相通，围绕的肌层不完全（图 2 – 12）。

2）彩色多普勒显示妊娠囊周围血液较丰富。

3）阴道三维超声因探头接近检查器官，清晰度好，三维超声成像可清晰形象地显示子宫腔，显示宫角与包块的关系（图 2 – 13）。在子宫间质部妊娠诊断中具有较高的临床应用价值。

子宫间质部妊娠的超声诊断中，主要与宫角妊娠鉴别。宫角妊娠也是一种少见的异位妊娠，超声鉴别有时较困难。宫角妊娠是指受精卵种植在子宫的角部，宫角妊娠与输卵管间质部妊娠不同，其受精卵附着在输卵管口近宫腔侧，胚胎向宫腔侧发育生长而不是向间质部发育。超声除看见子宫不对称增大，一侧宫底部膨隆外，主要鉴别是宫角妊娠包块与宫腔相通，且全层肌层包绕。三维超声在鉴别诊断上有较大帮助（图 2 - 14）。

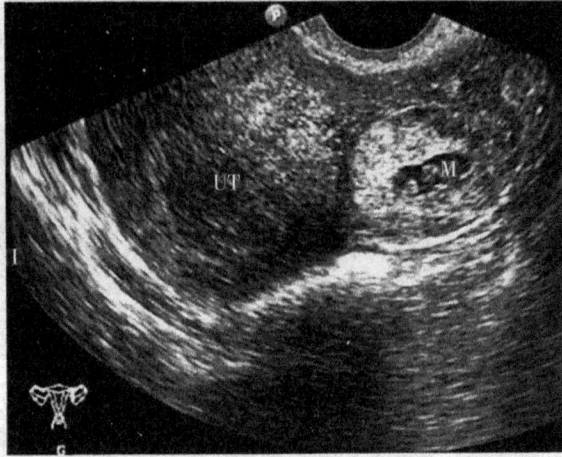

图 2 - 11　本位型输卵管妊娠，包块内见妊娠囊、胚芽，未见心搏。
UT：子宫；M：本位型输卵管妊娠包块

输卵管间质部妊娠声像图特征为：

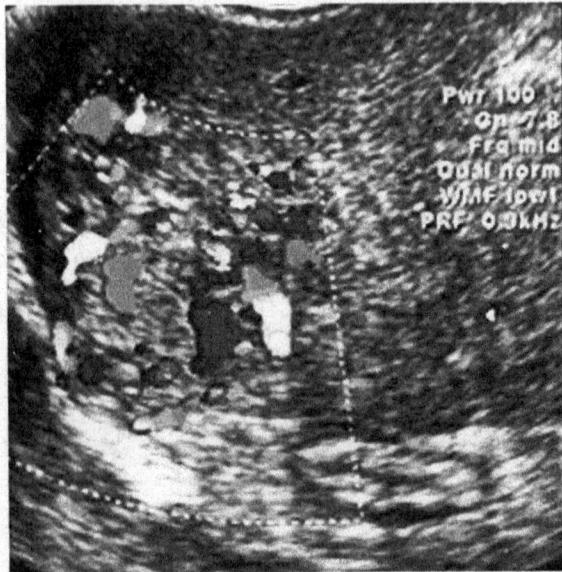

图 2 - 12　一侧宫底部膨隆，探及不均质包块

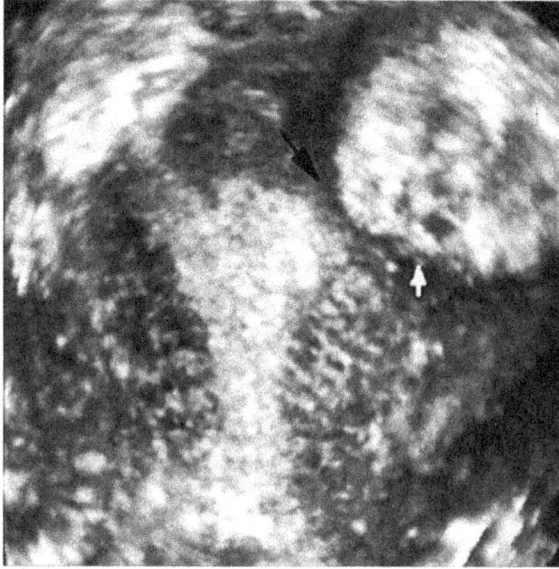

图 2 - 13　输卵管间质部妊娠阴道三维超声图

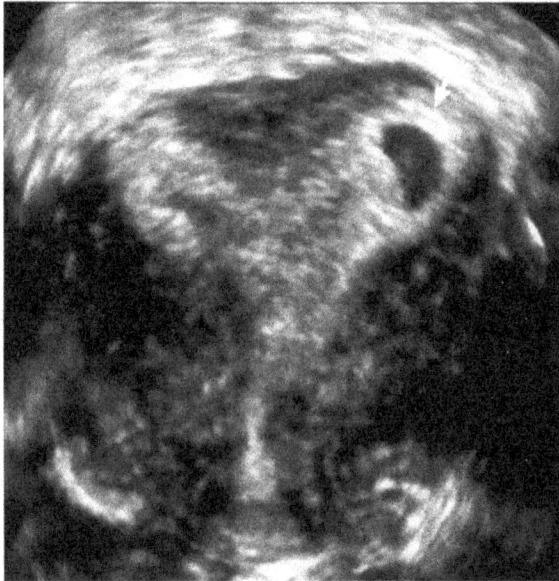

图 2 - 14　宫角妊娠的三维超声图。箭头：胚囊位于
宫角处，与宫腔线之间未见"间质线"

四、完全性葡萄胎

滋养叶细胞增生，胎盘绒毛间质水肿形成大小不等的水泡，相互间有细蒂相连成串，形如葡萄状，故名葡萄胎。

声像图表现：子宫增大，大多大于停经月份，宫腔内无胎儿，充满无数大小不等的水泡，其界面反射形成"雪片状"或"蜂窝状"回声（图 2 - 15）。有时在宫腔内可见不规整形液性暗区，为宫腔积血或残余的绒毛膜囊。卵巢常见单侧或双侧黄素囊肿，中等大小，多房分隔。其房内为回声暗区。

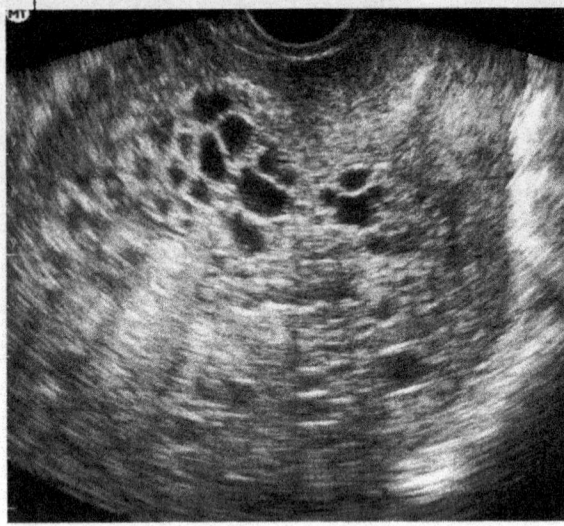

图 2 - 15　完全性葡萄胎，宫腔内充满大小不等的"蜂窝状"回声

五、侵蚀性葡萄胎和绒毛膜癌

是指葡萄胎组织侵入子宫肌层局部或转移至子宫外，其子宫外转移又名"转移性葡萄胎"。因具有恶性肿瘤的生物学行为而命名。侵蚀性葡萄胎来自良性葡萄胎，多数在葡萄胎清除后 6 个月内发生，尤其是葡萄胎清除后 2 ~ 3 个月为多见。典型的侵蚀性葡萄胎超声和临床诊断并不困难，其临床鉴别很大程度上取决于前次妊娠史、临床病程以及血 HCG 的增高程度。但在某些临床病例需要多种辅助检查方法综合分析，甚至最后需手术后病理检查诊断。

侵蚀性葡萄胎超声主要表现有：

（1）子宫正常大或不同程度的增大；子宫形态可不规则。

（2）宫腔或子宫肌层内病灶处表现为界面较多，见不规则的点状、条索状、团状、海绵状或蜂窝状回声，无明显边界（图 2 - 16）。

（3）病灶侵及宫旁时，可在子宫旁出现不规则肿块，无包膜并向周围侵入。

（4）二维可见的海绵状或蜂窝状回声为扩张的血管，CDFI 显示病灶处血流信号极其丰富，呈网状或湖泊状血流（图 2 - 17），因滋养肿瘤细胞以侵蚀血管为主，造成血管动静脉之间的交通，故表现为动静脉交流形成和涡流的存在，彩色斑斓，RI 极低，大都在 0.2 ~ 0.4，动脉血流频谱明显包络线毛刺状，显示较高舒张期多普勒频谱或动静脉瘘频谱。盆腔静脉明显扩张，大多表现静脉波形（图 2 - 18）。

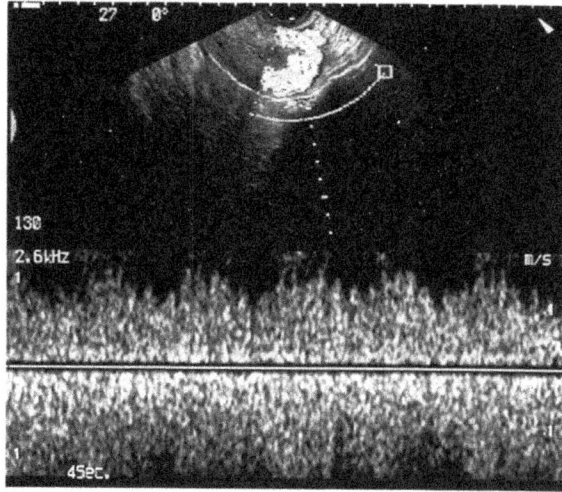

图 2 - 16　侵蚀性葡萄胎动静脉瘘频谱，包络线毛糙状

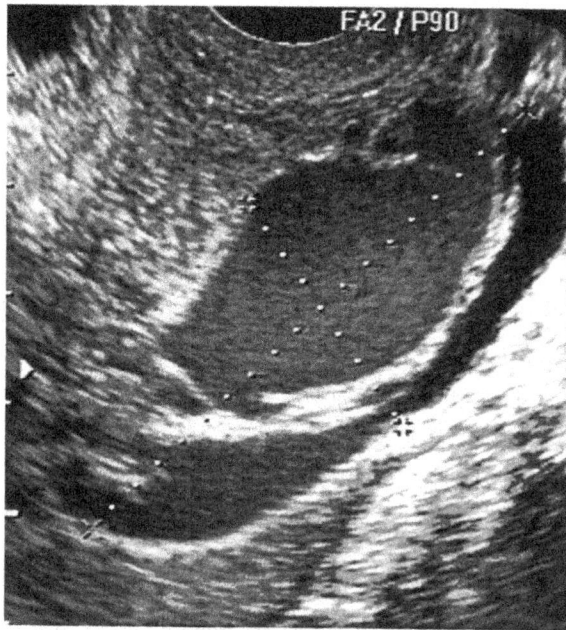

图 2 - 17　侵蚀性葡萄胎宫旁病灶呈"湖泊状"

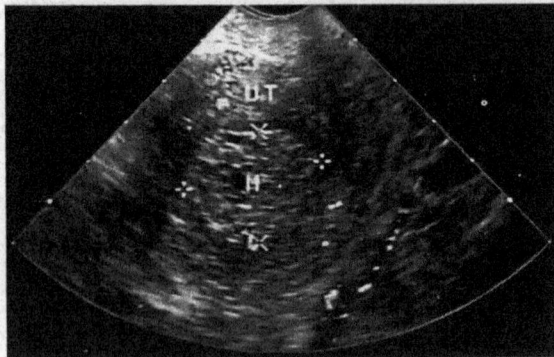

图 2 - 18　盆腔静脉明显扩张，大多表现静脉波形

六、卵巢肿瘤

超声检查从影像学的角度判断肿块为囊性、混合性或实质性，肿块和周围组织的关系，从而推断包块的来源和包块性质。

1. 卵巢成熟畸胎瘤　是生殖细胞肿瘤的一种，又称"皮样囊肿"（dermoid cyst），为良性肿瘤。占卵巢肿瘤的 10% ～ 20%，卵巢成熟畸胎瘤内可含外、中、内三个胚层的组织，如向单一胚层分化，将形成高度特异性畸胎瘤，如卵巢甲状腺肿。

卵巢成熟畸胎瘤超声表现因各种胚层组织成分不同而不同，表现多种多样，特异性较强。形态上多呈圆形或椭圆形的肿块，包膜较厚。大多在边缘上见正常卵巢组织回声。内部回声大致可分为成团型（图 2 - 19）、弥散光点型（图 2 - 20）、类实质型、脂液分层型和多种回声型 5 种类型。

彩色多普勒超声在肿块内部及边界较难探及血管。由于畸胎瘤内部回声与肠曲相似，且混于肠曲中，超声下容易漏诊。

2. 卵巢肿瘤超声特征　就卵巢来源的包块，它在影像上有一些共性的表现：

（1）单纯的单房性囊肿几乎都是良性的，而多房性卵巢囊肿，尤其当发现其中有实质性区域或中隔有不规则的增厚区时，恶变的可能性大。

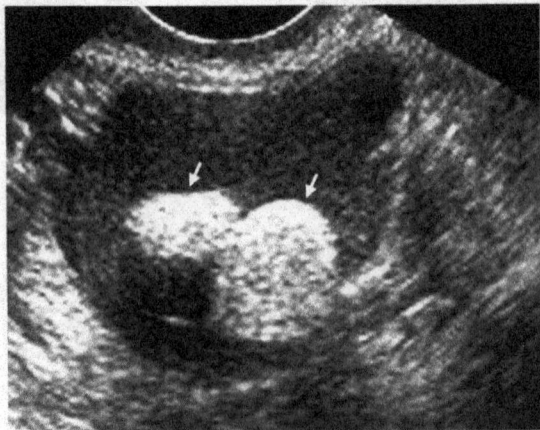

图 2 - 19　成熟畸胎瘤囊内强光团，为皮脂回声

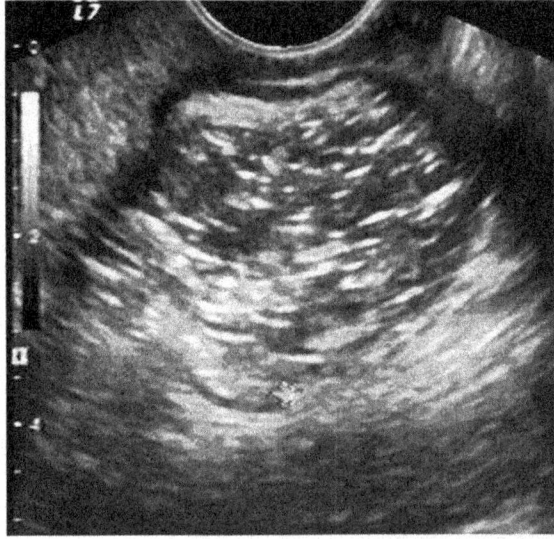

图 2 - 20 畸胎瘤（短线状回声，为毛发回声）

（2）囊实混合性肿瘤可以是良性的，也可以是恶性的；后者常伴有腹水，超声表现为囊性肿瘤腔内伴有较大的实质性暗区，也可以表现为实质性病变中伴有散在的囊性区。

（3）实质性肿瘤可以是良性的，也可能是恶性的。良性实质性肿瘤声像图显示肿瘤形态规则，边缘光滑完整，内部回声呈分布均匀的散在细小光点，均匀性透声性能良好者，可有后方回声轻度增强效应。而恶性实质性肿瘤声像图为：肿瘤形态多不规则，轮廓模糊，边缘回声不整或中断，厚薄不均（图 2 - 21）；内部回声强弱不一，可呈弥漫分布的杂乱光点或融合性光团，或均匀性回声内出现不规则暗区（图 2 - 22），后方无回声增强效应或有轻度衰减，并有粘连性腹水征。

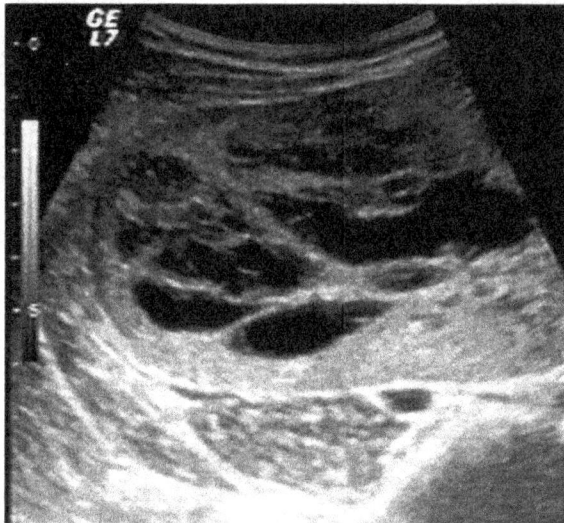

图 2 - 21 卵巢恶性混合性生殖细胞肿瘤，含无性细胞瘤、内胚窦瘤及未成熟畸胎瘤成分

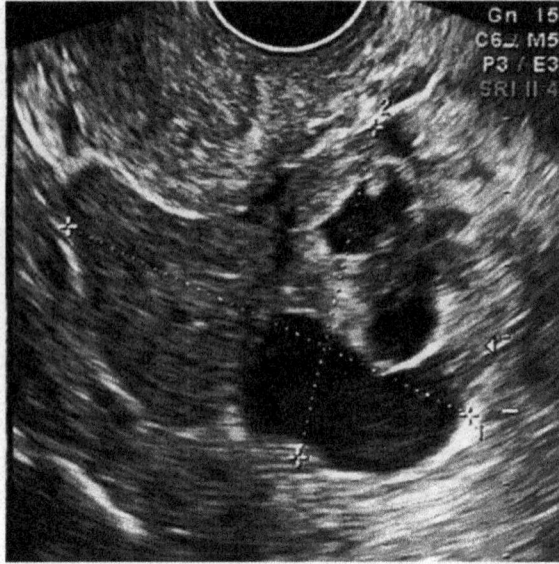

图 2-22 浆液性囊腺癌，囊实性包块，不规整外形

（4）彩色多普勒超声从包块血供（图 2-23）的丰富程度及血流指数的各项指标也可帮助判断卵巢包块的良恶性。

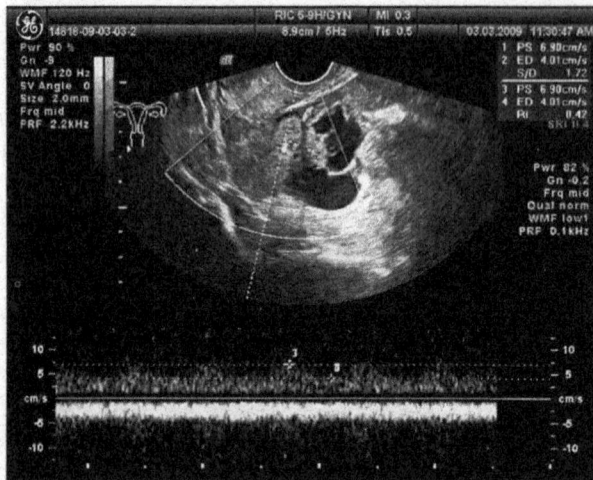

图 2-23 卵巢恶性肿瘤较为丰富血流，低阻力

（居宝芹）

第二节 产科超声诊断

一、产前诊断

产前诊断是一门新学科，是用医学技术对可能出现先天性疾病胎儿的孕妇进行宫内诊

断，确定胎儿的表现性（形态学诊断、细胞遗传学及生化遗传学诊断）或基因型（基因诊断）。是一个多学科交叉学科，需要一个团队来完成，包括产科医生、医学遗传学学者、分子生物学学者、物理和化学学者、伦理学和社会学学者以及小儿外科医生等。

超声产前诊断目前占国内各产前诊断中心诊断的 90.5%；分子生物遗传分析占 5.4%；酶学诊断占 7.5%；细胞遗传分析占 3.6%；遗传咨询占 21.8%；生化检测占 57.1%；病原体检测占 72.1%。可见超声对产科临床产生巨大的影响，对于胎儿产前诊断，超声检查将其与许多近几年发展起来的生化和生物物理技术相比较，无疑是最佳的选择。产前超声诊断是高技术性和高风险性并存的，产前诊断也是先进性和成长性并存的，而西方国家模式仅能供我们参考。

二、产科超声筛查

11～14 孕周颈后透明层 NT（nuchal translucency）测量的早期妊娠超声筛查（first tri-mester ultrasoundscreening）（图 2－24）和 18～24 孕周胎儿形态学（morphology）为主要内容的超声筛查。在很多发达国家的产科超声中心，它们占 80% 以上的产科工作量。而妊娠中、后期胎儿异常的诊断 MRI 占很大的优势。

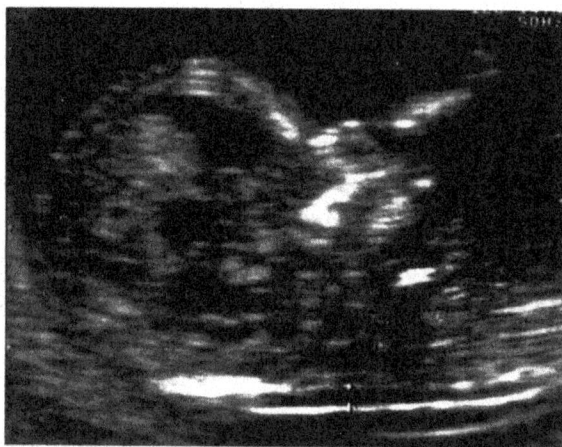

图 2－24 孕 12 周胎儿 NT 测量

早期妊娠 11～14 孕周超声筛查的意义在于：①许多胎儿畸形（约 80%）在孕 12 周前已经发生，有可能被早期发现。②阴道超声应用有更高的分辨率，许多先天性畸形开始发生之后即被发现，如：露脑畸形、单脐动脉等。③早孕超声检查所确定胎龄最为正确，可确定多胎的类型及胎儿发育的相关病理情况。④超声发现先天性愚型在 18～23 孕周概率只有 40%（1/3～1/2 先天性愚型胎儿无明显的解剖结构异常），而在 11～14 孕周 NT 的测量可以提示很多相关的胎儿异常，如 62%～80% 先天性愚型胎儿的 NT 增厚，预测胎儿染色体异常发生的风险率，以确定是否再进一步进行其他的产前检查，如羊水穿刺染色体检查等。

18～24 孕周形态学为最佳超声诊断时间的理由：①18 周～24 孕周胎儿各个系统已发育完善可以完成超声检查。②子宫内羊水较丰富，四肢活动较多，有利于超声看见完整的胎儿。③胎儿骨骼尚未完全钙化对超声检查的影响较小，便于对胎儿体表及内脏的观察。④在 11～14 孕周筛查时有不确定的情况可以在这一时期进行进一步检查，衔接羊水穿刺染色体检查时间。

超声产前诊断虽被广泛应用,但有局限性。美国妇产科医师协会警告:不管使用哪种方法,亦不管妊娠在哪一阶段,即使让最有名的专家进行彻底的检查,将所有的胎儿畸形被检测出这一期望是不现实的也不合情理的。

超声产前筛查是出生缺陷二级预防措施,不能预防发生,只能通过避免出生降低部分缺陷率。有很多因素影响超声检查的灵敏度和正确性。如:超声检查的技巧,筛查的时间选择,仪器的灵敏度,孕妇的条件,胎儿的方位,羊水的多少。某些发病机制不清的疾病,如果没有预兆性的形态学标记,超声产前诊断是不能有效、圆满完成的,如智力发育障碍等。胎儿生长的生命体,在发育过程中有的变化可造成超声检查结果的不确定性,产科超声检查随访很重要。

据国外产科超声中心报道,如在 11 ~ 14 孕周以及 18 ~ 24 孕周均进行过超声检查的,结合多种血清项目的检查可以排除 85% ~ 95% 的胎儿缺陷,但始终还有 5% ~ 15% 的胎儿缺陷无法在产前诊断。

三、常见胎儿畸形的超声诊断

卫生部 2003 年 5 月 1 日起实施的《产前诊断技术管理办法》中规定妊娠 18 ~ 24 周超声应诊断的致命性胎儿缺陷包括无脑儿、脑膨出、开放性脊柱裂、胸腹壁缺损内脏外翻、单心腔、致命性软骨发育不全。检查者应对胎儿畸形有较全面的认识,检查时要有一个清晰的思路,掌握一定的扫查技巧和方法,循一定的检查规律,以下 6 大胎儿异常还是可以发现的:

1. 无脑畸形　神经管头段未发育或未闭合即形成无脑畸形,无脑儿的颅底骨发育完全而缺少颅顶骨。超声可在 10 ~ 12 孕周便可诊断胎儿无脑畸形。超声表现:颅骨光环缺损,仅见一轮廓不规则的强回声,脑组织回声部分(图 2 - 25)或完全缺失(图 2 - 26)可显示,但颅面比例失调,眼窝浅小眼珠突出,耳低位,短颈,呈"蛙状面"。

2. 脑膨出　脑组织从颅骨缺损口向外膨出犹如蕈状(图 2 - 27)。男性好发颅前部脑膨出,女性多见颅后部脑膨出,约占 70% 。

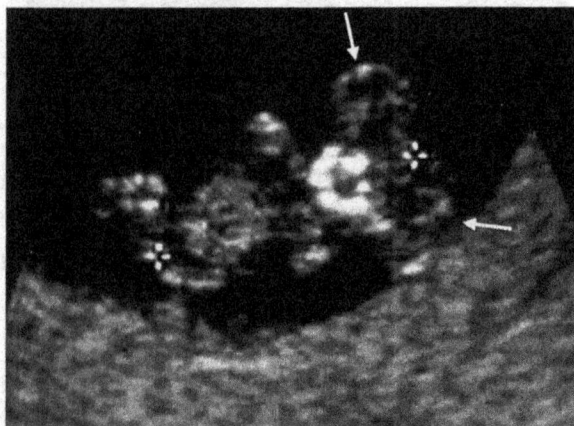

图 2 - 25　孕 13 + 周胎儿超声检查发现露脑畸形

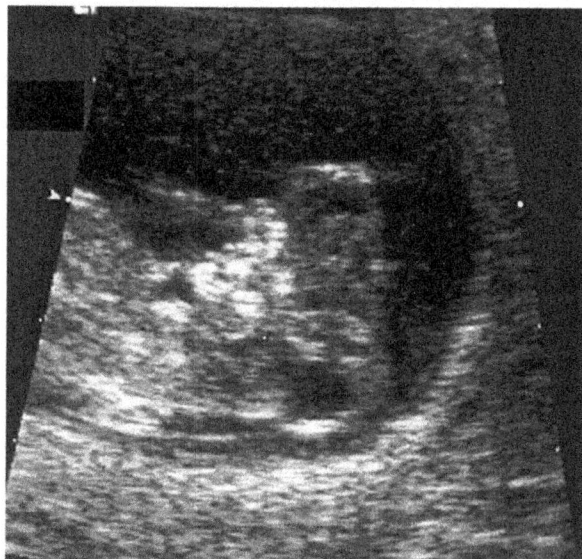

图 2 - 26　孕 19 周胎儿超声发现无脑畸形

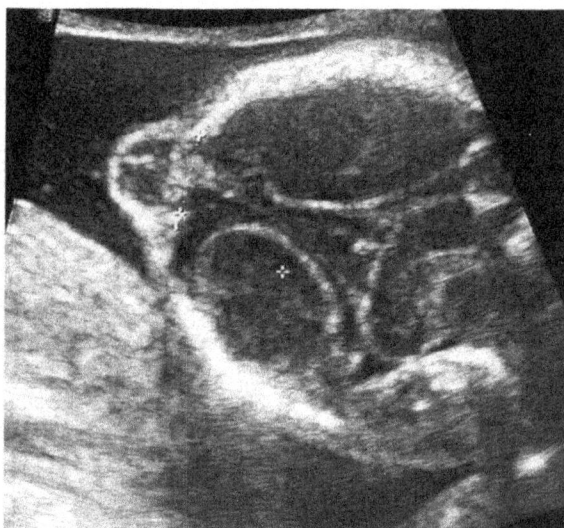

图 2 - 27　胎儿脑膨出

3. 开放性脊柱裂　脊柱裂是后神经孔闭合失败所致，其主要特征是背侧的两个椎弓未能融合在一起，脊膜和（或）脊髓通过未完全闭合的脊柱疝出或向外暴露，膨出包块内只含脊膜和脑脊液者为脊膜膨出，膨出包块内含脊膜、脑脊液、脊髓和神经组织者为脊髓脊膜膨出。脊柱裂膨出的包块多位于脊柱后方，常能见到椎骨异常及双侧椎弓分离，脊柱横切时脊椎三角形骨化中心失去正常形态，位于后方的两个椎弓骨化中心向后开放，呈典型的 "V" 或 "U" 形（图 2 - 28），另外，开放性脊柱裂还常伴有一系列的脑部超声特征：柠檬头征（图 2 - 29）、香蕉小脑征（图 2 - 30），后颅窝池消失、脑室扩大等，也可作为鉴别的参考。

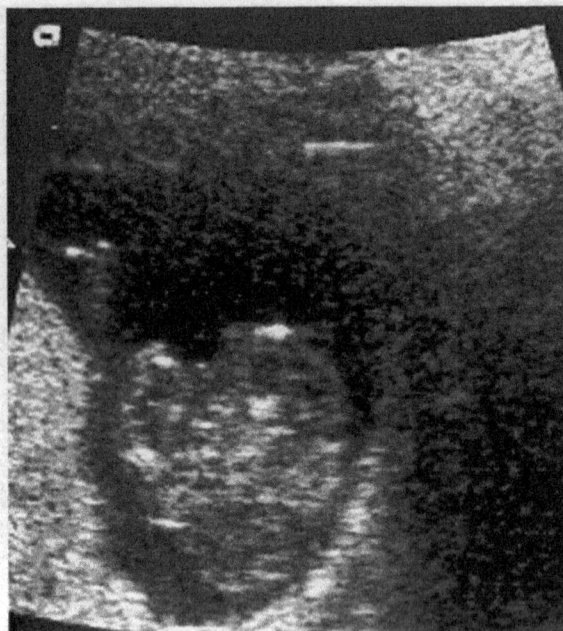

图 2 -28　开放性脊柱裂呈典型的 "V" 或 "U" 形

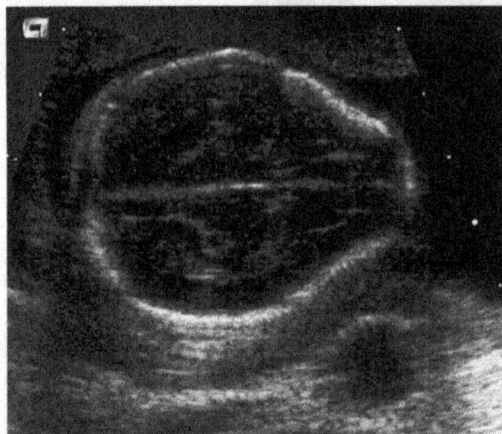

图 2 -29　开放性脊柱裂柠檬头征

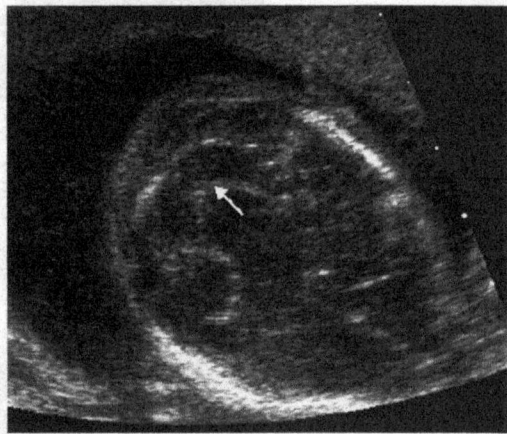

图 2 -30　开放性脊柱裂香蕉小脑征

　　胎儿孕周较大、较小或胎儿体位不佳，脊髓脊膜膨出物较小时，病变部位不明显超声诊断较困难。

　　4. 胸腹壁缺损内脏外翻　腹裂属于非中线缺损，多位于脐带根部右旁，而脐根部正常，外翻的内脏表面无腹膜和羊膜覆盖（见图 2 -31），母体的 AFP 有明显升高。

　　5. 单腔心　单腔心是指房间隔和室间隔均未发育，心脏只有心房和心室两个心腔，心房通过共同房室瓣与单心室腔相连接。单腔心常伴或不伴有残余心室腔和心室与大动脉连接关系等异常情况，是严重的心脏畸形（图 2 -32）。

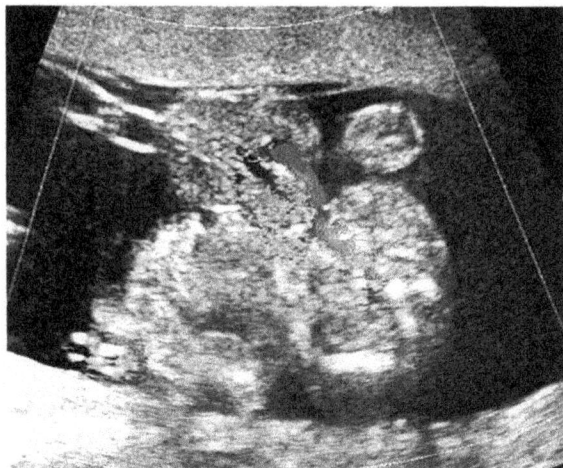

图 2 – 31 腹壁缺损伴胎儿肝脏、部分肠管外翻

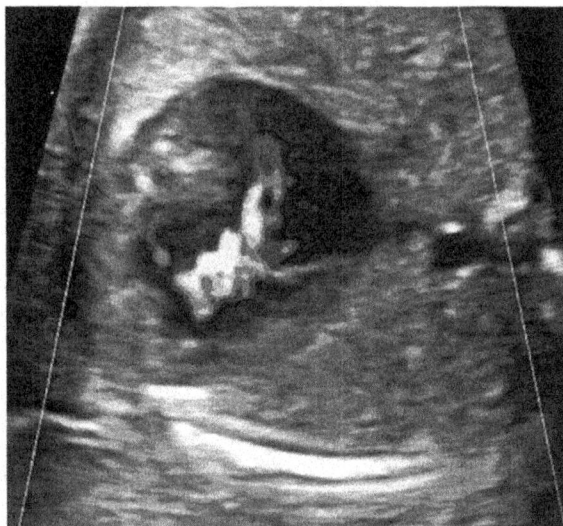

图 2 – 32 孕 21 周胎儿单腔心，见一股血流通过共同房室瓣

6. 致命性软骨发育不全 骨骼系统异常主要有成骨发育不全和软骨发育不全。

成骨发育不全有 2 型：Ⅰ型成骨发育不全罕见，发生率 1/25 000，是常染色体显性遗传疾病。超声表现：扫查发现胎儿四肢短小，特别是股骨及肱骨，并可以见到长骨呈弯曲状或成角现象（图 2 – 33）。Ⅱ型成骨发育不全属常染色体隐性遗传。超声表现：扫查时可发现胎儿四肢短小，特别是股骨、肱骨明显小于相应孕周值，并可见长骨成角等骨折现象（图 2 – 34）。Ⅰ型和Ⅱ型成骨发育不全超声确诊后需及时引产处理。

软骨发育不全主要病变发生于长骨的骨骺，软骨的骨化过程发生障碍，是一种特殊类型的侏儒症，此病脑发育正常，生后可存活。

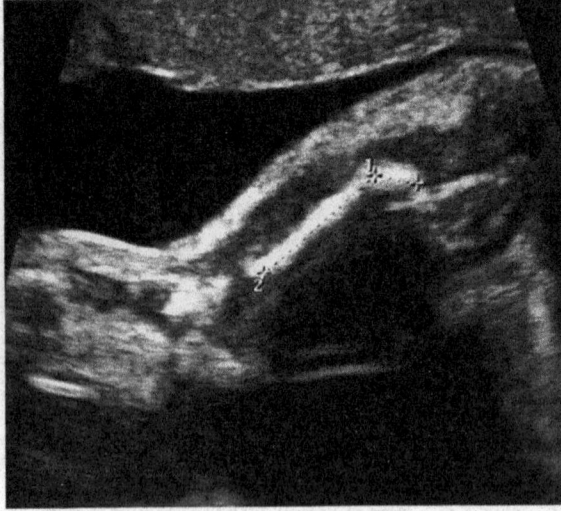

图 2 - 33　成骨发育不全胎儿，股骨成角

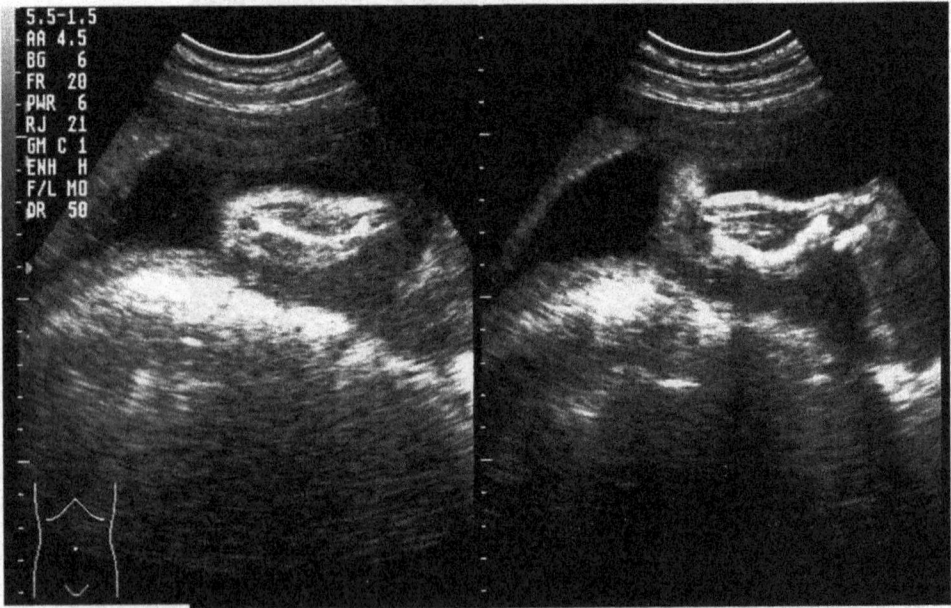

图 2 - 34　胎儿股骨成角畸形

四、超声产科监护主要指标

(一) 子宫动脉

子宫动脉是妊娠期子宫血液供应的主要来源，妊娠期子宫壁的血液较非妊娠期丰富。早孕期子宫动脉频谱呈高阻，有明显的舒张期切迹，早孕晚期子宫动脉阻力开始下降，中孕期呈迅速下降趋势，孕 26 周子宫动脉舒张期切迹消失，孕 33 周后血管阻力稳定，S/D 比值达 1.80，RI：0.45，一直持续到分娩。孕 26 周以后，子宫动脉 S/D > 2.60，舒张期切迹未消失

为子宫动脉阻力增高表现，引起子宫动脉阻力增高主要见于妊高征和 IUGR。妊娠期子宫动脉血流参数正常值如表 2 - 1 所示：

表 2 - 1　妊娠期子宫动脉血流参数正常值

孕周	S/D	RI
5 ~ 8 周	7.0 ± 5.0	0.84 ± 0.05
9 ~ 12 周	7.0 ± 5.05	0.78 ± 0.12
13 ~ 16 周	4.1 ± 2.6	0.68 ± 0.14
17 ~ 20 周	2.5 ± 20.72	0.58 ± 0.10
21 ~ 24 周	2.4 ± 10.68	0.56 ± 0.09
25 ~ 28 周	2.16 ± 0.89	0.49 ± 0.11
29 ~ 32 周	2.05 ± 0.38	0.49 ± 0.88
33 ~ 36 周	1.88 ± 0.34	0.45 ± 0.99
37 ~ 38 周	1.76 ± 0.35	0.41 ± 0.11
39 ~ 40 周	1.90 ± 0.37	0.45 ± 0.11

（二）脐动脉

脐动脉是胎儿胎盘循环的重要血管通路，是超声用于产科临床评价胎儿胎盘循环应用最早和最广的重要检测指标之一，其血流动力学改变可反映胎盘胎儿及母体某些病理变化。

经阴道彩色多普勒在妊娠 7 周即可显示脐血管，频谱特征是收缩期单峰状，无舒张期血流信号，妊娠 9 周以后脐血管开始显示三根血管，妊娠 11 ~ 12 周脐动脉开始出现舒张期血流信号，中孕期脐动脉舒张期成分增多，血管阻力迅速下降，孕 33 周脐动脉 S/D 比值正常范围是 2.46 ± 0.38，RI 是 0.57 ± 0.09，一直持续到分娩。引起 S/D 增高的疾病有：妊高征、胎儿宫内生长迟缓、母亲糖尿病、多胎妊娠等。

妊娠期脐动脉血流参数正常值如表 2 - 2 所示。

表 2 - 2　妊娠期脐动脉血流参数正常值

孕周	S/D	RI
9 ~ 12 周	8.54 ± 0.95	0.80 ± 10.08
13 ~ 16 周	8.54 ± 0.95	0.80 ± 0.08
17 ~ 20 周	3.88 ± 0.98	0.73 ± 0.06
21 ~ 24 周	3.12 ± 0.67	0.67 ± 0.08
25 ~ 28 周	3.23 ± 0.98	0.66 ± 0.08
29 ~ 32 周	2.97 ± 0.74	0.64 ± 0.08
33 ~ 36 周	2.46 ± 0.48	0.57 ± 0.09
37 ~ 38 周	2.39 ± 0.38	0.57 ± 0.06
39 ~ 40 周	2.24 ± 0.41	0.54 ± 0.08

（三）胎儿心功能

常规评价成人和儿童左心室收缩和舒张功能的超声心动图指标包括射血分数（EF）、短轴缩短率（FS）及二尖瓣口舒张期血流流速曲线分析等。而胎儿期心脏体积小、心室内膜显示欠清、较难标准化心血管结构的方位、胎动及母体腹壁声窗欠佳，较难准确的评价胎儿心室功能。由于胎儿特有的心脏解剖及循环生理特点，胎儿右心系统占优势，因此可靠的评价右心功能尤其重要，常用的方法及指标有：

1. M 型测量心室缩短分数（FS） FS% =（舒张期内径 – 收缩期内径）/舒张期内径 × 100%。正常值为 0.28 ~ 0.38。

2. 多普勒超声比较二尖瓣、三尖瓣频谱 正常情况下，E 峰 < A 峰，E/A 比值随妊娠周数的增加而增大，但始终小于 1。三尖瓣 E 峰与二尖瓣 E 峰比值平均为 1.2 ：1。血流速度积分平均比值为 1.1 ：1。

3. Tei 指数 即心脏做功指数 =（ICT – IRT）/ET，其中 ICT 是等容舒张时间，IRT 是等容收缩时间，ET 是射血时间，理论上能综合反映心脏的收缩和舒张功能，而且其测量方法简便，重复性强，不受心室几何形态的影响，已被很多学者接受。正常胎儿左室 Tei 指数为 0.37 ± 0.12，右室 Tei 指数为 0.36 ± 0.12，不同孕龄、不同心率胎儿之间的 Tei 指数无显著性差异。

（张银娥）

第三节　计划生育科的超声诊断

中国已婚育龄妇女 IUD 的放置率为 68.6%，超声检查逐步取代放射检查，超声对全金属节育器的反射敏感，对硅胶加金属等类材料制成的节育器敏感性相对减低。二维超声通过几个切面扫查，结合操作者的工作经验，大致了解宫内节育器的情况。

一、宫内节育器的定位

超声 IUD 检查首先要观察子宫内是否存在 IUD，如子宫内显示 IUD，需测量 IUD 上缘至宫底浆膜层距离及 IUD 下缘至宫颈内口的距离；子宫前壁和后壁的厚度之和；IUD 上缘到宫腔底部距离；子宫内膜线的长度（图 2 – 35）。

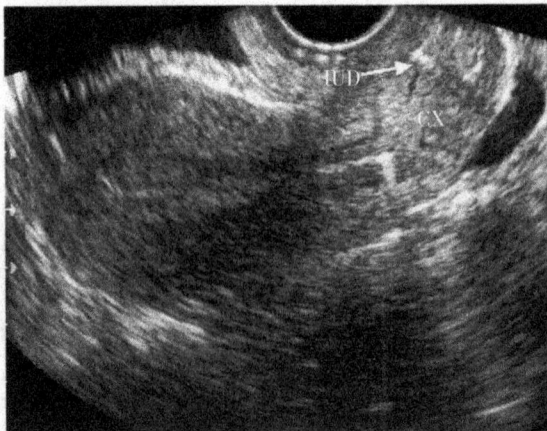

图 2 –35　宫内节育器下移位于宫颈管内

二、IUD 宫腔内异常

IUD 宫腔内异常的表现包括 IUD 下移与带器妊娠，IUD 变形（图 2-36）、成角、断裂、嵌顿及穿孔等。超声能及时发现 IUD 在宫内有无下移、嵌顿。对于 IUD 变形的诊断，二维超声检查虽然可以通过探头的旋转及方向的改变来显示 IUD 的全貌，但由于 IUD 所含金属成分，声阻抗大，易产生多重反射，大部分 IUD 形态不能完整地显示出来，无法明确 IUD 是否变形或断裂。近年来开展的三维超声对 IUD 的形态及变形、扭曲、断裂可作出诊断，基本不存在误诊和漏诊（图 2-36、图 2-37、图 2-38）

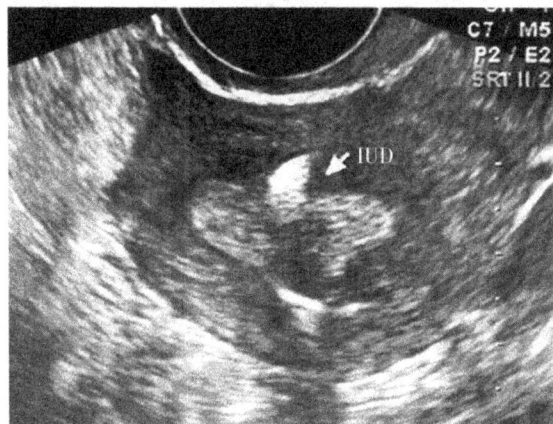

图 2-36 宫内节育器宫腔内变形

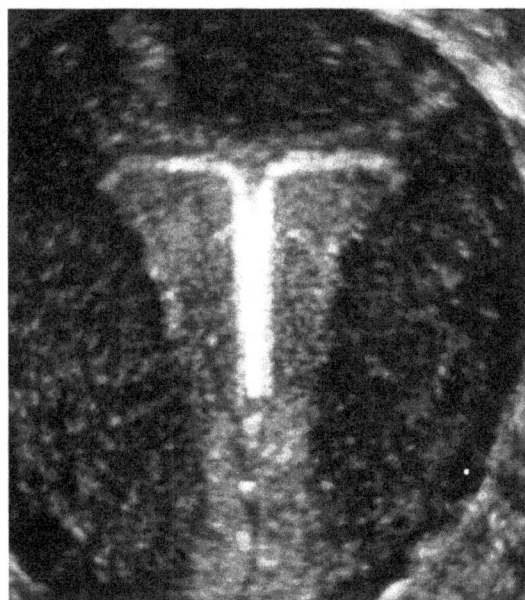

图 2-37 三维超声成像后显示的宫腔形态和节育器形态位置

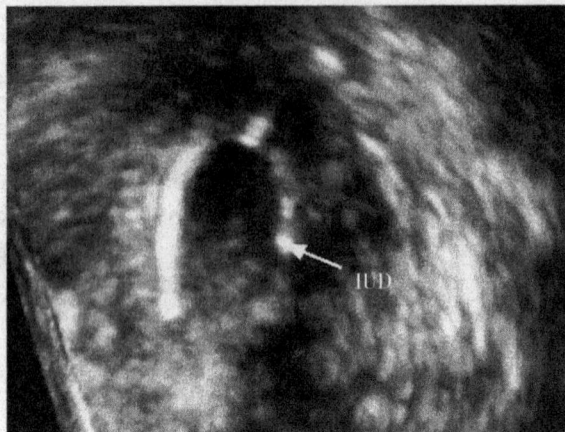

图 2-38 宫内节育器断裂后三位成像图，断裂节育器呈倒置"U"形。IUD：宫内节育器

（向燕萍）

第四节　不孕不育的超声诊断

一、无排卵周期卵巢、卵泡发育的一些现象

（一）卵泡不发育

连续动态观测均无明显的卵泡或持续存在 <1cm 卵泡，无周期性变化。

（二）不排卵而形成卵泡囊肿

动态追踪观测的卵泡，直径达到 20cm 仍不排卵，继续发展形成卵泡囊肿。超声表现为壁薄，囊内液清，后壁增强效应的囊性块，5~6cm 直径较常见。

（三）无排卵黄素化综合征

较小卵泡，滞留卵泡或持续生长卵泡均可表现为不排卵，囊性暗区内有稀细的光点和稀疏网络状回声。

二、卵泡及排卵的监测

月经周期监测卵泡发育及排卵：于月经周期的第 5 天超声观察卵巢的基础情况，排除已有的卵巢异常情况，如卵巢非赘生性囊肿、残余卵泡等。第 10~11 天开始卵泡的发育，当一侧卵巢的优势卵泡直径大于等于 15mm 时，可每天超声观察，卵泡直径大于 20mm 时，基本为成熟卵泡。因排卵是瞬间的现象，超声观察到的大多是排卵以后的现象：追踪的成熟卵泡消失，皱缩，血体形成，后陷凹内液体。

诱发卵泡的监测根据不同药物的不同特点，超声观察的时间和内容也不同，如用 HMG 诱发排卵，除用药前检查外，要注意卵泡的多少和生长速度，增加检查的密度，注意卵巢的大小以及腹水的情况，及时发现卵巢过度刺激现象。

三、不孕不育中 CDFI 及多普勒频谱分析的应用

健康育龄妇女的子宫动脉的显示率应 100%，其阻力指数平均 0.85 ± 0.07，增殖期为 0.88 ± 0.05，黄体期为 0.84 ± 0.06。卵巢动脉一般在月经的第 9 天有舒张期血流，第 21 天左右达高峰。有优势卵泡侧卵巢血流较丰富，血流阻力较低。黄体血流为低阻力的黄体新生血管血流，早孕 3 个月内，黄体支持胚胎的发育，故黄体血流一直存在直到妊娠 3 个月以后。

如子宫动脉在舒张期无血流灌注或者 RI 升高，表示子宫血流贫乏，常常是不孕症的一个原因。改善灌注后可怀孕。卵巢血流异常表现为卵泡期和黄体期阻力无下降，甚至无血流，会造成体内的激素低下。黄体期血流缺乏或阻力升高，可提升黄体功能异常，是流产和习惯性流产的原因。但卵巢动脉显示与仪器的灵敏度、正确的操作和检查者的熟练程度有关，其评价激素仅可做参考。

（向燕萍）

第五节　彩色多普勒超声和三维超声

一、正常妊娠血流

正常胎儿的发育需要充足的氧和营养物质的供给，而此依赖于良好的子宫－胎盘（utero － placent）、胎儿－胎盘（fetoplacental）循环。彩色多普勒超声检查提供了一种研究子宫－胎盘、胎儿－胎盘循环的无创伤的体测方法。更直接地了解胎盘发育，观察胎儿宫内情况。

子宫肌壁的血供与其下的胎盘绒毛植入是相互影响的，绒毛滋养层的发育对胎儿生长发育起着决定性的作用。在正常妊娠时，胎盘附着处子宫肌层的螺旋动脉被滋养层合体细胞侵蚀，在孕 20 ~ 22 周螺旋动脉肌层全部剥脱，肌层消失，降低了螺旋动脉水平的阻力，使绒毛血管灌注增加，同时，绒毛迅速发展成三级绒毛，具有很高的表面积/容积比率，有利于膜的交换，营养物质的转送，这种解剖和生理的发展有利于胎儿发育的需要。

正常妊娠时，孕 6 周后可测出胎儿腹主动脉血流；8 周后可测出脐血流，12 周后出现脐血流的舒张期血流；9 周后可出现脑血流，11 周后在颞骨平面可看见大脑中动脉（图 2 － 39）、大脑后动脉、基底动脉及其形成的 Willis 环。

正常妊娠的胎儿－胎盘循环也有相关的频谱及一定的规律性。通向胎盘的子宫动脉频谱为一种充填型的较子宫动脉阻力降低的频谱，从 26 孕周起，血流频谱 S/D < 2.7，RI 也随妊娠周数而下降。胎盘床内子宫胎盘动脉频谱为较典型的低阻力型频谱，RI < 0.4，主要反映母体的微循环情况，正常情况下该频谱无多大改变。有学者测脐动脉 S/D，孕 30 周后持续 > 3，子宫动脉孕 26 周后持续 > 2.6，且有舒张期切迹存在，则尔后妊娠期高血压疾病、IUGR、胎儿宫内窘迫、死胎、早产的发生明显提高。子宫动脉血流对高危妊娠预测敏感性为 68%，特异性为 69%；子宫动脉加脐动脉预测高危妊娠阳性率为 93%，阴性率为 91%。

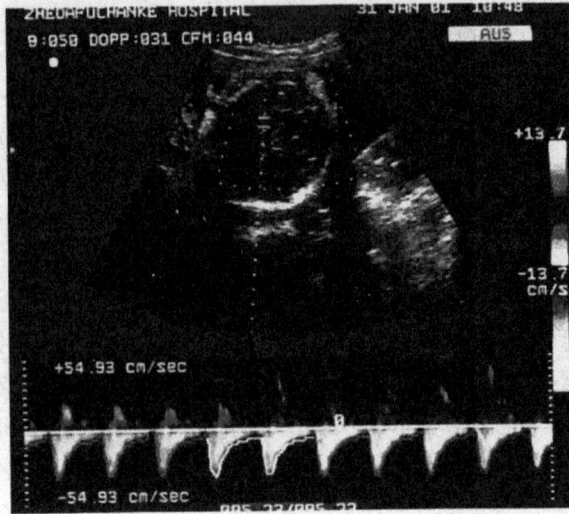

图 2 - 39 妊娠 32 周，胎儿大脑中动脉频谱

二、异常的妊娠血流

子宫动脉、胎盘血管、脐血管的 RI 较正常范围增高或出现无舒张期血流、逆向血流，均提升胎儿宫内危险，后二者出现胎儿有可能在 24 ~ 48 小时内死亡。这些血管的 S/D 比值异常的出现，一般认为较 NST 异常出现为早。孕 36 周以上的 S/D < 2.2，胎儿较安全，> 2.5 时应密切随访，> 3 时应严密监护积极处理。在 IUGR、妊娠期高血压疾病、胎儿宫内窘迫、胎儿畸形以及子宫肌瘤、盆腔包块时也有此现象。

大脑中动脉在妊娠中后期被应用于了解胎儿宫内窘迫的程度，其 RI 在后期呈负增长，代偿性血流增加，重新分配以保护脑、心等重要器官。其在正常范围内不能反映胎儿窘迫。大脑中动脉 RI/脐动脉 RI 比值更能反映胎儿宫内情况。正常时应 > 1，如 < 1 则表示胎儿宫内窘迫。

三、三维超声

三维成像技术近年来发展迅速，前景看好。随着计算机技术的发展，计算机容量和运行速度的改进，实时三维的重建，提供了更加丰富的三维立体空间信息，弥补了二维超声成像的不足。

（一）妇科的应用

1. 卵巢囊性或囊实性肿瘤的囊壁及囊内容物的观察　肿瘤重新成像图像更清晰、直观、立体感强，切面更均匀，不易遗漏壁内的乳头状物且能更明确观察肿瘤侵入的深度（图 2 - 40）。对不孕症的患者二维超声能正确地辨认黄体，但观察卵丘结构很困难，三维超声能清晰、快速地确认。

2. 体积的测定　三维超声对肿瘤体积的测定有二维超声所不可及的优势，这对肿瘤良恶性的判定、手术指征及疗效的判定是很好的参考指标。

3. 畸形子宫及宫腔内容物的诊断　成像后的宫腔可清晰地显示其走向、双侧输卵管开口、与宫颈管的关系及宫腔内赘生物的大小、位置、蒂部粗细等情况，可与宫腔镜相媲美（图 2 - 41、图 2 - 42、图 2 - 43）。

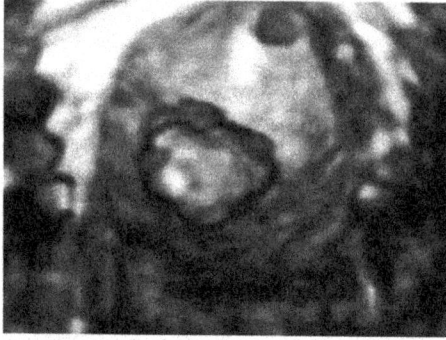

图 2 - 40　卵巢囊肿壁上实质性突起三维超声图

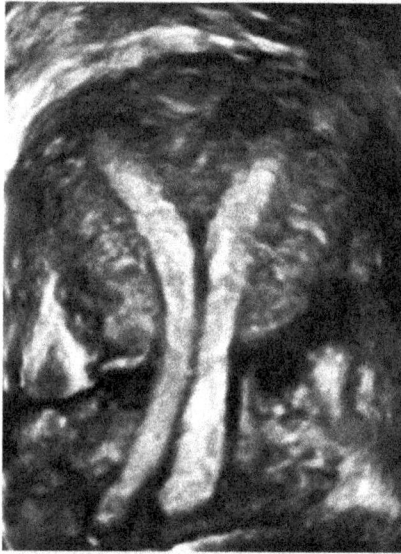

图 2 - 41　完全纵隔子宫三维超声图

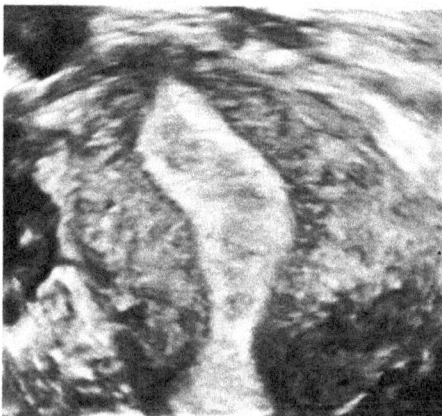

图 2 - 42　单角子宫三维超声图

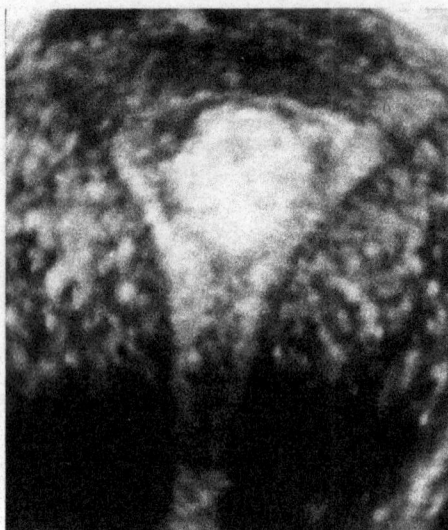

图 2 -43　子宫内膜息肉三维超声图

4. 妇科肿瘤良恶性判定　在二维超声断面形态学的基础上，三维超声诊断卵巢恶性肿瘤的标准是观察病变区域的囊实性、内壁是否光滑、有无乳头状物、囊壁厚（>3mm）薄（<3mm）的情况、实性肿块是否均质和腹水的有无。为判定提供有价值的诊断依据。

（二）在产科的应用主要有

1. 胎儿面部的观察　胎儿面部的观察主要针对一些先天性面部畸形和染色体异常的胎儿面部异常（图 2 -44、图 2 -45）。三维超声比二维超声可清晰观察胎儿面部解剖和相互关系。胎儿唇部的观察对 24 周以后的胎儿，二维和三维超声无明显差别，24 周以前的胎儿唇部的观察，三维超声能确诊 93% 的胎儿正常唇部，二维超声为 68%。

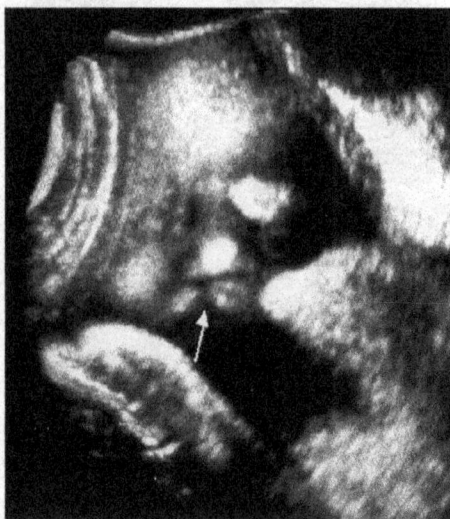

图 2 -44　胎儿唇裂三维成像图

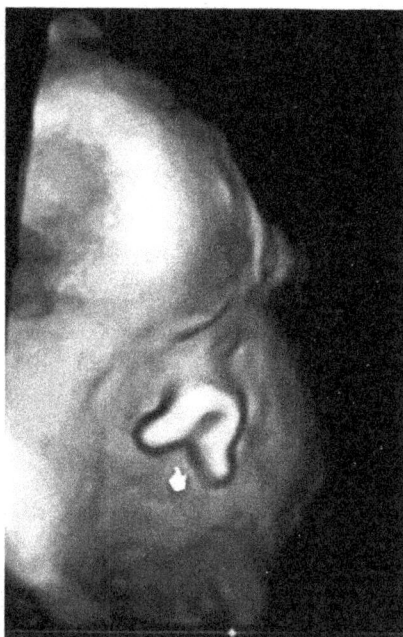

图 2-45 胎儿外耳异常三维超声图

2. 胎儿骨骼的观察 胎儿脊柱和胸廓先天性畸形较常见，胎儿脊柱和胸廓肋骨为不同的曲线结构，二维超声很难完整地显示整个结构，三维超声的透明成像功能能不受胎儿体位的影响清晰地观察脊柱和胸廓的连续性和结构的曲率（图 2-46、图 2-47）。

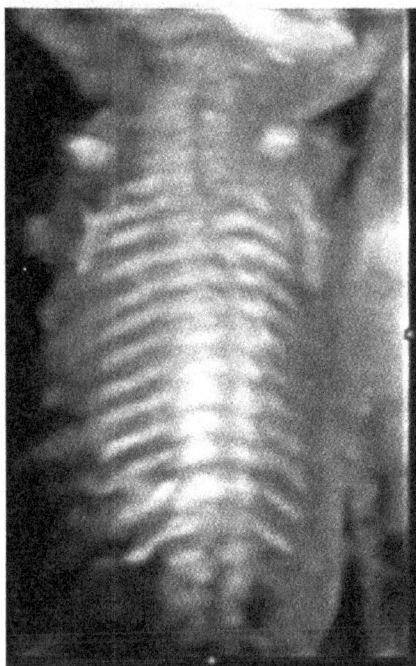

图 2-46 胎儿脊柱颈胸段三维超声图

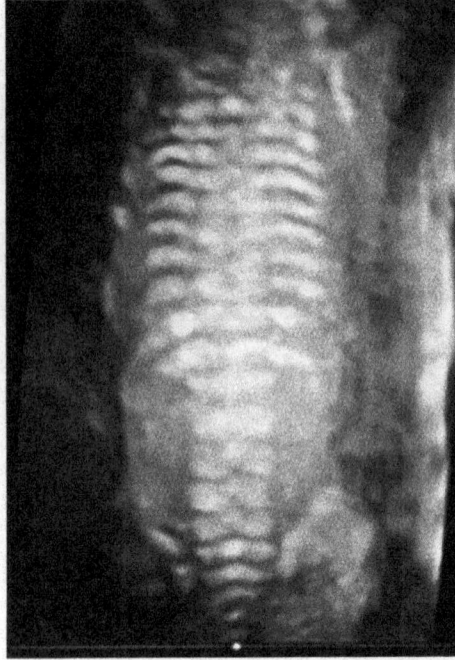

图 2 - 47　胎儿脊柱三维超声图

3. 各孕龄胎儿各器官的成像　孕 5～40 周各期的胎儿均可成像，8～13 周时可获得完整的胎儿图像（图 2 - 48），妊娠晚期羊水较少，探测成像较困难。

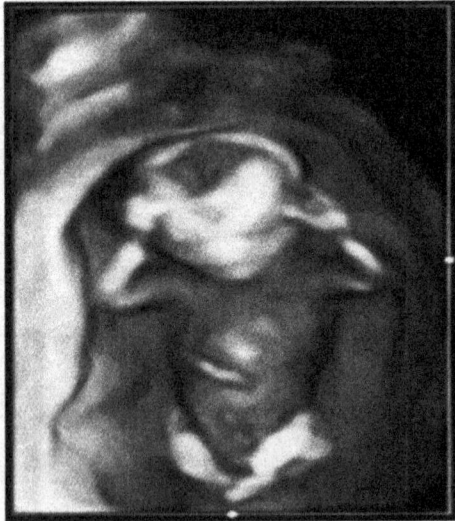

图 2 - 48　15 周胎儿三维成像图

（郝玉萍）

参考文献

［1］陈倩，时春艳，赵扬玉．妇产科疾病超声诊断路径［M］．北京：北京大学医学出版社，2016．

［2］杨慧霞，狄文．妇产科学［M］．北京：人民卫生出版社，2016．

［3］朱晶萍．实用妇产科疾病诊疗常规［M］．西安：西安交通大学出版社，2014．

第三章　卵巢功能和妇科内分泌检查技术

第一节　阴道上皮细胞检查

阴道上皮细胞受卵巢激素的影响，有周期性改变，临床根据观察其脱落细胞的变化，间接地了解卵巢功能及性激素活动变化。阴道鳞状上皮对雌激素特别敏感，雌激素可使上皮增生，细胞成熟。脱落细胞成熟程度反映雌激素的水平，根据阴道脱落细胞的形态可推测卵巢功能。

一、检查方法

暴露阴道上段，用刮板刮取阴道上段侧壁分泌物，涂片宜薄，立即以95%酒精固定10分钟，然后巴氏染色，显微镜下观察细胞形态和分布。

二、注意事项

（1）检查前1~2天应禁止性生活、阴道灌洗、坐药和机械刺激。
（2）取细胞时器械应干燥，不能用任何滑润剂。
（3）取材部位应在阴道上1/3的侧壁。
（4）刮取标本时动作宜轻柔，防止混入阴道壁的深层细胞。
（5）取材应在妇科检查之前。
（6）阴道有炎症时应在治疗后检查为宜。

三、评定标准

评定标准常用成熟指数（MI）、致密核细胞指数（KI）和嗜伊红细胞指数（EI）。

（一）成熟指数（MI）

计数底层、中层和表层细胞在总细胞计数中的百分率。按各层脱落细胞百分比分开顺序记录，从左到右，底层/中层/表层。如2/80/18即表示底层细胞2%，中层细胞80%，表层细胞18%。卵巢功能低下时，左侧数字增加，称左移；雌激素水平升高则右侧数字增加，称右移。卵巢功能低落：轻度低落为底层细胞<20%；中度低落底层细胞占20%~40%；高度低落底层细胞占40%以上。卵巢功能影响：轻度影响为MI的表层细胞数<20%；中度影响表层细胞占20%~60%；高度影响表层细胞数占60%以上。

（二）致密细胞指数（KI）

这是以鳞状上皮细胞的表层致密核细胞的百分比来计数，它也表示雌激素的水平。在涂片中除了底层和中层细胞外，凡属表层细胞，不论其胞浆是红色还是蓝色，凡是核致密的细胞都计数在内。

（三）伊红细胞指数（EI）

以鳞状上皮表层细胞红染的百分率来计数。因红染的表层细胞通常是在雌激素影响下出现，可表示雌激素的水平。但阴道有炎症是红染细胞会增多可影响其准确性。

四、正常妇女月经不同时期 MI、KI、EI 的值（表3-1）

表3-1　正常妇女月经不同时期 MI、KI、EI 的值

期别		Ml（底，中/表层）	Kl%	El%
卵泡期	早	0/80/20	20	5～10
	中	0/60/40	20～40	30～35
	晚	0/40/60	40～60	40～60
排卵期		0/40/60	40～60	45～75
黄体期	早		40～60	30～40
	中	0/70/30±15	40～20	20～10
	晚		20±	10～5

五、临床应用

（1）卵巢功能测定正常：涂片为正常月经变化。

（2）卵巢功能低下：雌激素水平降低，涂片中无周期变化，MI 左移，以中层细胞为主，无表层细胞。

（3）功能失调性子宫出血：无排卵型以雌激素为主，缺乏孕激素作用，MI 右移；有排卵型功血，涂片有周期性变化，月经中期有高度雌激素影响，MI 右移，EI 达 90% 以上。

（4）性早熟：出现表层细胞增多。

（5）卵巢发育不全、早衰、双侧卵巢切除、放射治疗后、绝经后均缺乏雌激素，涂片以底层、中层细胞为主，仅有少量表层细胞。

（6）鉴别闭经原因：卵巢性闭经 MI 左移，脱落细胞无周期性变化。

（郝玉萍）

第二节　基础体温测定

基础体温（basal body temperature，BBT）是机体处于静息状态下所产生的体温，故可称静息体温或基础体温，一般均称基础体温。它能间接反映卵巢功能。

一、原理

成年妇女基础体温受卵巢内分泌激素的影响而变化，孕酮有致热作用使体温升高，在月经后及卵泡期基础体温比较低，常在 36.6℃ 以下，而排卵后，由于孕酮作用，使体温上升 0.3～0.5℃，一直持续到经前 1～2 天，升到 37℃ 左右，所以逐日记录并连成线，可呈现卵泡期低水平，而排卵后黄体期高水平的双相基础体温，基础体温的测量虽不能完全可靠，但

能反映卵巢的功能，所以不失为一种简易的测定卵巢的一些功能，至今仍被临床广泛应用。

二、测定方法

于早晨醒来起床前，不讲话、不起床解小便等即在未活动前，将已准备好的体温表放在舌下，测口腔体温 5 分钟，并记录在基础体温表上，将每日测得的体温连接成曲线，即为基础体温曲线。一般妇女的基础体温在月经期后稍低，排卵日可能更低，排卵后则升高，所以可出现双相。

若为夜班工作的妇女，但也应在充分休息 6 小时后，测得的体温可予记录供参考。若生活中有特殊情况如性生活、月经期、失眠、感冒、阴道点滴出血、白带增多等基础体温均有影响，须在逐日记录的表上注明，以供分析。

每日测量后体温表应清洁和甩至 36℃，并放在枕边，以备次晨备用。

基础体温测定应坚持每日测量，至少 3 个月周期。

三、临床应用及意义

（一）判断有无排卵

一般卵泡期基础体温为 36.5℃，黄体期上升 0.5℃，因而出现双相表现，表示有排卵；若单相型，无后期升高的体温曲线，提示无排卵，其准确率为 70% ~ 80%。

（二）观察黄体功能

排卵后 BBT 应立即上升，且持续在高水平 ≥11 天。若 BBT 呈阶梯形（爬坡状）上升，曲线须 3 日后才达高水平，BBT 上升 <11 天，黄体期体温呈现两个峰状，前峰稍低，后峰稍高，或为相反的双峰状，或黄体期体温呈梯形下降，或黄体期体温波动呈锯齿状型均可诊断为黄体功能不全。

（三）诊断早孕

在未用孕激素或 hCG 的情况下，BBT 上升 18 天以上表示早孕可能，≥20 天可确定为早孕。

（四）判断孕早期的安危

在孕早期 BBT 曲线逐渐下降，表示黄体功能不足或胎盘功能不足，有流产倾向或早期亚临床流产。

（五）指导安全期避孕

BBT 持续升高 3 天以后，到下次月经来潮前为安全期。反之，基础体温最低的前后各二天，则为最易受孕期。

（六）指导不孕者受孕

精子在女性生殖道内可存活 2 ~ 3 天，而卵子排出后 24 小时即失去受精能力，BBT 上升提示黄体形成，孕酮产生增加，卵子早已失去受精能力。因此应按精卵细胞生命规律，并弄清排卵与 BBT 上升的关系，才能增加精子与卵子结合受孕的机会。根据精子生命期比卵子寿命长，应按精子等待卵子的原则，指导不孕夫妇在排卵前而不是在排卵后 1 ~ 2 天性交，才能提高妊娠率。所以根据 BBT 和（或）结合采用不孕治疗的措施可指导不孕者受孕。

（七）诊断子宫内膜异位症

在月经期间 BBT 仍不降低，且伴痛经者，应疑有盆腔子宫内膜异位症可能，因子宫内膜异位症的病灶出血后会产生吸收热之故。

（八）推算适宜的内膜活检时间

月经周期不规则的患者，要了解子宫内膜有无分泌反应和黄体功能，应在 BBT 上升后下次月经来潮前 2~3 天作内膜活检。

（九）闭经病因分析

原发闭经患者 BBT 呈双相型时，应考虑子宫性闭经，如先天性无子宫或生殖道结核，使子宫内膜破坏等。

（十）选择适当时间性交决定生育性别

但不宜随便使用，有碍性别平衡，故不予赘述，但对某些遗传性疾病者的生育，可在医生指导下采用。

BBT 属简单、经济、方便、也较可靠，有参考价值的检测方法。可了解卵巢功能相应的妇科疾病，亦可用于计划生育和指导不孕治疗等。

（郝玉萍）

第三节 子宫颈黏液检查

宫颈黏液（cervical mucus，CM）是宫颈内膜腺体的一种复杂分子物，其内包括子宫内膜、输卵管液和卵泡液，还有子宫和子宫颈、上皮及白细胞的碎片。宫颈黏液是精子从阴道到输卵管受精部位的必经之路（当然某些辅助生育技术除外）。宫颈管内膜细胞包括分泌细胞与纤毛细胞，前者分泌黏液，后者的纤毛运动使黏液流向阴道。它的质和量受体内性激素的调节，在月经周期中呈现明显的规律性变化，此特征性变化对生殖过程的自身调节作用有重要意义，对 CM 内含物的研究有助于探索生殖的奥秘，了解宫颈性不孕的机制，探求新的避孕手段，而对宫颈黏液中一些抗体、病毒、支原体的检测可预测宫腔及生殖道感染。

一、宫颈黏液的特点

（一）宫颈的解剖特点

宫颈管长 2.5~3.0cm，管腔呈纺锤状，内有 100 多个葡萄状的凹陷，故腔面呈羽毛状，高低不平。

（二）颈管的开大

排卵期由于大量雌激素的作用，颈管口由 1mm 张大至 3mm，原由黏液丝形成的网孔间隙由 6~10μm 扩大至 60μm，有利于精子的穿过。

（三）宫颈分泌的黏液量

腺体的分泌量和分泌物性状随月经周期有很大的变化，正常生育年龄妇女，宫颈每日可分泌黏液 20~60mg，接近排卵期分泌量可增加 10 倍，第 14 天可达 700mg。

（四）成分

宫颈黏液约含92%～95%的水分，排卵期水分增多可达98%，无机盐占1%，主要为氯化钠及少量钾、镁、钙、铜和磷等，低分子有机化合物，包括游离的单糖，氨基酸，还有大分子的蛋白质及多糖等。目前的研究发现，宫颈黏液中许多化学组成均有周期性变化。

（五）pH 的变化

阴道呈酸性，pH4～5，而宫颈黏液呈碱性，居7～8.5之间，精子在碱性溶液中活力增加。

（六）性状

宫颈黏液有黏稠性、弹性、牵延性及羊齿结晶现象。其羊齿状结晶广泛地用于测定排卵，以及在临床上作为粗略了解血循环中雌激素水平的指标，结晶主要由蛋白质和钠、钾结合所形成。羊齿状结晶并不是宫颈黏液所特有的，它可以出现在含电解质，蛋白质或胶态溶液中，如鼻黏液、唾液、羊水、脑脊液等，但唯独宫颈黏液有周期性变化。

宫颈黏液作为一种水性凝胶物质，由高"黏性"成分和低"黏性"成分所组成。构成高"黏性"成分的是黏蛋白的大分子网，决定着黏液的流变学特性诸如黏稠度，成丝性和羊齿化等，而黏蛋白之间可能存在的由交联蛋白形成的连接桥以及黏蛋白中唾液酸或唾液酸/岩藻糖含量之比均影响着黏液的流变学性质，动物实验显示，尽管外源性雌激素能使宫颈黏液重量显著增加，但并不影响黏蛋白生物合成与释放，雌激素能使宫颈黏液黏性下降的作用是通过改变宫颈内膜毛细血管的通透性而促进黏蛋白的水化作用来完成的，这种水化作用亦使黏液量增加。

基于核磁共振和扫描电镜的观察（odeblad，1968—1972），宫颈黏液分为两型：①G型：孕酮型（gestagenic mucus）；②E型：雌激素型（estrogenicmucus，Es 或 E$_1$）。

G 型结晶出现于黄体期，水含量低85%～92%，黏蛋白2%～10%，蛋白丝直径细（d = 0.2μm），构成浓密细网状结构。网眼直径0.2～0.5μm。不利于精子穿过。

E 型（Es 或 E$_1$），出现于排卵期前后，水含量95%～98%，黏蛋白0.5%～1.5%，其蛋白丝（d = 0.5μm）平行稀疏排列，丝间距0.5～5μm，极利于精子穿过。

（七）宫颈黏液中白细胞量

排卵期宫颈黏液中的白细胞量减少。

二、宫颈黏液功能

（一）防御屏障作用

宫颈黏液栓除机械性阻塞颈管防止阴道病原体袭入外，其内含的溶菌酶，过氧化酶，免疫球蛋白等也可直接或间接地抑菌和杀灭菌原体。

（二）保护精子

宫颈黏液呈弱碱性，适于精子的穿过、存活，防止白细胞和巨噬细胞对精子的吞噬作用。

（三）精子的筛选和储存

宫颈黏液的周期性和功能变化，可保证仅在排卵期精子的袭入，其特征性筛网状结构也可以筛选和允许活动性强的健康精子穿过，以保证精子的质量而呈现自然生物选择作用。另外，宫颈黏液网状结构和葡萄状腺体隐窝，也可允许精子暂时停留和储存，其所含葡萄糖、果糖也可供给精子活动的能源。

三、影响宫颈黏液分泌的因素

性激素分泌紊乱，宫颈内膜细胞数量的改变及其功能的下降均可影响宫颈黏液的分泌，其中包括单纯的宫颈因素，排卵障碍累及颈管内膜细胞功能，宫颈内膜本身疾病伴有卵泡发育异常等。不适当的雌激素水平也可使宫颈黏液质量下降和卵泡发育障碍。

四、宫颈黏液的收集

用阴道窥器暴露宫颈，以消毒棉签或小棉球轻轻擦净宫颈表面及宫颈外口的阴道分泌物，然后用 1ml 空针筒，将连接针头部的细玻璃管端进入宫颈管内约 1cm 吸取宫颈管内的黏液，观察宫颈外口的开大程度，吸出黏液的量、透明度、牵延性，酸碱度及结晶的形态等，并可做化学成分、抗体、细胞数、病毒的检测。

五、临床应用

（一）评价卵功能和预测排卵

1. 宫颈黏液评分（CMS）　宫颈黏液评分依据宫颈黏液物理性和化学组分，随卵巢激素分泌变化而出现周期改变的特点，临床常用宫颈黏液改良 Insler 评分预测体内雌孕激素水平及排卵情况，满分为 15 分，总分 >10 分为雌激素水平反应佳，总分 <5 分为雌激素水平反应差。宫颈黏液为卵泡产生 E_2 的"窗口"，在自然排卵周期中，当 E_2 不断上升达高峰时，CMS 一般均 ≥9 分，在排卵期或接近排卵期时，雌激素水平最高，宫颈黏液的总评分亦最高，如宫颈无病变，此时总评分一般都大于 10 分，最高的 CMS 值与 LH 峰同步，故 CMS≥9 分时，可人为预测排卵的信号，排卵当日 CMS 可下降 30%，排卵后 24 小时，CMS 急剧下降，故一般 CMS 下降，CM 变稠常表明排卵已发生（LUFS 周期除外）。排卵后孕激素有抑制宫颈黏液量、拉丝及结晶形成的作用，故此时评分应下降，如居高不下，说明孕激素不足，CMS 与其他预测排卵的指标相关性好，如 B 超监测排卵，血、尿性激素测定等。并且简便易行，便于掌握，具有可靠性和在一定时间范围内良好的可重复性，有多项参数供综合进行评分，可评估体内激素水平，预测排卵时间，是生殖辅助技术中，促排卵治疗过程的观察指标，CMS≥8 分示宫颈成熟。另外，对选择受孕期及避孕也有一定价值。

2. 宫颈黏液结晶　临床把黏液结晶分为四型：

（1）典型羊齿状结晶：主干垂直，分枝密而长，示最佳雌激素作用。

（2）较典型羊齿状结晶：枝粗，分枝少而短，或臂不直，主干与分枝之间不互相垂直。分枝较小，枝短。

（3）不典型结晶：形态较多。有的分枝少，如秃的枯树枝状，或呈金鱼草状，或呈苔状，小的结晶个体散在分布，互不连接。

（4）椭圆体：顺长轴向同一方向排列，椭圆体较白细胞长 2~3 倍，较狭，透光度大，有亮感，常见于黄体期和孕早期。

月经周期中出现以上变化，示有排卵。

另外还有一种为无结晶形成，涂片中无结晶，仅可见不成形黏液，或其中可见上皮细胞及白细胞，这种结晶示无排卵。临床也可用于诊断早孕及先兆流产，前者 90% 宫颈黏液无结晶，10% 可见少量不典型结晶混在椭圆体中。后者宫颈黏液中 90% 可见不典型结晶。因此在早期妊娠时，宫颈黏液出现不典型结晶时，应密切观察，必要时予以治疗，特别是习惯性流产的患者，更需密切观察加强治疗。

3. 宫颈黏液酶的周期性变化　近年的研究结果表明，宫颈黏液中过氧化物酶、乳酸脱氢酶、碱性磷酸酶和超氧化物歧化酶活性均呈现周期性变化，围排卵期活性呈低值状，明显低于卵泡期和黄体期，且这种四种宫颈黏液酶在周期中活性变化规律均与排卵时间密切相关，在卵泡期与 E_2 呈负相关，黄体期与 P 呈正相关，其中以过氧化酶和超氧化物歧化酶最敏感。根据酶活性及其颜色强度测定的特点，确定排卵日可作为监测排卵的方法。

4. 宫颈黏液葡萄糖、果糖的周期变化　20 世纪 50 年代 Bimberg 等对人宫颈黏液碳水化合物的研究发现宫颈黏液有葡萄糖、果糖、甘露糖、半乳糖、氨基己糖、麦芽糖、山梨糖等多种糖，目前的研究发现在周期中，宫颈黏液葡萄糖、果糖有特定变化规律，卵泡期稍高，排卵前最低，排卵后逐渐升高，黄体期达高峰。并且卵泡期宫颈黏液葡萄糖、果糖水平与 E_2 呈负相关，黄体期与 P 呈正相关，所以根据其周期性变化的特点，可作为监测排卵的指标之一。

5. 宫颈黏液中 CA_{125} 在月经周期中的变化　宫颈黏液中，CA_{125} 含量较高，月经周期不同日期相应宫颈黏液中，CA_{125} 总量随宫颈黏液含量的增加而增加，在排卵期前后宫颈黏液分泌的 CA_{125} 水平与宫颈黏液的增加相平等，对于预测排卵，用于选择受孕期有一定的价值。

（二）在不孕中的应用

1. 宫颈黏液 pH 的变化与不孕　经测定宫颈黏液 pH 在 7~8.5，宫颈黏液的 pH 受性甾体激素的调节，雌激素是有利因素，雄激素是不利因素，宫颈黏液 pH 是精液 - 宫颈黏液间相互作用的重要因素之一，对精子在宫颈黏液中的活动有显著影响，雄激素可降低宫颈黏液 pH，pH 降低可减弱精子 - 黏液相互作用，降低生育力，因为当 pH 下降到一定程度，黏液中糖蛋白的电离度增加，改变了黏液流变学特性而阻碍精子穿透。另外，当宫颈黏液 pH < 6 时，不仅可直接影响精子的穿透，还可通过改变黏液的组成成分间接影响精子功能。因 pH 与外周血激素水平有关，并受口服雌激素的影响，故可通过碳酸氢盐灌洗阴道或口服雌激素使 pH 得到纠正而明显改善生育力，宫颈黏液 pH 可经 pH 试纸测得，方法简单，不孕症患者在做性交后试验时可常规作宫颈黏液 pH 测定。

2. 宫颈黏液中抗精抗体的检测　临床检测发现不孕女性宫颈黏液中抗精子抗体明显高于生育组，抗精子抗体干扰精子获能及顶体反应；影响精子运动，抑制精子在女性生殖道内运动，尤其是通过宫颈黏液，阻碍精子接触和穿过透明带，促进巨噬细胞、白细胞杀伤和吞噬精子，阻断精卵融合的作用可导致免疫性不孕，所以宫颈黏液中抗精子抗体的存在是原因不明不孕的主要原因。因此对一些不明原因的不孕可行宫颈黏液抗精子抗体的检查，以期发现不孕的原因。

（三）鉴别闭经的类型

宫颈黏液有周期性变化的闭经，原因多在子宫即子宫性闭经，宫颈黏液不出现羊齿植物叶状结晶的闭经，其原因都在性腺及以上部位，若月经过期而宫颈黏液出现椭圆体常表示有早孕的可能，对更年期月经过期，但宫颈黏液良好者，可除外早孕。

（四）预测早产

宫颈阴道分泌物中催乳素（PRL）的含量可作为预测早产的标志物，及时采取措施可降低早产率等。

（五）宫颈黏液酶

CM 中有过氧化酶（PX），乳酸脱氢酶（LDH），碱性磷酸酶（AKP）也均有周期性变化，围排卵期活性低。另外还有超氧化物歧化酶（SOD），在排卵前 2 天降至低值，所以也可对排卵进行监测。

（七）宫颈分泌型免疫球蛋白 A

CM 中 SIgA 含量对慢性盆腔炎可作为诊断的一项指标。炎症时 SIgA 分泌明显升高，正常妇女为 $6.9 \sim 16.7 ng/L$，平均为 $9.8 \pm 6.9 ng/L$，盆腔炎时 SIgA 可升高 10 倍，病情好转又明显下降。

宫颈黏液在生殖中起着极其重要的作用，尤其对迅猛发展的生殖技术，而且宫颈黏液检查无创伤，取材方便，可重复多次检查，是妇产科生殖内分泌学者注目的课题之一。

（春　莲）

第四节　子宫内膜检查

子宫内膜对卵巢激素有很高的敏感性，雌激素和孕激素的失调可由子宫内膜的变化反映出来，因此可通过刮取、吸取甚至已切除的子宫内膜做病理检查，了解子宫内膜的病变。

一、正常子宫内膜的变化，一般以 28 天为周期

1. 增生期

（1）增生期早期：在月经周期第 $5 \sim 7$ 天，内膜的增生与修复在月经期即已开始，此期内膜较薄，仅 $1 \sim 2mm$，腺上皮呈立方或低柱状，间质中动脉较直。

（2）增生期中期：在月经周期第 $8 \sim 10$，此期特征是间质水肿明显，腺体数增多，弯曲，腺上皮增生活跃，细胞呈柱状，有分裂象。

（3）增生期晚期：在月经周期地 $1 \sim 14$ 天，此期内膜增厚至 $2 \sim 3mm$，表面高低不平，略呈波浪形。上皮细胞呈高柱状，核分裂象增多。腺体更多弯曲。间质相互结合呈网状，组织水肿，小动脉略呈弯曲状、管腔增大。

2. 分泌期

（1）分泌期早期：在月经周期第 $15 \sim 19$ 天，此期内膜腺体更长，屈曲明显。间质水肿，螺旋动脉继续增生。

（2）分泌期中期：在月经周期第 $20 \sim 23$ 天，内膜较前更厚并呈锯齿状，腺体内分泌，上皮细胞顶端胞膜破碎，细胞内的糖原溢入腺体，间质更加水肿、疏松，螺旋小动脉增生卷曲。

（3）分泌期晚期：在月经周期第 $24 \sim 28$ 天，为月经来潮前，子宫内膜达 $10mm$，并呈海绵状。

3. 月经期　在月经周期第 1～4 天，此时雌、孕激素水平下降，小动脉痉挛，内膜血流减少，组织变性、坏死、剥落，内膜与血液相混而排出，形成月经。

二、子宫内膜检查的各种方式

（1）子宫内膜吸取。
（2）诊断性刮宫。
（3）分段刮宫。
（4）宫腔镜下子宫内膜形态学观察。
（5）个别可从切除子宫的内膜进行病理检查。

三、适应证

1. 月经失调　凡月经过多、月经量过少、月经稀发等。
2. 异常子宫出血　阴道不规则出血、绝经后出血、子宫内膜增生（单纯型、复合型核不典型增生）、子宫内膜息肉等。
3. 疑有子宫内膜恶性病变　子宫内膜癌、子宫内膜间质肉瘤、子宫苗勒肉瘤或疑滋养细胞肿瘤和胎盘部位滋养细胞肿瘤、滋养细胞疾病宫腔内残留等。
4. 子宫内膜炎症　子宫内膜炎、子宫内膜结核。
5. 不孕不育　子宫腔形态和病变、卵巢内分泌功能异常致子宫内膜异常。
6. 放置宫内节育器取出后同时做子宫内膜活检

四、禁忌证

（1）凡阴道有各种炎症，如白色念珠菌、滴虫性和细菌性阴道炎和细菌性阴道病等未治愈前。
（2）急性和亚急性盆腔炎。
（3）近期使用性激素。

五、临床应用

（一）卵巢功能失调的子宫内膜变化

无排卵型子宫内膜变化常为早期增生呈晚期增生变化，月经后半期仍呈增生形态，甚至为单纯增生或复合增生或不典型增生。

1. 子宫内膜单纯增生　子宫内膜明显增厚，有时呈弥漫息肉状，镜下呈弥漫性，累及内膜的功能层与基底层，间质与腺体同时增生，腺体大小不一，轮廓较平滑，腺上皮细胞形态与正常的晚期增生相似。

2. 子宫内膜复合增生　病灶呈局灶性，可能与组织中激素受体分布有关。内膜可增厚或很薄，也可呈息肉状。腺体成分的局灶性增生不累及间质，腺体拥挤，可有"背靠背"现象。间质明显减少，腺体轮廓不规则或弯曲呈锯齿状。

3. 子宫内膜不典型增生　子宫内膜腺体、腺上皮细胞异型，病灶为局灶或多灶性分布，其间也可见正常、萎缩或其他类型增生的腺体。病变区腺体增多，间质减少，腺上皮细胞异型，细胞排列极向紊乱或消失，细胞核增大变圆、不规则。不典型增生分轻、中、重三度。

轻度：腺体轮廓稍不规则，腺上皮细胞异型轻微。

中度：病变介于轻、重之间。

重度：腺体轮廓明显不规则，分支状，腺腔内有出芽和乳头状结构，腺上皮细胞异型明显。

（二）黄体功能障碍子宫内膜变化

黄体功能障碍是指排卵后形成的黄体功能不健全，合成和分泌的孕激素不足，使子宫内膜分泌转化受影响，胚泡不能着床，易引起不孕或早期流产。

黄体功能障碍一种是使子宫内膜分泌反应不足，使子宫内膜较一般分泌期子宫内膜薄，显微镜下子宫内膜可具有分泌正常，分泌不足或具有增生反应的腺体，黄体生成期不足 8 天。另一种使子宫内膜不规则脱落，子宫内膜脱落不正常，在行经第 5 天后仍见到分泌期子宫内膜，临床常为经期延长，子宫内膜脱落不全，修复不佳，这样孕卵也不能着床怀孕。

（三）卵泡期功能障碍子宫内膜变化

卵泡期功能障碍可使分泌期雌激素不足，使子宫内膜腺体与间质发育不同步或腺体中出现早期增生反应，但排卵后又有黄体形成，或不排卵而有卵泡膜细胞黄素化，分泌少量孕激素，使内膜呈现分泌反应，可表现为不规则出血。

（四）激素药物引起的内膜变化

激素药物能影响子宫内膜，雌激素可使子宫内膜增生（单纯型、复合型或不典型增生），甚至可引起子宫内膜癌。

（黄启玉）

第五节 常用性激素测定

激素水平是和内分泌有关的妇产科疾病的重要诊断依据，也是观察疗效和估计预后的重要手段。测定方法有生物测定法，生物化学法和放射免疫测定法等。近 20 年来，免疫方法发展较迅速，已可用于大多数激素的微量和超微量测定。妇产科常用的激素测定有卵泡刺激素（FSH）、黄体生成激素（LH）、催乳激素（PRL）、胎盘生乳素（HPL）、雌激素、孕激素和雄激素。以下简介上述激素在不同生理阶段的正常值。

一、FSH 和 LH 测定正常值和临床应用（表 3-2）

FSH 和 LH 测定用于：

（1）闭经原因的判断，如二者均低于正常水平，提示闭经原因在垂体以上，应做垂体兴奋试验。

表 3-2 血 FSH 和 LH 测定生理值

各生理阶段	FSH		LH	
	mU/ml	U/L	mU/ml	U/L
青春期前	<5	<5		
卵泡期			5~30	5~30

续 表

各生理阶段	FSH		LH	
	mU/ml	U/L	mU/ml	U/L
排卵期			75～150	75～150
黄体期			3～30	3～30
绝经期	>40	>40	30～130	30～130

（2）FSH 与 LH 均升高，甚或达绝经期水平，而雌激素水平低下，则提示卵巢功能衰退。

（3）LH/FSH≥3，结合其他指标，应考虑多囊卵巢综合征可能。

（4）测 LH 峰值可预计排卵时间，有助于不孕症诊治和避孕指导。目前多用酶联免疫法测尿 LH 峰，作为监测排卵指标，方法简单、反应迅速、结果可靠，但精确性不如放射免疫测定法。

二、PRL 与 HPL 测定生理值与临床应用（表 3－3）

表 3－3　PRL 与 HPL 测定生理值与临床应用

样本	来源	生理期		临床应用
		非孕期	孕期	
PRL	血	垂体分泌蛋白激素	9～14μg/L	200～400μg/L（孕晚期）	垂体肿瘤、空蝶鞍、颅咽管瘤、甲状腺功能低下、闭经溢乳综合征、多囊卵巢综合征、酚嗪类、口服避孕药等 PRL 均上升
HPL	血	胎盘合体滋养细胞分泌	<0.5mg/L	2.8～5.8mg/L（孕30周）	监测胎盘功能，35 周孕后 PRL 多次在 4ng/L 以下或突然下降 50% 示胎功能减退

注意事项：PPL 为应激激素，睡眠、进食、哺乳、性交、精神心理因素等均可影响测定结果，并有明显的昼夜变化，故应在上午空腹 9～10 时，情绪稳定状态下抽血较为可靠。

三、甾体激素测定正常值与临床应用

（一）E_1 和 E_2 测定

1. E_1、E_2 不同生理阶段正常值（表 3－4）

表 3－4　E_1、E_2 不同生理阶段正常值

各生理阶段	Pg/L		Pmol/L	
	E_1	E_2	E_1	E_2
青春期	0～80		0～296	
卵泡期	20～150	10～90	74～555	37～330
排卵期		100～500		367～1 835
黄体期		50～240		184～881
绝经期	31.4～36.2	10～30	116～134	37～110

2. 临床应用　目前多借 E_2 和 E_1 了解卵巢功能。

（1）E_2 为测定卵巢功能的激素指标之一。

（2）E_2 可作为诊断性早熟的指标之一。

（3）E_1/E_2 比值 >1 提示雌激素的外周转化增加，可见于 PCOS 患者。

（4）E_2 作为诱发排卵和超促排卵时卵泡成熟和过度刺激的监测指标之一。

（5）E_2 可作为卵巢颗粒细胞癌的诊断指标之一。

（二）孕酮测定

孕酮主要来自卵巢和胎盘，用放射免疫测法测定，月经周期前半期甚低，排卵前有一小低波，排卵后由黄体分泌大量孕酮，妊娠中晚期由胎盘分泌并随孕周增加而稳定上升。

1. 孕酮在不同生理阶段的正常值（表 3 - 5）

表 3 - 5　不同生理阶段孕酮的正常值

各生理阶段	ng/ml	nmol/L
卵泡期	0.2 ~ 0.6	0.6 ~ 1.9
黄体期	6.5 ~ 32.2	20.7 ~ 102.4
绝经期	<1.0	<3.2
孕 7 周	24.5 ± 7.6	76.4 ± 23.7
孕 35 周	202.0 ± 47.0	630.2 ± 146.6

2. 临床应用

（1）血孕酮 >16nmol/L，结合其他指标，可作为排卵指标之一。

（2）观察药物促排卵效果。

（3）了解黄体功能，可在排卵后第 5、7、9 日各采血一次，测定孕酮，评估黄体功能。

（三）睾丸酮测定

女性血循环中主要有 4 种雄激素，即睾丸酮（T），雄烯二酮（△4A）、脱氢表雄酮（DHEA）和硫酸脱氢表雄酮（DHEAS），其中睾丸酮的雄激素活性最高。正常情况下，卵巢分泌的 T 仅占循环中总量的 25%，肾上腺分泌的占 25%；而 △4A 的外周转化占 50%。其测定方法多采用放射免疫法。

1. 血中睾酮不同生理阶段的正常值（表 3 - 6）

表 3 - 6　血中睾酮在不同生理阶段的正常值

各生理阶段	ng/ml	nmoL/L
卵泡期	<0.4	<1.4
排卵期	<0.6	<2.1
黄体期	<0.5	<1.7
绝经期	<0.35	<1.2

2. 临床应用　T 测定可作为：

（1）卵巢男性化肿瘤的辅助诊断方法之一，患睾丸母细胞或门细胞瘤时，血 T 水平明显上升。

（2）两性畸形的鉴别诊断方法之一。

（3）多囊卵巢综合征的诊断指标之一，结合肾上腺皮质抑制试验，确定雄激素来源，有助于该病的诊断、治疗方案的确定和疗效观察。

（黄启玉）

第六节　常用内分泌功能试验

一、孕激素试验

孕激素试验又称黄体酮试验，主要可诊断闭经的原因和病变部位，推测卵巢雌激素水平。

（一）方法

黄体酮20mg，每日肌内注射1次，共5日，停药3~7日后出现撤退性阴道出血，为阳性反应。提示体内有一定量雌激素水平。黄体酮能使已增生的子宫内膜起分泌反应，这种称Ⅰ度闭经。若注射黄体酮后无出血，即为阴性反应，提示体内雌激素水平低。对黄体酮无反应，应进一步作雌激素试验。

（二）临床意义

孕激素试验阴性提示体内雌激素水平过低，如原发性闭经、继发闭经、卵巢早衰、卵巢发育不全等；也可提示子宫内膜因缺乏雌激素刺激增生不良，对黄体酮反应不良，临床可见月经稀发或闭经；此外，若子宫内膜先天发育不良、子宫内膜已遭破坏、幼稚型子宫等，对黄体酮无反应，所以无阴道出血。

二、雌激素试验

临床上当孕激素试验阴性后，为进一步寻找闭经原因，则须作雌激素试验。

（一）方法

口服倍美力0.625mg，每日1次，共20天，撤药后一般3~5天出现阴道流血，为阳性反应，反之为阴性反应。

（二）临床意义

阳性反应说明子宫内膜功能正常，对雌激素有反应，则属Ⅱ度闭经。说明体内雌激素水平低下，闭经原因是由于卵巢、垂体或下丘脑功能不足所致，需进一步鉴别和查明原因。停药后无阴道出血为阴性反应，则表示子宫内膜有缺陷或遭破坏，闭经原因在子宫，故称子宫性闭经。

三、垂体功能检查

雌激素试验阳性提示患者体内雌激素水平低下，须进一步确定原发病因在卵巢、垂体或下丘脑，须作如下检查：

（一）血清FSH、LH、PRL的放射免疫测定

PRL正常值为0~20μg/L，PRL>25μg/L时称高催乳素血症，PRL升高应进一步作头颅

X 线摄片或 CT 检查，排除垂体肿瘤。月经周期中 FSH 正常值为 5~20U/L，LH 为 5~25U/L，若 FSH > 40U/L，提示卵巢功能衰竭：若 LH > 25U/L，高度怀疑多囊卵巢；若 FSH、LH 均 < 5L/L，提示垂体功能减退，病变可能在垂体或下丘脑。

（二）垂体兴奋试验

又称 GnRH 刺激试验。

1. 典型方法　将 LHRH100μg 溶于生理盐水 5ml，30 秒钟内静脉注射完毕，注射前及注射后 15、30、60、120 分钟分别采取 2ml 静脉血，用放射免疫法测定 LH 含量。若注射后 15~60 分钟 LH 值较注射前高 2~4 倍以上，说明垂体功能正常，对 LHRH 反应良好，病变在下丘脑；若多次重复试验，LH 值仍无升高或升高不显著，提示病变在垂体。

2. Combes 法　将 LHRH100μg 静脉滴注 4 小时，正常情况在滴注后 30~45 分钟 LH 上升，60~90 分钟时下降，2~4 小时内 LH 第二上升。双相型分泌可用垂体促性腺激素存在两个功能池的理论来解释：即分泌池在 LHRH 刺激下立即释放 LH；合成、储存池在 LHRH 大量或长期刺激下释放已储存与新合成的 LH。此法的优点在于可准确区别下丘脑或垂体病变。若病因在下丘脑而引起垂体惰性，则 LHRH 推注试验可能阴性，而滴注试验可在 2 小时左右出现延迟反应。若垂体功能有缺陷，LH 虽有第一次上升，但不能维持，且不出现第二次上升，提示垂体合成 LH 的功能受限。

四、克罗米酚试验

又称氯米酚试验，主要估计闭经患者下丘脑 - 垂体 - 卵巢的功能。克罗米酚具有弱的抗雌激素作用，能使 GnRH 分泌增加，促使垂体分泌 FSH、LH，对有一定内源性雌激素水平者有效。

（一）方法

月经来潮第 5 天开始每日口服克罗米酚 50~100mg，连服 5 天，服药后 LH 可增加 85%，FSH 增加 50%，停药后 LH、FSH 即下降。如以后出现 LH 达排卵期水平，诱发排卵，则为排卵型反应，排卵一般出现在停药后的第 5~9 天。如停药后 20 天不再出现 LH 上升，则为无反应。在服药第 1 天、3 天和 5 天测 LH 和 FSH，第 3 周或经前抽血测孕酮。

（二）临床意义

1. 下丘脑病变　下丘脑病变时对 GnRH 兴奋试验有反应而对克罗米酚试验则无反应。

2. 青春期延迟　可通过 GnRH 兴奋试验判断青春期延迟是否为下丘脑、垂体因素所致。

除了上述各种常用的妇科内分泌检查外，B 超也可监测卵泡的发育，有无排卵，子宫内膜的厚度变化。腹腔镜也可检查卵巢上有无排卵孔以推测有无排卵等作内分泌功能的参考。

（黄启玉）

参考文献

［1］杨冬梓．生殖内分泌疾病检查项目选择及应用［M］．北京：人民卫生出版社，2016．

［2］石一复，郝敏．卵巢疾病［M］．北京：人民军医出版社，2014．

［3］薛敏．实用妇科内分泌诊疗手册［M］．北京：人民卫生出版社，2015．

第四章 妇产科激素治疗

内分泌治疗是妇产科治疗学的重要组成部分。女性生殖功能具有独特的生理特征——周期性,受中枢神经系统,特别是下丘脑和垂体、性腺激素的调节,是人体中最复杂的调控系统之一。下丘脑-垂体-卵巢轴系间的精湛协调、相互制约、互为因果,促成正常女性生殖过程的周期性特征,是生殖内分泌学的核心;应用自然提取和人工合成的生殖激素和相关药物,来纠正、调整、恢复正常的女性生殖功能,治疗月经异常和妇产科内分泌疾病已成为妇产科每日面临的常规工作。尤其近年国际社会提出全球实现"生殖健康"这一崭新概念,要求实现人们在生殖全过程中具有完好的身体、精神和社会适应状态,而不仅是没有疾病和不适。要求妇产科工作者努力使妇女在其生命的每个阶段,保持生殖系统及其功能和生殖过程中的健康状态,包括:健康的性生活、具有生殖和调节生育的能力、安全地通过妊娠和分娩,生育健康的婴儿。因此,全面了解生殖内分泌学中的关键性特点、掌握生殖激素及其相关药物的药理作用、临床应用指征及正确治疗方法,对开展生殖健康工作、拓宽计划生育工作的思路、提高妇产科的临床诊治水平有很重要意义。

第一节 促性腺激素释放激素

下丘脑神经细胞具有神经及内分泌两种功能的特性。这类神经分泌细胞既能接受中枢神经发放的信号,又能像腺体分泌细胞那样分泌多肽激素。因此,下丘脑弓状核促性腺激素释放激素(GnRH)神经元的神经末梢不与另一神经末梢的突触或非神经性的效应细胞相沟通;而是通过纤维与垂体门脉毛细血管襻直接连接,向垂体门脉循环,定时、定量释放Gn-RH,调节着垂体前叶促性腺激素的正常释放。

一、GnRH 的分泌与功能

(一) GnRH 的分泌

已知 GnRH 的释放是以脉冲的形式释放的。由于 GnRH 的半衰期仅为 4~9min,在外周血中无法测定,只能通过测定血中的促性腺激素浓度变化,间接推断 GnRH 的释放。在正常月经周期中,LH 分泌脉冲在卵泡期为 90min,黄体后期为 220min 1 次,由此推测 GnRH 的脉冲周期可能亦是这样。

GnRH 的释放严密控制着垂体促性腺激素(GnTH)的释放。GnRH 脉冲式释放的频率或幅度发生改变,垂体 LH 和 FSH 的释放量和 LH 与 FSH 的比值即发生显著的改变。如 Gn-RH 的脉冲频率减慢,GnTH 的相应脉冲释放量增加,FSH 的增加量更为显著;反之,GnRH 的脉冲频率加快,GnTH 的释放量减少,FSH 减少更为迅速。GnRH 脉冲幅度显著加大时,亦能选择性地抑制 FSH 分泌。上述情况还提示:生殖周期中 LH 与 FSH 的分泌不一定需要有两种释放或抑制激素分别予以调节,GnRH 与卵巢激素的共同作用可分别调节 LH 和 FSH

分泌；此外还说明 LH 和 FSH 并非平行分泌。临床出现 LH 和 FSH 比值的改变可能（至少一部分）是由 GnRH 释放的脉冲频率发生改变所致。

GnRH 的脉冲释放频率及振幅除影响 LH 和 FSH 的释放量和两者的比值外，脉冲式的释放型对垂体 GnTH 细胞的反应性也有重要影响。如对哺乳动物（包括人类）持续滴注 Gn-RH，不但不能使血中 GnTH 浓度持续升高，反而下降；这一情况并不是由于 GnTH 细胞内的激素排空所致，而是在 GnRH 的持续作用下垂体细胞对其失敏（desensitization），处于一种对 GnRH 不反应状态（refractoriness）；在其他刺激因子作用下，仍能分泌 GnTH，说明细胞虽然对 GnRH 失敏，但并未丧失分泌功能。撤除 GnRH 的持续刺激后，GnTH 细胞的反应性可逐渐恢复，随着刺激停止时间的延长，反应性亦越来越强；恢复过程与细胞内激素的储存量无关。

（二）GnRH 功能

脉冲式的 GnRH 释放不但保持 GnTH 细胞的反应性，还能产生自身增强效应（self-priming），即第二次 GnRH 脉冲作用于 GnTH 细胞时，可使其分泌更多的 GnTH。

GnRH 的脉冲式释放还受神经系统的高级中枢所调控。从大部分脑区，尤其是皮质和边缘系统，都有神经纤维和 GnRH 神经元发生突触联系，通过神经递质的作用调节 GnRH 的释放。中枢儿茶酚胺类及多巴胺是其中最主要的神经递质：在羊的实验中观察到去甲肾上腺素对新贮存的 GnRH 有促进释放作用，而 Havern 发现中枢多巴胺神经元通过与弓状核 GnRH 神经元的突触联系，对 GnRH 脉冲频率有直接的抑制作用。还有不少研究结果都表明 GnRH 的分泌，反映了去甲肾上腺素能神经的兴奋与多巴胺能神经抑制两者的平衡，由此可知来自视、听、触等内外感受器信息，可通过上述中枢神经系统的神经递质，影响下丘脑的肽能神经元的活动，随之发生内分泌系统的变动，其中尤以生殖内分泌最为敏感，影响最为明显。

已知 β-内啡肽（endophin）对痛觉、情绪、行为及神经内分泌调节等方面有广泛的生理功能，Conover 通过实验明确其可抑制 GnRH 脉冲幅度和加快脉冲上升速度，但对脉冲频率却无明显影响，表明情绪等精神因素可严重干扰女性生殖内分泌的正常功能；为此，在诊治妇科内分泌疾病时要重视患者精神状态的疏导，使患者树立战胜疾病的信心，愉快地配合治疗。通过这一针对性的心理治疗，治愈率定会相应提高。

二、促性腺激素释放激素类似物

促性腺激素释放激素类似物（gonadotropin releasing hormone analogue，GnRHa）是由 9 种不同类型的氨基酸所组成的十肽，其分子结构为如下：焦谷（氨酸）-组-色-丝-酪-甘-亮-精-脯-甘酰胺（glycine-NH$_2$）。

GnRH 的半寿期很短，临床应用很不方便，因而临床广泛应用人工合成的 GnRHa，其与天然 GnRH 的不同点在于：①将第 10 位的甘酰胺转换为乙基胺，成为九肽；提高了抵抗内肽酶降解的能力，使其活性成倍增强。②在第 6 位取代了甘氨酸残基，生物活性亦可呈几何级数的倍增，半寿期亦可大大延长等，目前在市场已有多种 GnRHa 问世。

（一）GnRHa 的种类

根据时效长短、给药途径可分两类。

1. 短效 GnRHa

（1）布舍瑞林（buserelin）：皮下注射液 1mg/ml；喷鼻液 1mg/ml，喷 1 次 100μg。

（2）那法瑞林（nafarelin）：喷鼻液 2mg/ml，喷 1 次 200μg。

（3）阿拉瑞林（alarelin 国产）：1mg/ml，皮下或肌内注射。

2. 长效 GnRHa

（1）戈舍瑞林（goserelin）：商品名，Zoladex（诺雷德），微囊注射剂 3.6mg。

（2）亮丙瑞林（leuporelin）：商品名，Enanton（抑那通），微囊注射剂 3.75mg。

（3）达菲瑞林（dapherelin）：微囊注射剂 3.75mg。

（二）GnRHa 的药理作用

小剂量、脉冲性输入时，可激发垂体功能，分泌促性腺激素，进而改善卵巢功能，促进排卵，以治疗闭经、无排卵性不孕等疾病。尤其通过自身增强效应，增加垂体细胞内 GnRH 受体的浓度和活性。

超生理剂量长期、持续性输入时，则使垂体细胞对其失敏，而致引起垂体和卵巢功能的抑制，造成低促性腺激素血症、低雌激素血症，产生药物性绝经。用以治疗一些雌激素依赖性疾病，如子宫内膜异位症、子宫肌瘤、性早熟等。

三、GnRHa 的临床应用

（一）诊断性应用

主要用于垂体兴奋试验：通过外源性 GnRHa 输入，检验垂体 LH 释放功能，鉴别下丘脑 - 垂体病变和评价内分泌治疗效果。

1. 方法 GnRHa（阿拉瑞林）25μg，临用时用生理盐水 2ml 溶解，静脉注射，在注射前及注射后 25min，45min，90min，180min，各抽血 3ml，取血清保存，进行放免测定 LH 值并绘制反应曲线。

2. 正常反应 注药后 15~30min，血 LH 释放达高峰，峰值为试验前基值的 3 倍以上（≥45mU/ml），然后下降。无 LH 峰值或峰值不足基值 3 倍者即为异常。

（二）治疗性应用

1. 小剂量、脉冲性 GnRHa 治疗 模拟生理性 GnRH 脉冲释放频率，应用自动控制的脉冲输入泵，经皮下或静脉输入微量 GnRHa 治疗下列疾病。

（1）促排卵：先应用套管穿刺针皮下穿刺置管后固定，与输入泵连接，调整脉冲频率和剂量，频率一般为 90min（60~120min），从月经周期第 2~5d 开始，首次剂量为 5μg/脉冲，每隔 5d，每脉冲增加 1μg，逐渐增加至 20μg/脉冲。30d 为一疗程。同时应用 B 超检测优势卵泡大小及血雌激素浓度，当优势卵泡 ≥18mm，E_2 ≥1 110pmol/L 的翌日予以肌内注射 hCG5 000~10 000U 促排卵并指导妊娠。上述治疗连续 3 个周期仍不排卵者，则改为静脉输注。剂量为 2.5~25μg/90min。有人推荐，仅日间注射 1.5μg/120min。为防凝在静脉泵药液内加入 1：1 000 肝素，并注意保护局部防止感染和出血。

（2）青春期发育延迟：首先排除其他原因所致的性成熟延迟，最好通过 GnRH 应激试验证实系促性腺激素低下型性腺功能减退病例或神经性厌食患者可给予 GnRHa 治疗以促使下丘脑 - 垂体 - 卵巢 - 子宫轴系发育成熟。方法：GnRHa10μg/90min，静脉脉冲输入。皮下注射或鼻腔滴入效果不理想。

（3）黄体功能不健全，多囊卵巢综合征或促性腺激素分泌异常引起月经不调。于月经第 5 天起，每天肌内注射 GnRHa25μg，连续 10～15d，B 超监测，至卵泡成熟。卵泡发育不良者则于月经第 10 天起，25μg/d，至卵泡成熟。

2. GnRHa 常用超促排卵方案

（1）长方案：适用于年轻且卵巢储备正常者，一般于前次月经周期第 21 天（黄体中期）开始用促性腺激素释放激素激动药（GnRHa）；月经来潮第 2 天超声、FSH、LH、E_2 等评价降调效果，于月经第 3 天开始每日注射促性腺激素（Gn）；当有 2 个直径达 18mm 或 3 个达 17mm 或 4 个达 16mm 卵泡时停用 Gn，当晚注射 hCG5 000～10 000U，34～36h 后采卵。长方案中 GnRHa 长效制剂（3.75mg）或短效制剂均可使用。可根据患者其身体情况选用短效 GnRHa 的全量、半量或长效 GnRHa 的全量、半量及 1/3。选用目的是在保持长方案使卵同步发育，避免过早内源性 LH 峰优点的同时，最大限度减少 GnRHa 对垂体的过度抑制，增加卵巢反应性和最终获卵数，减少 Gn 用药量及费用。月经来潮后可根据患者降调效果适当将全量短效 GnRHa 减为半量或更小剂量至 hCG。GnRHa 降调标准为 FSH、LH 均 <5U/L，E_2 <50pg/ml；卵泡大小：双侧卵巢内卵泡直径均 <5mm；子宫内膜厚度：≤5mm。

（2）短方案：适于年龄大、卵巢储备功能较差者；GnRHa 自月经第 2 天开始皮下注射 GnRHa0.05～0.1mg/d 至 hCG，月经第 3 天开始给予 Gn，其他同长方案。

（3）超短方案：适于年龄大、卵巢储备功能更差者及既往 COH 反应不良者。月经第 2 天开始给予 GnRHa0.1mg/d，仅用 3～5d 停药；月经第 3 天开始予 Gn300～375U/d，其他同长方案。

（4）超长方案：适用于重度 PCOS、高 LH 及子宫内膜异位症者。月经周期第 1 天开始用长效 GnRHa，第 28 天视患者病情加用或不用第 2 支 GnRHa，直至达到完全降调节，适时开始给予 Gn。

自 1984 年促性腺激素释放激素激动药（GnRHa）降调节长方案引入 IVF 可控制超排卵（controlling ovuarian hyperstimuladon，COH）治疗获得成功后，基于此方案具有增加获卵数目，抑制内源性 LH 峰减少，取消周期，有利于临床工作计划性安排和提高临床妊娠率等优点，目前已广泛应用于临床。但随着不同 GnRHa 制剂、剂量和方案应用的数据积累与分析，针对患者具体情况选择合适的方案、剂型与剂量，尽可能避免 COH 的不良反应，改善卵子、胚胎质量和子宫内膜接受性，从而提高胚胎种植率和妊娠率则成为生殖医师努力的方向。

3. 大剂量、长期 GnRHa 治疗　通过垂体脱敏、抑制垂体 - 卵巢功能，用以治疗妇科性腺激素依赖性疾病。

（1）子宫内膜异位症：临床多半应用长效 GnRHa，如戈舍瑞林（Zoiadex），或亮丙瑞林（抑那通），分别含 3.6mg，用基质包裹成 1.2mm×13mm 微柱缓释剂。于月经周期的第 2～3d 开始治疗。用 16 号针腹壁皮下注射，3.6mg/4 周，共 48 周。1 次注药后的前 3～5d 可出现一过性超生理量的 FSH、LH 的释放，此后由于垂体的脱敏，GnTH 及卵巢性激素急剧下降，1 个月后血 E_2 水平即达到绝经后妇女水平（≤30pg/ml）。据 Shaw 对比 307 例和丹那唑的疗效，按照美国生育协会（American Fertility Society，AFS）评分标准：AFS 评分下降 59.1%，异位病灶评分下降 81.4%，完全治愈率 46.3%，有效率 73%，妊娠率 29.2%。于停药后 47.4d（23～141d）月经复潮。但根据 Ventturinl 少量（32 例）病例的治疗观察，停药6个月症状复发率：痛经25%、性交痛37.5%、盆腔痛33%。国产阿拉瑞林为短效药物，价格较低廉，亦可用于治疗本病。治疗方法：在月经周期2~7d开始，150μg/d，皮下或肌内注射，共6个月。据汪倩的临床实验研究报道，患者的自觉症状及体征的改善率与戈舍瑞林组无明显差异，阿拉瑞林组的总有效率为95%。据文献报道，在终止GnRHa治疗后1个月或月经恢复后，如给予hMG/hCG方案促排卵，可增加患者的受孕机会，一般停药6个月内妊娠率为40%左右。

（2）子宫肌瘤：戈舍瑞林治疗子宫肌瘤的方法、剂量与治疗子宫内膜异位症一样，3.6mg/4周，共6次（24周）。据报道，注药后第一周时肌瘤缩小30%，24周时缩小55%，停药后3个月排卵恢复，但子宫体积又复增大。鉴于治疗后手术，术中出血和术后并发症发生率显著降低，故推荐于手术前先应用本法治疗以改善机体状况，有利于手术。

（3）特发性真性性早熟：治疗的两个目的是，首先暂停青春发育进一步发展，使早熟症状消退，其次是改善最终身高。GnRHa最早用于治疗青春性早熟病症，抑制性成熟过早但功能正常的下丘脑垂体性腺轴的青春期激活，是临床证明具显著疗效的成熟方案。采用曲普瑞林治疗，每4周肌内注射50~100μg/kg，疗程一般需要1~2年，女童在骨龄12.0~12.5岁时停止治疗。

（4）治疗多囊卵巢综合征：应用GnRH激动药后可抑制垂体性腺轴，使雄激素的水平降到极低，并发生闭经和子宫内膜萎缩等，同时极大地改善多囊卵巢综合征患者的高雄激素血症、不排卵和非正常的促性腺激素动力学症状。而对于接受了氯米芬治疗后仍未排卵或妊娠的多囊卵巢综合征患者，在进行促性腺激素治疗的同时少量加用GnRH激动药，亦可降低卵巢的过度刺激和多胎妊娠的危险。

（5）治疗乳腺癌：乳腺癌细胞上亦存有GnRHa。有资料显示，在治疗激素敏感型和早期乳腺癌患者时，与化疗药物合用，利用GnRH激动药所致的"药物性卵巢切除作用"，可抑制某些化疗药所引起的雌激素反射性增高，产生可逆的药物性绝经，从而提高疗效改善预后。

4. 大剂量、长期GnRHa治疗的不良反应及其防治方案

（1）GnRHa大剂量、长期治疗的不良反应：为低雌激素症状，如潮热、盗汗、阴道干涩、性欲低下、乳房萎缩、头痛、烦躁、失眠等更年期综合征症状，但这些患者一般都能耐受，在停药后8周能恢复至治疗前水平；可是由其引起的骨质丢失则是GnRHa治疗的主要缺陷。它与GnRHa不同制剂、剂量、应用时间长短及所致低雌激素状态的严重程度有关。大多数研究证实，GnRHa应用6个月以上可致腰椎骨密度有较大程度的下降。据Fogelman（1994）统计，在治疗期间腰椎骨密度可减少4.5%。

（2）骨丢失等不良反应的防治：近年许多学者鉴于GnRHa治疗的不良反应是由于低雌激素状态所致，进行雌激素的"反加治疗（add back therapy）"是防治骨丢失的最符合逻辑的治疗方案。尤其Barbierl提出了雌激素阈值学说为该疗法提供了理论根据。该学说认为人体组织对雌激素敏感性不同，通过临床试验已明确血清 E_2 浓度在110~166pmol/L（30~45pg/ml）时，既不刺激内膜异位病灶生长而又能维持正常骨代谢和骨转换，不致引起骨质疏松。此后就有许多学者相继提出各种性激素替代治疗方案，如：治疗第5周开始加用17-β雌二醇25μg×2/周+甲羟孕酮5mg/d，口服或结合雌激素（premarin）0.3mg/d+甲羟孕酮5mg/d序贯疗法等。为避免口服雌激素制剂造成肝脏首过效应，有建议应用经皮吸收的雌激

素贴剂，使血清 E_2 水平保持稳定。许燕雪报道应用戈舍瑞林 3.6mg/4 周，连用 6 个周期治疗子宫内膜异位症的同时加用性激素反加治疗，即在治疗的第 5 周开始给予 17 - β 雌二醇贴剂（25μg）2/周（相当于补充 E_2 25μg/d，使血清 E_2 水平维持在 184pmol/L 左右），并在每月的后 2 周口服甲羟孕酮 10mg/d。不仅不影响对内膜异位症的疗效，且可明显减轻 GnRHa 的不良反应。

（郝玉萍）

第二节 垂体促性腺激素

垂体前叶（腺垂体）分泌着 7 种激素，其中嗜酸性细胞分泌生长激素及催乳素，嗜碱性细胞则分泌促肾上腺皮质激素（ACTH）、促甲状腺激素（TSH）及两种促性腺激素：尿促卵泡素（FSH）、黄体生成素（LH）。长期认为有两种促性腺激素细胞分别分泌 FSH 及 LH。近年已一致同意：FSH 及 LH 由同一种垂体促性腺激素细胞合成，但分别储存在不同的小泡（储备池）中，然后小泡渐渐移向细胞表面（释放池）最后释放入血液循环。FSH 与 LH 均为糖蛋白激素，有 2 个肽链亚基。已知 FSH、LH 与 TSH、hCG 的 α 亚基的氨基酸序列均一样，而 β 亚基则各有自己独特的结构，因此，各自的特异生物活性及各自的免疫反应均由 β 亚基决定。除垂体释放的 FSH 与 LH 外，还有垂体释放的催乳素（PRL）对女性生殖功能起重要的支配作用。这 3 种激素在正常月经周期的卵泡期和黄体期的分泌相互沟通，结伴而行。在卵泡期三者共同由垂体促性腺激素（GnTH）进行调节，而在黄体期可能还有其他因素加入，致使 FSH 与 LH 的分泌情况在黄体期相随不如卵泡期那样紧密；而 LH 与 PRL 的分泌波型始终紧紧相随。

一、促性腺激素的释放

（一）释放调节

GnTH 的释放是对下丘脑 GnRH 脉冲的反应，因此，亦呈间断脉冲式的释放，60 ~ 120min 1 次。成年人的 LH 分泌正常时约 90min 1 次。GnRH 脉冲频率或振幅的改变，可影响血浆中 FSH 与 LH 的量和两者间的比值；但同时亦受卵巢分泌的甾体激素的影响。

（二）反馈调节

在下丘脑、腺垂体及卵巢之间存在长环反馈、短环反馈及超短反馈，3 套反馈调节机制进行生理性自行调节，使上述三者激素间达到相互平衡。

1. 卵巢雌孕激素对 GnTH 的反馈调节 卵巢所分泌的性激素对垂体及下丘脑的反馈作用习惯称为"长环反馈"。

（1）雌激素（E_2）的反馈机制较为复杂，可能直接针对下丘脑及垂体或改变垂体对 GnRH 的反应敏感性。根据 E_2 在血中含量及作用时间不同具有正、负反应的双相反馈。在 E_2 低水平时，对 FSH 起负反馈作用，既敏感且反应迅速，如卵泡早期，GnRH 在低水平 E_2 的协调下，促进腺垂体合成和分泌 FSH，而 E_2 高水平时抑制 FSH 分泌亦很充分和持久。卵泡期抑制 FSH 的机制除了 E_2 水平逐渐升高以外，还和卵巢分泌的抑制素（inhibin）有关。但 E_2 对 LH 释放的反馈作用则随浓度与作用时间而不同。在卵泡晚期逐步升高的 E_2 水平对

LH 的分泌具有双相作用，即先表现为负反馈，待 E_2 升高到一定阈值（约 740pmol/L）并维持 36h 以上即起正反馈作用，随之出现 LH 峰。中期逐步升高的 E_2 水平可能通过促进 GnRH 自身分泌，提高脉冲的幅度，从而形成中期 LH 峰。

（2）孕激素（P）对 GnTH 的释放同样有促进和抑制的双相效应，取决于它的作用强度和作用时间。在月经周期前 10d 的血液中测到微量的 P，它是由排卵前的卵泡分泌的，在中期 LH 峰出现前 12h，血中 P 浓度显著升高。生理条件下，卵泡的颗粒细胞上的 LH 受体在 FSH 诱导下形成，并且被激活，使颗粒细胞在 E_2 峰值后 48～60h 合成 P，P 反过来刺激 FSH 的释放。有报道表明，单纯 E_2 不能诱导 FSH 峰的出现，但如 E_2 充分，轻度增加 P 的浓度就会形成一个 FSH 蜂。已知在排卵前几乎与 LH 峰同时出现的一中等程度 FSH 峰即为排卵前血清 P 浓度增加，通过 P 的正反馈作用触发而成。排卵后 P 的进行性升高，高浓度的 P 对 GnTH 分泌起负反馈效应，LH 峰值急剧下降。

2. 短环反馈及超短反馈 前者指 GnTH 反馈作用于下丘脑，仅有负反馈。切除卵巢后，血中 GnTH 浓度增加，而 GnRH 水平不提高，是由于 GnTH 对下丘脑的负反馈作用仍存在之故。超短反馈指垂体和下丘脑通过自身激素抑制自身激素的合成，这可能是大量激素抑制了合成激素酶系的活性的缘故。

二、促性腺激素的生理功能

GnTH 直接参与调节控制卵巢功能，包括：卵泡的生长发育，排卵，黄体形成和性腺激素的合成、分泌。

（一）促进卵泡生长发育

1. 初级卵泡 其颗粒细胞膜上已具有高度亲和力的 FSH 受体，FSH 与其特异性受体结合后，促进颗粒细胞的增生，及促进卵泡液的分泌，使卵泡及其内腔持续增大。同时激活颗粒细胞质内的芳香化酶的活性，促进合成雌激素（E），以后在 FSH 与 E 的协同作用下，颗粒细胞的增生日益旺盛，FSH 受体在每个细胞膜上的密度也大大增加，导致卵泡产生 E 的能力日趋加强，以支持卵泡的持续增长和卵细胞的发育成熟。

2. 颗粒细胞膜上 LH 受体 在 E 和 FSH 协同调节下，颗粒细胞膜上的 LH 受体亦在逐渐增加。LH 可进一步增强芳香化酶的活性。在此期内，卵泡膜细胞上的 LH 受体数亦在增加。这一连锁反应形成卵巢周期中期的 E_2 峰。

3. 雌、孕激素的合成 卵巢在 FSH 及 LH 的双重作用下主要合成 E_2 及黄体酮（P）。前者先由卵泡膜细胞合成雄烯二酮（A_2），已证实 LH 加速这一合成过程。然后 A_2 弥散到卵泡腔为颗粒细胞所摄取，在芳香化酶作用下转变为 E。

在卵泡期仅仅分泌极微量黄体酮，在 LH 高峰前通过 LH 的作用，血 P 浓度开始上升。LH 高峰时，卵泡液中 P 浓度显著增加，而 E_2 浓度减少达一半，A_2 亦显著减少，这主要是卵泡膜细胞加强了由孕烯醇酮向黄体酮转化的功能，抑制了 A_2 合成。机体内的黄体酮主要由排卵后形成的黄体及妊娠后绒毛的合体细胞所合成。

（二）触发排卵

卵泡发育成熟后，在高水平的 E_2 及一定浓度 P 的协同下，通过对腺垂体的正反馈，先后引发 FSH 及 LH 波峰。现已明确，排卵在 LH 峰值后 10～12h 发生。排卵是一极其复杂的过程，除 GnTH 的调控外，还有多种因素参与，包括卵巢旁分泌，如前列腺素、肿瘤坏死因子等。

（三）黄体形成

排卵后，卵泡内的颗粒细胞对激素的反应性及合成甾体激素的能力发生很大变化。其中 FSH 是促使颗粒细胞黄体化的主要因素。它促进颗粒细胞分化成颗粒黄体细胞，并获得多种激素受体。黄体形成后，黄体化的颗粒细胞成为卵巢黄体酮的主要来源。而黄体功能要达到正常，最重要的是先前卵泡必须具有最佳的排卵前发育，尤其是颗粒细胞及卵泡膜细胞膜上 LH 受体的发育程度。这是因为颗粒细胞已从 FSH 优势调控细胞类型转为主要受 LH 或催乳素（PRL）调控。在这一转变过程中，GnTH 的调节起着重要作用。

动物实验发现，除 LH 和 FSH 能刺激黄体化颗粒细胞急剧增加黄体酮分泌外，PRL 可直接作用于黄体，并促进黄体酮的生成。

三、GnTH 的药物种类和制剂

1. 人绝经期尿促性腺激素（humanmenopausal gonadotropin，hMG）　系从绝经期妇女尿液中所提取，为冻干粉剂，每安瓿含 FSH75U 及 LH75U。供肌内或皮下注射。国内丽珠丽宝（珠海）生产，商品名：Menotrophin。外国商品名：Pergonal，价格较前者贵一倍有余。

2. 纯化促卵泡激素（pure FSH）　从绝经期妇女尿液中提取后纯化 FSH，每安瓿含 FSH75U，而 LH < 0.7U。供肌内注射国外商品名：Metrodin（Serono）。丽申宝（uFSH – HP），是丽珠与上海天伟生物制药有限公司合作从绝经期妇女尿中提纯精制的天然 FSH。高纯度尿 FSH 制剂开始用于人类不孕症的治疗，但高纯度尿 FSH 仍含有少量尿蛋白杂质和 LH，且需要收集大量尿作为原料，大大限制了产品的稳定性和纯度。基因重组 DNA 技术带来重组 FSH 的出现。重组 FSH 注射液（普丽康），由荷兰生产，50 ~ 100U/支。

3. 人绒毛膜促性腺激素（human chorio – gonadotropin，hCG）　系从早孕妇女尿液中提取，生化和功能类似 LH。它们的分子结构：α – 亚基相同，而 β – 亚基不同。两者在血中的清除率不同：LH 的半衰期仅 3 ~ 5h，hCG 则为 2.32d。两者都有引起排卵及黄体化和维持黄体细胞的营养作用。当 hCG 给药后，体内 P 水平立即升高，很快触发一个内源性的 LH 峰，但不能在中期重建一个生理性的 FSH 峰。此外，hCG 与 LH 不同处还有：它能促进多黄体发育及引发超生理水平的 E_2 和 P 的分泌。这种对黄体过度刺激的药理作用会在人工促排卵的治疗过程中引起一种所谓"卵巢过度刺激综合征"的严重并发症，目前临床对此已给予高度重视。

国内丽珠丽宝（珠海）有注射用绒促性素，每安瓿含 1 000U、2 000U、5 000U，供肌内或皮下注射。外国商品有：profasi（serono）、pregnyl（organon），可惜价格昂贵。

四、GnTH 药物的临床应用

（一）hMG/hCG 疗法

为能正确而有目的地发挥 hMG 的治疗作用，首先要选择合适的治疗对象。

1. 适应证　本疗法适用于低促性腺激素卵巢功能低下性闭经、促性腺激素低下性排卵障碍，及为体外受精与胚胎移植（IVFET）技术取卵进行超排卵治疗等。

2. hMG 的应用

（1）用药前应作血清 FSH、LH、PRL 及 E_2 测定：于自然或人工周期第 5 天起肌内注射 hMG75U/d（含 FSH 及 LH 各 75U）；7d 后根据 B 超卵泡发育及宫颈评分（应用 Insler 评分法：根据黏液量、拉丝度、羊齿状结晶程度及宫颈口开启情况四项，满分 12 分）情况调节药量。

（2）若卵巢无反应，则自第 2 周起，每隔 7d 增加 1 安瓿（75U），但每次剂量不能超过 225U（3 安瓿）。总量达 42 安瓿时，卵巢仍无反应，提示卵巢对这一治疗无反应，不再用药。据报道，每一疗程平均用药 33 安瓿，各病种所用 hMG 数不同，原发性闭经、继发性闭经及无排卵性稀发月经患者每疗程平均应用 hMG 分别为 42、30 及 20 安瓿。

3. FSH 的应用　重组 FSH 注射液或高纯尿 FSH 的治疗即可从月经第 3 天开始。在初始的 5d 起始剂量治疗中，根据患者年龄、卵巢功能及既往治疗情况，受试者将接受重组 FSH 注射液每日剂量 200U 或尿 FSH 每日剂量 225U。之后将根据每个受试者超声检测的结果调整剂量。

4. hCG 的应用

（1）时机的选择：在卵泡尚未发育成熟时切忌过早应用 hCG，以免引起卵泡过早黄体化和未破裂卵泡黄体化综合征而致诱导排卵失败。停用 hMG 的指标：B 超卵泡监测：优势卵泡直径 ≥18mm，或 2 个以上卵泡 ≥15～18mm；宫颈评分 10～12 分，有条件者还可检测血清 E_2 ≥1 110pmol/L（300pg/ml）。

（2）用药方法：hMG 停药后 24～36h，1 次肌内注射 5 000～10 000U，排卵可发生于注药后 18～24h。近年有些学者主张在排卵后 3～5d，追加 hCG5 000U 1 次，或于排卵后第 6，9，12 天，各肌内注射 hCG1 500U 1 次，以期提高血浆黄体酮水平。但 hCG 重复注射剂量 ≥10 000U 者易并发卵巢过度刺激综合征（OHSS）。

5. 并发症防治　卵巢过度刺激综合征（ovarian hyperstimulation syndrome，OHSS）是 hMG/hCG 治疗的严重并发症，临床特征为：高雌素血症、体重突然增加，明显下腹胀痛，恶心呕吐、偶伴腹泻；重度：可有胸闷气急、平卧尤甚，出现胸腹水、尿量少，低血容量、血液浓缩、高凝状态、心肝肾功能不全、氮质血症、电解质酸碱平衡失调，直至出现肾衰、休克、DIC、呼吸困难综合征而至死亡。

（1）高危因素：①多囊卵巢患者，LH/FSH ≥3，排卵前 E_2 浓度 ≥3 670pmol/L，或 E_2 值在 2～3d 内成倍增加。②hCG 用量 ≥10 000U，尤其重复注射者。多发生于注射后 5～8d。③合并妊娠和多胎妊娠者，未孕者 OHSS 多半在 2～4 周自然消退；如合并妊娠则症状加重，病程迁延延长。④B 超监测卵泡发育，开始用药时，卵巢周边一批卵泡同时发育成主导卵泡，可见多个初级卵泡直径 2～8mm 围绕卵巢边缘呈栅栏状排列，这一 B 超图像称"项链"征。此后很易发展为 OHSS。⑤应用 GnRHa 者可能增加 OHSS 发病的危险性，因它可使内源性 LH、FSH 升高，导致更多卵泡发育而引起高雌激素血症；或由于直接刺激卵泡颗粒细胞而致雌激素高度增加。⑥与患者敏感性有关，再次治疗仍易复发。

（2）OHSS 的预防：①正确掌握用药适应证，加强 B 超监测及内分泌检测。②在使用 hCG 前，应分析有无发生 OHSS 的高危因素存在，尤其注意 B 超监测及血 E_2 测值；如发现卵巢有过度效应时，推迟应用 hCG 数天，并监测卵泡发育情况和 E_2 值。③当血雌激素浓度 ≤5 550pmol/L（1 500pg/ml）或优势卵泡直径在 17～22mm 时，注射 hCG，可预防 OHSS。

④重复治疗时，应用纯化 FSH 代替 hMG。

（3）OHSS 的治疗：OHSS 的处理原则是：重症患者应住院治疗。①防止低血容量，首选右旋糖酐 40 500~1 000ml/d，静脉滴注。通过用药，可降低血液黏稠度，改善微循环，防止血栓形成，增加肾灌注量和尿量。但右旋糖酐降低血小板黏附有出血倾向者禁用。选用人血白蛋白，10g/d×2~3d，或血浆蛋白，疗效更为显著；但费用昂贵。②胸腔积液引起呼吸困难宜抽取胸水。③如增大的卵巢发生蒂扭转或卵巢囊肿破裂出血则需行剖腹手术。为防止增大卵巢破裂，宜以 B 超检测代替妇科检查。④有建议应用吲哚美辛阻断前列腺素合成，以减少毛细血管渗出；但临床效果不显著。⑤有报道应用小剂量多巴胺 2~3μg/（kg·min），持续静滴，输液量限制在 500ml/d。治疗后血细胞比容明显下降，尿量显著增加，自觉症状改善。⑥如出现 DIC、肾衰或呼吸困难综合征则应进行相应的特殊治疗。

（二）氯米芬（氯米芬，clomiphene）－hMG/hCG 治疗

1. 适应证　用于单纯应用氯米芬不能促排卵的多囊卵巢综合征患者。

2. 方法　于月经周期第 5~9d，口服氯米芬 100mg/d，后按上法序贯应用 hMG/hCG 治疗。

（三）溴隐亭（bromocriptine）－hMG/hCG 治疗

1. 适应证　适用于高催乳素血症并发低促性腺素血症患者。

2. 方法　为防止不良反应，开始服用小剂量，1.25mg/d，晚餐时服用，根据治疗反应、患者耐受性及血浆浓度，每 3~5d 增加剂量 1 次（每次增加 1.25mg）；平均服用剂量为 5~7.5mg/d，最多可 10mg/d，分 4 次口服。为减少药量、提高疗效、改善预后，早日恢复排卵和月经，可在血催乳素水平基本恢复正常后，伍用 hMG/hCG 治疗。

3. 不良反应　开始用药大多有恶心、头痛、眩晕、疲倦、腹痛、呕吐等，连续用药及在进餐时服用可以减轻，极少患者需中止用药。

（郝玉萍）

第三节　催乳素及抗催乳素

一、催乳素

（一）合成和释放的调控

催乳素（prolactin，PRL）由垂体前叶嗜酸细胞中的泌乳滋养细胞所分泌，它受下丘脑分泌的催乳素抑制因子及脑内神经递质——多巴胺所调节，是唯一受到下丘脑所抑制的激素。下丘脑分泌的促甲状腺激素释放激素（TRH）有促进催乳素分泌增多的功能，有时这种反应较促进甲状腺激素分泌更显著，速度亦更快且敏感。此外，血管活性肠肽（vasoactive intestinal peptide）、血管紧张素Ⅱ等物质也有促催乳素释放功能。

催乳素与 GnTH 相似，亦呈脉冲式分泌，频率较慢，6~8h 有 1 次脉冲，睡眠、进食可促进 PRL 分泌，在初入睡的 1h 内迅速释放，初醒的 1h 内释放值又很快降低；其脉冲振幅总的说来以晚间最高，2~3 倍于白昼。

（二）生理作用

催乳素不局限于某一特定功能，而是控制着一系列生理功能，故又称其为多能激素或广谱激素。

1. 对乳腺功能的影响 在生理条件下，对乳腺功能较为突出。影响乳房发育的确切因素目前了解得还较少，已知在青春发育期，女孩的 PRL 值明显高于男孩。乳腺的发育受多种激素的影响，乳腺管的发育有赖于雌激素、皮质激素及生长激素；乳腺小泡的发育则需要雌孕激素及催乳素。哺乳期间控制乳汁分泌的主要激素则为 PRL。乳汁中蛋白与脂肪的合成，除 PRL 外，还受生长激素、胰岛素及皮质激素的影响；而 PRL 还有促进脂蛋白利用的功能。哺乳时的乳头吸吮是维持 PRL 在一定水平的必要条件，周期性的 PRL 分泌依赖着吸吮的频率。

2. 对生理功能的影响 催乳素与 GnTH 一样对女性生殖功能起重要支配作用，是一种调节人类生殖功能不可缺少的激素。尤其排卵后，卵泡颗粒细胞对激素的反应性以及产生甾体激素的能力发生很大的变化，它从主要为 FSH 所调控的细胞类型转化为主要受 LH 或 PRL 调控。实验证明，在整个黄体期变化过程中都有 PRL 参与，妊娠早期黄体的维持需要垂体 PRL 的连续释放和密切配合。已知 PRL 有促黄体作用并维持 LH 受体数量及直接作用于黄体，LH 和 FSH 刺激黄体化颗粒细胞急剧增加黄体酮的分泌，而 PRL 则引起黄体酮较持久的分泌，其作用特点是反应较慢，提示 PRL 可能主要通过激活基因组而发挥作用。

3. 催乳素的释放 PRL 同样受性甾体激素的影响，其释放量以卵泡早期最低，中期升高，排卵期有一个释放小峰，黄体期有所下降，但仍略高于卵泡期。卵泡液中亦含有 PRL，卵泡越小，PRL 含量越高；卵泡发育接近成熟时，PRL 随之降低；如其中含量一直偏高，则将影响排卵。

（三）高催乳素血症的发病机制

高催乳素血症大体上分器质性及功能性两种类型。下丘脑－垂体病变属前者；功能性则可能因药物，利舍平、多巴胺抑制药等引起一过性的高 PRL 血症，有些特殊疾病，如多囊卵巢综合征、原发性甲状腺功能低下等可伴有高催乳素血症。

1. 催乳素对卵巢功能的影响 与其浓度的高低有密切关系，血清生理性浓度时，支持黄体发育，促进黄体酮合成等上述一系列功能；但在病理性高催乳素血症（血清 PRL 浓度 $\geq 50\mu g/L$）时，即可抑制 FSH/LH 的正常分泌；实验证明高浓度的 PRL 通过反馈机制刺激下丘脑释放出多巴胺，而改变了正常的 GnRH 分泌模式，引起 LH/FSH 比值的逆转；此外，高 PRL 血症还可引起颗粒细胞功能障碍，两者均可导致无排卵及闭经的发生。临床常有经持久剧烈运动调练的女运动员出现稀发月经或闭经症状，其原因是可能高运动量时，经 TRH 的刺激，导致 PRL 频率或反应性增加，引起 GnTH 分泌异常。

2. 高催乳素血症 可引起闭经或无排卵，但临床发现血中 PRL 水平与临床症状不完全相符现象，有时血 PRL 浓度升高，但不出现闭经、溢乳，仍有正常月经周期及生育功能；而血 PRL 水平仅稍有升高却发生月经失调及不孕情况。近年发现，PRL 的分子有 3 种异型结构，中分子量及大分子量 PRL 为聚集体，与其受体的结合力低，生物活性低，但仍有免疫效应，因而高催乳素血症中如这两类分子含量高，放射免疫分析血清 PRL 水平高，但不出现或仅有轻度症状。

目前尚无有关催乳素的药物问世。

二、抗催乳素药物——溴隐亭

（一）药理作用机制

溴隐亭（bromocriptine）是一种人工合成的多肽类麦角生物碱。口服胃肠道吸收率高时可达90%，服药后60min显效，血药浓度在3～4h达高峰，抑制PRL的生物活性半衰期长达20～30h。由于其高亲水性，在富有类脂的脑区及下丘脑的浓度，明显高于外周血。基于结构与多巴胺极为相似，故与多巴胺受体有较强的亲和力，因而具有多巴胺激动药特性，而抑制PRL的合成与分泌。此外，溴隐亭还直接作用于下丘脑及垂体，可使下丘脑局部多巴胺浓度增加，以促进PRL抑制因子的分泌，间接抑制垂体PRL的合成和释放，同时亦可直接抑制垂体前叶PRL细胞的功能阻抑其释放及合成。溴隐亭还通过多巴胺受体功能及反馈途径，阻止高PRL血症对GnRH－GnTH释放的负反馈作用，增加GnTH的释放，而致LH释放频率和振幅增加，出现排卵和性激素分泌增多。

（二）溴隐亭制剂

目前临床常用的制剂为口服片剂，成分为甲磺酸溴隐亭（bromocriptine mesylate），商品名：parlodel。每片含2.5mg。

（三）临床应用

1. 适应证及用法

（1）脑垂体腺瘤、空泡蝶鞍综合征、颅咽管瘤等下丘脑－垂体病变所引起的病理性高催乳素血症。这类患者，尤其年轻不孕期盼生育者服用溴隐亭为首选治疗方法。从小剂量（1.25mg/d）开始，根据治疗反应及患者耐受性，每3～5d增加1次剂量，直至5～7.5mg/d，分3～4次口服，在进餐时或饭后即刻服用，连续用药至泌乳停止，对于闭经及不孕患者要持续到月经恢复。据统计，停止溢乳的平均剂量为（192.5±133.25）mg，排卵平均剂量：（273.5±198.5）mg，月经恢复平均剂量：（440.5±427.5）mg，妊娠剂量：（599.25±454.9）mg。妊娠后在1个月内逐渐减量停药，≥95%妊娠妇女在停药后能顺利度过妊娠期，小部分腺瘤患者可能在妊娠期症状恶化，仍需继续服用小剂量溴隐亭维持至足月，对胎、婴儿无不良影响。哺乳不加重症状恶化。分娩后症状恶化者应及时服用溴隐亭。

（2）产后抑乳：产后4～6h开始给予服用溴隐亭2.5～5.0mg/d，连用14d，停药后反跃性溢乳者可加服7d。

2. 不良反应　常见为胃肠道反应，多出现于服药初期和大剂量时；以恶心、呕吐最为多见。少数病例出现眩晕、头痛、低血压现象；大剂量可出现嗜睡，或失眠，偶见精神症状：幻觉、精神错乱、视觉障碍、随意运动障碍、口干、便秘等。为减少不良反应应从小剂量开始，并在进餐中服药或配伍维生素B_6。自发性或家族性震颤、消化道溃疡患者、精神障碍或有严重心血管病史者慎用。

3. 溴隐亭新型长效注射剂　克服了因口服造成的胃肠道功能紊乱。因其载体降解较快（<3个月），所以可以重复注射。这种制剂注射第1天即可使血PRL迅速下降，并可使PRL的水平维持在低水平达28d，作用迅速及持久，适用于有明显胃肠道反应及较大腺瘤的患者。用法：50～100mg，28d注射1次，起始剂量为50mg。治疗4个月后PRL水平降至或接

近正常范围。大多数患者腺瘤体积缩小，并有月经和性功能恢复。不良反应相同于口服溴隐亭，但程度较轻。

（黄晓梅）

第四节　卵巢性甾体激素

一、卵巢甾体激素的合成

卵巢合成及分泌的甾体激素包括：雌激素、孕激素及雄激素，卵巢的卵泡组织及间质组织细胞都能吸收血中的胆固醇或从醋酸合成胆固醇作为基质进行甾体合成。首先将胆固醇转化为孕烯醇酮，后者即是性甾体激素的前体物质。再先后经脱氢酶及异构酶的作用形成黄体酮。黄体酮是合成雌激素及雄激素的中间体。以后根据细胞所含酶系的不同，合成不同的激素。

颗粒细胞由于缺乏 17α - 羟化酶合成停止在黄体酮阶段，更因缺乏血管，黄体酮只能通过弥散作用进入邻近富含上述酶系的卵泡膜细胞内，最终形成雄烯二酮。卵巢间质组织则是卵巢主要合成雄烯二酮的场所，是卵巢分泌雄激素的主要来源。卵泡颗粒细胞具有芳香化酶系统，能将上述部位合成的雄激素转化为雌激素。黄体期黄体化颗粒细胞（颗粒黄体细胞）及卵泡膜黄体细胞在 LH 及 PRL 支配下大量合成黄体酮及雌激素，此时卵泡内膜血管已进入黄体，故黄体酮及雌激素都能直接分泌入血循环。

二、性甾体激素的生理作用

（一）雌激素

雌激素不仅具有促进和维持女性生殖器官和第二性征的生理作用，还对机体的代谢、心血管系统、骨骼的生长及皮肤等都有显著的影响。分述如下。

1. 对下丘脑、垂体及卵巢的影响　雌激素通过正负反馈作用调控 GnRH 及 GnTH 的合成和释放，使之维持正常的生理作用，已于上节阐明，不再赘述。雌激素对卵巢本身的发育至关重要，卵泡的生长发育直至排卵、颗粒细胞和卵泡膜细胞合成甾体激素均需要雌激素的支持和调控。卵细胞的成长发育亦少不了雌激素。

2. 对性器官的影响　对副中肾管及泌尿生殖窦发育而来的性器官影响特别显著。

（1）促进输卵管的蠕动，增加其血供、促使内膜增生并出现纤毛细胞，以有利于卵细胞的输送。

（2）引起子宫内膜的增生，参与月经后内膜的修复和再生，并促使内膜发生典型的增生期改变，为黄体酮将其向分泌期改变、为孕卵值床作准备；子宫肌层的增生、肥大，子宫体积的增大亦是在雌激素的影响下完成的。

月经周期宫颈黏液的周期性变化是在雌激素影响下，促使子宫组织内的血供增加，摄取水分增多，而使黏液稀薄、细胞成分减少、分泌增多，同时宫颈口扩大、利于精子通过、上行。

（3）促进阴道上皮的增生、肥厚，增加上皮细胞的糖原含量，以维持阴道的酸性环境，加强阴道的自净作用，提高防御病原菌入侵的功能。

（4）起源于胚胎期泌尿生殖窦的尿道、膀胱三角区及其周围支持组织的张力也全赖雌激素的维持，当绝经后雌激素缺乏，可出现与生殖道相似的萎缩现象，而引起尿失禁、尿道综合征症状；尿道周围支持组织萎缩松弛，亦可致尿道黏膜翻出（尿道脱垂）、引起排尿异常。骨盆底的支持结构亦明显受到雌激素的影响，绝经后易发生阴道壁脱垂、子宫脱垂都因雌激素缺乏所致。

3. 对女性第二性征的影响　影响乳房发育的因素目前了解得还比较少，许多发育年龄、身高、体重都相同而乳房大小却有显著差异，因而决定乳房最终发育大小的基本因素是遗传基因，可是雌激素在催乳素、生长激素、胰岛素等激素的协同作用下，其分泌量对乳房的生长起重要作用。已知雌激素主要促进乳腺腺管的发育。雌激素对其他女性第二性征发育同样起重要作用，如体态、脂肪分布、骨盆形态、皮肤结构、声调等无不受雌激素的影响。在青春期后，开始积聚皮下脂肪，其量 2 倍于男性，并更多的积聚于臀部及髋部，而使这些部位丰满隆起；加上皮肤细嫩，骨盆部变得宽大，由此呈现出女性的体态特征。

4. 对机体代谢的影响

（1）雌激素对脂代谢的作用：雌激素可促进血液中胆固醇的降解和排泄，从而改变体内胆固醇的分布，对心血管有保护作用。文献报道，雌激素可以降低绝经后妇女血总胆固醇（TG）、低密度脂蛋白（LDL - C）及提高高密度脂蛋白（HDL - C）浓度，说明雌激素对脂代谢产生有利影响。

（2）雌激素对糖代谢的影响：雌激素具有促进糖类的代谢，可以降低胰岛素水平。因而对绝经后妇女进行雌激素替代疗法，通过减弱胰岛素拮抗，可使绝经后妇女对糖的不耐受性和高胰岛素血症有所改善。

（3）雌激素对骨质的影响：雌激素对骨代谢的作用主要是抑制破骨细胞数量及活性。降钙素（calcitonin）与雌激素相似，是一种抑制破骨细胞的激素，抑制骨吸收，增加骨密度。雌激素则刺激产生降钙素。此外，骨的钙、磷代谢除受维生素 D、降钙素外，还受甲状旁腺的调节，雌激素则有拮抗甲状旁腺和降低骨骼对甲状旁腺敏感性，从而保护骨组织免予被过度吸收（甲状旁腺的分泌随年龄增加，导致骨的更新增高、骨吸收大于骨形成，使骨质丢失增加），并增加对降钙素的敏感性，促进钙沉积。所以在围绝经期或绝经期刚开始时，骨代谢处于高转换状态，呈潜在的骨丢失加速倾向，此时补充雌激素可抑制增高的骨转换，直至骨代谢达到新的平衡状态。生理状态下，雌激素对骨组织的合成与肾上腺皮质酮对骨组织的抗合成影响处于动态平衡。绝经后雌激素显著下降，相反，肾上腺皮质酮的分泌随年龄增长仅减少 10%，因而两者相比，后者相对增加，亦即抗合成增加，肾小管内的 Ⅰα 羟化酶合成 1, 25（OH）$_2$D$_3$ 减少，肠腔钙吸收减少、粪便排出增多，肾小管钙再吸收减少、尿排出增多，因而引起骨质疏松。

5. 对循环、血液系统的保护作用　心血管流行病学研究表明，绝经后妇女的冠心病发生率和死亡率比绝经前高 4 ~ 5 倍；临床实验研究发现：雌激素有保护血管内皮系统，增加血管舒张因子——前列环素的活性，改变动脉系统的张力，改善微循环的功能，从而增加血流速度及血流量，不仅增加了心肌血供，增强了心肌收缩性能，而且减轻心脏的后负荷。此外，还参与血脂调节，通过改善血管壁胶原和弹性蛋白的比例，保持血管壁弹性。由此可见，雌激素从多个环节来抑制动脉粥样硬化改变，能有效地保护心血管系统的正常功能。已知绝经后妇女血液中的凝血第Ⅶ因子及纤维蛋白原等凝血物质明显高于绝经前，纤溶酶原激活物的抑制药亦明显高于绝经前，由于处于相对的高凝状态，绝经后妇女发生血栓形成及心血管疾病的危险性增加。因此，外源性雌激素在降低绝经后妇女心血管病发生率的机制中，通过降低血浆纤维蛋白原等凝血因子浓度、降低血脂水平、减弱细胞聚集性而致血黏度下降，使血液循环状态得以改善亦是一个重要因素。

6. 对大脑及中枢神经的保护作用　近年发现雌激素有直接的神经营养、神经保护及促修复作用，能抵抗不良物质对神经细胞的损害。动物实验，大鼠摘除卵巢后，雌激素水平骤降，很快出现应激强、反应迟钝等表现。补充适量雌激素后，应激引起的损害症状以及减弱了的认知功能得到改善。临床亦发现女性老年痴呆患者体内雌激素水平明显降低，应用雌激素替代疗法能预防痴呆发生或延缓痴呆进展。

7. 其他作用　雌激素调节皮肤的代谢过程，使皮脂腺缩小，减少皮脂产生；又如对身体有些部位，如乳头、外阴部等处黑色素增多产生影响。雌激素和孕激素都能促使水和钠在体内潴留，经前期水肿即与此有关。但两者的发生机制不完全相同。雌激素促进血浆内液体进入细胞间隙，导致血浆容量下降，刺激肾素分泌，进而引起肾素 - 血管紧张素系统兴奋，血管紧张素原转化成血管紧张素 I 增加，并在转换酶作用下形成血管紧张素 II 增多，于是刺激醛固酮分泌，促进肾小管重吸收钠和水。还有发现雌激素可促进外周单核细胞合成白介素 -1 及白介素 -6 的功能。

（二）孕激素的生理作用

1. 对女性性器官的作用　孕激素在雌激素作用的基础上，保证受精卵的着床和维持妊娠。它阻止雌激素对子宫内膜增生的刺激，促使增生期内膜向分泌期内膜转化。这种特异性分泌样转变不仅在组织结构方面，在腺体分泌物的含量及成分方面亦有利于受精卵的着床和生长发育。对子宫肌层则使肌纤维松弛、肌细胞质内钾含量下降，对缩宫素作用的敏感性降低，从而减少子宫收缩，以保证妊娠继续发展。孕激素还可改变宫颈黏液的黏稠度，细胞成分增多，不利于精子的穿透。

2. 对乳腺的作用　在雌激素作用的基础上，孕激素促使乳腺腺泡进一步发育成熟，但抑制生乳过程，必须血中催乳素浓度增高，才开始生乳及泌乳。

3. 促使体温升高　孕激素能兴奋下丘脑的体温调节中枢而使体温有所升高，临床即以此为依据，通过测定基础体温用来监测有无排卵及孕激素的存在。

4. 对机体代谢的影响

（1）孕激素的一系列生理作用，与雌激素有时是相互拮抗、有时又是相互协调；如雌孕激素都能减少对葡萄糖的利用，使糖耐量降低，有些妇女在妊娠期出现糖耐量降低，可能与此有关。孕激素能促进水和钠在体内潴留，但与雌激素的这方面的潴钠作用的机制不同，由于黄体酮的结构与醛固酮的相似，而产生拮抗作用，减少肾小管钠和水的重吸收，由于钠和水的丢失，血容量下降，进而刺激肾素 - 血管紧张素 - 醛固酮轴的兴奋，促使醛固酮大量分泌，以致引起水和钠的潴留。上述是雌孕激素作用相互协调的例证。

（2）雌孕激素对机体代谢相互拮抗。孕激素有拮抗雌激素的血脂代谢改善作用。孕激素在血流动力学方面的影响亦与雌激素作用相反。据有人研究发现，外周皮肤血液循环在月经周期中有明显变化：黄体期手指末梢温度及平均血流量较排卵期低，提示孕激素能增加外周血管阻力及减少血流量。孕激素还拮抗了雌激素对血黏度的有利影响，黄体酮使血浆纤维蛋白原浓度明显升高，白蛋白/纤维蛋白原比值显著下降，而导致血黏度的升高。

（三）雄激素的生理作用

1. 对女性性器官的作用　雄激素（睾酮）一般作为雌激素的拮抗物对女性性器官发挥作用，如减缓子宫及子宫内膜的生长增殖；阴道上皮的增厚；抑制垂体促性腺激素的分泌，亦可通过直接抑制卵巢功能而抑制排卵。但对外阴，如阴蒂、阴唇和阴阜、阴毛的生长发育有促进作用，此外对性欲有增强作用。

2. 对机体代谢的影响　雄激素有强烈的蛋白质合成作用，雌激素这方面的合成作用要微弱得多，而孕激素则相反，有微弱的蛋白分解作用。因而在青春期前及青春期，雄激素促使长骨基质的生长和钙的保留，但在青春期后与雌激素协同，促进骨骺的愈合而致身高停止生长。雄激素同样也能引起水钠的潴留，它是促进肾小管对钠、氯离子的重吸收而引起水肿。雄激素还参与造血功能，激发红细胞生成素的合成，刺激骨髓红细胞增生。

3. 其他生理功能　雄激素能促进皮脂腺的生长和分泌。青春期少女常有的痤疮即与雄激素的分泌有密切关系；雌孕激素对皮脂腺均无影响。女性如长期应用雄激素可发生声音低沉、毛发浓密、肌肉发达等男性化现象及性行为、性格的变态。孕期应用雄激素可引起女性胎儿男性化畸形。

三、性甾体激素药物的种类和剂型

（一）雌激素（E）类药物

E 类制剂大致可分天然雌激素、半合成雌激素和合成雌激素。

1. 天然雌激素　卵巢所分泌的 17β - 雌二醇（简称雌二醇 E_2）、雌酮（E_1）和前两者的代谢产物——雌三醇（E_3）属之。

（1）雌二醇：是最主要的天然雌激素，生理作用最强，但半衰期短，注入体内迅速失效，除一些特殊剂型外，肌内注射、口服制剂均应用其衍生物。

1）苯甲酸雌二醇：为目前国内最常用的雌激素之一，为油溶剂，仅供肌内注射，吸收较慢，常用剂量 1mg/次，1~3mg/d。

2）戊酸雌二醇：口服片剂：商品名 climen（先灵，补佳乐），每片 1mg，作为激素替代治疗，于月经周期第 5 天起，1~2mg/d，连用 21d。

3）雌二醇凝胶制剂：商品名：爱斯妥（Oestrogel，法杏），外涂于双臂、前臂和肩部等处，勿涂于乳房和外阴部位。1.25~2.5g/d（含雌二醇 0.75~1.5mg），早晚各 1 次。涂于皮肤后吸收入体内，无首过效应，不经肝肠循环，避免了对肝脏的损害，适用于肝功能不良的患者，使用方便，无刺激性，干燥快，不污染衣物，不影响凝血酶因子Ⅲ，使血栓的危险降至最低，可以改善心血管功能，适用于糖尿病、肝病、心血管疾病及肥胖的患者。本品含少量乙醇，个别患者有局部刺激感，不影响药效，可继续使用。

4）雌二醇皮肤贴片（Estraderm）：商品名，更乐（Happier，上海华联），每片含 4mg，贴于下腹部，每 3d 更换 1 次，贴片处的皮肤可有轻度发红和瘙痒症状。浙江亚太药厂出品雌二醇周效贴片，接触皮肤面积为 $10cm^2$，每片含 E_2 2.5mg（每天释放 $50\mu g$），每 7d 更换 1 次。松奇（默克雅柏药业），每片含 E_2 1.5mg，每 7d 更换 1 次。

（2）雌酮（E_1）

1）妊马雌酮（结合型雌激素，conjugatedestrogen）：是从孕马尿中提取的一种水溶性天然妊马雌酮，成分有：1/2 以上为雌酮硫酸钠，1/3 左右为孕烯雌酮硫酸钠等近 10 种雌激素成分。可供口服。国外商品名 Premarin，我国已有商品名：倍美力（苏州立达），系片剂，每片含 0.625mg。

2）倍美力阴道用软膏：每克软膏含倍美力 0.625mg。常用剂量：每日 0.5 ~ 2.0g 软膏，不应超过 2g。适用于因雌激素不足而引起的阴道和尿道黏膜干燥等有关组织的病变。

（3）雌三醇（E_3）：尼尔雌醇（nilestrol）是雌三醇的衍生物——戊炔雌三醇，为口服长效雌激素，在体内代谢为乙炔雌三醇和雌三醇，缓慢从尿中排泄。因此对机体的作用与雌三醇相似，药效选择性作用于阴道、尿道及外阴，而对子宫内膜作用很小，服药后能使阴道黏膜从原来的干燥转为湿润。商品名：维尼安（上海华联）片剂，2mg，服法：2mg，每 2 周 1 次。

2. 半合成雌激素

（1）乙炔雌二醇（炔雌醇 estinyl）：是在雌二醇的 C17 上代入一个乙炔基而成，为一强效的口服雌激素药物，活性为雌二醇的 7 ~ 8 倍，己烯雌酚的 20 倍。目前应用最广的短效避孕药及我国 Ⅰ、Ⅱ 号避孕片中即含有炔雌醇 0.035 ~ 0.06mg。

（2）炔雌醇环戊醚（简称炔雌醚 quinestrol）：是炔雌醇的 3 - 环戊醚衍生物，系一口服长效雌激素，与不同种类的孕激素配伍作为每月口服 1 次的避孕药，本品口服 4mg 后，储存于脂肪组织中，以后慢慢释放出来，经代谢变为炔雌醇的结合物，作用可维持 1 个月，以抑制排卵。临床亦有用以退奶，于产后 6h 内口服 4mg 1 次，必要时隔 4 ~ 6d 再服 1 次。已哺乳而要退奶者则口服 4mg 后，2d 后服第 2 次。

（3）丙烯雌烯三醇（allylestrenol）：是一种新型口服保胎药，商品名为"多力妈（turinal）"，因具有明显增强绒毛膜活性和内源性激素的作用，是治疗自然流产、习惯性流产等比较理想的药物。片剂，每片含 5mg，先兆流产：5mg，3 次/d；直至症状消失；习惯性流产：确定怀孕后，开始服药，5 ~ 10mg/d，直至危象期后的下 1 个月末。

3. 合成雌激素——非甾体雌激素　己烯雌酚（stilbestrol）为人工合成的非甾体雌激素，具有强大的雌激素作用，在体内代谢较慢，肌内注射效能较口服高 5 倍。现多用片剂口服，常用量为 0.25 ~ 1mg，1 次/d，大剂量可用 2mg，3 次/d。不良反应较天然雌激素严重，易引起恶心、呕吐、胃痛、头痛、眩晕，偶可发生皮炎。如每日剂量少于 0.5mg，不良反应即较少出现。哺乳妇女能耐受较大量己烯雌酚。

（二）孕激素类药物

孕激素均为甾体化合物，可分两大类：黄体酮及其衍生物一类及 19 - 去甲睾酮类（甲基睾酮）。临床除用于一般孕激素的适应证外，很多是目前常用的避孕药。

1. 黄体酮（progesteron，P）　最初应用的黄体酮是黄体提炼物，现时主要来源为人工合成。制剂有注射液，每支 10 ~ 20mg。注射剂在体内也很快消失，必须 24 ~ 48h 内重复注射。现已有微粒化黄体酮安琪坦可以口服，每胶囊 100mg。能改善因缺乏孕激素或黄体功能不足所致的各种症状，可对抗雌激素对子宫内膜的刺激作用。

2. 黄体酮衍生物——17 - 羟孕酮类孕激素

（1）甲羟孕酮（medroxyprogesterone）：又称甲黄体酮，国内商品名为甲羟孕酮。为作用较强的孕激素，常用剂量：4 ~ 8mg/d。连服 10d 可使增生型子宫内膜转变为分泌型。雄激素作用不及甲睾酮的 1%，服用时无不良反应，优于 19 - 去甲睾酮类孕激素。

（2）醋酸甲羟孕酮（medroxyprogester - one acetate）：片剂，有 100，150，250mg/片等规格。动物实验表明本品对移植性肿瘤，如乳腺癌、子宫内膜癌细胞株等有一定的抑制作用。用于术后、不能手术、复发、转移性激素依赖性肿瘤的辅助或姑息性治疗。子宫内膜癌及肾癌 0.2～0.4g/d，乳腺癌 0.4～0.8g/d，甚至达 1g/d。性激素治疗至少需 8～10 周才有反应。不良反应可能有乳房胀痛、溢乳、闭经、宫颈糜烂、嗜睡、疲劳、恶心及消化不良等。

（3）醋酸甲黄体酮（depo - medroxy progesterone acetate）：生物学活性与内源性孕酮极为相似，注射剂为微粒结晶的水混悬液，注射后储存在注射部位，缓慢释放入血中，药理作用可维持 3～4 个月。由于它抑制 LH、FSH 峰值而抑制排卵，临床常用作长效避孕针剂。注射后 5～6d 血浓度达峰值，故推荐注射时间在月经来潮 5d 内。市场有 Depo - provera 150（狄波 - 普维拉 150）问世，每支 150mg，3 个月注射 1 次。避孕的有效性高，接近 100%。不良反应：在应用早期（用药第 1、2 次期间），有些妇女可有少量不规则阴道流血，一般不需治疗。其他不良反应有头痛、眩晕、乳房胀痛、抑郁、性欲下降等。停药后一般要在 6～10 个月后恢复排卵。

（4）甲地孕酮（megestrol）：国内商品名为甲地孕酮（妇宁片），为高效孕激素，无雌雄激素活性，抑制 GnTH 释放而具有显著排卵抑制作用，还能影响宫颈黏液黏稠度，因而临床主要用于短效口服避孕药。制剂：甲地孕酮，每片 1mg，4mg。常用剂量：4mg 1 次口服，4～12mg/d。

3. 19 - 去甲睾酮类孕激素　发现睾酮第 19 位上的甲基去除后即具有强孕激素作用后，有大量同类衍生物问世，目前临床较常用的有：

（1）炔诺酮（norethisterone）：国内商品名为妇康片，临床使用最广泛，为口服避孕药的主要成分，我国 I 号避孕药即系炔诺酮加炔雌醇而成。有轻微的雄激素作用（相当睾酮的 1/16），并具有抗雌激素作用（为孕酮的 9 倍），但维持妊娠的作用则较微弱。临床鉴于它还具有抑制促性腺激素作用，常用于月经过多患者以有效地减少月经量。制剂：妇康片，每片 0.625mg，2.5mg 两种。常用剂量 1.25～5mg，1～2 次/d。

（2）孕三烯酮（三烯高诺酮，gestrinone）：商品名为内美通（nemestran），为 19 - 去甲睾酮的衍生物，具有较强的抗孕激素活性和中等抗雌激素作用，还能抑制垂体 FSH 及 LH 的分泌，并有轻度的雄激素活性。适用于治疗各类子宫内膜异位症。每粒胶囊含 2.5mg。于月经周期的第 1，4 天各服 2.5mg，以后每周 2 次，各 2.5mg，连用 6 个月为一疗程。其疗效优于丹那唑。不良反应有：月经不规则、肝功能损害、痤疮、多毛、食欲增加、体重增加、水肿、潮热、阴道干燥等。凡有心、肝、肾功能不全，及有代谢、栓塞性疾病者禁用。

（3）左炔诺孕酮（levonorgestrel，LNG）：北京三厂产品名为毓婷，具有改变宫颈黏液黏稠度、干扰子宫内膜发育、影响卵子运行速度等作用而对受精卵的着床起强大的抑制作用。WHO 推荐作为紧急避孕药物，并肯定单一服用毓婷显著优于当前标准的 LNG 与炔雌醇复方激素方案（LNG500μg + 炔雌醇 100μg）。应用方法：在未采取避孕措施同房而又需要紧急避孕的妇女在同房后的 72h 内服用毓婷 750μg，12h 之后再服 1 次，在性生活后越早服用首次剂量避孕效果越好。不良反应：恶心、呕吐、子宫异常出血、乳房触痛、头痛、眩晕、疲劳等。本品仅用于事后紧急避孕，不能作为常规的避孕药物。广州先灵产品有曼月乐，为宫内孕激素控释系统，1 次放置可维持 5 年有效，含 52mg 左炔诺孕酮，每 24h 可释放 20μg

左炔诺孕酮。本品为白色筒状物，架在 T 状体上，外罩不透明的套管。T 状体的一端有一小环，小环上系有尾丝，另一端为两臂。曼月乐在宫腔内主要发挥局部孕激素的作用，发挥强大的子宫内膜增生拮抗作用。同时宫颈黏液变黏稠阻止精子通过宫颈管。可用于避孕、功能失调性子宫出血月经过多的治疗及作为激素替代治疗的孕激素成分。不良反应：子宫异常出血、头痛、下腹痛、腰痛、乳痛、抑郁、恶心及水肿等。

（4）利维爱（livial）：化学结构：7 - 甲基异炔诺酮，商品名称：替勃龙（tibolone）是一人工合成的甾体激素。在体内分解为三种代谢产物，能分别与性激素受体结合而具有弱雌、孕、雄激素活性。通过多种环节的协同作用影响骨质代谢，而能更有效地维持骨密度，防止骨丢失。由于其与子宫内膜上的雌激素受体亲和力很小，不刺激子宫内膜增生；同样对乳腺亦无刺激作用。但能减轻其他低雌激素症状，如有效缓解更年期综合征潮热、出汗、阴道干燥萎缩、尿道综合征症状等，因具有弱雄激素活性而有改善情绪、提高性欲的疗效。对血脂代谢及血管紧张度、血黏稠度均有良好影响而可降低心血管发病率。故适用作绝经期性激素替代疗法。用量：2.5mg/d。

（5）妈富隆：是第三代口服避孕药，每片含去氧孕烯 0.15mg 和炔雌醇 0.03 mg。妈富隆为一复方制剂，每片含去氧孕烯 150μg，炔雌醇 30μg。炔雌醇降低到 30μg，减少了不良反应的发生。妈富隆（去氧孕烯）是现代高选择的孕激素，在围绝经期用药，既可起到避孕效果，又能使雌激素水平上升，FSH、LH 下降，从而有效地预防并减轻围绝经期症状。月经第 1 天开始口服妈富隆，1 次/d，连用 21d，7d 后开始下一周期，3 个月 1 疗程，停 3 ~ 6 个月可开始下一疗程。妈富隆疗效确切，服用安全、简便、经济，值得推广。

（6）达英 - 35：是德国 Schering GmbH Und Co. Productions KG 公司产品，每片含醋酸环丙孕酮 2mg，炔雌醇 35μg。达英 - 35 为口服避孕药，用于治疗 PCOS，可竞争双氢睾酮受体，抑制 5α 还原酶活性，并抑制促性腺激素分泌而减少卵巢雄激素的合成。另外，其雌激素成分（炔雌醇）可促肝脏合成性激素结合球蛋白（SHBG），降低血循环中的游离雄激素。达英 - 35 其中环丙孕酮能与睾酮竞争皮脂腺上的雄激素受体，使睾酮不能与其受体结合，从而降低对皮脂腺刺激，减少皮脂分泌和毛囊导管角化物的堆积，治疗月经前加重的痤疮疗效显著。

（7）克龄蒙（climen）：有 2 组药片，前半期服用的 11 片 2mg 戊酸雌二醇 2mg，1 次/d，共 11 片；后半期服用的 10 片，由 2mg 戊酸雌二醇和 1mg 醋酸环丙孕酮的复方片组成的制剂，供 HRT 周期性序贯服用。

（三）雄激素药物

1. **雄性化激素** 多为睾酮衍生物，其雄性化作用强于蛋白同化作用。

（1）丙酸睾酮：是目前临床应用最广泛的雄性化激素。由于睾酮油剂注射后吸收排泄较快，雄激素功能较弱，其酯化后奏效迅速而强。制剂：注射液 25mg/ml，50mg/ml。每次肌内注射 25 ~ 50mg，2 次/周。妇科临床主要用于子宫出血。雄激素对子宫出血并无显著止血作用，但可减少出血量，故适用于更年期月经量过多的患者。普遍认为，雄激素为肌肉紧张药，疗效是药物直接作用于子宫肌层血管，使之收缩，减少子宫血流量的结果。

（2）甲睾酮：作用与天然睾酮相同，但口服有效。亦可从口腔黏膜吸收，为减少肝脏代谢失活，舌下含服更好，剂量可适当减少。片剂，每片 5mg，10mg。10 ~ 30mg/d，分次使用。大剂量（每月 300mg 以上）可引起女性男性化、水肿、肝损害、黄疸、头晕等。

（3）十一酸睾酮：商品名为十一酸睾酮（安雄，andriol）溶于油酸的胶囊，口服经肠道淋巴管吸收后，通过胸导管直接进入血循环。在体内代谢为天然睾酮，药效大大提高。每粒胶囊含40mg，1～2粒/d。为男性性腺功能减退进行睾酮替代疗法的首选药物。妇女适用于进行性乳腺癌及再生障碍性贫血。

（4）丹那唑（danazol）：是人工合成的17α-乙炔睾酮（ethisterone）的衍生物，有微弱的雄激素作用，但具有抗孕激素作用，而无雌、孕激素活性。因具有抑制GnRH及GnTH分泌，直接抑制卵巢甾体激素的合成，竞争性地与子宫内膜细胞的雌激素受体结合，使体内雌激素水平下降，抑制子宫内膜及异位子宫内膜组织生长，是20世纪80年代治疗子宫内膜异位症的首选药物。此外，良性乳腺病，如乳痛症、经前期紧张综合征、乳腺小叶增生症，应用丹那唑治疗可明显改善症状，促进病情恢复。为胶囊制剂，每胶囊含100mg，200mg。一般口服，400～800mg/d。

2. 蛋白同化激素　能促进机体蛋白合成及抑制组织异化分解，降低钙磷排泄；而雄性化作用极小。适用于慢性消耗性疾患患者，如晚期乳腺癌、严重子宫功能性出血等。

（1）普拉睾酮（prasterone，化学名：脱氢表雄酮）：注射药：硫酸普拉酮钠（珠海丽宝）100mg/d，溶于10ml注射用水或5%葡萄糖注射液中，缓慢静脉注射。为促进子宫成熟的药物。对子宫成熟不全（宫颈管软化不全、退缩不全、子宫口开大不全）有促进成熟作用，无子宫收缩作用，是目前临床常用的促宫颈成熟药物，但起效较慢，需3～7d宫颈评分才有显著改变。

（2）苯丙酸诺龙：商品名为多乐宝灵（durabolin），注射液，每支10mg，25mg。用量25mg/1～2周。

（3）羟甲烯龙：商品名康复龙（anadrol）片剂，每片2.5mg，5～10mg/d，分2～3次服用。

（4）司坦唑醇：商品名康力农（androstanazole），蛋白同化作用较强，并具有减轻骨髓抑制作用，可用于白细胞减少、血小板减少等疾病患者。片剂，每片2mg，用量：6mg/d，3次分服。

四、性甾体激素的临床应用

性甾体激素的应用范围极为广泛，应用的适应证不胜枚举，现仅能择其要者举例如下。

（一）诊断性应用

1. 黄体酮试验　通常在鉴别闭经病因时首先作这一试验，即肌内注射20mg/d，持续5d，停药后一般在72h前后出现月经，为阳性，提示患者卵巢仍有功能，有卵泡发育，能分泌一定量雌激素；如在一周内未行经，说明患者雌激素水平很低，卵巢应进一步作雌激素试验。

2. 雌激素试验　即进行人工周期治疗，口服己烯雌酚1mg/d，连服21d，接着肌内注射黄体酮20mg/d，连续5d，停药一周内出现月经为阳性，提示患者缺乏雌激素，需要进一步测定FSH、LH，以区别卵巢功能低落的原因是卵巢早衰还是高一级器官的问题。如为阴性，则系子宫性闭经。如患者不能耐受己烯雌酚，可应用苯甲酸雌二醇肌内注射，每3d用1次，2mg/次，共7次，以后再如上法应用黄体酮。也可口服戊酸雌二醇（2mg/d）或倍美力（premarin）0.625mg/d连服21d，接着服用甲羟孕酮10mg/d，共5d以代替肌内注射。

（二）治疗性应用

1. 青春期功能性子宫出血

（1）己烯雌酚或苯甲酸雌二醇 2mg，每 6～8h 1 次，肌内注射，一般经 3～4 次注射（24～36h）流血停止后以每 3d 递减 1/3 的幅度逐渐减量，并改为口服，直至维持量，己烯雌酚 1mg/d，共用药 21d，使患者有足够时间恢复体力，最后 5d 加用孕酮 20mg/d，肌内注射，使内膜转变为分泌型，易于剥离完整，缩短出血时间。

（2）在上述止血治疗的基础上，再进行 3 个疗程的雌孕激素人工周期治疗，模拟正常的卵巢激素合成分泌的节律，促使子宫内膜周期发育和剥脱，改善下丘脑-垂体-卵巢轴反馈功能，治程结束可出现反跳性排卵和重建规律月经。

（3）人工周期方法——雌孕激素序贯疗法：于月经第 5 天开始口服己烯雌酚 0.5～1.0mg/d，共服 21d，后 10d 加服甲羟孕酮 8～10mg/d 或后 5d 加注黄体酮 20mg/d，一般在停药 48～72h 行经（药物撤退性子宫出血）。再按上法进行第 2 疗程的人工周期。共进行 3 个疗程。

2. 有排卵周期的月经量过多和（或）持续时间过长（＞7d）　月经周期正常，但出血量多、持续时间长，而无器质性病变的这类患者一般对孕激素反应较好，可能由于纠正了黄体功能不全，促使内膜得以正常剥脱而致出血量减少。有些学者则认为有排卵周期的月经过多不易控制。对月经过多伴周期不规律者可给予：炔诺酮 2.5～3.75mg，3 次/d，连服 20d。对月经过多经期延长，以减少月经量为主要目的者则应用药量递增法：即自月经第 5 日开始，第一周，2.5mg，3 次/d；以后每周每次增加 1 片（0.625mg），即第 2 周，3.125mg，3 次/d；第 3 周，3.75mg，3 次/d。疗效好，且药价便宜，不良反应小，与某些新药比较具有独特的优点。但长期大量应用者其血液黏稠度有增高倾向。不宜连续用药超过 3 个月。

3. 经前期紧张综合征　病因复杂，至今仍不甚明了，多年来集中于 E/P 比例失调或戒断反应等方面，但应用孕激素治疗疗效不明显；给予雌孕激素合剂的口服避孕药，有些人服用后症状非但不见好转，甚至反而加重，因此，雌孕激素制剂临床已不作有效药物予以介绍。近年有人认为可能由于对内源性性激素过敏引起，因而对重症患者可应用丹那唑 100～400mg/d，以 200mg/d 为佳，可减轻抑郁、烦躁、易怒、情绪波动、紧张、焦虑、好哭、乳房胀痛、乏力、头痛、失眠、出汗、饥饿感、心悸、眩晕等症状。可是费用较为昂贵。

4. 原发性痛经　是青春期少女中最常见的妇科疾病之一。凡未婚或愿意控制生育者则给予口服避孕片（复方炔诺酮片或复方甲地孕酮片）为首选治疗药物；90% 以上症状可获得缓解；可能由于内膜生长受到抑制，月经量减少，前列腺素量降到正常水平以下导致子宫活性减弱所致。服法：从月经来潮当天算起的第 5 天开始，每晚服 1 片，连服 22d。

5. 子宫内膜异位症　本病是继发性痛经的主要原因，亦是常见的妇科疾病。异位的内膜与正常位置子宫内膜一样受雌孕激素影响，因而近几十年来一直应用性激素药物来治疗此病。最初模拟妊娠期变化，长期连续应用大剂量高效孕激素，抑制 GnTH 及卵巢性激素的分泌，从而使异位内膜蜕膜化，继之萎缩，故名之"假孕疗法"。

（1）炔诺酮：从一般剂量开始，5mg/d，每周增加 5mg，4 周后增至 20mg/d 为止，维持 6～12 个月。为防止发生突破性出血，有的学者主张联合应用雌激素，即加服炔雌醇 0.05mg/d。其主要不良反应为：恶心呕吐、乳房胀痛、阴道排液及体重增加。治疗费用低廉是其主要优点。近年由于其疗效短暂，复发率较高，妊娠率较低，临床已较少应用。

（2）丹那唑：是 20 世纪 80 年代治疗子宫内膜异位症的首选药物，服药后抑制异位的子宫内膜细胞生长及腺体结构的形成同时，亦抑制正常子宫内膜的周期性生长而引起绝经，故称"假绝经疗法"。用法：从月经第 1～2d 开始，丹那唑 200mg，3 次/d，疗程则按病情而定，轻症 3～4 个月，中症 6～9 个月，重症 9～12 个月。子宫腺肌病及卵巢巧克力囊肿治疗反应差。治疗无效和复发病例多为剂量不足，疗程过短。这类患者应加大剂量延长疗程，或改用其他药物。主要不良反应有：体重增加、潮热、出汗、皮肤脂溢、痤疮、水肿、情绪变化、食欲变化等。开始服药前几周可有少量阴道流血，但不影响治疗效果。为了缩小病灶、松解病灶周围粘连、减少盆腔血供，便于手术操作、减少术中出血，亦可在手术前后 1～3 个月应用丹那唑治疗，剂量同上。

（三）月经的推迟或提前

有某些特殊情况，如结婚、高考、运动比赛等，当事人常常要求月经推迟或提前，用雌孕激素可人为地达到上述要求。但原则上应该尽量避免对下丘脑－垂体－卵巢轴的干扰。

1. 推迟月经来潮　在预期月经来临前 3d 开始，口服炔诺酮 5mg ＋ 炔雌醇 0.05mg，1 次/d，直至允许行经前 2d 止。需要推迟月经较长时间者则可应用：己酸孕酮 125mg ＋ 戊酸雌二醇 2.5mg，肌内注射，1 次/周，在月经周期的第 21 天开始，可推迟正常月经数周。

2. 提前月经　原理是造成一个短期的不排卵月经周期。一般从月经周期第 3 天起口服：炔诺酮 5mg ＋ 炔雌醇 0.05mg，1 次/d，服至第 12 天停药，停药后 48～72h 可出现无排卵性月经。

（四）用作避孕药物

目前应用最广泛的避孕药物均属甾体类激素。

1. 短效口服避孕药

（1）女用口服短效避孕药都以合成孕激素，配伍一定量的雌激素而成。两者合用效果较好，剂量可以减少，不良反应亦相应减少。国内口服短效避孕片除早期的口服避孕片Ⅰ号（含炔诺酮 0.625mg ＋ 炔雌醇 0.035mg），Ⅱ号（含甲地孕酮 1.0mg ＋ 炔雌醇 0.035mg）外，又有口服避孕片 0 号（含炔诺酮 0.3mg、甲地孕酮 0.5mg、炔雌醇 0.035mg）。剂量又有所减少。

（2）国外 20 世纪 80 年代开发了一种模拟月经周期中的生理变化，将孕激素剂量逐渐增加、分成 3 个不同阶段的新型复方避孕片，即所谓"三相片"，具有避孕效果满意、不规则出血少、胃肠道反应及乳房胀痛等不良反应发生率低等优点。我国市场亦有炔诺酮三相片问世。该药每 7d 为 1 阶段，每阶段所含炔雌醇量均为 0.035mg，而炔诺酮含量分别为 0.5mg、0.75mg、1.0mg，须按特定药片的排列顺序服用。服法与口服避孕片Ⅰ、Ⅱ号一样，从月经周期第 5 天开始服用，每晚 1 次，每次 1 片，连服 21d。

（3）我国尚有很多妇女因惧怕避孕药的不良反应而不愿服用。须知今天的避孕药已大大不同于早期的避孕药，其中所含的雌孕激素量已降低 80%～90%，因而不良反应已减少到极少程度。并且，避孕药的作用亦超出了控制生育的范围，它还可以调节月经周期，使月经周期有规律性，月经量减少，痛经现象减轻、甚至消失。乳房肿痛、腹胀等经前期综合征的症状亦可减少；不仅仅在月经期可有良好情绪，在整个月里情绪都会更好。此外，避孕药对于改善皮肤健康有好处，能使皮肤更加光洁，甚至已有商品出售，以治疗痤疮。同时还能延缓衰老。由于避孕药能释放微量性激素，保持平稳的雌激素水平，而能将更年期综合征的症状降低到最低限度。据调查长期服用避孕药可以延缓甚至防止妇女 30 岁以后开始的骨质丢失。服用避孕药还有防癌作用，可能是让人有意想不到的好处。据调查，它不但可预防子宫内膜癌，还可降低患卵巢癌的危险性达 40%，如果长期服用，降低幅度甚至高达 80%；服用避孕药还可抑制结肠直肠癌。

2. 紧急避孕药

（1）如同房时没有采取任何避孕措施，或避孕措施失败，可采取紧急避孕方法防止妊娠。据了解，目前我国每年人工流产妇女中，有 1/3～1/2 是由于未采取避孕措施而导致的非意愿妊娠。以往我国所采用的紧急避孕药称其为"事后片"，这一名称不能准确反映其在紧急情况下使用的特性和使用时间，国际上对这种避孕方法统一正确命名为紧急避孕。

（2）在我国农村紧急避孕药可能没有出售，在这种情况下亦可应用口服的短效避孕药（口服避孕片Ⅰ号或Ⅱ号），即在性交后 72h 内服用 2 片，12h 后再服 2 片，其作用是防止排卵；如已经排卵，则可防止受精卵着床，但这种措施有效率仅为 75%。

（3）应该强调，紧急避孕药仅对这次房事有补救作用，服药后需要采用可靠避孕措施，否则仍有可能受孕。由于 1 次使用的剂量较大，频繁使用不良反应及失败率相对增加，因此紧急避孕药只能偶尔使用，不能代替常规的避孕方法，至少不能每个月都服用紧急避孕药，长期经常服用，可打乱妇女的月经周期。

（4）除服用紧急避孕药外，其他紧急避孕方法还可在同房后 120h 内（5～7d 内）放置带铜的宫内节育器（IUD）。带铜的 IUD 有杀伤精子、干扰其运动能力、阻止卵子受精或孕卵着床。采用此法紧急避孕，其失败率仅为 0.1%；不但可对放器后的性生活起到保护作用，还可有效地安全避孕 10 年。

（5）原有的紧急避孕药。①速效探亲片（每片含消旋炔诺酮 3mg）：也可当做紧急避孕药服用，每次半片，间隔 12h 再服半片。②复方左旋 18 甲或复方 18 甲短效口服避孕药：也可代替紧急避孕药使用。服用方法：无保护性性生活的 72h 内，尽早服用 4 片；间隔 12h 再服 4 片。但是，这些事后片、探亲避孕片都因用药剂量大、不良反应重，可接受性差，而基本被摒弃。近年 WHO 已肯定单一左炔诺孕酮（LNG 国产商品名：毓婷）作为紧急避孕药物，并显著优于当前标准的左炔诺孕酮与炔雌醇复方用药。根据全球 21 个中心的临床试验研究报道：他们将 2 000 名在未采取避孕措施同房而又需要紧急避孕的妇女进行双盲随机对照研究，结果表明：在接受 LNG750μg，12h 后重复 1 次的妇女组中，防止了 85% 的妊娠，恶心呕吐反应分别为 23% 和 6%，而口服复方制剂（LNG500μg 加炔雌醇 100μg，12h 后重复 1 次）组的防止妊娠率、恶心、呕吐反应分别为 57%、51% 和 19%。前者显著优于复方组。研究还发现抗孕激素——米非司酮单次服用 25mg 亦可获得更佳效果。

3. 长效避孕药

（1）我国虽有肯定，且建议推广应用的长效口服避孕药，如由 18 - 炔诺孕酮、炔雌醚配成的复方 18 甲长效日服避孕片，可起到长达 1 个月的避孕效果，可是愿意接受这项避孕方案的妇女极少，未获推广。同样每月注射 1 次的长效避孕针剂亦有 3 种获得准予推广使用，如复方己酸孕酮（己酸孕酮 250mg，戊酸雌二醇 5mg），可是接受这种避孕方法者亦较少。

（2）我国从国外引进的皮下埋植避孕药，商品名 norplant，系由硅胶管、内装左旋 18

炔诺孕酮组成，采用特制套管针，在局麻下埋入上臂或前臂内侧皮下，利用药物以相对稳定的剂量持续释放这一特性，使激素能持久维持接近 0.25～0.5ng/ml 的低血水平，避免了口服给药的高峰水平，且有持续 5 年的避孕效果。一般在 5 年以后取出埋植剂。取出后，药物的血内浓度可在 2d 内迅速降低，并恢复排卵。据统计约有 40% 在取出后 3 个月怀孕，90% 在取出 1 年后怀孕。由于每天释放的激素量很小，因此单纯孕激素避孕药所引起的不良反应，如月经失调（经期延长、月经频发、稀发、闭经，或经间点滴出血）、头晕、头痛、抑郁、痤疮、性欲改变、体重增加等虽可发生，但出现的频率较少。这一避孕方法目前仅在各大城市居民中有应用者。

（五）激素替代疗法

妇女进入更年期后，卵巢功能逐渐衰退，体内雌激素水平明显降低。由于妇女体内有很多部位的组织或器官有雌激素受体，当雌激素减少时，这些组织或器官即发生退行性变化，除泌尿生殖器官外，心脑血管、精神等方面亦出现一系列老年性症状，并逐渐发生骨质疏松、皮肤黏膜老化等病变。这些症状严重地困扰着广大中老年妇女。尤其随着社会的发展，人类平均寿命普遍提高，妇女绝经后的生活要占整个生命过程的 1/3，老年妇女的健康亦受到人们重视与关注，为提高老龄妇女生命质量，及时补充女性激素，即激素替代疗法的如何普遍开展，已成为当今探索的热点问题。

1. 疗效　临床研究结果显示，大部分绝经后受试妇女，每天用 1mg 戊酸雌二醇替代治疗，可使体内雌激素水平提高，血压降低，血脂改善，达到了保护血管作用。应用天然雌激素和甲羟孕酮周期序贯疗法能有效缓解绝经期和围绝经期妇女的绝经期症状，并能改善血脂构成。在 1 周期治疗后，症状即有明显改善，随时间延长，改善更明显；在治疗 6 周期时，显著改善了血管收缩症状、精神症状和泌尿生殖系统萎缩症状，并显示血雌二醇水平上升到卵泡中期水平，低密度脂蛋白明显下降，改善了血脂构成。

2. 药物选择

（1）雌激素：一般尽量选用天然雌激素制剂，美国应用最多的是结合雌激素（premarin，我国市场出售的商品为倍美力），常用口服剂量为 0.625mg/d；戊酸雌二醇亦是天然短效雌激素，常用剂量为 1～2mg/d。尼尔雌醇是我国研制的口服长效新药，为 E_3 衍生物，2mg，每 2 周 1 次。缓解围绝经期各种症状的有效率可高达 90% 以上，且有改善血脂作用。利维爱（livial）由人工合成，进入体内降解产物分别具有雌、孕激素和微弱的雄激素作用，不必再加孕激素，对阴道、心血管、脂代谢、骨骼、大脑等器官均起正面作用，而对子宫内膜、乳房、肝脏作用很小。常用剂量 2.5mg/d。激素替代治疗中不应用己烯雌酚。

（2）孕激素：激素替代疗法中加用孕激素是为避免子宫内膜受雌激素过度刺激而转变成内膜癌，故只用于保留子宫的妇女。由于孕激素有抵消雌激素改善血脂的不良反应，这方面作用炔诺酮类孕激素比 17-酮羟孕酮衍生物更显著，且有雄激素效应，故基本不采用这类孕激素。应用最多的是甲羟孕酮，它的这种作用最轻。

（3）孕激素与雌激素序贯服用：停药后可出现撤退性子宫出血，而如持续连续服用，则内膜为静止状态及萎缩性子宫内膜。

（4）单纯含 E_2 的皮肤贴剂：由于药物避开了肝脏的首过效应而减轻肝脏负担，故可用于有慢性肝病和血栓史患者。制剂配备有缓释系统可保证药物以恒定速度释放。每周应用 1～2 贴使用方便，洗澡不受影响。

3. 替代疗法种类

（1）尼尔雌醇：2mg，每2周1次口服。保留有子宫的妇女，每用药3个月，需加服甲羟孕酮10mg/d，服7d；有阴道流血者，每3个月按上述方法重复应用，如用药不再出现阴道流血，可延长至每6个月服用甲羟孕酮1次，服法同上。这一方案不良反应轻，阴道流血率低，仅少数人初期有乳腺胀痛、恶心，3个月后大都消失。疗效显著，对血脂有改善作用，在服药3个月后高密度脂蛋白显著升高，低密度脂蛋白明显下降；并可防止骨质丢失。服用方便、费用低廉更是特大优点，已在国内广泛推广。

（2）雌孕激素周期序贯疗法：前半期服用：结合雌激素0.625mg/d，连用14d，后半期加服甲羟孕酮5mg/d，连用14d。市场有商品"倍美盈，premellecycle"，每疗程28片，栗色片含结合雌激素0.625mg，14片，前半期1～14d服，1次/d；淡蓝色片，含结合雌激素0.625mg＋甲羟孕酮5mg，14片，后半期15～28d服，1次/d。服药后体内性激素水平与周期性变化基本与正常育龄妇女相似，停药后可出现撤退性子宫出血，酷似月经，可直至60岁（以后经量逐渐减少），因而除显著地改善精神－躯体症状外，特别在心理上有一种青春永在的安慰。亦适用于中、重度阴道和外阴萎缩妇女。用药期间需定期进行乳房检查，并注意发生高血压、高钙血症的可能性。对于绝经期时间较长、不愿在HRT中发生出血的妇女，不宜应用周期序贯法。近年有人为了减少出血次数主张先服单一的结合雌激素0.625mg/d，每3个月加服甲羟孕酮5mg/d，连用13d。

（3）雌孕激素联合持续疗法：疗效不受持续服用孕激素影响，且由于长时间服用孕激素，反使子宫内膜萎缩而降低阴道流血率。市场有"倍美安，premelle"出售，每片含结合雌激素0.625mg＋甲羟孕酮2.5mg，1片/d。注意事项同上。为减少用药剂量，北京协和医院采用隔日交替使用雌激素和孕激素，疗效稳定。

（4）妇复春胶囊：系国产药，主要成分：炔雌醇0.625μg，甲羟孕酮0.25mg及适量的维生素A、D、E及钙等，符合第六届国际绝经会议提出的"小剂量雌激素加孕激素长期服用"的配伍原则。因为雌孕激素剂量极小、出现不良反应者极少、更为安全。每日早晨8：00以前服用2粒，可与其他药物同服，据报道，一般用药2周即能产生效果。

4. 治疗持续时间　由于激素替代治疗不仅局限于缓解更年期综合征症状，更重要的是防止骨质疏松症、冠心病的发生及改善绝经期高脂血症倾向。因此，激素替代治疗应持续较长时间，如5～10年。

5. 常见不良反应　单一雌激素替代治疗能增加患子宫内膜癌的风险经加用孕激素后已基本可以避免。可是与乳腺癌发病的风险关系，由于研究结果不一致，仍未明确。但已肯定应用目前的激素替代治疗方案短于5年者不增加患乳腺癌风险。据统计，50岁起应用HRT，疗程分别为5，10，15年，每1 000名妇女中累计增加发病人数仅2，6，12名。因此与HRT的其他疗效相比，显然是利大大的大于弊。其他不良反应，如突破性出血，一般发生于围绝经期，仅少数发生在绝经后，继续服药时间较久，一般不会再有阴道流血。胃肠道等不良反应随药物剂型及剂量的调整，已大为减少。只要重视服药后的随诊检查上述不良反应可以避免。要求每年全面检查1次，包括盆腔、乳腺的扫描，肝肾功能等。

6. 禁忌证　凡有栓塞病史（如心肌梗死）、慢性肝肾功能不全，子宫肌瘤、内膜癌、乳房癌、卵巢癌等雌激素依赖性肿瘤，肝脏肿瘤、严重高血压，糖尿病，严重静脉曲张、妊娠及不能坚持长期随诊者不宜应用。应强调注意患者的血脂状态，对已患有高三酰甘油血症的妇女须慎重。

鉴于上述情况，在采用激素替代治疗以前，必须先进行系统的体格检查，包括乳房常规扪诊检查，必要时需进行乳房 X 线钼靶检查；血脂、血糖、肝功能测定等；妇科检查有：宫颈防癌涂片检查，双合诊及盆腔 B 超扫描等。

（六）子宫内膜癌激素治疗

子宫内膜癌的治疗以手术治疗为主，但临床常根据病情给予激素、放疗或化疗作为辅助治疗。对于组织分化好、雌孕激素受体阳性患者激素治疗效果较好。一般认为，孕激素可使内膜癌细胞向正常转化，并作用于内膜细胞，直接延缓 DNA 及 RNA 的合成，从而控制癌瘤的生长，还可增强癌细胞对放疗的敏感性，使早期患者肿瘤缩小、消失或分化好转，并有不良反应小，治疗简单方便等优点。

（黄晓梅）

第五节　抗雌、孕、雄激素及抗生育药物

一、抗雌激素药物

抗雌激素药这一名词含义较广，包括以任何方式抑制或改变雌激素作用的化合物。其中最突出、临床应用最广泛的药物是克罗米芬（clomiphene）及他莫昔芬（tamoxifen），分述如下。

（一）氯米芬

氯米芬系三苯乙烯衍生物，结构类似己烯雌酚，是一种非甾体类、具有微弱雌激素作用的抗雌激素药物，临床广泛用于促排卵。

1. **药理作用**　从下丘脑–垂体–卵巢轴的 3 个不同层次促进女性生殖内分泌功能。

（1）直接作用于下丘脑 GnRH 神经元：它可竞争性与其胞质中雌激素受体结合，抑制内源性雌激素对其的负反馈作用，增加 GnRH 分泌的脉冲频率，从而调整 LH 与 FSH 比例。

（2）作用于垂体和卵巢：垂体对氯米芬的作用较之下丘脑更为敏感，是氯米芬更重要的靶器官，使垂体提高对 GnRH 的敏感性及反应性，增强 GnTH 的释放频率和振幅，并促进卵巢甾体激素合成酶系的活性，增加性激素的合成、分泌和增加 E_2 正反馈作用，从而促使卵泡的发育、成熟、排卵及形成黄体。

（3）影响子宫：使子宫内膜呈低雌激素性改变，宫颈黏液量减少、黏稠、拉丝度下降、羊齿状结晶消失。

2. **临床应用**　多用于诱发排卵。

（1）一般用法

1）适用于有一定雌激素水平的排卵障碍者（有自然月经或孕激素试验阳性），亦可用于雄激素过多者，如多囊卵巢综合征。于月经周期（自然月经或黄体酮撤血）第 5 天起，50mg/d，共 5d。排卵多出现于周期的第 16～18d，因而要指导患者在停药第 5 天起隔日同房 1 次，共 1 周。应进行排卵监测，除基础体温测定、B 超观察卵泡发育情况外，还应注意宫颈黏液功能变化。

2）若无排卵，则于下个周期增加 50mg/d，最高剂量为 150～200mg/d。若有排卵而未受孕者，则继续按此剂量治疗，妊娠发生于治疗 3～6 个周期者占 80%，凡未妊娠者应停药分析原因。综合国内外文献，单一克罗米芬治疗平均排卵率 73.9%，平均妊娠率 34.8%；Cramer 按生命表法计算，排卵周期妊娠率仅 15.7%。为何排卵率与妊娠率相差这样巨大？有些学者提出，可能卵母细胞或颗粒细胞受到氯米芬的负面影响，变性和不能受孕的卵子数增加或使细胞黄素化不足而引起黄体功能不健全，或由于氯米芬的抗雌激素作用使宫颈黏液不利于精子穿透。一些研究发现：内膜成熟延迟，宫颈黏液质量差，子宫的血流特征有所改变。加上氯米芬的半衰期较长（5d），这些负面作用更为之加强。因此治疗如在周期的较晚日期开始，其所具有的负面作用势必波及敏感的围着床期。Bijan 将氯米芬治疗移前至周期第 1 天开始，剂量及服药天数则未作改变，并与常规治疗法（于周期第 5～9d 服药）对 45 例原因不明不孕症妇女进行随机对照研究（两组均于优势卵泡直径 17mm 时肌内注射 hCG10 000U，注药后 24～40h 间进行宫腔内授精）。结果发现：前组于周期第 5 天，血 FSH、LH、E_2 浓度及子宫动脉搏动指数（pulsatility index）显著升高。排卵周期妊娠率达 25%，而对照组则无一例妊娠；提示氯米芬治疗开始于周期第 1 天的优越性。

（2）特殊用法：根据患者各自不同原因，采用相应对症的药物与氯米芬联合用药。

1）氯米芬 + 雌激素：用于因氯米芬的抗雌激素作用引起宫颈黏液数量少、黏稠，不利于精子穿过者。加用己烯雌酚 0.25mg/d，于月经周期第 8～15d，口服，这一阶段及小剂量服用，不干扰氯米芬的促排卵作用。

2）氯米芬 + 地塞米松：多囊卵巢综合征或血睾酮浓度增高者或单纯氯米芬治疗无效、不论是否伴有多囊卵巢综合征，可加用地塞米松。方法：在治疗前 2 周起或在治疗周期中（从月经周期第 1 天开始），每晚口服地塞米松 0.5mg 或泼尼松 5mg，排卵率可达 50%～90%。

3）氯米芬 + 溴隐亭：适用于高催乳素血症者，血催乳素浓度正常的氯米芬耐药者亦可加用溴隐亭；高催乳素血症患者使用溴隐亭控制后仍无排卵亦可加用氯米芬。剂量依照血催乳素水平而定。一经妊娠立即停药。

4）氯米芬 + 他莫昔芬：经氯米芬治疗 6 个月效果不佳者可并用他莫昔芬。剂量为氯米芬 50mg，他莫昔芬 20mg，从周期第 5 天用至第 9 天。Suginami 研究报道，不仅氯米芬用量减少，排卵率及妊娠率可提高 1 倍。

5）氯米芬 + hMG：目的在于矫正克罗米芬的负/正反馈功能不足。用 hMG 治疗患者，如其雌激素水平正常，可加用克罗米芬，不仅能减少 hMG 用量（约 50%），还能减少不良反应（包括卵巢过度刺激综合征、多胎妊娠率），方法与单纯氯米芬治疗及 hMG 治疗相同。排卵率可达 95%。下丘脑性闭经亦可试用这一方案，但氯米芬剂量要加大。

6）氯米芬 + hCG：氯米芬治疗后可因正反馈不良、LH 峰值不足而不排卵，或排卵后黄体功能不健全，可肌内注射 hCG10 000U。一般在 B 超监测下，优势卵泡直径 17mm 以上时注射，或在氯米芬治疗结束后 6～8d（月经周期第 15～17d）1 次肌内注射。排卵发生于 24～36h。为辅助氯米芬诱导排卵后常发生黄体功能不健全的缺陷，可在排卵后第 5 天肌内注射 hCG5 000U 或于排卵后第 4，6，8 天各肌内注射 2 000～3 000U。氯米芬除用于诱导排卵外，亦可用于治疗晚期乳腺癌、逆转增生过长或间变的子宫内膜及分化较好的子宫内膜腺癌。方法：200～300mg/d，连服 60d 或更久。Kikuchl 报道：服用氯米芬可加强顺铂抑制人卵巢癌细胞的增生作用，并通过耐药癌细胞对顺铂的摄取增加80%~90%而增强疗效。

氯米芬治疗可引起一些效应缺陷而致治疗效应下降。氯米芬诱发排卵后黄体功能不健全的发生率高达50%以上，表现为黄体期短和孕酮分泌不足（黄体周期血孕酮浓度≤48nmol/L，15ng/ml），因此，这类患者应予以辅助黄体治疗。氯米芬不良反应中还可发生未破裂卵泡黄素化综合征（30%左右）、宫颈黏液功能不全而致性交后试验异常（10%~15%）。

3. 不良反应　氯米芬治疗的不良反应很小，罕有影响继续用药者。常见不良反应有卵巢增大（15%）、血管舒缩性潮热（11%）、腹部不适（7.4%）及极少数的乳房触痛、恶心呕吐。

4. 并发症　应用大剂量氯米芬≥150mg/d时可出现卵巢过度刺激综合征（1%~5%）。尤其多囊卵巢综合征患者对克罗米芬相对敏感，宜从小剂量开始。由于克罗米芬治疗可使多个优势卵泡发育及排卵而致多胎妊娠率增高，发生率为8%~10%。与氯米芬剂量是否有关，尚无定论。流产率亦相对高于自然妊娠者（10.1%~25.3%）。

（二）他莫昔酚（三苯甲胺）

他莫昔酚（Tamoxifen，TAM）属三苯乙烯衍生物，也是一种非甾体类抗雌激素药物。长期作为乳腺癌的辅助治疗药物，近年在妇科领域中用以治疗雌激素依赖性良、恶性疾病的临床报道日益增多。

1. 药理作用　TAM可竞争性地与靶细胞胞质内雌激素受体（ER）结合，形成的复合物在胞核内长期潴留，影响胞质内ER的合成，ER无从补充、日益耗竭，致使靶细胞对雌激素敏感性下降，从而对雌激素产生拮抗作用。近年还发现不论是否雌激素靶组织都存在他莫昔芬抗雌激素结合部位，能与TAM相结合，并具有高亲和性，借此产生抗雌激素样效应。

2. 临床应用

（1）指征：乳腺癌、子宫内膜癌、子宫内膜异位症、功能性子宫出血伴内膜增生过长、子宫肌瘤等妇科性激素依赖性疾病和肿瘤。恶性肿瘤的有效率与肿瘤组织雌激素受体、孕激素受体的含量密切相关，双阳性者有效率可高达74%，而双阴性者≤10%。近年临床常应用他莫昔芬与黄体酮联合作为辅助治疗用于手术后的子宫内膜癌患者。上述治疗效果与内膜腺癌细胞有无雌、孕激素受体密切相关。PR（＋）者，孕激素治疗反应好，而ER（＋）可提高孕激素治疗的敏感性。这里联合应用的他莫昔芬作为非甾体类的抗雌激素药物，其本身具有极弱的雌激素作用，低浓度可刺激细胞增殖及产生孕激素受体，增强肿瘤对孕激素的敏感性，而有利于孕激素治疗。但具体剂量及服用多长时间至今尚无统一意见，有服黄体酮100mg/d及他莫昔芬20mg/d至少1年以上的报道。一般认为至少服用6个月，定期复查肝功能，肝功能良好者可服药1年以上。

（2）方法：20mg/d，口服，再根据治疗效应与耐受性调整剂量40~100mg/d，3~6个月为一疗程，以后改小剂量长程治疗，配合手术、放疗、化疗应用。

3. 不良反应　绝经前妇女应用时可能出现低雌激素症状：潮热、阴道干涩、性交痛等。

4. 并发症　由于TAM对绝经前、后妇女生殖内分泌和生殖器官的影响不同；内源性雌激素水平低下时，TAM对下丘脑和垂体功能起到雌激素激动药样作用；反之则起抑制药样作用。因此，绝经后妇女长期应用TAM可引起子宫内膜增生，并有诱发子宫内膜癌的危险，故绝经后妇女长程治疗时应加强监护。

二、抗孕激素药物——米非司酮

米非司酮（mifepristone，RU486）是一种强效的抗孕激素药物，同时具有抗糖皮质激素活性，其分子为甾体结构，但无孕激素、雄激素、雌激素及抗雌激素作用。它在分子水平与内源性孕酮竞争结合受体，口服经胃肠道吸收，服药后 0.7～1.5h 血浆浓度即达到峰值，是目前临床主要的孕激素受体拮抗药，且于 80 年代为 WHO 认可作为流产药（α - bortion pill）。

1. 药理作用

（1）催经止孕：米非司酮主要作用于子宫内膜（蜕膜）的孕酮受体，具有明显的催经止孕作用。它与子宫孕酮受体的亲和力为孕酮的 2～10 倍。米非司酮抗早孕的靶器官是子宫蜕膜，文献报道，蜕膜受其影响，血管充血、出血，毛细血管扩张，血管内淤血或血栓形成，血管受损破裂，造成间质片状出血，蜕膜与孕囊分离；继而，hCG 分泌下降，使黄体分泌孕酮减少，更加速蜕膜的退变，而导致妊娠终止。黄丽丽（1997）的研究结果则提示，可能使蜕膜血管痉挛或使蜕膜血管发育受阻，减少蜕膜中血管的密度，影响蜕膜血供，使蜕膜细胞变性、坏死，失去对孕囊营养的支持功能，致孕囊从子宫排出。

（2）促宫颈成熟：米非司酮可促使子宫颈组织内的胶原纤维降解，最后发展为胶原溶解，宫颈软化。米非司酮还可提高子宫对前列腺素的敏感性及刺激子宫前列腺素的合成，并有诱导合成子宫缩宫素受体等作用，这些都能刺激诱发宫缩；在子宫体收缩牵拉作用下宫颈变短、扩张及消失，这一过程与足月分娩自然生理过程相似，为产科中晚期引产，提高了成功率。

（3）下丘脑－垂体－卵巢轴的抑制作用：米非司酮可使垂体 GnTH 水平降低而阻止卵泡发育；还可直接作用于卵巢颗粒细胞，促其凋亡。由于这些作用可对月经周期发生影响。又如在卵泡期用药则因延迟 LH 峰的出现而使月经周期延长。此外它还对卵巢有强力的溶黄体作用，而使黄体过早退化、萎缩，使黄体期缩短。

（4）其他：近年发现米非司酮不仅是高效孕酮受体拮抗药和具有抑制糖皮质激素作用，而且还有抑制细胞信号表达、抑制端粒酶活性等多重药理作用。

2. 临床应用　由于米非司酮的药动学呈非线性特点，其血液中的药物浓度与临床应用剂量不成正比，且口服大剂量的生物利用度低于小剂量。因而在 200～800mg 剂量范围内药效（完全流产率）与剂量大小无关。临床发现，小剂量多次给药比大剂量 1 次给药效果显著。如近年应用米非司酮小剂量多次给药（50mg，2 次/d，连用 2d）配伍 PGE_1 类似物（米索前列醇）可达到完全流产率 95% 的效果。临床应用米非司酮治疗的疾病有如下几种。

（1）催经止孕及中晚期妊娠引产：临床常与前列腺素配伍用药，将在本章下一节前列腺素类药物阐述。

（2）子宫肌瘤：研究证实，除雌激素外，孕激素亦是子宫肌瘤发生的启动因子，在肌瘤发生、发展中起重要作用，如在妊娠期肌瘤常迅速长大；又如在应用 GnRHa 治疗、肌瘤萎缩过程中，加用甲羟孕酮可使缩小的肌瘤迅速再增大，表明孕激素亦是促进子宫肌瘤生长的激素之一。这是应用米非司酮治疗子宫肌瘤的主要依据。方法：米非司酮 10mg/d，空腹口服，连续 3 个月，单发壁间肌瘤与多发肌瘤显效（瘤体缩小 ≥40%）分别为 76.5%，12.5%，有效（瘤体缩小 20%～40%）分别为 14.7%，12.5%。潘隆玉对子宫肌瘤患者应用不同剂量的米非司酮治疗进行疗效的对照研究，小剂量组 5mg/d，大剂量组 25mg/2d，均连续口服 3 个月；结果：小剂量组（30 例）子宫缩小及肌瘤缩小率分别为 90%，70%，瘤体较原体积平均缩小 47.9%；大剂量组（38 例）上述 3 个参数分别为 81.6%，78.5%，27.0%。小剂量组肌瘤缩小反而显著。所有病例服药期间均闭经。无严重不良反应，仅个别患者有轻微潮热、出汗。除个别患者外，停药后月经来潮，平均 15±3d。

（3）异位妊娠：米非司酮保守性治疗未破裂型输卵管妊娠已广泛应用于临床，并均获得良好疗效。治疗对象一般限制在：①患者无明显急腹症症状。②异位妊娠包块局限在输卵管内，未破裂。③血 β – hCG 浓度 <15ng/ml，盆腔包块直径 B 超检测 <6cm。用量：总量均为 600mg；有的是 100mg，2 次/d，连用 3d；有的是 75mg，2 次/d，连用 4d。两者的治愈率分别为 77.8%，87.2%。疗效与甲氨蝶呤［用量：0.4mg/（kg·d），持续 5d］肌内注射相比无显著差异。根据观察分析血 β – hCG 初值较低者显效快，初值 <10ng/ml 者值降至正常约需 7d。米非司酮治疗异位妊娠疗效虽好，但要严格掌握指征，在治疗过程中要严密观察。如囊胚较大，绒毛一时不能为药物致死，成为输卵管妊娠流产不全而反复出血，可造成输卵管血肿，随时可发生破裂而酿成大量内出血。

（4）更年期功血：由于米非司酮对下丘脑 – 垂体 – 卵巢轴的调节作用，在受体水平对抗孕激素，能引起子宫内膜明显的组织学变化，导致子宫内膜的萎缩，可导致女性闭经和更年期妇女的绝经。口服米非司酮 10mg/d，每个周期的总剂量是 150mg，50 岁以下用 1 个周期，在服药期间出现暂时性闭经，待贫血得以纠正，停药后月经恢复正常。将其用于更年期妇女功能性子宫出血的止血，效果较好，不良反应较少。

（5）绝经后取环：绝经后由于卵巢功能衰退，雌激素水平降低，生殖器官开始萎缩，子宫变小，宫颈变窄，宫腔与环失去比例，节育器在宫腔内压迫肌层，易发生错位，嵌顿，增加了取环的难度，甚者手术器械无法进入宫腔内操作，易发生疼痛、损伤等。术前口服米非司酮可软化宫颈，改善生殖器条件，提高取环手术成功率，减少患者痛苦。方法：取环前 2d，口服米非司酮 25mg，每 12h 1 次，共 100mg，第 3 天上午手术取环。

（6）子宫内膜异位症、子宫肌腺病：由于子宫内膜异位症的发病与卵巢周期性变化相关，米非司酮具有抑制排卵的作用，还可诱发黄体溶解，干扰子宫内膜完整性的功能，对垂体促性腺激素也有抑制作用，可使病灶内膜萎缩，并缓解其疼痛，是一种颇有前景的治疗方法。米非司酮 10mg/d，连服 6 个月，在用药的第 1 个月即闭经。50% 患者用药期间症状消失，约 50% 的患者雌激素保持在生理水平，疗效与丹那唑和促性腺激素释放激素类似物（GnRHa）相近。与 GnRHa 不同的是，长期应用米非司酮并不引起骨质疏松和血雌激素过低。

三、抗雄激素药物

抗雄激素药物妇科临床主要用于治疗女性高雄激素血症相关的疾病，如多囊卵巢综合征、卵泡膜细胞增殖症及许多分泌雄激素的卵巢肿瘤；但首先需要与肾上腺来源的高雄激素血症相鉴别，后者的主要疾病有先天性肾上腺皮质增生症、库欣病及肾上腺肿瘤。具有抗雄激素活性的药物种类繁多，列举如下。

（一）醋酸塞普隆（Cyproteron acetate，CPA）

为 17 – 羟孕酮类衍生物，又名环丙孕酮，是欧洲国家常用的抗雄激素药物。

1. 药理作用 CPA 具有很强的抗雄激素作用，也有孕激素活性。

（1）抗促性腺激素作用：通过负反馈作用抑制下丘脑 - 垂体系统，促使垂体对 GnRH 的敏感性和反应性减弱，抑制 GnTH 的分泌，使体内睾酮水平降低。

（2）抗雄激素作用：竞争性抑制睾酮、双氢睾酮与雄激素受体结合；还可从雄激素胞质受体复合物中替换出双氢睾酮（DHT）。CPA 也抑制 17β - 脱氢酶（dehydrogenase）活性，减少睾酮合成及增加睾酮的代谢廓清率，降低睾酮活性。

（3）孕酮作用：可储存于脂肪组织中缓慢释放，因而具有长效及高效孕激素作用。肌内注射的孕激素活性为孕酮的 250 倍，口服活性更强。

2. 临床应用

（1）指征：女性高雄激素血症，包括：多囊卵巢综合征伴男性化、女性多毛症、先天性肾上腺皮质增生症伴男性化，女性异性早熟、痤疮等。血雄激素浓度正常，但由于组织对雄激素敏感而出现去女性化或女性男性化症状也是本药的适应证。对性欲亢进患者具有抗性欲的治疗效果。男性化肿瘤、妊娠、哺乳期禁服。

（2）小剂量周期疗法：与炔雌醇（EE）联合用药：CPA2mg + EE35 ~ 50μg，1 次/d，从月经周期第 5 ~ 25d。停药后出现月经（撤退性出血），再按上述方案连服数月，一般男性化症状在 3 个月缓解，多毛症状则需 6 个月后才能退化。

（3）卵泡期大剂量疗法：在卵泡期（月经周期第 5 ~ 14d）单用 CPA50mg/d，连服 10d，抑制多毛疗效更显著。也可用于治疗肾上腺来源的多毛症，疗效较应用皮质激素好。

（4）除按上述卵泡期服用 CPA50mg/d × 10d 外，加服炔雌醇 35 ~ 50μg/d × 20d（月经周期第 5 ~ 24d），主要用于多囊卵巢综合征患者，以调整月经和促排卵。

（5）对各种性变态：CPA100 ~ 200mg/d，连服 1 ~ 3 周。

3. 不良反应 有头痛、乏力、胃肠道反应、性欲减退、体重增加等。如用药量为 50mg/d，则不良反应极少见。

（二）螺内酯（Spironolactone）

由于具有类似醛固酮的化学结构，从而与醛固酮竞争，干扰醛固酮促进肾小管钠的重吸收，增加钠、氯离子的排出而产生利尿。临床多用作低效利尿药。但同时亦具有抗雄激素活性而用以治疗女性高雄激素血症。

1. 药理作用

（1）抑制双氢睾酮与雄激素受体结合，而呈现抗雄激素作用。

（2）因具有弱孕激素作用，使血中睾酮和雄烯二酮水平下降。

（3）大剂量可抑制细胞内细胞色素 P450 活性，从而抑制睾酮的生物合成。

2. 临床应用

（1）指征：临床多用于治疗多囊卵综合征及多毛症。

（2）用法：常规剂量为 100 ~ 150mg/d。周期或连续用药；治疗 2 ~ 6 个月可出现满意疗效，但亦有人认为产生治疗作用的剂量在 25 ~ 50mg，2 次/d，若再增加剂量可出现某些不良反应。目前公认安全有效剂量：最低为 50mg/d，最高为 200mg/d。

3. 不良反应 因具有抗醛固酮作用，在用药于抗高雄激素血症时，可出现一些协同性治疗作用或不良反应。常见的不良反应有多尿、口干、头痛、乏力、倦怠、月经不规律，有时可出现乳房增大或乳房胀痛。一般患者耐受性良好，但剂量过大、用药时间过长，不良反应发生率增高。服药期间需要避孕，否则会使男胎女性化。

（三）西咪替丁

西咪替丁（cimetidine）为一种抗组胺 - H_2 拮抗药，临床多用于治疗消化性溃疡；还具有抗雄激素作用，可能抑制睾酮合成及在雄激素受体水平与双氢睾酮竞争受体降低双氢睾酮活性所致。在治疗多毛症及痤疮方面有一定价值。常用剂量：300mg，3～5 次/d，3 个月为一疗程。

由于药物在体内分布广泛，抗雄激素作用外其他药理作用复杂，不良反应虽较轻微，小剂量和中等剂量并不发生，大剂量则不良反应较多。消化系统方面有，腹泻、腹胀、口苦、口干等，中枢神经系统方面有，头晕、头痛、倦怠、乏力、嗜睡等，心血管系统反应有心动过缓、面部潮红、心律不齐等。此外，还有溢乳、性欲减退。极个别患者可出现皮疹、药热、巨型荨麻疹等变态反应，故哮喘和有过敏史者慎用。

四、抗生育药物——棉酚

棉酚系在 20 世纪 70 年代我国从棉子中的萘醛类药物精炼而成，临床应用的为甲酸棉酚或醋酸棉酚片剂（10～20mg/片），口服后，游离态棉酚在性器官的靶组织（如卵巢、子宫内膜、肌层）有较高浓度，影响其生物代谢和功能。由于药源丰富、经济价廉，抗生育作用显著，具有广泛开发价值。

（一）药理作用

1. 对卵巢作用　棉酚抑制卵泡发育和成熟，使闭锁卵泡增加，血浆雌二醇降低。大剂量可抑制排卵，性激素合成降低，并有溶黄体作用。最终导致卵巢重量减轻，性器官萎缩。由于解除了雌孕激素对下丘脑 - 垂体的负反馈作用，血清中 FSH、LH 浓度轻度增加。棉酚本身无抗雌激素作用。随着棉酚总剂量的增加和疗程的延长，闭经率亦随之增高。

2. 对子宫和子宫内膜作用　棉酚对子宫肌肉及子宫内膜甾体激素受体有选择性抑制作用，使其含量减少，致使子宫肌肉萎缩，内膜分泌转化不良和萎缩。

3. 对妊娠影响　棉酚对妊娠呈现抗着床、抗早孕作用。有抑制滋养叶细胞作用、停止孕卵桑椹胚和囊胚化过程，而致胚胎中止发育，流产率增加。

（二）临床应用

临床总有效率据统计≥95%，主客观症状和体征的缓解出现于治疗后 1～3 个月。总剂量越大、疗程越长，疗效越好。

1. 指征　女性性激素依赖性疾病：如子宫内膜异位症、子宫肌瘤、更年期功能性子宫出血及痛经。治疗以上 4 种疾病主要适用于围绝经期及≥35 岁妇女。不同年龄组妇女对棉酚的敏感性不同，越年轻越不敏感，越年长越敏感。

2. 用法　20mg/d，口服，连用 3 个月后，再连服 3 个月维持量，20mg，2/周，共 6 个月为一疗程。在治疗期间需加强监护，尤其应注意防治低钾。

（三）不良反应

主要是低雌激素反应和胃肠道反应。治疗可引起月经过少、月经稀发和闭经，其发生率与年龄有关。治疗性闭经一般发生于治疗 2～3 疗程后。停药后 3～6 个月可不同程度地恢复，年龄越轻，恢复越快。其他反应有乏力、心悸、恶心、水肿、头晕、潮红、食欲减退、失眠、口干等。大剂量长期治疗过程中可发生低血钾和低钾性肌无力症。

（王　颖）

第六节　前列腺素

前列腺素最初认为由前列腺产生，故名。20 世纪 30 年代初期有人观察到人的精液对子宫有收缩作用，但未被重视。到 20 世纪 50 年代才重新引起广泛注意。前列腺素广泛存在于哺乳动物体内。几十年来人们就其化学结构、生化、代谢、功能进行了广泛深入研究，并研制开发了一系列前列腺素（PGs）的类似物，这些药物在妇产科领域中有广泛的应用价值。

（一）化学结构及种类

1. 天然前列腺素　天然前列腺素的基本结构是长链的脂肪酸，有 20 个碳原子和一个含 5 个碳原子的碳环，按其结构的不同将前列腺素分为：A，B，C，D，E，F，G，H 和 I 9 类。根据碳链上双键的数目不同，分别在各类符号的右下角以数字代表，如 PGE_1、PGE_2。又如 PGF，有两种同分异构体，按第 9 位碳原子上羟基的位置而分别定为 α 和 β。天然前列腺素只存在 α 构型，如 $PGF_{2\alpha}$。

与女性生殖生理和生殖内分泌功能相关的 PGs 如下。

（1）PGE_2 和 $PGF_{2\alpha}$：是两种对女性生殖生理极为重要的 PGs。可在卵泡、子宫等组织合成，对子宫平滑肌均呈强烈收缩作用；可是对输卵管 PGE_2 呈舒张作用，$PGF_{2\alpha}$ 则起收缩作用。

（2）前列环素（PGI_2）：主要在卵泡、黄体、子宫、小动脉血管壁等处组织合成，具有血管舒张、抗血小板凝聚、抗血栓形成等功能。

（3）血栓烷（TXA_2）：系花生四烯酸在环氧化酶作用下生成。血小板对之有较强生成活性，是一种导致微血管收缩、强力促进血小板凝聚、血栓形成物质，半衰期极短，很快失活，转化为 TXB_2。正常情况下与 PGI_2 共同调节机体微循环和血流动力学功能，处于相对平衡状态。

2. 合成前列腺素　现已合成天然前列腺素的多种类似物，能抑制天然前列腺素的一种生物活性而保留或加强其另一种活性，使之更符合临床需要。妇产科临床最常用的有下列 4 种。

（1）卡前列甲酯（15 - 甲基 $PGF_{2\alpha}$ 甲酯，carboprost methylate）：阴道栓剂（每粒 1mg）。阴道给药有明显的子宫收缩作用及扩宫颈作用。需经 1~3h 生效，作用维持 8~10h。

（2）硫前列酮（sulprostone）：为 PGE_2 类似物，肌内注射制剂（每支 0.25mg，0.5mg）。肌内注射吸收迅速 20~30min 血浓度达峰值。软化和扩张宫颈管的作用优于卡前列甲酯；有较强子宫收缩作用，作用时间亦较长。

（3）吉美前列素（gemeprost）：为 PGE_1 衍生物，阴道栓剂（每粒 1mg）阴道给药后 th 血浓度达峰值，有强烈收缩子宫平滑肌，且有软化和扩张宫颈管作用，效力大于 $PGF_{2\alpha}$。

（4）米索前列醇（misoprostol）：为 PGE_1 类似物，口服片剂，每片 200μg，口服，每 2h 1 次，可达最大效应。其作用较吉美前列素及硫前列酮弱，单独应用不能诱发有效宫缩，与米非司酮合用，抗早孕有良好效果，不良反应较卡前列甲酯、硫前列酮小，使用方便为其最大优点。

（二）药理作用

1. 对子宫肌层作用　PGE_2、$PGF_{2\alpha}$ 均可引起非孕子宫肌层的强烈收缩。妊娠子宫则随妊娠月份逐渐增加对 PGs 的敏感性；中孕子宫以增加肌层张力为主，晚孕则增加子宫平滑肌的收缩活性及增加宫缩的频度和强度。分娩活动的始发就是由雌激素、PGs 及缩宫素三者相互协调与增强所致。

2. 对子宫内膜作用　子宫内膜螺旋小动脉受 PGs（包括 PGE_2、$PGF_{2\alpha}$、$TXA_{2\alpha}$、PGI_2）的调节，PGs 的升高可导致子宫内膜的剥脱和出血。

3. 促进子宫颈成熟　宫颈局部的 PGs 通过激活胶原溶解酶，使宫颈胶原纤维松散、毛细血管增多、扩张、充血，使宫颈结缔组织软化。PGs 栓剂阴道给药后即可提高宫颈局部 PGs 的浓度，并通过阴道黏膜的吸收，还能引起子宫收缩。子宫颈在软化的基础上，通过子宫肌层的牵拉而致宫颈退缩消失、宫口开大，直至临产开始。

（三）临床应用

1. 抗早孕　单纯 PGs 不能诱发强烈宫缩，疗效不满意，必须配伍米非司酮，合并用药后可显著提高早孕子宫对于外源性 PGs 的敏感性。服用米非司酮需在服药前后各禁食 th，有顿服及分次服药方法。

（1）顿服法：第 1 天空腹顿服米非司酮 200mg，服药后 36～48h，即第 3 天上午赴医院阴道放药。

（2）分次服药法：口服米非司酮 25mg，2 次/d，连服 3d。于第 4 天上午灌洗阴道并擦干后给卡前列甲酯栓 1mg 置于阴道后穹隆，卧床休息 1h；或空腹 1h 后口服米索前列醇 400～600μg。亦有建议：第 1 天服米非司酮 50mg，8～12h 后再服 25mg，第 2 天早晚各服米非司酮 25mg，第 3 天清晨服 25mg，1h 后加用 PGs。米非司酮分次服药法的总量均为 150mg。

（3）上述治疗后均需留院观察 4～6h，观察绒毛排出情况。凡未见绒毛排出者应嘱咐患者出现阴道流血即应来院检查。最晚在服药第 8 天到医院作 B 超检查，B 超证实为继续妊娠，即予以进行人工流产术。对用药后第 15 天阴道流血不止者宜抽血作 β-hCG 检测及 B 超检查，如证明宫腔内有绒毛残留，应做刮宫术，刮出组织做病理检查。

（4）禁忌证：①凡具有心血管、神经、呼吸、消化、内分泌、泌尿生殖道等系统慢性疾病者。②伴有与甾体激素有关的肿瘤，如子宫肌瘤、乳腺癌、卵巢癌等。③带器妊娠或在此次孕期前 1 个月服用甾体激素避孕者。④吸烟每天超过 10 支者。⑤妊娠剧吐或有妊娠期瘙痒症者均不宜采用本法。

（5）不良反应：常见不良反应有胃肠道反应，如恶心、呕吐、腹泻及宫缩痛，多在使用前列腺素后的 24h 内。

（6）缺点：有 5%～10% 不完全流产需行清宫术。部分患者药物流产后子宫出血较多，或持续少量流血的时间较长。后者可能由于米非司酮的药物作用导致子宫蜕膜层血供欠佳，使蜕膜不能在短期内较快地剥脱就再生所致。因此本法导致的流产后出血时间长及具有潜在大出血危险的问题尚有待解决。有报道在服药的第 1、2 天加服活血化瘀的中药各 1 副，结果表明：宫腔蜕膜残留、出血量及出血持续天数显著改善，提示中药能活血化瘀，促进绒毛和蜕膜的完整排出。

2. 终止中期妊娠　如对≥38周的足月妊娠引产，或促进宫颈成熟。

（1）用药方法：清晨空腹米非司酮200mg顿服，24h后空腹米索前列醇400μg，以后每隔3h服用米索200μg，直至胎儿娩出。

（2）≥38孕周有终止妊娠指征而宫颈评分≤5分，用药旨在促进宫颈成熟者。有单用小剂量卡前列甲酯阴道栓剂的报道，用量为100μg/24h，连用2~3d，总量≤300μg。

（3）引产成功率90%，平均引产时间（37.2±7.1）h。与依沙吖啶中晚期引产效果相比，引产效果两者相似，但具有引产时间短、服药方便、安全等优点。

（4）小剂量卡前列甲酯促宫颈成熟的成功率达96.4%，单次给药就有82.1%的成功率。宫颈评分均值上升至7.44（6~11）分。有60.7%（17/28）用药后出现不同程度宫缩，且有21.4%临产后自然分娩，39.3%有轻微宫缩，数小时后消失。

（5）由于米非司酮可穿越胎盘进入胎儿体内，近年通过大样本的深入研究，初步发现米非司酮对胎儿的肝功能、激素受体表达、细胞信号及端粒酶活性有一定的功能性影响，因此晚孕引产活胎使用米非司酮还应慎重。

3. 过期流产　胚胎停止发育后2个月以上尚未排出，由于胎盘机化与子宫壁粘连紧密，不易分离，且稽留宫腔时间越长引起凝血障碍的可能性越大，处理颇为棘手。应用米非司酮配伍米索可获得良好效果。用法：米非司酮75mg/d（晨服50mg，12h后再服25mg），连服2d；第3天晨空腹服用米索600μg。据报道，87.5%（28/32）胚胎完全排出，除2例外，30例均在3d内结束妊娠，出血少；而与传统口服已烯雌酚预处理、静脉滴注缩宫素促进宫缩的处理方法比较有显著优越性。

（王　颖）

参考文献

［1］黎梅，周惠珍. 妇产科疾病防治［M］. 北京：人民卫生出版社，2015.

［2］冯力民，廖秦平. 妇产科疾病学［M］. 北京：高等教育出版社，2014.

［3］张艳玲. 现代妇产科疾病治疗学［M］. 西安：西安交通大学出版社，2014.

第二篇

妇科篇

第五章　妇科腔镜手术治疗

第一节　宫外孕的腹腔镜手术治疗

目前，宫外孕的诊断并不困难，结合超声波检查以及血或尿 β – HCG 或 HCG 检查，可以使许多异位妊娠患者能够在未发生腹腔内大出血的情况下得到诊断。而腹腔镜手术则能够在及早、准确诊断异位妊娠的同时，选择最恰当的方法治疗异位妊娠，从而避免患者发生腹腔内大出血等严重后果，同时由于其创伤小、恢复快，使患者住院时间明显缩短。因此，腹腔镜手术已作为诊治异位妊娠的主要手段。

（一）适应证

1. 陈旧性宫外孕　对容易患宫外孕的患者，如有慢性盆腔炎、不孕症、曾有过宫外孕、输卵管曾做过整形手术等，在妊娠早期及对行超声波检查，同时发现有盆腔包块，阴道流血，血 HCG 升高不明显，疑诊陈旧性宫外孕者。可以行腹腔镜检查及手术。

2. 流产型宫外孕　生育年龄妇女出现下腹疼痛或不规则阴道出血，应常规行血或尿 HCG 检查，对 HCG 呈阳性者，应进一步行超声波检查。排除宫内妊娠后，如在宫旁发现囊实性包块，或腹腔有积液，则可疑宫外孕，应尽早安排患者接受腹腔镜检查。

3. 宫外孕破裂出血　对有剧烈腹痛伴有一过性昏倒者，应高度怀疑有腹腔内出血，应及时行腹腔穿刺或后穹隆穿刺，如抽出不凝固的较新鲜血液即可诊断，如此时尿 HCG 阳性，更可确诊为宫外孕，应及时行腹腔镜手术治疗。

4. 其他　对于 HCG 反复阳性，刮宫无绒毛组织，刮宫后 HCG 仍为阳性，而不能确诊为妊娠滋养细胞肿瘤者，应行腹腔镜检查以排除宫外孕。

（二）禁忌证

1. 绝对禁忌证　①盆腔严重粘连，不能暴露病变部位的输卵管。②腹腔大量积血、患者处于严重休克状态。

2. 相对禁忌证　妊娠包块大小及部位等，如间质部妊娠包块较大者手术较困难，为相对禁忌证。之所以称为相对禁忌证，是因为这要根据手术医师的经验及手术技能而定，对一个医师来说不能用腹腔镜完成的手术，另一个医师可能能够完成。

（三）手术方法

气腹成功后首先经脐部放入腹腔镜，确诊为输卵管妊娠并可行镜下手术后，在下腹两侧或同侧放入两5mm穿刺套管，用于放入手术器械，一般情况下3个穿刺孔即可完成手术，如有必要，可在左侧腹直肌外缘再放一个穿刺套管。先吸净盆腔内积血，如遇盆腔粘连可先分离粘连，充分暴露病变输卵管，并观察对侧输卵管情况，以决定选择手术方式。手术结束时用大量生理盐水将盆腔彻底冲洗干净。

1. 输卵管切除术　如果患者不需要保留生育能力，或输卵管已严重破坏，应选择输卵管切除术。如果同侧输卵管曾有过一次妊娠，或该侧输卵管曾行过伞端造口术，一般认为应行输卵管切除术。

将举宫器放入宫腔，使子宫保持前倾位，充分暴露患侧输卵管，用一把抓钳提起输卵管伞端，自伞端开始用双极电凝钳靠近输卵管钳夹、电凝输卵管系膜，然后用剪刀剪断系膜，直至输卵管宫角部，切除患侧输卵管。靠近输卵管电凝系膜的目的是减少电凝对卵巢系膜及其血液供应的影响。也可使用一种带刀双极电凝钳（PK刀），其优点是电凝组织后可立即下推刀片，将组织切断，无须反复更换手术器械，从而缩短手术时间。

输卵管切除也可逆行进行，先钳夹切断输卵管峡部近宫角处，再逐步电凝切断输卵管系膜至输卵管伞端，逆行切除病变输卵管。

2. 输卵管部分切除术或电凝术　输卵管部分切除术主要适用于输卵管峡部或壶腹部妊娠破裂不能修补，而患者又不愿切除输卵管者。输卵管切开取胚胎及修补术失败者也可考虑输卵管部分切除术或电凝术。病灶切除后输卵管剩余部分将来可以行输卵管吻合术以获得生育能力。

首先用双极电凝钳将妊娠部位两侧的输卵管电凝后剪断，用抓钳将病变部分提起，再电凝并剪断其系膜，从而将妊娠部分的输卵管切除。如使用缝线结扎的方法行输卵管部分切除术，则先缝合结扎妊娠部位两端的输卵管，然后切断。具体做法为先用抓钳提起该段输卵管，继而缝扎并切断系膜，切除病变部分输卵管。与电凝方法相比，缝线结扎的方法操作较困难，费时较长。

无论使用何种方法，在病变部分输卵管切除后均应仔细检查创面有无出血，如发现出血仍可用电凝或缝合止血。

输卵管妊娠部位电凝术与输卵管部分切除术相似，只是将病变部分使用电凝完全凝固而不切除。这种方法的缺点是无法取得组织行病理学检查。

由于输卵管切开取胚胎术及局部注射MTX的方法广泛使用且有效，因此输卵管部分切除术或电凝术很少使用。

3. 输卵管切开取胚胎及修补术　该手术适用于需要保留生育能力的患者。有报道输卵管切开取胚胎及修补术后再次宫外孕的机会有所增加，但这种手术对需要保留生育能力的患者仍具有一定价值。在决定行输卵管切开取胚胎及修补术前，应向患者交代手术后要注意以下情况，如术后持续性宫外孕需再次手术或用药物治疗，手术后应定期检查尿或血HCG浓度，直到正常为止。

输卵管壶腹部妊娠最适合行输卵管切开取胚胎及修补术，部分峡部妊娠也可行这种手术，无论妊娠部位是否破裂，只要病例选择恰当，均可使手术顺利完成。

用抓钳或分离钳拨动并提起输卵管系膜，暴露拟切开的部位。切口部位应选在输卵管系膜对侧缘及妊娠包块最突出部分。一般应沿着输卵管长轴纵行切开，切口不必过长，以可顺利将管腔内绒毛及血块取出为度，切口过长可导致输卵管壁过多的血管损伤，出血量增多且不易止血。单极电针是切开输卵管最常用、最方便的手术器械，它在切开管壁的同时还有凝固组织和止血作用。剪刀、超声刀也可用于切开输卵管。

管壁切开后即见管腔内血块及绒毛组织，用抓钳取出绒毛及胚胎等妊娠组织，尽量保持组织的完整，防止夹碎组织增加残留机会，同时如钳夹损伤了输卵管黏膜，则导致管壁出血而不易止血。另外有人用水压分离排出妊娠组织，具体操作方法如下：用一把无损伤抓钳将输卵管壁切口缘提起，将5mm冲洗吸引管沿管壁放入管腔，利用水压将绒毛及血块与管壁分离，并在水流的带动下，使绒毛及血块自切口完整排出。如绒毛及血块与管壁粘连较紧，水压不能完全分离，可用5mm抓钳将绒毛及血块抓出。用生理盐水反复冲洗输卵管腔，以确定有无绒毛组织残留。绒毛及血块先放于子宫直肠窝处，待手术结束时取出。

输卵管内绒毛及血块取出后管壁即塌陷，如无活动性出血，切口可自动对合并愈合，此种情况切口不需要缝合。输卵管切口不缝合有形成瘘管的机会，但可能性很小。如切口有活动性出血，常用止血方法有电凝和缝合两种，电凝止血虽简单，但对输卵管有损伤，有时整个管壁组织均被凝固破坏。腹腔内缝合虽然操作较困难，但对输卵管的损伤较小，使切口准确对合，有利于切口愈合。有时管腔内有活动性出血，电凝无法止血时，可将切口缝合后，任血液积聚在管腔内，对管壁起压迫止血作用，管腔内的血块可待日后自行吸收。缝合方法为用3-0~4-0 Dexon或Vicryl带针缝线，在输卵管切口间断缝合数针，使切口对合良好。

绒毛及血块可用10mm勺状钳经10mm穿刺套管取出，或用10mm的吸引管吸出，并送病理检查。

4. 输卵管妊娠挤出术　输卵管妊娠挤出术主要用于输卵管伞部妊娠及近伞部的壶腹部妊娠。伞部妊娠常自然排出，即输卵管妊娠流产。如术时发现伞部妊娠，可将妊娠组织用抓钳轻轻拉出，此时可将绒毛全部取出。水压分离有助于妊娠组织的取出。如果妊娠位于壶腹部近伞端，则不易将妊娠组织从伞端取出，可引起组织残留和出血，这种情况下可将输卵管伞部切开，取出妊娠组织并用电凝止血。

5. 腹腔镜下输卵管局部注射MTX　腹腔镜下输卵管局部注射MTX用于以下两种情况：一种是不切开输卵管壁取出绒毛组织，直接将MTX注射到妊娠病灶内；一种是在行输卵管切开取胚胎后怀疑有绒毛残留，在将管壁缝合后向妊娠部位管腔内注射单剂量MTX。前者可保持输卵管的完整性，对输卵管损伤小，手术操作容易。但术后患者HCG降为正常的时间长达20~40d，成功率仅有83%。后者作为对输卵管切开胚胎及修补术的一种补充治疗，比较难把握何种情况下需要使用。因此，笔者认为如果使用腹腔镜确诊为输卵管妊娠，即应行镜下手术（输卵管切除术或输卵管切开取出胚胎及修补术）治疗，可使患者术后住院时间明显缩短，尿或血HCG浓度迅速恢复正常。注射方法是将单剂量MTX（10~40mg）溶于3~5ml生理盐水或注射用水中，使用腹腔镜专用注射针头将药物注入，也可用18号或20号腰穿针穿过腹壁，再刺入输卵管妊娠病灶内注药。推药前应回抽注射器，避免针头进入血管。术后严密观察血HCG变化。

（四）术后处理

手术后的处理，包括腹腔引流管的管理和观察，注意引流物的量和颜色，以便及早发现腹腔内出血或其他器官或组织损伤的征象。适当使用抗生素，必要时输注红细胞悬液或血浆。嘱患者尽早下床活动，早期即可进食。定期复查血 HCG 定量。

（五）常见并发症及处理

腹腔镜手术治疗输卵管妊娠，除腹腔镜手术本身并发症以外，还有其特有的并发症。主要包括以下两个方面。

1. 出血　腹腔镜手术治疗输卵管妊娠所引起的出血主要发生于保留输卵管的手术，如输卵管切开取胚胎及修补术，切开输卵管时出血多少与妊娠绒毛的活性有关，绒毛组织越新鲜，输卵管组织充血越明显，出血越多。术前超声检查有胎心搏动，血或尿 HCG 浓度很高，提示绒毛活性高，术时可能遇到活跃出血。术时出血可通过缝合、电凝、内凝等方法止血，如果止血效果不理想，可转为输卵管切除术，一般情况下极少因不能止血而中转剖腹手术者。如术时止血不彻底，也有可能术后继续出血，甚至引起术后腹腔内大出血。如发生术后腹腔内出血，可重复腹腔镜手术或转为剖腹手术。此时切除输卵管是比较恰当的手术方式。

2. 持续性宫外孕　指腹腔镜下输卵管切开取胚胎及修补术时未清除干净绒毛组织，术后滋养细胞继续生长。患者表现为阴道出血持续不止，尿或血 HCG 在术后 3～6d 有所下降，但下降到一定程度后又上升或反复呈阳性反应。部分持续性宫外孕患者甚至可再发生腹腔内大出血。因此在腹腔镜下非手术治疗输卵管妊娠术后，应严密观察患者血 HCG 的变化，直到正常为止。如发现持续性宫外孕应及时治疗。

持续性宫外孕的治疗可以再次行腹腔镜手术或开腹手术，再次手术时仍可行保留输卵管的手术，而不切除输卵管。但是再次手术对患者的创伤及打击均较大，因此目前多采用非手术治疗，其方法包括 MTX 肌内注射或使用中草药治疗。多数情况下 MTX 用 1 个疗程已能够杀死残留的滋养细胞，使血 HCG 恢复正常。

（居宝芹）

第二节　输卵管疾病的腹腔镜手术治疗

一、盆腔粘连分离与输卵管成形术

随着盆腔感染性疾病和性传播性疾病的增加，输卵管因素已经成为引起不孕症最重要的原因。在临床上，经开腹显微外科方式进行输卵管重建手术治疗输卵管疾病已经成为主要的手术方式。目前，大多数的输卵管重建术可以在腹腔镜下实施。尽管辅助生育技术的发展完善使不孕症的手术治疗面临挑战，但是，输卵管性不孕的手术治疗仍然广泛地应用于临床，尤其是在一些辅助生育技术尚未开展的地区。

（一）适应证

输卵管伞端、壶腹部不通及输卵管粘连导致不孕症者。

（二）禁忌证

全身及腹部急性炎症，或不能耐受腹腔镜手术的患者。

（三）手术方法

患者取截石位，放置举宫器以便操作子宫和术中通液。腹腔镜自脐轮部置入，大多数情况下，分别在下腹部两侧置入 5mm 的辅助穿刺套管即可完成手术，对一些比较复杂的病例，在左侧腹直肌外沿可以再增加穿刺套管及手术器械进行组织切割和分离。输卵管粘连分离和成形手术的目的不仅仅是为了恢复输卵管的解剖形状，同时还要恢复其生殖功能，提高不孕症患者的生育率。因此，减少手术以后分离面的粘连和粘连的再形成非常重要。为了达到这一目的，必须最大限度地减少术中对组织的干扰，显微妇科手术的各种原则适用于腹腔镜手术。

腹腔镜输卵管成形手术步骤与普通显微妇科手术步骤并没有本质的区别。通常情况下都要首先对输卵管及其周围组织的粘连进行分离，充分暴露输卵管和卵巢的位置，手术方式及步骤取决于输卵管的病变和解剖改变情况。手术步骤如下。

1. 盆腔粘连的分离　首先分离输卵管与周围组织和器官的粘连，从暴露最充分的部位开始，按照由简单到复杂的顺序进行。一般情况下，首先分离膜状粘连，然后再分离致密粘连。对于有肠管粘连的患者，在进行输卵管卵巢粘连分离以前，要首先分离肠管的粘连，然后将肠管向上腹部推开，以便充分暴露盆腔器官，以免在进行附件区的粘连分离操作中误伤肠管。

在分离操作过程中，尽量用抓钳提拉受累的器官或粘连带，使其保持张力，这样不仅有助于辨别粘连的界限，而且在分离过程中还可以避免对粘连器官浆膜的损伤。分离致密的粘连部位时，可以先在粘连上做一个小的切口，找出粘连组织的平面层次以后，用剪刀或超声刀进行切割分离。

粘连分离的范围以能够完全恢复输卵管的正常解剖为度。在手术结束前，要冲洗盆腔并吸净组织块和凝血块，在盆腔冲洗的同时，还可以借助液体的灌注冲洗，重点检查出血区域和输卵管伞端内微小的粘连，必要时进行相应处理。

2. 伞端成形　输卵管伞端成形是指重建远端闭合的输卵管，使其恢复正常的解剖结构，这种方法适用于治疗那些输卵管伞部阻塞而输卵管伞的外形正常，输卵管伞的黏膜皱襞依然可以辨别的患者。输卵管伞部病变的范围很广，包括伞端周围的粘连、伞端部分或全部黏合以及输卵管伞端开口处的闭锁。

输卵管伞端成形手术包括切开粘连部位的浆膜面和扩张伞端开口，手术操作只限于在浆膜表面进行。但是，通常情况下，输卵管伞端的粘连与附件区域的粘连并存时，也必须进行输卵管卵巢的粘连分离。进行分离时可用无损伤抓钳将输卵管拉向子宫或盆腔侧壁，经宫颈用亚甲蓝液体进行输卵管通液使壶腹部膨胀，并辨别伞端开口，如果开口部位被瘢痕组织覆盖，要先将瘢痕组织分开，然后经伞端开口处插入分离钳慢慢张开钳嘴，扩张伞端开口后再缓缓退出，可以重复此动作数次，直到输卵管伞完全游离为止。这种手术操作比较简单，大多数情况下不需要止血。

输卵管伞端开口部位闭锁非常少见。这个部位的粘连通常是由于输卵管远端的瘢痕狭窄环所致，而输卵管伞的外形一般正常。在粘连分离时，浆膜面的切口自输卵管伞的末端开始，沿着输卵管的浆膜层向壶腹部分离，直到通过狭窄环为止。在分离前先在输卵管系膜内注入适当浓度的血管收缩剂，然后用针状电极或锐性剪刀切开或剪开，为了保持输卵管的通畅，用 5 - 0 缝线将分离后的伞端分别外翻缝合，或像输卵管造口术一样电凝伞端的浆膜面。术毕进行输卵管通液确定输卵管的通畅度。

3. 输卵管造口　是在封闭的输卵管上创建新的开口。这种手术方法通常用于远端有积水的闭锁输卵管，在尽可能靠近原有闭锁输卵管开口处创建新的开口。在进行造口手术以前，首先分离输卵管周围的粘连组织，以便充分暴露术野，使输卵管充分游离，然后进行输卵管通液检查，一方面排除输卵管近端阻塞，另一方面也使远端闭锁的输卵管末端膨胀，用无损伤抓钳固定输卵管远端，在尽可能靠近原输卵管开口的部位做一新的切口。有时，也可以用通液的方法增加输卵管腔内的压力，使原输卵管开口开放，待新的开口形成，将抓钳插入张开扩张开口，反复操作几次，以进一步扩大开口。

输卵管闭锁远端的切口可用剪刀、激光或超声刀在该部位划开全层管壁 1～2cm，形成新的放射状切口。第一个切口通常朝着卵巢方向，使其日后便于拾卵，然后用抓钳提拉切缘，寻找其内的黏膜皱襞，沿着黏膜皱襞间的无血管区分别再做切口，这些新切开的管壁将形成新的输卵管伞。将切开的管腔瓣膜外翻是防止新造开口再度粘连和保持其通畅度的重要步骤。外翻的方法可用分散式激光束、点状凝固或低功率双极电凝凝固管腔瓣膜的浆膜面，也可以用很细的可吸收缝线将这些管壁瓣膜外翻缝合，术中出血可用微型双极钳凝固止血。

4. 输卵管吻合术　腹腔镜输卵管吻合手术步骤与显微妇科手术方法基本相同，其技术关键在于进行输卵管的分离操作时尽可能减少损伤，术中尽量少用双极电凝止血，以避免对输卵管黏膜的热损伤，并在无张力状态下准确对合输卵管的吻合端。

用剪刀分离绝育段的输卵管浆膜，进行通液使其近端管腔膨胀，在靠近阻塞部位使用剪刀锐性以垂直方向横向剪断输卵管，注意不要伤及管腔下方的血管，仔细检查剪开的断面是否有正常的黏膜皱襞，彻底去除阻塞部位有瘢痕的黏膜。注意在上述操作中不能切断或损伤输卵管系膜内的弓形血管，对于其他部位出血，要使用微型双极电极或超声刀止血，输卵管浆膜表面的渗血常能自行停止，尽量减少使用电极凝固止血。

经宫颈注入亚甲蓝溶液，观察输卵管近端是否通畅，远端输卵管部分可以通过伞端逆向通液使其管腔膨胀，按照上述方法横行剪断阻塞处的末端，然后将近端和远端输卵管的断端合拢，尽可能使管腔准确对合，这时再将剪开的阻塞段略多于输卵管自其下方的系膜上剪掉，切缘要尽量靠近输卵管，以避免损伤系膜内的血管。

用 5-0～6-0 缝线缝合近端和远端输卵管的黏膜与肌层，第 1 针缝线在相当于管腔的 6 点外，沿输卵管系膜缝合，这是保证输卵管管腔准确对合的重要一步，所有的缝合线结要打在管腔的外面，缝线打结不宜过紧，以保证两端输卵管肌肉无张力对合为度。根据管腔大小，一般黏膜和肌肉需要缝合 3～4 针，以保证输卵管完整对合。

缝合输卵管浆膜层，缝合后即进行输卵管通畅度检查。

（四）术后处理

手术后近期无特殊处理，建议在手术后第 1 次月经来潮后进行 1 次输卵管通液术，以判断输卵管是否通畅或防止创面愈合过程中的再粘连。

二、输卵管绝育术

输卵管绝育术可经腹小切口完成，亦可经腹腔镜完成。腹腔镜下输卵管绝育术开始于 20 世纪 30 年代，经不断发展完善，目前已经成为一种安全可靠的绝育方式，被人们广泛接受。

（一）适应证

完成生育使命要求绝育的育龄期妇女。

（二）禁忌证

不适合行腹腔镜手术者。

（三）手术方法

腹腔镜绝育可以通过单点穿刺，将绝育器械经穿刺套管置入腹腔，其弊端是观察视野受限。大多数妇科医师更喜欢采用双点穿刺方法，以便于获得清楚的观察视野，以提高手术操作的准确性和安全性。双点穿刺法的第 1 个套管针经脐部切口穿刺，10mm 的腹腔镜由此处的穿刺套管置入腹腔，第 2 个套管针通常选在腹中线耻骨联合上方 2~3cm 处。

1. 高频电凝法

（1）单极电凝：单极电凝最早应用于腹腔镜绝育手术，用电极凝固部分输卵管峡部组织，达到绝育目的，但是这种方法曾有误伤腹壁甚至肠道损伤的危险，尽管后来人们发现肠道损伤是由套管针造成而非电极损伤，但是对单极电凝的使用却明显减少。横断或切除电凝部分的输卵管并不减少手术失败率，而且有撕伤输卵管系膜和增加出血的危险。

认清输卵管伞端以后，夹住输卵管近端和中间 1/3 处，向前腹壁提出盆腔，然后接通作用电极，设置功率 50W 进行电凝，输卵管的凝固部分颜色变白，肿胀，然后萎缩，组织的损伤延伸到侧方 0.5~1cm，其下附着输卵管系膜血管丰富，也应电凝至少长达 0.5cm，以促进此段输卵管的萎缩，必要时可在局部多次凝固，使输卵管破坏长度至少长达 3cm。手术操作时，尽量避免在子宫输卵管连接处（输卵管间质部）进行电凝，以减少该处瘘管形成所致术后妊娠的可能。由于电流向阻力最小的方向流动，所以使用时作用电极要放在靠子宫近端方向，以便预防电极作用时间电流向输卵管末端传导，因为有时输卵管的末端常与肠管接触，很容易造成对肠管的热损伤。

（2）双极电凝：使用双极电凝进行输卵管凝固时，电流只在钳夹于电极中间的组织产生破坏作用，一般不会导致周围组织损伤。经典的双极电凝输卵管部分不需要横断或切开，否则可能造成出血和输卵管瘘。双极电凝输卵管绝育的成功与否取决于破坏输卵管的长度。

使用双极电凝系统减少了单极电凝作用时造成的电流向周围组织蔓延现象，但在实际操作中，必须保证充分破坏拟绝育的输卵管片段，凝固次数要多于单极电凝，电凝部位要在离开子宫至少 2cm 处，并需要同时凝固其邻近组织，与单极电凝相同，绝育部分输卵管的破坏长度要达到 3cm，并尽可能破坏其下方输卵管系膜的血管，减少手术失败的可能。手术时的合适电极功率设置为切割波形 50W，电极作用时间以保证钳夹部位全段输卵管完全破坏为度，一般被凝固组织完全干燥即可达到目的。偶然电极钳也会黏附在凝固的输卵管上，此时不要强行硬拉，以免撕裂输卵管系膜，造成不必要的出血，正确的方法是适当旋转钳子而小心取下，或当电极作用时将钳叶打开，使与电极黏合的组织凝固干燥而与电极分离。

通常使用 5mm 的双极钳进行电凝操作。近期美国食品药品管理局批准 3mm Molly 双极钳作为腹腔镜绝育器械，此钳小而薄，呈卵圆形，钳端的外缘具有双层能量密度，能够安全、无损伤地夹住输卵管组织，在短时间内即可造成深度的组织损伤。

2. 超声刀切割法　使用超声刀进行绝育手术相对比较安全和简单，它兼具有单、双极电凝的优点，所以效果更确切。具体方法是先于距子宫角约 3cm 处切开输卵管表面的浆膜，游离输卵管长 1.5~2cm，先用超声刀的钝面使游离的输卵管脱水，再用刀面将脱水的输卵管切除，长度不低于 1cm。残端可以用超声刀继续脱水止血。

3. 腹腔镜 Pomeroy 输卵管结扎术　Pomeroy 手术是标准的开腹输卵管结扎手术。这种手术也能在腹腔镜下实施，一般需要 3 个穿刺点，双侧下腹部分别置入 5mm 穿刺套管或术者侧同时置入 2 个操作穿刺套管，由一侧套管置入套圈后放在输卵管中部，对侧的套管内置入无损伤抓钳钳夹输卵管峡部，收紧套圈，套圈上方至少有 1 ~ 2cm 的输卵管，用另外一个套圈加固后，剪断套扎线。对侧同法处理。

有研究比较腹腔镜 Pomeroy 手术和硅橡胶环的手术效果，两种方法术后发病率和疗效没有差别。虽然没有技术上的困难，但这种方法并不比使用电凝绝育更优越，其失败率尚须观察。

4. 机械套扎法

（1）硅化橡胶环：目前广泛应用的 Falope 环是一种硅化弹性环，内含少量的钡，可以供放射检查用。确认输卵管后，将输卵管峡部夹住，套入环内。要小心操作，避免拉断输卵管或撕破系膜，造成出血，另外如果环仅套在远端，因输卵管宽度大，可能环仅套在管腔的上部，而未能阻塞全部管腔。

拉断输卵管是上环时最常发生的并发症，发生率在 1.5%。最常见的症状是出血，可以将 Falope 环套在每个断端上止血或用电凝止血。由于环可以造成急性输卵管组织坏死，故套夹术后腹痛的发生比电凝更高，但是并没有对照研究支持这一结论。

（2）绝育夹：①Hulka 夹子：Hulka - Glemens 夹子是一个塑料夹子，两个臂上附有小的弹簧，应用时可以将下臂张开，夹住需要阻断的输卵管即可。其主要优点是仅破坏 5mm 的输卵管，便于日后输卵管吻合。夹子应当垂直钳夹在距宫角 2 ~ 3cm 处输卵管的峡部。当夹子位置放好后，慢慢挤压推夹器，关闭锁住夹子后张开退出推夹器，检查确保输卵管完全夹住，否则需要重复上夹。手术中要避免夹子掉入腹腔，万一夹子掉入腹腔应当取出。②Filshe夹：也是一种硅橡胶钛夹。这种钛夹可使输卵管腔完全闭合而管壁受硅橡胶的保护不致破裂。是目前应用最为广泛的普通腹腔镜绝育方法。利用持夹器，将夹子放在要阻塞的输卵管部位，一般在输卵管峡部，推夹锁住该处输卵管，被阻塞部分的输卵管仅 4mm，也有利于以后吻合输卵管。

用 Filshe 夹的并发症少见，而且撕破输卵管系膜的损伤也比 Falope 环的机会少。

（四）术后处理

手术后近期无须特殊处理，需要注意的是手术后第 1 次月经来潮之前仍要求避孕。

（居宝芹）

第三节　卵巢囊肿的腹腔镜手术治疗

卵巢囊肿传统的外科治疗方法是通过开腹手术部分或完全切除，如果发现恶性肿瘤还能够正确分期。大多数卵巢囊肿是良性的，绝经前恶性者占 7% ~ 13%，绝经后占 8% ~ 45%。完整的病史和体检可提示囊肿的性质，盆腔超声，尤其阴道超声，可以进一步帮助诊断囊肿病因并指导治疗。

（一）术前评估

手术前应该对囊肿的良、恶性进行预测，以确定是否适合行腹腔镜手术。因此，除详尽的病史可以提示卵巢囊肿的性质外，体检可以提供囊肿是否固定，外形不规则或质地特性，所有这些都可能提示恶性。出现腹水或上腹部包块应高度怀疑恶性。

盆腔超声是诊断卵巢囊肿的可靠方法，预示良性包块的精确度为92%～96%。阴道超声可提供更清晰的图像，并可与腹部超声结合，超声发现囊肿边界不清、有乳头状突起或赘生物、实性区域、厚壁的分隔、腹水或肠管缠结则须高度注意恶性的可能。如可疑恶性，最好行开腹手术。子宫内膜异位囊肿、出血性囊肿、皮样囊肿和持续功能性囊肿经常有特异性的超声表现，结合患者病史和体检，可以选择合适的腹腔镜手术。皮样囊肿在超声上的表现不同，有厚壁回声和提示包括皮脂、毛发、牙齿或骨骼等不同物质的回声。

相关抗原 CA_{125} 水平升高的 <50 岁患者中，85% 有良性肿瘤。许多良性病变包括子宫内膜异位症、结核病、皮样囊肿和输卵管炎均可致 CA_{125} 升高。当与腹部超声和临床体检结合时，尤其是绝经后的卵巢囊肿妇女，CA_{125} 水平可以进一步帮助决定是否适于做腹腔镜手术。

（二）手术方法

全身麻醉诱导成功后，消毒和铺巾。膀胱内留置尿管，放置举宫器。常规气腹建立后，放入腹腔镜及辅助性腹腔镜套管在直视下插入，两个位于腹壁两侧，一个位于耻骨联合上或左侧腹直肌外缘。盆腔器官按照前述常规检查。明确诊断后行囊肿剥除或切除。用有齿抓钳钳夹卵巢韧带，侧面旋转暴露卵巢。用单极钳在卵巢门系膜边缘，卵巢包膜最薄部分切一个小口，以暴露下面的囊肿壁。用有齿抓钳钳夹卵巢包膜边缘，腹腔镜剪刀尖插入卵巢包膜和囊肿壁之间，轻轻剥离，用锐性切割或单极电切将卵巢包膜上最初的切口扩大，在囊肿的顶端做一个环行切开。然后助手钳夹卵巢包膜缘，术者钳夹囊壁，轻轻向相反方向牵拉。用剪刀钝性和锐性分离，囊肿从卵巢包膜上切割分离。如果在1个部位遇到困难，可在最初切口的另一部分继续操作，直至囊肿完全脱离卵巢为止。将囊肿放在直肠子宫陷凹，检查卵巢出血点，用单极或双极电凝止血，卵巢切口不必缝合。创面用双极电凝止血。取出剥除或切下的囊肿组织。

如遇巨大卵巢囊肿，且根据囊肿的外观初步判定为良性囊肿的情况下，可以先将囊肿切一小口，置入吸引器，将囊液吸尽，有利于手术操作和囊肿切除。如为巨大囊肿达剑突下时，可于脐上5cm处穿刺第一套管针，便于观察和腹腔镜内手术操作。

如果囊肿在分离时突然破裂，并已确知其为良性，囊肿可用有齿抓钳钳夹并剥离开卵巢包膜。Semm描述了一种卷发技术，即用囊肿随着有齿抓钳反复翻卷，使囊壁脱离卵巢包膜。囊壁可直接通过10mm套管鞘取出。

通过一个10mm套管鞘将标本袋置入腹腔内，囊肿放入袋中，通过任意1个套管穿刺点提出带口，然后刺破囊肿，用连接50ml注射器的14G针头吸出内容物，再把缩小的囊肿壁用Harrison钳通过腹壁取出。患者采取头高臀低位，腹腔和盆腔用生理盐水充分冲洗一吸引。检查手术创面并止血。大的卵巢囊肿还可通过腹腔镜下直肠子宫陷凹切开，从阴道取出。在进行阴道后穹隆切开前，必须认清阴道和直肠之间的解剖关系。前倾子宫用举宫器举起，探棒插入直肠内进一步提示解剖关系，后穹隆用纱布镊夹海绵充填扩张，在突出部位用单极电刀做横切口。完整的囊肿通过直肠子宫陷凹经阴道取出，切口可以经阴道缝合或腹腔镜下用2-0 Vicryl线缝合。

（居宝芹）

第四节　子宫内膜异位症的腹腔镜手术治疗

子宫内膜异位症是子宫内膜腺体及间质异位于子宫体以外的疾病。生育年龄的妇女发病率为 10%～15%。治疗包括手术治疗和药物治疗。近年随着腹腔镜手术的不断发展，大多数子宫内膜异位症可经腹腔镜手术完成。

（一）适应证

子宫内膜异位症手术治疗方法分根治性手术、半根治性手术和保守性手术三种。根治性手术指切除包括子宫及双附件在内的盆腔内所有异位病灶，适用于 45 岁以上近绝经期的重症患者。半根治性手术指切除异位病灶及子宫，而保留一侧或双侧卵巢的手术方式，适用于45 岁以下无生育要求的重症患者。保守性手术指去除或破坏子宫内膜异位病灶及粘连，保留患者生育功能的手术方式，适用于年轻有生育要求的妇女。

（二）手术方法

腹腔镜置入后常规进行腹腔探查，明确病变部位及病灶浸润深度和广度，根据病变情况及治疗目的选择不同的手术方法。

1. 经腹腔镜子宫内膜异位病灶的处理

（1）盆腔腹膜浅表病灶的处理：一般的腹膜浅表病灶可以切除或直接用激光汽化，微波、热内凝或电凝烧灼病灶，烧灼术可将子宫内膜病灶汽化或凝固。烧灼的方法主要有点状、片状等，必要时在烧灼后完整切除病灶。

1）激光：激光对异位病灶组织具有凝固、炭化、汽化、切割、止血等作用，其优点在于容易控制凝固和汽化的深度，能准确地汽化病灶，而对周围组织的损伤很小。目前国内应用较多的是 Nd：YAG 激光光导纤维、CO_2 激光和半导体激光等。

2）电凝：电凝凝固术利用扁平状电极输出凝固电流可以凝固病灶，但很难准确判断其破坏的程度，往往引起去除不足或过度。

3）微波：微波治疗子宫内膜异位症具有操作简便、容易掌握、安全可靠等优点。与单极电凝、激光比较局部组织烧灼不深，周围脏器损伤机会减少，安全系数较大。但也存在凝固病灶深度不确切的缺点。

4）热内凝：采用 Semm 设计的热内凝器（100℃），利用加热的微型金属片或金属块接触可见病灶，使病灶部位细胞或组织脱水和蛋白质变性，达到破坏病灶的目的。其优点是一些肉眼不易识别的病灶可以用该内凝器探查，并进行凝固破坏。其原理是根据病灶部位的含铁血黄素颗粒在变性后变成棕黑色的原理，用片状或点状内凝器在腹膜表面做扫描式移动凝固盆底腹膜，它可以渗透达 3～4mm 组织，可以探查到无色素病灶。优点是作用局限，无热辐射损伤，能识别凝固肉眼不易辨别的病灶，加上无明显组织反应，手术后粘连机会少。

5）病灶切除术：对于凝固或汽化效果不确切的病灶，可以采用病灶切除术。具体方法有两种：一种是直接用剪刀或超声刀将病灶切除，另一种是于病灶部位浆膜下注入无菌蒸馏水将腹膜与其下的结缔组织分离，再切除病灶。

（2）盆腔腹膜粘连和侵及腹膜下的纤维病灶的处理

1）盆腔粘连分离术：子宫内膜异位症可以导致不同程度的盆腔粘连，如条状、片状、薄而透亮、无血管或致密粘连，以致分界不清。粘连的分离力求创伤小，止血彻底。简单的透亮无血管的片状或条状粘连可以用剪刀或单极电刀将其切断分离。如遇致密粘连，应采用钝锐结合分离的方法，逐一分离粘连，必要时连同病灶一并切除，如遇有血管性粘连可以先电凝后再切断。对于输尿管、肠道及血管附近或周围的粘连，必须辨清解剖结构后才能分离。分离时可以采用水分离术，将腹膜与上述重要器官分离，再将粘连切除。我们在分离粘连时主要采用超声刀，因为超声刀具有凝固和切割的双重功能，且对周围组织的损伤极小，往往能达到止血和分离作用，是目前较为理想的分离工具。

2）侵及腹膜下的纤维化组织病灶的处理：子宫内膜异位病灶有时可以侵入直肠子宫陷凹与阴道直肠隔，引起严重的盆腔粘连和疼痛。有的甚至完全封闭子宫直肠窝，此时往往有较深在的纤维化病灶，要切除阴道直肠隔的子宫内膜异位病灶，则需要切除阴道后壁、直肠和子宫骶骨韧带的纤维变性组织，是子宫内膜异位症手术中最困难的一种。手术中常用的方法是用卵圆钳夹一块海绵放入阴道后穹隆向上推，使腹腔镜下能分辨子宫直肠窝解剖结构和粘连界限，另外可以在直肠内放置探条或手术者的左手中指，可以避免直肠的损伤。手术需将直肠与子宫和阴道分离开，采用超声刀或剪刀钝锐结合分离粘连，直达直肠阴道隔的疏松结缔组织，把阴道后壁和直肠前壁整个病变分离出来再切除。如病灶仅侵及浆膜层，在紧贴直肠壁浆膜下注入蒸馏水形成水垫，用剪刀或超声刀将病灶切除，手术时还要注意防止输尿管的损伤，如果直肠壁已全层受侵，引起经期直肠出血，则可经腹腔镜做直肠切除。

2. 经腹腔镜卵巢子宫内膜异位囊肿切除

（1）卵巢小内膜样囊肿（直径<3cm）的处理：对于直径在3cm以下的卵巢子宫内膜异位囊肿，往往纤维包裹形成不良，手术中不易与卵巢剥离，需要采用切除法。先用抓钳提起卵巢固有韧带，用纱布钳或有创抓钳抓住内膜异位病灶，用剪刀、激光或超声刀切除病灶，创面用激光或电凝止血，电凝的深度可以控制在3mm左右，以破坏病灶切除后可能残留的异位灶，卵巢表面无须缝合。

（2）直径在3cm以上的卵巢内膜样囊肿的处理：这类囊肿大多数病程较长，已形成了良好的纤维包裹，容易剥离。但这类子宫内膜异位囊肿的卵巢通常与阔韧带后叶有粘连，导致盆腔解剖位置改变，手术应先行粘连分解游离卵巢，恢复卵巢的正常解剖位置，以免伤及输尿管。

（3）子宫内膜异位症致卵巢严重粘连及卵巢功能破坏的处理：当过大的或复发的子宫内膜异位囊肿导致严重的卵巢粘连，以及卵巢功能已遭破坏时，则需要切除卵巢。在处理这类病例时要将卵巢从粘连中分离出来，恢复其原来的解剖位置，其间一定要小心辨认输尿管，再用缝线、双极电灼、钛夹和内结扎圈等手段处理卵巢固有韧带，切除卵巢，然后把卵巢分段取出，或在阴道后壁做一切口取出卵巢，也可以将卵巢置入胶袋，经由下腹切口取出。需要注意的是切除卵巢组织要彻底，以免产生残留卵巢综合征。

3. 腹腔镜子宫切除术　子宫内膜异位症尤其是子宫腺肌症是施行子宫切除术的一个常见的指征，假如和卵巢切除同时施行可以彻底治疗子宫内膜异位症，即所谓的"根治性"手术。在某些严重的卵巢子宫内膜异位症患者行卵巢切除后，子宫已没有其他功能，同时行子宫切除可能防止经血逆流和减少内膜异位的复发。但尚无证据显示子宫切除可确保疾病得以痊愈及防止复发。因此，对于需要施行子宫切除的患者要权衡利弊，再决定子宫切除术。因为子宫切除也有危险性，子宫切除手术的并发症还较高，而病死率尚未能完全避免。由于子宫内膜异位症可引至严重的盆腔粘连，使子宫、卵巢、肠管和膀胱粘连在一起。为避免伤及肠管、输尿管和膀胱，松解时往往需要切除部分子宫壁，而引起子宫出血，这时便需要切除子宫。相对而言，卵巢切除术比较简单，危险性远低于子宫切除术。如能通过卵巢切除可以缓解或治愈子宫内膜异位症，应该首先考虑卵巢切除术，因为若腹腔镜切除卵巢可减低手术所产生的创伤，加速痊愈。腹腔镜子宫切除的方法包括：腹腔镜筋膜全子宫切除术、腹腔镜子宫次全切除术和腹腔镜辅助的阴式子宫切除术。

4. 经腹腔镜切除子宫神经和骶前神经

（1）子宫骶韧带切断术：痛经与性交痛是子宫内膜异位症最常见的症状，尤其当病变位于子宫骶骨韧带内时，症状尤为严重，因为子宫的感觉神经纤维经此韧带传入并分布在子宫下段和部分宫底。在腹腔镜的辅助下可用电灼、激光或超声刀，把子宫与骶骨之间的韧带截断，中断传入感觉纤维，可以明显缓解疼痛症状，切除的范围约2cm长、0.8cm深。但由于输尿管与子宫骶骨韧带并行，手术时应小心，以免伤及输尿管和韧带旁的静脉。手术中用举宫器牵引子宫有助于定位韧带，同时要避免烧灼宫骶韧带外侧。

（2）经腹腔镜做骶前神经切除：对于侵犯范围较宽的子宫内膜异位症病灶，单纯切除病灶往往不彻底或病灶分布超出骶韧带内神经所能管辖的范围者，可以考虑行骶前神经切断术。腹腔镜骶前神经切断术对疼痛的缓解率在80%左右，因此对于严重痛经而病灶范围较广且较深的病例可以选择性采用该术式。但该术式在技术上有一定的难度，因为骶骨岬隆起之前后腹膜间有许多血管行走，特别是在分离神经时有可能伤及髂总静脉，令手术有一定困难，但只要在切开骶前腹膜时注意深度，则可以避免骶前静脉丛的损伤，目前仍不失为治疗严重子宫内膜异位症致盆腔痛的一种手段。

（三）术后处理

近期根据手术的范围采取不同的处理方式，如有直肠切除则需要胃肠减压和禁食，如有输尿管及膀胱切除则需要行输尿管支架置入和留置尿管5d以上。远期需要继续用拮抗雌激素的药物治疗3~6个月，以减少其复发率。

（四）常见并发症及处理

1. 出血的处理　如为创面渗血，则不必特意处理，可以用生理盐水或葡萄糖溶液冲洗创面即可达到止血目的。如为明显的血管出血则需要用电凝或超声刀止血，其中以双极电凝或PK刀止血效果最好。另外还可以采用创面缝合止血法，当然子宫内膜异位症的异位病灶形成的瘢痕很难用缝合止血法，多采用电凝止血，且效果满意。

2. 器官损伤的处理　如为肠道损伤则需要行修补术，如修补术不满意可以行端－端吻合术，直到修复满意。对于输尿管损伤可以采用吻合或输尿管膀胱置入术，手术后于输尿管内放置双J管支架，以免输尿管狭窄。膀胱损伤行直接修补术即可。

（居宝芹）

第五节　子宫肌瘤的腹腔镜手术治疗

子宫肌瘤是最常见的妇科肿瘤，随着内镜手术的进步，腹腔镜下子宫肌瘤的切除术已经逐渐取代了传统的开腹手术。目前绝大多数的子宫肌瘤均可在腹腔镜或宫腔镜下切除。

一、腹腔镜子宫切除术

(一) 手术范围

根据腹腔镜子宫切除术的不同类型有不同的范围（表5-1）。

表5-1 腹腔镜子宫切除分型

分型	手术要点
0 型	为阴式子宫切除作准备的腹腔镜手术
Ⅰ 型	分离不包括子宫血管
Ⅰa	仅处理卵巢动脉
Ⅰb	Ⅰa + 前面结构处理
Ⅰc	Ⅰa + 后穹隆切开
Ⅰd	Ⅰa + 前面结构处理 + 后穹隆切开
Ⅱ 型	Ⅰ型 + 子宫动脉分离离断，单侧或双侧
Ⅱa	仅离断卵巢和子宫动脉
Ⅱb	Ⅱa + 前面结构处理
Ⅱc	Ⅱa + 后穹隆切开
Ⅱd	Ⅱa + 前面结构处理 + 后穹隆切开
Ⅲ 型	Ⅱ型 + 部分主韧带 + 骶韧带离断，单侧或双侧
Ⅲa	卵巢和子宫血管 + 部分主韧带 - 骶韧带离断，单侧或双侧
Ⅲb	Ⅲa + 前面结构处理
Ⅲc	Ⅲa + 后穹隆切开
Ⅲd	Ⅲa + 前面结构处理 + 后穹隆切开术
Ⅳ 型	Ⅱ型 + 全部主韧带 + 骶韧带离断，单侧或双侧
Ⅳa	卵巢和子宫血管 + 全部主韧带 - 骶韧带离断，单侧或双侧
Ⅳb	Ⅳa + 前面结构处理
Ⅳc	Ⅳa + 后穹隆切开术
Ⅳd	Ⅳa + 前面结构处理 + 后穹隆切开术
Ⅳe	腹腔镜直接全子宫切除术

(二) 手术要点

1. 处理圆韧带和骨盆漏斗韧带　举宫器向一侧推举子宫，同时于靠近子宫角处牵张展开的圆韧带，于距子宫角约2cm处或中段切断圆韧带。然后剪开阔韧带前叶，切割的范围和方向依赖是否去除卵巢。如行卵巢切除，切除方向应向侧方，平行于骨盆漏斗韧带。韧带内包括卵巢血管，可用双极电凝，超声刀或缝合止血。整个韧带须经双极电凝多次电凝后切割，或直接用超声刀凝切，可获得更好的止血效果，使切割创面干净，解剖结构清楚。

2. 分离子宫与卵巢　对于需要保留卵巢者，则切断卵巢固有韧带而不是切断骨盆漏斗韧带，在切断圆韧带后，于距子宫角约1cm处，凝固切断卵巢固有韧带，分离阔韧带中段，应用双极电凝钳脱水或超声刀直接凝断韧带或组织，如遇到韧带增厚，特别是子宫内膜异位症时，如电凝不充分则可能发生出血而影响手术操作，进行切割时应贴近卵巢。

3. 下推膀胱　自圆韧带断端向子宫颈方向切割阔韧带至膀胱子宫腹膜交界，用抓钳钳夹膀胱子宫腹膜反折并向前腹壁提拉，同时应用举宫器向头端牵拉子宫，剪刀、单极电切或超声刀分离膀胱与子宫、宫颈与阴道上段连接处，下推膀胱。如遇出血可以采用双极电凝止血，在使用超声刀时缓慢切割可以达到很好的止血效果。

4. 子宫血管的处理　我们有两种处理方法，如子宫体积过大，在孕 4 个月以上，则在处理韧带和分离子宫膀胱反折之前先阻断子宫动脉，如为小子宫，则可以在处理完子宫圆韧带、阔韧带和卵巢固有韧带后，再分离子宫体颈交界处，暴露子宫动脉，同样进行血运阻断。其中以双极电凝最简便，效果好。大量事实表明，这种技术有效且损伤小。

5. 处理主韧带及骶韧带　仅在行全子宫切除术时切割这组韧带，双极电凝加单极电凝分离韧带行之有效，但用超声刀进行切割则更为安全有效。之前应游离直肠及膀胱，并游离子宫直肠陷凹，以使阴道手术更简单，更安全。对于子宫次全切除术及筋膜内全子宫切除术者，则无须处理子宫骶韧带和主韧带。

6. 切开穹隆、取出子宫　用阴道拉钩扩张阴道，暴露前后穹隆及子宫颈，用宫颈钳或组织钳钳夹子宫颈前唇并往外牵拉子宫颈，于距子宫颈口约 1cm 处切开前穹隆，这是腹腔镜辅助阴式子宫切除的主要步骤，也可经阴式完成，子宫无脱垂或子宫增大时，可在腹腔镜下完成手术。子宫次全切除术者不需要切开阴道穹或子宫颈。

7. 子宫颈的旋切　筋膜内全子宫切除术者也不需要切开阴道穹，待于腹腔内旋切完子宫体以上组织后，从子宫颈口放入校正杆，根据子宫颈有无肥大及子宫颈本身的大小选择子宫颈旋切器的直径，一般选择 1.5cm 的旋切器，完整切除子宫颈内膜组织。该组织切除后，创面用双极电凝彻底止血，残端分别从阴道和腹腔进行关闭，尽量使子宫颈旋切后的创面完全闭合，不要留无效腔，以免发生子宫颈残端出血或积液。

8. 关闭阴道或子宫颈残端　据医师的经验或临床情况，选择经腹腔镜或阴式缝合来完成阴道穹的关闭。

9. 再次检查　关闭穹隆后，再用腹腔镜来检查盆腔，充分冲洗并吸出血块和碎屑，冲烫可帮助发现一些小的出血，应用双极电凝来进一步止血，必要时，中央缝合一针来止血，根据术中情况决定是否需要完全吸净冲洗液。还应检查输尿管的活动情况。

（三）常见并发症及处理

并发症主要有输尿管损伤和膀胱损伤，对于刚开始做这一手术时，输尿管损伤较开腹手术发生率高，有时出现手术后晚期输尿管瘘，术后 5 个月出现腰痛，伴肾盂积水或无功能肾，这是一种严重的并发症，减少这一并发症是非常必要的。而膀胱损伤相对较少见，且容易处理。另一种并发症为手术中血管损伤后手术后出血，主要因为对解剖结构不熟悉和对腹腔镜器械的使用不熟练，随着时间的推移和技术水平的提高，此类并发症均可以减少到最低水平。

二、子宫肌瘤挖除术

对于有明显出血、疼痛或肌瘤压迫所致的症状，有不孕或习惯性流产病史，盆腔包块增大迅速，年轻、有生育要求或要求保留子宫，子宫肌瘤为单发或多发（一般不超过 6 个）患者可行子宫肌瘤挖除术。

（一）手术要点

1. 剔除肌瘤　于肌瘤突出最明显处，以双极电针或超声刀切开子宫及假包膜至肌瘤内，肌瘤与子宫肌层分界明显。牵引肌瘤，沿假包膜以单极电刀或超声刀切割分离肌瘤。如肌瘤较大时往往切割有困难，可以采用有齿抓钳钳夹肌瘤，并旋转牵拉肌瘤，迫使肌瘤与包膜分离，继续向肌瘤面切割，使肌瘤以较少的出血从子宫上剥离。若切割还有困难则向相反方向旋转肌瘤，游离对侧，最后切割凝断基底部组织，否则有可能破坏内膜。创面一般无活跃出血，若出血活跃以双极电凝止血。有蒂的浆膜下肌瘤则以双极电凝凝固肌瘤蒂部，再以单极电刀切除肌瘤，或用超声刀直接切割肌瘤蒂部。对于较大的子宫肌瘤可以采用先结扎子宫动脉的方法或肌层内注射缩宫素以减少手术中出血。

2. 修复子宫创面　推荐用双极电凝或 PK 刀凝固止血，同时用葡萄糖溶液冲洗创面，帮助寻找出血点，肌壁间及无蒂浆膜下肌瘤剔除后均以可吸收线"8"字缝合全层，若创面穿透子宫内膜，则分 2 层缝合，先缝合子宫内膜，再缝合肌层和腹膜，直接腹腔镜下打结。蒂部 <2cm 的有蒂浆膜下肌瘤创面用双极电凝止血处理即可，蒂部 >2cm 有蒂的浆膜下肌瘤创面仍须缝合，关闭腹膜。

3. 取出肌瘤　有两种方法，即经腹和经阴道。经腹者肌瘤均采取体内肌瘤粉碎，从左下腹 Trocar 切口处取出。如果合并附件病变，则根据病变性质进行囊肿剔除、附件切除或卵管切除。

（二）术后处理

对于子宫全层穿透的患者手术后需要服用孕激素或黄体酮类避孕药，以使可能残留于肌层的子宫内膜细胞彻底萎缩，防子宫腺肌症的发生。对于有生育要求者，一般建议手术后 2 年内不得再次妊娠，以免妊娠时发生子宫破裂。

三、腹腔镜下三角形子宫切除术

对于要求保留子宫形态的单发或多发子宫肌瘤或子宫腺肌症患者，非手术治疗失败的功能性子宫出血患者。有明显出血、疼痛或肌瘤压迫所致的症状，盆腔包块增大迅速，但直径 <12cm 的子宫肌瘤可行腹腔镜下三角形子宫切除术。

（一）手术要点

1. 子宫动脉阻断　先于阔韧带后叶近子宫颈处打开腹膜，暴露子宫动脉，游离后用双极电凝或超声刀凝固子宫动脉，必要时用生物夹或钛夹夹闭子宫动脉，以阻断子宫动脉血流。

2. 子宫体部分切除　经阴道由颈管放入子宫校正器达宫底，由助手配合固定子宫位置。用超声刀在两侧子宫角内侧约 1cm 处向子宫峡部方向三角形切除子宫上段。下界在子宫膀胱腹膜反折上方 0.5～1cm，如病灶切除不满意或子宫腺肌病患者下界可适当向下延伸，保留的子宫两侧壁厚度 1～1.5cm。对于有子宫肌瘤且体积较大者，可以先挖出肌瘤再行子宫体切除术。对于 3 个月孕以下大小的子宫肌瘤则按常规手术步骤进行即可。

3. 创面的处理　切除子宫体组织的创面出血处用双极电凝止血，仔细检查两侧壁如有病灶可剔出，特别要注意切净子宫上段内膜。对于子宫颈部内膜可以用双极电凝进行破坏，或不予处理，以便手术后每次有极少量的阴道流血，以提示月经周期。若子宫颈有糜烂者则加筋膜内子宫颈内膜切除术，创面用双极电凝止血，再用 2 - 0 可吸收线关闭子宫颈内腔。

4. 子宫体的重建　止血彻底后用 2 - 0 可吸收线由三角形的下界开始，采用"8"字形对应贯穿缝合子宫创面，缝合后自然形成幼稚或小子宫形状。查有无活动出血，如有活动出血用可吸收线加固缝合至血止。于左侧下腹部靠内侧 10mm 穿刺孔，置入 15mm 扩展器，再置入子宫粉碎器，分次将子宫体及瘤体组织粉碎取出体外。冲洗盆腔，放置橡皮管进行引流。

（二）术后处理

与腹腔镜子宫切除术相同。

四、手助式腹腔镜巨大子宫肌瘤切除术

对于直径在 12cm 以上的子宫肌瘤，或子宫增大超过 5 个月孕大小的子宫肌瘤、子宫腺肌症可行手助的腹腔镜巨大子宫肌瘤切除术。术中需在耻骨联合上方切一小切口（以手术者的左手能进入为度），放置保护套以防气腹泄漏，从保护套内放入术者左手，协助完成手术。目的是使手术操作简便易行，有触觉感。牵拉、压迫、缝合、打结和取出组织等均变得容易，故名为手助式腹腔镜手术。

（一）手术要点

1. 入腹处理　置入腹腔镜后常规检查腹腔，此时看不到子宫的各韧带和子宫颈部，需要手的帮助。于耻骨联合上方约 3cm 处横行切开腹壁，切口长约 7.5cm，能置入手术者的左手为宜。切开腹壁后置入手助腹腔镜手术的保护套，保护腹壁。手术者的左手置入腹腔，向上提起牵拉子宫体，暴露盆侧壁直到看到输尿管的蠕动。

2. 子宫动脉的处理　推开子宫体后暴露盆侧壁腹膜，用剪刀打开腹膜暴露髂外和髂内动脉，顺着髂内动脉向下游离，直到子宫动脉的分支处，游离出子宫动脉，用双极电凝阻断子宫动脉血流，必要时可以使用钛夹或生物夹，以彻底阻断子宫血流。

3. 子宫的切除　阻断子宫血流后子宫变软，且体积缩小。此时通过手助的切口将子宫部分提出或用猫爪钳拉出子宫底部一部分，剖开子宫，并将子宫切成条状，逐一取出子宫组织，有时能完整切除并保持子宫形态。将子宫体大部分组织切除后，余下的手术步骤与开腹手术相同。详见子宫切除术。

（二）术后处理

与腹腔镜子宫切除术相同。

五、综合点评

腹腔镜子宫切除术后患者恢复快，术后发病率如伤口感染、发热等发病率低。痛苦小，住院时间短，深受广大患者和医师的喜爱。但医师在进行腹腔镜子宫切除术之前，应熟练掌握开腹及阴式手术。

筋膜内全子宫切除术既取腹腔镜手术创伤小、出血少、恢复快的优点，又取普通全子宫切除术之优点，可以达到防止子宫颈残端癌，保持盆底、阴道完整性和部分子宫颈的目的，大大提高了患者术后的生存和生活质量。而腹腔镜子宫次全切除术的优点是保留了子宫颈，手术后恢复性生活快，手术后病率低。

腹腔镜子宫肌瘤挖除术该方法主要适用于有症状或生长快且对生育功能有要求和要求保留子宫的子宫肌瘤患者。一般认为开腹手术是子宫肌瘤剔除的标准术式，而腹腔镜子宫肌瘤挖除术要求腹腔镜手术者有较丰富的经验，且子宫肌瘤以单发和浆膜下为最佳手术对象，是因为腹腔镜子宫肌瘤剔除可能会遗漏小的肌瘤；而且子宫切口止血需要较好的缝合技巧，故不太适合多发及太大的肌瘤。我们在总结前人及本单位的子宫肌瘤腹腔镜手术经验，以及现有单纯子宫肌瘤挖除和子宫动脉栓塞具有的潜在缺点基础上，设计的腹腔镜下子宫动脉阻断和肌瘤挖除术，兼具了两者的优点，临床应用效果良好。

腹腔镜子宫体三角形切除术，本术式切除了子宫体中间部分，创面对应缝合后保留了原有子宫的形状，且子宫的各组韧带保留完好，盆底支持力好，此方法保持了盆底的完整性。因而患者性生活频率和质量不受影响，且有防止内脏脱垂的作用。

对于巨大子宫肌瘤，既往的手术都是开腹行子宫切除术，由于子宫体积大，腹壁的切口均在 20cm 以上，有的甚至超过 20cm。有必要寻求切口和创伤更小的手术方式，腹腔镜的出现以及手助腹腔镜手术在其他学科的成功应用，为手助腹腔镜巨大子宫肌瘤切除术奠定了基础。本手术结合了腹腔镜的微创和手助手术的可靠性高的双重优点，因而有很好的推广应用前景。

（居宝芹）

第六节 子宫恶性肿瘤的腹腔镜手术治疗

20 世纪 90 年代以来，随着腹腔镜设备的改进，操作技术的不断熟练，腹腔镜手术已广泛应用于许多妇科良性疾病的治疗，它具有创伤小、术后恢复快及术后发病率低等优点。同时其在治疗妇科恶性肿瘤方面也取得了显著进步，采用腹腔镜可以完成大部分妇科恶性肿瘤的手术治疗和分期。

一、概述

（一）适应证

ⅡB（包括ⅡB）期以内的子宫颈癌和子宫内膜癌，能够耐受麻醉。

（二）禁忌证

严重的心肺疾患或其他系统疾病，但除外糖尿病患者；急性弥漫性腹膜炎；各种腹壁裂孔疝者。

（三）手术范围

根据不同的疾病有不同的手术范围，对 40 岁以下的内膜癌患者若病变属早期，仔细探查卵巢未见异常，可考虑保留一侧卵巢以维持女性生理功能。对于 40 岁以上的子宫内膜癌患者可以常规切除双侧附件。对于子宫颈癌的手术范围早期患者可以保留双侧卵巢，而仅切除子宫、输卵管和盆腔淋巴结，而对于Ⅱ期子宫颈癌且年龄在 40 岁以上者，可以进行双侧附件切除。

（四）入腹处理

腹腔镜镜头置入后常规检查盆腹腔情况，常规环视腹腔，检查肝、胆、膈肌、胃及肠管表面，然后检查子宫及双侧附件形态、大小、活动度及直肠陷窝有无转移病灶、积液等，并抽取腹腔液找癌细胞。

（五）术后处理

手术后处理主要注意腹腔引流管的通畅和引流物的观察，72h后可以拔除引流管。导尿管的放置时间较长，8日左右拔除导尿管，多数患者的小便能自解，但有少部分患者会出现尿潴留，可以采用再次放置导尿管或针灸穴位治疗等，必要时加用药物治疗。

（六）常见并发症及处理

腹腔镜下施行广泛全子宫切除术及盆腔淋巴清除术，是镜下操作难度最大的手术，由于手术范围大，并发症相对较多，特别是镜下操作不熟练时更易出现意外。主要有如下几类。

1. 泌尿系统损伤

（1）膀胱的损伤：腹腔镜广泛子宫切除术治疗子宫颈癌时，最容易损伤的部位是锐性分离膀胱子宫颈间隙及切断膀胱子宫颈韧带。对于子宫颈癌手术治疗时，尽量避免钝性分离膀胱子宫颈间隙，以防促使癌细胞转移，一般情况下采用锐性分离。腹腔镜手术亦应如此，可用电剪刀或超声刀贴近子宫颈前面及阴道前方将粘连组织剪断，游离膀胱于子宫颈外口下3～4cm。游离膀胱时，必须找准膀胱与子宫颈之间的间隙，在此间隙内分离一般不会损伤膀胱，如分离不在此间隙则容易导致周围组织或器官（如膀胱）的损伤。另外处理在间隙内进行分离外，还要分清膀胱后壁的解剖，切断膀胱子宫颈及膀胱阴道之间的组织时，应逐渐小心进行，特别遇到有粘连较紧时，不得强行剥离，否则将撕破膀胱。对于不慎撕破或切开膀胱者，可以行腹腔镜下修补术，一般用3-0的Vicryl线分两层缝合，手术后留置尿管不应低于5d。笔者对一例子宫颈癌ⅡB期的患者腹腔镜下行根治术时，由于膀胱与阴道粘连过紧，界限分不清，在强行分离时将膀胱撕裂，在镜下行修补术成功。

（2）输尿管的损伤：可分为直接损伤和间接损伤两类。

输尿管的直接损伤：其原因是在手术时直接损伤引起，包括剪断、误扎、电灼伤等。在结扎髂总动脉前淋巴结时，如不仔细辨认输尿管，极易将其误扎，甚至在暴露髂总动脉时，将一小段输尿管露出，而误认为淋巴结将其切除，在处理骨盆漏斗韧带及分离子宫颈段的输尿管时，也极易损伤。在分离输尿管时，极易出血，而镜下止血又十分困难，当镜下用超声刀、电刀止血时，特别用单极电凝止血时，往往会误伤输尿管，一旦损伤，须视具体情况行修补、吻合或输尿管移植术，术后保留导尿管7～10d。

间接性损伤，即输尿管瘘管：多在用弯分离钳误钳输尿管，或输尿管系膜的营养血管损伤或超声刀、双极电凝误灼输尿管所致，多在术后10～20d出现，是严重的并发症，虽然有的瘘孔可自行愈合，但大多数需要再次手术处理。因此，避免盲目钳夹，不要过度游离输尿管，以免损伤其营养血管。

2. 术中血管损伤　腹腔镜下直接在盆腔大血管周围手术，极易损伤血管，特别是静脉壁薄韧性差，且静脉分支较多，稍不慎极易导致血管切割和撕裂损伤出血，一般情况下，血管最易损伤和出血的地方有：

（1）清除髂内、外淋巴时，镜下应注意髂内、外动脉分叉处常有一小静脉，在清除淋巴组织时，如盲目撕脱则极易损伤，导致出血。因此，最理想的办法是先暴露该血管，然后双极电凝脱水或用超声刀切断。

（2）深静脉损伤：旋髂深静脉末端的分支，位于腹股沟韧带下方，在清除该部位的淋巴组织时，由于暴露相对困难，因此，极易将该静脉剪断，误伤后，由于血管回缩，止血比较困难，用双极电凝止血效果比较好。

（3）闭孔静脉丛损伤：闭孔静脉丛位于闭孔区的深部，闭孔神经的下方，在清除该部位的淋巴组织时，只要在闭孔神经的前方操作，一般不会引致出血，如超出此范围，有可能损伤闭孔静脉丛，一旦损伤不必惊慌，以前认为止血困难，但笔者体会用双极电凝止血效果良好，也可以用纱布压迫止血，选用可吸收的止血纱布更好。同时笔者认为在分离切割闭孔淋巴结时用超声刀缓慢切割，使闭孔静脉血管充分闭合，可以预防损伤血管引起的大出血。

（4）子宫、阴道静脉丛损伤：子宫静脉在输尿管内下侧段阴道侧壁形成了子宫阴道静脉丛，位于子宫动脉的内侧，在分离输尿管上方的子宫动脉时，如血管钳插入过深即有可能伤及此静脉丛，引起出血，由于术野模糊，止血比较困难，稍有不慎即会损伤输尿管。此时，切忌心慌，否则会导致周围组织或器官的损伤，尤其是输尿管的损伤，这时助手用吸引管将血液吸净，迅速钳夹局部压迫，减少出血，然后输尿管游离后，镜下可用双极电凝止血。如出血在阴道壁则由于阴道壁的张力，一般双极电凝的止血效果欠佳，可以考虑用缝扎止血，效果良好。

（5）髂内、外静脉交叉损伤：髂内、外静脉交叉的地方位于闭孔区内，由于该部位较深，操作极端困难，而且静脉壁又极薄，因此，在切除该处的淋巴组织时，会将静脉弓剪破或撕裂，引起大出血。同时在静脉分叉的后方常有一静脉分支，如撕破则止血困难，因此要求对于该处的淋巴结组织需要经双极电凝凝固后或超声刀缓慢切割，以求达到一次止血充分的效果，然后再切割组织。因此，腹腔镜下对该区域淋巴组织清除时，应格外小心。

3. 淋巴囊肿形成　通常是由于切除淋巴组织时没有结扎淋巴管或结扎过松，特别是闭孔淋巴管及腹股沟深淋巴对周围的淋巴管未结扎引起。一般术后1~2周于两侧下腹部触及卵圆形，张力大而不活动的淋巴囊肿，<5cm而无感染者，不必处理。多在术后2~3个月自行吸收。如合并有感染者，必须切开引流。腹腔镜下盆腔淋巴结清除后，两侧闭孔窝放引流管从阴道引出，可明显减少淋巴囊肿的形成。

二、广泛子宫切除术手术

1. 高位结扎切断卵巢血管　此时第二助手将子宫摆向盆腔左前方，手术者右手用抓钳提起卵巢血管表面的侧腹膜，剪开腹膜并充分暴露输尿管，游离并推开输尿管，然后于卵巢血管的表面切开腹膜，游离卵巢血管，此时，可清楚地看到此处的卵巢血管及髂总动脉。从输尿管及髂总动脉前方游离右侧卵巢血管，镜下用双极电凝使卵巢血管脱水，用剪刀或超声刀切断卵巢血管。

2. 圆韧带和阔韧带的处理　将子宫摆向左侧，离断卵巢血管后，沿髂外动脉走行切开盆侧壁腹膜，延长右侧后腹膜切口使之与圆韧带断端相连，靠盆壁处用超声刀切断右侧圆韧带，再向前内方向剪开阔韧带前叶至膀胱子宫反折，再向后剪开阔韧带后叶至右侧骶韧带，直达膀胱腹膜反折。至此，右侧盆前、后腹膜已全部打开，充分暴露了髂血管区域，为随后进行的盆腔淋巴结清除做了充分准备。用上述方法处理左侧卵巢血管及圆韧带。

3. 打开膀胱腹膜反折　第二助手将子宫摆放于盆腔正中并推向腹腔，暴露子宫颈膀胱腹膜反折，沿着右侧圆韧带断端边缘，剪开腹膜反折，直至左侧圆韧带靠盆壁的断端。

4. 膀胱和直肠的游离　用超声刀之锐面分离膀胱与阴道间的疏松组织，直达子宫颈外口水平下 3～4cm，用超声刀，切断双侧膀胱子宫颈韧带。助手把子宫推向前方，充分暴露子宫后方及直肠，使直肠与阴道后壁分离，直达子宫颈外口下 3～4cm。

5. 子宫动静脉的处理　在子宫动脉丛髂内动脉分叉后的 1cm 处用双极电凝使其脱水，然后用超声刀切断。必要时用 4 号缝线双重结扎后，再用超声刀切断。提起子宫动脉断端，游离子宫旁组织，剪开近子宫颈的盆段输尿管前的结缔组织，用弯分离钳沿着输尿管内上侧方向游离子宫动脉，注意勿损伤膀胱及输尿管。

6. 游离子宫颈段之输尿管　提起并上翻子宫动静脉，用弯分离钳轻轻钳夹子宫颈输尿管前的系膜（注意夹住的组织要少，避免误伤输尿管营养血管而增加输尿管瘘的危险），用超声刀的锐面剪开输尿管后方的粘连，至此，子宫颈的输尿管已完全游离。

7. 子宫主韧带和骶骨韧带的处理　用超声刀分离直肠侧窝结缔组织，将子宫骶骨韧带与直肠分开，助手可用弯分离钳将输尿管稍向外推开，用超声刀的平面距子宫颈 3cm 处，切断骶骨韧带，也可用 4 号丝线或 0 号 Vicryl 线镜下缝扎后剪断。处理主韧带：膀胱侧窝的前、外侧为盆壁，后方为主韧带，内侧为膀胱。助手将子宫摆向右前方，用弯分离钳将输尿管拨向外侧，用超声刀平面贴近盆壁切断左侧主韧带，最好先用镜下缝扎主韧带后，再切断，这样止血效果更彻底，同法切断右侧主韧带。

手术至此，子宫已完全与盆壁游离而仅与阴道相连，再用超声刀将子宫颈外口以下 3cm 的阴道旁组织切断。并在阴道前壁切开一小口，然后从阴道操作，取出子宫及切除阴道上段。

8. 取出子宫及切除阴道上段　取出阴道纱垫及举宫器，在阴道前壁镜下切口处钳夹阴道黏膜，排出腹腔内气体，钝性游离阴道约 4cm，环行切断，连同子宫一并取出。残端用 0 号 Vicryl 线连续锁扣式缝合，或中央留 1.5cm 的小孔，放入 T 形引流胶管。

9. 镜下重建盆底　腹腔镜下冲洗盆腔，彻底止血后，将 T 形引流管分别置于盆腔的两侧，用可吸收线连续缝合后腹膜，并将后腹膜与阴道残端缝合，再与骶韧带缝合以重建盆底。如盆腔腹膜缺损过多时，可不缝合腹膜。

三、盆腹腔淋巴结切除术手术

1. 腹主动脉周围淋巴结切除　对 Ⅱ 期以上的子宫颈癌和内膜癌，或探查发现盆腔淋巴结有肿大者，以及肿瘤分化不良者，均应行腹主动脉周围淋巴结切除术。取头低位并右侧躯体抬高约 30°，将小肠及大网膜用抓钳或推杆推开，于骶前开始纵向打开后腹膜，暴露双侧髂总动脉及腹主动脉分叉，继续向上沿腹主动脉走行直达十二指肠横部下缘；再剪开动静脉鞘并游离腹主动脉和腹腔静脉，切除动静脉周围分离后可见的淋巴结或可疑组织，采用超声刀或先双极电凝凝固后再切断。切除淋巴结的范围要求在腹主动脉分叉的上方约 2cm 即可，必要时可以分离至肾静脉平面水平。在切断任何组织之前必须先辨认输尿管，并要求切断组织时要离开其根部（附着部）1cm 左右，以便在发生血管分支凝固不彻底时，可以有止血的余地。其间要注意防止肾静脉、肠系膜下动静脉和腹腔静脉的损伤。

2. 骶前淋巴结切除　于骶前骶骨岬平面打开后腹膜，向上延伸至腹主动脉分叉处，提起两侧后腹膜拉向两侧，充分暴露腹膜后间隙和结缔组织，游离髂总动静脉，尤其要分清楚髂总静脉的走行和分支，以免损伤，一旦损伤则处理非常困难。淋巴结的切除原则和腹主动脉周围淋巴结切除术相似，一般在组织附着部的1cm以上凝切组织，以免创面出血影响手术操作。还要注意不要伤及骶前静脉丛。

3. 盆腔淋巴结切除　用分离钳提起髂外血管表面的血管鞘，用超声刀沿髂外动脉切开血管鞘，直达腹股沟深淋巴结组织，再从该处起向下撕脱髂外动静脉鞘组织及周围的淋巴组织，游离至近髂总动脉分叉处，此时有一支营养腰大肌的血管从髂外动脉分出，应镜下双极电凝处理，或用超声刀切断。髂外静脉居髂外动脉的后内侧，小心其损伤，自腰大肌前面穿出后在该肌浅面下降，分布于大阴唇及其附近的皮肤，尽量保存该神经，以免导致患者术后出现大腿内侧皮肤的感觉障碍。推开髂内动脉和脐动脉根部，暴露闭孔，在腹股沟韧带后方髂外静脉内侧髂耻韧带的表面有肿大的淋巴结，游离后切除，此处可见髂外静脉的分支，要小心处理，一般采用超声刀凝断或双极电凝凝固后切断。切除闭孔窝内的淡黄色脂肪组织，其间要先游离闭孔血管和闭孔神经，即在脂肪组织内可见一条白色的条索状物穿行其中，此即为闭孔神经。闭孔血管可以采用双极电凝或超声刀进行凝固切断。完整切除闭孔淋巴组织。

（1）切除髂总淋巴结：髂总淋巴结位于髂总动脉的前外侧。打开盆腔后腹膜，推开其前面横过的输尿管及上方的卵巢血管的残端，打开动脉鞘，于髂总动脉外侧用抓钳提起淋巴结组织，用超声刀切断与周围组织的连接和淋巴管，以及静脉血管分支，一般在髂总动脉分叉处上2~3cm处切断。切除的范围一般在腹主动脉分支以下的全程髂总动脉走行的区域。切除该组淋巴结时注意勿损伤输尿管和回盲部肠管及髂总静脉。

（2）切除髂外淋巴组：由助手钳起髂外动脉的外侧，术者钳起髂外动脉的内侧，用超声刀将髂外血管鞘打开，沿血管走行剥离直达腹股沟韧带下方，此处可见到腹壁下血管、旋髂血管和腹股沟深淋巴组，切除腹股沟深淋巴结，然后沿髂外动静脉剥离淋巴组织，于髂外静脉下界水平切断淋巴组织，至此，则全部切除髂外淋巴群。游离髂外动静脉后于其外侧顶端切除腹股沟深淋巴结；在髂外静脉的内下方，股管内有一深层的淋巴结，称为股管内淋巴管。镜下将该组淋巴结周围的脂肪分离后，钳夹、剪断其淋巴管组织，并结扎或凝固淋巴管，以免术后淋巴囊肿形成。在髂外静脉的下方有旋髂深静脉，须防止损伤，以免引起出血。

（3）切除闭孔淋巴组：镜下用弯分离钳将髂外血管拨向外侧，将髂内血管推向内侧，暴露闭孔窝，此时，很清楚地看到闭孔神经穿行于闭孔内脂肪及淋巴组织之中。其下方是闭孔动静脉，闭孔神经是由腰$_{2~4}$（$L_{2~4}$）神经发出后，出腰大肌内侧缘入小骨盆。循小骨盆侧壁前行，穿闭孔管出小骨盆，分前、后两支。分别支配闭孔外肌，大腿内收肌群和大腿内侧面的皮肤，如损伤时，大腿的内收功能及大腿内侧的皮肤感觉障碍。

闭孔深部满布血管丛，特别是静脉丛，如被损伤，止血比较困难，所以，此处操作应十分小心，除较大的血管损伤出血须缝合修补止血外，一般的静脉丛损伤出血采用双极电凝止血。在髂内、外静脉交叉的下方，闭孔神经前有一团比较致密的组织，可镜下应钳夹剪断后再结扎，然后，一把弯钳钳持被剪断的淋巴组织，另一把弯钳（或剪刀）沿着闭孔神经的前方，钝、锐性清除闭孔淋巴群，直至膀胱右侧侧窝。

（4）切除髂内淋巴组：将髂内动脉上方的淋巴组织向外下方向牵引，暴露髂内动脉，从上外侧分离及清除髂内淋巴组。

四、卵巢悬吊术

对于年龄在 40 岁以下的 ⅡA 期以内子宫颈癌患者，以及早期子宫内膜癌年龄在 40 岁以下者，可以保留双侧或单侧卵巢，此时需要行卵巢侧腹壁悬吊术。具体操作如下：卵巢与输卵管自子宫切离之后，沿着卵巢悬韧带剥离，剥离的距离必须让卵巢足以固定在外前侧腹壁，要求在脐水平以上 3~4cm 的位置，如此的位置可以避免放射线治疗对于卵巢造成伤害。两侧输卵管必须切除，而且留取腹腔冲洗液作为病理以及细胞学检查，以确定癌症并没有扩散转移。卵巢固定点必须有足以显像的标记以作为术后放射线治疗可以探测卵巢所在位置的根据。

五、盆腔淋巴结切除术加根治性宫颈切除术

早期（ⅠB 期以内）子宫颈癌，要求保留生育功能者可行盆腔淋巴结切除加根治性宫颈切除术。

1. 淋巴结切除　详见广泛子宫切除和盆腔淋巴结切除术章节，切除的淋巴结包括髂外、腹股沟深、闭孔和髂内淋巴组。可以适当游离子宫主韧带并推开输尿管。子宫动脉不能结扎。

2. 根治性子宫颈切除术　于距离子宫颈外口约 2cm 处切开阴道穹隆部，分离阴道壁和子宫颈之间的结缔组织，推开阴道穹隆部，将子宫颈充分游离，直达子宫颈内口水平，在子宫峡部以下完整切除子宫颈阴道部。用 7 号子宫颈扩张器扩张子宫颈管，于黏膜下子宫颈内口水平用 1-0 尼龙线环行缝扎子宫颈阴道上部，重建子宫颈内口。再行阴道子宫颈黏膜缝合术，以重建子宫颈外口。其间对子宫动脉无须切断或结扎，该术式保留子宫动脉。可以保持妊娠时正常的血供。手术后子宫颈残端放置碘仿纱布填塞创面，兼具止血和防子宫颈粘连作用。

六、手术点评

通过手术和术后观察，用腹腔镜施行恶性肿瘤广泛子宫切除和盆腔及腹主动脉周围淋巴结切除术，手术创伤小，术后恢复快。文献报道腹腔镜广泛子宫切除和盆腔淋巴结切除术，术中出血 100~200ml，手术时间 3.5~5.5h，平均住院时间 9.6d。

淋巴结切除数目与文献报道的开腹手术淋巴结切除数目相似，说明腹腔镜盆腹腔淋巴结切除术能达到开腹手术要求，使子宫颈癌和子宫内膜癌的分期更准确，有利于指导患者的进一步治疗。

该手术的特点是创伤小、出血少，手术后痛苦少，恢复快的优点，且切除淋巴结彻底，可以对子宫内膜癌进行准确的分期，有利于指导进一步的治疗。因而具有重要的临床意义。但必须要在手术前对盆腔的解剖结构进行彻底的了解，才能做到心中有数，减少并发症或手术意外的发生。

（居宝芹）

第七节　宫腔镜治疗

（一）适应证

一般讲当怀疑有任何子宫病理情况需要诊断及治疗时都是宫腔镜的适应证。

1. 子宫异常出血

（1）诊断：①绝经前患者。②绝经后患者。

（2）治疗：①活体检查和（或）直接刮宫。②息肉摘除。③黏膜下肌瘤切除。④子宫内膜切除。

2. 异物

（1）诊断：①鉴定有无，是何物。②定位。

（2）治疗：①取出宫内节育器或残存的部分节育器。②取出吸引导管头。③取出骨化的妊娠物。④取出其他异物。

3. 不孕和（或）反复发生的流产

（1）诊断：①子宫粘连。②子宫畸形。③输卵管间质部堵塞。

（2）治疗：①松解粘连。②切除子宫完全或不完全纵隔。③置输卵管导丝复通输卵管。④可做输卵管内授精治疗。

4. 产前诊断

（1）代替胎儿镜检查。

（2）直接取绒毛标本。

5. 避孕治疗

（1）填充堵塞子宫输卵管口。

（2）破坏子宫输卵管口。

（二）禁忌证

禁忌证很少，且常常是相对的。

1. 急、慢性子宫输卵管感染者　但造成感染的宫内节育器则又是宫腔镜的适应证。

2. 活动性出血或月经期不宜做宫腔镜　但疑为宫内膜息肉则又是宫腔镜的适应证。

3. 妊娠期不宜做宫腔镜　但须了解胎儿情况作产前诊断时又可作为胎儿镜使用。

（三）术前准备

（1）检查时期，最宜在月经周期的早期卵泡期，此时子宫内膜较薄，血管较少，容易看清。

（2）摘除子宫内大的息肉或切除黏膜下肌瘤的术前准备，宜术前使用激素治疗，用达那唑（400～800mg/d）或促性腺激素释放激素类似物（诺雷清、达菲林、亮丙瑞林等）1～3个月，可使息肉和肌瘤变小、血管减少。若行子宫内膜切除术可使内膜变薄，能更大程度完全切除内膜。

（3）宫、腹腔镜联合手术，可帮助松解子宫粘连，切除子宫膈，摘除肿瘤，切除子宫内膜，导丝疏通输卵管等操作，以防止或减少子宫穿孔等并发症的发生。

（4）宫颈管内口粘连严重狭窄者术前可用昆布扩张宫颈便于操作，术中用 B 超引导，减少和避免子宫穿孔。

（四）并发症

宫腔镜手术并发症并不常见，但常严重，应引起高度警惕，做好预防，及时识别和有序、有效合理地处理。

1. 与膨宫介质有关的并发症

（1）水中毒：当膨宫液过量，超压［20kPa（150mmHg）］时容易发生，致使血管渗透压降低，心动过缓，先为高血压后为低血压，肺水肿、脑水肿。症状表现恶心、呕吐、头痛、呼吸困难、视力障碍、激动、认识障碍、嗜睡及癫痫发作，严重者昏迷、心血管崩溃及死亡。

处理是立即停止膨宫及宫腔镜操作。

纠正原则是利尿排出过量的液体，纠正低钠血症。

（2）CO_2 是一种较安全的膨宫介质，但过快注入大量 CO_2，可发生致命的心律失常和心跳停止。因此输注 CO_2 速度不能过快，量不宜太多。每分钟输注 CO_2 速度不应超过 100ml。

（3）气栓：气栓是宫腔镜的一种不常见但危及生命的并发症。曾有报道，5 例病例 4 例死亡，1 例永久性脑损伤。

发生原因是宫腔镜操作时子宫的静脉通道是开放的，室内空气经窥阴器通过阴道及宫颈或通过宫腔镜操作系统进入宫腔。临床表现依空气量、患者体位、气泡大小而不同，若突然发现急性心血管/呼吸症状，如明显的心动过缓、低血压、氧饱和度明显降低、发绀或心搏停止应高度怀疑气栓。

在轻度头低臀高位时，气体积聚在心脏及肺支气管段，右心压力增加，左心搏出量降低，心脏听诊可闻及典型的"水车轮"杂音，是由于气体与血流混合而产生的杂音，并可由心脏吸出泡沫状血液，气泡进入微循环可出现晚期 DIC 表现。若头的位置高于心脏时，气栓的主要靶区是脑，出现癫痫发作、昏迷、麻痹、视觉障碍、感觉异常等。

气栓最早的临床体征是因肺血流减少而一次呼吸末尾 CO_2 量急剧下降。

若怀疑 CO_2 或空气栓塞时，应立即停止注气及一切操作，取出子宫器械，用纱布填塞开放的子宫颈及阴道，将患者置于头低足高位，以保护脑部。急救复苏包括 100% 氧气吸入及静脉输液直至患者能转移到一个高压氧治疗的病区，及时抢救处理挽救生命。

2. 与手术操作有关的并发症

（1）子宫穿孔：一旦怀疑子宫穿孔应立即停止宫腔镜手术操作，此时有指征进行腹腔镜检查，明确穿孔位置及大小，有无盆、腹腔脏器损伤和内出血，依情况进行双极电凝止血和必要时行脏器修补术。

（2）盆腔脏器损伤：较为少见，当子宫穿孔未及时被发现，继续操作，有可能造成肠管、膀胱及血管的损伤，甚至发生阔韧带血肿。或因电切子宫肌瘤、子宫内膜，激光治疗时激光光能、电能造成肠管、膀胱烫伤。

当有怀疑时应做腹腔镜检查加以确诊，并进行相应的手术处理，术中、术后应加强抗感染措施，避免发生严重感染的后果。

（居宝芹）

第八节　宫腔镜手术并发症诊断与治疗

一、宫腔镜手术并发症诊断

（一）膨宫介质及药物相关的并发症

1. 空气栓塞　罕见，仅发生于大量空气逸入宫腔，且子宫壁血管开放时，空气进入血管后经下腔静脉入右心室，致心脏缺氧，导致心脏骤停或急性右心衰竭。临床表现为短暂烦躁、胸闷、胸痛、气急、发绀和休克；心前区听到典型风车样杂音，从右心室可抽出泡沫样血液。

2. CO_2 致并发症　快速、高压、无节制使用 CO_2 膨宫可能引起心律不齐、心力衰竭、CO_2 酸中毒等。偶尔可发生 CO_2 气栓，以致死亡，CO_2 栓塞是一种罕见而且完全能够避免的并发症。

3. 其他膨宫液体　山梨醇液用于糖尿病患者可诱发高血糖，应检测血糖水平。溶血想象罕见，发生于大量吸收者，需及时监护肝肾功能。

甘氨酸液膨宫时，如果甘氨酸进入血循环，会引起恶心、眩晕和高输出量心力衰竭；其代谢物可诱发脑病、昏迷，甚至死亡。由于甘氨酸进入体内小于 30 分钟即分解，致使低渗液稀释血浆发生低钠血症、水中毒、肺水肿和脑水肿等严重并发症。

高黏稠度液体（国外主要用右旋糖酐 - 70，国内有使用羧甲纤维素钠者）膨宫，可引起皮疹、哮喘、急性成人呼吸窘迫综合征等甚至死亡的变态反应，现多主张停用甚至弃用。

大量 5% 葡萄糖液进入血循环可引起高糖血症和低钠血症。

任何加入膨宫液或者经宫腔镜输卵管管内注射的药物，可能引起的不良反应应予关注；国内已有经宫腔镜输卵管疏通治疗药物中加入庆大霉素时，发生胸闷、发绀、窒息、呼吸心跳骤停等变态反应并致死的报道。

（二）宫腔镜检查的并发症

1. 损伤　操作时可发生宫颈裂伤、子宫穿孔等。子宫穿孔可能发生在探针探查宫腔、扩张宫颈管或宫腔镜插入时，若宫腔镜插入宫颈管后即在膨宫状态直视下推进入宫颈内口，则极少发生子宫穿孔。对于怀疑癌肿、结核、哺乳期或者绝经后妇女易造成子宫穿孔者，操作时尤宜谨慎。

2. 出血　宫腔镜检查术中出血可以通过提高膨宫介质的压力以压迫宫腔壁来止血，出血多发生在膨宫介质压力消失以后，一般宫腔镜检查后可有少量阴道出血，多在一周后干净。但是检查后出血时间过长者应注意预后感染。

3. 感染　子宫内膜似乎对感染有特殊的抵抗力。子宫肌炎，是一个并不常见的并发症，患者可出现低热、腹痛、白细胞增多等，宫颈分泌物培养可有细菌生长，严重者可出现败血症。

4. 心脑综合征　由于扩张宫颈和膨宫从而导致迷走神经张力增高，临床上可出现头晕、胸闷、流汗、苍白、恶心、呕吐、脉搏和心率减慢等症状，多数心动过缓为一过性的，可以自然缓解或者给予阿托品即可。

5. 子宫内膜异位和癌细胞扩散的可能风险　理念上由于宫腔镜检查时必须膨宫，有使内膜细胞或者癌细胞经输卵管逆流、扩散的风险。因此月经干净后早期宫腔镜检查，可减少其发生风险。对于怀疑有子宫内膜癌或癌前病变者，除应严格掌握其适应证和禁忌证之外，操作时宜避免过度扩张宫颈，低压膨宫和尽量缩短检查时间。

（三）宫腔镜手术的并发症

1. 机械性宫腔镜手术

（1）损伤：指经宫腔镜使用手术器械，特别是剪刀等，由于分解困难、致密的宫腔粘连或切开较厚或阔的子宫纵隔时，由于剪切解剖层次或结构失误，而导致切入肌层，形成宫壁假道甚至子宫穿孔。多因手术医师经验不知、膨宫欠佳、视野不清情况下强行操作或者病例选择或术前准备不充分而发生。

（2）输卵管穿孔：主要见于输卵管间质部插管或者输卵管全程导管疏通时的子宫角或峡部穿孔，少量穿孔部位小且多在输卵管游离缘侧，往往无出血，但对疗效的判定与预后相关，故对此应予警惕。

2. 宫腔内电、激光手术

（1）术时和近期并发症：电能或激光损伤：其本质对直接作用的组织是热灼伤，因功率大小和持续作用时间的长短而使组织蛋白变性、坏死直到烧焦和气化以及造成灼伤不同的面积和深度；虽然止血效果好，但组织愈合较机械损伤为慢。宫腔镜电或激光，包括套圈电切、滚球电凝或激光子宫内膜去除术和黏膜下肌瘤切除术等的子宫穿孔率较低。严重的腹腔内脏器的灼伤，特别是肠损伤，多发生在子宫穿孔后仍然电极通电累积肠段，若一旦发现穿孔，应立即停止操作；未及时察觉的子宫穿孔，子宫壁灼伤过深累及肠管，急腹症多在术后7~14天内，由于灼伤肠管组织坏死脱落，肠内容物溢入腹腔而引发；最可怕的是被忽视的迟发性肠穿孔，虽然罕见，但是后果严重，甚至因救治不及而死亡。关键在于早期识别和及时处理，若有上述怀疑，应适时做腹腔镜检查，必要时行剖腹探查及修补。

术时或术后24小时内出血和感染：由于手术创面较大、较深，故出血较检查性宫腔镜多见，发生率为0.5~4.0%。术后感染表现为下腹或盆腔痛，恶臭白带、体温>38℃以及白细胞升高和血沉加快等。

（2）远期并发症

1）术后晚期出血：指术后3个月以后子宫出血多者，除对症处理外，应全面检查，包括盆腔B超、宫腔镜复检和血凝实验检查等，以排除凝血障碍和肌瘤复发等。

2）宫颈内口和宫腔粘连：此时宫腔积血导致周期性腹痛，多因子宫内膜去除术达宫颈内口或以下，可能引起该部瘢痕粘连，当子宫腔内仍有内膜组织，月经来潮时形成宫腔积血。临床表现往往于术后预期月经来潮时无出血或少量出血伴腹痛，亦有呈周期性下腹痛或症状轻微的，症状明显时作阴道或盆腔B超示宫腔内积液有助于诊断。扩张宫颈管和内口（在腹部B超引导下操作更安全准确），若有暗红色不凝血流出即可确诊，且有治疗作用。

3）持续性盆腔痛或痛经：甚至较术前加重，首先需考虑到子宫腺肌症的并存。可是仅凭临床症状和妇科检查往往很难作出诊断，因为月经过多和痛经虽然提示存在子宫腺肌症，但大约有半数患者缺乏临床症状。综合B超和血CA_{125}测定对于子宫腺肌症亦难确诊；虽有经B超引导穿刺可疑子宫部位活检方法的报道，但亦非可靠且欠实用，唯有切除子宫的标本组织学检查才能做出确诊。

4）术后意外妊娠：子宫内膜切除术后虽然较低受孕能力，但并非可靠的绝育避孕方法。已有术后妊娠，包括宫内和宫外的报道，应予警惕，以免贻误诊断和治疗。此外，宫内妊娠可能由于宫内瘢痕粘连而造成流产或清除宫内容物时手术困难，因而术后因坚持避孕；甚至有人建议为保险起见同时行输卵管结扎术。

5）子宫内膜去除术后残存内膜的癌变：由于术后可能引起宫颈管内口狭窄、宫内瘢痕粘连，特别是如果恶变源自瘢痕下隐窝内腺体组织，易致诊断贻误和困难。目前，国外已有报道子宫内膜去除后确诊为子宫内膜癌者，应予警惕。建议在术后 3 个月做阴道 B 超检查以确定宫腔内膜基线的厚度，其后每年检查一次，如果内膜厚度增加，特别是超过 5mm 时，应予高度怀疑。子宫内膜去除术后有异常子宫出血者，需进一步检查。对于所有接受子宫内膜去除术后的患者，无论是否有月经来潮，需行雌激素替代治疗，包括围绝经期综合征的治疗者，必须定期给予适量的孕激素以保护和减少内膜细胞癌变的机会。

（四）与麻醉和手术体位相关的并发症

根据宫腔镜手术的难度、复杂性、潜在危险、是否需要监护（如腹腔镜、B 超等）以及患者的状态和意愿，可考虑选择局部麻醉、静脉麻醉、硬膜外麻醉或全身麻醉等。实施麻醉时，均可能出现相应的麻醉并发症。

宫腔镜所需特定的体位（膀胱截石位等）、手术时间过长或者粗暴搬动患者，可能引起神经损伤、肌肉扭伤或软组织损伤等。如，前臂过度外展，可引起臂丛神经损伤；膀胱截石位搁脚时间过长或受压过大，可引起腓总神经受压致足垂，也有可能诱发静脉血栓等。对于老年和高血凝状态者，当术后出现小腿肿痛等症状时，应及时排除下肢静脉血栓形成，防止肺、心、脑栓塞。

二、宫腔镜手术并发症治疗

（一）膨宫介质及药物相关的并发症

1. 空气栓塞　气体栓塞是手术中严重、罕见但致命的并发症。也是近几年中国宫腔镜致死的主要原因。宫腔镜手术过程中气体栓塞原因包括电刀使组织气化和室内空气导入宫腔。一旦空气进入静脉循环，右心的泡沫阻碍血流，使肺动脉压上升。在空气栓塞发生早期，呼气末 CO_2 压力下降，最后循环衰竭，心搏骤停。由于右心压力升高程度高于左心，成年患者中已关闭的卵圆孔有 15% 重新开放，进而导致大脑和其他器官栓塞。如若患者呈头低臀高位，使心脏低于子宫水平，以致静脉压降低，如子宫肌壁深层大静脉窦开放，并与外界相通，外界空气可被吸入静脉循环，再加上膨宫机向宫腔注入膨宫液的正压，使宫腔与中心循环间存在明显的压力差，则更加重该过程，宫腔内压超过静脉压时可出现无症状、有症状和致命的空气栓塞。气体栓塞发病突然，发展快，其首发症状均由麻醉医师发现，如呼气末 CO_2 压力突然下降，心动过缓，脉搏血氧饱和度（SPO_2）下降，心前区听诊闻及大水轮音等。当更多气体进入时，血流阻力增加，导致低氧，发绀，心输出量减少，低血压，呼吸急促，迅速发展为心肺衰竭，心跳骤停而死亡。1997 年 Brooks 收集全球气体栓塞 13 例报道，9 例（69.23%）死亡。21 世纪以来美国、丹麦和中国台湾地区报道 4 例，均经抢救存活。

（1）处理立即阻止气体进入，取头低臀高位，并转为左侧卧位，100%氧气正压吸入，必要时气管插管。放置中心静脉压导管。如有心肺衰竭，立即进行心肺复苏，胸外按摩，恢复心室功能。注入大量生理盐水，促进血液循环。如一切措施失败，可剖胸直接按摩心脏及抽出气栓。如可以维持，及时送高压氧舱治疗。

（2）预防阻止室内的空气进入静脉系统：包括术前排空注水管内的气体，避免头低臀高位，降低宫腔内压，减少子宫内创面血管暴露和组织气化后形成气体，减少无意中造成宫颈裂伤。避免长时间将扩张的宫颈直接暴露于空气中。如膨宫使用静脉输液装置，利用液体静压的物理原理，瓶内液体受大气压的作用，使液体流入输液管形成水柱，当水柱压力超过宫腔内压力时，则瓶内液体输入宫腔。如为玻璃瓶装膨宫液，需将输液管针头和通气管针头均由玻璃瓶口插入液体中，如果两个针头距离过近，有可能使大量气体进入输液管并进入宫腔，成为栓塞的气体来源，不容忽视。

2. TURP综合征　单极宫腔镜电切（第一代）使用非电解质灌流液，大量吸收可引起体液超负荷和稀释性低钠血症，患者首先表现心率缓慢和血压增高，然后血压降低、恶心、呕吐、头痛、视物模糊、焦虑不安、精神紊乱和昏睡。如诊治不及时继而出现抽搐、心血管功能衰竭甚至死亡。

（1）处理术后：血钠离子浓度下降至120～130mmol/L，静脉给予呋塞米10～20mg，限制液体入量。每4小时检测1次血钠离子浓度，直到超过1.30mmol/L为止。血浆钠离子浓度低于120mmol/L或出现明显脑病症状者，不管血钠离子浓度如何，均应给予高渗氯化钠治疗，一般常用3%或5%的氯化钠溶液，补给量按以下公式计算：所需补钠量＝（血钠正常值－测得血钠值）×52%＊×体质量（＊指人体液总量占体质量的52%）

举例：如患者体质量为60kg，测得血清钠为125mmol/L。应补钠量为：所需补钠量＝（142－125）×52%×60＝530.4mmol/L。因每毫升5%氯化钠溶液含钠离子0.85mmol。所需5%氯化钠＝530.4÷0.85＝624ml。开始先补给总量的1/3或1/2，再根据神志、血压、心率、心律、肺部体征及血清钠、钾、氯的变化决定余量的补充。切忌快速、高浓度静脉补钠，以免造成暂时性脑内低渗透压状态，使脑组织间的液体转移到血管内，引起脑组织脱水，导致大脑损伤。有报道20例在手术后期停止10min的甘氨酸灌注，可减少进入血管内液体的38.75%～85.81%，平均67.09%。可能由于凝血块封闭了血管，防止灌流液进入体循环。等离子双极宫腔镜电切可使用生理盐水灌流，不会发生低钠血症，但仍有体液超负荷的危险，已有因使用生理盐水而忽略液体控制导致肺水肿和死亡的个例报道。

（2）预防术前：宫颈和子宫内膜预处理有助于减少灌流液的回吸收。术中尽量采取低压灌流，宫腔内压≤平均动脉压水平；避免切除过多的子宫肌层组织，手术时间不超过1小时，手术达30分钟静脉推注呋塞米20mg。严密监测灌流液差值，达1 000～2 000ml时尽快结束手术，检测血中电解质浓度。有报道，在受术者宫颈3点和9点处分别注射10ml垂体后叶素稀释液（垂体后叶素10IU＋生理盐水80ml），使其子宫强烈收缩并持续至少20分钟，灌流液过度吸收的危险是采用安慰剂对照组的1/3。

（二）宫腔镜手术的并发症

1. 子宫穿孔　处理首先仔细查找穿孔部位，根据有无邻近器官损伤，决定处理方案。子宫底部穿孔可用缩宫素及抗生素进行观察。子宫侧壁及峡部穿孔可能伤及血管，应立即剖腹探查。穿孔情况不明者，应行腹腔镜检查，以观察有否出血及来源。穿孔处出血可在腹腔镜下电凝止血，破孔较大者需缝合。有报道，2 116 例宫腔镜手术有 34 例子宫穿孔，其中 33 例（97%）术中发现处理，无后遗症。预防措施包括：

（1）常规术前宫颈预处理：用宫颈扩张棒或米索前列醇软化和增强宫颈扩张效果，可避免置入器械时用力过强。

（2）超声腹腔镜监护：实时超声监护下宫腔镜操作，可预防和发现子宫穿孔。对于解剖学意义上的小子宫（宫深 <6cm），宫颈狭窄，子宫中隔，有多次剖宫产史或宫腔粘连者进行手术时，超声监护有导向作用。腹腔镜监护有助于明确诊断，进行透光试验可预防子宫穿孔，一旦穿孔可及时缝合。

（3）操作技巧：视野不清时一定不能通电，TCRE 原则上每个部位只切一刀，子宫内膜去除术（EA）通电时滚球或汽化电极必须循轴滚动。TCRM 如肌瘤较大，电切环容易伤及肌瘤对侧的肌壁，引起穿孔，术前应予药物预处理，缩小肌瘤体积。子宫穿孔应警惕邻近脏器损伤，以肠管损伤最为常见，术后如出现腹痛或腹膜炎症状，应尽早剖腹探查。有宫腔镜手术子宫穿孔史者日后妊娠有产科子宫破裂的危险，应向患者交代。

2. 术中出血　子宫是多血器官，子宫肌壁富含血管，其血管层位于黏膜下 5~6mm，大约在子宫肌壁内 1/3 处，有较多的血管穿行其间，切割过深达血管层时，可致大量出血，且不易控制。

（1）宫腔镜术中出血可分为 3 类

1）小静脉出血：为创面渗血，70mmHg（1mmHg = 0.133kPa）的宫内压即可止血，可缓慢降低宫内压，看清出血点后，用电切环、滚球或滚筒电极，40~60W 的凝固电流电凝止血。

2）大静脉出血：量多但无波动，可放球囊导尿管，注水 10~50ml，压迫宫腔止血 6 小时，一般能够充分止血。

3）动脉出血：需立即放置注水球囊压迫止血，应有子宫动脉阻断或子宫切除的准备。有作用电极伤及髂血管的报道，血压突然下降，紧急剖腹是唯一能挽救生命的方法。

（2）宫颈管出血：由于扩张宫颈时撕裂或操作时损伤，必要时缝合止血。子宫峡部宫壁较薄，侧壁切割过深，可伤及子宫动脉下行支。因此，有建议切割终止在子宫峡部或用滚球电凝宫颈管。

（3）宫腔镜手术中子宫出血的高危因素：有子宫穿孔、动静脉瘘、植入胎盘、宫颈妊娠、剖宫产瘢痕妊娠和凝血功能障碍等。减少出血对策包括术前药物预处理，减少血流和血管再生；术中应用缩宫素、止血剂和联合腹腔镜监护及行预防性子宫动脉阻断术等。

3. 感染　发生率 0.3%~3.0%。文献中有宫腔镜检查或手术后输卵管积水、宫腔积脓、输卵管卵巢脓肿、宫旁及圆韧带脓肿、严重盆腔感染、盆腔脓肿、肝脓肿、腹膜炎、菌血症、中毒性休克的个例报道。可见宫腔镜术后感染虽然罕见，但仍可发生，故对有盆腔炎症者术前应预防性应用抗生素。

（三）宫腔镜术后晚期并发症

EA 术的远期并发症在于术后宫内瘢痕形成和挛缩，任何来自瘢痕后方持续存在或再生内膜的出血均因受阻而出现问题。如宫腔、宫角积血，子宫内膜去除 – 输卵管绝育术后综合征（PASS），经血倒流，子宫内膜癌的延迟诊断和妊娠等。目前 EA 治疗异常子宫出血（AUB）的应用日益广泛，以致许多育龄妇女选择 EA，而 EA 明显增加产科并发症。Mukul

等报道 1 例 EA 术后宫腔粘连，致胎儿多发畸形。Kucera 等报道 1 例 TCRS 术后妊娠，分娩第二产程子宫破裂。另 2 例分别为 TCRS 和 EA 术后，于妊娠中期大出血。Hare 等复习各种 EA 术后妊娠 70 例，31 例有并发症，包括围产儿死亡、早产、胎盘粘连、先露异常等，71% 剖宫产。Krogh 等随访 310 例 TCRE 术后患者，其中 91 例因月经过多而行子宫切除，其中 24% 患有张力性尿失禁，而单纯做 TCRE 者仅 14%（P = 0.03），认为 TCRE 术后子宫切除与术后张力性尿失禁有关。Giarenis 等报道 1 例 EA 术后宫颈妊娠，用甲氨蝶呤保守治愈。Sentilhes 等收集 1980—2006 年 Medline 和 EMBASE 的各国文献，有 18 例宫腔镜术后妊娠子宫破裂，其中 TCRS 和经宫颈宫腔粘连切除术（TCRA）16 例（89%）。妊娠时间距离手术时间平均 16 个月（1 个月 ~ 5 年）。子宫破裂的时间为 19 ~ 41 孕周，4 例胎儿和 1 例产妇死亡。认为 TCRS 增加了妊娠后子宫破裂的危险。Henriquez 等研究经宫颈子宫内膜息肉切除（TCRP）4 年后近 60% 的病例因持续或复发性 AUB 需进一步处理。Persin 等报道 283 例 TCRP 的远期并发症，31 例（10.95%）超声发现子宫内膜病变，需再次手术，2 例（0.17%）发现子宫内膜癌。McCausland 等研究 50 例完全滚球 EA 术后随访 4 ~ 90 个月，2 例宫角积血，3 例 PASS。促性腺激素释放激素激动剂（GnRHa）或宫腔镜解压，只部分有效，因症状复发行子宫及输卵管切除。

（居宝芹）

参考文献

［1］杨菁，徐望明，孙莹璞．宫腔镜诊断与手术图谱［M］．北京：人民卫生出版社，2015.
［2］李光仪．实用妇科腹腔镜手术学［M］．北京：人民卫生出版社，2015.
［3］孙大为．妇科单孔腹腔镜手术学［M］．北京：北京大学医学出版社，2016.

第六章　妇科无创、微创与无痛手术

第一节　阴道缩窄术

一、适应证

（1）阴道内腔松弛者。

（2）无禁忌证者。

（3）夫妻双方均要求行阴道缩窄术者。

二、禁忌证

（1）各种类型的外阴、阴道炎或溃疡者。

（2）急性盆腔炎或慢性盆腔炎急性发作者。

（3）生殖器有恶性病变者。

（4）合并严重的重要脏器疾病，不能承担麻醉与手术者。

（5）经前期、行经期、妊娠期及哺乳期不宜施术。

三、术前准备

1. 病史　详细询问病史、手术史、麻药过敏史。

2. 体检　仔细进行体格检查，除一般体格检查及妇科检查外，还应检查与手术及麻醉相关的重要脏器。

3. 实验室检查

（1）验血常规：血色素、白细胞、血小板计数、凝血四项。

（2）验尿常规。

（3）做肝功及甲、乙、丙、丁、戊肝检测。

（4）阴道分泌物查滴虫、霉菌。必要时查淋菌、病毒、加德纳杆菌、支原体及衣原体。

4. 备血　血化验有异常或估计术中出血多时，应备血，并做输血准备。

5. 交待病情

（1）术前必须向患者交待病情、手术性质、手术效果及可能发生的困难与后果，同意后方能手术。

（2）患者有某些合并症或有风险时，应征得家属同意签字后，方可手术。

6. 阴道准备　术前 3 天可用 1/10 000 碘液阴道灌洗，或用 0.5% 碘伏液阴道擦洗。

7. 备皮　术前剔除阴毛。

8. 麻醉前用药　根据病情与需要适当给予麻醉前用药。

9. 净肠 术前排空直肠。必要时用开塞路射肛排出直肠内蓄便。

10. 排空膀胱 去手术室前自行排尿以排空膀胱。

四、手术必备条件

（1）无禁忌证。

（2）月经干净 3～7 天。

（3）3 天内无房事。

（4）术前准备已齐。

（5）家属及患者双方已签字，均对阴道缩窄术后可能出现的异常理解。

五、麻醉

（1）利多卡因局部浸润麻。

（2）双侧会阴神经阻滞麻配合利多卡因局部浸润麻。

（3）丙泊酚静脉全麻。

（4）骶麻。

六、手术步骤

（一）体位

受术者取膀胱截石位。

（二）消毒

常规消毒外阴、阴道。

（三）铺巾

铺无菌巾。

（四）导尿

排空膀胱。

（五）暴露术野

将两侧小阴唇用缝线暂时缝在外阴两侧皮肤上，以利充分暴露阴道内腔。

（六）切开阴道后壁

将鼠齿钳分别夹着两侧小阴唇内下（约在前庭大腺管开口之下方），将两钳向中线并拢，以两指伸入阴道，感到松紧适宜为度。继之，进行阴道后壁黏膜划界。

（七）横行切开阴道与会阴处

将鼠齿钳向两侧拉开，以剪或刀切开会阴皮肤与阴道后壁黏膜交界线。

（八）分离阴道后壁黏膜

分离阴道后壁黏膜：用两把鼠齿钳分别钳住横切口的上、下缘，作为牵引。在会阴体与阴道壁之间用剪刀稍加分离，随即用弯剪刀，分离阴道后壁与直肠，剪刀应紧贴阴道壁，以避免损伤直肠。

（九）剪下阴道后壁黏膜

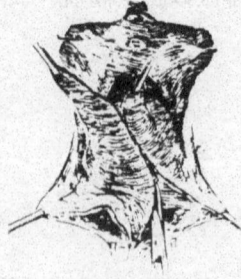

图 6-1

（十）缝合直肠前筋膜

用 0 号铬制肠线或 Dexon 线间断缝合直肠前筋膜。

（十一）缝合提肛肌

缝合提肛肌步骤（图 6-2，图 6-3，图 6-4，图 6-5）。

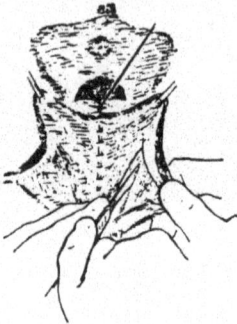

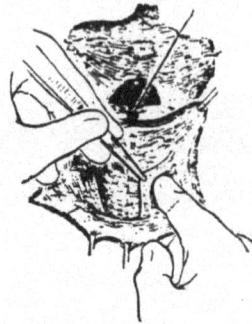

图 6-2　游离提肛肌　　图 6-3　用丝线间断缝合两侧提肛肌和筋膜

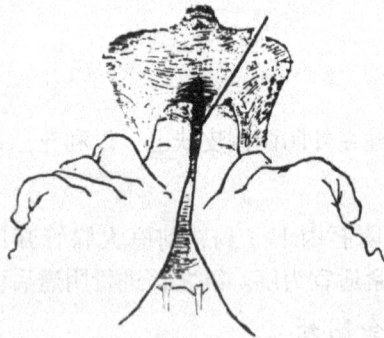

图 6-4　相对间断缝合提肛肌内缘，在第一缝线结扎前，应先测试阴道腔，可容二指为适宜。缝完后提肛肌肛裂缩小

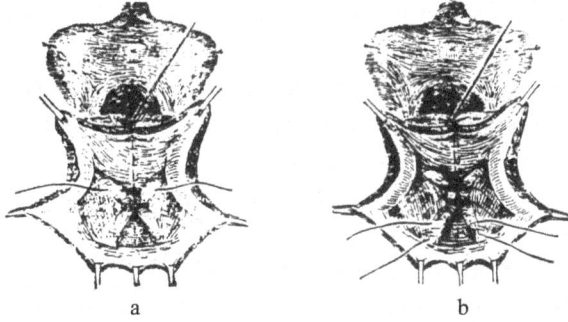

图 6-5 若提肛肌很紧，可切开后分层缝合

（十二）缝合阴道黏膜切口

用 1-0 肠线或 Dexon 线，自阴道黏膜切口顶端开始间断缝合阴道壁。

用 0 号铬制肠线或 Dexon 线间断缝合阴道出口处黏膜。

用丝线间断缝合会阴部的皮肤，或用肠线行皮下埋藏连续缝合。

手术修补后，阴道口和会阴恢复正常状态，阴道口应能通过二指。

七、注意事项

（1）应按解剖层次打开阴道后壁黏膜，避免损伤直肠。

（2）充分止血。

（3）缝合时，禁忌穿透直肠壁，以防术后形成肠瘘。

（王　颖）

第二节　保守性 Frank 间歇顶压术

一、适应证

外阴发育良好，阴道前庭部有浅在陷窝的先天无阴道者。

二、手术步骤

（一）体位

受术者取膀胱截石位。

（二）用具

应用一只外径 0.8cm 的试管。

（三）方法

医生将试管对准阴道前庭中央，朝背侧（略向头侧）方向顶压。教会患者按示范动作自行操作，每天至少 3 次，每次至少 30 分钟。

三、注意事项

（1）向阴道内所施压力强度以患者感到阴道部位有撑开感或有轻度不适为度，不宜到有剧烈疼痛程度。如出现微量出血，提示黏膜有擦伤，所施压力过大，应调整用力。

（2）向阴道内施加压力时，避免扩张尿道。

（3）指导患者沿阴道轴方向施压力扩张。

（4）逐渐增加扩张阴道之试管直径。一般在6~8周内人工腔穴长度可达5~6cm，这时可换用直径1.5cm的试管。最后改用直径2~3cm试管扩张直到结婚。

（5）当人工腔穴深达7cm后，可在夜间睡眠时持续放置试管8~10小时，也可在外阴置一小棉垫，用丁字带固定，整夜置入，次晨取出。

（郝玉萍）

第三节　会阴Ⅲ度裂伤修补术

一、适应证

新鲜会阴Ⅲ度裂伤。

二、麻醉

会阴神经双侧阻滞麻醉。

三、手术步骤

（一）缝合直肠裂口

用0号铬制肠线，纵行间断缝合直肠裂口，注意不要穿透直肠黏膜。

（二）缝合肛门括约肌

用鼠齿钳自两侧凹陷处夹取肛门括约肌断端，并向中线牵拉，用1号铬制肠线行"8"字形缝合，缝合后肛门周围皮肤即皱缩呈轮状。

（三）缝合直肠筋膜

用0号铬制肠线，间断缝合数针。

（四）缝合肛提肌

用1号铬制肠线间断缝合肛提肌。

（五）缝合阴道黏膜

用0号或1号铬制肠线间断缝合阴道黏膜，至处女膜痕迹处对齐。

（六）缝合皮下脂肪

用0号肠线间断缝合皮下脂肪。

（七）缝合皮肤

用1号丝线间断缝合皮肤，或用4-0肠线行皮下埋藏缝合。

四、注意事项

（1）缝合各层时应严密，勿留死腔，以利创口愈合。

（2）缝合各层时均勿穿透直肠黏膜，缝毕应做肛门检查，若误穿直肠黏膜，应立即拆除，重缝。

（3）术后保持会阴清洁，每日用新洁尔灭棉球擦洗2次。

（4）进食无油渣半流食3~5日，减少排便，以利伤口愈合。

（5）口服10%阿片酊4ml，或复方樟脑酊2~4ml，每日3次，连服3日，以控制术后5日内不排便，利于会阴伤口愈合。

（6）于术后第5日晚睡前服缓泻剂，例如，液体石蜡油30ml，以软化大便，利于排出。

（7）最好在排便后拆除会阴缝线，以避免排便困难引起愈合不牢的伤口裂开。

（8）阴道内填塞的油纱卷于术后24小时取出。

（9）保留尿管长期开放4日，第5日改为每4小时开放1次，术后第6日拔出尿管。

（10）尿道口每日滴氯霉素眼药水2次（保留尿管期间）。

（11）术后给口服抗生素，预防感染。

（郝玉萍）

第四节　巴氏腺囊肿或脓肿抽吸术

一、适应证

（1）巴氏腺囊肿。
（2）巴氏腺脓肿。

二、禁忌证

行经期者。

三、手术步骤

（一）体位

受术者取膀胱截石位。

（二）麻醉

（1）局部浸润麻：可用1%利多卡因在穿刺局部行局部浸润麻。

（2）或不行麻醉。

（三）消毒

常规消毒外阴及阴道。

（四）铺巾

铺无菌巾。

（五）穿刺

在巴氏腺囊肿的偏下端，突出部薄弱处波动明显的部位，用20ml无菌注射器穿刺抽吸囊内液体。

（1）囊内排出内容物若为脓液应做细菌培养及药敏测定。

（2）无论囊内液性质如何，均用甲硝唑液反复充分冲洗囊腔。

四、注意事项

（1）术后保持阴部清洁，干燥。

（2）排尿后不要用手纸擦阴部。

（3）术后禁房事2周。

（4）巴氏腺脓肿术后加抗生素。

（王　颖）

第五节　外阴血肿清除术

一、适应证

（1）外阴血肿较大、不易自行吸收者。

（2）外阴血肿经保守治疗无效，且血肿继续增大者。

（3）外阴血肿继发感染者。

二、术前准备

仔细检查血肿部位、大小，确定有无伤及尿道、膀胱、直肠、阴道。

三、手术步骤

（一）体位

受术者取膀胱截石位。

（二）消毒术野

可用0.5%碘伏液冲洗外阴及阴道。

（三）铺巾

铺无菌孔巾。

（四）麻醉

1. 局麻　用0.5%利多卡因，血肿周围局部浸润麻醉。

2. 阴部神经阻滞麻醉（双侧）。

3. 硬膜外阻滞麻醉　外阴血肿大，范围广，尤其合并尿道、膀胱、肠管等邻近器官损伤者，选用硬膜外阻滞麻醉。

（五）导尿

排空膀胱。

（六）切开

在外阴血肿壁最突出的薄弱处做纵行切口，直达血肿腔内。

（七）清除血肿

用手指、纱布将血肿腔内血块清除干净。

（八）致病菌培养

外阴血肿继发感染时，取血肿腔内液进行致病菌培养及药物敏感度测定。

（九）止血

（1）用 1 号细丝线结扎血肿腔内活动性出血点。

（2）血肿腔内轻度弥漫性渗血用盐水纱布压迫止血。

（3）重度的血肿腔内渗血，可用止血纤维填塞压迫止血。

（十）冲洗血肿腔

用甲硝唑液或生理盐水内加庆大霉素 16 万 U 冲净血肿腔。

（十一）缝合腔壁

充分止血后，可用 0 号肠线做间断缝合，关闭血肿腔，不留空腔。

（十二）放置引流

（1）外阴血肿较大伴有少量渗血或继发感染，在闭合腔壁时可放置橡皮引流条直达腔底。

（2）若外阴血肿已有感染或已化脓，清除血块，充分止血，清洗血肿腔后，放置引流，不行缝合。

四、注意事项

（1）已缝合创口用无菌纱布覆盖，外加数层纱布或无菌棉垫，用丁字带压紧固定。

（2）安放留置导尿管 3～4 天，以防尿液污染伤口。

（3）大、小便后用 0.1% 碘伏液擦洗阴部至伤口愈合。

（4）术后 24 小时转动橡皮膜引流条，48 小时拔除。

（王　颖）

第六节　阴道囊肿抽吸术

一、适应证

阴道壁内囊肿者。

二、禁忌证

（1）生殖器急性炎症者。

（2）月经期者。

（3）不规则子宫出血，血未净者。

三、术前准备

(1) 查阴道分泌物排除滴虫、霉菌、淋菌等致病微生物感染。

(2) 外阴、阴道、宫颈用0.5%碘伏消毒3遍以上。

(3) 进手术室前排空膀胱。

(4) 向患者及家属在术前交待清楚，抽吸治疗阴道壁囊肿术后有复发的可能，复发时需再次抽吸或行囊肿剥除术。并令患者及家属签字。

四、手术步骤

(一) 体位

受术者取膀胱截石位。

(二) 消毒

常规消毒外阴及阴道、宫颈。

(三) 暴露术野

用窥器扩开阴道、暴露阴道壁囊肿，再次用0.5%碘伏液消毒阴道及宫颈。

(四) 抽吸囊肿

用20ml注射器在阴道壁囊肿最隆起处穿刺抽吸囊内液，直至抽空囊肿。

(五) 压迫囊腔

抽吸完毕时用0.5%碘伏纱布填塞阴道以压迫囊肿并预防感染（图6-6）。

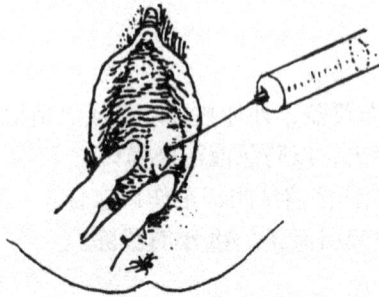

图6-6 阴道囊肿抽吸术

五、注意事项

(1) 抽出之囊内液送细胞学检查及致病菌培养加药敏测定。

(2) 若囊内液为脓性，则用甲硝唑液反复冲洗囊肿。

(3) 术后24小时取出阴道内填塞之碘伏纱布。

（王　颖）

第七节　宫颈波姆光治疗术

波姆光是由可见光、近红外光和部分中红外光组成的一种综合光，由光电子转化为热能选择性的穿透病变组织，达到治疗目的，治疗中患者无痛苦，无不良反应，安全可靠。

一、机理

波姆光热治疗仪的生物效应主要是通过光与生物组织相互作用，产生光热疗法和光化效应，使宫颈糜烂组织产生蛋白凝固，这种热效应对生物体不产生有害影响。MS 光热治疗仪治疗宫颈糜烂，具有穿透性好，选择性强、方向弥散的特点，这恰好与宫颈糜烂中间深，周边浅的病变形态相适应，且组织损伤轻，修复快，治愈后宫颈不留疤痕，正常生理功能不受影响。

二、适应证

慢性宫颈炎。

三、禁忌证

（1）急性生殖器炎症未被控制前。

（2）子宫出血者。

（3）月经期者。

（4）生殖道恶性肿瘤者。

（5）体内某器官系统存在重度感染病灶，或发烧者。

（6）重要脏器、脑、心、肺、肝、肾脏功能严重失调未被纠正前。

（7）妊娠期者。

四、手术步骤

（一）体位

受术者取膀胱截石位。

（二）术野消毒

用0.1%碘伏液消毒外阴、阴道及宫颈。

（三）暴露宫颈

放置窥器充分暴露宫颈糜烂面，用碘伏液消毒阴道、宫颈后再用干棉球将宫颈擦拭干净，保持宫颈局部干燥、清洁。

（四）选择功率

根据糜烂面调节治疗仪的光功率，一般6～10W。

（五）照射

将照射光头轻轻伸入阴道内，不接触阴道壁及外阴部，使照射头与宫颈糜烂面垂直，距创面0.5～10cm，照射时间1～5分钟（根据创面大小而定）从宫颈口中央向周围匀速移动照射头，至糜烂区黏膜形成白色膜为止，取出照射头及窥器。

（六）术毕喷药

术毕在变为灰白色的糜烂面上喷呋喃西林粉或云南白药。

五、注意事项

（1）照射时间不宜过长、过度，照射过度，显黄色可造成术后出血。

（2）避免光斑直接照射外露的避孕环尾丝。

（3）术后嘱患者禁盆浴，禁游泳 2 个月。

（4）禁性生活 2 个月。

（5）保持外阴清洁。

（6）术后阴道有流血水、黄水半月者为正常，如出血量大，随时到医院止血治疗。

（7）如无异常，术后 4～8 周后复查。

（王　敏）

第八节　宫颈电烙术

一、适应证

（1）慢性宫颈炎（中、重度）者。

（2）宫颈非典型增生（轻度）者。

（3）宫颈良性小型赘生物者。

二、禁忌证

1. 全身疾患　肝脏疾患，心脏病，肾疾患，活动性肺结核，高血压等。

2. 血液病　血小板减少，高度贫血等。

3. 妊娠者

4. 子宫不规则出血者

5. 炎症　急性盆腔炎、细菌性阴道炎、霉菌性阴道炎、滴虫性阴道炎、老年性阴道炎及淋菌、支原体、衣原体感染等。

6. 良、恶性肿瘤　盆腔肿瘤、癌变、宫颈及宫体或卵巢瘤等恶性肿瘤。

三、术前准备

（1）患者须经妇科门诊检查，排除盆腔急性炎症及霉菌性阴道炎、滴虫性阴道炎及老年性阴道炎等。必要时做 PCR。

（2）常规做宫颈刮片细胞学镜检。

（3）宫颈刮片有核异质者，行阴道镜检，必要时活检，以排除癌变。

（4）患者如有阴道炎或宫颈充血严重者，应先上药。可用洗必泰液冲洗或用消炎 I 号、II 号粉喷涂，待炎症好转后，再行电烙。

四、电烙时间

（1）产后 3 个月。

（2）流产后 2 个月。

（3）放置宫内节育器1个月后。

（4）在月经后3~7天内，无性交史者可行电烙治疗。

五、手术步骤

（一）排尿

术前排空膀胱。

（二）体位

受术患者取膀胱截石位。

（三）擦拭

用窥器暴露子宫颈，以3%苏打水棉球及干棉球拭净宫颈及阴道黏液。

（四）电烙

电烙的深度，根据糜烂情况及程度而定，一般深度为1~3mm左右，必要时可达5mm，电烙范围一般需超过糜烂面约1~2mm，达正常组织。宫颈管内进入深度约0.5~1cm。电烙由下唇6点处开始，顺序向左右进行，然后转至上唇。

六、注意事项

（1）未产妇及宫颈口较紧者，应边扩宫，边电烙。希望妊娠者尽量避免烧灼颈管内，以防宫口狭窄。

（2）电烙时应将所有的纳波囊肿彻底破坏。

（3）电烙范围应超过糜烂面。

七、术后处理

（1）电烙完毕后，患处涂抹红汞溶液，并填放消炎膏纱球一个，嘱患者8小时以后取出。

（2）用1∶5 000高锰酸钾液或清水洗外阴，保持外阴清洁。

（3）电烙后，由于局部组织坏死脱落，常出现白带增多，白带呈黄白色水样，有腥臭味。电烙后1周左右常有血性分泌物或少量出血，有异常应随时就诊。

（4）宫颈重度糜烂者，电烙后给予抗生素及止血药物3天。

（5）电烙后6周内有阴道活动性出血者，尽量不做阴道检查，可用窥器检查，用棉球或用止血粉纱球填塞压迫止血。

（6）宫颈电烙后2个月，月经干净后3~7天，复查未治愈者，可进行第2次电烙。

（7）复查时发现宫口狭窄，应用1~2号宫颈扩张器，扩张宫口。

（8）电烙后2个月内，禁性生活及盆浴（可行淋浴）。

（王　敏）

第九节　宫颈激光治疗术

一、适应证

（1）慢性宫颈炎。

（2）阴道、外阴等赘生物，例如，尖锐湿疣等。

二、手术步骤

（一）排尿

术前排空膀胱。

（二）体位

受术患者取膀胱截石位。

（三）消毒

常规消毒阴道、宫颈。

（四）调整机器

插上电门，启动电源开关，脚踩踏板，电流调节至 25～28mA，将功率一般调至 40W。

（五）烧灼

用原光束对准宫颈病灶进行烧灼，由内侧向外侧螺旋形烧灼，光斑 0.3～0.4cm，激光头在阴道口距离宫颈口 4～6cm，烧灼范围超越糜烂面 1～2mm，深度 2～3mm，烧灼后宫颈呈线锥形。

三、注意事项

（1）及时吸出激光烧灼过程中所产生的烟雾，以防影响视野及治疗效果。

（2）激光烧灼过程中，术者应戴防护眼镜，禁止用眼睛直接对着激光。

（3）术毕，用龙胆紫液涂抹患处，将 1 个京万红膏纱托或消炎膏纱托敷在患处，嘱患者第二天上午取出。

（刘　萍）

第十节　宫颈微波治疗术

微波治疗的原理是热效应与非热效应。

热效应有烧灼宫颈病变组织的作用。当微波辐射 15 秒钟时，被照部位局部温度开始上升，当温度达到 60～80℃时，局部组织即已达到烧灼，破坏的程度。

非热效应可使被辐射部位血液循环加速，代谢增强，组织再生能力提高，从而达到消炎与组织修复的作用。

一、适应证

同宫颈电烙术。

二、禁忌证

同宫颈电烙术。

三、手术步骤

（一）准备微波治疗仪

（1）检查微波治疗仪各旋钮是否处于"零"位。

（2）接上电源。

（3）调整工作频率为 2 450MHz，最大输出功率为 50W。

（二）操作微波辐射器

（1）手持微波辐射器，放入阴道内接触宫颈。

（2）脚踏开关。

（三）做微波辐射

（1）将辐射器头置于宫颈前唇或后唇糜烂区做微波辐射，可由内向外，由糜烂区向正常区边缘逐步移动，直至整个宫颈糜烂面受到辐射为止。

（2）糜烂中心部位比边缘区辐射时间稍长些，一般辐射时间以局部组织变为灰白色或微黄色为宜。

四、注意事项

（1）微波治疗的操作者应戴防护眼镜，以防止角膜损伤。

（2）在微波辐射治疗过程中，应随时擦去宫颈分泌物，保持宫颈干净，以提高微波治疗的效果。

（3）应在微波治疗仪关闭状态下，放进或取出辐射器头，以免烧伤周围组织。

（刘　萍）

第十一节　LEEP 刀治疗宫颈疾患

一、概念

"LEEP 刀"修复宫颈，消除炎症。

目前韩国"LEEP 刀"立体治疗宫颈疾患是一种很好的方法，LEEP 刀作为一种非侵入性的治疗方法，可将体外发射的超声波穿过软组织而聚集到体内的病变组织，由于聚集部位的强大能量存积。结果导致蛋白变性及病变组织细胞不可逆性坏死。而达到破坏病变之目的，而周围组织以及超声波通过的组织则没有损伤。具有无创、安全性较高、无放射性等优点。LEEP 刀通过计算机精确定位将超导针介入病灶中心部位，释放巨能。使糜烂组织在热凝中脱水、凝固、失活，在结痂过程中脱落、消失，使肉芽组织重新生长，恢复宫颈正常状态，从而达到治疗目的。

LEEP 刀治疗宫颈疾患不破坏宫颈结构，无组织炭化、无纤维化现象，不影响宫颈黏液分泌，对生育功能无不利影响。

二、LEEP 刀治疗仪

前后板功能指示如下（图 6-7，图 6-8）。

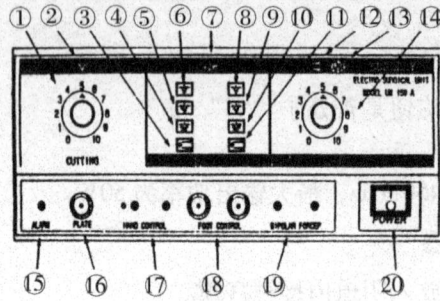

图 6-7　前面板控制和连接

1. 切割功率调节钮；2. 切割模式工作灯；3. 双极模式开关；4. 混切 II 模式开关；5. 混切 I 模式开关；6. 纯切模式开关；7. 切割工作灯；8. 纯切模式指标灯；9. 混切 I 模式指示灯；10. 混切 II 模式指示灯；11. 双极模式指标灯；12. 双极模式工作灯；13. 单极凝血工作灯；14. 凝血功率调节钮；15. 报警灯；16. 患者极板插孔；17. 手控刀笔插座；18. 脚控刀笔插座；19. 双极镊连线插座；20. 电源开关

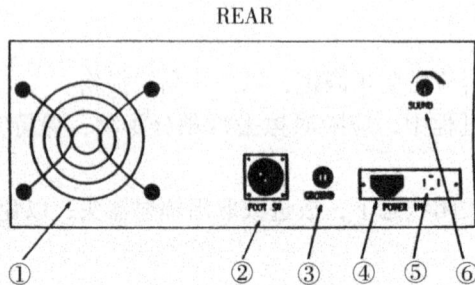

图 6-8　后背板控制和连接

1. 风扇；2. 脚踏开关插座；3. 地线接柱；4. 电源线插座；5. 保险丝；6. 工作音量调节钮

三、操作说明

（一）单极操作

（1）手术前，按要求将负极板与患者连接好。

（2）将负极板连线插入主机负极板插孔。

（3）将手控或脚控刀笔连接于主机前面板插座。

（4）将脚踏开关连接于主机背面插座。

（5）打开电源开关

（6）选择切割模式（纯切、混切Ⅰ或混切Ⅱ）。

（7）通过切割功率调节钮设定切割功率。

（8）通过凝血功率调节钮设定凝血功率。

（9）按下脚踏开关或手控钮起动操作（切割或凝血）。

（二）双极操作

（1）手术前，按要求将负极板与患者连接好。

（2）将负极板连线插入主机负极板插孔。

（3）采用双极模式时，单极的手控刀笔不会有功率输出。

（4）将双极镊子与连线接好，并将连线的另一端与主机的双极插孔连接好。

（5）将脚踏开关与主机背面的插孔连接好。

（6）将主机电源开关打开。

（7）选择到双极模式开关。

（8）通过凝血功率输出旋钮，选择到所需的功率。

（9）通过脚踏开关启动双极功能。

（10）如果输出功率不够，可通过功率输出旋钮调整到满意位置。

注意：一定要按由小到大的方式调整。

四、适应证

（1）宫颈糜烂，尤其经各种治疗方法无效或复发的宫颈糜烂者。

（2）宫颈息肉者。

（3）宫颈纳氏囊肿或宫颈囊肿者。

（4）宫颈良性赘生物者。

（5）宫颈尖锐湿疣者。

（6）宫颈非典型增生者。

（7）宫颈白斑者。

五、禁忌证

（1）宫颈恶性肿物或体内其他脏器存在恶性肿瘤者。

（2）外阴、阴道、宫颈急性炎症者。

（3）生殖系统慢性炎症未经控制者。

（4）严重高血压者。

（5）心律不齐、心功能不良、各种类型心脏病、新发生或未被控制的心力衰竭及携带心脏起搏器者。

（6）严重支气管哮喘者。

（7）肺感染或肺结核活动期者。

（8）急性传染病未治愈者。

（9）子宫结核未经有效治疗控制者。

（10）肝功能明显异常者。

（11）肾功能不全者。

（12）严重糖尿病者。

（13）严重贫血、血小板减少及其他出血性疾病者。

（14）水、电解质平衡紊乱者。

（15）瘢痕体质者。

（16）子宫不规则出血者。

（17）月经期者。

（18）3天内有房事者。

（19）体温超过37.5℃者。

六、术前准备

1. 交待病情　术前必须向患者及家属反复交待治疗宫颈疾患的必要性，不治疗的危害性，LEEP刀治疗宫颈疾患的特点，治愈率可达99%以上及术后需要患者及家属怎样配合治疗。

2. 家属签字　术前患者及家属必须书面签字。

3. 化验检查　查血常规、凝血四项、尿常规。

4. 查阴道分泌物　清洁度、滴虫、霉菌、淋菌、加德纳杆菌、衣原体、支原体、线索细胞以及其他致病微生物。必要时做药物敏感度测定。

5. 宫颈刮片　细胞学检查除外宫颈恶性疾患。巴氏涂片五级分类法和电脑辅助细胞学分析系统（CCT），除对宫颈癌前病变、宫颈癌有筛查作用外，还能查出HPV、HSV、滴虫、霉菌。

6. 阴道镜检　进一步除外宫颈恶性病灶的存在。在阴道镜下可观察到宫颈上皮病变及血管病理性变化。在阴道镜下取宫颈活检，可提高确诊率。

7. 测心电图　了解心、肺功能。

8. 测定生命体征　术前测血压、脉搏、体温。

9. 阴道准备　术前用0.1%碘伏液冲洗阴道，每日一次，或用0.5%碘伏液涂擦外阴、阴道、宫颈及宫颈管3天。

10. 排空膀胱　入手术室前排空膀胱。

七、手术条件

（1）适合LEEP刀手术指征。

（2）无禁忌证。

（3）月经干净3~7日。

（4）术前准备已齐。

八、手术步骤

（一）体位

受术者取膀胱截石位。

（二）消毒

用0.5%碘伏常规消毒外阴、阴道、宫颈及宫颈管。

（三）洁净术野

用无菌干棉球擦净阴道及宫颈上消毒液及宫颈管黏液。

（四）调整治疗仪

（1）按通电源。

（2）将功能键设置为混切Ⅱ的位置。

（3）功率调至3~5档位之间。

（五）放置负极板

将负极板置于受术者腰骶部，与皮肤直接紧贴。

（六）切割病灶

根据病变的程度和范围选用不同的电极，开始切割。

（七）送检

切下来的宫颈组织泡在10%福尔马林液中送病理检查。

（八）止血

切割满意后，止血时将功率调至8~10档位之间。使用球形电极进行止血。

九、注意事项

（一）术中注意事项

（1）消毒阴道和宫颈时，最好用0.5%碘伏液，因此液消毒作用可靠，且无易燃性。

（2）消毒剂最好不用酒精，因酒精是可燃性溶液，即使用酒精消毒在切割前也必须将其擦干净，否则由于酒精易燃烧可烧伤阴道正常组织。

（3）LEEP电刀也绝不能在可燃性麻醉剂（如醚类），可燃性手术准备液（如酒精），或在富氧环境下（氧气筒开放状态）使用。

（4）受术者身体凹处，如脐窝使用可燃性溶液（酒精、乙醚等）与阴道内使用可燃性溶液有同样的危险。如使用此类溶液后，在开机治疗前必须彻底擦干。

（5）负极板应尽量放置在导电范围大并与受术者连接完好，且受术者连接部供血良好，同时，负极板尽可能靠近施术部位。

（6）受术者身体与负极板相连接处，必须保持清洁，干燥，无毛发。负极板不能连接在受术者伤疤或骨骼凸出处，或其他有可能引起打火的接触面积较少的部位。

（7）使用LEEP电刀切割宫颈时，重要的是用平稳轻柔的压力进行一种平滑而无间断的动作手法。切割应均速进行，不能太慢，否则组织切面产生的热量会引起烧焦，导致组织热损伤。切割的速度也不能太快，太快则使切面产生拖拉阻力，不易切下组织，且出血多。

（8）切割前宫颈组织用0.5%碘伏液消毒后变湿润，宫颈组织太干燥切割时易被烧焦。

（9）切割时使用的功率档次不要太高，一般选择在3~5之间，正确的输出功率，切面热量作用于组织细胞最小。

（10）止血时功率可调至最大。输出的功率越大，切面热量越高有利于止血。

（11）切割前先准备好刀具，摆好姿势后，再踩开关，刀具绝不可以接触阴道壁组织，否则会引起烧伤。

（12）严格无菌操作。电极、导线和永久刀等均应高温、高压消毒。电极也可采用自我消毒灭菌法，即在启动切割按钮后，将电极在生理盐水浸湿的纱布中来回移动，不必太用力，可听到蒸汽的咝咝声，蒸汽对电极产生消毒作用。注意此种消毒方法不要伤及术者自己的手。

（13）创面出血应立即采取有效的止血方法

1）电凝止血：对活动性出血点电凝止血。

2）药纱压迫止血：创面渗血应采取浸药的纱布压迫止血。

a. 用爱宝疗浓缩液纱布直接敷于渗血创面5分钟，血管收缩可止血。

b. 碘伏棉球压迫止血。

3）止血贴止血：用特制的止血纱布贴贴在渗血创面，止血效果常较佳。

（二）术后注意事项

（1）预防感染，酌情给予抗生素3~5天。

（2）预防出血，手术当天及痂皮脱落时给予止血药。

（3）一周后应复诊或电话随访，检查手术创面和查询病理结果。

（4）术后1~2个月复诊，检查创面愈合情况，必要时外用药物以促进上皮修复。

（5）术后2个月禁止性生活、盆浴及阴道冲洗。

（6）若术后病理为以下情况，须严密随访：宫颈上皮内瘤样病变（CIN）、原位癌、宫颈CIN合并尖锐湿疣、宫颈尖锐湿疣、宫颈湿疣扁平型等。

（7）术后7~10日，宫颈创面脱痂开始少量出血，约4~6天自行停止，若出血多于月经量则回医院止血治疗。

（8）术后2~3天开始出现阴道排液，持续约2~4周。

（9）术后一个月禁骑自行车、提重物等。

（李长慧）

第十二节　脱出宫颈外的黏膜下肌瘤摘除术

一、适应证

窥视可见到或手指能触及蒂部的子宫黏膜下肌瘤者。

二、禁忌证

（1）急性生殖器滴虫性、霉菌性、淋菌性、病毒性炎症者。

（2）行经期者。

（3）黏膜下肌瘤位于宫腔内，且瘤蒂短而宽，不能脱出宫颈口外者。

三、手术步骤

（一）麻醉

（1）如肌瘤小，已脱出宫颈口外，可见到瘤蒂者，则无需麻醉。

（2）若肌瘤较大，瘤蒂较高，需暴露以后方可手术者，可选用骶麻。

（二）体位

受术者取膀胱截石位。

（三）消毒

常规消毒外阴、阴道。

（四）铺巾

铺消毒巾。

（五）切下黏膜下肌瘤

1. 扭取法　长而细蒂的黏膜下肌瘤，可用止血钳夹住蒂根，按顺时针或逆时针方向扭转，可将黏膜下肌瘤扭下。

2. 切取法　暴露肌瘤及瘤蒂。以鼠齿钳夹肌瘤的外露部分，向下牵拉，用两把止血钳分别上下夹住瘤蒂，于两钳之间切断瘤蒂，用 0 号铬制肠线或 Dexon 线，缝扎瘤蒂断端。

3. 钳夹法　黏膜下肌瘤蒂短而粗且瘤体偏大时，外观看不见蒂，可用两把长弯钳夹住瘤蒂，切除肿瘤，留置近端血管钳，24～48 小时后取下血管钳。

4. 碎分法　肌瘤较大占满阴道或瘤蒂较宽、无法暴露者，可选择此法。将黏膜下肌瘤用刀碎分后，逐块取出。

四、注意事项

（1）突露在阴道内的大型黏膜下肌瘤，尤其瘤蒂宽者，虽经碎分法可取出阴道内之瘤体，但其宫腔内常残留部分瘤体或瘤蒂，故术前应做好腹部手术的准备，待经阴道取出瘤体，再经腹切除子宫。

（2）无论采取何种方法摘除黏膜下子宫肌瘤，在术前均应充分做好阴道准备，可用 0.1% 碘伏液冲洗阴道 3～5 日，待阴道清洁度转佳后施术。

（3）术前常规 B 超检查，明确黏膜下肌瘤大小、位置，瘤蒂长短及附着部位，若除黏膜下肌瘤外，还有多个肌瘤，尤其合并壁间肌瘤者，术前应做好开腹准备。

（4）若术前未进行刮宫者，待黏膜下肌瘤取出后，应进行全面刮宫，以探查宫腔内情况，并可刮除黏膜下肌瘤残蒂。若黏膜下肌瘤蒂部粗大，已进行缝扎时，刮宫应避开瘤蒂部位，以防引起出血。

（5）钳夹黏膜下肌瘤蒂部时，尽可能贴近肌瘤侧，离子宫侧远些，以免血管回缩后止血困难或因切除瘤蒂时损伤子宫壁。

（6）缝扎蒂要紧，以防断端滑脱出血。

（王　颖）

第十三节 无痛宫颈扩张术

宫颈扩张术包括：单纯性宫颈扩张术，辅助性宫颈扩张术，即在施行刮宫、吸宫或碎胎、宫腔镜检等手术前先进行的宫颈扩张术。

无痛宫颈扩张术包括：全无痛与简易无痛两种。

一、适应证

(1) 先天性宫颈狭窄者。

(2) 宫颈粘连者。

(3) 原发性痛经者。

(4) 子宫积液、积血或积脓者。

(5) 放射治疗扩张宫颈管，以利腔内照射。

二、禁忌证

(1) 外阴及阴道滴虫性、霉菌性、淋菌性、细菌性、病毒性炎症者。

(2) 急性盆腔炎或慢性盆腔炎急性发作者。

(3) 3日内有房事者。

三、手术步骤

(一) 排尿

术前排空膀胱。

(二) 体位

受术者取膀胱截石位。

(三) 麻醉

1. 丙泊酚静脉麻　全无痛宫颈扩张术采用。

2. 1%利多卡因宫颈局部浸润麻　简易无痛宫颈扩张术采用。

(四) 消毒

常规消毒外阴、阴道。

(五) 检查

双合诊：查清子宫大小、方位、质地、活动度及其与周围关系。

必要时查三合诊。

(六) 暴露宫颈

安放窥器，暴露宫颈，用0.5%碘伏液消毒阴道及宫颈，用宫颈钳钳夹宫颈前唇，向外牵拉，使子宫呈水平位。

(七) 探宫腔

将子宫探针顺子宫腔方向轻轻深入达宫底。

（八）扩张宫颈

先将扩张器按号排列，由小至大逐一扩张宫颈。扩张器前端蘸润滑油，以右手拇、食、中指将扩张器顺子宫腔方向轻轻送入到宫颈内口以上 1cm 处。

四、注意事项

（1）探针探宫腔若遇阻力不可强探，应改变方向寻找无阻力的方向探入。

（2）扩张宫颈必须由小号顺序增号，不能跳号，且应避免使用暴力，以防损伤宫颈。

（王　颖）

第十四节　后穹窿穿刺术

女性生殖器官子宫位于盆腔中央，前邻膀胱，后邻直肠，子宫与肠之间形成子宫直肠陷凹。子宫的下端是宫颈，宫颈通过阴道穹窿部与阴道相连，子宫直肠陷凹与阴道后穹窿相毗邻，因此，子宫直肠陷凹内的积液、积血或包块，可通过后穹窿穿刺辅助诊断和进行治疗。

一、适应证

1. 判定腹腔积液性质　当 B 超发现腹腔内有液性暗区，或仅子宫直肠陷凹内有液性暗区，或叩诊腹部移动浊音阳性时，为确定腹腔积液性质，可行后穹窿穿刺术。尤其若患者有闭经史、阴道不规则出血、下腹一侧疼痛或肛门憋坠感、尿妊娠试验呈阳性或血实验室检查绒毛膜促性腺激素 HCG 增高，怀疑异位妊娠腹腔有内出血时，应即时行后穹窿穿刺术，以免延误诊治危及患者生命。

2. 判定子宫直肠陷凹内肿块的性质　当居于子宫直肠陷凹内的肿块通过 B 超、相关的实验室检查及临床检查等手段均不能明确其性质，又不具备开腹手术的条件时，可慎重考虑行后穹窿穿刺术，吸取组织做细胞涂片检查或做病理组织检查，以明确诊断，指导进一步治疗。

3. 处理子宫直肠陷凹内囊性肿物

（1）居于子宫直肠陷凹内体积较大的囊性肿物，压迫症状明显或梗阻产道影响胎儿下降，又无开腹手术条件，临产上考虑此囊肿属良性时，可经后穹窿抽吸囊内液，以缩小瘤体，缓解症状。

（2）子宫内膜异位症——卵巢巧克力囊肿，大多居于子宫直肠陷凹内。虽然巧克力囊肿体积不大，但却常伴有痛经、肛门憋坠、性交不适等症状。当患者年轻，要求保留生育功能或经服用丹那唑、内美通等药物治疗无效或患者不具备开腹手术的条件时，可在 B 超指导下，经后穹窿抽吸巧克力囊肿内液，然后向囊内注入少量无水酒精，使囊壁细胞脱水、变性、失活，从而达到保守治疗的目的。

（3）子宫直肠陷凹的囊肿同时伴有高烧、腹痛、末梢血实验室检查白细胞增高，考虑为盆腔脓肿。预行切开引流术前，可经后穹窿试探穿刺，抽出脓汁后再经穿刺针孔处切开引流排脓或将脓肿内液彻底抽净后，向囊内注入抗生素。

4. 腹腔化疗　某些晚期癌瘤，例如，卵巢癌，无法实施手术或虽经细胞减灭术，仍有残留癌灶时，可经后穹窿注入化疗药物。目前应用最多的是卡铂，将卡铂稀释后经后穹窿注入腹腔。

5. 瘤灶局部注药 位于子宫后壁的瘤灶，例如，恶性葡萄胎或绒毛膜上皮癌的瘤灶，可经后穹窿穿刺直接向瘤灶内注入 5 - 氟尿嘧啶等化疗药物，以消除局部瘤灶。由于抗癌药物直接注入瘤灶，药物浓度高，杀伤癌细胞的作用强，因而可减少周身用药，副反应小，疗效较好。

二、禁忌证

（1）子宫后壁与肠管有粘连者，禁行后穹窿穿刺术，以防误伤肠管及导致感染。

（2）曾做过子宫半切术者，由于术后解剖变化或可能有肠管粘连，也不宜做后穹窿穿刺术。

三、手术步骤

（一）排空膀胱

自行排尿或导尿，使膀胱空虚，利用操作。

（二）体位

受术者取膀胱截石位，同时应注意抬高患者的上半身，使其呈半卧状态，此体位可使腹腔内少量的积液留存于子宫直肠陷凹处，可避免造成后穹窿穿刺的假阴性。

（三）麻醉

通常不需麻醉，过度紧张者可采用丙泊酚静脉麻。

（四）检查

检查盆腔，最好做三合诊，以明确盆腔内子宫、肿物与直肠的关系，以避免误刺入直肠内。

（五）暴露术野

阴道内放入窥器，并暴露宫颈，用组织钳或宫颈钳夹持宫颈后唇中央，向外上方牵拉，亦可用双叶阴道拉钩暴露后穹窿。

（六）消毒

用碘酒、酒精或 0.5% 碘伏液充分消毒阴道、宫颈，尤其后穹窿部位。

（七）穿刺

阴道后穹窿穿刺点应选在后穹窿膨出正中点或宫颈后唇与阴道壁交界处向下 1cm 处。穿刺宜快不宜迟，快速刺入子宫直肠陷凹。穿刺方向应与宫颈平行，穿刺的深度以进入穹窿 2～3cm 为度。若欲经后穹窿穿刺肿物，则应将穿刺点选在肿物最突出于阴道后穹窿的部分。

为识别腹腔内积液进行后穹窿穿刺成功后，立即进行抽吸，边抽吸，边慢慢地退出针头。

若抽出为暗红色不凝的血液（其中可有细小凝血块，将抽出的血液射在纱布上进行观察可发现此极小凝血块），则证实腹腔内有出血，若抽出血液新鲜，放置 1～5 分钟后出现血凝，则表明为血管内血液，应改变穿刺部位、方向及深度，重新进行穿刺抽吸。

后穹窿穿刺抽出暗红色或新鲜不凝的血液证实为腹腔内出血，大多是由输卵管妊娠破裂或流产所致；少数是由卵巢卵泡破裂、黄体破裂或经血逆流引起。

异位妊娠引起的腹腔内出血应行急诊开腹探查术。

若后穹窿穿刺术抽出淡红色稀薄血性液体，大多为盆腔炎性渗出液。若抽出为脓性或黄色渗出液，则可能为盆腔炎，常见为盆腔脓肿或化脓性阑尾穿孔。应分别做渗出液的需氧菌与厌氧菌培养，同时测定致病菌的药物敏感度。

后穹窿穿刺术抽出的液体不能仅凭肉眼确定其性质。抽出的液体需常规查比重、细胞计数、分类、蛋白定量及做利凡它试验，并查有无癌细胞。

以后穹窿穿刺术抽吸肿瘤内容物做实验室检查时，可用肝穿刺针直接向肿物最突出于阴道后穹窿的部分刺入，针心与针套同时刺入后，先推进针心，再推进针套。穿刺成功后，先抽出针心，将其间所夹肿瘤内容物送验细胞涂片及病理检查。若针心未夹出肿瘤内容物，可用注射器针管接穿刺针套抽吸，吸出物处理同上述，然后抽出针套。

如无肝穿刺针，可用长粗针头代替。

若经后穹窿注入药物，穿刺后，抽吸无血，再将药物慢慢注入。

四、注意事项

（1）经后穹窿穿刺抽肿瘤内容物做病理检查或抽吸后向肿瘤腔内注药，最好在 B 超指导下进行操作，以避免操作的盲目与失败。

（2）穿刺针穿入不可太深，以防刺伤盆腔器官与血管。

（3）子宫后倾后屈位时，后穹窿穿刺前可用组织钳或宫颈钳牵拉宫颈前唇，尽量将子宫变为水平位。若宫体的位置仍偏后时，穿刺针刺入时应稍偏后或针刺入盆腔腹膜后略向某侧移行，再向里刺入，以防刺入宫体，影响穿刺。

（4）后穹窿穿刺在抽吸过程中应注意是否因误刺入直肠而抽出粪便。

（5）针头与注射器的型号取决于穿刺术的目的，鉴别腹腔积液性质可选用 5 号针头，套在 5ml 注射器上做穿刺，异位妊娠腹腔内出血，用 5ml 注射器抽吸腹腔内积血协助诊断即可。如选用 20ml 注射器，则由于注射器直径较大，不易操作。若后穹窿穿刺抽吸卵巢囊性肿物或巧克力囊肿内液，则最好选用 20ml 注射器。腹腔化疗或瘤灶局部注药也应选用大号注射器。

（6）可能发生的并发症及处理原则

1）刺伤盆腔血管：穿刺针刺入太深可能伤及盆腔内血管。一旦刺入腹膜后血管，可形成腹腔内出血的假阳性。腹腔内出血量少时，可严密观察，并给止血药物（立止血，肌注或静注）；出血量多时应行开腹探查术。

若刺伤阔韧带血管可形成阔韧带血肿，通常需开腹手术，结扎阔韧带被刺破的血管。

2）刺伤宫体：若后穹窿穿刺误刺子宫体肌壁，通常不致有严重出血。只有在刺伤子宫动脉时出血可能严重，需急诊开腹行缝扎子宫动脉术。

3）误刺伤肠管：一旦误刺入肠管，应立即停止穿刺，将穿刺针取出。重新消毒后穹窿，重换新的无菌针头及针管再穿刺。穿刺术后，穹窿处喷庆大霉素 16 万 U 或用 20ml，甲硝唑液喷敷，并口服抗生素预防感染。

4）后穹窿穿刺针孔出血，可用无菌纱布或止血纤维压迫止血。

（7）经腹壁穿刺腹腔也可用来诊断腹腔内性质不明的积液，鉴别异位妊娠的腹腔内出血、癌性腹水、炎性渗出液、排放腹水以及向腹腔内注入化疗药物等治疗。腹腔穿刺术与后穹窿穿刺术比较如下：

1）腹腔穿刺术需通过厚的腹壁包含的各层腹壁组织，患者痛苦相对较大，故需局部麻醉；而后穹窿穿刺术仅通过较薄的后穹窿，患者痛苦少，不需麻醉。

2）当腹腔内积液量少时，腹腔穿刺术易失败；而穹窿穿刺术，若采取上半身半卧式的膀胱截石位时，少量积液则可聚积在腹腔的最低处——后穹窿顶，即子宫直肠陷凹处，穿刺成功率高。

3）当腹腔内积液量很多时，例如，卵巢癌所致的大量腹水，预排放腹水，需向腹腔内注药（化疗药物），采取腹腔穿刺时，比后穹窿穿刺术操作方便。

4）处理子宫直肠陷凹内的囊性肿物时，以采取经后穹窿穿刺的捷径为宜。若采取腹腔穿刺术，穿刺易失败，且可能误伤肠管等脏器。

（刘　萍）

第十五节　无痛诊断性刮宫术与分段诊刮术

无痛诊断性刮宫术与分段诊刮术分全无痛与简易无痛两种。全无痛用静脉麻，简易无痛采用宫颈局部浸润麻。

一、适应证

（1）闭经：为明确病因，鉴别是由内膜增生、萎缩、结核、宫腔粘连等何种原因所致。

（2）异常子宫出血者。

（3）不孕症：在经前期诊刮，可了解有无排卵及其黄体功能。

（4）可疑宫外孕者为排除宫内孕时。

（5）有异常子宫排液者为查明排液的部位，排液的量及性状。

（6）宫腔镜检查前扩张宫颈管。

（7）为排除宫腔异物者。

（8）罹患子宫肌瘤、卵巢囊肿等，施术前，为排除宫内膜疾患者。

（9）功能性子宫出血者，保守治疗无效，刮宫以止血，并可了解治疗后宫内膜的反应。

（10）放置宫内节育器后不规则阴道流血者，诊刮了解宫内膜情况，同时取出宫内节育器。

（11）早期妊娠需终止者。

（12）不全流产、难免流产及滞留流产者，刮宫终止病理妊娠。

（13）葡萄胎流产后出血者，再次刮宫以明确有无恶变及宫内膜炎。

（14）子宫内膜息肉者，保守治疗时，可通过刮宫将宫内膜息肉刮除。

（15）产后或中期引产后，胎盘残留、胎盘息肉者等，可通过刮宫，清除宫内残留胎盘，并协助诊断。

二、禁忌证

（1）罹患各种类型的外阴及阴道炎症者。

（2）急性盆腔炎或慢性盆腔炎急性发作者。

（3）极度衰竭或有严重内科合并症，不能承担刮宫手术者。

（4）3天内有性生活者。

（5）体温超过37.5℃者。

三、手术步骤

（一）排尿

自行排尿或导尿，排空膀胱。

（二）体位

受术者取膀胱截石位。

（三）消毒

常规消毒外阴及阴道。

（四）铺巾

铺无菌巾。

（五）检查

双合诊检查了解子宫大小、方位、质地、活动度、形态，两侧附件有无异常及与周围脏器的关系。

（六）暴露术野

安放窥器或阴道拉钩，暴露宫颈，消毒阴道及宫颈，用宫颈钳夹前唇，向外牵拉，使子宫呈水平位。

（七）麻醉

1. 全无痛手术适应证

（1）不孕症诊刮者。

（2）宫颈管粘连者。

（3）对疼痛敏感者。

（4）要求无痛诊刮者。

2. 种类

（1）全麻：丙泊酚静脉全麻。

（2）局麻：可采用宫颈浸润、子宫颈旁阻滞或二者兼用。在宫颈的3点、9点的3cm深处，各注射1%利多卡因3ml。

子宫颈旁阻滞是在子宫颈邻近处注射麻药深达1～2cm，同时在两侧骶韧带处注射局麻药（图6-9，图6-10）。

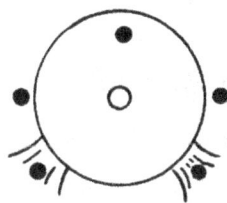

图6-9　宫颈旁麻醉点　　　　图6-10　宫颈内麻醉点

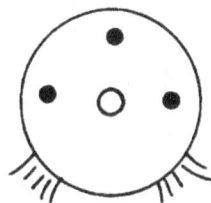

（八）探测宫腔

即用子宫探针顺子宫方向轻轻探达宫底，测其深度并证实屈度及大小和检查是否相符。遇有阻力不可强探，可改变方向，寻找无阻力且变异的宫腔位置。明确腔内有无内壁不平感或粘连、肿瘤压迫所致探针受阻感。

（九）扩张宫颈

先将扩张器按号排列，由小至大逐一扩张。扩张器前端均蘸滑润油，以右手拇、食、中指将扩张器顺子宫方向及屈度，轻、稳、缓送入到宫颈内口以上1cm，如遇阻力不可强行进入，须查明原因。如内口过紧，可放置2～3分钟，逐渐扩张，从2～4号扩张至6～7号。如需进行宫颈或宫腔手术时，可扩至10～16号。

（十）分段诊刮

分段诊刮时，刮宫前切勿用探针探测宫腔深度，待用小刮匙刮完宫颈管后，方可用探针探宫腔及用扩张器扩张宫颈。

（十一）刮取内膜

用小刮匙顺子宫方向进入宫腔达宫底，从宫底开始刮取内膜，达宫颈内口，再按顺时针或逆时针方向依前壁→右侧壁（或左侧壁）→后壁→左侧壁（或右侧壁）→双宫角→宫底及整个宫腔的次序刮取。

（十二）宫颈活检

分段诊刮或子宫全切术前，为确定宫颈有无病变及病变程度，应在刮取子宫内膜后，取宫颈活检。

四、注意事项

（1）刮宫完毕，取下宫颈钳，注意宫腔及宫颈咬合处有无出血。

（2）刮出之宫内容物，应肉眼进行识别，正常子宫内膜为粉红色，光亮呈条状；可疑子宫内膜腺癌者，刮出物为鱼肉状或白色烂肉样物；结核者，刮出物为干酪样状。全部刮出物送检，且应注明取材部位。

（3）术前应做好充分准备，出血时，要果断，迅速地刮出残存组织，并酌情使用宫缩剂。

（4）注意无菌操作：术前感染未控制，有不洁性生活史者，手术前、后应使用抗生素。

（5）谨防子宫穿孔：手术操作应稳、准、轻，特别是哺乳期、妊娠期、绝经前及绝经后子宫有感染者，其子宫壁软而薄，施诊刮术时，更应格外小心。

（刘　萍）

第十六节　盆腔肿块穿刺抽吸术

一、概念

超声引导下盆腔肿块穿刺抽吸及细胞学检查目的是避免不必要的剖腹手术；对某些盆腔

肿块的性质可明确诊断；对某些盆腔肿块的保守治疗创建了一种新的方法，探索了新的治疗途径。

超声引导下对盆腔包块穿刺结合细胞学、组织学活检对性质不明的妇科盆腔包块具有诊断和鉴别诊断价值。

二、适应证

1. 单纯性卵巢囊肿　B超显示卵巢的囊肿为薄壁球形无回声区，直径≥5cm，经服避孕药3个月治疗囊肿不消失，且仍有增大趋势者。为明确诊断，消除卵巢囊肿行穿刺抽吸术。

2. 卵泡囊肿　成熟卵泡不排卵或闭锁卵泡持续增大，由于卵泡液潴留而形成卵泡囊肿，直径≥5cm，囊肿存在时间超过3个月以上。

3. 浆液性囊肿　单房，薄壁，内含清亮液体，且囊肿直径≥5cm。

4. 中肾管、副中肾管囊肿

5. 卵巢巧克力囊肿　患者有或无痛经史，B超显示卵巢囊肿内液有反光点，即卵巢因异位子宫内膜周期性出血，血液潴留在内形成囊肿。

6. 盆腔脓肿　附件炎形成的局限性脓肿，或包绕子宫周围的盆腔脓肿，穿刺抽液做致病微生物培养加药物敏感度测定，向脓肿腔内注入抗生素治疗，必要时放置引流管以利脓液排出。

7. 盆腔包裹性积液（盆腔腹膜囊肿）　手术后或盆腔粘连形成的局限性液性暗区。经药物或物理治疗保守治疗无效者。

8. 黄体囊肿　宫内孕流产后或宫外孕保守治疗期间卵巢黄体囊肿经久不退且直径≥5cm者。

9. 性质不明的陈旧性子宫外孕包块　根据临床症状、化验与查体无法确定诊断的陈旧性子宫外孕包块，经穿刺可鉴别诊断，明确诊断后可做保守治疗。

10. 性质无法确定的盆腔肿块　已有明确手术指征的妇科盆腔肿块，尤其是囊实性或实性卵巢赘生性盆腔肿块，或盆腔肿块伴腹水者，一般不主张做诊断性穿刺。

但对高龄患者，并有内科合并症不宜手术或不能承受麻醉时，可慎重考虑在超声引导下穿刺肿块做细胞学检查，再决定下一步治疗方案。

11. 妇科恶性盆腔肿瘤　晚期妇科盆腔恶性肿瘤或复发者，可在B超监测下穿刺做细胞学检查明确诊断后，可在超声引导下行瘤体内药物注射，以缓解病情，延长生存期限。

三、禁忌证

（1）急性生殖器炎症者。

（2）水、电解质平衡紊乱者。

（3）严重高血压者。

（4）心律不齐、心功能不良，各型心脏病、新发生或未控制的心力衰竭者。

（5）严重支气管哮喘者。

（6）肺感染及肺结核活动期者。

（7）肾功能不全者。

（8）肝功能明显异常者。

（9）严重糖尿病者。

（10）重度贫血、血小板减少及其他出血性疾病者。

（11）急性传染病者。

（12）其他脏器存在恶性肿瘤者。

（13）子宫不规则出血者。

（14）月经期者。

（15）3天内有房事者。

（16）体温超过37.5℃者。

四、术前准备

1. 交待病情　术前必须向患者及家属反复交待保守性穿刺抽吸盆腔肿块可协助诊断，指导治疗，但治愈率不是100%，且有复发的可能。

2. 家属签字　术前患者及家属必须书面签字。

3. 化验检查　查血常规，凝血四项、尿常规、肝功、乙肝两对半及甲、丙、丁、戊肝测定。

4. 肿瘤五项　取血做肿瘤五项，术前对肿块的性质有初步的评估。

5. 查阴道分泌物　清洁度，滴虫、霉菌、淋菌、加德纳杆菌、衣原体、支原体、线索细胞以及其他致病微生物。必要时做药物敏感度测定。

6. 宫颈刮片　细胞学检查除外宫颈恶性疾患。

7. 阴道镜检　进一步除外子宫颈恶性病灶的存在。

8. 诊断性刮宫　除外子宫内膜不良病灶。

9. 测心电图　必要时做超声心动，了解心脏功能。

10. 摄胸大片　除外心、肺疾患。

11. 观察生命体征　术前连续测血压，脉搏、体温3天。

12. 阴道准备　术前用0.1%碘伏液冲洗阴道，每日一次，或用0.5%碘伏液涂擦阴道、宫颈及宫颈管3天。

13. 肠道准备　术前一日下午2点服甘露醇250ml，同时饮2 000～2 500ml白开水，清洁肠道。

14. 镇静剂　术前晚8点，服舒乐安定2片，养精蓄锐。

15. 膀胱充盈　术前保持膀胱充盈，如无尿，则安放尿管，向膀胱内注生理盐水，使其充盈，以便腹部B超了解子宫及盆腔包块的影像。

16. 仪器和器械

（1）实施超声显像诊断仪：并备有穿刺装置。

1）经腹壁穿刺用线阵、凸阵、扇扫探头。

2）经阴道穿刺用高频5～7.5MHz阴道探头，术前消毒备用。

（2）穿刺针

1）腹壁穿刺针20～23G，长15～18cm。

选用22～23G细针时，应备18G导针先做腹壁穿刺以防细针偏向弯曲。

2）阴道穿刺针直径16～17G，长30～45cm。

17. 穿刺途径　术前选择穿刺途径，术前进行腹壁及阴道常规B超，选择最短，且又能避开膀胱、肠管及宫颈等脏器的穿刺途径。

18. 准备药物

（1）一切抢救用药。

（2）冲洗囊腔的无菌生理盐水。

（3）无水乙醇。

（4）MTX10mg 溶于 5ml 蒸馏水。

（5）5FU250～500mg 不用稀释。

19. 开腹准备　准备消毒的开腹探查修补肠管及切子宫需用的手术器械及敷料。以备急需时用。

五、手术步骤

（一）经腹壁穿刺

1. 体位　经腹部穿刺受术者采取平卧位或侧卧位。

2. 消毒　常规消毒腹部术野皮肤。

3. 铺巾　铺无菌巾。

4. 麻醉

（1）局麻：1% 利多卡因在皮肤穿刺点局麻。

（2）全麻：精神紧张，极度恐惧疼痛者，用丙泊酚静脉全麻。

5. 准备穿刺　换上消毒的穿刺探头，确定穿刺点，调整穿刺角度，测量盆腔肿块的深度，将穿刺引导线对准穿刺的盆腔包块。

6. 穿刺　将穿刺针插入探头导向器的针槽，继之，适当用力进行盆腔包块穿刺。

7. 抽液　通过显示器监视穿刺针，沿着穿刺引导线通过皮肤、腹壁各层，直达盆腔肿块内，然后抽液。

盆腔包块若为实质性则取活检。

8. 冲洗囊腔　用 20ml 或 50ml 注射器抽吸囊内液，如囊内液为巧克力稠厚，先注入无菌生理盐水稀释后再抽吸，尽可能将其抽尽。

若是卵巢多房囊肿，可将穿刺针退至腹壁再穿刺另一囊腔。

9. 细胞学检查　抽出之囊液全部送细胞学检查。

10. 细菌培养 + 药敏　囊内液若为脓性，则做致病菌培养 + 药敏。

11. 囊腔内注药　若为巧克力囊肿、单纯性囊肿抽净囊内液后，注入无水乙醇 5～10ml，保留 5～10 分钟后，回抽 3～8ml。

12. 肿块内注药　肿块若为实质性、恶性可向其内注射 MTX10mg 或注射 5FU 250mg～500mg。

13. 宫外孕包块内注药　盆腔肿块若为宫外孕，抽净肿块内积血后可向其内注入 MTX10mg 或 SFU250mg。

14. 处理穿刺点　术毕，拔出穿刺针，再用 0.5% 碘伏液消毒穿刺点，并用无菌纱布压迫穿刺点 5 分钟，最后用无菌纱布敷盖穿刺点。

（二）经阴道穿刺

1. 体位　受术者取膀胱截石位。

2. 消毒　用0.5%碘伏液常规消毒外阴、阴道、宫颈。

3. 铺巾　铺无菌巾。

4. 麻醉　丙泊酚静脉麻，可令受术者在安静无痛的状态下完成手术。

5. 准备穿刺　将已消毒的阴道探头置于阴道内，在穹窿部检查。显示盆腔肿块后，将穿刺引导线对准肿块。

6. 穿刺　术者将阴道穿刺针沿阴道探头的穿刺引导管经阴道穹窿刺入盆腔肿块。

7. 抽液　通过显示器监视穿刺针，沿着穿刺引导线，直达盆腔肿块内，然后抽液。

8. 冲洗囊腔　均与经腹部穿刺相同。

9. 细胞学检查　均与经腹部穿刺相同。

10. 细菌培养＋药敏　均与经腹部穿刺相同。

11. 囊腔内注药　均与经腹部穿刺相同。

12. 肿块内注药　均与经腹部穿刺相同。

13. 宫外孕包块内注药　均与经腹部穿刺相同。

14. 处理穿刺点　术毕拔出穿刺针，取出 B 超阴道探头，用碘伏纱布数块填压在穿刺点处，以压迫止血、消炎。

六、注意事项

（1）穿刺前应进行腹部与阴道 B 超对照检查，结合肿瘤五项化验、PV 检查及病史做出诊断，预先估计能否顺利完成穿刺操作各步骤。诊断正确，穿刺途径选择合适是手术成功的关键。

（2）穿刺术前应做好开腹手术的一切准备。

（3）穿刺时应将 B 超探头适当地对腹壁或阴道穹窿施加压力，使盆腔肿块与腹壁或阴道穹窿能贴近，且应尽量避开肠管。

（4）术毕，观察受术者血压、脉搏及体温变化，至少 2 小时。

（5）经阴道穿刺术后第二日取出阴道内填塞之碘伏纱布。

（6）穿刺若伤及临近肠管，术后出现腹腔炎急腹症症状时，应开腹检查，修补受损肠管。

1）受术者半卧位，使炎性液聚于盆腔最低部位，以防形成膈下脓肿。

2）给与大量有效抗生素。

3）术后禁食水，必要时胃肠减压，以利肠壁伤口愈合。

（7）盆腔穿刺损伤膀胱

1）安放导尿管 5～7 天，至尿常规阴性。

2）给抗生素。

（8）卵巢囊肿蒂扭转者应急症开腹手术，不宜行单纯囊肿穿刺抽吸术。

（9）盆腔肿块，肿瘤五项化验、症状、体征及 B 超结果提示为恶性者，又具备开腹指征及条件者，应首选开腹手术，不宜行盆腔肿块抽吸术。

（10）盆腔单纯性卵巢囊肿经抽吸后囊肿消失不满意或复发者。

1）可口服避孕药Ⅰ号或Ⅱ号3个月。

2）中药活血化淤，配合理疗（微波或 OKW 体外照射）。

（11）盆腔肿物若为巧克力囊肿，术后应配合子宫内膜异位症的药物治疗。

1）内美通 2.5mg/片，每周服 2 次，从月经第 2 天开始服用，持续 6 个月，总量 125mg。

2）丹那唑 200mg/片，每日 3 次，从月经第 2 天开始服用，持续 3~6 个月。

3）安宫黄体酮片 10~20mg，每日 1 次，于月经周期的第 5 天开始服用，直至闭经 6 个月。

4）避孕Ⅰ号或Ⅱ号，2 片，每日 1 次，共 2 周，第 3 周开始，每天增量至 3~4 片，至达闭经 3~6 个月。

七、激素治疗的禁忌证

（1）怀疑有新生物存在者。

（2）肝功能异常者。

（3）糖尿病者。

（4）甲状腺异常者。

（5）乳房或生殖器官的恶性肿瘤者。

（6）血栓－栓塞性疾病患者。

（刘　萍）

第十七节　射频消融术治疗子宫肌瘤

一、概念

子宫肌瘤射频消融术系在超声实时扫描监视引导下，将射频电极经过阴道、宫颈腔道送入宫腔，用射频电极直接穿刺子宫肌瘤瘤体内。继之，自动精确地控制射频的功率、时间，使子宫肌瘤组织产生生物高热效应，随之发生凝固、变性和坏死，最终被正常子宫肌组织吸收或经宫颈管、阴道自动排出。

二、机理

（1）射频是一种高频电磁波，实质是一种高频振荡电流，频率范围为 100KHz 以上，其电能被子宫肿瘤组织吸收，以使组织温度升高而产生高热。

（2）射频是一种频率相当高的正弦交流电，以全波的形式出现，对子宫肌瘤组织没有电解作用。

（3）射频对人体组织有较强的穿透力，热效率高，既能治疗表浅肿瘤——子宫黏膜下肌瘤，又能治疗深部肿瘤——子宫壁间肌瘤、子宫浆膜下肌瘤。

（4）射频剂量易于掌握，操作技术不复杂。

（5）治疗剂量的射频波段很安全，无论是中波、短波、超短波对人体均无不良影响，故尔治疗时不需要任何防护。

（6）射频电流作用于人体神经、肌肉组织时，不会引起兴奋，故不能引起神经、肌肉的收缩反应。

（7）射频生物效应可直接使子宫肌瘤细胞死亡，使子宫肌瘤内血管闭锁，破坏肌瘤细胞的激素受体，改变其内部 pH 值，激活免疫系统特别是吞噬系统，从而使肌瘤坏死，生长停止，逐步被机体吸收。

三、作用方式

系采取射频插植透热疗法的方式消融治疗子宫肌瘤。

（1）用单根或数根电极针对子宫肌瘤组织进行有效的加热。

（2）工作频率为 500Hz。

（3）治疗温度为 60～80℃。

（4）治疗时间为 10～20 分钟。

四、治疗依据

选择射频治疗子宫肌瘤的依据有下述几点。

1. 发病率高　子宫肌瘤系由平滑肌和结缔组织构成，是女性生殖器中最多发的良性肿瘤，其发病率最高可达 35% 左右，30～50 岁的女性发病居多，绝大多数的女性因子宫肌瘤切除了子宫，丧失了生育机能，射频消融治疗子宫肌瘤可以保持女性生殖器的完整，在某种程度上保留了性器官功能的完整性。

2. 恶变率极低　子宫肌瘤大多为良性增生性病变，其恶变率仅为 1% 左右。故可采取不切除子宫，保守的射频消融方法治疗。

3. 性激素依赖性肿瘤　女性激素包括雌激素与孕激素，是子宫肌瘤生长的调节因子。雌激素是子宫肌瘤生长的主要促进因子，子宫肌瘤中雌激素受体水平明显高于周围的肌层组织，致使子宫肌瘤组织对雌激素敏感性高。孕激素则通过增加生长因子及促使受体起作用，导致肌瘤的增长。

4. 子宫肌瘤占位相对局限　子宫肌瘤无论是单发或多发，肌瘤组织与正常肌层组织间均有一层疏松组织构成的假包膜，界线较清晰，便于进行射频消融术的操作。

5. 子宫肌瘤超声影像清晰　经腹 B 超膀胱充盈良好时，不同于正常子宫肌组织的子宫肌瘤的部位、大小、数目、形状均可在 B 超屏幕上清晰地显现出来。因此，可在 B 超指示下准确顺利地进行子宫肌瘤射频消融术。

6. 外周性血液供应　子宫肌瘤中心部位通常没有较大的血管，其血液供应主要依靠肌瘤周围假包膜血管呈冠状垂直供给。因此，对子宫肌瘤内部行射频消融术时不致发生严重的出血。

7. 耐热性差　子宫肌瘤由肌纤维及致密的结缔组织构成，组织增生较为活跃，含水量较少，血流缓慢，故尔射频消融术时，其受高热后易发生凝固变性，从而达到治疗的目的。

8. 具备自然腔道　子宫腔经宫颈管口、阴道、阴道口与外界相通。因此，射频探头可通过自然腔道进入子宫腔，进行治疗。

五、设备

射频消融术治疗子宫肌瘤的设备基本包括以下几部分。

（1）射频治疗源。

（2）射频电极（自凝刀）。

包括电源接头、刀体、刀头三部分。

自凝刀释放能量的形式、范围能自动控制，适合不同部位肌瘤的治疗要求。自凝刀各部分及其绝缘层在高温下不变形，性能稳定。

自凝刀操作手柄的结构。

操作手柄主要由手柄、自凝刀接头、电线、治疗微动开关等部分组成。

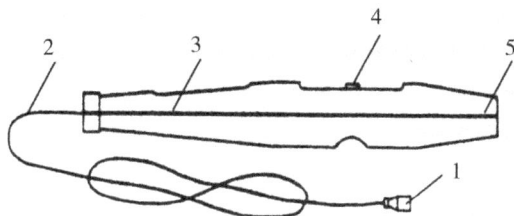

图 6 – 11　操作手柄示意图

1. 手柄插头，用于与主机射频输出的操作手柄插座连接；
2. 手柄连线；
3. 手柄体；
4. 手柄启动开关，用于启动和停止射频功率输出；
（注意！此开关为轻触式开关，手术过程中应避免持续按压开关）
5. 自凝刀接头

射频治疗是通过"射频治疗仪"射频。发射源——射频针（类似毛衣针），在 B 超的引导和连续观察下，经阴道、宫颈管至宫腔，并准确地刺入病变瘤体的指定部位，由主机自动控制治疗时间和功率，其发出的高频电磁波，使病变组织中的正负离子产生高速运动，在相互摩擦，碰撞的同时产生高生物热效应，在不损伤正常组织的情况下，仅仅使局部病变组织发生凝固、变性和坏死，或使子宫内膜得以消融。治疗后，少部分组织被自动排出体外，余者被周围正常组织逐渐吸收（或形成疤痕）。

自凝刀的适用范围。

1. 肌（腺）瘤治疗用自凝刀　BBTMA2 适用于治疗肌瘤及囊肿，BBTMB2 适用于壁间肌瘤，BBTMD2 适用于治疗黏膜下肌瘤。

2. 功血疾病（内膜）治疗用自凝刀　BBTME2。

3. 宫颈糜烂、尖锐湿疣等病患治疗用自凝刀　BBTMF2。

六、适应证

（1）各种大小的黏膜下子宫肌瘤。

（2）子宫壁间肌瘤。

（3）无蒂的子宫浆膜下肌瘤。

子宫肌瘤直径≤5cm 最适宜采取射频消融术保守治疗；肌瘤直径≤3cm 时，一次可同时治疗 2～3 个肌瘤。

子宫肌瘤直径 >5cm 时，可先服用米非司酮或内美通 2～3 个月，使其缩小至≤5cm，再行射频消融术。

七、禁忌证

（1）脑血管意外者。

（2）心、肺、肾功能不全者。

（3）重度贫血者。

（4）凝血功能障碍者。

（5）周身或生殖道存在严重感染者。

（6）生殖道有恶性疾病者。

（7）有蒂浆膜下子宫肌瘤者。

八、术前准备

（1）月经干净 3～7 天。

（2）3 天内禁房事。

（3）抽静脉血测肿瘤五项，除外恶性疾患。

（4）查凝血四项，除外凝血功能异常。

（5）测心电图。

（6）做阴道检查了解有无合并其他盆腔疾患。

（7）白带常规化验检查，了解阴道清洁度，除外滴虫、霉菌、加德纳杆菌及其他致病微生物感染。

（8）查白带或验血除外衣原体、支原体感染。

（9）必要时化验血除外乳头瘤病毒 HPV 及疱疹病毒 HSV 感染。

（10）查肝、脾。

（11）听心、肺。

（12）测血压、脉搏、体温。

（13）有宫内节育器时应先取出之。

（14）若患者子宫出血经保守治疗无效，可先吸刮宫内膜，并送病理检查。

（15）术前 10 分钟肌肉注射杜冷丁 50mg，安定针 10mg 及 654－2 针 10mg。

（16）麻醉

1）通常可不选用麻醉。

2）精神紧张者可选用丙泊酚 10ml 静脉注射。

3）子宫肌瘤大于 5cm，又未脱出宫颈外口者，最好选择硬膜外麻醉，以便利操作。

九、手术步骤

射频消融术治疗子宫肌瘤手术操作如下。

（一）对黏膜下肌瘤射频操作

1. 保持膀胱充盈　保留尿液或膀胱内注入温生理盐水。使其呈充盈状态，以便腹部 B 超检查对子宫肌瘤的定位准确、清晰。

2. 体位　受术者取膀胱截石位。

3. 置电极板　将电极板置于受术者腰骶部。

4. 调整功率　将设备的功率参数预置到 40W。

5. 消毒　常规消毒外阴、阴道。

6. 铺巾　铺无菌巾，穿腿套。

7. 放入窥器　暴露阴道与宫颈，用 0.5% 碘伏棉球消毒。

8. 腹部 B 超　在 B 超监视下进行操作。

9. 钳夹宫颈

10. 探宫腔　用探针探及子宫黏膜下肌瘤或息肉的大小及蒂部附着的部位。

11. 扩张宫口　用 7~8 号扩管器将宫口扩至可顺利通过凝固刀或组织钳。

12. 刮宫　用 6 号刮头刮宫 2 周。

13. 凝固子宫肌瘤　将自凝刀由蒂一侧向另一侧绕蒂环形凝固，直至蒂完全脱离为止。

14. 钳夹肌瘤　将已与宫壁脱离的子宫肌瘤用组织钳将其钳住，拉出宫外。

15. 残端止血

（1）刮凝肌瘤蒂附着部以止血。

（2）若仍有少量出血，可用宫缩剂（缩宫素 20U 静脉输入或宫颈局部注射，或米索前列醇片 200~400μg 口服）。

（3）或用甲硝唑纱条填塞止血（8~12 小时取出）。

16. 注意事项

（1）经宫腔切刮肌瘤蒂部困难时，可采取直接凝固子宫肌瘤的方式，将其凝固完善后可自行经宫口排出体外。

（2）在治疗过程中应尽量避免损伤子宫内膜组织。

（二）子宫肌壁间肌瘤射频操作

自凝刀治疗子宫肌瘤操作过程分为三期：自凝刀宫腔运行期、穿刺肌瘤期及治疗期。

1. 自凝刀宫腔运行期

（1）在 B 超纵切面监视下，将自凝刀缓缓送至子宫肌瘤的边缘。

（2）子宫肌瘤位于前后壁者，可容易地将自凝刀送至肌瘤边缘。

（3）子宫肌瘤位于右侧壁时，钳夹子宫颈左侧向下牵引，在 B 超监视下将自凝刀送入宫腔，然后观察子宫肌瘤的部位与大小，再将 B 超探头向右偏斜，使自凝刀尖与子宫肌瘤联系在一条线，并指导刀尖向子宫肌瘤边缘推进，直至达子宫肌瘤边缘。

（4）子宫肌瘤位于左侧壁时，操作与右侧相反。

（5）子宫肌瘤位于子宫下段前壁或后壁时，有时辨认不清自凝刀尖的位置。可将宫颈向上牵拉，刀杆稍放平位，以利观察。

（6）子宫肌瘤位于两侧壁时，先纵切。B 超将自凝刀尖引导至宫腔中间，然后观察子宫肌瘤的位置及其与自凝刀的关系，最终将自凝刀尖引向子宫肌瘤中点缘。

（7）注意事项

1）B 超自始至终必须与刀尖及刀杆平行，且应清楚观察到刀体的弯形，千万不能与刀杆交叉，否则会误导穿出子宫外。

2）自凝刀在推送过程中应无明显阻力。

2. 穿刺肌瘤期　将自凝刀安全准确地穿刺到子宫肌瘤内，是此项技术操作的关键。

（1）注意事项：在整个穿刺过程中，B 超应以纵切面观察为主，辅以横切与纵切交换观察。

（2）穿刺点

1）子宫肌瘤直径≤3cm 时，穿刺点应选在肌瘤的中间。

2）子宫肌瘤直径 >3cm 时，穿刺点应选在瘤体中心或 1/3 处，先穿刺肌瘤的一侧，然后再穿刺肌瘤的另一侧。

自凝刀每治疗一次变性凝固范围为 3cm。

5cm 的肌瘤，一般穿刺 2 次。穿刺次数越多，由于反光强，再穿刺的难度就越大，危险性也就越高。

3）穿刺点及准备穿刺的线路应选在子宫肌瘤的中间部分。

4）用自凝刀穿刺时，适当牵拉宫颈，用手指的力量将自凝刀轻轻地慢慢地插入瘤体。

5）当自凝刀插入肌瘤 1/4 ~ 1/3 深度时，应 B 超横切观察自凝刀是否在子宫肌瘤的位置是否正确。

（3）穿刺深度

1）穿刺黏膜下肌瘤及壁间肌瘤时，可将自凝刀尖推进至肌瘤的对侧包膜处，但不应穿过包膜。

2）穿刺浆膜下不带蒂的子宫肌瘤时，自凝刀尖距浆膜表面应 8 ~ 10mm，以免穿出子宫壁。

（4）穿刺的顺序

1）先穿后壁，后穿前壁。

2）先穿外侧，后穿内侧。

3）先穿上端，后穿下端。

4）先治疗子宫肌瘤，后治疗子宫内膜。

（5）穿刺方式：穿刺方式取决于子宫肌瘤的硬度。

1）子宫肌瘤较软时，能在不开机的状态下将自凝刀直接穿入肌瘤中间。

2）子宫肌瘤质地硬时，若不易穿刺，可将刀尖先顶住肌瘤，然后启动开关约 10 秒钟，停止，再慢慢地将自凝刀插入肌瘤内一部分，继之再开→停→穿，直至达到理想的深度为止。

（6）检查自凝刀位置：检查确定自凝刀在子宫内的位置正确后才能开始治疗，是保证治疗安全的关键。

穿刺满意后，再左右偏转 B 超的上半部分，观察刀尖是否误穿透肌瘤或子宫正常壁层，最后进行 B 超横切，由下向上横切可见自凝刀杆呈强光点，逐渐上推 B 超探头进行观察，最后可观察到刀尖的亮点仍在子宫肌瘤内侧时方可进行治疗。

3. 治疗期

（1）自凝刀穿刺肌瘤的位置确定正确后，再启动开关，约 10 秒钟后停止，观察自凝刀刀头周围声像应增强，刀体更清晰，然后继续治疗。

（2）治疗时，B 超应纵切观察刀尖部的图像，最初子宫肌瘤中间刀尖部呈强反光点。在整个治疗过程中应不断连续观察刀尖在肌瘤内的位置及治疗范围。

（3）在整个治疗期间绝不能随意移动刀体，以防其误穿子宫肌壁。

（4）自凝刀尖如在正常的子宫肌层内时，治疗时患者会感觉疼痛，自凝刀周围反映出的图像呈线状。

（5）自凝刀尖穿刺在子宫肌瘤内，位置正常时，治疗时疼痛不明显，自凝刀刀头周围反映出的图像呈圆形状。

（6）在整个治疗期自凝刀周围呈强反光团时为气化期，有时气体呈四周弥散影像。

（7）气化期后为凝固收缩期，此期自凝刀周围的反光团强度稍变浅，刀体影像变清晰。

（8）自凝刀治疗后子宫肌瘤部位变成强反光团，或自动报警时则停止治疗。如果子宫肌瘤中间没有强反光点，应立即停止治疗，检查穿刺部位是否正确。

（9）停止治疗后，B超监视子宫肌瘤的治疗是否完全，并检查刀体位置是否正确。

4. 治疗后的观察期

（1）停止治疗后，应特别注意子宫肌瘤与正常子宫肌层组织间的界线。一定要保证自凝刀凝固后界线比较清楚。

（2）治疗后不应急于从子宫内拔出自凝刀，可稍等 1 分钟再拔。因为凝固后子宫肌瘤局部有渗出液，湿润自凝刀不沾子宫肌组织，较容易拔出。

（3）拔出自凝刀前，再用 B 超横切及纵切观察治疗局部的强反光团是否在子宫内，是否在子宫肌瘤所在部位，确定无误后再拔出自凝刀。

十、注意事项

（1）无论是何部位的子宫肌瘤，若经准确的 B 超定位，仍多次不能将自凝刀穿刺至子宫肌瘤中间时，应放弃此次治疗，给与消炎、止血、促宫缩药，并口服米非司酮片，每日 12.5mg，连服一个月后再行治疗。

（2）多发性子宫肌瘤若为 4cm 大小，一次最多能治疗 2 个肌瘤。若子宫肌瘤小于 3cm，一次治疗最多治疗 4 个肌瘤。

（3）若子宫肌瘤≥6cm，或其位置偏斜自凝刀不易穿刺时，最好暂时不采取自凝刀治疗，可采取下述治疗方案。

1）先服米非司酮片，每日 12.5mg，连服 3 个月，使子宫肌瘤缩小至≤5cm，且质地变软，利于自凝刀穿刺治疗。

2）或先服米非司酮片，再商定治疗方案。

（4）有生育要求的子宫肌瘤妇女，不宜采取射频消融术治疗子宫肌瘤。

（5）自凝刀穿刺子宫肌瘤时，B 超始终应与刀体方向保持一致，重点观察刀尖位置所在。

（6）射频消融术治疗子宫肌瘤的过程中必须密切观察治疗的范围，如果在 30W，治疗 6分钟仍不报警时，应停止治疗，只要治疗范围完全即可。

（7）如果在治疗过程中，治疗没有达到预期的范围，补做时，又不易看清刀的位置，千万不能继续强行盲目补做，应终止此次治疗，3 个月后再考虑补做。

十一、并发症

（一）子宫出血

通常射频消融术治疗子宫肌瘤不会出血，如有子宫出血，其原因可能是：

1. 蒂断截面出血　应再次凝固出血部位，可止血。

2. 子宫内膜脱落出血

（1）应全面刮除子宫内膜功能层。

（2）术后继服米非司酮片 12.5mg，每日一次，连服一个月后止血。

（3）宫缩剂：①缩宫素 20U，静脉滴入或肌肉注射。②米索前列醇片 200～600μg，一次顿服。③益母草膏 30g，2/日，内服。

（4）止血剂：立止血 1KU，静脉注入或肌肉注射。

（5）宫腔填塞：若采用以上各种方法止血效果均不满意时，可采取宫腔填塞的止血方法，即用浸过碘伏液或甲硝唑液的纱条依次填入宫腔以压迫止血，12 小时后撤出。

（二）腹痛

1. 近期腹痛　患者在射频消融术治疗子宫肌瘤过程中及治疗后腹痛的原因如下：

（1）误伤及子宫壁正常肌层。

（2）子宫肌瘤靠近浆膜层。

（3）生殖系炎症——宫内膜炎、子宫肌炎、附件炎、盆腔腹膜炎等。

（4）子宫穿孔。

（5）子宫穿孔误伤肠管。

（6）子宫穿孔误伤膀胱。

若患者出现腹痛应：

（1）及时复查血常规。了解红细胞、血小板及白细胞计数变化。

（2）复查 B 超，了解子宫情况及腹腔内是否有积液。

（3）必要时摄腹平片了解腹内有无液平。

（4）密切观察生命体征的变化——测量血压、脉搏及体温。

（5）触诊腹部了解痛点，腹肌紧张度及有否反跳痛。

（6）听诊腹部了解肠鸣情况。

（7）监测腹痛情况的变化。若腹痛逐渐加重并伴有腹膜刺激症，应积极处置。①禁食。②半卧位。③静脉给予广谱抗生素消炎。④请外科会诊。⑤必要时开腹探查。

2. 远期腹痛　治疗后数日出现腹痛，其原因如下。

（1）感染：子宫体炎、附件炎、盆腔腹膜炎者术后可出现发烧、小腹痛。应给予：①广谱抗生素治疗。②必要时做生殖道分泌物培养及致病微生物药敏测定，根据测定结果选择有效抗生素进行治疗。

（2）子宫肌（腺）瘤同时行子宫内膜消融术治疗，治疗时及治疗后腹痛较重。其处理：①必须在除外子宫穿孔的前提下进行对症治疗。②在除外急腹症的前提下可适当使用镇痛剂——曲马多 1 片口服，或消炎痛片 25mg，每日 3 次，口服，可连服 3 天，必要时给予杜冷丁 50mg 肌肉注射。

（3）黏膜下子宫肌瘤脱落嵌顿：此种疾病多有陈发痉挛性腹痛。①首先应 B 超证实为黏膜下肌瘤嵌顿。②必要时在 B 超监视下，取出嵌顿的黏膜下子宫肌瘤。

（三）发烧

坏死组织吸收引起的发烧较少见，且体温一般不超过 38.5℃。处理：

1. 抗生素 防治感染。

2. 激素

（1）地塞米松片，0.75mg，3/日，连服3~5日。

（2）氟美松针，口服地塞米松片效果不佳或体温偏高者给予针剂5~10mg，1/日，肌注或静注，体温平稳后再继续用1~2日。

（四）类人流综合征

子宫肌瘤射频消融术治疗中或治疗后出现血压下降、脉搏缓慢者，应及时给予：

（1）吸入氧气。

（2）平卧，拉高四肢。

（3）静脉输入平衡液或10%葡萄糖液。

（4）阿托品，1mg，肌注或静注。

（5）氟美松，10mg，肌注或静注。

（五）子宫穿孔

在射频消融术治疗子宫肌瘤过程中一旦发现将自凝刀误穿出子宫外时，应：

1. 立即停止治疗

2. 拔出自凝刀

3. 缩宫素

（1）催产素20U，肌注。

（2）米索前列醇片200~400μg，口服。

4. 输液 10%葡萄糖液内加催产素40U，静脉点滴。

5. 半卧位

6. 监测生命体征 定期密切注意血压、脉搏及体温。

7. 观察腹部变化

（1）密切注意腹部压痛、反跳痛范围、程度及腹肌紧张度变化。

（2）听肠鸣变化。

8. 抗生素 定期复查腹部B超，了解有无腹腔内出血及出血量，并排除有无肠管及膀胱损伤。

9. X光片 必要时摄站位腹平片配合B超了解腹腔脏器受损范围。

10. 定期复查血常规 以排除子宫穿孔引起的腹腔内大出血。

11. 开腹探查术 经保守观察治疗腹痛及其他子宫穿孔症状无缓解，且逐渐加重时，应积极采取开腹探查修补损伤处。

（六）误伤肠管

子宫穿孔累及肠管时，腹痛症状严重，由于肠内容物漏入腹腔，腹肌紧张，腹肌压痛及反跳痛严重，肠鸣消失，重者可呈中毒休克状态。

（1）开腹后应仔细检查肠管的各部分，谨防遗漏肠管损伤。

（2）修补受损伤段。

（3）充分清洗腹腔。

（4）术后半卧位。

（5）术后禁食水，静脉补充高营养以促进受损肠管愈合。

（6）术后胃肠减压至肠修补部位愈合。

（七）误伤膀胱

子宫穿孔累及膀胱时，出现肉眼血尿。

1. 膀胱受损轻者 保留尿管 5～7 天，至尿常规化验阴性。

2. 膀胱受损重者 需开腹修补膀胱破裂处，必要时放置蘑菇头尿管 7～10 天，至尿常规化验阴性。

（八）感染

导致感染的原因有：

1. 生殖道炎症 术前存在生殖道炎症，未有效控制即已施行消融术，手术使其加重，或由于手术操作诱发生殖道炎症。

2. 子宫肌瘤消融治疗后坏死组织继发感染 阴道排出腐烂肉状组织，伴小腹坠痛。

3. 子宫内膜治疗后继发感染 一般发生在内膜治疗一周后，腹痛加重，阴道排出大量臭味白带。

处理：

1. 大剂量有效抗生素 必要时检测分泌物中致病微生物种类及测定药物敏感。

（1）氨苄青霉素 4～6g/d，静脉点滴，连用 5～7 天。

（2）替硝唑液 200ml/d，静脉点滴，连用 5～7 天。

（3）氟康唑液 200ml/d，合并霉菌感染时，静脉点滴。

2. 生殖道局部治疗

（1）用 0.5% 碘伏棉球或甲硝唑棉球擦洗外阴、阴道、宫颈，以清除致病微生物。

（2）生殖道消炎治疗的同时彻底清除其内的腐烂组织。

3. 半卧位 以利炎性分泌物排出。

（九）阴道排液

（1）子宫黏膜下肌瘤消融治疗后阴道排液时间较长，量较多。

（2）子宫内膜消融治疗后阴道排出淡黄色液可持续 3～4 周。

处理：

（1）替硝唑液每日静脉给与 100～200ml，连续 5～7 日预防感染。

（2）生殖道局部每日涂擦 0.5% 碘伏液或甲硝唑液。

（3）保持生殖道局部清洁卫生。

（十）治疗不全

子宫肌瘤较大或其位置偏斜，一次消融治疗不完全时，可采取以下方法。

（1）治疗后服用米非司酮片 12.5mg/d，连服 1～3 个月后再治疗。

（2）服用活血化淤中药，或服用中成药百消丹、桂枝茯苓胶囊 3～4 个月后再次治疗。

（十一）子宫颈管粘连

临床症状主要表现：

（1）小腹痛，多呈阵发性痉挛性痛。

（2）阴道排液量少，或呈脓性。

（3）B超显示宫腔内有积液。

处理：

（1）常规消毒外阴、阴道、宫颈后，用探针探并分离粘连，继之用扩宫器扩大宫颈管，以使宫腔内积液完全顺畅流出。

（2）宫颈管粘连分离后，再用甲硝唑液冲洗宫腔，继之用0.5%碘伏液涂擦消毒宫腔。

（3）若宫颈管粘连严重或再次发生粘连，应放置宫腔引流管3～5天，每天用甲硝唑液冲洗宫腔1～2次。

（刘　萍）

参考文献

［1］刘萍，李桂荣．多囊卵巢综合征伴不孕患者促排卵治疗后子宫动脉及其分支血流动力学研究［J］．中国全科医学，2009，12（7）：29-30.

［2］刘萍，刘洋．多囊卵巢综合征患者促排卵周期子宫内膜甾体激素受体的表达［J］．中国综合临床，2013，29（1）：29-30.

［3］刘萍，何艳舫，刘洋，韩素新．阿司匹林对多囊卵巢综合征患者妊娠不良因素的改善作用［J］．中国煤炭工业医学杂志，2013，16（4）：528-530.

［4］刘萍，李彩萍，顾笑梅．皮质醇激素对多囊卵巢综合征患者卵泡生长的影响［J］．中国综合临床，2014.30（8）：811-813.

［5］刘萍，刘洋，顾笑梅．甲状腺激素对多囊卵巢综合征患者卵泡生长的影响［J］．中国妇幼保健，2014，30（28）：4555-4557.

［6］刘萍，温洁，刘洋．PCOS患者孕早期血清甲状腺激素水平变化及其与不良妊娠结局的关系［J］．山东医药，2016.56（19）：77.

［7］李光仪．实用妇科腹腔镜手术学［M］．北京：人民卫生出版社，2015.

［8］杨慧霞，狄文．妇产科学［M］．北京：人民卫生出版社，2016.

［9］杨菁，徐望明，孙莹璞．宫腔镜诊断与手术图谱［M］．北京：人民卫生出版社，2015.

［10］孙大为．妇科单孔腹腔镜手术学［M］．北京：北京大学医学出版社，2016.

第七章　妇科急腹症

第一节　卵巢破裂

卵巢破裂（ovariorrhexis）是指卵巢的成熟卵泡、黄体、黄体囊肿或其他因素所引起的卵泡膜血管破裂，不能迅速止血或血液不凝固以及凝血块脱落发生出血或卵巢囊内液溢出等，严重者可造成腹腔内大量出血。

具体如卵巢炎症，卵巢脓肿；卵巢非赘生性囊肿，如囊状卵泡在卵泡生长发育为成熟卵泡时，排卵时可有卵泡破裂，滤泡囊肿，黄体囊肿，妊娠黄体囊肿。卵巢巧克力囊肿等卵巢肿瘤良性或恶性均可发生破裂。若有外力影响，如跌倒，腹部受压、被撞击，妇科检查时加压，穿刺抽吸，针刺治疗，开腹手术撞伤卵巢等时均可引起卵巢破裂。

一、卵巢黄体囊肿破裂

（一）概述

卵巢黄体囊肿破裂（rupture of ovarian corpus luteumcyst），是临床上最为常见的卵巢破裂疾病，卵巢黄体囊肿破裂的常见原因如下。

（1）在卵巢黄体血管化时期，容易破裂，一般先在内部出血，使囊内压增加，继而引起破裂、出血。

（2）原有血液病，导致凝血机制障碍，易出血且不易止血。

（3）自主神经系统影响，使卵巢纤维蛋白溶酶系统活力增强，造成凝血机制障碍。

（4）外伤、卵巢受直接或间接外力作用、盆腔炎症、卵巢子宫充血等其他因素均可导致黄体囊肿破裂。

（二）诊断要点

黄体囊肿破裂除具有急腹症的临床特点外，还具有如下特点：①突然下腹痛多发生于月经后期，多数不伴有阴道出血；②发病前多有性交、排便及妇科检查等紧张性活动；③后穹隆穿刺有暗红色不凝血或血水样液；④尿 hCG 一般阴性，若妊娠黄体破裂可阳性，此时易误诊为异位妊娠。

（三）治疗方案

治疗原则：卵巢黄体囊肿破裂是卵巢的非器质性病变，大多数经保守治疗可以治愈。对初步诊断凝血功能正常的患者，应根据其保守治疗成功率高的特点，尽量采用保守治疗。对于起病急，症状重，内出血多，血红蛋白进行性下降的患者，应当机立断手术。即使手术，也要注意保护卵巢功能。

1. 保守治疗 适于出血少者，主要措施是卧床休息和应用止血药物。

（1）维生素 K_1 10mg：肌肉注射，每8h一次。

（2）酚磺乙胺（止血敏）：0.25g，肌肉注射，每8h一次。

（3）卡巴克络（肾上腺色腙）：10mg，肌肉注射，每日2次。

（4）氨甲苯酸（止血芳酸）：0.2g，加入25%葡萄糖20ml，静脉注射，每日2次。

2. 手术治疗 适于出血较多者，若出现休克，在积极抗休克同时行手术治疗。术式选择原则是设法保留卵巢功能，缝合卵巢破裂部位或行部分卵巢切除修补术是首选手术方式，切除组织送病理检查。对有休克者手术切口宜采用下腹直切口。也可行腹腔镜手术，吸去腹腔积血，激光或电凝止血。术后纠正贫血。对不能排除卵巢肿瘤扭转或破裂的，腹腔镜是诊断的金指标。随着腹腔镜技术的推广和自体回输血的开展，手术治疗可起到见效快，迅速明确诊断，创伤少等优点。

二、卵巢巧克力囊肿破裂

（一）概述

卵巢巧克力囊肿破裂（rupture chocolate cyst of ovary），随着子宫内膜异位症发病率上升，卵巢子宫内膜异位囊肿（或称卵巢巧克力囊肿）的发生率也随之增多，卵巢巧克力囊肿也可发生自发或外力影响下的破裂，引起妇科急腹症，它是属于妇科领域中的一种新型急腹症，以往对它认识不足，也易被忽视，现对其认识逐渐加深，故已引起重视。卵巢巧克力囊肿破裂后陈旧性血液溢入腹腔，引起剧烈腹痛，恶心呕吐等常需急症处理。

（二）诊断要点

由于囊内液流入腹腔引起急腹症，容易误诊为卵巢囊肿蒂扭转、宫外孕、急性阑尾炎、急性盆腔炎等。卵巢巧克力囊肿破裂时除具有急腹症的临床特点外，还具有如下特点：

（1）既往可能有原发或继发性痛经史、原发或继发不孕史或曾经诊断子宫内膜异位症；对无痛经者也不能忽视。

（2）发生时间多在月经期或月经后半期。

（3）突发性下腹剧痛，伴恶心呕吐及腹膜刺激症状。

（4）无闭经史，无不规则阴道流血，无休克。

（5）妇科检查可在附件区触及活动性差的包块，并具有触痛，子宫直肠窝触及痛性结节。

（6）B超提示卵巢囊肿伴有盆腔积液，后穹窿穿刺抽出巧克力样液体对明确诊断有着重要意义。囊肿破裂后，囊液体流出囊肿缩小，另外由于有些患者发病到就诊时间较长，使腹腔液扩散于大网膜及肠系膜之间，使B超无法发现卵巢囊肿及盆腔积液，后穹窿穿刺无法穿出液体，是误诊原因之一。

（三）治疗方案

1. 治疗原则 确诊后宜立即手术，因流出的囊液可引起盆腔粘连，不育或异位内膜的再次播散和种植。手术范围应根据年龄，对生育要求，病情严重程度（包括症状与病灶范围）进行全面考虑。年轻有生育要求者应行病灶清除术或病侧附件切除术，对年龄较大者应采用附件及子宫切除术，无论何种手术，术时宜彻底清洗腹腔，尽量切除病灶，松解粘连，术后关腹前，腹腔内放入庆大霉素8万单位，地塞米松5mg，透明质酸酶1 000IU，中（低）分子右旋糖酐500ml加异丙嗪25mg，以防术后粘连。术后一般均仍宜服用治疗子宫内膜异位症的药物，以防止肉眼未能检出的病灶或囊液污染腹腔引起新的播散和种植病灶的产生。

2. 手术治疗　分保守手术、半保守手术和根治性手术。在诊断不十分明确时，进行腹腔镜检查可达到诊断和治疗双重目的。镜下视野扩大更利于病灶及囊液的清除，随着腹腔镜手术技巧的提高使各种手术均成为可能。

（1）保守性手术：保留子宫及一侧或双侧卵巢，以保留患者的生育功能。①年轻未生育者在吸引和彻底冲洗，吸引溢入盆腔内的囊液后，可行巧克力囊肿剥除或卵巢部分切除成形术，术中松解盆腔粘连、矫正子宫位置。尽量保留正常卵巢组织，对维持卵巢功能和内分泌功能有助，对日后增加孕育机会也有帮助。②双侧卵巢受累，原则上也尽量做卵巢囊肿剥除术，若囊肿与周围组织粘连紧密，强行剥出易损伤脏器时，则可用无水酒精涂在囊腔内，使囊腔内上皮坏死，以免日后复发。

保守性手术后复发率较高，术后辅助药物治疗3个月，可用丹那唑、内美通、促性腺激素释放激素类似物或激动剂（GnRH-a）等，停药后再予促孕药物治疗。部分患者需要再次手术治疗。手术后1年内是最佳受孕期，如术后2年仍未受孕，则其妊娠机会明显减少。

（2）半保守性手术：切除子宫，保留一侧或两侧正常卵巢组织，以保留患者的卵巢功能。用于无生育要求或因病情需要切除子宫而年龄在45岁以下的患者。由于保留了卵巢，术后仍有复发可能，但复发率较低，与子宫切除有关。

（3）根治性手术：对病情严重无法保留卵巢组织或年龄>45岁的患者应行根治性手术，即切除子宫及双附件。由于不保留卵巢功能，即使有小的残留病灶，以后也将自行萎缩，故无复发之忧。但绝经期综合征发生率较高，激素替代治疗不是其禁忌证。

3. 其他保守治疗方法

（1）钇铝石榴激光术：系用钇、铝结晶和涂上钕的石榴石作为激活媒质的激光器发出的激光束。国外应用它的接触性作用，对邻近组织相对无损伤和允许液体环境下操作，用圆的或平的探头涂搽囊肿壁，可精确地去除全部囊壁。在手术中可连续灌洗组织，更易止血，便于操作，不留残余病灶。

（2）腹腔镜下异位囊肿穿刺及无水乙醇固定术：在腹腔镜下做内膜异位囊肿穿刺，吸出囊液，注入生理盐水冲洗，然后注入无水乙醇5~10ml，再注入生理盐水冲洗后吸出。无水乙醇可使异位的子宫内膜细胞变性、坏死、囊肿硬化、缩小及粘连。据报道经这一保守手术后，术后妊娠率达33.3%，复发率为16.6%。

（3）阴道超声导引下子宫内膜异位囊肿穿刺及无水乙醇固定疗法：术后给予药物治疗三个月。

三、卵巢肿瘤破裂

（一）概述

卵巢肿瘤破裂（rupture of ovarian tumor）是卵巢肿瘤常见的并发症之一，约3%的卵巢肿瘤会发生破裂。症状轻重取决于破裂口大小、流入腹腔内囊液性质和量。大囊性肿瘤或成熟性畸胎瘤破裂，常有突然或持续性剧烈腹痛，恶心呕吐，有时导致内出血、腹膜炎和休克。肿瘤破裂口小时仅感轻微或中等度腹痛。

（二）诊断要点

（1）原有卵巢肿瘤病史。

（2）突然出现腹痛、腹壁紧张拒按、甚至休克症状。

（3）发病前多有腹部重压、妇检、性交等诱因。

（4）原有肿块缩小、腹部出现移动性浊音、穿刺有囊内液或血液。

（三）治疗方案

凡疑有或确定为卵巢肿瘤破裂应立即处理，可做腹腔镜检查或剖腹探查。术中应尽量吸尽囊液，并做细胞学检查，并清洗腹腔及盆腔，切除标本送病理学检查。疑为恶性卵巢肿瘤破裂，则做快速切片检查，特别注意是否是恶性肿瘤，后者按恶性卵巢肿瘤处理原则处理。

（李长慧）

第二节 卵巢肿瘤蒂扭转

一、卵巢肿瘤蒂扭转

（一）概述

卵巢肿瘤蒂扭转（pedicle torsion of ovarian tumors）占妇科急腹症第5位，约10%的卵巢肿瘤并发蒂扭转。80%的病例发生在50岁以下的女性。右侧的卵巢肿瘤较左侧卵巢肿瘤易发生蒂扭转。扭转不及360°时称不全扭转，不全扭转轻微，有自然松解回复的可能，如扭转360°称完全扭转，此时不能恢复。卵巢肿瘤蒂扭转肿瘤的性质：恶性肿瘤蒂扭转发生率低，可能为恶性肿瘤坏死与周围组织结构发生粘连而不易导致扭转。蒂扭转患者年龄一般较轻，常见的卵巢肿瘤蒂扭转良性肿瘤分别为卵巢良性畸胎瘤、输卵管囊肿、卵泡囊肿、浆液性或黏液性囊腺瘤。

（二）临床特点

（1）既往有附件肿块史的患者突发性一侧下腹剧痛，持续性，阵发性加剧，常伴恶心呕吐甚至休克。

（2）妇科检查扪及附件区肿物张力大，压痛，以瘤蒂部最明显。

（3）超声检查可探及附件区肿物回声。彩色多普勒发现静脉或动脉血流消失或下降。

（三）治疗方案

1. 治疗原则　卵巢肿瘤扭转者应早期诊断，及时治疗，立即剖腹或腹腔镜探查。传统方法是开腹行患侧附件切除术。手术时在扭转蒂部的远端钳夹，将肿瘤和扭转的瘤蒂一并切除。钳夹蒂前不可回复扭转的蒂，以防栓塞脱落进入血液循环，导致其他脏器栓塞。但国外近20年及国内近年的临床研究证明，对于年轻妇女卵巢肿瘤蒂扭转回复扭转的蒂后，保守性卵巢手术是安全而有效的。对于保留卵巢的生殖功能及内分泌功能有着重要意义。

2. 手术时对肿块性质的判定　开腹后对附件区扭转之肿块，可依如下检查情况大体判断其来源。若有卵巢及输卵管，肿块多为加氏管（Gartner duct）囊肿；若只有卵巢，肿块多为输卵管积水；若只见输卵管匍匐于肿块上，多为卵巢肿块（肿瘤）；若卵巢、输卵管都不见，则多为炎症后的输卵管、卵巢积水。手术时肉眼判别卵巢瘤之良恶性，可根据单侧或双侧、多房性、乳头突起、实质区、包膜破溃、腹膜种植、腹水等所列大体观来进行。凡切除的卵巢瘤标本，均应剖开检查。若怀疑恶性立即行快速病理检查，以制订合理治疗方案。

3. 良性卵巢瘤手术治疗方案

（1）附件切除术：扭转时间长，肉眼卵巢已坏疽者。

1）开腹手术：娩出肿瘤后从扭转之蒂部血运较好处钳夹，切下肿瘤及蒂，残端缝扎、包埋。此类手术腹壁切口宜够大，以免取出肿瘤时挤破已变性坏死的肿瘤。手术结束时一般不放置腹腔引流物。

2）腹腔镜手术：置入腹腔镜后探查肿瘤部位、大小、有无粘连、扭转方向等。对直径大于10cm的卵巢瘤，可先打小孔，抽出瘤内液体再探查。镜下附件切除方法常用者有3种：①Semm 式三套法：用肠线打 Roeder 结，形成直径约6cm 套圈，置入腹腔，套入扭转卵巢瘤的蒂根部，用推线杆将线结推紧，结扎蒂根部3次，剪下瘤体取出。若为畸胎瘤，则置入袋内吸出液体，再将袋口拉出穿刺口碎切取出。②钛夹法：对瘤蒂较窄细者（宽约1cm，厚约0.15cm）用此法。将瘤体提起充分暴露其蒂，钛夹器置钛夹，使瘤蒂组织完全进入钛夹后，用力闭合钛夹，共夹2次。此法要点为钛夹闭合后，其开口端必须紧贴，以防组织滑脱、出血。剪下瘤体后，再电凝残端。③电凝止血法：在瘤蒂血运正常与淤血交界处，以双极电凝钳钳夹，电凝至组织变为苍白色后，在靠近瘤体部位剪下肿瘤。此法操作最为简便，但应注意双极电凝后不可立即剪开组织，应等待 1min 使血管彻底凝固干燥后再剪开组织，且剪开要分段、多次进行，发现有出血时再次电凝，直至完全剪下。此法不宜用于扭转周数太多及瘤蒂靠近输尿管者。

（2）蒂复位后保守性手术：国外总的报道卵巢肿瘤蒂扭转复位总数已上千例，复位后均无一例发生栓塞，近年国内一些医院已开展卵巢瘤剔出术，以保留卵巢功能及盆腔解剖结构。其手术指征为：①40岁以下，肿瘤大体观为良性，表面血运良好，瘤蒂部无肿胀；②肿瘤呈浅灰色，有点状坏死，瘤蒂部有肿胀无瘀血；③肿瘤表面呈黑灰花斑状，变黑区直径小于0.5cm，瘤体部有充血水肿和轻度瘀血，但无坏死破裂，可先复位剥出肿瘤，用40℃温盐水湿敷保留之残部，观察15min，如血运好转则保留；④符合上述条件，但大体观不能确定肿瘤性质者，则先复位剥下肿瘤快速病理检查，再决定下步手术。卵巢成形术按一般手术方法进行。

张秋生报告卵巢瘤蒂扭转62例，其中24例行肿瘤剔除术，术后无栓塞、无发热，5例并发妊娠者无流产。Oelsner 等回顾调查了 102 例儿童及生育年龄卵巢肿瘤蒂扭转的患者，所有的患者术中都给予蒂回复。其中67例蒂回复后，行囊肿剥除，34例蒂回复后行囊液吸引术，1例由于是复发性蒂扭转故行囊肿剥除后卵巢固定术（卵巢固定于子宫浆膜、阔韧带或盆侧壁。而对侧卵巢考虑到今后生育问题，不建议行卵巢固定）。Cohen 等回顾调查了 58 例在腹腔镜下给予卵巢肿瘤蒂扭转外观黑紫色的坏死的附件复位后，75% 的患者行卵巢囊肿剥除术，其余行患侧附件切除。Rody 等对 214 例卵巢肿瘤蒂扭转患者行复位保守性手术，无一例附件切除。

4. 术后并发症

（1）术中术后血栓形成：目前未发现国外文献关于蒂扭转复位发生栓塞的报道。

McGovern 等回顾了 309 例卵巢肿瘤蒂扭转行蒂复位患者，及 672 例患者未复位直接行蒂根部切除患侧输卵管及卵巢的文献。结果表明卵巢肿瘤蒂扭转发生卵巢静脉栓塞的概率为 0.12%，然而没有一例与复位有关。此流行病学调查显示栓塞发生率与卵巢肿瘤蒂扭转复位无关。认为传统可能过高估计了卵巢肿瘤蒂扭转发生栓塞的风险。

（2）术后卵巢功能的相关研究：已经有很多报道蒂扭转 72h，经复位后卵巢功能仍恢复正常。多位作者回顾调查病例，92% ~ 94% 蒂扭转复位，患者术后随访超声检查卵巢体积大小正常并有卵泡发育。国内张秋生报道 24 例术后较长时间随访无卵巢功能减退症状。

二、特殊类型蒂扭转的治疗

（一）妊娠并发卵巢瘤蒂扭转

（1）卵巢瘤蒂扭转约 60% 发生于妊娠 6 ~ 16 周。卵巢瘤蒂扭转发病率孕期为非孕期的 3 倍。

（2）早孕时卵巢有生理性增大，直径通常小于 5cm，为单侧性，至孕 16 ~ 18 周消退。若此时怀疑有不全蒂扭转，可短期观察能否自然缓解。否则应手术治疗，并积极安胎。

（3）中、晚期妊娠并发本症者皆应立即手术治疗。切口应在腹壁压痛最明显处。若有剖宫产指征（如近足月妊娠等）可先行剖宫产术，然后切除扭转之卵巢瘤。

（4）术中应尽量避免刺激子宫，麻醉、用药皆应顾及胎儿安全。术后给予安胎治疗。

（5）附件包块在 18 周后持续存在且超过 6cm 的，应在孕中期的早期行手术切除，以减少破裂、扭转或出血并发症的发生。

（二）老年妇女卵巢囊肿蒂扭转

（1）绝经后妇女卵巢囊肿蒂扭转的发生率为 6.0%。以上皮性肿瘤为主，瘤体常较大。

（2）老年妇女由于神经系统的衰退，机体对各种刺激反应力低下，症状体征不典型而容易造成误诊。

（3）及时手术对绝经后妇女尤为重要，老年妇女抵抗力减退，并发症多，如不及时处理，会造成严重后果。

（4）如果为良性肿瘤可以行患侧附件切除术；如果术中冰冻病理检查为恶性肿瘤，应酌情制订相应的手术方案，必要时术后化疗。

（5）对于老年患者，应该加强围生期的管理，减少并发症的发生。

（李长慧）

第三节 出血性输卵管炎

一、概述

出血性输卵管炎（hemorrhagic salpingitis）当病原体侵入输卵管黏膜后，黏膜血管扩张、瘀血、肿胀，白细胞大量侵入，黏膜极度充血，可出现含大量红细胞的血性渗出液，称为出血性输卵管炎。国内统计资料表明，近 10 年出血性输卵管炎的发病率呈明显上升趋势，在妇科急腹症中发病率为 3% ~ 5%。绝大多数患者存在不同程度的腹腔内出血，由于临床医师对其缺乏认识，易与其他急腹症相混淆而导致误诊误治。

二、病因

致病微生物不明，可能为某些细菌特别是厌氧菌或病毒等潜在深部生殖器官作为条件致病菌。近期人工流产、取环、置环、输卵管通液等宫腔操作，颈管有轻度扩张或裂伤，黏液栓消失；流产后或产褥期女性生殖道抵抗感染的生理防御功能减弱，阴道正常酸性因月经血或恶露而改变，正常的子宫内膜剥脱后，宫腔表面裸露，扩张的血窦及凝血块为良好的细菌滋生地；产褥期复旧过程的子宫对感染的抵抗力也较低。因此，如月经期、产褥期不注意卫生或有性生活，细菌极易经黏膜上行，病原体侵入输卵管。镜下见输卵管管壁和黏膜充血、水肿、出血、坏死，炎症细胞浸润，以中性粒细胞浸润为主，少数见淋巴细胞浸润。

三、临床表现

1. 症状　大多数有持续下腹疼痛，突然加剧，伴肛门坠胀感，少数表现为突发下腹剧烈疼痛。部分伴有不规则阴道流血，多数腹腔内出血不超过600ml。出血多可出现心慌、晕倒等症状。有的患者有恶心、呕吐、腹泻等。

2. 体征　发热、脉率快，下腹痛，反跳痛，严重者表现为腹部移动性浊音阳性，低血压。妇科检查：不同程度的宫颈举痛、后穹隆触痛，附件区增厚压痛，当病程较长，输卵管与周围组织器官发生粘连时，可触及附件区包块。

四、诊断要点

患者临床症状和体征对于诊断很重要，另外还有以下实验室检查供参考：

（1）血常规：白细胞及中性粒细胞轻度到中度增高，血红蛋白下降不明显。

（2）B超：①输卵管未积血型：子宫体积正常大小，宫腔内部有少量积液，表现似"假妊娠囊征"，部分患者宫腔内膜线显示正常，居中；子宫周围及盆腔、双髂窝均可见大片状无回声区，出血多者肝肾间隙及肠管间均可见不规则无回声区，双侧附件区未见明显异常。②输卵管积血型：子宫体积正常大小，宫腔内膜显示正常，于右侧或左侧附件区沿输卵管走行区可见管状或串珠样无回声，子宫周围及子宫直肠窝有少量或中量积液，后穹隆穿刺抽出不凝血。③输卵管凝血块型：子宫体积正常大小，宫腔内膜线显示正常，于附件区可见不规则中低回声团。

（3）后穹隆穿刺可抽出鲜红色不凝固血液或血水样液体。

（4）腹腔镜检查：见腹腔积血，一侧或双侧输卵管增粗、充血水肿，或与周围组织粘连，有的可见输卵管伞端活动性出血，盆腹腔少量积血，多数内出血不超过600ml，血色较淡。

五、鉴别诊断

出血性输卵管炎因临床症状无特异性，临床上极易误诊为异位妊娠、急性阑尾炎、卵巢黄体破裂、卵巢囊肿蒂扭转等，见表7-1。

表 7 – 1　出血性输卵管炎与异位妊娠的鉴别诊断

鉴别点	出血性输卵管炎	异位妊娠
停经	无	有
腹痛	下腹部持续性疼痛	突发撕裂样疼痛，自一侧向全腹扩散
阴道流血	部分有少量阴道流血	量少，暗红色，可有蜕膜组织排出
休克	一般无	多有不同程度的休克
发热	发病开始即发热	发病 2~3d 后发热
妊娠试验	阴性	阳性
B 超	无妊娠囊	有妊娠囊
白细胞	升高	正常或稍高

六、治疗纵观

出血性输卵管炎因输卵管黏膜血管扩张、瘀血、肿胀，细小血管自发破裂出血，引起腹腔积血和剧烈腹痛为主要症状，常误诊为异位妊娠、黄体破裂、卵巢肿瘤或阑尾炎。对该病的认识不足是造成误诊的主要原因，临床上若想到此病，应详细问诊，结合症状、体征及实验室检查，误诊可以避免或减少。

1. 误诊异位妊娠的分析　①对出血性输卵管炎没有充分认识，以往国内外妇科急腹症文献很少报道出血性输卵管炎，只要临床上出现腹痛，后穹窿穿刺抽出不凝血性液体，多考虑为异位妊娠或黄体破裂；②出血性输卵管炎多见经产妇，且有近期停经史及人工流产史，突发性下腹疼痛不如宫外孕剧烈，部分伴少量阴道流血，妊娠试验阴性；③血管充血和血管壁渗透性增加所致渗血，出血速度慢，出血量少，一般不出现休克；④部分患者有炎性表现如体温和白细胞升高。

2. 误诊为阑尾炎的分析　①认真询问发病经过，出血性输卵管炎发病时以下腹痛开始，疼痛始终在下腹部，亦可以右下腹痛为重，以右下腹疼痛明显者需与阑尾炎所致转移性右下腹痛鉴别；②注意了解发病的诱发因素，近期有过宫腔手术操作史，尤以 1~2 个月之内有人流史，输卵管通液史，小切口输卵管结扎术、基于正常分娩也会导致此病发生；③认真进行腹部和盆腔检查，妇科检查更为重要，阴道后穹窿饱满、触痛、宫颈举痛、附件区触痛、有增粗或肿块；④后穹窿穿刺可抽出不凝血。B 超可见腹腔或子宫直肠陷凹，有液性暗区。

七、治疗方案

出血性输卵管炎治疗原则以抗感染，保守治疗为主。对有大量出血造成休克者可剖腹探查，手术止血；对不能排除异位妊娠时亦考虑手术探查，可以采用腹腔镜手术。下述情况可行剖腹探查或腹腔镜手术：①腹腔内出血较多、超声检查示盆腔内有中量以上积液，估计内出血 >600ml，或后穹窿穿刺抽出不凝血；②动态监测血压变化，如血压降低并出现休克症状，且不能除外异位妊娠。

1. 保守治疗

（1）一般支持及对症治疗：绝对卧床，半卧位以利引流排液，并有助于炎症局限。多饮水及高热量易消化的半流质饮食。高热者应补液，防止脱水及电解质紊乱。疼痛不安者可给镇静剂及止痛剂。

（2）控制感染：可参考后穹窿穿刺液的涂片检查或细菌培养与药敏结果，选用适当抗生素。可选用静脉点滴广谱抗生素如头孢菌素、阿米卡星、氯霉素、甲硝唑等。有效治疗的标志是症状、体征逐渐好转，一般在 48～72h 内可看出，所以不要轻易更换抗生素。

（3）针对出血：可用止血剂对症治疗。

2. 手术治疗

（1）如输卵管病变组织破坏不严重，内出血不多，可电凝止血、清除输卵管内及盆腔积血，保留输卵管功能，常规取输卵管伞端及直肠陷凹内分泌物作细菌培养及药敏试验，以指导抗生素的选择。

（2）如病变输卵管组织坏死，且组织破坏较重，可行单纯输卵管切除术。

（杨彦粉）

第四节　盆腔脓肿

一、概述

输卵管积脓，卵巢积脓、输卵管卵巢积脓以及由急性盆腔腹膜炎与急性盆腔结缔组织炎所致的脓肿均属盆腔脓肿（tubo-ovarian abscess，TOA）。病原体以需氧菌、厌氧菌、衣原体、支原体以及大肠杆菌、脆弱杆菌等为主。

二、诊断要点

（1）有症状的盆腔脓肿与盆腔炎有类似表现：下腹痛、宫颈抬举痛、附件压痛和炎症性包块为常见症状组合。

（2）仍有 30%～40% 的盆腔脓肿没有盆腔炎史，表现多种多样，包括无症状盆腔包块。

（3）超声诊断是常用方法，可见包块，壁不规则、内回声杂乱，反光增强不规则光点。

三、治疗方案

脓肿破裂是一种外科急症。立即使用广谱抗生素的同时需手术切除受累的盆腔器官非常重要。诊断或手术延迟都能造成死亡率上升。有报道称未经治疗的盆腔脓肿破裂死亡率几近 100%。

（一）药物治疗

未破裂的脓肿可先给予保守药物治疗。

单用抗生素而不用手术或引流可以获得大约 60%～80% 的临床缓解率和出院率。关键因素是要选用抗菌谱广、能覆盖 TOA 常见病原菌的抗生素。但有些初始治疗有效的患者（约 20%～30%）因为持续疼痛或疼痛复发而最终需要手术处理。

抗生素治疗的临床疗效通常出现在治疗 48～72h 内，表现为发热减退、疼痛和腹部压痛缓解，实验室炎症指标（如 WBC 计数、C 反应蛋白和血沉）好转。治疗失败更多见于直径超过 8cm 的脓肿，或者双侧附件均受累患者。

初始保守治疗失败意味着需要手术干预。治疗 TOA 的流程见图 7 - 1。

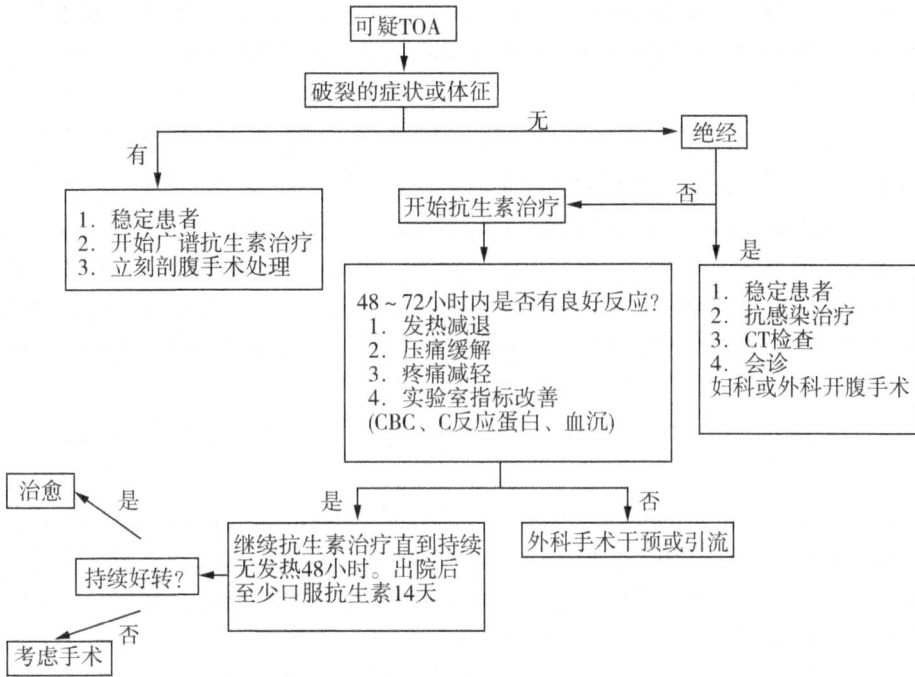

图 7 - 1 治疗 TOA 的流程

国外学者报道盆腔脓肿在绝经后妇女具有特殊意义，因为此时盆腔脓肿和胃肠道和泌尿生殖道恶性肿瘤（结肠癌、子宫内膜癌、宫颈癌和卵巢癌）有明显相关性。憩室脓肿也是一个原因。由于恶性肿瘤高发性，绝经后妇女出现盆腔脓肿时，建议稳定病情，行抗生素治疗，并积极手术治疗。若其放置宫内节育器，也宜及时取出，因为它可引起子宫内膜压迫性坏死，造成局限性子宫内膜炎，子宫肌炎和淋巴管炎，并可因此而导致输卵管卵巢脓肿或影响治疗效果。

（二）手术治疗

适用于药物不能控制的脓肿、药物控制后的残存包块、脓肿破裂及绝经后的盆腔脓肿。

1. 手术时机的选择　一般在高热时手术危险性大，尽可能在应用抗生素及支持疗法使高热下降后 2~3d 进行手术。如高热无法控制，患者一般状况尚好，也应抓紧手术，因在急性炎症过程中机体反应强烈，一旦病灶切除，则剩余的炎症病变容易控制，较慢性期间手术恢复快且彻底。

2. 手术范围　除考虑患者一般状况、年龄、对生育要求外，取决于盆腔病变程度。附件脓肿最彻底的手术是经腹全子宫及双附件切除手术，对年轻患者要考虑其日后的内分泌功能及生育问题，即使对侧附件有轻度炎症病变，也应给予保留。输卵管与卵巢血供密切相关，单独留下卵巢不但影响其内分泌功能，且也可引起囊性变、疼痛，因此宜把输卵管和卵巢视为一个单元，一并保留一并切除为好。随着新型抗生素问世，显微手术以及体外受精、胚胎移植的应用，目前倾向于保留生育功能手术而行单侧附件切除，保留子宫和一侧卵巢即可提供 IVF – ET 的条件。

3. 腹腔镜在治疗中的价值　腹腔镜加抗生素治疗早在 20 世纪 70 年代法国就有报道，近年这种方法的有效性及优点也得到许多学者的肯定。TOA 在腹腔镜直视下很容易诊断，对病变有全面的观察，在保留生殖能力方面更有价值。并根据脓肿的存在时间差异，有两种不同的治疗方法。

（1）新近发生的 TOA（病程小于 3 周），附件往往被粘连的肠管遮挡，此时常为新生的脆性粘连，可以用无创性抓钳将肠管与子宫、卵巢和输卵管间的粘连分离。通常积聚的脓液会流出，抽吸脓液送细菌培养及药敏。此时的输卵管往往是红色肿胀的，多数卵巢是白色完整的，如果发现有功能性囊肿，此时也不能穿刺，防止卵巢内污染。用生理盐水稀释的抗生素冲洗后，附件可以保留在盆腔内，采用广谱抗生素治疗，不论输卵管是什么情况，都会在几天内恢复。行输卵管或卵巢切除术比较容易，但是没有必要，许多学者也认为没必要放置引流。

（2）病程较长（>3 周）的 TOA，由于粘连肠管很难从盆腔器官上游离下来，附件如同致密的肿块，并与盆腔脏器及侧盆壁粘连不能松解。根据患者年龄和脓肿类型选择适当的治疗方案，可以是保守性的脓液抽吸术，也可以是（通常比较困难的）附件切除术。后者虽然治疗恢复快，随诊时间短，但是也同样暴露出更多并发症如肠穿孔肠梗阻等。目前，即使对于经产妇而言，最佳的治疗方案是保守性抽吸脓液和药物治疗，观察一段时间如果不见好转，再行附件切除术。

早期腹腔镜手术有着良好预后。印度 Nutan 对 80 名 TOA 患者行腹腔镜保守性手术治疗，90% 完全康复，病程长短远期后遗症极不相同，术后慢性疼痛的患者病程短的占 11%，病程长的占 22%，腹腔镜二次探查中；病程短的 85% 盆腔完全正常，而病程长的仅 6%。受孕情况的评估，15 名病程短的 9 名怀孕了，而病程长的 6 名中无一受孕。

4. 穿刺或切开引流　子宫直肠窝脓肿位置较低，近阴道后穹窿，阴道检查见穹窿饱满且有波动感时，可经后穹窿切开排脓，放置胶皮管引流。单纯经腹引流脓液不是理想的处理方式，只有当患者全身状况差，不能耐受手术或技术因素等才考虑，但会形成残余或复发脓肿。

近年经阴道超声引导下通过阴道壁穿刺引流，使盆腔脓肿治疗向创伤较小的方向发展。并在短期获得与腹腔镜手术相似的疗效，但是没有腹腔镜二次探查或以后受孕方面的研究。

（杨彦粉）

参考文献

［1］陈倩，时春艳，赵扬玉 . 妇产科疾病超声诊断路径［M］. 北京：北京大学医学出版社，2016.

［2］石一复，郝敏 . 卵巢疾病［M］. 北京：人民军医出版社，2014.

［3］张玉泉，王华 . 妇产科学［M］. 北京：科学出版社，2016.

第八章 女性生殖系统炎症

第一节 外阴炎

一、概述

外阴与阴道、尿道、肛门邻近，经常受到阴道分泌物、月经血、尿液和粪便的刺激，若不注意局部清洁，常诱发外阴部皮肤或黏膜发炎，称为外阴炎。外阴炎时，局部皮肤、黏膜充血、肿胀，有疼痛或灼热感，于活动、性交、排尿时加重。感染严重者，外阴皮肤有脓疱疹、糜烂、溃疡形成，腹股沟淋巴结肿大、疼痛，可出现发热、寒战、头痛等全身症状。病程长者，外阴皮肤色素减退、增厚、粗糙、皲裂。按发病的原因可将外阴炎分为特异性和非特异性两大类。由一般化脓性细菌引起的外阴炎称为非特异性外阴炎，多为混合性感染，常见病原体有金黄色葡萄球菌、乙型溶血性链球菌、大肠埃希菌（大肠杆菌）、变形杆菌、厌氧菌等。

二、单纯性外阴炎

（一）概述

单纯性外阴炎（simple vulvitis），炎症多发生于小阴唇内、外侧或大阴唇，严重时可波及整个外阴部，急性期表现为外阴部发红、肿胀、灼热、疼痛，亦可发生外阴糜烂、表皮溃疡或湿疹样改变。由于病变的程度不同，而有不同的表现，如毛囊炎、疖肿、汗腺炎、外阴皮肤的脓疱病等。如病情严重，可形成外阴部蜂窝织炎、外阴脓肿、腹股沟淋巴结肿大。慢性外阴炎患者多主诉外阴部瘙痒，可见局部皮肤纹路膜增厚、粗糙及皲裂等。

（二）诊断

根据病史及临床表现即能诊断。可行外阴部分泌物涂片查淋菌，悬滴法查找真菌或滴虫。另外，可行细菌培养及细菌对药物的敏感试验。此外，尚需检查尿糖、肛周蛲虫。

（三）治疗原则

单纯性外阴炎的治疗针对病因采取药物治疗和物理治疗相结合的手段取得了比较好的疗效，新的治疗进展主要与新的皮肤炎症物理治疗手段的出现有关。

（四）治疗方案

1. 保持外阴部的清洁、干燥　进行病因治疗，急性期应卧床休息，避免性生活，不穿化纤内裤，停用刺激外阴部的药物，用1:5 000的高锰酸钾液坐浴，每日2~3次，擦干后用1%复方新霉素软膏或金霉素软膏等抗生素软膏涂于患处。

2. 治疗原发病　阴道炎及宫颈炎引起的外阴炎，应针对阴道炎及宫颈炎进行治疗。由糖尿病的尿液刺激引起的外阴炎，在保持外阴清洁的同时，应首先治疗糖尿病。由粪瘘、尿瘘引起的外阴炎，应及时进行修补术。

3. 理疗

（1）紫外线疗法：用紫外线照射局部，首次剂量用超红斑量（10～20个生物剂量），如炎症控制不满意，每日再增加4～8个生物剂量。急性期控制后可隔日照射1次，直至痊愈。

（2）超短波治疗：超短波可用单极法，距离4～6cm，无热量，每次5～6min，每日1次，炎症逐渐控制后可改用微热量，每日1次，每次5～8min。

（3）微波治疗：用圆形电极，距离10cm，功率30～60W，每次5～10min，每日或隔日1次。

4. 重症　加用口服或肌肉注射抗生素。

三、外阴毛囊炎

（一）概述

外阴毛囊炎（folliculitis of vulva），是细菌侵犯毛囊及其所属皮脂腺引起的一种感染性炎症，病原体主要为金黄色葡萄球菌，其次为白色葡萄球菌。当全身抵抗力下降，外阴局部不洁或因肥胖摩擦表皮受损可诱发此病。临床表现为阴阜、大阴唇外侧阴毛分布部位最初出现一个红、肿、痛的小结节，周围有红晕，逐渐增大，呈锥状隆起，迅速变为脓疱，中心常有毛发贯穿，脓疱如粟粒大小，不相融合。壁薄破溃后有少量脓性分泌物，自觉瘙痒及微痛，数日后干燥结痂而愈，不留瘢痕，但常反复发作。

（二）诊断

根据病史及临床表现即能诊断。可行外阴部分泌物涂片检查淋菌，悬滴法查找真菌或滴虫。另外可行细菌培养及细菌对药物的敏感试验。此外，尚需检查尿糖、肛周蛲虫。

（三）治疗方案

1. 保持外阴清洁　勤换内裤，勤洗外阴。避免进食辛辣食物或饮酒。积极治疗糖尿病。

2. 全身治疗　丘疹广泛时可适当口服头孢类、大环内酯类抗生素。

3. 中医治疗　原则为清热、解毒、利湿。方剂用银花15g，连翘15g，大青叶10g，蒲公英10g，茯苓10g，薏仁15g，防己10g，车前草10g，白鲜皮15g，防风10g，甘草10g。也可服用连翘败毒丸。

4. 局部治疗　原则为杀菌、消炎、干燥。可外用2.5%碘酊、5%氯化氨汞、鱼石脂软膏或1%新霉素软膏。已有脓疱者，可用消毒针刺破，并局部涂上1%新霉素软膏或2%莫匹罗星软膏。

四、外阴疖病

（一）概述

外阴疖病（furuncle of vulva）由金黄色葡萄球菌或白色葡萄球菌引起。临床表现：开始时毛囊口周围皮肤轻度肿胀、疼痛，逐渐形成高于周围皮肤的紫红色硬结，硬结边缘不清，皮肤表面紧张、有压痛，常伴腹股沟淋巴结肿大。以后疖肿中央变软，表面皮肤变薄，并有波动感，继而中央顶端出现黄白点，不久破溃后脓液排出，疼痛减轻，红肿消失，逐渐愈合。

（二）诊断

根据病史及临床表现排除其他疾病即能诊断。糖尿病患者易于反复发作此病，因此血糖检查很有必要。

（三）治疗原则

本病与一般体表炎症相比较无特殊之处，一般采取局部用药，必要时手术切开排脓。

（四）治疗方案

1. 保持外阴清洁　勤换内裤，勤洗外阴。避免进食辛辣食物或饮酒。

2. 局部治疗　早期用 1 : 5 000 高锰酸钾温热水坐浴后涂敷抗生素软膏，亦可用红外线照射以促使疖肿软化。当疖肿变软、有波动感时，应切开引流。切口要适当大，以便脓液和坏死组织能顺利排出。

3. 全身用药　有明显炎症或发热者应口服抗生素。

五、前庭大腺炎

（一）概述

前庭大腺炎（bartholinitis）是前庭大腺的炎症。多见于育龄妇女，常发生于一侧前庭大腺。前庭大腺位于两侧大阴唇后 1/3 深部，腺管开口于前庭后方小阴唇内侧近处女膜处。在不洁性交、分娩等情况污染外阴时，病原体易侵入前庭大腺主腺管而引起炎症，腺管口因炎症肿胀阻塞而在急性期形成脓肿，常反复发作。病原体多为金黄色葡萄球菌、大肠杆菌或淋球菌等。急性期临床表现为前庭大腺区域疼痛、红肿，常伴发热，个别可有寒战，若已形成前庭大腺脓肿，则疼痛剧烈，坐卧不宁，甚至发生排尿痛，步行困难。检查时可发现大阴唇后 1/3 处红肿硬块，触痛明显，小阴唇展平，阴道口被挤向健侧。若形成脓肿，多呈鸡蛋大小的红肿块，发热变薄，触痛甚为明显，有波动感，周围组织肿胀，同侧腹股沟淋巴结可能肿大。脓肿继续增大，表面皮肤变薄，可自行破溃，排脓后自觉症状消失，但破口闭塞，可再形成脓肿而再次复发。

（二）诊断

依上述症状、体征特点，不难诊断。因剧痛阴道窥器检查多已不可能，如无特殊必要，可暂不检查。但应在前庭大腺口、尿道口、尿道旁腺口各段取分泌物作涂片或培养查找病原体，并做药敏试验，供治疗时选用有效抗生素。

（三）治疗方案

1. 保守治疗　急性期应卧床休息，保持局部清洁，硼酸溶液冷湿敷。全身应用有效抗生素，如青霉素、头孢类、喹诺酮类（如环丙沙星、司帕沙星）等药物，最好是依细菌培养的药敏结果，使用最有效的抗生素，直至炎症消退，疼痛消失痊愈为止。

2. 手术治疗　待脓肿成熟有波动感时，在局麻下行切开引流术。消毒外阴，在脓肿表面皮肤最薄处作一半弧形切口，切口宜选在小阴唇内侧、近前庭大腺开口处，切口不宜过小，其下端应达脓腔的底部，便于脓液充分引流排出。冲洗脓腔后，脓肿切口边缘可用可吸收缝合线连续锁边缝合止血，也可不缝合，一定不能缝合关闭脓腔。术后应置纱条于脓腔内引流，防止切口过早闭合。术后 1:5 000 高锰酸钾溶液坐浴，同时全身继续使用抗生素控制感染，直至炎症完全消退。

六、前庭大腺囊肿

（一）概述

前庭大腺囊肿（bartholin gland cyst）系前庭大腺导管因非特异性炎症阻塞，分泌物积聚而形成。在急性炎症消退后，如腺管堵塞，分泌物不能排出，脓液逐渐转为清液而形成囊肿，有时腺腔内的黏液浓稠或先天性腺管狭窄排液不畅，也可形成囊肿，如有继发感染则形成脓肿反复发作。临床上前庭大腺囊肿多为单侧，其大小不等，可持续数年不增大。如囊肿小，无感染，患者无自觉症状，往往于妇科常规检查时方被发现，可见大阴唇下方有囊性肿物，椭圆形，肿物大小不等。如囊肿大，则患者感到外阴有胀坠感或有性交不适。

（二）诊断

根据病史及临床表现即能诊断。可行外阴部分泌物涂片查淋菌、悬滴法查找真菌或滴虫。另外可行细菌培养及细菌对药物的敏感试验。此外，尚需查尿糖等。

（三）治疗方案

（1）较小的囊肿不必作手术治疗，可暂观察，定期随诊。

（2）前庭大腺囊肿造口术。现多行前庭大腺囊肿造口术取代以前的囊肿剥出术，因造口术方法简单，损伤少，术后还能恢复腺体功能。近年采用 CO_2 激光作囊肿造口术效果良好，手术无出血，无需缝合，术后不用抗生素，局部无瘢痕形成并可保留腺体功能。

七、外阴湿疹

（一）概述

外阴湿疹（eczema of vulva），是由多种内外因素引起的一种具有明显渗出倾向的外阴皮肤炎症反应。本病多发生于肥胖、阴道分泌物多、出汗、漏尿以及好穿不透气的化纤制品内裤的妇女。病变在大、小阴唇处，会阴部，大腿内侧及腹股沟等处多见。临床上湿疹呈多样性，累及大小阴唇及其附近皮肤。患处浸润肥厚，境界清楚，因奇痒而经常搔抓，可见糜烂抓痕。月经及分泌物的刺激可使病程迁延难愈。慢性期则局限而有浸润和肥厚，瘙痒剧烈，易复发。

（二）诊断

根据病史及临床表现即能诊断。

（三）治疗方案

（1）局部清洁，保持干燥，不穿化纤制品内裤。

（2）1:5 000 高锰酸钾溶液坐浴，早、晚各 1 次，擦干后扑以粉剂，以保持干燥。

（2）物理治疗，如用电灯照射外阴，每日 2~3 次，每次 10~15min。

（4）去除病因，如阴道分泌物增多时可治疗阴道炎、宫颈炎，如有漏尿应针对病因进行治疗。

八、外阴接触性皮炎

(一) 概述

外阴接触性皮炎 (contact dermatitis of vulva) 是由于外阴皮肤或黏膜直接接触某些刺激性或过敏性物质,如较强的酸碱类消毒剂、阴道冲洗剂、染色内裤、卫生巾、肥皂、外用药物等引起的炎性表皮反应。刺激物一般没有过敏期,首次或反复接触后均可导致皮炎,但与刺激物的刺激性、浓度和接触时间长短等因素有关。接触部位灼热、疼痛、充血、肿胀,出现皮疹、水疱、红斑;严重时,可发生坏死、溃疡。急性接触性皮炎临床表现为起病较急,当接触外来刺激物、致敏物后,外阴有瘙痒甚至灼痛,局部发红,出现界线较清楚的丘疹,丘疱疹,严重者红肿明显,有水疱和大水疱。如接触物刺激性不强或浓度较低时则表现为慢性接触性皮炎,局部皮肤轻度增厚,角化过度,可能出现表皮脱落和鳞屑形成。

(二) 诊断

主要依靠病史中有外来刺激物接触史和上述临床表现,但应除外念珠菌阴道炎、外阴炎、脂溢性皮炎和鳞状上皮细胞增生等其他原因引起的皮炎。

(三) 治疗方案

1. 尽快除去病因　首先最主要的是去除或停用致病物,绝大多数患者在单纯停止使用致病物后即可迅速好转,如不能确定致病原,应停用既往使用的局部用药,仅每日用清水清洁外阴以观疗效。

2. 局部治疗　当外阴部仅见红斑和丘疹而无渗出液时,采用炉甘石洗剂涂搽局部效果最佳,急性期炎性渗出物多时可用氯化钠溶液或3%硼酸溶液冷敷。病损处干燥可用氢化可的松软膏等皮质激素局部涂搽。继发感染者涂搽金霉素软膏或1%新霉素软膏。

3. 全身治疗　对过敏性皮炎严重者可应用肾上腺糖皮质激素类药物全身用药。对严重的炎症患者可加用地塞米松。

(刘　青)

第二节　阴道炎

一、概述

正常健康妇女,阴道由于解剖组织的特点对病原体的侵入有自然防御功能。如阴道口的闭合,阴道前后壁紧贴,阴道上皮细胞在雌激素影响下的增生和表层细胞角化,阴道酸碱度保持在 PH4～5,使适应碱性的病原体的繁殖受到抑制,而颈管黏液呈碱性,使适应酸性环境的病原体的繁殖受到抑制等。当阴道的自然防御功能受到破坏时,病原体易于侵入,导致发生阴道炎症 (vaginitis)。阴道炎症是妇科最常见疾病,各年龄组均可发病,生育年龄妇女性活动较频繁,且外阴及阴道又是分娩、宫腔操作的必经之道,容易受到损伤及外界病原体的感染;绝经后妇女及婴幼儿雌激素水平低,局部抵抗力下降,也易发生感染。

正常阴道内有病原体寄居形成阴道正常微生物群,包括:①革兰阳性需氧菌及兼性厌氧菌:乳杆菌、棒状杆菌、非溶血性链球菌、肠球菌及表皮葡萄球菌。②革兰阴性需氧菌及兼性厌氧菌：加德纳菌（此菌革兰染色变异，有时呈革兰阳性）、大肠埃希菌及摩根菌（morganella）。③专性厌氧菌：消化球菌、消化链球菌、类杆菌、动弯杆菌（mobiluncus）、梭杆菌及普雷沃菌。④支原体及假丝酵母菌。

虽然正常阴道内有多种细菌存在，但由于阴道与这些菌群之间形成生态平衡并不致病。在维持阴道生态平衡中，乳杆菌、雌激素及阴道 pH 起重要作用。生理情况下，雌激素使阴道上皮增生变厚并富含糖原，阴道上皮细胞分解糖原为单糖，阴道乳杆菌将单糖转化为乳酸，维持阴道正常的酸性环境（pH≤4.5，多在3.8~4.4），抑制其他病原体生长，称为阴道自净作用。正常阴道菌群中，以产生过氧化氢（H_2O_2）的乳杆菌为优势菌，乳杆菌除维持阴道的酸性环境外，其产生的 H_2O_2 及其他抗微生物因子可抑制或杀灭其他细菌。阴道生态平衡一旦被打破或外源病原体侵入，即可导致炎症发生。常见的影响因素有：①雌激素水平，月经期前后雌激素水平下降导致阴道内 pH 上升，有利于细菌的生长。妊娠期因受体内高雌激素的影响，有利于加德纳菌及一些厌氧菌的生长。②避孕工具，避孕药膏如杀精子的避孕药膏对乳杆菌有毒性作用，使其产生 H_2O_2 减少，有利于细菌的生长。③药物，许多种药物影响阴道内的环境，如广谱抗生素、抗癌药物及免疫抑制剂等。④感染，病原菌的干扰导致阴道内原有菌群失调。

二、外阴阴道假丝酵母菌病

（一）概述

外阴阴道假丝酵母菌病（vulvovaginal candidiasis，VVC）是由假丝酵母菌引起的常见外阴阴道炎症。国外资料显示，约75%的妇女一生中至少患过1次外阴阴道假丝酵母菌病，45%的妇女经历过2次或2次以上的发作。

80%~90% VVC 病原体为白假丝酵母菌，10%~20%为光滑假丝酵母菌、近平滑假丝酵母菌、热带假丝酵母菌等。白假丝酵母菌为双相菌，有酵母相及菌丝相，酵母相为芽生孢子，在无症状寄居及传播中起作用；菌丝相为芽生孢子伸长成假菌丝，侵袭组织能力加强。白假丝酵母菌为条件致病菌，广泛分布于土壤、医院环境，可经尘埃污染用品传播。也可寄生于人体，正常人群主要部位带菌率：肠道50%、阴道20%~30%，并可互相自身传染，10%~20%非孕妇女及30%孕妇阴道中有此菌寄生，但菌量极少，呈酵母相，并不引起症状。只有在全身及阴道局部细胞免疫能力下降，假丝酵母菌大量繁殖，并转变为菌丝相，才出现症状。酸性环境适宜假丝酵母菌的生长，有假丝酵母菌感染的阴道 pH 多在 4.0~4.7，通常 <4.5。假丝酵母菌对热的抵抗力不强，加热至60℃1h 即死亡；但对干燥、日光、紫外线及化学制剂等抵抗力较强。

常见发病诱因：应用广谱抗生素、妊娠、糖尿病、大量应用免疫抑制剂。长期应用抗生素，抑制乳酸杆菌生长，从而利于假丝酵母菌繁殖。妊娠及糖尿病时机体免疫力下降，阴道组织内糖原增加，酸度增高，有利于假丝酵母菌生长。大量应用免疫抑制剂或免疫缺陷综合征，机体抵抗力降低。其他诱因有胃肠道假丝酵母菌、应用含高剂量雌激素的避孕药、穿紧身化纤内裤及肥胖等，后者可使会阴局部温度及湿度增加，假丝酵母菌易于繁殖引起感染。

其传染途径主要为内源性传染，假丝酵母菌除作为条件致病菌寄生于阴道外，也可寄生于人的口腔、肠道，一旦条件适宜可引起感染。这3个部位的假丝酵母菌可互相传染。少部分患者可通过性交直接传染。极少通过接触感染的衣物间接传染。

（二）诊断

外阴及阴道瘙痒，白带增多，是主要症状。外阴唇肿胀，伴有烧灼感，尿痛，排尿困难，有10%～15%的患者没有自觉症状。妇科检查时可见外阴抓痕，表皮剥脱，外阴肿胀潮红，阴道黏膜红肿、小阴唇内侧及阴道黏膜上附有白色块状物，擦除后露出红肿黏膜面，急性期还可能见到糜烂及浅表溃疡。分泌物由脱落上皮细胞和菌丝体、酵母菌和假菌丝组成，其特征为白色稠厚呈凝乳或豆腐渣样。根据其流行情况、临床表现、微生物学、宿主情况，治疗效果分为单纯性外阴阴道假丝酵母菌病（uncomplicated VVC）和复杂性外阴阴道假丝酵母菌病（cornplicated VVC），单纯性 VVC 多见于免疫功能正常患者，由白色假丝酵母菌引起，散发或非经常发作，症状轻到中度。复杂性 VVC 多见于免疫力低下或应用免疫抑制剂或糖尿病、妊娠患者，由非白色假丝酵母菌引起，往往复发或经常发作，症状较重。一年内 VVC 发作4次或以上称为复发性外阴阴道假丝酵母菌病（recurreilt vulvovaginal candidiasis，RVVC）。

对有阴道炎症状或体征的妇女，若在阴道分泌物中找到假丝酵母菌的芽孢或菌丝即可确诊。可用氯化钠溶液湿片法或10% KOH 湿片法或革兰染色检查分泌物中的芽孢和菌丝。若有症状而多次湿片检查为阴性，或为顽固病例，可采用培养法确诊是否为非白假丝酵母菌感染。

（三）治疗方案

消除诱因，规范化应用抗真菌药，根据患者情况选择局部或全身应用抗真菌药物。

1. 消除诱因　若有糖尿病应给予积极治疗；及时停用广谱抗生素、雌激素及皮质类固醇激素；提高机体免疫力，忌酒及辛辣或过敏食物，服用含乳酸菌制剂（如酸奶、乳酶生、双歧因子），使肠道及阴道菌群恢复正常比例；保持良好卫生习惯，勤换内裤，穿宽松、透气好的内裤，用过的内裤、盆及毛巾均应用开水烫洗。

2. 抗真菌药的分类　抗真菌药包括：①多烯类，两性霉素、制霉菌素。②丙烯胺类，特比奈芬。③核苷－肽类，氟胞嘧啶。④唑类，克霉唑、益康唑、咪康唑、酮康唑、氟康唑、伊曲康唑。其中唑类抗真菌药物是临床应用最广泛的抗真菌制剂。

3. 单纯 VVC 的治疗　可局部用药也可全身用药，以局部短疗程抗真菌药物为首选。局部用药安全、全身吸收低（1.4%）、孕期可用、肝功无影响。全身用药与局部用药的疗效相似，治愈率为80%～90%；唑类药物的疗效高于制霉菌素。

（1）局部用药：可选用下列药物放于阴道内：①咪康唑栓剂，每晚1粒（200mg），连用7天；或每晚1粒（400mg），连用3天；或1 200mg，单次用药。②克霉唑栓剂，每晚1粒（150mg），塞入阴道深部，连用7天，或每日早、晚各1粒（150mg），连用3天；或1粒（500mg），单次用药。③制霉菌素栓剂，每晚1粒（10U），连用10～14天。④益康唑栓剂，每晚1粒（100mg），连用7天。

阴道药物使用注意事项：①以晚间用药为宜，取仰卧位姿势操作最佳。②药栓应放入阴道深处。③如有较多乳酪样分泌物，可进行局部的冲洗。

（2）全身用药：对不能耐受局部用药者，月经期、未婚妇女及不愿采用局部用药者可选用口服药物。全身用药的优点是方便，可同时治疗深部与全身性感染；缺点是有消化道反应、肝损害，妊娠期禁用。

常用药物：①氟康唑，150mg，顿服。②伊曲康唑，每次200mg，每日1次，连用3~5天；或采用1天疗法，每日口服400mg，分2次服用。抗菌谱广，对非白假丝酵母菌也有效。③酮康唑，200~400mg，每日1次，连用5天。不良反应重，肝炎患者禁用，主要对白假丝酵母菌有效。

（3）其他治疗：外阴瘙痒、红肿可外用：①低浓度糖皮质激素软膏，2%苯海拉明软膏外搽。②唑类霜，达克宁霜、克霉唑霜外搽。③1：5 000高锰酸钾液坐浴或复方明矾散外洗。④症状严重者可口服苯海拉明25mg。

（4）性伴侣治疗：无需对性伴侣进行常规治疗，对有症状男性应进行假丝酵母菌检查及治疗，预防女性重复感染。

（5）治愈标准：治疗结束后7~14天和下次月经后进行随访，症状好转、两次真菌学检查阴性。

4. 复杂性VVC的治疗

（1）严重VVC：无论局部用药还是口服药物，均应延长治疗时间，若为局部用药，延长至7~14天；若为口服氟康唑150mg，则72h后加服1次。

（2）RVVC的治疗：抗真菌治疗分为初始治疗及维持治疗。初始治疗若为局部治疗，延长治疗时间至7~14天；若口服氟康唑150mg，则72h后加服1次。常用的维持治疗：氟康唑150mg，每周1次，共6个月；或克霉唑栓剂500mg，每周1次，连用6个月；伊曲康唑400mg，每月1次，连用6个月。在治疗前应作真菌培养确诊，治疗期间定期复查监测疗效及药物不良反应，一旦发现不良反应，立即停药。

RVVC应同时治疗性伴侣；并寻找诱因，积极处理；用广谱抗生素期间，适当预防性用抗真菌药。

（3）妊娠并发VVC的治疗：以局部用药为宜，禁用口服抗真菌药。可选用：①咪康唑栓剂，每晚1粒（200mg），连用7天；或每晚1粒（400mg），连用3天。②克霉唑栓剂，1粒（500mg），单次用药。③制霉菌素栓剂，每晚1粒（10万U），连用7天。

三、滴虫性阴道炎

（一）概述

滴虫性阴道炎（trichomonas vaginitis）由阴道毛滴虫引起，是常见阴道炎。

（二）病因

滴虫性阴道炎由阴道毛滴虫引起。阴道毛滴虫适宜在温度25~40℃、pH5.2~6.6的潮湿环境中生长，在pH5以下或7.5以上的环境中则不生长。滴虫的生活史简单，只有滋养体而无包囊期，滋养体生命力较强，能在3~5℃生存21天，在46℃生存20~60min，在半干燥环境中约生存10h；在普通肥皂水中也能生存45~120min。月经前、后阴道pH发生变化，经后接近中性，故隐藏在腺体及阴道皱襞中的滴虫于月经前、后常得以繁殖，引起炎症发作。滴虫能消耗或吞噬阴道上皮细胞内的糖原，阻碍乳酸生成，使阴道pH升高。滴虫阴道炎患者的阴道pH5~6.5。滴虫不仅寄生于阴道，还常侵入尿道或尿道旁腺，甚至膀胱、肾盂以及男方的包皮皱褶、尿道或前列腺中。主要通过性交直接传播和间接传播两种方式。由于男性感染滴虫后常无症状，易成为感染源；公共浴池、浴盆、浴巾、游泳池、坐式便器、衣物、污染的器械及敷料等也是重要的感染源。

（三）诊断

主要症状是阴道分泌物增多及外阴瘙痒，间或有灼热、疼痛、性交痛等，若并发尿道感染，可有尿频、尿痛，有时可见血尿。阴道毛滴虫能吞噬精子，并能阻碍乳酸生成，影响精子在阴道内存活，可致不孕。潜伏期为 4～28 天。25%～50% 的患者感染初期无症状。检查见阴道黏膜充血，严重者有散在出血点，甚至宫颈有出血斑点，形成"草莓样"宫颈，后穹隆有多量白带，呈灰黄色、黄白色稀薄液体或黄绿色脓性分泌物，常呈泡沫状。带虫者阴道黏膜无异常改变。

最简便的检查方法是氯化钠溶液湿片法。在阴道侧壁取典型分泌物混于氯化钠溶液中，立即在低倍光镜下寻找滴虫，若在阴道分泌物中找到滴虫即可确诊。显微镜下可见到呈波状运动的滴虫及增多的白细胞被推移。此方法的敏感性为 60%～70%。对可疑患者，若多次悬滴法未能发现滴虫时，可送培养，准确性达 98% 左右。取分泌物前 24～48h 避免性交、阴道灌洗或局部用药，取分泌物时窥器不涂润滑剂，分泌物取出后应及时送检并注意保暖，否则滴虫活动力减弱，造成辨认困难。

（四）治疗原则

滴虫阴道炎虽然是常见的阴道炎，对它的认识也有一个漫长的过程。早在 1836 年，Donne 在阴道及尿道分泌物中发现了一种微生动物，1838 年，Ehrenberg 建议将其命名为阴道毛滴虫。直到 1936 年，Hohne 描述了阴道内出现阴道毛滴虫与阴道分泌物增多的关系。后来 Trnssel 和 Plaus 将阴道毛滴虫接种到健康妇女的志愿者阴道内，证实阴道毛滴虫可以引起阴道炎，1947 年，Trussel 发表专著阐述了阴道毛滴虫是阴道炎的病原体。滴虫主要通过其表面的凝集素及半胱氨酸蛋白酶黏附于阴道上皮细胞，进而经阿米巴样运动的机械损伤以及分泌的蛋白水解酶、蛋白溶解酶的细胞毒作用，共同摧毁上皮细胞，并诱导炎症介质的产生，最后导致上皮细胞溶解、脱落，局部炎症发生。

（五）治疗方案

因滴虫阴道炎可同时有尿道、尿道旁腺、前庭大腺滴虫感染，治愈此病，需全身用药，主要治疗药物为甲硝唑及替硝唑。

1. 全身用药　初次治疗可选择甲硝唑 2g，单次口服；或替硝唑 2g，单次口服；或甲硝唑 400mg，每日 2 次，连服 7 天。口服药物的治愈率为 90%～95%。服药后偶见胃肠道反应，如食欲减退、恶心、呕吐。此外，偶见头痛、皮疹、白细胞减少等，一旦发现应停药。甲硝唑用药期间及停药 24h 内，替硝唑用药期间及停药 72h 内，禁止饮酒。哺乳期用药不宜哺乳。

2. 性伴侣的治疗　滴虫阴道炎主要由性行为传播，性伴侣应同时进行治疗，治疗期间禁止性交。

3. 随访　治疗后无症状者无需随访。对甲硝唑 2g，单次口服治疗失败并且排除再次感染者，增加甲硝唑疗程及剂量仍有效。若为初次治疗失败，可重复应用甲硝唑 400mg，每日 2 次，连服 7 天；或替硝唑 2g，单次口服。若治疗仍失败，给予甲硝唑 2g，每日 1 次，连服 5 天或替硝唑 2g，每日 1 次，连服 5 天。

4. 注意事项　有复发症状的病例多数为重复感染。为避免重复感染，内裤及洗涤用的毛巾，应煮沸 5~10min 以消灭病原体，并应对其性伴侣进行治疗。因滴虫阴道炎可并发其他性传播疾病，应注意有无其他性传播疾病。

四、细菌性阴道病

（一）概述

细菌性阴道病（bacterial vaginosis，BV）为阴道内正常菌群失调所致的一种混合感染，但临床及病理特征无炎症改变。正常阴道内以产生过氧化氢的乳杆菌占优势。细菌性阴道病时，阴道内产生过氧化氢的乳杆菌减少而其他细菌大量繁殖，主要有加德纳菌、厌氧菌（动弯杆菌、普雷沃菌、紫单胞菌、类杆菌、消化链球菌等）以及人型支原体，其中以厌氧菌居多，厌氧菌数量可增加 100~1 000 倍。促使阴道菌群发生变化的原因仍不清楚，推测可能与频繁性交、多个性伴侣或阴道灌洗使阴道碱化有关。

（二）诊断

主要表现为阴道分泌物增多，有鱼腥臭味，尤其性交后加重，可伴有轻度外阴瘙痒或烧灼感。10%~50% 患者无临床症状。本病常与宫颈炎、盆腔炎同时发生，也常与滴虫同时发生，有报道滴虫培养阳性妇女中有 86% 的妇女并发本病。检查见阴道黏膜无充血的炎症表现，分泌物特点为灰白色，均匀一致，稀薄，常黏附于阴道壁，但黏度很低，容易将分泌物从阴道壁拭去。细菌性阴道病的诊断，下列 4 项中有 3 项阳性即可诊断。

（1）匀质、稀薄、白色阴道分泌物，常黏附于阴道壁。

（2）线索细胞阳性取少许分泌物放在玻片上，加一滴氯化钠溶液混合，高倍显微镜下寻找线索细胞，在严重病例，线索细胞可达 20% 以上，但几乎无白细胞。线索细胞即阴道脱落的表层细胞，于细胞边缘贴附颗粒状物即各种厌氧菌，尤其是加德纳菌，细胞边缘不清。

（3）阴道分泌物 pH >4.5。

（4）胺臭味试验（whiff test）阳性。取阴道分泌物少许放在玻片上，加入 10% 氢氧化钾 1~2 滴，产生一种烂鱼肉样腥臭气味，这是由于胺遇碱释放氨所致。

细菌性阴道病为正常菌群失调，细菌培养在诊断中意义不大。

（三）治疗方案

治疗原则为选用抗厌氧菌药物，主要有甲硝唑、克林霉素。甲硝唑抑制厌氧菌生长，而不影响乳杆菌生长，是较理想的治疗药物，但对支原体效果差。

1. 口服药物

（1）甲硝唑：首选，400mg，每日 2 次，口服，共 7 天。

（2）克林霉素：300mg，每日 2 次，连服 7 天。

（3）氨苄西林：500mg，每 6h 1 次，连服 7 天。

（4）匹氨西林：700mg，每日 2 次，连服 7 天。

2. 局部药物治疗　口服药物与局部用药疗效相似，治愈率 80% 左右。

（1）甲硝唑阴道泡腾片：200mg，每晚 1 次，连用 7~10 天。

（2）2% 克林霉素软膏：阴道涂布，每次 5g，每晚 1 次，连用 7 天。

3. 性伴侣的治疗　本病虽与多个性伴侣有关，但对性伴侣给予治疗并未改善治疗效果及降低其复发。因此，性伴侣不需常规治疗。

4. 妊娠期细菌性阴道病的治疗　本病与不良妊娠结局如羊膜绒毛膜炎、胎膜早破、早产有关，任何有症状的细菌性阴道病孕妇及无症状的高危孕妇（有胎膜早破、早产史）均需治疗。多选择口服用药，甲硝唑 200mg，每日 3 次，连服 7 天；或克林霉素 300mg，每日 2 次，连用 7 天。

5. 随访　治疗后无症状无需随诊。对症状持续或症状复现者，应复诊、接受治疗，可选择与初次治疗不同的药物。

五、老年性阴道炎

（一）概述

老年性阴道炎（senile vaginitis）见于自然绝经及卵巢去势后妇女，因卵巢功能衰退，雌激素水平降低，阴道壁萎缩，黏膜变薄，局部抵抗力降低，致病菌容易入侵繁殖引起炎症。老年性阴道炎常见于绝经前、后的妇女。因此时期卵巢功能减退，雌激素水平降低，阴道黏膜失去雌激素的支持与保护作用，逐渐萎缩变薄，皱襞消失、弹性减退，阴道上皮内糖原含量减少，致使乳酸杆菌产生乳酸的能力下降，阴道内的 pH 值由育龄期的 4 升至 6～7，这种偏碱性的环境，反而有利于阴道内其他细菌的生长繁殖，从而导致阴道感染。此外不注意外阴的清洁卫生，性生活频繁，营养不良，尤以 B 族维生素缺乏等也易患此病。

（二）诊断

主要症状为阴道分泌物增多及外阴瘙痒、灼热感。分泌物常呈水样，由于感染的病原菌不同，而可呈泡沫状，或呈脓性，也可带有血性。由于阴道黏膜萎缩，可伴有性交痛。还可侵犯尿道而有尿频、排尿痛等泌尿系统的症状。检查见阴道呈老年性改变，上皮皱襞消失，萎缩，菲薄。阴道分泌物稀薄，呈淡黄色，感染严重者呈脓血性白带。阴道黏膜充血，有散在小出血点或点状出血斑，严重者也可形成浅表溃疡，如不及早治疗，溃疡部可有瘢痕收缩致使阴道狭窄或部分阴道闭锁导致分泌物引流不畅，形成阴道积脓。

根据绝经、卵巢手术史或盆腔放射治疗史及临床表现，诊断一般不难，但应排除其他疾病才能诊断。应取阴道分泌物检查，显微镜下见大量基底层细胞及白细胞而无滴虫及假丝酵母菌。对有血性白带者，应与子宫恶性肿瘤鉴别，需常规做宫颈刮片，必要时行分段诊刮术。对阴道壁肉芽组织及溃疡需与阴道癌相鉴别，可行局部活组织检查。

（三）治疗方案

治疗原则是提高机体及阴道的抵抗力，抑制细菌的生长。

1. 冲洗阴道　为增强阴道的酸度，可用 1% 乳酸或 0.5% 醋酸或 1∶5 000 的高锰酸钾液冲洗阴道，每日 1 次以抑制细菌的生长繁殖。

2. 局部用药　冲洗阴道后，局部给甲硝唑或 200mg 栓剂，或诺氟沙星 100mg，放于阴道深部，每日 1 次，7～10 天为 1 个疗程。

3. 增加阴道抵抗力　针对病因给予雌激素制剂，可局部给药，也可全身给药。

（1）己烯雌酚：0.125～0.25mg，每晚放入阴道深部，7 天为 1 个疗程。

（2）0.5% 己烯雌酚软膏或妊马雌酮软膏局部涂抹，每日 2 次。

（3）口服尼尔雌醇：首次 4mg，以后每 2～4 周 1 次，每次 2mg，维持 2～3 个月。

（4）口服己烯雌酚：0.125~0.25mg，每晚1次，10次为1个疗程，此药不可过多服用，以防阴道出血。

（5）若同时需要性激素替代治疗的患者，可给予妊马雌酮0.625mg和甲羟黄体酮2mg，也可选用其他雌激素制剂。

需注意在全身给药前须检查乳腺及子宫内膜，如有乳腺增生或癌，子宫内膜增生或癌者禁用。

4. 注意营养　给高蛋白食物，并给B族维生素及维生素A，有助于阴道炎的消退。

六、婴幼儿外阴阴道炎

（一）概述

婴幼儿阴道炎（infantile vaginitis）常见于5岁以下幼女，多与外阴炎并存。由于婴幼儿的解剖、生理特点，容易发生外阴阴道炎症：①婴幼儿解剖特点为外阴发育差，不能遮盖尿道口及阴道前庭，细菌容易侵入。②婴幼儿的阴道环境与成人不同，新生儿出生后2~3周，母体来源的雌激素水平下降，雌激素水平低，阴道上皮薄，糖原少，pH上升至6~8，乳酸杆菌为非优势菌，抵抗力低，易受其他细菌感染。③婴幼儿卫生习惯不良，外阴不洁、大便污染、外阴损伤或蛲虫感染均可引起炎症。④阴道误放异物，婴幼儿好奇，在阴道内放置橡皮、铅笔头等异物，造成继发感染。常见病原体有大肠埃希菌及葡萄球菌、链球菌等。目前，淋病奈瑟菌、滴虫、白假丝酵母菌也成为常见病原体。病原体常通过患病母亲或保育员的手、衣物、毛巾、浴盆等间接传播。

（二）诊断

主要症状为阴道分泌物增多，呈脓性。临床上多由母亲发现婴幼儿内裤上有脓性分泌物而就诊。由于大量分泌物刺激引起外阴痛痒，患儿哭闹、烦躁不安或用手搔抓外阴。部分患儿伴有泌尿系统感染，出现尿急、尿频、尿痛。若有小阴唇粘连，排尿时尿流变细、分道或尿不成线。检查可见外阴、阴蒂、尿道口、阴道口黏膜充血、肿胀，有时可见脓性分泌物自阴道口流出。病变严重者，外阴可见溃疡，小阴唇可发生粘连，粘连的小阴唇有时遮盖阴道口及尿道口，粘连的上、下方可各有一裂隙，尿自裂隙排出。在检查时还应做肛门指诊排除阴道异物及肿瘤。对有小阴唇粘连者，应注意与外生殖器畸形鉴别。

婴幼儿语言表达能力差，采集病史常需详细询问女孩母亲，同时询问母亲有无阴道炎病史，结合症状及查体所见，通常可作出初步诊断。用细棉拭子或吸管取阴道分泌物找滴虫、白假丝酵母菌或涂片行革兰染色作病原学检查，以明确病原体，必要时做细菌培养。

（三）治疗原则

传统的治疗方法仅仅是消炎止痒，没有改善阴道的环境，增强自身的抵抗力，因此，往往是治疗时症状缓解，停药后很快复发。近年来研究指出，在消炎止痒的同时使用雌激素软膏或者口服小量雌激素治疗效果好，己烯雌酚能使阴道上皮角化，含糖原量增加，使阴道的酸度降低，增强自身抵抗力以抵御细菌的感染的能力，极小剂量的雌激素不至于引起患儿生殖器官其他改变。同时门诊专科护理人员外阴阴道药物冲洗加涂药是缩短幼女淋菌性阴道炎治愈时间的又一措施，冲洗用具简单，操作易行，较彻底清除阴道内脓性分泌物和病菌，缩短治疗时间。当然，针对不同病因进行不同的治疗也是治疗取得成功的关键。中医方面，由于本病多由湿热蕴结和忽视卫生感染虫淫所致，故治疗上以清热利湿，解毒杀虫为主。由于中药剂型的问题和根据婴幼儿的特点，治疗上以外用中药熏洗为主；对于稍大的幼儿可鼓励服用补益脏腑，清热解毒的中药，以利于婴幼儿阴道炎快速治愈。

（四）治疗方案

治疗原则为：①保持外阴清洁、干燥，减少摩擦，用1：5 000 高锰酸钾液坐浴。每日2~3次。坐浴后用布擦干外阴部，涂擦抗炎可的松软膏或40% 紫草油。②针对病原体选择相应口服抗生素治疗，或用吸管将抗生素溶液滴入阴道，对于杆菌感染的，用1：5 000 的高锰酸钾溶液坐浴，2次/d，连用7天，症状较重的给予口服喹诺酮类药物。真菌性阴道炎用4%的碳酸氢钠溶液外洗或者阴道冲洗，外阴及阴道口搽克霉唑软膏。滴虫性阴道炎，用1：5 000 的高锰酸钾溶液坐浴或阴道冲洗，口服甲硝唑片。淋菌性阴道炎，用1：5 000 的高锰酸钾溶液坐浴，静脉滴注青霉素，疗程7天。③对症处理：有蛲虫者，给予驱虫治疗；若阴道有异物，应及时取出；小阴唇粘连者外涂雌激素软膏后，多可松解，严重者应分离粘连，并涂以抗生素软膏。④小阴唇已发生粘连者可用手指向下，向外轻轻分离，也可用小弯钳沿着上边或下边小孔轻轻插入予以分离，分离后的创面每日涂擦40% 紫草油或鱼肝油防止再次粘连。外阴浅表溃疡处可涂莫匹罗星软膏，每天上药1次，连用5~7天为1个疗程。⑤局部使用雌激素软膏，可促进炎症消退，应用含0.1mg 己烯雌酚软膏，以小棉棒涂于阴道深处，每天1次，共2周，以后每3~4天1次，共治疗4~6周。口服己烯雌酚疗效也好。0.1mg 己烯雌酚，每日1次，二周后改为每周2次，可连续用4~6周。用药时间过久，可引起第二性征发育。⑥婴幼儿蛲虫性阴道炎的治疗，可用恩波吡维铵（pyrinium pamoate）。剂量按每千克5mg，晚上1次服用；如有复发，可隔2~3周再服1次。⑦无月经幼女治疗1个疗程，有月经幼女下次月经来潮后再治疗2~3个疗程。疗程结束后随访2次。

（刘 青）

第三节 子宫颈炎

宫颈上皮是由表面呈鲜红色的宫颈管内单层柱状上皮和宫颈阴道部表面呈桃红色的复合鳞状上皮，以及妇女成长期宫颈由柱状上皮向鳞状上皮过渡、表面呈鲜红色的化生上皮共同组成。最初的柱状上皮与鳞状上皮交界为原始鳞柱交界。柱状上皮化生后，原始鳞柱交界变成了鳞化交界，此时化生上皮与其上方的柱状上皮交界为新鳞柱交界，原始鳞柱交界与新鳞柱交界之间的区域称为宫颈转化区或移行带。宫颈炎（cervicitis）包括宫颈阴道部及宫颈管黏膜炎症。因宫颈阴道部鳞状上皮与阴道鳞状上皮相延续，阴道炎症均可引起宫颈阴道部炎症，如滴虫、酵母菌和单纯疱疹病毒可以感染宫颈阴道部。而临床多见的宫颈炎是宫颈管黏膜炎，常见的病原体是淋球菌和沙眼衣原体。

一、概述

宫颈炎症以往分为急性宫颈炎症及慢性宫颈炎症，慢性宫颈炎症中的主要病理类型为：宫颈糜烂、宫颈肥大、宫颈腺囊肿、宫颈息肉，这些病理类型有些命名不准确，有些无临床诊断及治疗意义，国外教科书极少有慢性宫颈炎的分类。目前对以往慢性宫颈炎有了重新认识。

（一）宫颈肥大

以往认为：由于慢性炎症的长期刺激，宫颈组织充血、肿胀，腺体和间质增生，还可能在腺体深部有黏液潴留形成囊肿，使宫颈呈不同程度肥大、硬度增加，但表面多光滑，有时可见到宫颈腺囊肿突起。宫颈肥大无具体的诊断标准，并且无治疗意义。

（二）宫颈腺囊肿

宫颈转化区中，鳞状上皮取代柱状上皮过程中，新生的鳞状上皮覆盖宫颈腺管口或伸入腺管，将腺管口阻塞，导致腺体分泌物引流受阻、潴留形成囊肿。镜下见囊壁被覆单层扁平宫颈黏膜上皮。检查时见宫颈表面突出多个青白色小囊泡，内含无色黏液。宫颈腺囊肿是宫颈转化区生理改变的结果，而非炎症，其意义在于提示此处曾为原始鳞柱交接的起始处，无临床治疗意义。

（三）宫颈息肉

宫颈息肉发生机制目前尚不明确，过去认为是由于慢性炎症刺激导致宫颈黏膜增生形成的局部突起病灶。但50%的宫颈息肉发生在绝经后，绝经后的宫颈炎症较生育年龄妇女少见。国外教科书多将其归在宫颈良性增生病变。

（四）宫颈糜烂

我国妇产科学界自最初将国外"eversion"（外翻）译为宫颈糜烂以来，数十年仍沿用旧名，至今未改。其实原始鳞柱交界的位置因人而异，一般有3种不同排列形式：①原始鳞柱交界位于宫颈外口或接近外口的宫颈管内，整个宫颈阴道部甚至小部分宫颈管下段均为鳞状上皮所覆盖，宫颈表面光滑，呈类似正常阴道黏膜的桃红色。②原始鳞柱交界位于宫颈阴道部，围绕宫颈外口形成一椭圆形鲜红色区，但表面仍光滑，此种情况最为常见。③原始鳞柱交界位于远离宫颈外口的宫颈阴道部，几乎大部分甚至整个宫颈阴道部均为鲜红色的光滑柱状上皮所覆盖。虽然以上3种排列形式都是正常的，但初学者们却错误地认为后两种排列形式是宫颈糜烂的一种表现。早在1925年阴道镜应用于临床后，当发现此命名不当时，就已改称其为"假性糜烂"，以与急性炎症时的真性糜烂（指宫颈表皮被破坏，表皮下间质充血、肿胀、大量多核白细胞浸润）相区分，但仍容易混淆，故其后曾改称宫颈"外翻"（eversion）。但因宫颈外翻是指宫颈外口撕裂后，宫颈内膜增生向外隆起凸出，与糜烂有别，故也不妥。

现在西方国家的妇产科教科书已废弃宫颈糜烂这一术语，而改称宫颈柱状上皮移位（columnar ectopy），并认为不是病理改变，而是宫颈生理变化之一。主要因为：①显微镜下糜烂面被完整的宫颈管单层柱状上皮所覆盖，因柱状上皮菲薄，其下间质透出呈红色，故肉眼观似糜烂，并非上皮脱落，形成溃疡的真性糜烂。②阴道镜下表现为原始鳞柱交界部的外移。③正常宫颈间质内存在作为免疫反应的淋巴细胞，宫颈间质内淋巴细胞的浸润，并非一定意味着慢性宫颈炎。

因此目前临床上不再使用慢性宫颈炎的名称而直接用其临床类型诊断。临床可根据宫颈内膜外移的范围分为Ⅰ、Ⅱ、Ⅲ度，（Ⅰ度1/3宫颈面积，Ⅱ度1/3～2/3，Ⅲ度＞2/3），根据炎症的程度分为颗粒型和乳头型。可用下列形式表达：宫颈炎Ⅰ（Ⅱ、Ⅲ）度颗粒型或Ⅰ（Ⅱ、Ⅲ）度乳头型。

二、诊断

病史结合临床表现尤其是妇科检查，辅助检查主要为宫颈刮片和宫颈活检，需要与其他宫颈癌前病变和早期宫颈癌相鉴别。

三、治疗方法

以往我国曾长期采用腐蚀剂如重铬酸钾、硝酸银等局部涂搽进行治疗，因疗效不佳，现早已弃用。目前，全国各地宣传推广的各种局部消炎杀菌栓剂，其疗效也并不理想，很难达到促进宫颈单层柱状上皮向鳞状上皮转化的治疗目的。迄今为止，物理疗法仍是当前最有效的治疗宫颈炎的措施。目前，临床常用的物理治疗有电熨、激光、冷冻、微波、红外线治疗以及宫颈环形电切术等。

（一）物理治疗

1. 电熨法　电熨法方法简单，适于基层。它利用高温使病变组织形成凝固性坏死，1～2周焦痂脱落出现血性分泌物或少量出血，第3周新鲜肉芽创面逐渐由鳞状上皮细胞生长覆盖，6周后创面基本愈合。文献报道，该法适于未育者，治疗后无瘢痕形成，但单纯电熨对感染及潜伏病原无效。

2. 冷冻治疗　冷冻治疗是通过液氮形成的 -196℃ 低温，在治疗过程中宫颈黏膜接触探头处产生 -45℃ 左右的低温，使病变细胞脱水，病变组织微血管内血细胞凝集阻塞，冷冻处发生变性、坏死，4～6周后坏死组织脱落而肉芽创面逐渐由鳞状上皮细胞覆盖、修复。

3. 激光治疗　CO_2 激光治疗宫颈柱状上皮移位的疗效已被国内外学者肯定。国外文献报道，CO_2 激光治疗对宫颈结构无损伤，不影响宫颈腺体分泌，为原发不孕患者治疗宫颈柱状上皮移位提供了一种可行方法。该法的治疗机制主要是通过热效应，使组织在几毫秒时间内迅速升温，或使组织中温度达到 45～50℃，并持续约 1min，从而引起蛋白质变性凝固，细胞受损，组织坏死。该法对较表浅的糜烂效果佳，一次性治愈率为 70%～80%。当糜烂面深，组织增生明显时，由于 CO_2 激光波长为 10 600nm，易被病变组织中较多水分吸收或被治疗出血时的血液吸收，或 CO_2 激光在组织表面形成焦痂，影响热能向深部渗入，且不能深入宫颈管内切除病变，仅能治疗宫颈外口病变，因此疗效常不满意，而且 CO_2 激光仅能封闭直径小于 1mm 的小血管。宫颈区域血管丰富，特别是重度宫颈柱状上皮移位的宫颈，常伴有粗大扩张的毛细血管网，术中宫颈创面的活跃出血，是 CO_2 激光治疗的难点。

4. 微波治疗　微波频率介于高频与激光之间，是以生物组织本身作为热源的内部加热。生物组织在微波场的作用下，组织内水分子随微波频率高速运动，使之相互摩擦产生热量，病变组织在瞬间产生小范围的高温，使蛋白质凝固，组织变性坏死，从而达到治疗目的。该法治疗宫颈柱状上皮移位的一次治愈率可达 70%～100%，且微波组织凝固可止血。该法可对直径 2～3mm 的小血管起到良好的封闭、止血作用。其缺点为术后阴道分泌物增多，甚至有大量排液，且孕妇不宜应用。

5. 红外线治疗　利用红外光辐射宫颈表面，使病变组织温度升高变性、凝固、坏死脱落，同时可使局部血运加速，组织代谢增加，粒细胞吞噬作用加强，病变产物吸收加快，从而促使组织再生与修复，达到止血消炎的目的。波姆灯光疗仪就是利用红外光治疗宫颈柱状上皮移位的。

物理治疗与药物治疗相比，可导致术中或术后出血、阴道排液、宫颈口狭窄甚至闭锁，所以应注意适应证的选择。

上述各种传统的治疗慢性宫颈炎的方法均不能深入宫颈管内，难以完全清除病原体，故临床治愈率为49%～90%，复发率较高。

6. 聚焦超声　聚焦超声治疗宫颈炎是近年开展的一种全新的物理治疗方法，它是一种非侵入性局部治疗新技术。其治疗原理是利用超声波良好的组织穿透性、定位性和能量沉积性，使之透过表层组织聚焦于特定深度的靶区组织，产生的机械效应、热效应，以及空化效应等，可瞬间致病变组织损伤，在不损伤超声所经组织和邻近脏器的前提下达到治疗目的。该法操作中没有烟雾和浓重气味，没有辐射，是一种环保的治疗方式，无其他物理治疗的结痂脱落，因此组织恢复快，宫颈无瘢痕，质地柔软，保持了宫颈上皮的完整性，适用于未生育妇女。

（二）手术疗法

手术疗法常用于重度宫颈柱状上皮移位、糜烂面较深及无法随访或上述方法治疗无效而且累及宫颈管者。

1. Leep 刀　Leep 刀是治疗宫颈炎的又一新方法，并且被认为是目前治疗不典型增生的最好方法。该法特别适用于要求保留生育功能的 CIN 患者。Leep 刀由法国学者 Carfier 于1981 年首创，是一种超高频电刀，通过 Loop 金属丝传导高频交流电，在接触组织时，因组织本身的阻抗吸收电波产生热量后快速切割组织，不影响切出组织及其切口边缘的组织特征，切除的组织完全可用于病理学检查，是一种新型的切除大块组织的电切疗法。其切除病变的范围大，能够达到一定的深度，适用于切除糜烂面积大，且深及肥大者。该法取代了传统的锥切术，具有不需麻醉、出血少、出血时间短、创伤小、治疗效果好等优点，并且 Leep 刀切取的组织范围大，能够给病理专家提供充分的病理组织检查。因此，它治疗慢性宫颈炎优于电凝、激光、冷冻及微波，后者仅能摧毁病变，不能切除病变，仍有再发生病变的可能。

据报道，Leep 治疗慢性宫颈炎的不良反应较物理治疗多。这些不良反应包括术后宫口狭窄（3.3%），肉芽增生（16.7%），而物理治疗无此并发症，并且物理治疗中度宫颈柱状上皮移位的疗效与轻度比较，差异无显著意义。因此，Leep 只适于重度柱状上皮移位的治疗。对于未生育的患者，切割深度不宜过深，尤其是颈管组织，因为有学者经长期随访后发现，部分患者术后可发生宫颈管狭窄，虽然发生率很低，也应引起重视。另有文献报道，Leep 术后早产的危险性增加，如切除深度不足 15mm 及直径不足 18mm 对妊娠结局无影响。

2. 宫腔镜下宫颈电切术　宫腔镜下宫颈电切术是近年来治疗宫颈病变的另一种新型方法，适用于治疗 CIN 及宫颈管内的良性病变。

宫腔镜电切术是一种微创手术，利用高频电刀在直视下切割病变组织。术中常用的高频电流类型，主要为切割电流和凝固电流。电极通过切割电流作用于宫颈组织时，将在局部组织产生极高的电流，使局部组织迅速升温，致使细胞内物质汽化，细胞破裂，产生切割效应。切割电流不能直接使血管凝固。因此，切割的同时，辅助一定的凝固电流，可有效地凝固切割部分下方的血管，达到止血的目的。切割组织可全部送检，虽然在组织边缘可见热效应痕迹，但不影响对病理结果的判断，使诊断和治疗同时完成，能及时发现病灶、及时诊断，起到诊断、治疗双重效果。该法还可对宫颈裂伤，颈管外翻、肥大等同时进行整形，达到美观、治疗的效果。研究表明，该法对宫颈柱状上皮移位的一次性治愈率达98%，明显高于传统的治疗方法，尤其对宫颈管内良性病变（宫颈管黏膜炎性增生、宫颈管内息肉、宫颈管内肌瘤等）更佳。镜下病变范围定位准确，多可完整切除病变组织，不致切除过多的正常宫颈组织影响宫颈功能，对病变过硬、局部增生明显者，可反复多次切割，彻底切除病灶，且切割、止血可同时进行，减少了出血量。该手术切除范围及深度容易把握，避免了盲切，加上降温、冲洗，手术视野更清晰，操作安全，复发率低。由于该法同时切除宫颈移行带，有减少宫颈癌发生的可能。

四、治疗方案

临床上应根据宫颈炎的不同表现，采取不同的治疗方法。

（一）具有性传播疾病高危因素的患者

尤其是年轻女性，未获得病原体检测结果即可给予治疗，方案为阿奇霉素1g单次顿服；或多西环素100mg，每日2次，连服7d。对于获得病原体者，针对病原体选择抗生素。

（二）单纯急性淋病奈瑟菌性宫颈炎

主张大剂量、单次给药，常用的药物有第三代头孢菌素，如头孢曲松钠250mg，单次肌内注射；或头孢克肟400mg，单次口服；氨基糖苷类如大观霉素4g，单次肌内注射；喹诺酮类如环丙沙星500mg，单次口服，或氧氟沙星400mg，单次口服。2002年，美国CDC建议对于亚洲来源的淋病奈瑟菌，因发现有耐喹诺酮类的菌株，不推荐应用喹诺酮类抗生素。

（三）沙眼衣原体感染所致宫颈炎

主要治疗药物有四环素类，如多西环素100mg，每日2次，连服7d；红霉素类如阿奇霉素1g单次顿服，或红霉素500mg，每日4次，连服7d；喹诺酮类如氧氟沙星300mg，每日2次，连服7d；左氧氟沙星500mg，每日1次，连服7d。由于淋病奈瑟菌感染常伴有衣原体感染，因此，若为淋菌性宫颈炎，治疗时除选用抗淋病奈瑟菌的药物外，同时应用抗衣原体感染药物。

（四）并发细菌性阴道病者

同时治疗细菌性阴道病，否则将导致宫颈炎的持续存在。

（五）宫颈柱状上皮的治疗

有人认为宫颈内膜外移（以往称为宫颈糜烂）是宫颈癌的前期，因而导致不必要的治疗，特别是物理治疗。实际上，内膜外移并未增加宫颈癌的发病率，而只是肉眼观察时，早期宫颈癌与宫颈内膜外移难以区分而已。另外，在医疗条件欠发达的地区，又常将宫颈早期浸润癌误认为是慢性宫颈炎而进行物理治疗，从而导致癌组织经血流扩散，最终导致患者死亡。为了避免上述过度治疗和盲目诊治的两种错误倾向，定期以及在对宫颈进行物理治疗前常规行宫颈涂片检查是不可或缺的。

有宫颈管息肉者应将切除后的息肉送病理学检查，残端根部行电烧灼，可止血并可防止复发。宫颈腺囊肿和宫颈肥大多无临床症状，且绝经后随宫颈萎缩变小，囊肿消失，故除腺囊肿过大或出现下腹和腰骶部疼痛等不适外，一般不需治疗。宫颈管内膜外移是一种生理现象，且随着年龄的增长，外移的内膜逐渐鳞状上皮化，绝经后鳞柱交界均退缩至宫颈管内，故当患者无分泌物增多或接触性出血等症状时，一般定期随访即可，无需治疗。外移的柱状上皮或化生上皮并发感染是较常见的，此时宫颈阴道部黏膜呈颗粒状或乳头状，表面有大量乳白色较黏稠分泌物甚至淡黄色脓性分泌物积聚，有些妇女还可能因分泌物阻碍精子进入宫腔而导致不孕。在上述情况下，采取相应的治疗措施十分必要。以往我国曾长期采用腐蚀剂如重铬酸钾、硝酸银等局部涂搽进行治疗，因疗效不佳，现早已弃用。目前，全国各地宣传推广的各种局部消炎杀菌栓剂，其疗效也并不理想，很难达到促进宫颈单层柱状上皮化生为鳞状上皮的治疗目的。迄今为止，物理疗法仍是当前最有效的治疗宫颈炎的措施。其原理是采用物理方法破坏宫颈阴道部的单层柱状上皮和化生上皮，待其坏死脱落后，逐渐被新生的鳞状上皮所覆盖，治疗后被破坏的创面有大量血性分泌物溢出，甚至有活动性出血，约需4～8周方能愈合。目前，临床常用的物理治疗有电熨、激光、冷冻、微波、红外线治疗以及宫颈环形电切术等。在上述各种治疗方法中，我国多年采用的是电熨、激光和微波治疗，国外有关冷冻治疗的报道较多。上述各种疗法对慢性宫颈炎的治愈率均在90%左右。宫颈环形电切术是近年兴起的一种新技术。其操作简单，花费低廉，具有手术时间短，患者疼痛极轻，术后出血少等优点。除治疗慢性宫颈炎外，宫颈环形电切术还是治疗宫颈上皮内瘤样病变和宫颈早期浸润癌的主要手段，其切除标本可供病理学检查，因而受到医师和患者的欢迎。聚焦超声治疗慢性宫颈炎是继宫颈环形电切术后的又一新疗法，与传统的物理治疗方法不同，它是利用聚焦超声良好的组织穿透性和定位性，将声波聚焦在宫颈病变深部，而不是直接破坏表面黏膜层，通过超声波在焦点处产生的热效应、空化效应和机械效应，破坏深部病变组织后，由深及浅，促进健康组织的再生和表皮的重建。虽然，聚焦超声治疗慢性宫颈炎的疗效与其他物理疗法相同，但因其辐照部位无急性组织坏死和结痂、脱落现象，故具有术后排液和出血少、局部感染机会少、恢复较快的优点。但聚焦超声用于治疗宫颈不典型增生的疗效，需进一步研究证实。

（叶青剑）

第四节　盆腔炎

一、概述

盆腔炎（pelvic inflammation）是妇女常见疾病，包括子宫内膜炎、附件炎、盆腔腹膜炎、盆腔结缔组织炎、女性生殖器结核等。美国疾病控制和预防中心（centers for diseasec-ontrol and prevention，CDC）已将这一临床综合征定义为盆腔炎性疾病（pelvic inflamma inflammatory disease，PID）。既往 PID 多因产后、剖宫产后、流产后以及妇科手术后细菌进入创面感染而致病，近年来则多由下生殖道的性传播疾病及细菌性阴道病上行感染造成。发病可局限于一个部位、几个部位或整个盆腔脏器。

（一）发病率

PID 在一些性生活紊乱及性病泛滥的国家中是最常见的疾病。在工业化国家中，生育年龄组妇女每年 PID 的发生率可达 1%～2%，估计美国每年有高达 100 万人患此病，其中需住院治疗者约 20 万人。我国 PID 发病率亦有升高的趋势，但尚无此方面确切的统计数字。

（二）病原体

通过对上生殖道细菌培养的研究，明确证明 PID 的发生为多重微生物感染所致，且许多细菌为存在于下生殖道的正常菌群。常见的致病菌有以下几种。

1. 需氧菌

（1）葡萄球菌：属革兰阳性球菌，其中以金黄色葡萄球菌致病力最强，多于产后、剖宫产后、流产后或妇科手术后细菌通过宫颈上行感染至子宫、输卵管黏膜。葡萄球菌对一般常用的抗生素可产生耐药，根据药物敏感试验用药较为理想，耐青霉素的金黄色葡萄球菌对头孢唑林钠、万古霉素、克林霉素及第三代头孢菌素敏感。

（2）链球菌：也属革兰阳性球菌，其中以乙型链球菌致病力最强，能产生溶血素及多种酶，使感染扩散。本菌对青霉素敏感，患病后只要及时、足量、足疗程治疗基本无死亡。此菌可在成年女性阴道长期寄居，有报道妊娠后期此类菌在阴道的携带率为 5%～29%。

（3）大肠杆菌：为肠道的寄生菌，一般不致病，但在机体抵抗力下降，或因外伤等侵入肠道外组织或器官时可引起严重的感染，甚至产生内毒素休克，常与其他致病菌混合感染。本菌对卡那霉素、庆大霉素、头孢唑林钠、羧苄西林敏感，但易产生耐药菌株，可在药敏试验指导下用药。

此外尚有肠球菌、克雷白杆菌属、奈瑟淋病双球菌、阴道嗜血杆菌等。

2. 厌氧菌　是盆腔感染的主要菌种。厌氧菌主要来源于结肠、直肠、阴道及口腔黏膜，肠腔中厌氧菌与需氧菌的数量比为 100:1，阴道内两者的比例为 10:1。女性生殖道内常见的厌氧菌有以下几种。

（1）消化链球菌：属革兰阳性菌，易滋生于产后子宫内坏死的蜕膜碎片或残留的胎盘中，其内毒素毒力低于大肠杆菌，但能破坏青霉素的 β-内酰胺酶，对青霉素有抗药性，还可产生肝素酶，溶解肝素。促进凝血，导致血栓性静脉炎。

（2）脆弱类杆菌：系革兰阴性菌，为严重盆腔感染中的主要厌氧菌，这种感染易造成盆腔脓肿，恢复期长，伴有恶臭。本菌对甲硝唑、克林霉素、头孢菌素、多西环素敏感，对青霉素易产生耐药。

（3）产气荚膜梭状芽孢杆菌：系革兰阴性菌，多见于创伤组织感染及非法堕胎等的感染，分泌物恶臭，组织内有气体，易产生中毒性休克、弥散性血管内凝血及肾衰。对克林霉素、甲硝唑及三代头孢菌素敏感。

除上述三种常见的厌氧菌外，二路拟杆菌和二向拟杆菌也是常见的致病菌，对青霉素耐药，对抗厌氧菌抗生素敏感。

3. 性传播的病原体　如淋球菌、沙眼衣原体、支原体等。是工业化国家中导致 PID 的主要病原体，占 60%～70%。性传播病原体与多种微生物感染导致的 PID 常可混合存在，且在感染过程中可相互作用。淋球菌、衣原体所造成的宫颈炎、子宫内膜炎为阴道内的细菌上行感染创造了条件，也有人认为在细菌性阴道病时，淋球菌及衣原体更易进入上生殖道。

（三）感染途径

PID 主要由病原体经阴道、宫颈的上行感染引起。其他途径尚有。

1. 经淋巴系统蔓延　细菌经外阴、阴道、宫颈裂伤、宫体创伤处的淋巴管侵入内生殖器及盆腔腹膜、盆腔结缔组织等部分，可形成产后感染，流产后感染或手术后感染。

2. 直接蔓延　盆腔中其他脏器感染后，直接蔓延至内生殖器。如阑尾炎可直接蔓延到右侧输卵管，发生右侧输卵管炎。盆腔手术损伤后的继发感染亦可引起严重的盆腔炎。

3. 经血液循环传播　病原体先侵入人体的其他系统，再经过血液循环达内生殖器，如结核菌感染，由肺或其他器官的结核灶可经血液循环而传至内生殖器，菌血症也可导致盆腔炎症。

4. 盆腔炎性疾病的预防　PID可来自产后、剖宫产、流产以及妇科手术操作后。因此必须做好宣传教育，注意孕期的体质，分娩时减少局部的损伤，对损伤部位的操作要轻，注意局部的消毒。月经期生殖器官抵抗力较弱，宫颈口开放，易造成上行感染，故应避免手术。手术前应详细检查患者的体质，有无贫血及其他脏器的感染灶，如有应予以治疗。此外也存在一些盆腔手术后发生的PID，妇科围术期应选用广谱类抗生素，常用的有氨苄西林、头孢羟氨苄、头孢唑林钠、头孢西丁钠、头孢噻肟钠、头孢替坦、头孢曲松钠等。多数学者主张抗生素应在麻醉诱导期，即术前30min一次足量静脉输注，20min后组织内抗生素浓度可达高峰。必要时加用抗厌氧菌类抗生素如甲硝唑、替硝唑、克林霉素等。如手术操作60～90min，在4h内给第2次药。剖宫产术可在钳夹脐带后给药，可选用抗厌氧菌类药物，如甲硝唑、替硝唑、克林霉素等。给药剂量及次数还需根据病变种类、手术的复杂性及患者情况而定。

可导致PID常见的其他手术，有各类需将器械伸入宫腔的操作，如人工流产，放、取环术，子宫输卵管造影等。我国在进行宫腔的计划生育手术前，需常规检查阴道清洁度、滴虫、真菌等，发现有阴道炎症者先给予治疗，有助于预防术后PID的发生。

性乱史是导致PID的重要因素。应加强对年轻妇女及其性伴侣的性传播疾病教育工作，包括延迟初次性交的时间，限制性伴侣的数量，避免与有性传播疾病者进行性接触，坚持使用屏障式的避孕工具，积极诊治无并发症的下生殖道感染等。

二、子宫内膜炎

子宫内膜炎（endometritis）是妇科常见的疾病，多与子宫体部的炎症并发，有急性子宫内膜炎及慢性子宫内膜炎两种。

（一）急性子宫内膜炎

1. 概述　急性子宫内膜炎（acute endometritis）多发生于产后、剖宫产后、流产后以及宫腔内的手术后。一些妇女在月经期、身体抵抗力虚弱时性交，或医务人员在不适当的情况下（如宫腔或其他部位的脏器已有感染）进行刮宫术，宫颈糜烂的电熨术，输卵管通液或造影术等均可导致急性子宫内膜炎。感染的细菌最常见者为链球菌、葡萄球菌、大肠杆菌、淋球菌、衣原体及支原体、厌氧菌等，细菌可突破子宫颈的防御功能侵入子宫内膜发生急性炎症。

（1）病理表现：子宫内膜炎时子宫内膜充血、肿胀，有炎性渗出物，可混有血，也可为脓性渗出物；重症子宫内膜炎内膜坏死，呈灰绿色，分泌物可有恶臭。镜下见子宫内膜有大量多核白细胞浸润，细胞间隙内充满液体，毛细血管扩张，严重者细胞间隙内可见大量细菌，内膜坏死脱落形成溃疡。如果宫颈开放，引流通畅，宫腔分泌物清除可自愈；但也有炎症向深部侵入导致子宫肌炎、输卵管炎；如宫颈肿胀，引流不畅则形成子宫腔积脓。

（2）临床表现：急性子宫内膜炎患者可见白带增多，下腹痛，白带呈水样、黄白色、脓性，或混有血，如系厌氧菌感染，则分泌物带有恶臭。下腹痛可向双侧大腿放射，疼痛程度根据病情而异。发生在产后、剖宫产后或流产后者则有恶露长时间不净，如炎症未治疗，可扩散至子宫肌层及输卵管、卵巢、盆腔结缔组织，症状可加重，高热可达 39 ~ 40℃，下腹痛加剧，白带增多。体检子宫可增大，有压痛，全身体质衰弱。

2. 诊断　主要根据病史和临床表现来诊断。

3. 治疗方案　须采用全身治疗及局部治疗。

（1）全身治疗：本病全身治疗较重要，需卧床休息，给以高蛋白流食或半流食，在避免感冒情况下，开窗通风，体位以头高脚低位为宜，以利于宫腔分泌物引流。

（2）抗生素治疗：在药物敏感试验无结果前给以广谱抗生素，如青霉素，氨基糖苷类抗生素如庆大霉素、卡那霉素等对需氧菌有效，而甲硝唑对厌氧菌有效。细菌培养药物敏感试验结果得出后，可更换敏感药物。

1）庆大霉素：80mg 肌肉注射，每 8h 1 次。

2）头孢菌素：可用第三代产品，对革兰阳性、阴性菌，球菌及杆菌均有效，急救情况下，可将此药 1g 溶于 0.9% 盐水 100ml 中同时加入地塞米松 5 ~ 10mg，静脉点滴，每日 1 ~ 2 次，经 3d 治疗后体温下降病情好转时，可改服头孢唑林钠 0.25g 每日 4 次，皮质激素也应逐渐减量至急性症状消失。如对青霉素过敏，可换用林可霉素 300 ~ 600mg，静脉滴注，每日 3 次，体温平稳后，可改口服用药，每日 1.5 ~ 2g，分 4 次给药，持续 1 周，病情稳定后停药。

3）诺氟沙星片：对变形杆菌、铜绿假单胞菌具有强大的抗菌作用，可抑制细菌 DNA 合成，服药后可广泛分布于全身，对急性子宫内膜炎有良好的治疗作用。每次 0.2g，每日 3 次，连服 10 ~ 14d，或氧氟沙星 200mg 静脉滴注，每日 2 ~ 3 次，对喹诺酮类药物过敏者最好不用。

4）有条件者可对急性子宫内膜炎患者进行住院治疗，以解除症状及保持输卵管的功能。可选择抗生素方案：①头孢西丁 2g 静脉注射，每 6h 1 次，或头孢替坦 2g 静脉注射，每 12h 1 次，加强力霉素 100mg 每 12h 1 次口服或静脉注射，共 4d，症状改善后 48h，继续使用多西环素 100mg，每日 2 次，共 10 ~ 14d。此方案对淋球菌及衣原体感染均有效。②克林霉素 900mg 静脉注射，每 8h 1 次，庆大霉素 2mg/kg 静脉或肌肉注射，此后约 1.5mg/kg，每 8h 1 次，共 4d，用药 48h 后，如症状改善，继续用多西环素 100mg，每日 2 次口服，共给药 10 ~ 14d，此方案对厌氧菌及兼性革兰阴性菌有效。使用上述方案治疗后，体温下降或症状消失 4h 后患者可出院，继续服用多西环素 100mg，每 12h 1 次，共 10 ~ 14d，对淋球菌及衣原体感染均有效。

（3）手术治疗：一般急性子宫内膜炎不做手术治疗，以免引起炎症扩散，但如宫腔内有残留物、宫颈引流不畅，宫腔内积留分泌物，或老年妇女宫腔积脓时，需在给大量抗生素、病情稳定后清除宫腔残留物及取出宫内避孕器，或扩张宫颈使宫腔分泌物引流通畅，尽量不做刮宫。

（二）慢性子宫内膜炎

1. 概述　慢性子宫内膜炎（chronic endometritis）常因宫腔内分泌物通过子宫口流出体外，症状不甚明显，仅有少部分患者因防御机制受损，或病原体作用时间过长，对急性炎症治疗不彻底而形成。其病因如下：

（1）分娩、产后、剖宫产术后：有少量胎膜或胎盘残留于子宫腔，子宫复旧不全，引起慢性子宫内膜炎。

（2）宫内避孕器：宫内避孕器的刺激常可引起慢性子宫内膜炎。

（3）更年期或绝经期：体内雌激素水平降低，子宫内膜菲薄，易受细菌感染，发生慢性子宫内膜炎。

（4）宫腔内有黏膜下肌瘤、息肉、子宫内膜腺癌：子宫内膜易受细菌感染发生炎症。

（5）子宫内膜下基底层炎症：常可感染子宫内膜功能层而发生炎症。

（6）老年性子宫内膜炎：常可与老年性阴道炎同时发生。

（7）细菌性阴道病：病原体上行感染至子宫内膜所致。

2. 病理表现　其内膜间质常见有大量浆细胞及淋巴细胞，内膜充血、肿胀，有时尚可见到肉芽组织及纤维性变。

3. 临床表现　慢性子宫内膜炎患者常诉有不规则阴道流血或月经不规则，有时有轻度下腹痛及白带增多。妇科检查子宫可增大，有触痛。少数子宫内膜炎可导致不孕。

4. 诊断　主要依据患者病史和临床表现来诊断。

5. 治疗方案　慢性子宫内膜炎在治疗上应去除原因，如在产后、剖宫产后、人工流产后疑有胎膜、胎盘残留者，如无急性出血，可给抗生素 3~5d 后做刮宫术；如因宫内避孕器而致病者，可取出宫内避孕器；如有黏膜下息肉、肌瘤或内膜腺癌者，可做相应的处理；如并发有输卵管炎、卵巢炎等则应做相应的处理；同时存在细菌性阴道病者，抗生素中应加用抗厌氧菌药物。

三、附件炎、盆腔腹膜炎

（一）概述

附件炎和盆腔腹膜炎（appendagitis and pelvicperitonitis），目前本病仍为多发病，国外以淋球菌及沙眼衣原体感染为最多，占 60%~80%，其他为厌氧菌及需氧菌多种微生物的混合感染；国内以后者感染为主，但由性传播疾病引起者亦有增加趋势。主要原因有：

1. 产后、剖宫产后及流产后感染　内在及外来的细菌上行通过剥离面或残留的胎盘、胎膜、子宫切口等至肌层、输卵管、卵巢及盆腔腹膜发生炎症，也可经破损的黏膜、胎盘剥离面通过淋巴、血行播散到盆腔。通过对上生殖道细菌培养的研究，明确证明 PID 是多重微生物感染，包括阴道的需氧菌、厌氧菌、阴道加德纳菌、流感嗜血杆菌等，其中厌氧菌占 70%~80%。厌氧菌中以各类杆菌及脆弱类杆菌最常见。

2. 月经期性交　月经期宫颈口开放，子宫内膜剥脱面有扩张的血窦及凝血块，均为细菌的上行及滋生提供了良好的环境。如在月经期性交或使用不洁的月经垫，可使细菌侵入发生炎症。

3. 妇科手术操作　任何通过宫颈黏液屏障的手术操作导致的盆腔感染，都称医源性 PID，如放置宫内避孕器、人工流产、输卵管通液、造影等。其他妇科手术，如宫颈糜烂电熨术、腹腔镜绝育术、人工流产子宫穿孔，盆腔手术误伤肠管等均可导致急性炎症。

4. 邻近器官炎症的蔓延　邻近器官的炎症最常见者为急性阑尾炎、憩室炎、腹膜炎等。

5. PID 再次急性发作　PID 所造成的盆腔粘连、输卵管积水、扭曲等后遗症，易造成 PID 的再次急性发作，尤其是在患者免疫力低下、有不洁性交史等情况下。

6. **全身性疾病** 如败血症、菌血症等，细菌也可波及输卵管及卵巢发生急性 PID。

7. **淋球菌及沙眼衣原体** 多为上行性急性感染，病原体多来自尿道炎、前庭大腺炎、宫颈炎等。

（二）病理表现

1. **附件炎** 当多重微生物造成产后、剖宫产后、流产后的急性输卵管炎、卵巢炎、输卵管卵巢脓肿时，病变可通过子宫颈的淋巴播散至子宫颈旁的结缔组织，首先侵及输卵管浆膜层再达肌层，输卵管内膜受侵较轻，或可不受累。病变是以输卵管间质炎为主，由于输卵管管壁增粗，可压迫管腔变窄，轻者管壁充血、肿胀，重者输卵管肿胀明显，且弯曲，并有纤维素性渗出物，引起周围组织粘连。炎症如经子宫内膜向上蔓延，首先引起输卵管内膜炎，使输卵管内膜肿胀、间质充血、肿胀及大量中性多核白细胞浸润，重者输卵管内膜上皮可有退行性变或成片脱落，引起输卵管管腔粘连闭塞或伞端闭锁，如有渗出物或脓液积聚，可形成输卵管积脓，与卵巢粘连形成炎性包块。卵巢表面有一层白膜包被，很少单独发炎，卵巢多与输卵管伞端粘连，发生卵巢周围炎，进一步形成卵巢脓肿，如脓肿壁与输卵管粘连贯通则形成输卵管卵巢脓肿。脓肿可发生于初次感染之后，但往往是在反复发作之后形成。脓肿多位于子宫后方、阔韧带后叶及肠管间，可向阴道、直肠间贯通，也可破入腹腔，发生急性弥漫性腹膜炎。

2. **盆腔腹膜炎** 病变腹膜充血、肿胀，伴有含纤维素的渗出液，可形成盆腔脏器粘连，渗出物聚集在粘连的间隙内，形成多个小脓肿，或聚集在子宫直肠窝形成盆腔脓肿，脓肿破入直肠，症状可减轻；如破入腹腔则可引起弥漫性腹膜炎，使病情加重。

（三）临床表现

视病情及病变范围大小，表现的症状不同，轻者可以症状轻微或无症状。重者可有发热及下腹痛，发热前可先有寒战、头痛，体温可高达 $39 \sim 40\,^{\circ}\mathrm{C}$，下腹痛多为双侧下腹部剧痛或病变部剧痛，可与发热同时发生。如疼痛发生在月经期则可有月经的变化，如经量增多、月经期延长；在非月经期发作则可有不规则阴道出血，白带增多，性交痛等。由于炎症的刺激，少数患者也可有膀胱及直肠刺激症状如尿频、尿急、腹胀、腹泻等。体格检查患者呈急性病容，脉速，唇干。妇科检查见阴道充血，宫颈充血有分泌物，呈黄白色或黏液脓性，有时带恶臭，阴道穹隆有触痛，宫颈有举痛，子宫增大，压痛，活动受限，双侧附件有增厚，或触及包块，压痛明显。下腹部剧痛常拒按，或一侧压痛，摆动宫颈时更明显，炎症波及腹膜时呈现腹膜刺激症状。如已发展为盆腔腹膜炎，则整个下腹部有压痛及反跳痛。

（四）诊断要点

重症及典型的 PID 病例根据病史、临床及实验室检查所见，诊断不难，但此部分患者只占 PID 的 4% 左右。临床上绝大多数 PID 为轻到中度及亚临床感染者。这部分患者可无明确病史，临床症状轻微，或仅表现有下腹部轻微疼痛，白带稍多，给临床诊断带来困难。有研究显示因感染造成的输卵管性不孕患者中，30% ~75% 无 PID 病史，急性 PID 有发热者仅占 30%，有下腹痛、白带多、宫颈举痛者仅占 20%。有鉴于此，美国疾病控制与预防中心提出了新的 PID 诊断标准：①至少必须具备下列 3 项主要标准：下腹痛、宫颈举痛、附件区压痛。②下列标准中具备一项或一项以上时，增加诊断的特异性：体温 >38℃、异常的宫颈或阴道排液、沙眼衣原体或淋病双球菌的实验室证据、血沉加快或 C - 反应蛋白升高。③对一些有选择的病例必须有下列的确定标准：阴道超声或其他影像诊断技术的阳性发现，如输卵管增粗、伴或不伴管腔积液、输卵管卵巢脓肿或腹腔游离液体、子宫内膜活检阳性、腹腔镜下有与 PID 一致的阳性所见。

PID 中有 10%～20% 伴有肝周围炎或局部腹膜炎，又称菲休科综合征（fitz - hugh - curtis syndromle，PHCS），多在腹腔镜检查时发现，被认为是感染性腹腔液体直接或经淋巴引流到膈下区域造成，以沙眼衣原体引起者最多见，偶见有淋球菌及厌氧菌引起者。腹腔镜下见肝周充血，炎性渗出以及肝膈面与上腹、横膈形成束状、膜状粘连带。此种肝周炎很少侵犯肝实质，肝功能多正常。

诊断 PID 较有价值的辅助检查方法有下列几种。

1. 阴道分泌物涂片检查　此方法简便、经济、实用。阴道分泌物涂片检查中每个阴道上皮细胞中多于 1 个以上的多形核白细胞就会出现白带增多，每高倍视野有 3 个以上白细胞诊断 PID 的敏感性达 87%，其敏感性高于血沉、C - 反应蛋白以及经过内膜活检或腹腔镜证实的有症状的 PID 所呈现出来的外周血的白细胞计数值。

2. 子宫内膜活检　可得到子宫内膜炎的组织病理学诊断，被认为是一种比腹腔镜创伤小而又能证实 PID 的方法，因子宫内膜炎常并发有急性输卵管炎。子宫内膜活检与腹腔镜检查在诊断 PID 上有 90% 的相关性。子宫内膜活检的诊断敏感性达 92%，特异性为 87%，并可同时取材做细菌培养，但有被阴道细菌污染的机会。

3. 超声等影像学检查　在各类影像学检查方法中，B 超是最简便、实用和经济的方法，且与腹腔镜检查有很好的相关性。在急性、严重的 PID 时，经阴道超声可见输卵管增粗、管腔积液或盆腔有游离液体。B 超还可用于监测临床病情的发展，出现盆腔脓肿时，B 超可显示附件区肿块，伴不均匀回声。CT、MRI 有时也可显示出较清晰的盆腔器官影像，但由于其价值昂贵而不能普遍用于临床。对于早期、轻度的 PID，B 超敏感性差。

4. 腹腔镜检查　目前被认为是诊断 PID 的金标准，因可在直视下观察盆腔器官的病变情况，并可同时取材行细菌鉴定及培养而无阴道污染之虑。腹腔镜下诊断 PID 的最低标准为输卵管表面可见充血、输卵管壁肿胀及输卵管表面与伞端有渗出物，也可显示肝包膜渗出、粘连。

5. 其他实验室检查　包括白细胞增多、血沉增快、C - 反应蛋白升高、血清 CA_{125} 升高等，虽对临床诊断有所帮助，但均缺乏敏感性与特异性。

（五）治疗方案

PID 治疗目的是缓解症状、消除当前感染及降低远期后遗症的危险。

1. 全身治疗　重症者应卧床休息，给予高蛋白流食或半流食，体位以头高脚低位为宜，以利于宫腔内及宫颈分泌物排出体外，盆腔内的渗出物聚集在子宫直肠窝内而使炎症局限。补充液体，纠正电解质紊乱及酸碱平衡，高热时给以物理降温，并应适当给予止痛药，避免无保护性交。

2. 抗生素治疗　近年来由于新的抗生素不断问世，细菌培养技术的提高以及药物敏感试验的配合，使临床上得以合理使用抗生素，对急性炎症可达到微生物学的治愈（治愈率 84%～98%），一般在药物敏感试验做出以前，先使用需氧菌、厌氧菌以及淋球菌、沙眼衣原体兼顾的广谱抗生素，待药敏试验做出后再更换，一般是根据病因以及发病后已用过何种抗生素作为参考来选择用药。急性附件炎、盆腔腹膜炎常用的抗生素如下：

（1）青霉素或红霉素与氨基糖苷类药物及甲硝唑联合：青霉素 G 每日 240 万 ~ 1 000 万 U，静脉滴注，病情好转后改为每日 120 万 ~ 240 万 U，每 4 ~ 6h 1 次，分次给药或连续静脉滴注。红霉素每日 0.9 ~ 1.25g 静脉滴注，链霉素 0.75g 肌肉注射，每日 1 次。庆大霉素每日 16 万 ~ 32 万 U，分 2 ~ 3 次静脉滴注或肌内注射，一般疗程不超过 10d。甲硝唑 500mg 静脉滴注，每 8h 1 次，病情好转后改口服 400mg，每 8h 1 次。

（2）第 1 代头孢菌素与甲硝唑合用：对第 1 代头孢菌素敏感的细菌有 β 溶血性链球菌、葡萄球菌、大肠杆菌等。头孢噻吩每日 2g，分 4 次肌肉注射；头孢唑林钠每次 0.5 ~ 1g，每日 2 ~ 4 次，静脉滴注；头孢拉定，静脉滴注每日量为 100 ~ 150mg/kg，分次给予，口服每日 2 ~ 4g，分 4 次空腹服用。

（3）克林霉素与氨基糖苷类药物联合：克林霉素每次 600mg，每 6h 1 次，静脉滴注，体温降至正常后 24 ~ 48h 改口服，每次 300mg，每 6h 1 次。克林霉素对多数革兰阳性和厌氧菌（如类杆菌、消化链球菌等）及沙眼衣原体有效。与氨基糖苷类药物合用有良好的效果。但此类药物与红霉素有拮抗作用，不可与其联合。

（4）林可霉素：其作用与克林霉素相同，用量每次 300 ~ 600mg，每日 3 次，肌肉注射或静脉滴注。

（5）第 2 代头孢菌素：对革兰阴性菌的作用较为优越，耐酶性能强，抗菌谱广。临床用于革兰阴性菌。如头孢呋辛，每次 0.75 ~ 0.5g，每日 3 次肌肉注射或静脉滴注；头孢孟多轻度感染每次 0.5 ~ 1g，每日 4 次静脉滴注，较重的感染每日 6 次，每次 1g；头孢西丁对革兰阳性及阴性需氧菌与厌氧菌包括脆弱类杆菌均有效，每次 1 ~ 2g，每 6 ~ 8h 1 次静脉注射或静脉滴注，可单独使用。

（6）第 3 代头孢菌素：对革兰阴性菌的作用较第 2 代头孢菌素更强，抗菌谱广，耐酶性能强，对第 1、第 2 代头孢菌素耐药的一些革兰阴性菌株常可有效。头孢噻肟对革兰阴性菌有较强的抗菌效能，但对脆弱杆菌较不敏感。一般感染每日 2g，分 2 次肌内注射或静脉注射，中度或重度感染每日 3 ~ 6g，分 3 次肌内注射或静脉注射。头孢曲松钠 1 ~ 2g，每日 2 次静脉注射。

（7）哌拉西林：又称氧哌嗪青霉素，对多数需氧菌及厌氧菌均有效，每日 4 ~ 12g，分 3 ~ 4 次静脉注射或静脉滴注，严重感染每日可用 16 ~ 24g。

（8）喹诺酮类药物：如诺氟沙星、氧氟沙星、环丙沙星等，其抗菌谱广，对革兰阳性、阴性菌均有抗菌作用，且具有较好的组织渗透性，口服量每日 0.2 ~ 0.6g，分 2 ~ 3 次服用。其中氟罗沙星由于其半衰期长，每日 1 次服 0.2 ~ 0.4g 即可。

3. 中药治疗　主要为活血化瘀、清热解毒，如用银翘解毒汤、清营汤、安宫牛黄丸、紫雪丹等。

4. 手术治疗

（1）经药物治疗 48 ~ 72h，体温持续不降，肿块增大，出现肠梗阻、脓肿破裂或中毒症状时，应及时行手术处理。年轻妇女要考虑保留卵巢功能，对体质衰弱的患者，手术范围需根据具体情况决定。如为盆腔脓肿，可在 B 超、CT 等影像检查引导下经腹部或阴道切开排脓，也可在腹腔镜下行盆腔脓肿切开引流，同时注入抗生素。

（2）输卵管脓肿、卵巢脓肿，经保守治疗病情好转，肿物局限，也可行手术切除肿物。

（3）脓肿破裂，患者出现腹部剧痛，伴高热、寒战、恶心、呕吐，腹胀、拒按等情况时应立即剖腹探查。

四、盆腔结缔组织炎

（一）急性盆腔结缔组织炎

1. **概述** 盆腔结缔组织是腹膜外的组织，位于盆腔腹膜的后方，子宫两侧及膀胱前间隙处，这些部位的结缔组织间并无明显的界限。急性盆腔结缔组织炎（acute parametritis）是指盆腔结缔组织初发的炎症，不是继发于输卵管、卵巢的炎症，是初发于子宫旁的结缔组织，然后再扩展至其他部位。

本病多由于分娩或剖宫产时宫颈或阴道上端的撕裂，困难的宫颈扩张术时宫颈裂伤，经阴道的子宫全切除术时阴道残端周围的血肿以及人工流产术中误伤子宫及宫颈侧壁等情况时细菌侵入发生感染。

本病的常见病原体多为链球菌、葡萄球菌、大肠杆菌、厌氧菌、淋球菌、衣原体、支原体等。

2. **病理表现** 发生急性盆腔结缔组织炎后，局部组织出现肿胀、充血，并有多量白细胞及浆细胞浸润。炎症初起时多位于生殖器官受到损伤的部位，如自子宫颈部的损伤浸润至子宫颈一侧盆腔结缔组织，逐渐可蔓延至盆腔对侧的结缔组织及盆腔的前半部分。病变部分易化脓，形成大小不等的脓肿，如未能及时控制，炎症可通过淋巴向输卵管、卵巢或髂窝处扩散，由于盆腔结缔组织与盆腔内血管接近，可引起盆腔血栓性静脉炎。如阔韧带内已形成脓肿未及时切开引流，脓肿可向阴道、膀胱、直肠破溃，高位的脓肿也可向腹腔破溃引起弥漫性腹膜炎，脓毒血症使病情急剧恶化，但引流通畅后，炎症可逐渐消失。如排脓不畅，也可引起发生长期不愈的窦道。

3. **临床表现** 炎症初期患者可有高热，下腹痛，体温可达 39～40℃，下腹痛多与急性输卵管卵巢炎相似。如病史中在发病前曾有全子宫切除术、剖宫产术时有单侧壁或双侧壁损伤，诊断更易。如已形成脓肿，除发热、下腹痛外，常见有直肠、膀胱压迫症状如便意频数、排便痛、恶心、呕吐、尿频、尿痛等症状。

妇科检查在发病初期，子宫一侧或双侧有明显的压痛与边界不明显的增厚感，增厚可达盆壁，子宫略大，活动差，压痛，一侧阴道或双侧阴道穹隆可触及包块，包块上界常与子宫底平行，触痛明显。如已形成脓肿则因脓液向下流入子宫后方，阴道后穹隆常可触及较软的包块，且触痛明显。

4. **诊断** 根据病史、临床症状及妇科检查所见诊断不难，但需作好鉴别诊断。

（1）输卵管妊娠破裂：有停经史、下腹痛突然发生，面色苍白，急性病容，腹部有腹膜刺激症状、阴道出血少量、尿 HCG（＋）、后穹隆穿刺为血液。

（2）卵巢囊肿蒂扭转：有突发的一侧性下腹痛，有或无肿瘤史，有单侧腹膜刺激症状，触痛明显，妇科检查子宫一侧触及肿物及触痛，无停经史。

（3）急性阑尾炎：疼痛缓慢发生，麦氏点有触痛，妇科检查无阳性所见。

5. **治疗方案** 与急性输卵管卵巢炎同。

（1）抗生素治疗：可用广谱抗生素如青霉素、头孢菌素、氨基糖苷类抗生素、林可霉素、克林霉素、多西环素及甲硝唑等。待细菌药物敏感试验出结果后，改用敏感的抗生素。

（2）手术治疗：急性盆腔结缔组织炎，轻症者一般不做手术治疗，以免炎症扩散或出血，但有些情况需手术处理。

1）宫腔内残留组织伴阴道出血：首先应积极抗炎，如无效或出血较多时，在用药物控制感染的同时，用卵圆钳清除宫腔内容物，而避免做刮宫术。

2）子宫穿孔：如无肠管损伤及内出血，可不必剖腹修补。

3）宫腔积脓：应扩张宫口使脓液引流通畅。

4）已形成脓肿者：根据脓肿的部位采取切开排脓手术，如系接近腹股沟韧带的脓肿，应等待脓肿扩大后再作切开；如脓肿位于阴道一侧则应自阴道作切开，尽量靠近中线，以免损伤输尿管或子宫动脉。

（二）慢性盆腔结缔组织炎

1. 概述　慢性盆腔结缔组织炎（chronic parametritis）多由于急性盆腔结缔组织炎治疗不彻底，或患者体质较差，炎症迁延而成慢性。由于宫颈的淋巴管直接与盆腔结缔组织相通，故也可因慢性宫颈炎发展至盆腔结缔组织炎。

2. 病理表现　本病的病理变化多为盆腔结缔组织由充血、肿胀转为纤维组织，增厚、变硬的瘢痕组织，与盆壁相连，子宫被固定不能活动，或活动受限，子宫常偏于患侧的盆腔结缔组织。

3. 临床表现　轻度慢性盆腔结缔组织炎，一般多无症状，偶尔于身体劳累时有腰痛、下腹坠痛，重度者可有较严重的下腹坠痛、腰酸痛及性交痛。妇科检查，子宫多呈后倾后屈位，三合诊时触及宫骶韧带增粗呈索条状，有触痛，双侧宫旁组织肥厚，有触痛，如为一侧性者可触及子宫变位，屈向于患侧，如已形成冰冻骨盆，则子宫的活动完全受到限制。

4. 诊断　根据有急性盆腔结缔组织炎史、临床症状与妇科检查，诊断不难，但需与子宫内膜异位症、结核性盆腔炎、卵巢癌以及陈旧性异位妊娠等鉴别。

（1）子宫内膜异位症：多有痛经史，且进行性加重。妇科检查可能触及子宫骶韧带处有触痛结节，或子宫两侧有包块，B超及腹腔镜检查有助于诊断。

（2）结核性盆腔炎：多有其他脏器结核史，腹痛常为持续性，腹胀，偶有腹部包块，有时有闭经史，可同时伴子宫内膜结核，X线检查下腹部可见钙化灶，包块位置较慢性盆腔结缔组织炎高。

（3）卵巢癌：包块多为实质性，较硬，表面不规则，常有腹水，患者一般情况差，晚期患者有下腹痛，诊断时有困难，B超、腹腔镜检查、肿瘤标记物及病理活组织检查有助于诊断。

（4）陈旧性异位妊娠：多有闭经史及阴道出血，下腹痛偏于患侧，妇科检查子宫旁有境界不清的包块，触痛，B超及腹腔镜检查有助于诊断。

5. 治疗方案　需积极治疗慢性宫颈炎及急性盆腔结缔组织炎。慢性宫颈炎的治疗包括物理治疗如超短波、激光、微波，中波直流电离子透入紫外线等。对慢性盆腔结缔组织炎可用物理治疗，以减轻疼痛。对急性盆腔结缔组织炎需积极彻底治疗，不使病原体潜伏于体内。应用抗生素治疗可取得一定的疗效，与物理治疗合用效果较好。慢性盆腔结缔组织炎经治疗后症状可减轻，但易复发，如月经期后、性交后以及过度体力劳动后。

（杨彦粉）

第五节　急性子宫内膜炎

急性子宫内膜炎（acute endometritis）是盆腔炎症性疾病（pelvic inflammatory disease，PID）中常见的类型，多与子宫体部的炎症并发。

一、病因

急性子宫内膜炎多发生于产后、流产后、剖宫产后以及宫腔手术后。由于产后胎盘剥离面、流产及剖宫产后的创面、创口以及宫腔操作时细菌的侵入而发生感染。妇女在月经期、身体抵抗力低下时性交，或在不适当的情况下（如宫腔或其他部位的脏器已有感染）行刮宫术、宫颈糜烂的物理治疗，输卵管通液或造影等，均有可能发生急性子宫内膜炎。病原体最常见者为链球菌、葡萄球菌、大肠埃希菌、淋病奈瑟菌、衣原体及支原体、厌氧菌等，并常伴有盆腔其他器官的炎症及腹膜炎。

二、发病机制

病原体经过外阴、阴道、宫颈或子宫创伤处的淋巴管侵入子宫内膜；也可沿生殖道黏膜逆行蔓延而上；结核性子宫内膜炎多是结核菌先感染其他系统；再经血循环进入子宫内膜，盆腔其他脏器的炎症也可直接蔓延至内生殖器，如阑尾炎等。

三、病理

子宫内膜充血、水肿，有炎性渗出物，可混有血，也可为脓性渗出物（多见于淋菌感染）；重症子宫内膜炎时内膜呈灰绿色，坏死，见于放射治疗后。镜下见子宫内膜有大量多核白细胞浸润，细胞间隙内充满液体，毛细血管扩张，严重者细胞间隙内见大量细菌。内膜坏死脱落，形成溃疡。

四、临床表现

1. 下腹痛　急性炎症时局部组织充血、水肿、炎性渗出物积聚、粘连，盆腔组织张力增加，加上细菌、毒素及各种炎症化学致痛物质如乙酰胆碱、缓释肽、5-羟色胺、前列腺素及组胺等作用于盆腔脏器神经末梢，引起弥散的、定位不准确的内脏痛。可表现为下腹正中痛、下腹坠胀感等，疼痛可向双侧大腿放射，可持续、间断，活动或性交后加重。衣原体感染主要表现为轻微下腹痛，久治不愈。

2. 发热　病原体及其代谢产物或炎性渗出物等外源性致热原，在体内作用于中性粒细胞、单核细胞及巨噬细胞，使其产生并释放内源性致热原而引起发热。由于感染的病原体不同，发热的类型和特点不同。淋病奈瑟菌感染起病急骤，体温可高达38℃以上。衣原体感染高热不明显，但可长期持续低热。

3. 阴道分泌物增多　可有白带增多，白带可呈水样、黄白色、脓性，或混有血，如系厌氧菌感染，则分泌物带有恶臭味。

4. 全身感染症状　若病情严重可有寒战、高热、头痛、食欲不振等全身症状。若并发腹膜炎时，可出现恶心、呕吐、腹胀等消化系统症状，或伴发泌尿系统及直肠刺激症状。

5. 其他　发生在产后、剖宫产后或流产后者则恶露长时间不净。如炎症扩散至子宫肌层或输卵管、卵巢、盆腔结缔组织等，症状可加重，体温可高达 39～40℃，下腹痛加剧，白带增多等。体检子宫可增大、压痛，有全身体质衰弱等现象。

6. 妇科检查　可见宫颈内有大量脓性分泌物流出，阴道后穹隆明显触痛；如合并盆腔积液，阴道后穹隆可能饱满。如有宫颈充血、宫颈举痛等体征及阴道后穹隆波动感，提示可能并发盆腔脓肿。双合诊检查子宫体有压痛，活动受限，子宫两侧压痛，合并宫旁结缔组织炎时，可触及一侧或两侧宫旁组织片状增厚，或两侧宫骶韧带高度水肿、增粗、压痛明显。

五、诊断

所有 PID 的诊断都应结合病史、临床症状体征和实验室检查综合评价，PID 的最低诊断标准为：①宫颈举痛。②子宫压痛。③附件压痛。若必须三项同时具备，则可能因诊断标准提高而导致诊断敏感性下降，若符合三项中的一项，并有下生殖道感染的征象，则诊断的敏感性明显增加。PID 的附加标准为：①体温超过 38.3℃。②宫颈或阴道的黏液性、脓性分泌物增加。③阴道分泌物生理盐水涂片见白细胞。④红细胞沉降率升高。⑤C 反应蛋白升高。⑥实验室证实的宫颈淋病奈瑟菌或衣原体阳性。除上述标准外，如行子宫内膜活检，则能明确诊断，但在急性炎症时活检有造成炎症扩散的风险，因此应严格把握指征，在足够抗感染治疗的基础上进行操作。

诊断中应注意：①大多数患者均有宫颈黏液脓性分泌物或阴道分泌物镜检白细胞增多。②如宫颈分泌物外观正常，且阴道分泌物镜检无白细胞，则急性子宫内膜炎诊断成立的可能性不大，应考虑其他可能引起下腹痛的病因。③如有条件应积极寻找致病微生物。

B 超对急性子宫内膜炎的诊断也有一定的意义；对于男性性伴的尿道分泌物做直接涂片染色或培养淋病奈瑟菌，如发现阳性，有助于女性盆腔炎的诊断；阴道后穹隆穿刺对于急性子宫内膜炎并不是常规检查，但对于诊断有困难的患者，或合并 PID 者可用此方法协助诊断，将抽出的液体进行涂片及培养，协助寻找病原体。

六、鉴别诊断

1. 急性阑尾炎　多表现为转移性右下腹痛伴恶心呕吐、腹泻、发热，多无停经、阴道流血及休克表现，白细胞计数升高，血红蛋白检查无下降，阴道后穹隆穿刺及 β-HCG 阴性，B 超检查子宫附件区多无异常回声，麦氏点压痛明显。

2. 卵巢囊肿蒂扭转或破裂　可有卵巢囊肿病史，突发性一侧下腹疼痛，多无停经、阴道流血及休克表现，体温正常或稍高，宫颈举痛，附件区可扪及包块及压痛，白细胞计数稍高，血红蛋白正常，阴道后穹隆穿刺及 β-HCG 阴性，B 超检查一侧附件区见低回声包块，边缘清晰。

3. 异位妊娠　多有停经、不规则阴道流血及腹痛表现，休克程度与外出血不成正比，体温正常或稍高，宫颈举痛，一侧附件区可扪及包块及压痛，阴道后穹隆饱满，白细胞计数正常或稍高，血红蛋白下降，阴道后穹隆穿刺可抽出不凝血，β-HCG 多为阳性，B 超检查一侧附件区有大小不等的低回声包块，有的内部可见到妊娠囊或胎心。

4. 卵巢黄体破裂　多无停经史，在月经后半期突发一侧下腹疼痛，不一定伴阴道流血，无或有轻度休克表现，体温正常，检查一侧附件区或全下腹压痛，白细胞计数正常或稍高，血红蛋白下降，阴道后穹隆穿刺可抽出不凝血，β-HCG 阴性，B 超检查可见一侧附件有低回声区。

七、治疗

须采用全身治疗及局部治疗结合的综合治疗方法：

1. 全身治疗 较重要，需卧床休息，给予高蛋白饮食，保持室内通风，体位以头高脚低位为宜，以利于宫腔分泌物的引流。

2. 抗生素治疗

治疗原则：经验性、广谱、及时、个体化。在药敏试验未出前可给予广谱抗生素，甲硝唑类对厌氧菌有效。药敏试验结果得出后，可更换敏感药物。

（1）门诊治疗：若患者一般情况好，症状轻，能耐受口服抗生素，并有随访条件，可在门诊给予抗生素治疗。常用方案有：①氧氟沙星 400mg，口服，2 次/天，或左氧氟沙星 500mg，口服，1 次/天，副作用大者可用 200mg，口服，2 次/天；并加服甲硝唑 400mg，3 次/天，连用 14 天。②头孢曲松钠 1 ~ 2g，静脉滴注，2 次/天；或头孢西丁钠 2g，静脉滴注，2 次/天；可同时口服丙磺舒 1g，然后改为多西环素 100 ~ 200mg，2 次/天，连用 14 天，可加服甲硝唑 400mg，2 次/天，连用 14 天；或选用第三代头孢菌素与多西环素、甲硝唑合用。头孢唑林 3 ~ 4g，静脉滴注，2 次/天，疗程 10 ~ 14 天。

（2）住院治疗：国外对急性子宫内膜炎的患者多采用住院治疗，以解除症状及保护输卵管功能。在国内，若患者一般情况差，病情严重，伴有发热、恶心、呕吐，或伴有盆腔腹膜炎，门诊治疗无效，或不能耐受口服抗生素，或诊断不清，均应住院治疗。常用方案有：①第二、三代或相当于第二、三代头孢菌素的药物，静脉滴注，1/12h 或 1/8h；对头孢类过敏者，可换用林可霉素，300 ~ 600mg，3 次/天，加多西环素 100mg，2 次/天，静滴或口服；对不能耐受多西环素者，可用阿奇霉素替代，500mg，1 次/天或 2 次/天，连用 3 ~ 5d。②克林霉素与氨基糖苷类药物联合：克林霉素 900mg，2 次/天，静滴，合用阿米卡星，0.4 ~ 0.6g，静滴，2 次/天，连用 14 天。如患者肾功能不全，可采用肾毒性较小的氨基糖苷类的依替米星或奈替米星，用法为 0.1g，静滴，2 次/天。③喹诺酮类与四环素类药物联合：氧氟沙星 400mg，静滴，2 次/天；或左氧氟沙星 500mg，静滴，1 次/天。多西环素 200mg，2 次/天，连服 14 天。④青霉素类与四环素类药物联合，氨苄西林/舒巴坦 3g，静滴，2 ~ 3 次/天，加用多西环素 200mg，2 次/天，连服 14 天。

（3）性伴侣治疗：对 PID 患者出现症状前 60 天内接触过的性伴侣进行检查和相应治疗；对由淋病或沙眼衣原体感染引起的 PID 者，其男伴常无症状；女性患者在治疗期间应避免无保护屏障（安全套）的性交。

子宫内膜炎一般不行手术治疗以免严重扩散，但如宫腔内有残留物，或宫颈引流不畅，宫腔内分泌物滞留，或老年妇女宫腔积脓时，需在给大量抗生素、病情稳定后，清除宫腔残留物，或取出宫内节育器，或扩张宫颈使宫腔分泌物引流通畅，尽量不做刮宫。

八、预后

如能够及时准确的诊断、积极有效的治疗，加上宫颈开放，宫腔分泌物引流通畅，易于治愈。但如果诊断治疗不及时或治疗不规范，炎症也可继续加重，并形成子宫肌炎及输卵管卵巢炎、盆腔腹膜炎，甚至败血症、脓毒血症，严重时可危及生命。病变也可迁延不愈形成慢性子宫内膜炎，或因宫颈口肿胀、引流不畅形成子宫腔积脓。

九、预防

合理膳食，适当锻炼，增强体质；避免不洁性行为及多个性伴侣；行宫腔操作时严格无菌操作。

（郝玉萍）

第六节　宫腔积脓

宫腔积脓（pyometra）是妇科感染性疾病之一，其发生率随年龄增长而上升，好发于绝经后女性。本病在临床上较少见，因其症状不典型，易出现误诊。

一、病因

各种病因导致的急性或慢性子宫内膜炎，均有可能造成宫颈粘连、宫颈阻塞，如果宫腔内的炎性或脓性分泌物不能外流或引流不畅，即可形成宫腔积脓。

造成宫颈管狭窄阻塞的原因可能与宫颈恶性肿瘤（尤其是应用过镭治疗者）、宫颈物理治疗、冷冻或宫颈锥切、严重的慢性宫颈炎、阴道炎所致的瘢痕形成以及老年妇女的宫颈萎缩有关。老年妇女反应迟钝、对症状不敏感，故发病隐匿，症状不典型，极易误诊。小的宫腔积脓常会忽略，大的宫腔积脓则会使子宫壁变薄，体积增大，易误诊为卵巢、膀胱肿瘤或盆腔脓肿。

二、发病机制

宫腔积脓的发生有 2 个必要条件：①宫颈管狭窄闭锁：子宫内膜炎继发的宫颈管阻塞是发生本病的最直接原因。②脓液生成：有可能开始即为脓液，亦有可能先为非炎性积液或积血，后合并感染形成脓液。

三、临床表现

患者的主要症状为下腹痛、发热。但慢性子宫内膜炎逐渐形成的宫腔积脓也可以无任何明显症状。妇科检查时可发现子宫增大、柔软、有触痛，宫旁结缔组织可有明显增厚，并可有附件的炎性包块同时存在。老年妇女如有以上情况尤应想到有宫腔积脓的存在。B 超检查对诊断本病具有一定意义。

四、诊断

结合患者的年龄、病史、临床症状及体征、辅助检查等，一般诊断并不困难。用探针探入宫腔时，如有脓液流出，诊断即可确立，但应同时轻取宫腔组织并送病理检查，以了解有无恶性肿瘤的存在，尤其对于老年妇女更应重视这一点。有时由于宫颈管瘢痕较多，宫颈管弯曲，以致探针亦不易插入，必须耐心操作，避免子宫穿孔的并发症。

五、治疗

一旦确立诊断，即可扩张宫颈口，使脓液顺利外流。如引流不够满意可在宫颈管内放置橡皮管引流，以防止宫颈管在短期内又发生阻塞，影响脓液的排出。同时每日应用抗生素溶液冲洗宫腔，直至流出清亮液体为止。

如引流通畅，症状即迅速消失，抗生素的应用与否，可根据引流后的疗效而定。如果治疗后仍有发热、白细胞增高，可给予抗生素口服或肌内注射，必要时静脉点滴。对老年患者，可短期同时给予雌二醇及甲羟孕酮口服，前者 1~2mg，1 次/天，后者 2~4mg，1 次/天，可 1~2 个月。

注意事项：①引流尽可能充分，引流管放置时间应足够长。②引流液应分送细菌培养、药敏试验及病理细胞学检查。③实施诊刮应参照超声提示的子宫内膜厚度及宫腔占位情况，手术须在广谱抗生素治疗的基础上进行，术中慎防子宫穿孔。

常见并发症及处理：①探宫受阻：宫腔积脓多为各种不同原因的宫颈粘连、堵塞所致，手术时往往不易探入宫腔。因此，术前应对子宫大小、方向、性质有较清楚的了解。探宫时如遇阻力，应将探针的角度和弧度调整，并加一定的力度，成功率则较高。②穿孔：多为探针器所致的子宫穿孔，可能是对子宫的屈度判断错误、使用暴力操作或病变使宫壁变薄、质脆所致。穿孔可达腹腔、阔韧带、直肠前壁或膀胱后壁。一旦发生穿孔，应立即停止操作，并给予抗炎、促宫缩等治疗，并密切观察患者病情的变化，如有必要，则行剖腹或腹腔镜探查术。

六、预后

大多数患者经宫颈扩张、脓液引流或加用抗生素治疗后，一般情况好转，症状迅速消失。但如宫颈再次粘连阻塞，可能反复发生宫腔积脓；如为恶性病变导致的宫颈阻塞、宫腔积脓，其预后与疾病的类型及期别有关。

七、预防

积极治疗及预防子宫内膜炎，行各种宫腔操作时应轻柔，避免宫颈黏膜的损伤，发现宫腔积脓后应尽早行宫颈扩张引流。

（王　晶）

第七节　急性输卵管卵巢炎

在 PID 中以急性输卵管卵巢炎（acute salpihgo-oophoritis）最为常见，本病主要在年轻的性成熟女性中流行，最常见的发病年龄为 20~35 岁，占女性性成熟人口的 1%~2%。

一、病因

在产后、剖宫产后、流产后，病原体通过胎盘剥离面或残留的胎盘、胎膜、子宫切口等侵及输卵管、卵巢而发生炎症；妇科手术，如放置宫内节育器、人工流产、宫颈物理治疗、输卵管通液造影、腹腔镜绝育术、盆腔手术误伤肠管等均可导致严重的急性输卵管卵巢炎及盆腔腹膜炎；腹腔邻近器官的炎症可直接蔓延至内生殖器，最常见者为急性阑尾炎；如有慢性输卵管卵巢炎，在未治愈前有性生活或不洁性交等可引起慢性炎症的急性发作；全身疾病，如败血症、菌血症等，细菌也可到达输卵管及卵巢发生急性炎症。

同时，急性输卵管卵巢炎的发生还被认为与以下因素相关：

1. 性活动 性生活开始较早的妇女，其发生率明显高于性生活开始较晚者，且性交频率、性伴侣数均与患病率呈正相关。

2. 避孕措施 使用避孕套或避孕膜的人群发病率较低，口服避孕药可减轻患者输卵管炎的程度，宫内节育器可升高患本病的风险。

3. 阴道冲洗 过频的阴道冲洗，由于改变了阴道的环境，使其不能抵抗病原菌的侵袭，易患本病。

4. 细菌性阴道病 细菌性阴道病可能为本病的前驱表现及诱因。

5. 人工流产 人工流产术后患本病的危险性可增加25%。

二、发病机制

国内的急性输卵管卵巢炎以需氧菌和厌氧菌的混合感染为主，近年来，沙眼衣原体及淋病奈瑟菌感染也日益增多。病原体可通过黏膜面经阴道、宫颈、子宫内膜至输卵管黏膜，这是非妊娠期、非产褥期感染的主要途径；病原体也可经淋巴系统蔓延至输卵管及盆腔结缔组织，这是产褥感染、流产后感染的主要途径；较少见的结核菌感染，则是病原体先侵入人体的其他系统，再经血循环感染生殖器；而盆腹腔的其他脏器感染后，直接蔓延到内生殖器也是重要的感染途径，如阑尾炎可引起右侧输卵管炎。

三、病理

急性输卵管卵巢炎多由化脓菌引起，轻者管壁充血、肿胀，重者输卵管黏膜肿胀明显，可达数厘米，且有弯曲；间质水肿、充血、大量中性粒细胞浸润，并含有纤维素性渗出物，引起周围的组织粘连。如输卵管伞端闭锁，伴有渗出液或脓液积聚，可形成输卵管积脓，并可与卵巢粘连形成炎性包块。卵巢很少单独发炎，但多与发炎的输卵管伞端粘连而发生卵巢周围炎，即输卵管卵巢炎；炎症可通过卵巢的破孔侵入卵巢实质形成卵巢脓肿，脓肿壁与输卵管积脓粘连并穿通，形成输卵管卵巢脓肿。

四、临床表现

1. 症状

（1）下腹痛：多为双侧下腹部针刺样剧痛，常伴有放射痛。改变姿势或按压腹部可加重疼痛。

（2）发热：发热前可先有寒战、头痛，体温最高可至39~40℃。

（3）经量增多、经期延长或阴道不规则出血。

（4）阴道分泌物增多，白带黄白色、脓性，有时带有恶臭。

（5）膀胱直肠刺激症状：如尿频、尿急、尿痛、腹胀、腹泻等。

2. 体征 患者呈急性病容、体温升高、心率增快、下腹可有肌紧张、压痛及反跳痛。妇科检查可见宫颈内有大量脓性分泌物流出，可有宫颈充血、宫颈举痛。双合诊常因下腹痛、腹肌紧张而不满意，可在子宫的一侧或双侧触到包块或增厚，有时子宫触痛明显，活动受限。

五、诊断

如子宫内膜炎章节所述，急性输卵管卵巢炎的临床表现变化多端，其诊断应结合病史、临床症状体征、实验室检查而综合评定，并按照第四节所述的PID最低诊断标准、附加标准一起考虑。近年来CT、磁共振、腹腔镜等均可用于急性输卵管卵巢炎的诊断，其诊断特异性高，但因价格贵，应用的普遍性受到一定限制。

六、鉴别诊断

本病应与急性阑尾炎、卵巢囊肿蒂扭转或破裂、异位妊娠、黄体破裂等疾病相鉴别。

七、治疗

应采取多种治疗方案相结合的综合治疗手段。

1. 全身治疗　较重要，需卧床休息，半卧位为宜，利于炎症分泌物的引流，使炎症局限；给予高蛋白流食或半流食，室内通风，补充液体，纠正电解质紊乱及酸碱失衡，高热时给予物理降温。

2. 抗生素治疗　用药应经验性、广谱、及时及个体化相结合。由于急性输卵管卵巢炎多为多种病原体的混合感染，在药敏试验未出结果前给予广谱抗生素，如头孢菌素，氨基糖苷类等对需氧菌有效；甲硝唑类对厌氧菌有效。药敏试验结果得出后，可更换敏感药物。

对急性输卵管卵巢炎的患者应立即采用住院治疗，以解除症状及保持输卵管的功能。常用方案有：①第二、三代头孢菌素或相当于第二、三代头孢菌素的药物，静脉滴注，2次/天或3次/天；对头孢类过敏者，可换用林可霉素，300～600mg，2次/天；加多西环素100mg，2次/天，静滴或口服，对不能耐受多西环素者，可用阿奇霉素替代，500mg，1～2次/天，连用3～5天。②克林霉素与氨基糖苷类药物联合：克林霉素900mg，2次/天，静滴，合用阿米卡星，0.4～0.6g，静滴，2次/天，连用14天。如患者肾功能不全，可采用肾毒性较小的氨基糖苷类的依替米星或奈替米星，用法为0.1g，静滴，2次/天。③喹诺酮类与四环素类药物联合：氧氟沙星400mg，静滴，2/d；或左氧氟沙星500mg，静滴，1次/天。多西环素200mg，2次/天，连服14天。④青霉素类与四环素类药物联合方案：氨苄西林/舒巴坦3g，静滴，2～3次/天，加用多西环素100mg，2次/天，连用14天。

3. 中药治疗　以清热解毒、凉血化瘀为主，如银翘解毒汤、清营汤等。

4. 性伴侣的治疗　同急性子宫内膜炎章节所述。

八、预后

大多数急性输卵管卵巢炎的患者经积极有效的药物，预后良好；但如果未得到及时、正确的处理，不仅会使病程迁延，还会出现一些后遗症或并发症，如复发性盆腔炎、不孕、宫外孕、腹痛、输卵管卵巢脓肿、输卵管卵巢囊肿、肝周围炎、骶髂关节炎等。

九、预防

沙眼衣原体感染筛查和高危妇女的治疗能有效降低PID的发病率。对高危妇女的宫颈分泌物筛查可预防大部分 PID 的发生。

（王　晶）

第八节　急性出血性输卵管炎

急性出血性输卵管炎（acute hemorrhagic salpingitis）是输卵管炎的一种特殊类型，是输卵管间质层出血，血液突破黏膜层进入管腔，甚至由伞端流入腹腔，引起腹痛和腹腔内出血。由于其无特征性症状及体征，临床医师对其缺乏认识，故极易误诊。根据国内统计结果，近十年本病的发生率呈明显上升趋势，已跃居妇科急症的第四位，其发病率为 3% ~ 5%，因本病临床表现酷似输卵管异位妊娠，所以术前误诊率较高。但只要提高对此病的认识，详细询问病史，结合临床症状、体征及辅助检查，误诊是可以避免的。

一、病因

目前出血性输卵管炎的确切病因尚不清楚，因输卵管与宫腔相通，阴道或宫腔内的感染就成为盆腔继发感染的导火索。本病易发生于人工流产术后、分娩后或上、取宫内节育器、输卵管通液等宫腔操作术后，故认为可能为某些病原体，特别是厌氧菌或病毒等一些存在于生殖道中的条件致病菌，在特定情况下致病所导致的。

导致出血性输卵管炎的高危因素有：①各种宫腔操作时，宫颈有轻度扩张或裂伤，黏液栓消失。②流产后或产褥期女性生殖道抗感染能力减弱，阴道正常酸性环境因阴道流血或恶露而改变，正常的子宫内膜剥脱后，宫腔表面裸露，扩张的血窦及凝血块成为良好的细菌培养基。③产褥期复旧过程中的子宫抗感染能力也较弱。④月经期、产褥期卫生不良或有性生活，细菌极易经黏膜上行，病原体即可侵入输卵管。

二、发病机制

各种病原体通过淋巴管经宫壁到达附件，或直接由黏膜蔓延进入输卵管，引起输卵管黏膜血管扩张、淤血、肿胀，白细胞大量入侵，黏膜极度充血，可见含有大量红细胞的渗出液，因此得名出血性输卵管炎。

三、病理

镜下见输卵管管壁和黏膜充血、水肿、出血、坏死、炎症细胞浸润，以中性粒细胞为主，少数见淋巴细胞。

四、临床表现

急性出血性输卵管炎多以急性腹痛、腹腔内出血为临床特征。此病与异位妊娠的临床表现极其相似，腹痛部位常位于一侧下腹部，为阵痛或撕裂样疼痛，常伴有肩胛部放射性痛或肛门坠胀感，还可伴有恶心、呕吐、阴道不规则出血等症状；当内出血较多时，可刺激腹膜，疼痛可扩散至全腹；并伴有心慌、晕倒、血压下降、面色苍白、大汗淋漓等失血性休克的症状。

由于此病为感染性疾病，大多数患者均有发热及白细胞升高等全身症状。患者可出现轻到中度发热，个别伴有化脓性炎症的患者可出现高热。体格检查可有下腹或全腹压痛、反跳痛。妇科检查可有不同程度的宫颈举痛，子宫大小正常，附件区增厚、压痛。当病程较长时，输卵管与周围组织器官发生粘连时，可触及附件区包块。

五、诊断

本病诊断要点如下：①患者多有人工流产、分娩史，无明显附件炎病史及停经史。②妇科检查：附件一侧或双侧增厚，有压痛，多无包块。③血常规检查：白细胞及中性粒细胞计数常同时高于正常值，偶可伴发热，尿 HCG 测定为阴性。④B 超检查可见患侧附件增粗，无胎囊、胎芽反射。⑤术中或腹腔镜下发现输卵管红肿、增粗、活动性出血，而未见异位妊娠迹象，腹腔积血多数少于 200ml。⑥起病不如异位妊娠急骤，少有贫血貌；一般不出现休克。腹部无移动性浊音。阴道后穹隆穿刺多为淡红色或血水样液体，无陈旧性或暗红色血液。其中，无停经史但有宫腔操作史是诊断急性出血性输卵管炎的重要依据。

六、鉴别诊断

急性出血性输卵管炎因临床症状无特异性，临床上极易误诊为异位妊娠、急性阑尾炎、卵巢黄体破裂、卵巢囊肿蒂扭转或破裂等。

七、治疗

急性出血性输卵管炎一般以保守治疗为主。治疗原则为止血、抗感染。诊断困难者，应在积极抗炎治疗的同时，密切观察病情，24 小时病情无改善，或者出现血压下降、休克、内出血多时应及时剖腹检查，手术止血。而腹腔镜检查可直视病灶的形态、大小，确定腹腔内出血的来源，对诊断困难而一般情况良好的患者，可大大提高诊断准确率，并同时治疗。

1. 一般支持及对症治疗　绝对卧床，半卧位以利引流及炎症局限。多饮水及进食高热量易消化的半流质饮食。高热时应补液，防止脱水及电解质紊乱，对烦躁不安的患者可给予镇静剂及止痛药。

2. 抗感染治疗　可根据阴道后穹隆穿刺液的涂片检查、培养及药敏结果，选用抗生素，之前可先经验用药，可静脉滴注广谱抗生素如头孢菌素、阿米卡星、甲硝唑等，用药原则为大剂量、长疗程。有效治疗的标志是症状、体征逐渐好转，一般 48 ~ 72 小时内见效，所以不要轻易更换抗生素。

3. 手术治疗　手术方式应综合考虑患者的病情、年龄、生育要求等。对无生育要求的患者，行患侧输卵管切除；有生育要求的患者，多可保留输卵管，如遇活动性出血，可采用扎紧输卵管峡部及输卵管系膜 5 ~ 10 分钟，然后放松的止血方法，大多数病例可停止出血。保留输卵管对未生育者意义重大，不应轻易放弃，只有在各种止血方法失败时，才考虑行输卵管切除。因本病出血是炎症所致，故腹腔积血不宜回输。术中抗生素冲洗腹腔，感染严重的可放置引流条，术后给予足量有效的抗生素治疗。

八、预后

大多数出血性输卵管炎的患者经积极有效的药物或手术治疗，预后良好；因本病危及生命的情况相对较少见，但许多有生育要求的患者可能因误诊、治疗不及时或术中止血困难而行输卵管切除。

九、预防

避免过度劳累、过度性交、月经期性交等可能诱发感染的因素，注意个人卫生，强调合理膳食及适当的体育锻炼，增强体质。

（王　颖）

第九节　急性输卵管炎及盆腔脓肿

一、病因

急性输卵管炎（acute salpingitis）及盆腔脓肿（pelvic abscess）均属于PID范畴，主要发生在性活跃人群，其高危因素包括：不良性行为、宫腔操作、多个性伴侣、年龄30岁左右（在我国为发病高峰）、既往有PID史、性伴侣未予治疗、医源性因素等。在上述情况下，病原体入侵机体，引起输卵管的急性炎症，严重时进一步发展为盆腔脓肿。

二、发病机制

急性输卵管炎多由化脓菌引起，其发病机制及播散途径如下：

1. 病原体通过宫颈的淋巴播散到宫旁结缔组织　病原体首先侵及输卵管浆膜层，发生输卵管周围炎，然后累及肌层，病变以输卵管间质炎为主。

2. 病原体经子宫黏膜向上蔓延　首先引起输卵管黏膜炎，导致输卵管黏膜粘连，甚至形成输卵管积脓。

3. 卵巢多与发炎的输卵管粘连并发生卵巢周围炎，甚至卵巢脓肿。输卵管卵巢脓肿若破入盆腔则引起盆腔脓肿。

除此之外，盆腔手术后的感染及邻近器官的炎症如阑尾炎、肠憩室炎等也可形成盆腔脓肿。若脓肿发生在子宫切除等手术后，尤其是经阴道的子宫切除术后，因阴道残端的血肿感染而形成，又称为残端脓肿（cuff abscess），也可在没有血肿的基础上发生盆腔脓肿，又叫真性盆腔脓肿。前者常发生在术后较早期，约48小时后，发生率约为2%，平均8天后行引流术；后者发生晚，多在患者即将出院时发生。有报道迟至术后133天发生盆腔脓肿者，盆腔脓肿可局限于子宫一侧，也可固定于盆腔两侧，脓液可积聚在盆腔深部，甚至可达直肠阴道隔中。

三、病原体

盆腔脓肿常由多种微生物的混合感染而造成，但也可来自阴道的正常菌群，其中厌氧菌占感染细菌的2/3以上，主要分离出来的厌氧菌为革兰阴性的脆弱类杆菌以及二路拟杆菌及二向拟杆菌。引起脓肿常见的需氧菌为乙型溶血性链球菌及表皮葡萄球菌，在革兰阴性的兼性菌中则以大肠埃希菌多见。近年来在越来越多的盆腔感染中也发现有阴道加德纳代菌，肠球菌也被认为是造成盆腔感染的重要菌种之一。当盆腔已形成脓肿时，因脓肿内的低氧环境，分离出来的细菌60%~100%为厌氧菌。

四、病理

病变轻者输卵管仅有轻度充血、肿胀、稍增粗；重者输卵管明显增粗、弯曲，纤维素样脓性渗出物多，造成周围的粘连。输卵管黏膜肿胀，间质水肿、充血，大量多核白细胞浸润，重者输卵管上皮可发生退行性变或成片脱落。

五、临床表现

急性输卵管炎的主要症状中下腹痛占98.0%、发热占51.8%、白带增多占38.1%；若病情严重可有寒战、高热、食欲不振等；并发腹膜炎时，可有恶心呕吐、尿频尿急、腹胀腹泻等伴随症状。盆腔脓肿好发于30～40岁的女性中，其中25%～50%的患者有不育史；脓肿形成后，患者多有寒战、高热，体温可高达39℃左右，并可有下腹肿物及局部压迫刺激症状；肿物位于前方可有泌尿系统症状；若位于后方，则有腹泻、里急后重及排便困难等直肠刺激症状。也有部分患者发病迟缓，脓肿形成缓慢，高热及下腹痛的症状不明显；也有无发热、无白细胞增多者，故临床上无体温升高及白细胞增多者也不能除外盆腔脓肿。

患者呈急性病容，体温升高，心率增快，下腹可有肌紧张、压痛及反跳痛。妇科检查可见宫颈内有大量脓性分泌物流出，阴道后穹隆触痛明显，阴道后穹隆可能饱满，有波动感，常提示有盆腔脓肿存在的可能；可有宫颈充血、宫颈举痛。双合诊常因下腹痛，腹肌紧张而不满意，可在子宫的一侧或双侧触到包块，或在子宫后方子宫直肠窝处触及包块并向阴道后穹隆膨隆，有波动感，有时子宫界线与脓肿混淆不清，触痛明显，活动受限。

六、诊断

如急性子宫内膜炎所述，本病的临床表现各异，其诊断应结合病史、临床症状体征、实验室检查而综合评定，并按照前述的PID最低诊断标准、附加标准一起考虑。本病的特异诊断标准为：①阴道超声或磁共振检查显示输卵管增粗、输卵管积液，伴或不伴有盆腔积液、输卵管卵巢肿块。②腹腔镜下见输卵管表面明显充血、输卵管壁水肿、输卵管伞端或浆膜面有脓性渗出物、盆腔脓肿形成。腹腔镜除可作诊断外，还可直接采取感染部位的分泌物做细菌培养，并兼具治疗的作用。阴道后穹隆穿刺抽出脓液诊断更可确定。另外，腹部及阴道B超不仅可证实盆腔脓肿的存在，还能通过测量脓肿体积大小的变化来监测治疗的反应。虽然CT及磁共振对盆腔脓肿诊断的敏感性高于B超，但由于价格较贵，不适于普遍应用于临床。

七、鉴别诊断

除与前述的急性阑尾炎、异位妊娠、黄体破裂、卵巢囊肿蒂扭转或破裂等鉴别外，还应与以下疾病鉴别：

1. 肠梗阻或扭转　发病前可有腹部手术、腹部放疗、腹膜炎等诱因，多表现为腹痛、呕吐、腹胀及肛门停止排便排气，部分性肠梗阻可有间断性排便及排气，如伴有肠管血供障碍及感染，还可出现发热、休克、白细胞升高等表现；腹部视诊可见胃肠型，腹部可有压痛及反跳痛，听诊肠鸣音减弱或消失，或闻及气过水声，腹部平片可见肠管扩张及气液平面。

2. 尿路结石　可有慢性腰痛或尿痛病史，急性发作时可有剧烈腰腹部疼痛、尿痛、排尿困难、血尿、发热、恶心呕吐等表现，白细胞计数升高，尿常规异常，X线检查可发现绝大多数的结石，泌尿系 B 超检查也可发现部分结石，如果还不能肯定，则要用静脉肾盂造影或膀胱镜检查来确定诊断。

八、治疗

1. 一般治疗　应使患者卧床休息，半卧位，使脓液沉积于盆腔底部减少扩散。注意营养，给予高蛋白半流质饮食，维持水电解质平衡。

2. 药物治疗　主要是抗生素治疗。抗生素治疗必须彻底，剂量和应用时间要随病情不同而调整。用量或用药时间不足会导致耐药菌株的产生及病灶的持续发展，或演变成不易治愈的慢性疾患；剂量过大和时间过长会导致体内菌群失调，诱发其他疾病如念珠菌感染等。有效的治疗标志是在 48～72 小时内体温下降，症状、体征明显好转。不要轻易更换抗菌药物，选用的抗菌药物种类要少、毒性要小，联合用药疗效高，静脉滴注显效快。

选药的原则包括：①所有的治疗方案都必须对淋病奈瑟菌和沙眼衣原体有效。②目前推荐的治疗方案抗菌谱应覆盖厌氧菌。③尽早开始治疗，因为及时合理的应用抗生素与远期预后直接相关。④选择治疗方案应综合考虑有效性、费用、患者依从性和药物敏感性等因素。⑤给药途径及是否需要住院治疗，应由医生做出综合的判断；⑥可适当的采用中医中药辅助治疗。

目前临床常用的静脉抗菌药物方案有以下几种：

（1）青霉素（或红霉素）＋氨基糖苷类＋甲硝唑：青霉素过敏者选用红霉素，氨基糖苷类可选用阿米卡星，甲硝唑抗厌氧菌，这一方案价格低廉、毒副作用小，但容易发生耐药，病情较重者不宜采用。还可用氨苄西林钠/舒巴坦 3g，静脉滴注，2～3 次/天，加用多西环素 100～200mg，口服，2 次/天，或米诺环素 200mg，2 次/天；或阿奇霉素 0.5g，静脉滴注或口服，1 次/天。

（2）第一代头孢菌素＋甲硝唑：头孢噻吩、头孢唑林及头孢拉定对革兰阳性菌作用较好，头孢唑林对革兰阴性菌的作用在第一代头孢菌素中居首位，但不及第二代，更不如第三代头孢菌素。

（3）第二代头孢菌素＋甲硝唑：抗菌谱广，对革兰阳性及革兰阴性菌作用较好。如头孢呋辛、头孢孟多等。

（4）第三代头孢菌素＋甲硝唑：对第一、第二代头孢菌素耐药菌常有效，对革兰阴性杆菌的作用较第二代头孢菌素效果好，如头孢噻肟、头孢曲松、头孢哌酮、头孢他啶。

（5）喹诺酮类＋甲硝唑：喹诺酮类的抗菌谱广，对革兰阴性菌有抗菌作用，且具有较好的组织渗透性，常用的有诺氟沙星、氧氟沙星、环丙沙星、司帕沙星等。如氧氟沙星 400mg，静脉滴注，2 次/天；或左氧氟沙星 500mg，静脉滴注，1 次/天；加用甲硝唑 500mg，静脉滴注，2 次/天；莫西沙星 400mg，静脉滴注，1 次/天，不用加甲硝唑。

（6）克林霉素：此类药物与红霉素相互竞争结合部位故有拮抗作用，不宜联合应用。克林霉素对多数革兰阳性菌和厌氧菌有效，与氨基糖苷类药物合用有良好效果，克林霉素 900mg，静脉滴注，2 次/天，加用阿米卡星，0.4～0.6g，静滴，2 次/天，连用 14 天。如患者肾功能不全，可采用肾毒性较小的氨基糖苷类的依替米星或奈替米星，用法为 0.1g，静滴，2 次/天。

（7）林可霉素：作用与克林霉素相同，静脉滴注，300～600mg，2 次/天。

（8）哌拉西林：对多数需氧菌和厌氧菌有效，静脉滴注，4g，2~3 次/天。

（9）头孢菌素类头霉素（头霉素类具有头孢菌素的母核，经半合成制得的一类新型抗生素，其母核与头孢菌素相似，且抗菌性能也类似，列入第二代头孢菌素类中），对部分 β-内酰胺酶的耐药细菌有抗菌作用，如头孢替坦 2g，静脉滴注，2 次/天，或头孢西丁 2g，静脉滴注，2~3 次/天。加用多西环素 100~200mg，口服，2 次/天，连用 14 天，或米诺环素 100mg，口服，2 次/天，连用 14 天；或阿奇霉素 0.5g，静脉滴注或口服，1 次/天。

（10）严重感染时，除应用抗生素外，可同时采用肾上腺皮质激素。肾上腺皮质激素能减少间质性炎症反应，使病灶中抗生素浓度升高，充分发挥其抗菌作用，并有解热抗炎作用，因而可以迅速退热，使炎症病灶吸收加快，特别对抗菌药反应不良的病例效果更好。地塞米松 5~10mg 加入 5% 葡萄糖注射液 500ml 静滴，1 次/天，病情稳定后可改口服，肾上腺皮质激素停用后，抗菌药仍需继续使用 4~6 天。

（11）氧氟沙星 400mg，口服，2 次/天，或左氧氟沙星 500mg，口服，2 次/天；加用甲硝唑 400mg，口服，2 次/天，共 14d；莫西沙星 400mg，口服，1 次/天，共 14d，不加用甲硝唑。

（12）头孢曲松 1~2g，肌内注射，1~2 次/天，用 7~14 天；或头孢西丁 1~2g，肌内注射，2~3 次/天，7~14 天，加丙磺舒 1g，口服；或其他三代头孢类药物均需加用多西环素 100~200mg，口服，2 次/天；或米诺环素 100mg，口服，2 次/天，共 14 天；可加用甲硝唑 400mg，口服，2 次/天，共 14 天。

3. 手术治疗　手术治疗指征：①药物治疗 48~72 小时效果不好或脓肿增大。②脓肿位于正中，凸向后穹隆，波动明显者。③诊断有疑问及可疑脓肿破裂。④肠梗阻。⑤包块存在，诊断不清。

手术的时机、具体方式及范围应按患者的具体情况而定。一般来说脓肿的直径 >8cm 或双侧发生者往往保守治疗无效，抗生素治疗的效果与脓肿的大小成反比。手术途径有经腹、经阴道、经腹腔镜等几种；手术方式包括脓肿切开引流术、单侧附件切除术以及全子宫切除加双侧附件切除术等。为保留生育能力及卵巢功能，现多主张对单（或双）侧输卵管卵巢脓肿的年轻患者，仅行单（或双）侧输卵管切除术或单侧附件切除术。随着抗生素及辅助生育技术的发展，各类保存生育功能的手术越来越为人们关注，故在处理具体患者时，应在保存生育功能及有再次手术风险之间进行权衡。

（1）经阴道后穹隆切开引流术：常用于脓肿聚集在子宫直肠陷窝的病例，可先自阴道后穹隆穿刺证实有脓液，或在 B 超、CT 引导下选择部位，排脓后放置引流条 48~72 小时，此方法可应用于对抗生素耐药或用药效果不佳，而又无生育要求者。应严格掌握适应证，如脓肿为单房，位于中线部位，且由于脓肿的积聚使直肠阴道隔上 1/3 部分分开者效果较好，并发症相对少。

（2）经皮穿刺切开引流术：穿刺的部位根据脓肿的部位而定，单房脓肿者穿刺效果好，同时在 B 超引导下穿刺成功率高。放置脓腔的引流管也可进行脓腔灌洗。

（3）腹腔镜下或开腹引流术：可同时取得诊断与治疗的效果，尤其适用于诊断不明确或抗生素应用后效果不佳者，可在直视下打开脓腔进行引流及冲洗。一般来说在盆腔脓肿时尽量采用腹腔镜下引流，开腹引流易致腹壁刀口愈合不良，为相对禁忌证。由于炎症时组织充血、子宫、附件常与肠管、膀胱等周围组织粘连致密，往往进入腹腔时可见肠管紧紧粘连于表面，盆腔的子宫及附件毫无踪影，这时要极为小心谨慎，缓慢分离，避免损伤肠管或膀胱。根据术前的 B 超或 CT 片的方位寻找脓肿部位，只要有空隙进入脓腔，就可将脓液引流出来，再反复冲洗、灌注抗生素，放置引流条，一般术后体温都会很快下降。术中要根据医院的条件、手术医生的腹腔镜技术经验等综合因素判断，决定中转开腹还是继续完成腹腔镜下手术。

（4）单（或双）侧输卵管切除术或单侧附件切除术：适用于较年轻的输卵管卵巢脓肿患者，全身一般情况尚好，有或没有生育要求。如（3）所述，该类患者常因输卵管或卵巢脓肿炎症粘连紧密，分不清组织结构，或分离后组织破损严重，无法保留卵巢，则可在告知的前提下酌情行腹腔镜下（或开腹）单（或双）侧输卵管切除术，或单侧附件切除术。

（5）全子宫加双侧附件切除术：是治疗输卵管、卵巢及盆腔脓肿较为彻底的方法，适用于病情重，年龄大已无生育要求者。手术困难时，需细心分离，避免副损伤，术后放置引流条。

4. 中药治疗 中药主要用于慢性盆腔炎的治疗，如宝光妇乐颗粒、妇炎康胶囊、桂枝茯苓胶囊、盆炎净颗粒等。

5. 性伴侣治疗 目前提倡遵循以下原则对性伴侣进行治疗：①对患者出现症状前 60 天内接触过的性伴侣进行检查和治疗。②有淋病或沙眼衣原体感染的患者，其性伴侣虽无症状，亦需治疗。③无论患者分离的病原体如何，均应建议患者的性伴侣同时进行检查和治疗。④女性患者在治疗期间应使用安全套性交。

九、预后

大部分患者经积极有效的综合治疗后，炎症消退，脓肿吸收，预后良好。但也有患者因治疗不及时、不规范，或性伴侣未予治疗，致使炎症持续存在，或脓肿短暂缩小又复发增大，脓肿可向阴道、直肠或膀胱破溃，多量脓液流出后患者症状可减轻。如脓液不自然排出体外，而向腹腔破溃，则可引起急性弥漫性腹膜炎、脓毒血症或败血症，甚至危及生命。

（叶青剑）

参考文献

［1］张玉泉，王华．妇产科学［M］．北京：科学出版社，2016.

［2］杨慧霞，狄文．妇产科学［M］．北京：人民卫生出版社，2016.

［3］黎梅，周惠珍．妇产科疾病防治［M］．北京：人民卫生出版社，2015.

第九章　女性生殖器官肿瘤

第一节　外阴肿瘤

外阴肿瘤指发生于外阴的肿瘤，可分为良性和恶性肿瘤，在妇科肿瘤中属少见的肿瘤。

一、外阴良性肿瘤

外阴良性肿瘤较少见。根据良性肿瘤的性状可划分为两大类：囊性或实质性。根据肿瘤的来源也可将其划分为四大类：①上皮来源的肿瘤；②上皮附件来源的肿瘤；③中胚叶来源的肿瘤；④神经源性肿瘤。本节将常见的外阴良性肿瘤按肿瘤的来源归类，介绍如下。

（一）上皮来源的肿瘤

【外阴乳头瘤（vulvar papilloma）】

外阴部鳞状上皮的乳头瘤较少见。病变多发生在大阴唇，也可见于阴阜、阴蒂和肛门周围。此肿瘤多见于中老年妇女，发病年龄大多在 40～70 岁。

1. 病理特点

（1）大体所见：单发或多发的突起，呈菜花状或乳头状，大小可由数毫米至数厘米直径，质略硬。

（2）显微镜下所见：复层鳞形上皮中的棘细胞层增生肥厚，上皮向表面突出形成乳头状结构，上皮脚变粗向真皮层伸展。但上皮细胞排列整齐，细胞无异型性。

2. 临床表现　常常无明显的症状，有一些患者有外阴瘙痒；如肿瘤较大，因反复摩擦，表面可溃破、出血和感染。有时，妇科检查时才发现外阴部有乳头状肿块，可单发或多发，质略硬。

3. 诊断和鉴别诊断　根据临床表现，可做出初步的诊断。确诊应根据活检后病理学结果。诊断时应与外阴尖锐湿疣进行鉴别。外阴尖锐湿疣系 HPV 病毒感染，在显微镜下可见典型的挖空细胞。据此，可进行鉴别。

4. 治疗　以局部切除为主要的治疗方法，在病灶外 0.5～1.0cm 处切除整个肿瘤，切除物必须送病理组织学检查。

【软垂疣（acrochordon）】

软垂疣有时也称为软纤维瘤、纤维上皮性息肉或皮垂，常常较小且软，多见于大阴唇。

1. 病理特点

（1）大体所见：外形呈球形，直径为 1～2cm，可有蒂。肿瘤表面有皱襞，肿瘤质地柔软。

（2）显微镜下所见：肿瘤由纤维结缔组织构成，表面覆盖较薄的鳞形细胞上皮层，无细胞增生现象。

2. 临床表现　通常无症状，当蒂扭转或破溃时出现症状，主要为疼痛，溃破，出血和感染。有时肿块受摩擦而有不适感。妇科检查时可见外阴部有肿块，质地偏软。

3. 诊断和鉴别诊断　根据临床表现，基本可做出诊断。如肿瘤表面皱襞较多，需与外阴乳头瘤进行鉴别，显微镜下检查可鉴别。

4. 治疗　如患者因肿瘤而担忧、有症状，或肿瘤直径超过 1~2cm，则肿瘤应予以切除。同样，切除物应送病理组织学检查。

【痣（naevus）】

痣可生长在全身各部位，生长于外阴的痣由于位于被刺激的部位，故有可能发生恶变。

1. 病理特点

（1）大体所见：痣呈黑色，表面平坦或隆起，有时表面可见毛发。

（2）显微镜下所见：痣细胞呈黑色，细胞膜清晰，胞质内为黑棕色细颗粒。按生长部位分为交界痣、皮内痣和复合痣。交界痣是指痣细胞团位于表皮基底层和真皮乳头层交界处。皮内痣是指痣细胞脱离上皮基底层完全进入真皮层内。复合痣是指交界痣的一部分或大部分进入真皮层内。

2. 临床表现　通常无症状。常在妇科检查时发现。痣的颜色从淡褐色到黑色；可呈平坦或隆起，一般较小。

3. 诊断　诊断应不困难，确诊应需病理组织学检查。

4. 治疗　因外阴部的痣处于被刺激的部位，故应切除。切除时可先作冷冻检查，若为恶性则扩大手术范围。

（二）上皮附件来源的肿瘤

【汗腺瘤（hydradenoma）】

汗腺瘤是由汗腺上皮增生而形成的肿瘤，一般为良性，极少数为恶性。由于顶泌汗腺在性发育成熟后才有功能，因此这种汗腺瘤发生于成年之后。生长部位主要在大阴唇。

1. 病理特点

（1）大体所见：肿块直径一般小于1cm，结节质地软硬不一。有时囊内的乳头状生长物可突出于囊壁。

（2）显微镜下所见：囊性结节，囊内为乳头状结构的腺体和腺管，腺体为纤维小梁所分隔。乳头部分表面有两层细胞：近腔面为立方形或低柱状上皮，胞质淡伊红色呈顶浆分泌状，核圆形位于底部；其外为一层梭形或圆形、胞质透亮的肌上皮细胞。

2. 临床表现　汗腺瘤病程长短不一，有些汗腺瘤可长达十余年而无变化。汗腺瘤小而未破时，一般无症状，仅偶然发现外阴部有一肿块。有时患者有疼痛、刺痒、灼热等症状。如继发感染则局部有疼痛、溢液、出血等症状。

妇科检查时可发现外阴部肿块，肿块可为囊性、实质性或破溃而成为溃疡型。

3. 诊断和鉴别诊断　诊断常常需要根据病理组织学检查。因汗腺瘤易与皮脂腺囊肿、女阴癌、乳头状腺癌等混淆，若单凭肉眼观察，确实不易鉴别，故必须在活组织检查以后，才能确诊。

4. 治疗　汗腺瘤一般为良性，预后良好，故治疗方法大都先做活组织检查，明确诊断后再作局部切除。

【皮脂腺腺瘤（sebaceous adenoma）】

皮脂腺腺瘤为一圆形或卵圆形的肿块，发生于外阴者较少，一般为黄豆大小，单发或多发，稍隆起于皮肤。

1. 病理特点

（1）大体所见：肿块为黄色，直径 1~3mm 大小，有包膜，表面光滑，质地偏硬。

（2）显微镜下所见：镜下见皮脂腺腺瘤的细胞集合成小叶，小叶的大小轮廓不一。瘤细胞有三种：①成熟的皮脂腺细胞，细胞大呈多边形，胞质透亮空泡；②较小色深的鳞形样细胞，相当于正常皮脂腺的边缘部分细胞，即生发细胞；③介于两者之间的为成熟中的过渡细胞。

2. 临床表现　一般无症状。妇科检查时可发现肿块多发生于小阴唇，一般为单个，扪之质偏硬。

3. 诊断和鉴别诊断　诊断可根据临床表现而做出。有时需行切除术，术后病理检查才能确诊。

4. 治疗　一般可行手术切除。

（三）中胚叶来源的肿瘤

【粒细胞成肌细胞瘤（granular cell myoblastoma）】

此类肿瘤可发生于身体的很多部位，其中 35% 发生于舌，30% 在皮肤及其邻近组织，7% 发生于外阴，其余的发生于其他部位，包括上呼吸道、消化道和骨骼肌等。

1. 病理特点

（1）大体所见：肿瘤直径一般为 0.5~3.0cm 大小，肿块质地中等，淡黄色。

（2）显微镜所见：瘤细胞集合成粗条索状或巢状，为细纤维分隔，细胞大，胞质丰富，含有细伊红色颗粒，核或大或小，位于中央，核仁清晰。

特殊染色提示细胞质颗粒其并非黏液，也不是糖原，但苏丹黑 B 染色结果为阳性，PAS 染色经酶消化后仍为阳性，说明细胞质颗粒很有可能是糖蛋白并有类脂物，这一点支持其为神经源性的组织来源学说。

2. 临床表现　一般无特异的症状，有时患者偶然发现外阴部的肿块，生长缓慢，无压痛，较常发生于大阴唇。妇科检查时可见外阴部肿块质地中等，常为单个，有时为多个，无压痛。

3. 诊断和鉴别诊断　一般需病理检查后才能确诊。同时，需与纤维瘤、表皮囊肿进行鉴别。

4. 治疗　治疗原则是要有足够的手术切除范围，一般在切除标本的边缘应做仔细的检查，如切缘有病变存在，则需再作扩大的手术切除范围。一般预后良好。

【平滑肌瘤（leiomyoma）】

平滑肌瘤发生于外阴部者还是很少见的。可发生于外阴的平滑肌、毛囊的立毛肌或血管的平滑肌组织中。外阴平滑肌瘤与子宫平滑肌瘤有相似的地方，如好发于生育年龄的妇女，如肌瘤小，可无任何症状。

1. 病理特点

（1）大体所见：肿块为实质性，表面光滑，切面灰白色，有光泽。

（2）显微镜所见：平滑肌细胞排列成束状，内含胶原纤维，有时可见平滑肌束形成漩涡状结构，有时也可见肌瘤的变性。

2. 临床表现　患者一般无不适症状，有时会感到外阴不适，外阴下坠感，也有患者因自己发现外阴肿块而就诊。外阴平滑肌瘤常常发生在大阴唇，有时可位于阴蒂、小阴唇。妇科检查可见外阴部实质性肿块，边界清楚，可推动，无压痛。

3. 诊断和鉴别诊断　外阴平滑肌瘤的诊断并不困难，有时需与纤维瘤、肉瘤进行鉴别。纤维瘤质地较平滑肌瘤更硬。而肉瘤边界一般不清，有时在术前鉴别困难。

4. 治疗　以手术切除，如果肌瘤位于浅表，可行局部切除；如果位置较深，可打开包膜，将肌瘤剜出。切除组织物送病理组织学检查。

【血管瘤（hemangioma）】

血管瘤实际上是先天性血管结构异常形成的，所以，应该说它不是真正的肿瘤。多见于新生儿或幼儿。

1. 病理特点

（1）大体所见：肿块质地柔软，呈红色或暗红色。

（2）显微镜下所见：常表现为两种结构：①一种为无数毛细血管，有的血管腔不明，内皮细胞聚积在一起，有人称其为毛细血管瘤；②另一种为血管腔不规则扩大，壁厚薄不一的海绵状血管瘤，管壁衬以单层扁平内皮细胞，扩大的腔内常有血栓形成，有人称此种血管瘤为海绵状血管瘤。

2. 临床表现　多见于婴幼儿，大小可由数毫米至数厘米直径。常高出皮肤，色鲜红或暗红，质软，无压痛。有时因摩擦而出血。

3. 诊断和鉴别诊断　主要根据临床表现，进行初步的诊断。有时需与色素痣进行鉴别诊断。

4. 治疗　如果血管瘤不大，可手术切除；如果面积大或部位不适合手术，则可用冷冻治疗，也可应用激光进行治疗。

（四）神经源性肿瘤

【神经鞘瘤（neurilemmoma）】

发生于外阴部的神经鞘瘤常常为圆形，生长缓慢。目前一般认为它是来源于外胚层的施万细胞（Schwann cell）。以往有人认为其来源于中胚层神经鞘。

1. 病理特点

（1）大体所见：肿块大小不等，一般中等大小，有完整的包膜。

（2）显微镜所见：肿瘤组织主要由神经鞘细胞组成。此种细胞呈细长的梭形或星形，胞浆嗜酸，胞核常深染，大小一致，疏松排列成束状、螺旋状或旋涡状结构。

2. 临床表现　外阴部的神经鞘瘤常表现为圆形的皮下结节，一般无症状，质地偏实。

3. 诊断　根据临床表现，进行初步的诊断，确诊需要病理组织学检查结果。

4. 治疗　手术切除，切除物送病理组织学检查。

【神经纤维瘤（neurofibroma）】

外阴神经纤维瘤为孤立的肿块，常位于大阴唇。它主要由神经束衣、神经内衣和神经鞘细胞组成。此肿瘤为中胚层来源：

1. 病理特点

（1）大体所见：肿瘤无包膜，边界不清。

（2）显微镜下所见：主要为细纤维，平行或交错排列，其中有鞘细胞和轴索的断面，还有胶原纤维。

2. 临床表现　一般无症状，检查发现肿块质地偏实，与周围组织分界不清。

3. 诊断　根据临床表现，进行初步的诊断，确诊需要病理组织学检查结果。

4. 治疗　手术切除，切除物送病理组织学检查。

二、外阴恶性肿瘤

外阴恶性肿瘤主要发生于老年妇女，尤其 60 岁以上者。外阴恶性肿瘤占女性生殖系统恶性肿瘤的 3%～5%。外阴恶性肿瘤包括来自表皮的癌，如外阴鳞状细胞癌、基底细胞癌、Paget 病、汗腺癌和恶性黑色素瘤；来自特殊腺体的腺癌，例如前庭大腺癌和尿道旁腺癌；来自表皮下软组织的肉瘤，如平滑肌肉瘤、横纹肌肉瘤、纤维肉瘤和淋巴肉瘤。

（一）外阴鳞状细胞癌（vulvar squamous cell carcinoma）

外阴鳞状细胞癌是外阴最常见的恶性肿瘤，占外阴恶性肿瘤的 90%，好发于大、小阴唇和阴蒂。

1. 发病因素　确切的病因不清，可能与下列因素有一定的关系。

（1）人乳头状瘤病毒感染：人乳头状瘤病毒感染与宫颈癌的发生有密切的关系。目前研究发现，人乳头状瘤病毒与外阴癌前病变及外阴癌也有相关性。

（2）外阴上皮内非瘤变：外阴上皮内非瘤变中的外阴鳞状上皮细胞增生及硬化性苔藓合并鳞状上皮细胞增生有一定的恶变率，其恶变率为 2%～5%。有时，对可疑病变需行活检以明确诊断。

（3）吸烟：吸烟抑制了人体的免疫力，导致人体的抵抗力下降，不能抵抗病毒等感染，可导致肿瘤的发生。

（4）与 VIN 关系密切：如 VIN 未及时发现和治疗，可缓慢发展至浸润癌，尤其是 VIN Ⅲ的患者。

（5）其他：性传播性疾病和性卫生不良也与此病的发生有一定的关系。

2. 病理　大体检查：肿瘤可大可小，一般为 1～8cm 直径大小，常为质地较硬的结节，常有破溃而成溃疡，周围组织僵硬。显微镜下可分为：①角化鳞形细胞癌：细胞大而呈多边形，核大而染色深，底部钉脚长短大小和方向不一，多而紊乱，侵入间质。癌细胞巢内有角化细胞和角化珠形成；②非角化鳞形细胞癌：癌细胞常为多边形大细胞，细胞排列紊乱，核质比例大，核分裂多，无角化珠，角化细胞偶见；③基底样细胞癌：由类似鳞形上皮基底层组成。癌细胞体积小，不成熟，核质比例很大。角化细胞偶见或见不到。

3. 临床表现

（1）症状：最常见的症状是外阴瘙痒，外阴疼痛或排尿时灼痛，自可扪及外阴肿块，肿瘤破溃出血和渗液；若肿瘤累及尿道，可影响排尿；偶尔患者扪及腹股沟肿大的淋巴结而就诊。

（2）体征：病灶可发生于外阴的任何部位，常见于大小阴唇。肿瘤呈结节状质硬的肿块，与周围分界欠清。可见破溃和出血。检查时，需注意有无腹股沟淋巴结的肿大，还需注意阴道和宫颈有无病变。

4. 转移途径 以直接浸润和淋巴转移为主，晚期可血行转移。

（1）直接浸润：肿瘤在局部不断增殖和生长，体积逐渐增大，并向周围组织延伸和侵犯：向前方扩散可波及尿道和阴蒂，向后方扩散可波及肛门和会阴，向深部可波及脂肪组织和泌尿生殖膈，向内扩散至阴道。进一步还可累及膀胱和直肠。

（2）淋巴转移：外阴淋巴回流丰富，早期单侧肿瘤的淋巴回流多沿同侧淋巴管转移，而位于中线部位的肿瘤，如近阴蒂和会阴处的淋巴回流多沿双侧淋巴管转移，一般先到达腹股沟浅淋巴结，再回流至腹股沟深淋巴结，然后进入盆腔淋巴结。若癌灶累及直肠和膀胱，可直接回流至盆腔淋巴结。

（3）血行转移：肿瘤细胞进入静脉，常播散至肺和脊柱，也可播散至肝脏。

5. 临床分期 目前，国内多采用 FIGO 的临床分期。

2009 年 FIGO 外阴癌的临床分期：

Ⅰ 局限在外阴或会阴，淋巴结阴性

Ⅰa 肿块≤2cm，间质浸润≤1.0mm

Ⅰb 肿块＞2cm，或间质浸润＞1.0mm

Ⅱ 无论肿瘤大小，累及会阴邻近器官（下 1/3 尿道，1/3 阴道，肛门），淋巴结阴性。

Ⅲ 无论肿瘤大小，伴或不伴会阴邻近器官累及（下 1/3 尿道，1/3 阴道，肛门），淋巴结阳性

Ⅲa（i）一个淋巴结转移，（≥5mm）或（ii）1~2 个淋巴结转移，（＜5mm）

Ⅲb（i）2 个以上淋巴结转移，（≥5mm）或（ii）3 个以上淋巴结转移，（＜5mm）

Ⅲc 阳性淋巴结伴囊外转移

Ⅳ 肿瘤侵犯其他区域（上 2/3 尿道、阴道或远处转移）

Ⅳa 肿瘤侵犯一下部位

（i）上尿道和（或）阴道黏膜膀胱直肠黏膜或累及盆骨

（ii）固定或溃疡型腹股沟淋巴结

Ⅳb 任何远处转移包括盆腔淋巴结转移

6. 诊断

（1）根据患者病史、症状和检查结果，初步得出结果。

（2）活组织检查：在病灶处取活检，送病理学检查。

（3）其他实验室检查：宫颈细胞学检查，CT 或 MRI 了解腹股沟和盆腔淋巴结的情况。必要时可行膀胱镜检查或直肠镜检查，了解有无膀胱黏膜或直肠黏膜的侵犯情况。

7. 鉴别诊断 需与外阴鳞状上皮细胞增生、外阴尖锐湿疣和外阴良性肿瘤相鉴别，确诊需根据活检病理学检查结果。

8. 治疗 外阴癌的治疗强调个体化和综合治疗。对早期患者，在不影响预后的基础上，尽量缩小手术范围，以减少手术创伤和手术的并发症。对晚期的患者则采用手术＋化学治疗＋放射治疗，以改善预后，提高患者的生活质量。

Ⅰa 期：可行外阴的局部广泛切除，不必行腹股沟淋巴结的切除。

Ⅰb 期：可行外阴广泛切除术及单侧或双侧腹股沟淋巴结的切除。

Ⅱ期以上：若可行手术，尽量行手术治疗；如手术难以切除，则可考虑综合治疗，如放疗或化疗。治疗注意点：

（1）手术治疗

1）手术切口：目前一般采用三个切开的手术方式，即：双侧腹股沟各一个切口，广泛女阴切除则为一个切口。

2）若尿道口累及，则可以切除1cm的尿道，一般不影响排尿。

3）腹股沟淋巴结的切除：其处理原则：①同侧腹股沟、股淋巴结切除适用于：侧位型肿瘤，包括间质浸润深度 >1mm 的 T_1 期和所有 T_2 期；②双侧腹股沟、股淋巴结切除适用于：中线型肿瘤；累及小阴唇前部的肿瘤；一侧病灶较大的侧位型肿瘤，尤其是同侧淋巴结阳性者；③术中发现可疑肿大淋巴结并经冷冻病理检查证实淋巴结阳性者，建议仅切除增大的淋巴结，而避免系统的淋巴结切除术，术后给予腹股沟和盆腔放疗；④推荐同时切除腹股沟淋巴结和股淋巴结。股淋巴结位于卵圆窝内股静脉的内侧，切除股淋巴结时不必去除阔筋膜。有研究表明，腹股沟淋巴结阳性者采用腹股沟和盆腔放射治疗的预后优于盆腔淋巴结清扫术（A级证据）。

（2）放射治疗：外阴鳞状细胞癌对放射治疗敏感，但外阴皮肤不易耐受放疗。所以，放射治疗仅在下列情况下应用：肿块大，肿块位于特殊部位如近尿道口或肛门，腹股沟淋巴结有转移。放射治疗一般作为术前缩小病灶或术后辅助治疗。

（3）化学治疗：晚期患者可采用静脉或介入化学治疗。常用的药物有顺铂，博莱霉素及表柔比星等。

9. 预后　预后和肿瘤的分期有密切关系：临床期别早，预后好；肿块小，无转移，预后好；淋巴结无转移，预后好；如有淋巴结转移，则转移的个数和包膜有无累及，均与预后相关。

（二）外阴恶性黑色素瘤（Vulvar melanoma）

外阴恶性黑色素瘤发生率仅次于外阴鳞状细胞癌，最常发生的部位是小阴唇或阴蒂部。

1. 临床表现

（1）症状：外阴瘙痒，以往的色素痣增大，破溃出血，周围出现小的色素痣。

（2）体征：病灶稍隆起，结节状或表面有溃破，黑色或褐色。仔细检查可见肿块周围有小的色素痣。

2. 诊断　根据临床表现及病理检查可明确诊断。

3. 治疗　外阴恶性黑色素瘤的治疗一般采用综合治疗。由于肿瘤病灶一般较小，故可行局部广泛切除，切除的边缘要求离病灶1cm。是否行腹股沟淋巴结清扫术目前仍有争议。有研究认为：如肿瘤侵犯深度超过 1～2mm，则建议行腹股沟淋巴结清扫术。晚期肿瘤考虑给予化疗和免疫治疗。

（三）外阴前庭大腺癌（Bartholin's gland cancer）

外阴前庭大腺癌是一种较少见的恶性肿瘤，常发生于老年妇女。肿瘤既可以发生于腺体，也可以发生在导管。因此，可有不同的病理组织类型，可以为鳞状细胞癌及腺癌，也可以是移行细胞癌或腺鳞癌。

1. 临床表现

（1）症状：患者自可扪及肿块而就诊。早期常无症状，晚期肿瘤可发生出血和感染。

（2）体征：外阴的后方前庭大腺的位置可扪及肿块，早期边界尚清晰，晚期则边界不清。

2. 诊断　早期肿瘤的诊断较困难，与前庭大腺囊肿难以鉴别，需将肿块完整剥出后送病理检查确诊。晚期肿瘤可根据肿瘤发生的部位及临床表现、经肿瘤活检而做出诊断。

3. 治疗　治疗原则为外阴广泛切除术及腹股沟淋巴结清扫术。有研究发现，术后给予放射辅助治疗可降低局部的复发率，如淋巴结阳性，则可行腹股沟和盆腔的放射治疗。

4. 预后　由于前庭大腺位置较深，诊断时临床病期相对较晚，预后较差。

（四）外阴基底细胞癌（vulvar basal cell carcinoma）

外阴基底细胞癌为外阴少见的恶性肿瘤，常发生于老年妇女。病灶常见于大阴唇，也可发生于小阴唇或阴蒂。病理组织学显示：癌组织自表皮的基底层长出，伸向真皮或间质，边缘部有一层栅状排列的基底状细胞；常发生局部浸润，较少发生转移，为低度恶性肿瘤。

1. 临床表现

（1）症状：自可扪及外阴局部肿块，伴局部的瘙痒或烧灼感。

（2）体征：外阴部肿块，边界可辨认，肿块为结节状，若发病时间长，肿块表面可溃破成溃疡。

2. 诊断　根据肿瘤发生的部位及临床表现、肿瘤活检而做出诊断。

3. 治疗　手术为主要治疗手段，可行局部广泛切除术，一般不需行腹股沟淋巴结切除。

4. 预后　预后较好，若肿瘤复发，仍可行复发病灶的切除。

（五）外阴湿疹样癌（vulvar Paget's disease）

外阴湿疹样癌为一种上皮内癌，少见，常发生于老年妇女。癌灶常发生于大阴唇及肛周，有时还可伴有腺癌组织。病理组织学显示：癌灶表皮深处有典型的 Paget 细胞。这种细胞体积大，呈圆形、卵圆形或多边形，胞质透亮，核大，单个或小群的位于表皮层内，周围的鳞状细胞正常。

1. 临床表现

（1）症状：较长时间的外阴瘙痒或烧灼感。

（2）体征：外阴部病灶湿疹样变化，表面有渗出，边界可辨认，周围组织可见皮肤色素的缺失，表面可溃破。

2. 诊断　根据肿瘤发生的部位及临床表现、肿瘤活检病理发现 Paget 细胞而做出诊断。

3. 治疗　手术为主要治疗手段，可行局部广泛切除术，一般不需行腹股沟淋巴结切除。肿瘤细胞生长范围常超出肉眼所见病灶的范围，手术后可能病理报告显示切缘累及，故目前认为，可等待临床可见病灶出现或有症状时再行手术切除。尿道或肛周的肿瘤切除困难，则可行激光治疗。如伴有腺癌，局部切除病灶的边缘至少 1cm，还应行腹股沟淋巴结清扫术。根据病情可选择辅助治疗（放疗或化疗）。

4. 预后　一般预后较好，若肿瘤复发，仍可行复发病灶的再切除。

（邓　晶）

第二节　阴道肿瘤

阴道肿瘤（vaginal tumor）可分为良性与恶性肿瘤，临床上均较少见。良性肿瘤较小时多无症状，而恶性肿瘤则可伴有阴道流血或分泌物异常。

一、阴道良性肿瘤

阴道良性肿瘤非常少见，阴道壁主要是由鳞形上皮、结缔组织和平滑肌组织所组成。因此，良性肿瘤可能源自这些组织：鳞形上皮发生肿瘤则为乳头瘤；平滑肌组织增生成为平滑肌瘤；发生于结缔组织的有纤维瘤、神经纤维瘤、血管瘤等。若肿瘤较小，则患者可无不适，仅在妇科检查时发现。

（一）阴道乳头瘤（vaginal papilloma）

阴道乳头瘤并不常见，可见于阴道的任何部位，呈单灶性或多灶性生长。

1. 临床表现　常无症状，合并感染时出现分泌物增多或出血。妇科检查可发现阴道壁有单灶性或多灶性乳头状突起、质中、大小不等，触之可有出血。

2. 病理

（1）大体所见：呈乳头状突起、质中、大小不等。

（2）显微镜下所见：表面覆有薄层鳞形上皮，中心为纤维结缔组织。

3. 诊断与鉴别诊断　根据临床表现可做出初步诊断。常常需与尖锐湿疣及阴道壁其他良、恶性肿瘤相鉴别，确诊需病理组织学检查。

4. 处理　单纯手术切除，肿瘤需送病理组织学检查。

（二）阴道平滑肌瘤（vaginal leiomyoma）

阴道平滑肌瘤是良性实质性肿瘤，常发生于阴道前壁，呈单个生长。它的发生率远较子宫平滑肌瘤少见。

1. 病理

（1）大体所见：实质性肿块，常为球形，质地偏实。

（2）显微镜下所见：肿瘤由平滑肌细胞组成，中间由纤维结缔组织分隔。

2. 临床表现　临床症状取决于肿瘤大小和生长部位。小的可无症状，大的可产生压迫症状，并有坠胀感或性交困难。妇科检查可扪及阴道黏膜下偏实质的肿块，常有一定的活动度。

3. 诊断与鉴别诊断　根据临床表现可做出基本诊断，在临床上需与阴道纤维瘤、阴道平滑肌肉瘤等鉴别，确诊需病理组织学检查。

4. 处理　行肿瘤摘除术，即切开阴道黏膜，将肌瘤剥出，并将肿瘤送病理组织学检查。

（三）其他少见的肿瘤

除上述两种良性的肿瘤外，尚可见其他良性肿瘤，例如纤维瘤、血管瘤、脂肪瘤、颗粒细胞成肌细胞瘤和神经纤维瘤等。不管是哪一种肿瘤，均应予以切除，并将切除之肿瘤送病理检查以明确诊断。

二、阴道恶性肿瘤

阴道恶性肿瘤包括原发性恶性肿瘤和继发性恶性肿瘤，后者发生率远多于前者。

（一）原发性阴道恶性肿瘤

原发性阴道恶性肿瘤有鳞状细胞癌、透明细胞腺癌、恶性黑色素瘤和肉瘤。

【原发性阴道鳞状细胞癌（primary vaginal squamous cell cancer）】

简称原发性阴道癌，较外阴癌和宫颈癌少见，国外学者估计阴道癌与宫颈癌之比为1：45，与外阴癌之比为1：3。据统计，每年阴道癌的发生率约为5/100万。

1. 发病因素　确切的发病原因尚不清楚，可能与下列因素有关。

（1）年龄因素：流行病学调查发现年龄是最重要的因素，发病高峰年龄段为60～70岁。

（2）阴道黏膜的局部慢性刺激：有作者认为，放置子宫托或子宫脱垂与肿瘤发生有一定关系。Way报道9%（4/44）、Rutledge报道6%（6/101）、Herbst报道4%（3/68）和Ledward报道14%（3/21）的患者有应用子宫托史。Whehon观察到7.7%的患者伴有子宫脱垂。

（3）绝大多数肿瘤发生于阴道上1/3，提示液体或细胞碎片积聚于后穹隆成为肿瘤刺激原长期刺激而发生肿瘤。

（4）与子宫切除及盆腔放射治疗有关：Benedet曾对136例阴道原位癌进行分析，发现71%的患者有全子宫切除的病史、15%因生殖道肿瘤而行盆腔放射治疗。

2. 病灶部位　最常发生的部位是阴道上1/3处。Plentl等复习了大量的病例后发现阴道癌的分布情况如下：51%为阴道上1/3处；19%为阴道中段；30%为阴道下1/3。同时发现，60%发生于阴道后壁、25%发生于阴道前壁、15%发生于阴道侧壁。

3. 病理

（1）大体所见：肿瘤可呈结节样、菜花样及硬块，有时可见溃疡。

（2）显微镜下所见：原发性阴道癌可分为角化大细胞癌、非角化大细胞癌和低分化梭形细胞癌。以非角化大细胞癌多见。

4. 临床表现

（1）阴道流血：大约60%的患者主诉无痛性阴道流血，表现为点滴状阴道流血，有时也可有多量流血。20%的患者主诉阴道排液（伴或不伴阴道流血）、50%有疼痛、5%～10%患者在初次检查时无症状。70%的患者出现症状在6个月之内。

（2）阴道排液增多：这与肿瘤表面坏死组织感染或分泌物刺激有关。排液可为水样、米汤样或混有血液。有症状的患者75%为晚期。

（3）体征

1）肿瘤外观可表现为：①外生性（息肉样，乳头状）；②内生性（硬结，浸润）；③扁平病灶。最常见的是外生性，扁平病灶最少见。浸润性病灶发展最快，预后也最差。

2）阴道肿瘤在初次检查时常容易漏诊，造成漏诊的原因是：①检查欠仔细，没有检查全部阴道黏膜；②窥阴器的叶片遮住了微小的病灶。Frick等报道漏诊率19%（10/52），诊断延误3～12个月。

（4）早期病例即可发生黏膜下浸润和邻近器官的浸润，而溃疡的形成则较晚。早期时肿瘤常向腔内生长，随后向阴道外扩展，最后有破坏浸润性生长。常见周围组织表现有炎性反应，有时可见到局部类似广泛浸润，而实际上肿瘤仍局限于阴道及其附属结构。

5. 诊断　确诊需病理组织学检查。检查时需注意：

（1）用窥阴器及扪诊仔细地探查整个阴道黏膜，并记录发病的部位及病灶的大小。有时需在麻醉下行检查，作阴道镜和直肠镜检查对分期有帮助。同时应认真检查宫颈、外阴和尿道,如发现在上述部位有肿瘤,就不能作原发性浸润性阴道癌的诊断,而且还需要排除转移病灶。

(2) 双合诊对估计病变的范围是重要的,如病灶累及阴道周围组织的范围、直肠阴道隔的浸润、盆壁浸润等,肿瘤及其边缘和宫颈应常规行活检。

(3) 检查时还需注意双侧腹股沟淋巴结转移的可能性,应根据组织学检查结果才能确诊有无转移。

原发性阴道癌的诊断标准:①原发病灶在阴道;②宫颈活检未发现恶性肿瘤;③其他部位未发现肿瘤。

6. 临床分期 目前主要采用 FIGO 分期。

0 原位癌;上皮肉瘤变 3 级

Ⅰ 癌灶局限于阴道壁

Ⅱ 癌灶扩展到阴道壁下组织但未达盆壁

Ⅱ 癌灶扩展到阴道壁下组织但未侵犯宫旁及阴道旁组织

Ⅱb 癌灶扩展到宫旁组织但未达骨盆壁

Ⅲ 癌灶扩展到骨盆壁

Ⅳ 癌灶扩展超出真骨盆或累及膀胱、直肠黏膜

Ⅳa 癌侵犯邻近器官

Ⅳb 痛转移到远处器官

7. 转移途径 阴道癌的转移途径主要是直接浸润和淋巴转移。阴道壁组织血管及淋巴循环丰富,且黏膜下结缔组织疏松,使肿瘤易迅速增大并转移。

(1) 直接浸润:阴道前壁癌灶向前累及膀胱及尿道,后壁病灶向后可累及直肠及直肠旁组织,向上累及宫颈,向外累及外阴,向两侧累及阴道旁组织。

(2) 淋巴转移:阴道上 1/3 淋巴引流到盆腔淋巴结,进入腹下、闭孔、骶前等淋巴结;阴道下 1/3 则与外阴癌相同,引流到腹股沟淋巴结,偶尔可能转移到髂外淋巴结;阴道中 1/3 则可经上下两途径引流。

8. 治疗 原发性阴道癌的治疗必须个体化。由于阴道位于膀胱和直肠中间,阴道壁很薄,很容易转移至邻近的淋巴和支持组织,以及应用放射治疗技术的困难性,如此种种,使阴道癌成为难以治疗的恶性肿瘤之一。

(1) 治疗方法的选择依据:①疾病的期别;②肿瘤的大小;③位于阴道的部位;④是否有转移;⑤如患者年轻应尽量考虑保存阴道功能。

(2) 手术治疗:根据肿瘤的期别及患者的具体情况,可选择不同的手术范围及方式。

1) 手术适应证

a. 阴道任何部位的较浅表的病灶。

b. 阴道上段较小的肿瘤。

c. 局部复发病灶(尤其是放射治疗后)。

d. 腹股沟淋巴结转移病灶。

e. 近阴道口较小的病灶。

f. 晚期肿瘤放射治疗后病灶缩小,可考虑行手术治疗。

2）手术范围及方式

a. Ⅰ期患者病变位于阴道后壁上部，若子宫仍存在，应行广泛子宫切除术，部分阴道切除术及盆腔淋巴结清扫术。如果患者以前已行子宫切除术，则可行广泛性上部阴道切除和盆腔淋巴结清扫术。

b. Ⅳa期患者，尤其是患者有直肠阴道瘘或膀胱阴道瘘，合适的治疗是全盆腔清除术。Eddy报道了6例Ⅳa期患者有3例5年无瘤生存。治疗方式为先行放射治疗，然后行前或全盆腔清除术。

c. 放射治疗后复发的患者需切除复发灶，同时给予全盆腔清除术。

d. 一些年轻的需行放射治疗的患者，治疗前可给予剖腹探查。目的是：①行卵巢移位术；②手术分期；③切除肿大的淋巴结。

e. 近阴道口较小的病灶，可行广泛外阴切除术 + 腹股沟深、浅淋巴结清除术。

3）手术注意点

a. 严格掌握手术适应证。

b. 根据病变范围选择合适的手术范围。

c. 年轻患者如希望保留阴道功能可行皮瓣重建阴道术。

e. 年龄大、病期晚的患者行广泛手术需慎重。

4）手术并发症：除一般的手术并发症外，由于阴道的解剖、组织学特点、与直肠、尿道的密切关系，使阴道手术较其他手术更容易损伤尿道及直肠，形成膀胱阴道瘘或尿道阴道瘘、直肠阴道瘘。术后阴道狭窄也可能影响年轻患者的性功能。

（3）放射治疗：由于阴道和膀胱及直肠非常接近，常需行广泛手术，甚至盆腔清除术和尿道和（或）肠造瘘术，若年龄大的患者不适宜这类手术，则可采用放射治疗。虽然，放射治疗也有并发症，但放射治疗有以下特点：①全身危险性较小；②有可能保存膀胱、直肠及阴道；③治愈率与宫颈和子宫内膜癌的放射治疗效果相似。

腔内照射和外照射不同联合方案可改善治疗效果。根据放射的质量及病灶大小及部位选择不同的放射源。

接受放射治疗的6%～8%患者可出现一些严重的并发症，如直肠、阴道狭窄和直肠阴道瘘，膀胱阴道瘘及盆腔脓肿。最严重的并发症常常发生于晚期患者、并且与肿瘤进展有关。轻微的并发症非常常见，包括阴道和宫旁组织纤维化、放射性膀胱炎和直肠炎、尿道狭窄、局部坏死。放射治疗Ⅰ～Ⅳ期的5年存活率为50%。

随着肿瘤期别的增加死亡率上升。Ⅰ期死亡率大约为10%，Ⅱ期为50%，Ⅲ期加Ⅳ期约80%。Ⅰ期复发80%发生于48个月内，Ⅱ期为30个月，Ⅲ期和Ⅳ期为18个月内。

因此，原发性阴道鳞形细胞癌期别对预后有重要的意义，直接影响患者的生存率和复发率。由此，也说明了肿瘤早期诊断及治疗的重要性。

【阴道透明细胞腺癌（vaginal clear cell adenocarcinoma）】

发生于阴道的透亮细胞癌并不常见。大多数阴道透明细胞腺癌患者的发病年龄为18～24岁。一般认为患者在胚胎期暴露于乙底酚，尤其是孕18周以前。大约70%的阴道透明细胞癌患者其母亲孕期曾服用雌激素，阴道腺病与阴道透明细胞癌有一定的关系。

1. 病理　大体检查可见肿瘤呈息肉状或结节状，有的呈溃疡；显微镜下可见癌细胞胞质透亮，细胞结构排列呈实质状，可呈腺管状、囊状、乳头状及囊腺型。

2. 临床表现　20％的患者无自觉症状，一旦出现症状，常主诉异常阴道流血，量时多时少。有时，由于肿瘤造成的阴道流血常常被误诊为无排卵性功能失调性子宫出血而未予重视。白带增多也是常见的症状。在窥视检查时可见息肉样、结节状或乳头状赘生物、表面常有溃疡、大小不一，甚至有 10cm 直径大小的肿块。常向腔内生长，深部浸润不常见，最常发生于上 1/3 阴道前壁。应用窥阴器检查时，必须旋转 90°，以便看清整个阴道壁的情况。阴道镜检查是有效的辅助诊断方法，确诊需根据病理检查结果。

3. 治疗　目前尚无有效的治疗方案，必须考虑能否保留阴道功能和卵巢功能。因此，如病灶侵犯阴道上段，应行广泛子宫切除、部分阴道切除和盆腔淋巴结清扫术。卵巢正常者可以保留。晚期病例，放射治疗也是有一定效果的，应行全盆腔外照射及腔内放射治疗。年轻患者如需行全阴道切除术，应同时考虑重建阴道，阴道重建可应用厚皮瓣建立。近年来有采用化学治疗的报道，但因例数较少，很难判断疗效。常用药物有 CTX、VCR、5 - FU、MTX、黄体酮制剂等。

4. 预后　与疾病的期别、组织学分级、病灶大小、盆腔淋巴结是否转移有关，其中以疾病的期别最为重要。盆腔淋巴结阳性率可达 15％，复发及死亡常发生于淋巴结转移的患者。

【阴道恶性黑色素瘤（vaginal malignant melanoma）】

是第二位常见的阴道恶性肿瘤，占所有阴道恶性肿瘤的 3％ ~ 5％。原发肿瘤常由于阴道黑痣引起。

阴道黑色素瘤发病的高峰年龄为 50 ~ 60 岁，年龄范围 22 ~ 83 岁。本病的死亡率高，5 年生存率为 15％ ~ 20％。

1. 发病原因　关于恶性黑色素瘤的来源有三种意见：

（1）来自原有的痣，尤其为交界痣是恶性黑色素瘤的主要来源。

（2）来自恶性前期病变（恶性雀斑）。

（3）来自正常皮肤。

至于恶变的原因尚有争论，一般认为与内分泌和刺激有密切关系。文献报道恶性黑色素瘤的发病与种族、免疫系统状态及遗传有关。有人认为免疫系统状态是一个附加因素，将决定一个除了有遗传倾向的人是否最后发生恶性黑色素瘤，任何免疫缺陷都可能是一个触发因素。一些恶性黑色素瘤具有遗传性，称为遗传性黑色素瘤或家族性恶性黑色素瘤。恶性黑色素瘤患者的近亲中恶性黑色素瘤的发生率尤其高。

2. 病理

（1）大体所见：在黏膜表面形成黑色或棕黑色肿块，肿块大小不定，有时在肿块表面有溃疡，仔细检查可发现在主要肿瘤的四周有多个小的子瘤，为瘤组织向外浸润所致。

（2）显微镜下所见：瘤细胞形状不一，呈圆形、多角形及梭形。并呈各种排列，成串、假腺泡样或成片，胞浆较透明，内含黑素颗粒，以及表皮真皮交界处上皮细胞团生长活跃现象都有助于诊断。如无黑素，可用特殊染色来检测，包括 Fontana 组化染色、新鲜组织做多巴反应及酪氨酸酶反应、用免疫组织化学以 HMB45 来检测。

3. 临床表现

（1）症状：常为阴道流血（65％），阴道异常分泌物（30％）和阴道肿块（20％）。阴道肿块易发生溃疡，常常导致感染及分泌物混浊。如出现坏死，则患者的阴道分泌物中有异常组织并含有污血。其他的症状有疼痛、解尿不畅、排便不畅、下腹部不适及腹股沟扪及肿块。自出现症状到诊断明确平均时间约为 2 个月。

（2）体征：阴道黑色素瘤可发生于阴道的任何部位，最常见发生于下 1/3 的阴道前壁。肿瘤常呈乳头状及息肉样生长，可伴溃疡及坏死。肿瘤表面通常为蓝黑色或黑色，仅 5% 表面为无色素。病灶周围常常有小的卫星病灶。Morrow 等报道，初次检查时 70% 肿瘤的直径 >2cm。必须彻底检查生殖道或生殖道外的原发部位，因为较多的阴道黑色素瘤是转移性的而不是原发的。

4. 治疗　阴道恶性黑色素瘤的治疗原则首选手术。

（1）手术治疗：手术范围应根据病灶的部位、大小、深浅而决定。对可疑病例一定要做好广泛手术的准备工作，然后做局部切除送冰冻检查。根据冷冻检查结果决定手术范围。如病灶位于阴道上段，除切除阴道外，还需作广泛子宫切除及双侧盆腔淋巴结清除术。如病灶位于阴道下段，在阴道口附近，则需作阴道切除术及双侧腹股沟淋巴结清扫术。如病变晚、浸润深，则可能需行更广泛的手术，如前、后或全盆腔清扫术。

（2）放射治疗：阴道恶性黑色素瘤对放射治疗不十分敏感，因此，放射治疗不宜作为首选的治疗方法。转移及复发的患者可采用放射治疗，可以起到姑息及延长生命的作用。

（3）化学治疗：作为手术治疗后的辅助治疗，起到消除残存病灶的作用，以提高生存率。

（4）免疫治疗：近年来，免疫治疗恶性黑色素瘤取得较好的疗效。应用 γ - 干扰素或白细胞介素治疗，也有应用非特异的免疫治疗如卡介苗。

5. 预后　阴道恶性黑色素瘤的预后较差，肿瘤生长非常迅速，短期内肿瘤可发生腹股沟淋巴结转移。有报道，患者 5 年生存率不到 20%，而阴道鳞状细胞癌的 5 年生存率可达 50%。

【阴道肉瘤（vaginal sarcoma）】

极为罕见，仅占阴道恶性肿瘤的 2% 以下。可发生于任何年龄的女性，从幼女到老年，文献报道最年轻的患者仅 13 个月。其发生年龄有两个高峰：一是在 5 岁以前，二是在 50 ~ 60 岁之间。阴道肉瘤常见以下类型。

1. 平滑肌肉瘤（leiomyosarcoma）　在成年人，平滑肌肉瘤是最常见的阴道肉瘤，但仅占所有阴道肿瘤中很少的比例。它常发生在阴道上段的黏膜下组织。显微镜下可见：梭形细胞，核异型，分裂象多，一般分裂象大于 5/10 高倍镜；细胞不典型。预后与组织学分级、分裂象的多少有关，分裂象多则提示预后差。平滑肌肉瘤经淋巴或血行转移，以血行转移更常见。

（1）临床表现：患者常主诉阴道有块物，伴阴道或直肠疼痛，阴道血性排液等。阴道块物大小不一，直径为 3 ~ 10cm，增大的肿瘤可以充塞阴道，甚至脱向外阴。如肿瘤表面破溃则有阴道流血及白带增多。肿瘤充塞阴道时可影响性生活及下腹与阴道胀痛等。

（2）治疗：治疗原则与其他女性生殖道平滑肌肉瘤相同。首选手术治疗，化疗及放疗作为辅助治疗。

局部广泛切除，如肿瘤位于阴道上段则加行广泛子宫及盆腔淋巴结清扫术。如病情较晚期，则可加行邻近器官的切除（膀胱或直肠）。辅助应用化疗和放疗有一定的价值。

2. 胚胎横纹肌肉瘤（embryonal rhabdomyosarcoma）　胚胎横纹肌肉瘤，又称葡萄状肉瘤（sarcoma botryoides），是发生于婴儿阴道的最常见的恶性肿瘤：肿瘤起源于上皮下结缔组织，肿瘤并不仅可发生于阴道，也可发生于泌尿生殖道及生殖道以外的组织。若发生于阴道，则多见于阴道顶或阴道上部的前壁。

（1）发病机理：具体发病机理尚不清楚。Nilms 等认为胚胎横纹肌肉瘤系米勒管发育异常所致。但 Willis 则认为其来源于成熟肌原组织，或为具有迷走分化能力的中胚叶组织。肉瘤中可见中胚叶的成分，尤其是含有胚胎性横纹肌，故名。

（2）病理

1）大体所见：多个息肉样突出，可充满整个阴道，有时突出于阴道口外，肿瘤组织疏松。阴道前壁病灶多于后壁病灶。

2）显微镜下所见：表面黏膜下有一层组织较致密，内有较深染的异型梭形细胞，较为密集，称为形成层，为组织形态特征之一；疏松的黏液样组织中，常可找到横纹肌母细胞和胚胎性横纹肌细胞。

（3）临床表现

1）症状：初起时可无症状，随着肿瘤的发展，阴道流血是最常见的症状。点滴出血是第一条线索。有时在哭吵、咳嗽或大便后阴道流血。

2）体征：初次检查时可发现息肉样组织。常将其误诊为炎性息肉、阴道炎。肿瘤漫延至阴道口时，可见透亮、水肿的葡萄状息肉或息肉状组织。

必须强调妇科检查很重要。不管患者的年龄大小，只要有异常的阴道流血，就必须行妇科检查（检查前须征得患者家属同意），包括内、外生殖器的窥视和扪诊。婴儿的检查必须在麻醉下进行。用小扩鼻器扩张阴道后进行检查。肿块常位于阴道上 2/3 前壁。肿瘤首先向阴道腔内生长，随后浸润破坏扩展至阴道旁结缔组织，并可转移到身体的其他部位，最常转移至局部淋巴结、肺及肝脏。

肿瘤生长很快，在出现症状后 3 个月之内就可引起患者的死亡。如果不治疗，大多数患者在出现症状后 9～18 个月死亡。患者的预后与诊断时疾病的期别和所选择的治疗方式密切有关。

（4）诊断：胚胎横纹肌肉瘤恶性程度高，发展快，一般从患者出现症状到死亡的间隔时间为 9～18 个月，也有在症状发生后 3 个月内即死亡者。所以早期诊断至关重要。一般根据上述症状及体征，诊断并不困难，但最后诊断需根据病理检查。

（5）治疗：现常应用联合治疗。以手术治疗为主，辅以放射治疗和化学治疗。手术应采用根治术，因为：①本病发展快，如不治疗多在一年内死亡；②该肿瘤可能为多中心（在阴道、膀胱、宫颈及宫腔等）发生，治疗失败都是因为肿瘤复发；③远处转移出现晚，并不常见。

根治术范围为全子宫、全阴道、部分外阴切除和盆腔淋巴结清扫术。晚期患者必要时需作全盆腔清除术。单纯手术治疗效果欠佳。自 20 世纪 70 年代以来，放疗和化疗的迅速发展故提出综合治疗的方法。手术范围可根据病灶的范围适当选择相对较小的根治性手术。术前采用化疗或低剂量放射治疗（肿瘤剂量 40～50cGy）。所采用的化疗药物是长春新碱，放线菌素 D 和环磷酰胺（VAC）。应用综合治疗，有可能保留膀胱和直肠。应用联合治疗的患者的 5 年生存率高达 75%。目前已不再强调必须行根治性盆腔清扫术。

（6）预后：肿瘤生长很快，在出现症状后 3 个月之内就可引起患者的死亡。如果不治疗，大多数患者在出现症状后 9 ~ 18 个月死亡。患者的预后与诊断时疾病的期别和所选择的治疗方式密切有关。

重要的可影响预后的因素为：①疾病的程度（即局部、区域或扩散）；②治疗时间，从症状出现到治疗的时间越短，预后愈好；③首次治疗的彻底性，采用广泛的病灶切除及淋巴结清扫术，可提高生存率。Hilgers 报道 5 年生存率可提高至 50%。

（二）继发性阴道恶性肿瘤

由于发生于阴道的继发性肿瘤远多于原发性肿瘤，因此，如诊断为阴道恶性肿瘤，首先需排除转移性肿瘤的可能。肿瘤不仅仅来自于生殖道的肿瘤如子宫内膜、卵巢、宫颈的肿瘤会转移至阴道；也可源自其他脏器的肿瘤，如肾脏、乳房、直肠和胰腺的肿瘤。有时因发现阴道部位的转移肿瘤，经检查后才发现其原发性肿瘤。

（刘　青）

第三节　子宫肌瘤

子宫肌瘤是女性生殖器中最常见的一种良性肿痛，由平滑肌及结缔组织组成，多见于 30 ~ 50 岁妇女，20 岁以下少见。根据尸检资料，35 岁以上的女性，约 20% 有大小不等的子宫肌瘤。因肌瘤多无或很少有症状，临床发病率远低于肌瘤真实发病率。

一、发病相关因素

确切病因尚未明了，可能涉及正常肌层的体细胞突变、性激素及局部生长因子间的相互作用。因肌瘤好发于生育年龄，青春期前少见；在妊娠、外源性高雌激素作用下，肌瘤生长较快；抑制或降低雌激素水平的治疗可使肌瘤缩小；绝经后停止生长，萎缩或消退，提示其发生可能与女性激素相关。生物化学检测证实肌瘤中雌二醇的雌酮转化率明显低于正常肌组织；肌瘤中雌激素受体（ER）浓度明显高于周边肌组织，故认为肌瘤组织局部对雌激素的高敏感性是肌瘤发生的重要因素之一。此外研究证实孕激素有促进肌瘤有丝分裂活动、刺激肌瘤生长的作用，肌瘤组织较周边肌组织中孕激素受体浓度升高，分泌期的子宫肌瘤标本中分裂象明显高于增殖期的子宫肌瘤。细胞遗传学研究显示 25% ~ 50% 子宫肌瘤存在细胞遗传学的异常，包括从点突变到染色体丢失和增多的多种染色体畸变，首先是单克隆起源的体细胞突变，并对突变肌细胞提供一种选择性生长优势；其次是多种与肌瘤有关的染色体重排。常见的有 12 号和 14 号染色体长臂片段易位、12 号染色体长臂重排、7 号染色体长臂部分缺失等。分子生物学研究提示子宫肌瘤由单克隆平滑肌细胞增殖而成，多发性子宫肌瘤由不同克隆细胞形成。还有研究认为，一些生长因子在子宫肌瘤的生长过程中可能起着重要作用，如胰岛素样生长因子（IGF）Ⅰ和Ⅱ、表皮生长因子（EGF）、血小板衍生生长因子（PDGF）A 和 B 等。

二、分类

1. 按肌瘤生长部位　分为宫体肌瘤（90%）和宫颈肌瘤（10%）。
2. 按肌瘤与子宫肌壁的关系　分为 3 类：
（1）肌壁间肌瘤（intramural myoma）：占 60% ~ 70%，肌瘤位于子宫肌壁间，周围均被肌层包围。

（2）浆膜下肌瘤（subserous myoma）：约占20%，肌瘤向子宫浆膜面生长，并突出于子宫表面，肌瘤表面仅由子宫浆膜覆盖。若瘤体继续向浆膜面生长，仅有一蒂与子宫相连，称为带蒂浆膜下肌瘤，营养由蒂部血管供应。若血供不足，肌瘤可变性坏死。如蒂扭转断裂，肌瘤脱落形成游离性肌瘤。如肌瘤位于宫体侧壁向宫旁生长突出于阔韧带两叶之间称阔韧带肌瘤。

（3）黏膜下肌瘤（submucous myoma）：占10% ~ 15%。肌瘤向宫腔方向生长，突出于宫腔，仅为黏膜层覆盖。黏膜下肌瘤易形成蒂，在宫腔内生长犹如异物，常引起子宫收缩，肌瘤可被挤出宫颈外口而突入阴道。

3. 子宫肌瘤常为多个　以上各类肌瘤可单独发生亦可同时发生。2个或2个部位以上肌瘤发生在同一子宫者，称为多发性子宫肌瘤。

此外，还偶见生长于圆韧带、阔韧带、宫骶韧带。

三、临床表现

1. 症状　多无明显症状，仅在体检时偶然发现。症状与肌瘤部位，有无变性相关，而与肌瘤大小、数目关系不大。常见症状有：

（1）经量增多及经期延长：多见于大的肌壁间肌瘤及黏膜下肌瘤者，肌瘤使宫腔增大子宫内膜面积增加，并影响子宫收缩可有经量增多、经期延长等症状。此外肌瘤可能使肿瘤附近的静脉受挤压，导致子宫内膜静脉丛充血与扩张，从而引起月经过多。黏膜下肌瘤伴坏死感染时，可有不规则阴道流血或血样脓性排液。长期经量增多可导致继发贫血、乏力、心悸等症状。

（2）下腹包块：肌瘤初起时腹部摸不到肿块，当肌瘤逐渐增大使子宫超过了3个月妊娠大小较易从腹部触及。肿块居下腹正中部位，实性、可活动、无压痛、生长缓慢。巨大的黏膜下肌瘤脱出阴道外，患者可因外阴脱出肿物来就医。

（3）白带增多：肌壁间肌瘤使宫腔面积增大，内膜腺体分泌增多，并伴有盆腔充血致使白带增多；子宫黏膜下肌瘤一旦感染可有大量脓样白带，如有溃烂、坏死、出血时可有血性或脓血性有恶臭的阴道溢液。

（4）压迫症状：子宫前壁下段肌瘤可压迫膀胱引起尿频、尿急；子宫颈肌瘤可引起尿困难、尿潴留；子宫后壁肌瘤（峡部或后壁）可引起下腹坠胀不适、便秘等症状。阔韧带肌瘤或宫颈巨型肌瘤向侧向发展嵌入盆腔内压迫输尿管使上泌尿路受阻，形成输尿管扩张甚至发生肾盂积水。

（5）其他：常见下腹坠胀、腰酸背痛，经期加重。患者可引起不孕或流产。肌瘤红色变性时有急性下腹痛，伴呕吐、发热及肿瘤局部压痛；浆膜下肌瘤蒂扭转可有急性腹痛；子宫黏膜下肌瘤由宫腔向外排出时也可引起腹痛。

2. 体征　与肌瘤大小、位置、数目及有无变性相关。大肌瘤可在下腹部扪及实质性不规则肿块。妇科检查子宫增大，表面不规则单个或多个结节状突起。浆膜下肌瘤可扪及单个实质性球状肿块与子宫有蒂相连。黏膜下肌瘤位于宫腔内者子宫均匀增大；黏膜下肌瘤脱出子宫颈外口，检查即可看到子宫颈口处有肿物，粉红色，表面光滑，宫颈四周边缘清楚。如伴感染时可有坏死、出血及脓性分泌物。

四、诊断及鉴别诊断

根据病史及体征诊断多无困难。个别患者诊断困难可采用 B 型超声检查、宫腔镜、子宫输卵管造影等协助诊断。应与下列疾病鉴别：

1. 妊娠子宫 应注意肌瘤囊性变与妊娠子宫先兆流产鉴别。妊娠时有停经史，早孕反应，子宫随停经月份增大变软，借助尿或血 hCG 测定、B 型超声可确诊。

2. 卵巢肿瘤 多无月经改变，呈囊性位于子宫一侧。在某些特定的情况下，两者可能难以鉴别。浆膜下肌瘤可能误诊为卵巢实体或部分实体肿瘤，囊性变的浆膜下肌瘤与卵巢囊肿可能在一般临床检查不易区别。B 超检查有时可以鉴别浆膜下肌瘤、阔韧带肌瘤与卵巢肿瘤，扫描时，应特别注意寻找卵巢与肿块、子宫与肿块的关系。最可靠的方法是采用腹腔镜检查，腹腔镜兼有诊断与治疗的作用。注意实质性卵巢肿瘤与带蒂浆膜下肌瘤鉴别，肌瘤囊性变与卵巢囊肿鉴别。

3. 子宫腺肌病 局限型子宫腺肌病类似子宫肌壁间肌瘤，质硬，亦可有经量增多等症状。也可使子宫增大，月经增多。但子宫腺肌病有继发性渐进性痛经史，子宫多呈均匀增大，很少超过 3 个月妊娠大小，有时经前与经后子宫大小可有变化。有时子宫肌腺病可和子宫肌瘤并存。B 超检查是鉴别子宫肌腺病与子宫肌瘤常用的实验室检查，阴道 B 超、彩色多普勒，特别是经阴道进行彩色多普勒超声检查等的应用可以提高两者鉴别的准确性。两者鉴别有时较困难。

4. 子宫内膜息肉 主要表现为月经量多、经期延长及不规则阴道流血等症状，这些症状与子宫黏膜下肌瘤有相似之处，特别是 B 超检查均显示出有宫腔内占位。一般可通过经阴道彩色多普勒超声检查或经阴道宫腔声学造影来进行区别。最为可靠鉴别子宫内膜息肉及子宫黏膜下肌瘤的方法是进行宫腔镜检查。不论诊断或治疗，宫腔镜均是该病的最好选择。

5. 功能失调性子宫出血 主要表现为不规则阴道出血，临床症状与子宫肌瘤有相似之处。较大的肌瘤、子宫明显增大、多发性肌瘤、子宫增大不规则，以及浆膜下肌瘤、子宫表面有结节性突出等情况，一般不会与功血相混淆。鉴别较困难者为子宫肌瘤小，而出血症状又比较明显的病例。一方面是症状相似，均可出现月经过多或不规则出血。另一方面，功血患者有时子宫亦略大于正常。通过 B 超、诊断性刮宫或宫腔镜检查可以对两者进行鉴别诊断。

6. 子宫恶性肿瘤

（1）子宫肉瘤：好发于老年妇女，生长迅速，侵犯周围组织时出现腰腿痛等压迫症状。有时从宫口有息肉样赘生物脱出，触之易出血，肿瘤的活组织检查有助于鉴别。

（2）宫颈癌：有不规则阴道流血及白带增多或不正常排液等症状，外生型较易鉴别，内生型宫颈癌则应与宫颈管黏膜下肌瘤鉴别。宫颈黏膜下肌瘤突出宫颈口、并伴有坏死感染时，外观有时很难与宫颈癌区别，但阴道检查可发现前者肿瘤仍较规则，有时尚可扪及根蒂。可借助于 B 型超声检查、宫颈细胞学刮片检查、宫颈活组织检查、宫颈管搔刮及分段诊刮等鉴别。

（3）子宫内膜癌：以绝经后阴道流血为主要症状，好发于老年妇女，子宫呈均匀增大或正常，质软。应该强调指出，子宫肌瘤合并子宫内膜癌，远较肌瘤合并宫颈癌为多，也比子宫肌瘤本身癌变为多。因此，子宫肌瘤患者，应警惕合并子宫内膜癌，特别是年龄偏大的患者。不少研究指出，对临床诊断为子宫肌瘤的患者，术前应常规进行诊断性刮宫，因为即使宫颈细胞学阴性者，亦可能发现意料之外的子宫内膜癌。

7. 其他 卵巢巧克力囊肿、盆腔炎性包块、子宫畸形等可根据病史、体征及 B 型超声检查鉴别。

五、治疗

治疗应根据患者年龄，生育要求，症状及肌瘤的部位、大小、数目全面考虑。

1. 随访观察 肌瘤小（<5cm），无症状或症状轻微，一般不需治疗，特别是近绝经期妇女，绝经后肌瘤多可萎缩或逐渐消失。每 3~12 个月随访一次，行妇科检查和（或）B 型超声检查均可。若肌瘤明显增大或出现症状，则可考虑进一步治疗。对未孕的患者，尤其要重视定期随访，以免对今后妊娠产生不良影响。

2. 药物治疗 肌瘤小于 2 个月妊娠子宫大小，症状轻，近绝经年龄或全身情况不宜手术者或在手术前控制肌瘤的大小以减少手术难度，可给予药物对症治疗。但因为是非根治性治疗，停药后一般肌瘤会重新增大。

（1）雄激素：可对抗雌激素，使子宫内膜萎缩；也可直接作用于子宫，使肌层和血管平滑肌收缩，从而减少子宫出血。近绝经期应用可提前绝经。常用药物：丙酸睾酮 25mg 肌注，每 5 日 1 次，经期 25mg/d，共 3 次，每月总量不超过 300mg，可用 3~6 个月；甲睾酮 10mg/d，舌下含服，连用 3 个月。

（2）促性腺激素释放激素类似物（GnRHa）：采用大剂量连续或长期非脉冲式给药可产生抑制 FSH 和 LH 分泌作用，降低雌二醇到绝经水平，以缓解症状并抑制肌瘤生长使其萎缩。但停药后又逐渐增大到原来大小。一般应用长效制剂，间隔 4 周皮下注射 1 次。常用药物有亮丙瑞林（leuprorelin）每次 3.75mg，或戈舍瑞林（goserelin）每次 3.6mg。目前临床多用于：①术前辅助治疗 3~6 个月，待控制症状、纠正贫血、肌瘤缩小后手术，降低手术难度，减少术中出血，避免输血；②对近绝经期患者有提前过渡到自然绝经作用；③因子宫肌瘤引起不孕的患者，孕前用药使肌瘤缩小以利自然妊娠。用药 6 个月以上可产生绝经期综合征，骨质疏松等副作用，故长期用药受限。有学者指出，在 GnRHa 用药 3 个月加用小剂量雌孕激素，即反向添加治疗（add-backtherapy），能有效减少症状且可减少这种副作用。

（3）其他药物：米非司酮（mifepristone）为人工合成的 19-去甲基睾酮衍生物，具有强抗孕酮作用，亦可用于子宫肌瘤治疗。一般从月经周期第 2 天开始，10~25mg/d 口服，连续服用 6 个月，作为术前用药或提前绝经使用。但停药后肌瘤会重新增大，且不宜长期使用，以防其拮抗糖皮质激素的副作用。目前，有关该药治疗子宫肌瘤的机理、剂量及疗效，尚在探索之中。此外，在子宫肌瘤出血期，若出血量多，还可用子宫收缩剂（缩宫素）和止血药（如妥塞敏、酚磺乙胺、巴曲酶等）。但值得注意的是，子宫肌瘤患者可合并内膜病变，需注意排除。

3. 手术治疗 适应证为：子宫大于 10 周妊娠大小、月经过多继发贫血、有膀胱、直肠压迫症状或肌瘤生长较快疑有恶变者、保守治疗失败、不孕或反复流产排除其他原因。手术途径可经腹、经阴道或宫腔镜及腹腔镜辅助下手术。术式有：

（1）肌瘤切除术（myomectomy）：系将子宫肌瘤摘除而保留子宫的手术。适用于 40 岁以下希望保留生育功能的患者。多剖腹或腹腔镜下切除；黏膜下肌瘤部分可经阴道或宫腔镜摘除。

（2）子宫切除术（hysterectomy）：肌瘤大，个数多。症状明显，不要求保留生育功能，或疑有恶变者，可行剖腹或腹腔镜下全子宫切除术。必要时可于术中行冰冻切片组织学检查。依具体情况决定是否保留双侧附件。术前应宫颈刮片细胞学检查排除宫颈恶性病变。

（3）子宫动脉栓塞术（Uterine artery embolization）：自20世纪90年代起子宫动脉栓塞术用于治疗子宫肌瘤以来，绝大部分患者疗效满意，异常子宫出血减少，症状减轻或消除，月经周期恢复正常，贫血改善，子宫和肌瘤的体积均明显减少。术后3个月平均减少40%～60%。并在随后的时间内体积还会继续缩小。对于症状性子宫肌瘤，尤其是伴有严重的贫血或盆腔疼痛，传统非手术治疗失败者，子宫动脉栓塞术是有效的，尤其是对于那些希望保留子宫的患者是可供选择的治疗方案之一。子宫动脉栓塞术的治疗原理为：由于肌瘤组织与正常子宫组织相比生长分裂活跃，耗氧量大，对无氧代谢耐受力差；子宫血供的特殊性导致子宫正常组织有丰富的血管交通网，并且对血栓的溶解能力较肌瘤组织强。通过对子宫肌瘤供血动脉的栓塞，以达到阻断瘤体血供，瘤组织坏死萎缩，使瘤细胞总数减少，从而达到缓解症状的目的。对<6cm的浆膜下肌瘤、<5cm的黏膜下肌瘤以及<8cm肌壁间肌瘤疗效最佳。该手术的绝对禁忌证相对较少，包括妊娠，未明确性质的盆腔肿块或子宫病变、凝血功能障碍等。手术副作用少，且多轻微。一般术后7天内缓解，10～14天可恢复日常生活工作。常见的并发症有穿刺相关并发症、栓塞后综合征、感染、非靶向栓塞等。

六、子宫肌瘤合并妊娠

肌瘤合并妊娠占肌瘤患者0.5%～1%，占妊娠0.3%～0.5%，肌瘤小又无症状者常被忽略，故实际发病率高于报道。

1. 肌瘤对妊娠及分娩的影响　与肌瘤大小及生长部位有关，黏膜下肌瘤可影响受精卵着床导致早期流产；肌壁间肌瘤过大因机械压迫，宫腔变形或内膜供血不足可引起流产。妊娠后期及分娩时胎位异常、胎盘低置或前置、产道梗阻等难产应作剖宫产。胎儿娩出后易因胎盘粘连、附着面大或排出困难及子宫收缩不良导致产后出血。

2. 妊娠期及产褥期易发生红色变性　表现为肌瘤迅速长大，剧烈腹痛，发热和白细胞计数升高，通常采用保守治疗能缓解。妊娠合并子宫肌瘤多能自然分娩，但要预防产后出血。若肌瘤阻碍胎儿下降应行剖宫产术，术中是否同时切除肌瘤，需根据肌瘤大小，部位和患者情况决定。

（刘　青）

第四节　子宫内膜癌

子宫内膜癌（endometrial carcinoma）是发生于子宫内膜的一组上皮性恶性肿瘤，以来源于子宫内膜腺体的腺癌最常见。为女性生殖道三大恶性肿瘤之一，占女性全身恶性肿瘤7%，占女性生殖道恶性肿瘤20%～30%。近年来发病率在世界范围内呈上升趋势。

一、发病相关因素

1. 雌激素长期持续增高　子宫内膜长期受雌激素刺激而无黄体酮拮抗，可能导致内膜癌的发生。内源性雌激素：无排卵性功血、多囊卵巢综合征、功能性卵巢瘤等合并存在。外源性雌激素：是指使用雌激素替代疗法时使用的雌激素。随着选用雌激素剂量的增加和使用时间的延长，危险性增加。

2. 常伴有子宫内膜增生过长

3. 体质因素　肥胖、高血压、糖尿病、未婚、少产是内膜癌的高危因素，为宫体癌综合征。内膜癌患者绝经年龄平均晚6年。

4. 遗传因素　家庭子宫内膜癌、乳癌、结肠癌史。

二、分　期

子宫内膜癌的分期采用国际妇产科联盟（FIGO）2009年制定的手术－病理分期。

子宫内膜癌的手术病理分期（FIGO，2009）：

Ⅰ* 肿瘤局限于子宫体

Ⅰa* 肿瘤浸润深度<1/2肌层

Ⅰb* 肿瘤浸润深度≥1/2肌层

Ⅱ* 肿瘤侵犯宫颈间质，但无宫体外蔓延△

Ⅲ* 肿瘤局部和（或）区域散

Ⅲa* 肿瘤累及浆膜层和（或）附件★

Ⅲb* 阴道和（或）宫旁受累

Ⅲc* 盆腔淋巴结和（或）腹主动脉旁淋巴结转移★

Ⅲc$_1$* 盆腔淋巴结阳性

Ⅲc$_2$* 腹主动脉旁淋巴结阳性和（或）盆腔淋巴结阳性

Ⅳ* 肿瘤侵及膀胱和（或）直肠黏膜，和（或）远处转移

Ⅳa* 肿瘤侵及膀胱或直肠黏膜

Ⅳb* 远处转移，包括腹腔内和（或）腹股沟淋巴结转移

注：* G1、G2、G3任何一种；△仅有宫腔内膜腺体受累应当认为是Ⅰ期而不再认为是Ⅱ期；★细胞学检查阳性应单独的报告，并没有改变分期。

三、临床表现

1. 症状　极早期无明显症状，以后出现阴道流血、阴道排液、疼痛等。

（1）阴道流血：主要表现为绝经后阴道流血。量一般不多、尚未绝经者表现为月经增多、经期延长或月经紊乱。

（2）阴道排液：多为血性液体或浆液性分泌物，合并感染则有脓血性排液，恶臭。因阴道排液异常就诊者约占25%。

（3）下腹疼痛及其他：若癌肿累及宫颈内口，可引起宫腔积脓，出现下腹胀痛及痉挛样疼痛。晚期浸润周围组织或压迫神经可引起下腹部及腰骶部疼痛。晚期可出现贫血、消瘦及恶病质等症状。

2. 体征　早期子宫内膜癌妇科检查无异常发现。晚期可有子宫明显增大，合并宫腔积脓时可有明显触痛，宫颈管内偶有癌组织脱出，触之出血。癌灶浸润周围组织时，子宫固定或宫旁扪及不规则结节状物。

四、诊断

除根据临床表现和体征外，病理组织学检查是确诊的依据。

1. 病史及临床表现　对于绝经后阴道流血、绝经过渡期月经紊乱均应排除内膜癌后再按良性疾病处理。对于以下情况妇女要密切随诊：①有子宫内膜癌发病高危因素者如肥胖、不育、绝经延迟者；②有长期应用雌激素、他莫昔芬或雌激素增高病史者；③有乳癌、子宫内膜癌家族史者。必要时进行分段诊刮送组织病理学检查。

2. B型超声检查　经阴道B型超声检查可以了解子宫大小、宫腔形状、宫腔内有无赘生物、子宫内膜厚度、肌层有无浸润及深度，为临床诊断及处理提供参考。子宫内膜癌超声图像为子宫增大，宫腔内有实质不均回声区，或宫腔线消失，肌层内有不规则回声紊乱区等表现。彩色多普勒显像可见混杂的斑点或棒状血流信号，流速高、方向不定，频谱分析为低阻抗血流频谱。

3. 分段诊刮　最常用最有价值的诊断方法、分段诊刮的优点能鉴别子宫内膜癌和宫颈管腺癌；也可明确子宫内膜癌是否累及宫颈管，为制订治疗方案提供依据。

4. 其他辅助诊断方法

（1）宫颈管搔刮及子宫内膜活检：对绝经后阴道流血，宫颈管搔刮可协助鉴别有无宫颈癌；若B型超声检查确定宫腔内有明显病变，作宫腔内膜活检也可明确诊断。

（2）细胞学检查：宫颈刮片、阴道后穹隆涂片及宫颈管吸片取材做细胞学检查，辅助诊断子宫内膜癌的阳性率不高，分别为50%、65%、75%。近年来宫腔冲洗、宫腔刷或宫腔吸引涂片等准确率高，但操作复杂，阳性也不能作为确诊依据，故应用价值不高。

（3）宫腔镜检查：可直接观察宫腔及宫颈管内有无癌灶存在，大小及部位，直视下取材活检，减少对早期子宫内膜癌的漏诊。但可能促进癌细胞扩散。

（4）其他：MRI、CT及CA_{125}测定可协助诊断病变范围，有子宫外癌播散者其血清CA_{125}明显升高。目前认为动态增强MRI是评估子宫肌层和盆腔内局部浸润的最佳方法。

五、鉴别诊断

1. 绝经过渡期功血　以月经紊乱如经量增多、延长或不规则阴道流血为主要表现。妇科检查无阳性体征，应作分段诊刮明确诊断。

2. 老年性阴道炎　血性白带，检查时可见阴道黏膜变薄、充血或有出血点、分泌物增加等表现，治疗后好转，必要时可先抗感染治疗后再作诊刮排除子宫内膜癌。

3. 子宫黏膜下肌瘤或内膜息肉　有月经过多或经期延长症状，可行B型超声检查、宫腔镜及分段诊刮确定诊断。

4. 宫颈管癌、子宫肉瘤及输卵管癌　均可有阴道排液增多或不规则流血；宫颈管癌因癌灶位于宫颈管内，宫颈管变粗、硬或呈桶状；子宫肉瘤的子宫明显增大、质软、输卵管癌可有间歇性阴道排液、流血、下腹隐痛为主要症状，可有附件包块。

六、治疗

参考中华医学会妇科肿瘤分会2009年指南及NCCN指南。主要治疗方法为手术、放疗及药物（化学药物及激素）治疗。应根据患者全身情况、癌变累及范围及组织学类型选用和制订适宜的治疗方案。早期患者以手术为主，按手术－病理分期的结果及存在的复发高危因素选择辅助治疗；晚期则采用手术、放疗、药物等综合治疗。

1. 手术治疗　为首选的治疗方法。手术目的：一是进行手术－病理分期、确定病变的范围及预后相关的重要因素，二是切除癌变的子宫及其他可能存在的转移病灶。术中首先进行全面探查，对可疑病变部位取样作冰冻切片检查；并留腹水或盆腹腔冲洗液进行细胞学检查。剖视切除的子宫标本，判断有无肌层浸润。手术切除的标本应常规进行病理学检查，癌组织还应行雌、孕激素受体检测，作为术后选用辅助治疗的依据。

Ⅰ期患者占75%，根据复发风险和生存时间分为三组：低危组：Ⅰa/b，G1/2，内膜样癌。中危组：Ⅰa/b，G3 内膜样癌。高危组：Ⅰa/b，浆液性/透明细胞/小细胞/未分化。

（1）Ⅰ期患者若不能耐受手术者选择肿瘤靶向放疗并进行后续检测；可手术者应行筋膜外全子宫切除及双附件切除术加盆腔及腹主动脉旁淋巴结清扫术。

鉴于子宫内膜乳头状浆液性癌恶性程度高，早期出现淋巴转移及盆腹腔转移，其临床Ⅰ期手术范围应与卵巢癌相同，除分期探查、切除子宫及双附件，清扫腹膜后淋巴结外，并应切除大网膜及阑尾。低危组：术后不需辅助治疗：中危组：辅助性盆腔放疗可显著降低局部复发，≥60 岁患者中，ⅠC 和 G1/2，Ⅰa/b 和 G3，局部复发率 >15%，推荐辅助放疗。高危组：推荐盆腔放疗以增加局部控制率；辅助性铂类为基础的化疗显著改善预后。

（2）Ⅱ期不能耐受手术患者选择肿瘤放射治疗并进行后续检测；可手术应行广泛子宫切除及双附件切除术，同时行盆腔及腹主动脉旁淋巴结清扫。若宫颈活检或者 MRI 阳性发现或者肉眼见受侵者可行根治性子宫及双附件切除 + 盆腔及腹主动脉旁淋巴结清扫。高危患者或仅行全子宫切除术者推荐进行辅助性盆腔放疗 + 近距离照射。

（3）Ⅲ期和Ⅳ期的晚期患者

1）病灶在腹腔内，包括腹水、大网膜、淋巴结、卵巢、腹膜肿瘤细胞阳性者行筋膜外全子宫及双附件切除术 + 细胞学 + 最大限度肿瘤减灭或盆腔、腹主动脉旁淋巴结切除；

2）病灶在子宫外盆腔，包括阴道、膀胱、结肠，直肠、宫旁出现浸润者，行盆腔放疗或手术 + 近距离放疗或化疗；

3）腹膜外膜腔/肝脏发现病灶者考虑姑息性子宫双附件切除或放疗或激素治疗或化疗。

腹腔镜手术现在越来越多应用于子宫内膜癌的治疗，尤其是对于肥胖妇女和高危妇女的术前诊断，而且研究表明腹腔镜手术并没有增加手术并发症的发生率。

2. 放疗　是治疗子宫内膜癌有效的方法之一，分腔内照射及体外照射两种。腔内照射多用后装腔内照射，高能放射源为 ^{60}Co 或 ^{137}Cs。体外照射常用 ^{60}Co 或者直线加速器。

（1）单纯放疗：仅用于有手术禁忌证或无法手术切除的晚期内膜癌患者。腔内总剂量为 45 ~ 50Gy。体外照射总剂量 40 ~ 45Gy。对Ⅰ期 G1，不能接受手术治疗者可选用单纯腔内照射外，其他各期均应采用腔内腔外照射联合治疗。

（2）术前放疗：可缩小癌灶，创造手术条件。对于Ⅱ、Ⅲ期患者根据病灶大小，可在术前加用腔内照射或外照射。放疗结束后 1 ~ 2 周进行手术。但自广泛采用 FIGO 手术－病理分期以来，术前放疗已经很少使用。

（3）术后放疗：是内膜癌最主要的术后辅助治疗，可明显降低局部复发，提高生存率。对已有深肌层浸润、淋巴结转移、盆腔及阴道残留病灶的患者术后均需加用放疗。根据目前最新的研究发现单纯阴道近距离放疗对控制子宫内膜癌阴道转移非常有效，而且比体外放疗的胃肠道副作用更小，因此认为单纯阴道近距离放疗应该作为复发高危人群的重要辅助治疗之一。

3. 孕激素治疗 对晚期或复发癌、早期要求保留生育功能患者可考虑孕激素治疗。其机理可能是孕激素作用于癌细胞并与孕激素受体结合形成复合物进入细胞核，延缓 DNA 和 RNA 复制。抑制癌细胞生长、孕激素以高效、大剂量、长期应用为宜，至少应用 12 周以上方可评定疗效。孕激素受体阳性者有效率可达 80% 。常用药物：口服甲羟孕酮 200 ~ 400mg/d；己酸孕酮 500mg，肌注每周 2 次，长期使用可有水钠潴留、水肿或药物性肝炎等副作用，停药后即可恢复。据文献报道孕激素不但可以逆转子宫内膜不典型增生，成功率高达 80% ~ 90% ，而且对原发性子宫内膜癌治疗有效率达 50% ~ 70% 。

4. 抗雌激素制剂治疗 适应证与孕激素相同。他莫昔芬（tamoxifen，TAM）为非甾体类抗雌激素药物，亦有弱雄激素作用。他莫昔芬与雌激素竞争受体，抑制雌激素对内膜增生作用；并可提高孕激素受体水平；大剂量可抑制癌细胞有丝分裂。常用剂量为 20 ~ 40mg/d，可先用他莫昔芬 2 周使孕激素受体含量上升后再用孕激素治疗，或与孕激素同时应用。不良反应有潮热、急躁等类绝经期综合征表现等。

5. 化疗 为晚期或复发子宫内膜癌综合治疗措施之一；也有用于术后有复发高危因素患者的治疗以减少盆腔外的远处转移。常用化疗药物有顺铂、阿霉素、紫杉醇、环磷酰胺，氟尿嘧啶、丝裂霉素、依托泊苷等。可单独应用或联合应用，也可与孕激素合并使用。临床常用的联合化疗方案是顺铂（50mg/m^2）、阿霉素（50mg/m^2）和环磷酰胺（500mg/m^2），即 PAC 方案，总的有效率可达 31% ~ 81% ，大多数为部分缓解，缓解时间 4 ~ 8 个月，但改善 5 年生存率的效果不明显。子宫乳头状浆液性腺癌术后应给予化疗，方案同卵巢上皮癌。

七、预后

影响预后的因素主要有三方面：①癌瘤生物学恶性程度及病变范围包括病理类型、组织学分级、肌层浸润深度、淋巴结转移及子宫外病灶等；②患者全身状况及年龄；③治疗方案的选择。

八、预防

①普及防癌知识，定期体检；②重视绝经后妇女阴道流血和围绝经期妇女月经紊乱的诊治；③正确掌握雌激素应用指征及方法；④对高危因素的人群应有密切的随访或监测。

（黄启玉）

第五节 卵巢肿瘤

卵巢癌是妇科常见恶性肿瘤之一，发病率在生殖道恶性肿瘤中列第 3 位，但死亡率却位居榜首。由于卵巢肿瘤发病隐匿，早期诊断困难，确诊时 70% 已属临床晚期，加之肿瘤病理类型复杂，化疗及放疗疗效有限。虽经积极综合治疗，晚期卵巢癌患者的 5 年生存率仍然只有 20% ~ 30% ，因此，如何提高卵巢癌早期诊断率及改善晚期患者的远期疗效，是临床面临的重点和难点问题。

一、原发性卵巢恶性肿瘤

起源于卵巢上皮 - 间质细胞，卵巢性索 - 间质细胞，原始的生殖细胞及卵巢髓质的恶性肿瘤，统称为原发性卵巢恶性肿瘤。

（一）病因

1. 遗传因素 5% ~7% 卵巢癌具有家族聚集性，其中 90% 以上有 1 位一级亲属发病，约有 1% 有家族性卵巢癌综合征（HOCS），HOCS 的易感基因 BRCA1 定位克隆完成，遗传学分析，BRCA1 携带者在 50 岁时发生乳腺癌和卵巢的风险分别为 73% 和 29%，卵巢癌患者具有癌高发倾向，可与乳腺癌、子宫内膜癌或结肠癌同时或相继出现，这种癌聚集性与遗传因素有关，遗传模式为常染色体显性遗传，家族性卵巢主要发生于上皮性卵巢癌，尤以浆液性囊腺癌多见。

2. 内分泌因素

（1）月经史：初潮年龄 < 12 岁，绝经年龄延迟 > 52 岁，卵巢癌风险发生率等明显增加。

（2）妊娠次数：妊娠不能降低卵巢癌。但发生 1 次足月妊娠，可使卵巢癌发生减少 2%，流行病学研究发现，不孕症和低产次以长期服用促排卵药是卵巢癌发生的重要高危因素。

（3）哺乳：根据卵巢癌发生的持续排卵学说，哺乳期不排卵或排卵减少，对卵巢上皮性癌的发生有一定保护作用。

（4）口服避孕药：可抑制排卵，而使卵巢上皮性癌发病显著减少，停止用药后，这种保护作用可能维持 15 年之久。

（5）外源性雌激素：绝经后使用雌激素替代治疗的危险性在子宫内膜癌患者中明显上升，有报道单一使用雌激素制剂发生卵巢癌危险高达 5.4%。

3. 环境因素 在发达的工业化国家中，卵巢癌发病率是发展中国家的 3 ~5 倍，发展中国家的居民移居到发达国家后，卵巢癌的发病率也相应增加。在高度工业发达城市及社会经济地位较高妇女，卵巢癌发病率亦增高。发病与吸烟，工业粉尘，接触滑石粉等致癌物质相关，滑石粉在"盆腔污染"过程中可能通过细胞胞饮作用进入卵巢上皮细胞中，是导致卵巢上皮，间质功能紊乱致癌危险因素之一。

4. 癌基因与抑癌基因 分子生物学，分子遗传学研究发现肿瘤的发生发展是一个多癌基因激活和（或）抑癌基因失活的多步骤，多因素参与的复杂过程，研究较多的癌基因有 K - ras，c - myc 和 c - erbB - 2，抑癌基因有 p^{53} 和 p16。卵巢重复多次的破裂和修复给上皮提供了基因畸变的机会。

（二）发病机理

卵巢恶性肿瘤为卵巢的上皮，性索间质，生殖细胞与髓质在致癌因素，癌基因与抑癌共基因的协同作用下，由卵巢良性肿瘤、交界性肿瘤直至进展到恶性肿瘤的连续复杂的病理过程。

（三）病理改变

在人体肿瘤中，卵巢肿瘤的病理类型最为繁多且复杂，其中上皮性癌占绝大多数达

85%～90%，其次为卵巢生殖细胞肿瘤，占卵巢肿瘤的10%～15%。

1. 上皮性恶性肿瘤

（1）浆液性囊腺癌：约占卵巢恶性肿瘤的40%，双侧性占30%～50%，为单房或多房，部分囊性部分实性，质脆，常有乳头赘生物位于囊内或融合呈实性结节满布囊内壁。1/3可见砂粒体或钙化，囊液为棕黄色，有时呈血性。囊壁、腺腔、乳头皆衬覆单或复层癌细胞，增生的腺腔可共壁，乳头粗细不等。实性癌巢可侵犯间质，核分裂象＞10/10HPFS，囊壁破溃后易种植腹膜及脏器表面，常伴有腹水，预后较差，5年生存率约25%。

（2）黏液性囊腺癌：发生率占卵巢恶性肿瘤3%～10%，绝大多数发生于30～60岁。肿瘤体积较大，多房性占多数，双侧发生率3%～10%。囊实性多见，乳头呈簇状，囊内充盈稀薄或黏稠无色或血性液体，囊壁衬覆单层柱状黏液细胞，腺体折叠形成乳头，或衬覆子宫内膜样的肠型上皮，细胞异型明显，囊壁破溃黏液流入腹腔可广泛种植形成假黏膜液瘤，5年生存率为40%～64%。

（3）子宫内膜样癌：占卵巢恶性肿瘤的20%左右，高发年龄为40～50岁，约50%为双侧性，约20%同时患有子宫内膜癌。肿瘤多呈囊性，仅少数为实性。肿瘤大小各异，囊内可有乳头，囊内充盈黏液，衬覆高柱状癌细胞，呈单层或复层排列，癌细胞不典型明显，10%可见砂粒体，5年生存率达40%～55%。

（4）透明细胞癌：占卵巢恶性肿瘤的5%～11%，发病年龄多在40～70岁，肿瘤体积较大，24%～40%为双侧性，实性或囊实性，合并子宫内膜异位者25%～50%，囊内可有多个息肉突起，囊内充盈水样或黏液状物体，肿瘤主要由嗜酸性细胞、透明细胞和鞋钉细胞组成，细胞排列呈小管小囊型、乳头型、团块型，癌细胞间变轻重不等，钙化灶为10%～30%，预后较子宫内膜样癌差。

2. 生殖细胞肿瘤

（1）无性细胞瘤：好发青少年期，占卵巢恶性肿瘤的3%～5%。绝大多数为单侧性，肿瘤呈圆形或椭圆形，多为实性，质韧或鱼肉样，少数有囊性变，出血坏死。镜下可见3种类型：典型的大瘤细胞型，间变型，伴有合体滋养母细胞型，该肿瘤低度恶性，对化疗及放疗皆敏感，预后较好，5年生存率可达90%。

（2）未成熟畸瘤：占卵巢成熟性畸胎瘤的2%～5%，多发于青少年期及生育年龄。呈实性或囊实性，瘤体往往较大，几乎为单侧性，质地软硬不均，软处似鱼肉状，硬处常有骨，软骨，囊内或见黏液，浆液或脂样物，有时可见毛发，多数成分为未成熟的神经组织，常有腹膜种植。预后与病理分级密切相关，肿瘤对化疗较敏感，但复发率和转移率较高。对复发瘤如采取积极手术治疗可使肿瘤向成熟方向逆转。

（3）内胚窦瘤：占卵巢恶性肿瘤的6%～15%，占卵巢生殖细胞肿瘤的22%。好发年轻妇女，中位发病年龄为19岁。肿瘤大小差异大，呈圆形或椭圆形，以实性为主，质脆易破裂，常伴有囊内出血坏死。肿瘤破溃出血可出现发热及剧烈腹痛，为一恶性程度极高的卵巢肿瘤，近代应用联合化疗后，预后有很大改善，手术后11～63个月生存率提高至50%以上。

3. 性索－间质细胞瘤 卵巢恶性肿瘤中的5%～10%为性索间质瘤，其中绝大多数为颗粒细胞瘤。90%的颗粒细胞瘤为单侧，好发于生育年龄或绝经后妇女，在青春期发生的仅占5%，约5%患者可合并子宫内膜癌，肿瘤呈分叶状，实性或囊实性，切面灰白略带黄色，常伴有出血坏死，镜下可见典型的Call－Exner小体，属中、低度恶性，但也有少部分恶性程度较高，具有远期复发的倾向。

（四）转移途径

卵巢恶性肿瘤的转移途径有局部浸润、直接播散、腹膜后淋巴转移与血行转移，其中以直接播散和腹膜后淋巴转移为主。

1. 直接播散　卵巢癌最常浸润部位为膀胱、直肠、乙状结肠、回盲部及子宫输卵管等邻近脏器，形成癌灶粘连封闭盆腔。随大网膜及膈肌上下运动，腹水中脱落癌细胞形成膈肌下，肝脏表面及腹膜脏器浆膜面的广泛种植和转移。大网膜转移率为46.3%，膈肌转移率为15.7%~54.5%，小肠转移率为66%，结肠转移率为78%。

2. 腹膜后淋巴转移　卵巢的淋巴引流很复杂，大部分经骨盆漏斗韧带引流至腹主动脉旁淋巴结，部分经卵巢固有韧带，阔韧带引流到髂组，闭孔淋巴结，即使在早期卵巢癌，也有10%~20%出现腹膜后淋巴转移。

3. 血行转移　多发生于Ⅲ~Ⅳ期患者，进入淋巴系统的肿瘤细胞最终可经静脉至动脉，形成全身各部位的转移，其中以肝、肺等处转移较多见。

（五）临床表现

1. 内分泌紊乱　卵巢性腺间质肿瘤及部分上皮性肿瘤，由于肿瘤细胞，间质组织能合成并分泌雌激素，使患者表现为内分泌障碍，青春期前出现性早熟，生育年龄妇女月经不调，不规则阴道出血，在绝经后妇女出现阴道出血，在卵泡膜细胞瘤，卵巢支持间质细胞瘤由于雄激素分泌而表现为男性化特征。

2. 腹部包块　良性卵巢肿瘤生长缓慢，早期体积小多无症状，多在妇科检查时发现，当肿瘤增大超出骨盆腔时，可在下腹部触及一活动无压痛的肿物，当肿瘤增大迅速，占据整个腹腔时患者才出现腹胀、尿频、便秘、气促及双下肢水肿等症状。

3. 消化道症状　临床以消化道症状就诊者可占50%以上，绝经后妇女常可达80%。多由于肿瘤巨大压迫肠道，或因肿瘤侵犯肠道，种植于大网膜膈肌等部位而产生中量以上腹水，可表现为腹胀、食欲减退、便血，严重者可发生肠梗阻，常常被误诊为结核性腹膜炎，肝硬化腹水而延误治疗。

4. 恶病质　为恶性肿瘤发展到晚期引起的非特异性消耗性病变，可表现为消瘦、免疫功能低下、多脏器功能衰竭等。

5. 卵巢癌三联征　40岁以下妇女，出现胃肠道症状，卵巢功能障碍。

（六）临床分期

详见表9-1。

表9-1　卵巢癌FIGO分期

分期		主要特点
Ⅰ期：肿瘤局限于卵巢	Ⅰa	肿瘤局限于一侧卵巢，无腹水，包膜包完整，表面无肿瘤
	Ⅰb	肿瘤局限于双侧卵巢，无腹水或有腹水但未找恶性细胞，包膜完整，表面无肿瘤
	Ⅰc	一侧或双侧卵巢的Ⅰa或Ⅰb有表面肿瘤生长；包膜破裂；腹水或腹腔冲洗液可见恶性细胞

分期		主要特点
Ⅱ期：肿瘤侵及一侧或双侧卵巢，并向盆腔蔓延或转移至子宫和（或）输卵管	Ⅱa	蔓延和（或）转移至子宫和（或）输卵管
	Ⅱb	蔓延至盆腔其他组织
	Ⅱc	不论一侧或双侧卵巢的Ⅱa和Ⅱb有表面肿瘤生长，包膜破裂，腹水或腹腔冲洗液可见恶性细胞
Ⅲ期：肿瘤侵及一侧或双侧卵巢，且盆腔腹膜种植和（或）后腹膜及腹股沟淋巴结阳性，肝脏表面转移为Ⅲ期；肿瘤局限在真骨盆，但组织学证实侵及小肠或大网膜	Ⅲa	肿瘤一般局限在真骨盆未侵及淋巴结，但腹腔膜表面有镜下种植
	Ⅲb	肿瘤侵及一侧或双侧卵巢，腹腔腹膜表面种植范围不超过2cm，淋巴结阳性
	Ⅲc	肿瘤腹腔膜种植超过2cm直径和（或）后腹膜、腹股沟淋巴结阳性
Ⅳ期		肿瘤侵及一侧或双侧卵巢并远处转移，如出现胸腔积经细胞学检查为阳性定为Ⅳ期，肝实质有转移同样定为Ⅳ期

注：为了更准确地估计预后，对Ⅰa和Ⅰb期的病例应注明肿瘤囊壁系自发破裂或在手术中破裂，对阳性细胞学发现也应注明系来自腹腔冲洗或来自腹水。

（七）实验室检查

1. 细胞学检查　阴道后穹窿细胞涂片及腹水瘤细胞检查阳性或查见核异质细胞。

2. B超　通过阴道超声判断肿瘤大小，囊性或实性包膜是否完整，囊内回声，有无乳头与子宫关系，有无腹水，阴道超声可显示同步盆腔解剖结构和肿瘤内血管分布是否丰富及血流特点，肿瘤组织中新生血管大量形成，动静脉吻合增加，显示血管截面积增加，血管阻力明显下降，超声对卵巢恶性肿瘤诊断的特异性和敏感性分别达到100%和93.3%。明显高于MRI和CA_{125}等检查，普遍适用于各级医院。

3. CT断层扫描　可对卵巢恶性肿瘤定位，确定其与周围组织关系侵犯程度和范围。病情监测和随访上优于B型超声。在确定肿瘤复发，鉴别腹腔内肿瘤与腹膜后肿瘤，判断盆腔或主动脉旁淋巴结大方面具有较大的优势。但对<2cm瘤灶不易分辨对早期诊断不满意。

4. 磁共振（MRI）　可准确辨认肿瘤组织内脂质成分，可特异性地诊断畸胎瘤，MRI可用于卵巢恶性肿瘤的初步分期，准确率达到78%。对诊断腹膜种植的特异性可达96%，对盆腔种植的特异性为87%，大网膜种植特异性93%，小肠种植为100%，淋巴转移为96%。另外还可用于确定手术残存病灶及肿瘤复发，可作为评价疗效的监测指标，但因检查价格昂贵而非必需的检查手段。

5. 肿瘤标志物检测

（1）CA_{125}是目前应用较多的对诊断卵巢上皮性癌有重要参考价值的指标，特别是浆液性囊腺癌，其阳性检测率在80%以上，临床符合率可达90%。CA_{125}测定还可作为评估疗效及随访的监测指标。临床上CA_{125}测定以≥35U/ml为阳性标准，但CA_{125}在子宫内膜异位症、子宫肌瘤、卵巢良性肿瘤、盆腔结核、急性盆腔炎等非恶性妇科疾病中均会出现不同程度升高，故应与CA_{19-9}和阴道镜超声联合检测。

（2）甲胎蛋白（AFP）是检测卵巢生殖细胞肿瘤的重要指标，绝大多数内胚窦瘤的AFP 极度升高，部分未成熟畸胎瘤，混合性无性细胞瘤及胚胎癌也可不同程度升高，阳性界值 <20ng/ml，AFP 还可作为生殖细胞瘤治疗后随访的重要指标。

（3）癌胚抗原（CEA），在晚期卵巢恶性肿瘤，特别是黏液性囊腺癌 CEA 常常升高，但并非卵巢肿瘤的特异性抗原。

（4）绒毛膜促性腺激素（hCG），卵巢绒癌含有绒癌成分的生殖细胞肿瘤患者血中 hCG 异常升高。阳性界值血清 B 亚单位值 <3.1ng/ml。

（5）乳酸脱氢酶（LDH）是一项非卵巢肿瘤的特异性指标，在部分卵巢恶性肿瘤血清中 LDH 升高，特别是无性细胞瘤常升高。

6. 腹腔镜检查　为卵巢癌早期诊断的可靠方法，对性质不明的盆腔包块能通过腹腔镜检查，了解肿块大小与性质，还可对多处组织做活检，吸取腹腔冲洗液或腹水做细胞学检查。观察腹膜，膈下及脏器表面，以做出正确诊断分期及制订治疗方案。腹腔镜检查还可作为判断手术化疗后疗效及有无复发病灶的二探手段。但对多次手术或腹膜有广泛粘连者慎用。

（八）诊断

成功的治疗依赖于早期诊断，而大约 2/3 的卵巢癌初诊时已属于Ⅲ期或Ⅳ期，故对不同年龄段易发生不同类型的卵巢肿瘤要提高警惕，如生殖细胞肿瘤好发于青春期和育龄的年轻妇女，上皮性肿瘤多见于围绝经期前后的妇女。根据临床表现、实验室检查，以及全身检查及妇科治疗时发现附件肿块大小、活动度与周围脏器关系，有无淋巴结大，肝脾大小，有无移动性浊音等，对确诊或判断肿块性质有帮助。

（九）治疗

卵巢恶性肿瘤的治疗应采取以手术为主的综合治疗，在辅助治疗中化疗是重要的治疗手段，另外还可辅以放射治疗、生物治疗及激素治疗。

1. 治疗原则及方法选择

（1）必须通过手术获得明确的手术分期及组织学分类。

（2）应尽最大努力将肿瘤完全切除达到理想的减瘤术或最小体积的残余肿瘤。

（3）Ⅰa 期高分化（G_1）或交界性瘤术后并非必须辅以化疗，但应定期随访。

（4）各期别中，低分化癌 G_2、G_3 及Ⅰb 期以上者应采用术后化疗。

（5）通常是选择以铂类药物为基础的联合化疗作为一线化疗。

（6）化疗要规范，及时、剂量要足，疗程不少于 6~8 个。

（7）对年轻，要求保留生育功能的生殖细胞肿瘤者可施行单侧附件切除或减瘤术，术后选用 PVB 或 PEB 联合化疗方案。

（8）无性细胞瘤复发或残余病灶局限者可采用术后放疗。

（9）复发的卵巢恶性肿瘤估计可被切除时，可施行再次肿瘤细胞减灭术，若能达到残瘤灶 <1cm，术后配合二线化疗可延长生存期。

（10）复发的卵巢恶性肿瘤对铂类耐药者可选用 Taxol、HMM、IFO 及 TPT 作为二线化疗，若为铂类敏感者可继续使用以铂类为主的联合化疗。

2. 手术治疗　对早期卵巢癌，手术是最重要的治疗手段，包括全面开腹分期手术和保留生育功能的手术。

（1）全面开腹分期手术（comprehensire staging laparotomy）：①手术切口以纵形为宜，切口长度要足够充分暴露肝区及横膈部位以便切除转移病灶；②探查前留取腹水或腹腔冲洗液做细胞学检查；③全面探查及活检，包括可疑病灶、粘连、大网膜、肠系膜和子宫直肠陷凹、结肠沟、肝膈脾胃肠道表面浆膜及盆腹腔壁腹膜；④大网膜大部分切除；⑤全子宫双侧附件切除；⑥盆腔和腹主动脉旁淋巴结清扫术，⑦上皮性卵巢癌应常规切除阑尾。

（2）保留生育功能的手术（conservative surgery）：即切除患侧附件保留子宫和健侧附件的保守性手术，其余手术范围同分期手术，适合于需要生育的Ⅰa期性索间质肿瘤和各期卵巢恶性生殖细胞肿瘤，待生育功能完成后根据情况二次手术切除子宫及对侧附件，对上皮性卵巢癌应严格慎重掌握，原则是：①患者年轻，有生育要求；②Ⅰa期别早；③细胞分化好，G_1级；④对侧卵巢外观正常，活检阴性；⑤腹腔细胞学检查阴性；⑥高危区如子宫直肠陷凹、大网膜、肠系膜、结肠旁沟、横膈和腹膜后淋巴结探查和活检均阴性；⑦可按时随访。

对晚期和复发性卵巢癌的治疗，原则仍是首选手术，辅以化疗、放疗和生物治疗。

（3）初次肿瘤细胞减灭术（primary cytoreductive surgery）：为化疗开始前、初次剖腹的手术，为明确肿瘤诊断和分期而进行的肿瘤细胞减灭术。原则是尽最大努力切除原发病灶及一切转移灶，若残余癌灶<1cm，称满意的肿瘤细胞减灭术，残余癌灶>2cm，称为不满意的肿瘤细胞减灭术，临床实践证实肿瘤细胞减灭术能明确肿瘤分期，减缩癌灶体积，增加对化疗敏感性，改善患者营养状态及生活质量，提高五年生存率。肿瘤细胞减灭术，只要患者可以耐受，就应坚决切除一切肉眼可见的病灶，包括部分肠切除、部分膀胱切除及淋巴结清扫等。如无法做到满意的肿瘤细胞减灭术，则应最大限度地减少创伤，术后尽早开始化疗，残余癌灶和未切除的子宫，淋巴结可考虑在化疗后施行中间性肿瘤细胞减灭术。

（4）中间性肿瘤细胞减灭术（interval cytoreductive surgery）：指某些晚期卵巢癌病灶估计手术难以切净，或已有肺肝等远处转移者，可先用几个疗程化疗，再行细胞减灭术；部分初次手术因病灶无法切除仅能开腹探查活检的病例，在采用化疗2～3个疗程后，再行肿瘤细胞减灭术；部分初次肿瘤细胞减灭不满意，残余癌灶>2cm，待化疗2～4个疗程后，行二次肿瘤减灭术者，均可称为中间性肿瘤细胞减灭术。

（5）再次肿瘤细胞减灭术（secondary cytoreductive surgery）：首次治疗患者达到完全缓解后又复发，而再次施行手术治疗称为二次肿瘤细胞减灭术。目前临床随机对照研究资料显示，部分患者二次术后生存期延长，而部分结果为二次手术并不改善化疗期间肿瘤进展和处于稳定状态患者的生存，故再次肿瘤减灭术应注意。①对初次辅助化疗效果不满意可短期缓解后又复发者，无论是否继续治疗，预后均差；②化疗中肿瘤进展或稳定，再次手术不延长生存；③对这类患者可单药化疗或姑息性放疗，或仅使用支持疗法；④缓解超过1年可考虑二次手术，如可切净则可延长生存；⑤复发后仍对铂类敏感者，仅对铂类化疗与手术加化疗的生存相似。再次减灭术需仔细筛选合适患者，应考虑下列因素：①初次手术时残余癌灶的大小；②既往化疗情况；③临床缓解至复发的时间与间隔；④肿瘤复发部位；⑤肿瘤组织学分级；⑥术后有无敏感化疗药物可继续化疗；⑦全身状况及复发症状对患者的影响。

（6）二次探查术（second look laparotomy）：指经过初次满意的肿瘤细胞减灭术后，至少做过6个疗程的规范化疗，经过临床妇科检查，影像学实验室检查和实验室CA_{125}检测均无肿瘤复发迹象，临床已达到完全缓解而再次施行的剖腹探查术。目的是了解盆腔有无复发和残存微小病灶，是否可以停止化疗或再行少数几个疗程作为巩固化疗；是否需要更换化疗方案，或改用其他治疗方法，可指导临床减少不必要的过度治疗。临床资料显示，二探阴性中约50%病例仍将复发，故认为二探术不延长生存期，交界性肿瘤、早期卵巢癌、恶性生殖细胞肿瘤和性索间质肿瘤可不考虑二探。

3. 化疗　卵巢癌的化疗应建立在手术彻底切除肿瘤的基础之上，如残留癌灶 <1cm，化疗可能使癌灶完全消退，达到无瘤生存。化疗可使原来不能手术切除的达到理想的肿瘤细胞减灭。化学治疗应根据肿瘤的临床与手术分期，肿瘤的病理类型，分化程度，初次手术切除的范围，选择不同的药物组合，在术前和术后定期使用。

（1）适应证：①估计手术难以大部分切除的晚期卵巢癌可先行术前化疗 1~2 个疗程后再择期手术；②初次手术肿瘤未能切除，可先行化疗 2~3 个疗程后再手术；③初次手术无精确手术临床分期，未行大网膜切除。淋巴结清扫者；④初次手术腹水或冲洗液中查到瘤细胞者；⑤高危组织类型的浆液性囊腺癌、透明细胞癌、中、低分化腺癌（G_2，G_3）；⑥初次手术肿瘤包膜溃破，肿瘤与周围组织粘连者；⑦初次手术盆腔或主动脉旁淋巴结阳性者；⑧术后 4 周，CA_{125} 下降 <50% 者。

（2）卵巢上皮性恶性肿瘤化疗方案

1）TP 方案：Taxol135 ~ 175mg/m²，静脉滴注（3h），第 1 天；Carboplatin300mg/m²，静脉滴注，第 2 天。每 3 周重复。

2）TP 方案：Taxol135 ~ 175mg/m²，静脉滴注（3h），第 1 天；DDP75mg/m²，静脉滴注，第 2 天。每 3 周重复。

3）PAC 方案：CTX600mg/m²，缓慢静推注射，第 1 天；ADM50mg/m²，缓慢静推注射，第 1 天；DDP，75mg/m²，静脉滴注，第 1 天。每 3~4 周重复。

4）紫杉醇（泰素）、铂类周疗方案：紫杉醇 60 ~ 80mg/m² 周，加入生理盐水 250ml，静脉滴注（1h），化疗 6 周为一疗程，休息 2 周。第 1、4 周同时加用 DDP 或卡铂。卡铂 300mg/m²，加入 5% 葡萄糖液 500ml，静滴；DDP70mg/m²，加放 NS500ml，静脉滴注；铂尔定 300mg/m²，加入 5% 葡萄糖液 500ml，静脉滴注。

5）拓扑替康、铂类方案：TPT1mg/m²，静脉滴注，第 1~5 天；DDP40mg/m²，静脉滴注，第 5~6 天。每 4 周重复。

临床药动学的研究表明，紫杉醇的药代效力模型是非线型模型，药物的血浆浓度不一定与投药剂量相关，紫杉醇的抗肿瘤效果主要取决于化疗的计划和方案，低剂量紫杉醇周疗法，可维持有效的血药浓度，发挥抗肿瘤作用，又不会引起太重的骨髓抑制，患者容易接受并坚持。

（3）生殖细胞性肿瘤化疗方案

1）VAC 方案：VCR1.5mg/m²，静脉滴注，第 1 天（最大剂量 2.0mg）；KSM0.5mg/d 静脉滴注，第 1~5 天；CTX500mg/m²，缓慢静脉推注，第 1~5 天，每 3~4 周重复。

2）PVB 方案：BLM20mg/m²，静脉滴注，第 2、8 天（最大剂量 30U）；VCR1.5mg/m²，静脉滴注，第 1、2 天（最大剂量 2.0mg）；DDP2.0mg/m²，静脉滴注，第 1~5 天，每 3 周重复。

3）PEB 方案：BLM20mg，静脉滴注，第 2、9、16 天（最大剂量 30mg）；VP16100mg/m²，

静推，第 1~5 天。DDP20mg/m²，缓慢静脉推注，第 1~5 天，每 3~4 周重复，共 3 次。

（4）性索间质细胞瘤化疗方案：可参照以上的化疗方案。较常用的化疗方案有 PAC 方案、VAC 方案及 PVB 方案。

（5）化疗途径及期限：化疗途径应以全身化疗为主（静脉或口服），也可配合腹腔化疗及动脉插管栓塞化疗。关于化疗的期限，上皮性癌往往需要 6~8 个疗程。生殖细胞性肿瘤则为 3~6 个疗程。疗程的多少还与采用的化疗方案及剂量相关。

（6）介入性栓塞化疗：超选择性动脉插管栓塞化疗，是治疗晚期卵巢癌的又一途径。单纯动脉灌注化疗与静脉化疗相比，可使局部组织的抗癌药物浓度提高 2.8 倍，动脉栓塞化疗又比单纯动脉灌注化疗局疗组织 AUC 提高 2.36 倍，且能使局部组织保持较长时间的药物高浓度，提高了临床疗效，通常以 ADM 50mg/m²、氮芥（NH₂）5~10mg/m² 加入 5% 葡萄糖液或 0.9% 生理盐水 150~200ml 稀释动脉灌注，适用于初诊冷冻骨盆并大量腹水的晚期卵巢癌患者。

（7）复发或耐药者的二线化疗：应用铂类药物治疗后缓解期超过 6 个月复发者可视为对铂类药物敏感者，可再次使用铂类药物的联合化疗或其他二线化疗。若缓解期少于 6 个月则属对铂类药耐药，这类患者再次化疗则应选择 Taxol、IFO 或 HMM 之一的单药化疗或其他药物的联合化疗。

4. 放射治疗　在卵巢恶性肿瘤中，无性细胞瘤对放疗最敏感，颗粒细胞属中度敏感，而上皮性癌不主张以放疗为主要的辅助治疗手段，但在 Ic 期，或伴有大量腹水者经手术仅有细小粟粒样转移灶或肉眼看不到的残留病灶，可辅以放射性核素腹腔内注射以提高疗效，减少复发。

（1）体外照射：由于卵巢恶性肿瘤常并腹腔的转移，所以常采用全腹外照射，肝脏及肾脏挡铅板防护。全腹辐照野的剂量为 2 500~3 000cGy/4~5 周，但卵巢肿瘤的主要病变位于盆腔，因此需对盆腔加强照射，剂量应达 4 000~5 000cGy，放射源要用钴、铯或直线加速器。

（2）放射性核素：通常要用放射性³²P，其半衰期为 14d，最大穿透距离较短，故只能用于细小散在的粟粒样病灶。治疗应在手术后 3~6 周开始，先行单针穿刺滴注生理盐水 400ml，接着 1 次注入³²P 15mCi，然后再注入生理盐水 600ml，注射完毕后嘱患者每 15min 更换体位 1 次，以使³²P 在腹腔内均匀分布，对有肠粘连者应禁用放射性核素腹腔注射。

5. 激素治疗　卵巢恶性肿瘤中，上皮性肿瘤组织中 ER、PR 最高，性索间质肿瘤次之。浆液性囊腺癌的 ER、PR 含量低于子宫内膜样癌，但高于其他恶性肿瘤，ER、PR 在黏液性癌较低，在透明细胞癌中更低，卵巢癌的内分泌治疗基础，是测定癌组织中 ER、PR 受体浓度，治疗适用为 ER、PR（+），临床期别早，高分化，初次手术较彻底，但有复发转移可能者，仅能作为化疗的辅助治疗及复发癌，耐药病例的姑息治疗。

（十）随访

患者在初次手术后，坚持规范化疗 6~8 个疗程后，如 CA₁₂₅、AFP 及影像学检查为阴性时，可停止化疗进行缓解期随访，定期检查肿瘤标记物如 CA₁₂₅、CEA、AFP、B 超、妇科检查。3~6 个月复查 1 次，直至发现复发病灶需再次行肿瘤细胞减灭术和化学治疗。

二、转移性卵巢肿瘤

一切从其他器官转移至卵巢的肿瘤，统称为转移性卵巢肿瘤。约占卵巢恶性肿瘤的10%~30%，其原发癌以乳腺癌、胃癌、结肠癌和子宫内膜癌最多见。

（一）发病机理

卵巢为一个具有丰富的淋巴和血供，且具有分泌雌、孕激素及睾酮的潜能而成为一个很容易生长转移瘤的器官，转移性肿瘤可通过以下途径波及卵巢。

1. 直接侵犯　位于卵巢附件的盆腔原发性肿瘤，如子宫内膜癌、输卵管癌、回盲部或乙状结肠癌均可通过直接侵犯方式转移至卵巢。

2. 腹水转移　原发于上腹腔的肿瘤，如胃癌，可在肠蠕动和重力作用下，通过腹水将肿瘤细胞运送到卵巢。

3. 淋巴转移　卵巢是一个富有网状淋巴管的器官，输卵巢系膜血管与卵巢血管有丰富的交通支，它可沿子宫卵巢的血管到腹主动脉和下腔静淋巴结，故卵巢转移性肿瘤具有如下特征。

（1）卵巢转移瘤绝大多数为双侧性。

（2）因转移而增大的卵巢常保持原来形状，肿瘤局限在包膜内生长。

（3）卵巢转移瘤，外观往往正常，镜下可查见淋巴管内瘤栓。

4. 血行转移　这种概率较低，乳腺癌、消化道癌及子宫内膜癌可通过血供转移至卵巢。

（二）病理改变

1. 大体

（1）乳腺癌或子宫内膜癌行预防性卵巢切除术者卵巢外观正常，仅为镜检发现转移病灶。

（2）胃肠道癌多数转移至双侧卵巢，仍保持卵巢形状，切面常有黏液变区域。

（3）卵巢转移癌伴发腹腔内播散性病灶，约20%伴发胸腔积液或腹水。

2. 镜下检查　卵巢转移癌可有多种类型，如原发癌是乳腺者，转移瘤保持了原发癌的组织特点，有的则主要是未分化间质细胞浸润。如原发癌来自胃肠道，转移瘤多类似卵巢分泌黏液的原发腺癌，其突出特征是可见印戒细胞，即大的囊腔内被覆产生黏液的高柱状上皮，当胞浆内黏液多时，胞核被挤向一侧而贴近细胞膜呈半月形。

（三）临床表现

1. 原发性肿瘤史　卵巢转移性肿瘤与早期卵巢癌一样缺乏特异性症状，故术前诊断较困难，在消化道原发癌中约42%在发现卵巢癌前有原发瘤切除史，50%~60%的患者并无原发肿瘤史，在发现卵巢转移瘤后才寻找到原发肿瘤。

2. 盆腔包块　约76.2%患者是以发现盆腔包块而就诊。

3. 阴道异常出血　原发于子宫内膜癌转移至卵巢的患者可出现不规则阴道出血。

4. 腹水　腹水在卵巢转移肿瘤中相当常见，淋巴引流的障碍和转移瘤的渗出是腹水的主要来源，腹水发生率约为62.5%，大多数为草黄色，少数呈血性。

5. 腹痛　可能由于转移瘤增长迅速，腹腔内广泛转移，与原发癌灶进展有关。

（四）诊断

同"原发性卵巢癌"。

（五）治疗

卵巢转移性肿瘤，常因形成盆腔的广泛种植而手术无法切净，故生存率较低，预后比原发性卵巢癌要差。临床收治的多数转移性卵巢癌均系原发灶已经治疗，而后发现卵巢转移癌，或先发现卵巢转移癌后，追踪发现原发病灶的，如卵巢转移癌体积大，固定于盆腔，大量腹水伴恶病质，无法手术可姑息性对症治疗，化疗有一定疗效。

1. 手术治疗　如患者一般情况尚可，应积极争取手术切除，手术有利于确诊卵巢肿瘤是原发还是继发。如为原发癌，患者能得到及时有效的治疗，如为继发癌，切除盆腔转移性肿瘤，可解除压迫症状，抑制减少腹水产生，通过腹腔和全身化疗延长患者生存期。

（1）手术范围：多数转移癌局限于卵巢或盆腔，需行全子宫双附件和网膜切除术；如盆腹膜转移灶广泛，应争取做肿瘤细胞减灭术，减小肿瘤体积，增加肿瘤组织对化疗的敏感度；患者体质差有恶病质倾向者，术中且腹腔浆膜层已广泛转移，可行单侧或双侧转移灶切除术。

（2）原发瘤的处理：多数卵巢转移癌来自胃肠道，如查明原发灶在结肠，应争取与转移癌一并切除，如原发为胃癌，病期尚属早期，转移灶局限于盆腔，患者情况允许，可考虑同时切除原发癌，来自乳房的卵巢转移癌，绝大多数原发灶在转移出现前，已手术切除。

2. 化疗　转移性卵巢癌常因腹膜内广泛转移，肿瘤体积大，腹膜腔化疗效果不佳，可选择介入动脉灌注化疗有一定临床疗效。

（六）预防

1. 原发瘤的预防与筛查　胃癌、结肠癌和乳腺癌为转移性卵巢癌的主要来源，预防转移癌，应以提高对原发癌的早期诊断和治疗，防止治疗过程中的扩散和治疗后复发。

2. 其他　对40岁以上的消化道癌或乳腺癌者，在切除原发瘤时，应同期将双侧卵巢切除或放射去势。预防性卵巢切除在提高原发癌的治愈率上具有重要意义。

（叶青剑）

第六节　输卵管肿瘤

胚胎12周时，女性胎儿副中肾管分化完毕：其两侧头段分别发育成两侧的输卵管，两侧中段融合形成子宫、末段形成子宫颈和阴道上段。

输卵管壁由浆膜层、肌层及黏膜层组成。

1. 浆膜层　即阔韧带上缘腹膜延伸包绕输卵管而成。

2. 肌层　为平滑肌，分外、中、内3层。外层纵行排列；中层环行，与环绕输卵管的血管平行；内层又称固有层，从间质部向外伸展1cm后，内层便呈螺旋状。肌层有节奏地收缩可引起输卵管由远端向近端的蠕动。

3. 黏膜层　由单层高柱状上皮组成。黏膜上皮可分纤毛细胞、无纤毛细胞、楔状细胞及未分化细胞。4种细胞具有不同的功能：纤毛细胞的纤毛摆动有助于输送卵子；无纤毛细胞可分泌对碘酸-雪夫反应（PAS）阳性的物质（糖原或中性黏多糖），又称分泌细胞；楔形细胞可能为无纤毛细胞的前身；未分化细胞又称游走细胞，为上皮的储备细胞。

输卵管的血供来自子宫动脉和卵巢动脉。子宫动脉的输卵管支沿子宫角部入阔韧带内与卵巢动脉的输卵管支相吻合。静脉与动脉平行，回流入卵巢静脉。输卵管壁的淋巴管伴随在卵巢静脉的外侧。右侧的淋巴液注入右侧肾静脉及下腔静脉的淋巴结区。左侧淋巴引流至左侧卵巢静脉和左侧肾静脉之间的淋巴结。两侧的淋巴结都引流入骶前及髂总淋巴结。因此，输卵管的恶性肿瘤早期即可以扩散到盆腔以外的区域。

输卵管肌肉的收缩和黏膜上皮细胞的形态、分泌及纤毛摆动均受卵巢激素影响，有周期性变化。

输卵管肿瘤（tumours of the fallopian tube）少见，输卵管良性肿瘤更少见，可以发生于上皮、间质或其他组织。其种类繁多，但由于缺乏特异性症状及体征，临床上易发生漏诊和误诊。

一、输卵管良性肿瘤

输卵管肿瘤占女性生殖系统肿瘤的 0.5% ~ 1.1%，其中良性肿瘤罕见。来源于副中肾管或中肾管。大致可分为：①上皮细胞肿瘤：腺瘤、乳头瘤；②内皮细胞肿瘤：血管瘤、淋巴管瘤；③间皮细胞肿瘤：平滑肌瘤、脂肪瘤、软骨瘤、骨瘤；④混合性畸胎瘤：囊性畸胎瘤。

（一）输卵管腺瘤样瘤（adenomatoid tumor of fallopian tube）

为最常见的一种输卵管良性肿瘤。以生育期年龄妇女为多见。80% 以上伴有子宫肌瘤，未见恶变报道。腺瘤样瘤由 Golden 和 Ash 于 1945 年首先报道并命名，它的组织发生一直有争议，近几年的免疫组化和超微结构研究均支持肿瘤起源于多能性间叶细胞。

输卵管良性肿瘤无特异症状，多数患者是以其并发疾病如子宫肌瘤，慢性输卵管炎的症状而就诊，易被其他疾病所蒙蔽，临床极少有确诊病例，常在妇科手术时无意中被发现者居多，造成大体标本检查易忽略而漏诊，导致检出率低。肿瘤体积较小，直径约 1 ~ 3cm，位于输卵管肌壁或浆膜下。大体形态为实性，灰白色或灰黄色，与周围组织有分界，但无包膜。镜下可见紧密排列的腺体，呈隧道样、微囊样或血管瘤样结构，被覆低柱状上皮，核分裂象罕见。间质由纤维、弹力纤维及平滑肌组成。肿瘤可以浸润性的方式生长到管腔皱襞的支持间质中去。诊断有困难时组织化学和免疫组化可帮助诊断，AB 阳性，CK、Vim、SMA、Calretinin 阳性即可确诊。治疗为手术切除患侧输卵管。预后良好。

（二）输卵管乳头状瘤（papilloma of fallopian tube）

输卵管乳头状瘤多发生于生育期妇女，与输卵管积水并发率较高，偶尔亦与输卵管结核或淋病并存。

肿瘤直径一般 1 ~ 2cm。一般生长在输卵管黏膜，突向管腔，呈疣状或菜花状，剖面见肿瘤自输卵管黏膜长出。镜下典型特点：见乳头结构，大小不等，表面被覆无纤毛细胞或少数纤毛细胞，细胞扁平，立方或柱形，核有中等程度的多形性但是核分裂象很少见，组织学上需要将这种良性病变与输卵管腺癌进行鉴别。输卵管周围及管壁内可见少量的嗜碱性粒细胞和淋巴细胞为主的炎症细胞浸润。

肿瘤早期无症状，患者常常合并输卵管周围炎，常因不孕、腹痛等原因就诊，随肿瘤发展逐渐出现阴道排液，无臭味，合并感染时呈脓性。管腔内液体经输卵管伞端流向腹腔即形成盆腔积液，当有多量液体向阴道排出时，可出现腹部绞痛。盆腔检查可触及附件形成的肿块，超声检查和腹腔镜可协助诊断，但最后诊断有赖于病理检查。治疗为手术切除患侧输卵管，如有恶变者按输卵管癌处理。

（三）输卵管息肉（polyp of fallopian tube）

输卵管息肉可发生于生育年龄和绝经后，一般无症状，多在不孕患者行检查时发现。输卵管息肉的发生不明，多位于输卵管腔内，与正常黏膜上皮有连续，镜下可无炎症证据。宫腔镜检查和子宫输卵管造影均可发现，但前者优于后者。乳头瘤和息肉的鉴别是前者具有乳头结构。

（四）输卵管平滑肌瘤（leiomyoma of fallopian tube）

较少见。查阅近年国内外文献共报道 20 例左右。输卵管平滑肌瘤的发生与胃肠道平滑肌瘤相似，而与雌激素无关。同子宫平滑肌瘤，亦可发生退行性病变。临床上常无症状，多在行其他手术时偶尔发现。肿瘤较小，单个，实质，表面光滑。肿瘤较大时可压迫管腔而致不育及输卵管妊娠，亦可引起输卵管扭转而发生腹痛。处理可手术切除患侧输卵管。

（五）输卵管成熟性畸胎瘤（mature teratoma of fallopian tube）

比恶性畸胎瘤还少见。文献上仅有少数病例报道，大多数为良性，其来源于副中肾管或中肾管，认为可能是胚胎早期，生殖细胞移行至卵巢的过程中，在输卵管区而形成。一般病变多为单侧，双侧少见，常位于输卵管峡部或壶腹部，以囊性为主，少数为实性病变，少数位于输卵管肌层内或缚于浆膜层，肿瘤体积一般较小，1～2cm，也有直径达 10～20cm 者，镜下同卵巢畸胎瘤所见，可含有三个胚层成熟成分。

患者年龄一般在 21～60 岁。常见症状为盆腔或下腹部疼痛、痛经、月经不规则及绝经后流血，由于无典型的临床症状或无症状，因此术前很难做出诊断。输卵管畸胎瘤可合并输卵管妊娠，治疗仅行肿瘤切除或输卵管切除。

（六）输卵管血管瘤（angioma of fallopian tube）

罕见。有学者认为女性性激素与血管瘤有关。但一般认为在输卵管内的扩张海绵样血管是由于扭转、损伤或炎症引起。

血管瘤一般较小。肿瘤位于浆膜下肌层内，分界不清，可见很多不规则小血管空隙，上覆扁平内皮细胞。血管被疏松结缔组织及管壁平滑肌纤维分隔。临床通常无症状，常在行其他手术时发现，偶可因血管瘤破裂出血而引起腹痛。处理可做患侧输卵管切除术。

二、输卵管恶性肿瘤

（一）原发性输卵管癌

原发性输卵管癌（primary cancinoma of fallopian tube）是少见的女性生殖道恶性肿瘤。发病高峰年龄为 52～57 岁，超过 60% 的输卵管癌发生于绝经后妇女，占妇科恶性肿瘤的 0.1%～1.8%。在美国每年的发病率 3.6/10 万。其发生率排列于子宫颈癌、卵巢癌、宫体癌、外阴癌和阴道癌之后居末位。在临床上常容易与卵巢癌发生混淆，而造成临床和病理诊断上的困难。子宫与输卵管皆起源于副中肾管，原发性输卵管癌由于早期诊断困难，其 5 年生存率一直较低，过去仅为 5% 左右。目前随着治疗措施的改进，生存率为 50% 左右。

肉眼所见的原发性输卵管癌与卵巢癌的比例在 1 ： 50 左右。最近，上皮性卵巢癌的卵巢外起源学说认为输卵管浆液性癌可能是卵巢高级别浆液性癌的先期病变，所谓的"原发性"上皮性浆液性卵巢癌很可能是原发性输卵管癌的继发性种植病变。很多卵巢高级别浆液性癌病例经严格标准的输卵管病理取材，可见到输卵管上皮内癌或早期癌病变。临床上见到的单纯输卵管癌可能是由于输卵管炎症粘连阻碍了输卵管癌播散形成浆液性卵巢癌。因此，输卵管癌的真正发病率可能远高于传统概念上的数字，预计将来输卵管癌和卵巢癌的诊断及分期病理标准可能将会发生变化。

1. 病因　病因不明，慢性输卵管炎通常与输卵管癌并存，多数学者认为慢性炎症刺激可能是原发的诱因。由于慢性输卵管炎患者相当多见，而原发输卵管癌患者却十分罕见，因此两者是否有病因学联系尚不清楚。另外，患输卵管结核者有时亦与输卵管癌并存，这是否由于在输卵管结核基础上，上皮过度增生而导致恶变，但两者并发率不高。此外，遗传因素可能在输卵管癌的病因中扮演着重要角色，输卵管癌可能是遗传性乳腺癌、卵巢癌综合征的一部分，与 BRCA1、BRCA2（乳癌易感基因）变异有关。输卵管癌患者易并发乳腺癌、卵巢癌等其他妇科肿瘤，发病年龄及不孕等一些特点也与卵巢癌、子宫内膜癌相似，常有 c-erbB-2、p^{53} 基因变异，故认为其病因可能与卵巢癌、子宫内膜癌的一些致病因素相关。

2. 病理

（1）巨检：一般为单侧，双侧占 10%~26%。病灶多见于输卵管壶腹部，其次为伞端。早期输卵管外观可正常，多表现为输卵管增粗，直径在 5~10cm，类似输卵管积水、积脓或输卵管卵巢囊肿，局部呈结节状肿大，形状不规则呈腊肠样，病灶可呈局限性结节状向管腔中生长，随病程的进展向输卵管伞端蔓延，管壁变薄，伞端常闭锁。剖面上可见输卵管腔内有灰白色乳头状或菜花状组织，质脆，可有坏死团块。晚期癌内有肿瘤组织可由伞端突出于管口外。亦可穿出浆膜面。当侵入卵巢时能产生肿块，与输卵管卵巢炎块相似，常合并有继发感染或坏死，腔内容物呈浑浊脓性液体。

（2）显微镜检查：90% 以上的输卵管癌是乳头状腺癌，其中 50% 为浆液性癌。其他类型包括透明细胞癌、子宫内膜样癌、鳞癌、腺鳞癌、黏液癌等。其组织病理分级如下：

组织病理分级：

Gx：组织分级无法评估。

G1：高分化（乳头状）。

G2：中分化（乳头状-囊泡状）。

G3：低分化（囊泡状-髓样）。

（3）组织学分型可分 3 级

Ⅰ级（即乳头状癌）：肿瘤分化较好，呈分枝乳头状，乳头覆以单层或多层异型上皮，呈柱状或立方状，细胞大小不等，核浓染，核分裂象少见。通常癌组织从输卵管壁呈乳头状向管腔内生长。乳头轴心为多少不等的血管纤维组织，较少侵犯输卵管肌层。可见到正常黏膜上皮和癌组织过渡形态。因而有学者将其称为原位癌，此型癌为临床预后最好的类型。

Ⅱ级（即乳头状腺癌）：分化程度较乳头状癌低，癌组织形成乳头或腺管状结构。癌细胞异型间变明显，核分裂象增多，常侵犯输卵管壁。

Ⅲ级（即腺泡状髓样癌）：分化程度最差。癌细胞排列成实性条索或片块状，某些区域呈腺泡状结构。癌细胞间变及异型性明显，可出现巨细胞。核分裂象多见，并易见病理性核分裂象。管壁明显浸润，常侵犯淋巴管，临床预后差。

3. 转移途径　原发性输卵管癌的转移方式主要有 3 种方式，血行转移较少见。

（1）直接扩散：癌细胞可经过输卵管伞端口或直接穿过管壁而蔓延到腹腔、卵巢、肝脏、大网膜等处。经过输卵管子宫口蔓延到子宫腔，甚至到对侧输卵管。穿透输卵管浆膜层扩散到盆腔及邻近器官。

（2）淋巴转移：近年来已注意到淋巴结转移的重要性。输卵管癌可循髂部、腰部淋巴结至腹主动脉旁淋巴结，亦常见转移至大网膜。因子宫及卵巢与输卵管间有密切的淋巴管沟通，故常被累及。偶亦可见沿阔韧带及腹股沟淋巴结。淋巴结是复发病灶最常见的部位。癌细胞充塞输卵管的淋巴管后，淋巴回流将癌细胞带到对侧输卵管形成双侧输卵管癌。

（3）血性转移晚期癌症患者可通过血行转移至肺、脑、肝、肾、骨等器官。

4. 分期　FIGO 联合 IGCS（国际妇癌协会）发布了最新的输卵管癌手术，病理分期系统，强调了组织病理学结果对于修正临床或影像学估计和肿瘤减灭术前的手术所见的重要性。具体病理诊断标准见表 9 - 2。

表 9 - 2　原发性输卵管恶性肿瘤的病理学标准

原发性输卵管恶性肿瘤的病理学标准
1. 肿瘤来源于输卵管内膜
2. 组织学类型可以产生输卵管黏膜上皮
3. 可见由良性上皮向恶性上皮转变的移行区
4. 卵巢和子宫内膜可以正常，也可以有肿瘤，但肿瘤体积必须小于输卵管肿瘤

5. 诊断

（1）病史

1）发病年龄：原发性输卵管癌 2/3 发生于绝经期后，以 40～60 岁的妇女多见。其发病年龄高于宫颈癌，低于外阴癌而与卵巢上皮癌和子宫内膜癌相近。Peters 和 Eddy 报道的输卵管癌的发病年龄分别为 36～84 岁和 21～85 岁。

2）不育史：原发性输卵管癌患者的不育率比一般妇女要高，1/3～1/2 病例有原发或继发不育史。

（2）临床表现：临床上常表现为阴道排液、腹痛、盆腔包块，即所谓输卵管癌"三联症"。在临床上表现为这种典型的"三联症"患者并不多见，约占 11%。输卵管癌的症状及体征常不典型或早期无症状，故易被忽视而延误诊断。

1）阴道排液或阴道流血：阴道排液是输卵管癌最常见且具有特征性的症状。其排泄液为浆液性稀薄黄水，有时呈粉红色血清血液性，排液量多少不一，一般无气味。液体可能由于输卵管上皮在癌组织刺激下所产生的渗液，由于输卵管伞端闭锁或被肿瘤组织阻塞而通过宫腔从阴道排出。当输卵管癌有坏死或浸润血管时，可产生阴道流血。水样阴道分泌物占主诉的第三位，分泌物多时个别患者误认为尿失禁而就医。有时白带色黄类似琥珀色（个别患者在输卵管黏膜内含有较多胆固醇，但胆固醇致白带色黄的机理不清），有时为血水样或较黏稠。

2）下腹疼痛：为输卵管癌的常见症状，约有半数患者发生。多发生在患侧，常表现为阵发性、间歇性钝痛或绞痛。阴道排出水样或血样液体，疼痛可缓解。经过一阶段后逐渐加剧而呈痉挛性绞痛。其发生的机理可能是在癌肿发展的过程中，管腔伞端被肿瘤堵塞，输卵管腔内容物潴留增多，内压增加，引起输卵管蠕动增加，克服输卵管部分梗死将积液排出。

3）下腹部或盆腔肿块：妇科检查时可扪及肿块，亦有患者自己能扪及下腹部肿块，但很少见。肿块可为癌肿本身，也可为并发的输卵管积水或广泛盆腔粘连形成的包块。常位于子宫的一侧或后方，活动受限或固定不动。

4）外溢性输卵管积液：即患者经阴道大量排液后，疼痛减轻，盆腔包块缩小或消失的临床表现，但不常见。当管腔被肿瘤堵塞，分泌物郁积至一定程度，引起大量的阴道排液，随之管腔内压力减少，腹痛减轻，肿块缩小。由于输卵管积水的病例也可出现此现象，因此该症状的出现对关注输卵管疾病有价值，但并不是输卵管癌的特异症状。

5）腹水：较少见，约10%的病例伴有腹水。其来源有二：①管腔内积液经输卵管伞端开口流入腹腔；②因癌瘤种植于腹膜而产生腹水。

6）其他：当输卵管癌肿增大或压迫附近器官或癌肿广泛转移时可出现腹胀、尿频、肠功能紊乱及腰骶部疼痛等，晚期可出现腹水及恶液质。

（3）实验室检查

1）细胞学检查：若阴道脱落细胞内找到癌细胞，特别是腺癌细胞，而宫颈及子宫内膜检查又排除癌症存在者，则应考虑输卵管癌的诊断。但按文献报道阴道脱落细胞的阳性率都较低，在50%以下，其原因可能是因为腺癌细胞在脱落和排出的过程中易被破坏变形，也可能与取片方式有关。对于有大量阴道排液的患者，癌细胞可能被排出液冲走，导致细胞学阴性，需重复涂片检查。可行阴道后穹隆穿刺和宫腔吸出液的细胞学检查，亦可用子宫帽或月经杯收集排出液，增加阳性率，以提高输卵管恶性肿瘤的诊断。当肿瘤穿破浆膜层或有盆腹腔扩散时可在腹水或腹腔冲洗液中找到恶性细胞。

2）子宫内膜检查：黏膜下子宫肌瘤、子宫内膜癌、宫体癌、宫颈癌均可出现阴道排液增多的症状，因此宫腔探查及全面的分段诊刮很必要。若宫腔探查未发现异常，颈管及子宫内膜病理检查阴性，则应想到输卵管癌的可能。若内膜检查发现癌灶，虽然首先考虑子宫内膜癌，但亦不能排除输卵管癌向宫腔转移的可能。

3）宫腔镜及腹腔镜检查：通过宫腔镜检查，可观察子宫内膜情况的同时，还可以看到输卵管开口，并吸取液体做脱落细胞学检查；通过腹腔镜检查可直接观察输卵管及卵巢情况，对可疑的病例，可通过腹腔镜检查以明确诊断，早期输卵管癌可见到输卵管增粗，如癌灶已穿破输卵管管壁或已转移至周围脏器，并伴有粘连，则不易与卵巢癌鉴别。

4）B型超声检查及CT扫描：B型超声检查是常用的辅助诊断方法，B型超声及CT扫描均可确定肿块的部位、大小、形状和有无腹水，并了解盆腔其他脏器及腹膜后淋巴结有无转移的情况。

5）血清CA_{125}测定：到目前为止，CA_{125}是输卵管癌仅有的较有意义的肿瘤标志物，CA_{125}可作为诊断和随诊原发性输卵管癌的指标。亦有报道CA_{125}结果阳性的病例术后临床分期均为Ⅲ、Ⅳ期，术后一周检查CA_{125}值明显降低，甚至达正常范围，提示CA_{125}可能对中、晚期输卵管癌术后监测有参考意义，并对预后判断有指导意义。

6）子宫输卵管碘油造影：对输卵管恶性肿瘤的诊断有一定的价值，但有引起癌细胞扩散的危险，也难以区分输卵管肿瘤、积水、炎症，故一般不宜采用。

（4）鉴别诊断

1）继发性输卵管癌：要点有以下三点：①原发性输卵管癌的病灶，大部分存在于输卵管的黏膜层，继发性输卵管癌的黏膜上皮基本完整而病灶主要在间质内；②原发性输卵管癌大多数都能看出乳头状结构，肌层癌灶多为散在病灶；③原发性输卵管癌的早期癌变处可找到正常上皮至癌变的过渡形态。

2）附件炎性肿块：输卵管积水或输卵管卵巢囊肿都可表现为活动受限的附件囊性包块，在盆腔检查时很难与原发性输卵管癌区分并且两者均有不孕史，如患者年龄偏大，且有阴道排液，则应要考虑输卵管癌，并进一步作各项实验室检查，以协助诊断。

3）卵巢肿瘤：无输卵管癌的典型症状，输卵管癌多表现为阴道排液，而卵巢癌常为不规则阴道流血。盆腔检查时，卵巢良性肿瘤一般可活动，而输卵管癌的肿块多固定；卵巢癌表面常有结节感，若伴有腹水者多考虑卵巢癌，还可辅以 B 型超声及 CT 等检查以协助鉴别。

4）子宫内膜癌：多以不规则阴道流血为主诉，可因阴道排液而与输卵管恶性肿瘤相混淆。通过诊刮病理以鉴别。

6. 治疗　输卵管癌的治疗原则应与卵巢癌一致，即进行手术分期、肿瘤细胞减灭术、术后辅助治疗等。至于早期患者是否应行淋巴结清扫术，现仍有争议。输卵管瘤的治疗以手术治疗为主，化学治疗等为辅的原则，应强调首次治疗的彻底性。

（1）手术治疗：彻底的手术切除是输卵管癌最根本的治疗方法。手术原则应同于上皮性卵巢癌。早期患者行全面的分期手术，包括全子宫、双侧附件、大网膜切除和腹膜后淋巴结清扫；晚期病例行肿瘤细胞减灭术，手术时应该尽可能切净原发病灶及其转移病灶。由于输卵管癌的播散方式与卵巢癌相同，即盆腹腔的局部蔓延和淋巴结转移。输卵管癌的双侧发生率为17% ~26%，子宫及卵巢转移常见，盆腹膜转移率高，故手术应该采用正中切口，进行以下操作：仔细评估整个盆、腹腔，全面了解肿瘤的范围；全子宫切除，两侧输卵管卵巢切除；盆腔、腹主动脉旁淋巴结取样；横结肠下大网膜切除；腹腔冲洗；任何可疑部位活检，包括腹腔和盆腔腹膜。

1）早期输卵管癌的处理：①原位癌的处理：患者手术治疗如前所述范围切除肿瘤。输卵管原位癌手术切除后不提倡辅助治疗；②FIGO Ⅰ期、FIGO Ⅱ期的处理：此期患者应该进行手术分期。若最终的组织学诊断为腺癌原位癌或Ⅰ期，分化Ⅰ级，手术后不必辅助化疗。其他患者，应该考虑以铂为基础的化疗。偶然发现的输卵管癌（例如，患者术前诊断为良性疾病，术后组织学诊断含有恶性成分）应该再次手术分期，若有残留病灶，要尽可能行细胞减灭术，患者应该接受以铂类为基础的化疗。

2）晚期输卵管癌的处理：① FIGO Ⅲ期的处理：除非另有论述，所有输卵管癌都指腺癌，和卵巢癌类似，应该采用以铂类为基础的化疗。患者接受减灭术后应该行以铂类为基础的化疗。若患者初次诊断时因为医学禁忌证而未行理想的减灭术，应该接受以铂为基础的化疗，然后再重新评估。化疗 3 个周期以后，再次评估时可以考虑二次探查，如有残留病灶，应该行二次细胞减灭术。然而，这种治疗未经任何前瞻性研究证实；②FIGO Ⅳ期的处理：患者若有远处转移，必须有原发病灶的组织学证据。手术时应尽可能切出肿瘤病灶，如果有胸膜渗出的症状，术前要抽胸水。患者如果情况足够好，像卵巢癌那样，应该接受以铂类为基础的化疗。其他患者情况不能耐受化疗，应该对症治疗。

3）保留生育功能的手术：少数情况下，患者年轻、希望保留生育功能，只有在分期为原位癌的情况下，经过仔细评估和充分讨论，可以考虑保守性手术。然而，如果双侧输卵管受累的可能性很大，则不提倡保守性手术。确诊的癌症，不考虑保守手术。

（2）化学治疗：化疗应与手术治疗紧密配合，是主要的术后辅助治疗，输卵管癌的化学治疗与卵巢癌相似。紫杉醇和铂类联合化疗在卵巢癌的成功应用现在也用于输卵管癌的化疗。很多回顾性分析提示，对于相同的组织学类型，这个方案的疗效优于烷化剂和铂类的联合。因此，目前紫杉醇和铂类联合的化疗方案是治疗输卵管癌的一线用药。

（3）内分泌治疗：由于输卵管上皮源于副中肾管，对卵巢激素有反应，所以可用激素药物治疗；若输卵管癌肿瘤中含有雌、孕激素受体，可应用抗雌激素药物如他莫昔芬及长期避孕激素如己酸孕酮、甲羟孕酮等治疗。但目前对激素的治疗作用还没得到充分的肯定。

（4）放射治疗：放疗仅作为输卵管癌的综合治疗的一种手段，一般以体外放射为主。对术时腹水内找到癌细胞者，可在腹腔内注入^{32}P。对于Ⅱ、Ⅲ期手术无肉眼残留病灶，腹水或腹腔冲洗液细胞学阴性，淋巴结无转移者，术后可辅以全腹加盆腔放疗或腹腔内同位素治疗。对不能切除的肿瘤患者，放疗可使癌块缩小，粘连松动，以便争取获得再次手术机会，但残留病灶者效果不及术后辅助化疗。盆腔照射量不应低于 5 000 ~ 6 000cGy/4 ~ 6 周；全腹照射剂量不超过 3 000cGy/5 ~ 6 周。有学者认为在外照射后再应用放射性胶体^{32}P则效果更好。在放疗后可应用化疗维持。

（5）复发的治疗：在综合治疗后的随诊过程中，如出现局部盆腔复发或原有未切除的残留癌灶经化疗后可考虑第二次手术。

7. 预后　原发性输卵管癌预后差，但随着对输卵管癌的认识、诊断及治疗措施的提高和改进，其 5 年生存率明显提高。因此对晚期的患者术后积极地放、化疗，虽不能根除癌瘤，但能延长生存期。输卵管癌的预后更多地取决于期别，因此分期和区分肿瘤是原发性抑或转移性更为重要。转移性输卵管癌远远多于原发性输卵管癌。

影响预后的因素：

（1）临床分期：是重要的影响因素，期别愈晚期预后愈差。随期别的提高生存率逐渐下降。Peter 等研究了 115 例输卵管癌患者，发现管壁浸润越深，预后越差，术后残留病灶大者预后差。

（2）初次术后残存瘤的大小：也是影响预后的重要因素。Eddy 分析了 38 例输卵管癌病理，初次手术后未经顺铂治疗的患者中，肉眼无瘤者的 5 年生存率为 29%，残存瘤大于或等于 2cm 者仅为 7%。初次手术后用顺铂治疗的病例，肉眼无瘤者的 5 年生存率为 83%，残存瘤大于或等于 2cm 者的为 29%。

（3）输卵管浸润深度：肿瘤仅侵犯黏膜层者预后好，相反穿透浆膜层则预后差。

（4）辅助治疗：是否接受辅助治疗对其生存率的影响有显著性差别，接受了以顺铂为主的化疗患者其生存时间明显高于没有接受化疗者。

（5）病理分级：关于肿瘤病理分期对预后的影响尚有争议，近年来多数研究报道病理分期与预后无明显关系，其对预后的影响不如临床分期及其他重要。

8. 随访　目前还没有证据表明密切监护对于改善输卵管癌无症状患者的预后、提高生活质量有积极意义。然而，对于治疗后长期无瘤生存患者复发时早期诊断被认为可以提供最好的预后。随访的目的：①观察患者对治疗后的近期反应；②及早认识，妥善处理治疗相关的并发症，包括心理紊乱；③早期发现持续存在的病灶或者疾病的复发；④收集有关治疗效果的资料；⑤对早期患者，提供乳腺癌筛查的机会；保守性手术的患者，提供筛查宫颈癌的机会。

总的来说，随访的第一年，每3个月复查一次；随访间隔逐渐延长，到5年后每4～6个月复查一次。每次随访内容：详细复习病史，仔细体格检查（包括乳房、盆腔和直肠检查）排除任何复发的征象。虽然文献对 CA_{125} 对预后的影响仍不清楚，但仍应定期检查血 CA_{125}，特别是初次诊断发现 CA_{125} 升高的患者。影像学检查例如盆腔超声检查、CT、MRI 应当只有在临床发现或者肿瘤标记物升高提示肿瘤复发时才进行检查。所有宫颈完整患者要定期行涂片检查。所有40岁以上或有强的乳腺癌家族史的年轻患者，每年都要行乳房扫描。

（二）其他输卵管恶性肿瘤

1. 原发性输卵管绒毛膜癌（primary tubal choriocar cinoma）　本病极为罕见，多数发生于妊娠后妇女，和体外受精（IVF）有关，临床表现不典型，故易误诊。输卵管绒毛膜癌大多数来源于输卵管妊娠的滋养叶细胞，少数来源于异位的胚胎残余或具有形成恶性畸胎瘤潜能的未分化胚细胞。来源于前者的绒癌发生于生育期，临床症状同异位妊娠或伴有腹腔内出血，常误诊为输卵管异位妊娠而手术；来源于后者的绒癌，多数在7～14岁发病，可出现性早熟症状，由于滋养叶细胞有较强的侵袭性，能迅速破坏输卵管壁，在早期就侵入淋巴及血管而发生广泛转移至肺脏、肝脏、骨及阴道等处。

肿瘤在输卵管表面呈暗红色或紫红色，切面见充血、水肿、管腔扩张，腔内充满坏死组织及血块。镜下见细胞滋养层细胞及合体滋养层细胞大量增生，不形成绒毛。

诊断主要依据临床症状及体征，结合血、尿内绒毛膜促性腺激素（hCG）的测定，X线胸片等检查，但最终确诊有待病理结果。本病应与以下疾病鉴别：

（1）子宫内膜癌：可出现阴道排液，但主要临床症状为不规则阴道流血，诊刮病理可鉴别；

（2）附件炎性包块：有不孕或盆腔包块史，妇检可在附件区触及活动受限囊性包块；

（3）异位妊娠：两者均有子宫正常，子宫外部规则包块，均可发生大出血，但宫外孕患者 hCG 滴度增高程度低于输卵管绒癌，病理有助确诊。

可以治愈。先采用手术治疗，然后根据预后因素采用化疗。如果肿瘤范围局限，希望保留生育功能者可以考虑保守性手术，如输卵管绒毛膜癌来源于输卵管妊娠的滋养叶细胞，其生存率约50%，如来源于生殖细胞，预后很差。

2. 原发性输卵管肉瘤（primary sarcoma of fallopian tube）　罕见，其与原发性输卵管腺癌之比为1：25。迄今文献报道不到50例。主要为纤维肉瘤和平滑肌肉瘤。肿瘤表面常呈多结节状，可见充满弥散性新生物，质软，大小不等的包块。本病可发生在任何年龄妇女，临床症状同输卵管癌，主要为阴道排液，呈浆液性或血性，继发感染时排出液呈脓性。部分患者亦以腹胀、腹痛或下腹部包块为症状。由于肉瘤生长迅速常伴有全身乏力，消瘦等恶病质症状。此病需与以下疾病相鉴别：

（1）附件炎性包块：均可表现腹痛、白带多及下腹包块，但前者有盆腔炎症病史，抗感染治疗有效。

（2）子宫内膜癌：有阴道排液的患者需要与子宫内膜癌鉴别，分段诊刮病理可确诊。

（3）卵巢肿瘤：多无临床症状，伴有腹水，B型超声可协助诊断。

治疗以手术为主，再辅以化疗或放疗，预后差。

3. 输卵管未成熟畸胎瘤（immature teratoma of fallopiantube）　极少见。可是本病却可以发生在有生育要求的年轻女性，虽然治愈率高，但进展较快，因此早期诊断早期治疗十分重要，输卵管未成熟畸胎瘤预后较差。虽然直接决定患者的预后因素是临床分期，但肿瘤组织分化程度、幼稚成分的多少和预后有密切关系。治疗采用手术治疗，然后根据相关预后因素采用化疗。如果要保留生育功能，任何期别的患者均可以行保守性手术。化疗方案采用卵巢生殖细胞肿瘤的化疗方案。

4. 转移性输卵管癌（metastatic carcinoma of fallopiantube）　较多见，约占输卵管恶性肿瘤的80%~90%。其主要来自卵巢癌、子宫体癌、子宫颈癌，远处如直肠癌、胃癌及乳腺癌亦可转移至输卵管。临床表现因原发癌的不同而有差异。镜下其病理组织形态与原发癌相同。其诊断标准如下：

（1）癌灶主要在输卵管浆膜层，肌层、黏膜层正常或显示慢性炎症。若输卵管黏膜受累，其表面上皮仍完整。

（2）癌组织形态与原发癌相似，最多见为卵巢癌、宫体癌和胃肠癌等。

（3）输卵管肌层和系膜淋巴管内一般有癌组织存在，而输卵管内膜淋巴管很少有癌细胞存在。

治疗按原发癌已转移的原则处理。

5. 临床特殊情况的思考和建议

（1）临床特征：对于输卵管癌的临床表现，应对此病有一定认识并提高警惕，并通过进一步的实验室检查，尽可能在术前做出早期诊断。因此，有以下情况下者应考虑输卵管癌的可能：

1）有阴道排液、腹痛、腹块三大特征者。

2）持续存在不能解释的不规则子宫出血，尤其在35岁以上，尤其对于细胞学涂片阴性，刮出子宫内膜也阴性的患者。

3）持续存在不能解释的异常阴道排液，排液呈血性，年龄大于35岁。

4）持续存在不能解释的下腹及（或）下背疼痛。

5）在宫颈涂片中出现一种不正常的腺癌细胞。

6）在绝经前后发现附件肿块。

（2）输卵管癌术前的诊断问题：输卵管癌常误诊，过去术前诊断率为2%，近数年来由于提高认识及进一步的辅助诊断，术前诊断率提高到25%~35%。术前不易做出确诊的原因可能是：

1）由于输卵管癌少见，常被忽视。

2）输卵管位于盆腔内，常不能感觉到。

3）较多患者肥胖，而且由于激素低落而阴道萎缩，所以检查不够正确。

4）肿瘤发展早期症状很不明显，下腹疼痛常伴有其他不同的盆腔疾病，故常误诊为绝经期的功能紊乱。

（3）对于双侧输卵管癌究竟是原发还是继发问题：双侧输卵管均由副中肾管演化而来，在同一致癌因素下，可以同时发生癌。文献报道0~Ⅱ期输卵管癌双侧性占70%，Ⅲ~Ⅳ期占30%。因此，晚期输卵管癌转移是引起双侧累及的主要原因。转移而来的腺癌首先侵犯间质和肌层，而黏膜皱襞上皮常保持完好。但现在也有不少学者认为卵巢癌可能为输卵管癌灶转移而来，尚待进一步证明。

（4）输卵管腺癌合并子宫内膜癌是原发还是继发问题

1）两者病灶均较早，无转移可能性，应视两者均为原发性。

2）子宫内膜转移病灶是局灶性侵犯间质，并见有正常腺体夹杂其中，对四周组织常有压迫，无过渡形态。

（5）输卵管肿瘤合并妊娠问题：输卵管肿瘤是一种较罕见的女性生殖系统的肿瘤。输卵管良性肿瘤较恶性肿瘤更少见。输卵管肿瘤患者常伴有不孕史，故其合并妊娠仅见个案报道。由于常无临床症状，很少在术前做出诊断。

（刘　萍）

第七节　宫颈癌

近 60 年来，以宫颈脱落细胞涂片为主要内容的宫颈癌筛查的普及和推广使宫颈癌的发生率和死亡率在世界范围内普遍下降了 70%，但近年来其稳居不降。与发达国家相比，发展中国家常因为缺乏经济有效的筛查，仅有少数妇女能够得到宫颈癌筛查服务。因此宫颈癌仍是一种严重危害妇女健康的恶性肿瘤，在发展中国家尤其如此。

一、宫颈癌的流行病学

1. 发病率与死亡率　宫颈癌（cervical cancer）是最常见的妇科恶性肿瘤。据世界范围统计，其发病率在女性恶性肿瘤中居第二位，仅次于乳腺癌。全世界每年估计有 46.6 万的新发宫颈癌病例，其中 80% 患者发生在发展中国家。在不同国家或地区宫颈癌的发病率和死亡率存在着显著差异。在已建立了宫颈癌筛查的发达国家和一些发展中国家的流行病学资料显示，宫颈浸润癌的发病率和死亡率均已大幅度下降。我国自 20 世纪 50 年代末期就积极开展了宫颈癌的防治工作，如上海市纺织系统和江西靖安县等均取得了显著成效。全国宫颈癌的死亡率（中国人口年龄调整率）由 20 世纪 70 年代的 10.28/10 万下降到 20 世纪 90 年代的 3.25/10 万，下降了 69%。我国由于幅员辽阔、人口众多、经济发展和医疗水平尚不均衡，较难实施统一完善的普查计划，每年仍有新发宫颈癌病例约 10 万，占全球新发病例总数的 1/5。

二、宫颈癌的病因学

宫颈癌的病因学研究历史悠久，也提出了许多可能的病因。概括来讲主要包括两个方面：其一是行为危险因素，如性生活过早、多个性伴侣、多孕多产、社会经济地位低下、营养不良和性混乱等；其二是生物学因素，包括细菌、病毒和衣原体等各种微生物的感染。近年来，在宫颈癌病因学研究方面取得了突破性进展，尤其在生物学病因方面成绩显著，其中最主要的发现是明确人乳头状瘤病毒（human papillomavirus，HPV）是宫颈癌发生的必要条件。

1. 宫颈癌发生的必要条件——HPV 感染　与宫颈癌最为密切的相关因素是性行为，因而人们很早就怀疑某些感染因子的作用。在 20 世纪 60—70 年代，人们将主要的目光投向单纯疱疹病毒（herpes simplex virus，HSV）Ⅱ型，尽管 HSV 在体外被证实具有一定的致癌性，且在宫颈癌标本中有一定的检出率，但临床活体标本能检出 HSV 的始终仅占极小部分，流行病学调查也不支持 HSV 与宫颈癌的关系。而其他的因子，如巨细胞病毒、EB 病毒、衣原体等迄今尚未发现有力证据。

1972 年 Zur Hansen 提出，HPV 可能是最终导致生殖道肿瘤的性传播致病因子，1976 年德国研究者在子宫颈癌中发现有 HPV 特异序列，以后的大量流行病学和分子生物学研究肯定了 HPV 在子宫颈癌发生中的作用。1995 年国际癌症研究中心（IARC）专门讨论有关性传播 HPV 在子宫颈癌发生中的作用，认为 HPV16 和 18 亚型与子宫颈癌的发生有关。进一步的问题是 HPV 是否是子宫颈癌的必需和充足病因？最有代表性的研究是 Walboomers 等于 1999 年对 1995 年 IARC 收集来自美洲、非洲、欧洲和亚洲 22 个国家冻存的浸润性子宫颈癌组织重新进行 HPV 试验，应用 HPVL1MY09/MY11 引物检出率为 93%，对 HPV 阴性组织重新应用 L1GP5 +/GP6 + 引物，检出率为 95.7%，使用 14 种高危 HPV E7 引物，检出率为 98.1%，总检出率为 99.7%。实验动物和组织标本研究还表明，HPV - DNA 检测的负荷量与宫颈病变的程度呈正相关，而且 HPV 感染与宫颈癌的发生有时序关系，符合生物学致病机理。这些流行病学资料结合实验室的证据都强有力的支持 HPV 感染与宫颈癌发生的因果关系，均表明 HPV 感染是宫颈癌发生的必要条件。关于 HPV 在子宫颈癌发生中的作用或重要性，有研究者认为其重要性与乙型肝炎病毒与肝癌的关系相似，高于吸烟与肺癌的关系。

2. 宫颈癌发生的共刺激因子　事实证明，性活跃妇女一生感染 HPV 的机会大于 70%，但大多为一过性的，通常在感染的数月至两年内消退，仅少数呈持续感染状态，约占 15% 左右。已经证实，只有高危 HPV 持续感染才能导致宫颈癌及其前期病变的发生，但他们之中也仅有极少数最后才发展为宫颈癌。因此可认为 HPV 感染是宫颈癌发生的必要条件，但不是充足病因，还需要其他致病因素协同刺激。现已发现一些共刺激因子与子宫颈癌的发生有关，有研究者总结宫颈癌发生的共刺激因子为：①吸烟；②生殖道其他微生物的感染，如 HSV、淋球菌、衣原体和真菌等可提高生殖道对 HPV 感染的敏感性；③性激素影响：激素替代和口服避孕药等；④内源或外源性因素引起免疫功能低下。

国外有学者将宫颈癌的发生形象地用"种子 - 土壤"学说来解释，其中将 HPV 感染比喻为种子，共刺激因子为营养，宫颈移行带为土壤。

三、诊断

1. 临床表现

（1）症状：原位癌与微小浸润癌常无任何症状。宫颈癌患者主要症状是阴道分泌物增多、阴道流血，晚期患者可同时表现为疼痛等症状，其表现的形式和程度取决于临床期别、组织学类型、肿块大小和生长方式等。

1）阴道分泌物增多：是宫颈癌最早出现的症状，大多为稀薄、可混有淡血性的。若并发感染，可有特殊的气味。

2）阴道流血：是宫颈癌最常见的症状。早期患者大多表现为间歇性、无痛性阴道流血，或表现为性生活后及排便后少量阴道流血。晚期患者可表现长期反复的阴道流血，量也较前增多。若侵犯大血管，可引起致命性大出血。由于长期反复出血，患者常可并发贫血症状。

3）是晚期宫颈患者的症状。产生疼痛的主要原因主要是癌肿侵犯或压迫周围脏器、组织或神经所致。

4）其他症状：主要取决于癌灶的广泛程度及所侵犯脏器。癌肿压迫髂淋巴、髂血管使回流受阻，可出现下肢水肿。侵犯膀胱时，可引起尿频、尿痛或血尿，甚至发生膀胱阴道瘘。如两侧输尿管受压或侵犯，严重者可引起无尿及尿毒症，是宫颈癌死亡的原因之一。当癌肿压迫或侵犯直肠时，出现里急后重、便血或排便困难，甚至形成直肠阴道瘘。

（2）体征：宫颈原位癌、微小浸润癌和部分早期浸润癌患者局部可无明显病灶，宫颈光滑或为轻度糜烂。随宫颈浸润癌生长发展可出现不同体征，外生型者宫颈可见菜花状赘生物，组织脆易出血。内生型者由于癌细胞向周围组织生长，浸润宫颈管组织，使宫颈扩张，从而表现为宫颈肥大、质硬和颈管膨大。无论是外生型或内生型，当癌灶继续生长时，其根部血管被浸润，部分组织坏死脱落，形成溃疡或空洞。阴道壁受侵时可见赘生物生长。宫旁组织受侵时，盆腔三合诊检查可扪及宫旁组织增厚或结节状或形成冰冻骨盆。

晚期患者可扪及肿大的锁骨上和腹股沟淋巴结，也有患者肾区叩痛阳性。

2. 检查

（1）盆腔检查：不仅对诊断有帮助，还可决定患者的临床期别。

1）阴道检查：窥阴器检查以暴露宫颈及阴道穹隆及阴道壁时，应缓慢扩张并深入暴露宫颈和阴道，以免损伤病灶而导致大出血。阴道检查时应主要观察宫颈外形和病灶的位置、形态、大小及有无溃疡等。阴道指诊时应用手指触摸全部阴道壁至穹隆部及宫颈外口，进一步了解病灶的质地、形状、波及的范围等，并注意有无接触性出血。

2）双合诊：主要了解子宫体的位置、活动度、形状大小和质地，以及双附件区域、宫旁结缔组织有无包块和结节状增厚。

3）三合诊：是明确宫颈癌临床期别不可缺少的临床检查，主要了解阴道后壁有无肿瘤病灶的浸润、宫颈大小及形态、宫旁组织情况，应同时注意有无肿大的盆腔淋巴结可能。

（2）全身检查：注意患者的营养状况，有无贫血及全身浅表淋巴结的肿大和肝、脾肿大。

（3）实验室检查和诊断方法：极早期的宫颈癌大多无临床症状，需经宫颈癌筛查后最后根据病理组织学检查以确诊。

1）宫颈细胞学检查：是目前宫颈癌筛查的主要手段，取材应在宫颈的移行带处，此为宫颈鳞状上皮与柱状上皮交界处。

2）阴道镜检查：适用于宫颈细胞学异常者，主要观察宫颈阴道病变上皮血管及组织变化。对肉眼病灶不明显的病例，可通过阴道镜协助发现宫颈鳞-柱交界部位有无异型上皮变化，并根据检查结果进行定位活检行组织学检查，以提高宫颈活检的准确率。

3）宫颈活组织病理检查：是诊断宫颈癌最可靠的依据。适用于阴道镜检查可疑或阳性、临床表现可疑宫颈癌或宫颈其他疾病不易与子宫颈癌鉴别时。宫颈活检应注意在靠近宫颈鳞柱交界的区域（SCJ）和（或）未成熟化生的鳞状上皮区取活检可减少失误，因为这常常是病变最严重的区域。溃疡的活检测必须包括毗邻溃疡周边的异常上皮，因为坏死组织往往占据溃疡的中心。取活检的数量取决于病变面积的大小和严重程度，所谓多点活检通常需要2～4个活检标本。一般宫颈活检仅需2～3mm深，约绿豆大小，当怀疑浸润癌时，活检应更深些。

4）宫颈锥形切除术：宫颈锥形切除术（锥切）主要应用于宫颈细胞学检查多次异常而宫颈活组织学结果为阴性，或活组织学结果为原位癌但不能排除浸润癌的患者。其在宫颈病变的诊治中居于重要地位，很多情况下锥切既是明确诊断，同时亦达到了治疗目的。按照使用的切割器械不同，可分为传统手术刀锥切、冷刀锥切（cold knife conization，CKC）、激光锥切（laser conization，LC）和近年流行的环形电切术（loop electro - surgical excisional procedure，LEEP）。锥切术的手术范围应根据病变的大小和累及的部位决定。原则上锥切顶端达宫颈管内口水平稍下方，锥切底视子宫阴道部病变的范围而定，应达宫颈病灶外 0.5cm。在保证全部完整的切除宫颈病变的前提下，应尽可能多地保留宫颈管组织，这对未生育而又有强烈生育愿望的年轻患者尤为重要。术后标本的处理十分重要，应注意以下几方面：①锥切的宫颈标本应做解剖位点标记，可在宫颈 12 点处剪开或缝线作标记，并标明宫颈内外口；②锥切标本必须进行充分取材，可疑部位做亚连续或连续切片，全面地评价宫颈病变以免漏诊；③病理学报告应注明标本切缘是否受累、病变距切缘多少毫米、宫颈腺体是否受累及深度和病变是否为多中心等，均有助于宫颈病变的进一步治疗。

5）宫颈管搔刮术：是用于确定宫颈管内有无病变或癌灶是否已侵犯宫颈管的一种方法，其常与宫颈活检术同时进行从而及早发现宫颈癌。

6）影像学检查：宫颈癌临床分期通常不能准确地确定肿瘤范围，因此不同的影像学诊断方法，如 CT 扫描、MRI 及正电子发射断层扫描术（PET），用于更准确地确定病灶范围，用于确定治疗计划。但这些检查一般不是都有条件进行，而且结果多变，因而这些检查结果不能作为改变临床分期的依据。MRI 具有高对比度的分辨率和多方位的断层成像能力，对宫颈癌分期的准确率为 81% ~ 92%；MRI 在宫颈癌的术前分期中极具价值：①可以通过宫颈本身信号改变直接观察肿瘤的有无及侵犯宫颈的深度；②可以判断宫旁侵犯的程度、宫颈周围器官（膀胱或直肠）是否受侵以及宫颈癌是否向上或向下侵及宫体或阴道；③可以提示肿大淋巴结的存在，进一步判断淋巴结转移的可能。

7）鳞状细胞癌抗原（squamous cell carcinoma antigen，SCCA）检测：SCCA 是从宫颈鳞状上皮中分离出来的鳞状上皮细胞相关抗原 TA - 4 的亚单位，由 SCCA - 1 和 SCCA - 2 抗原组成，是宫颈鳞癌较特异的肿瘤标志物，现已被广泛应用于临床。

四、宫颈癌的分期

宫颈癌分期的历史可追溯到 1928 年，当时主要根据肿瘤生长的范围进行分期。在 1950 年国际妇科年会及第四届美国妇产科学年会上对宫颈癌的分类和分期进行了修正，并推荐命名为"宫颈癌分期的国际分类法"。自此之后，宫颈癌分期经过 8 次修正，最近一次修正于 2008 年由 FIGO 妇科肿瘤命名委员会提出并通过，随后经过国际抗癌联合会（International Union Against Cancer，UICC）、美国癌症分期联合委员会（American Joint commission for Cancer Staging，AJCC）及 FIGO 的认可。

宫颈癌的临床分期（FIGO，2008 年）：

Ⅰ期　病变局限于宫颈（扩展至宫体将被忽略）

ⅠA 期　仅在显微镜下可见浸润癌，浸润深度≤5mm，宽度≤7mm

ⅠA1 期　间质浸润深度≤3mm，宽度≤7mm

ⅠA2 期　间质浸润深度 >3mm 至 5mm，宽度≤7mm

ⅠB 期 临床可见癌灶局限于宫颈，显微镜下可见病灶大于ⅠA 期 *

ⅠB1 期 肉眼可见癌灶最大直径 4mm

ⅠB2 期 肉眼可见癌灶最大直径 >4mm

Ⅱ期 癌灶浸润超出子宫，但是未达盆壁，或浸润未达阴道下 1/3

ⅡA 期 无宫旁浸润

ⅡA1 期 临床可见癌灶最大直径 ≤ -4cm

ⅡA2 期 临床可见癌灶最大直径 >4cm

ⅡB 期 有明显的宫旁浸润

Ⅲ期 肿瘤扩散至盆壁和（或）累及阴道下 1/3，和（或）引起肾盂积水，或无功能肾 **

ⅢA 期 癌累及阴道下 1/3，但未达盆壁

ⅢB 期 癌已达盆壁，或有肾盂积水或无功能肾

Ⅳ期 肿瘤扩散超过真骨盆，或浸润（活检证实）膀胱黏膜或直肠黏膜，大疱性水肿的存在不应归于Ⅳ期

ⅣA 期 邻近器官转移

ⅣB 期 远处器官转移

* 所有大体可见病灶，即使为浅表浸润，都归于ⅠB 期。浸润是指测量间质浸润，最深不超过 5mm，最宽不超过 7mm。浸润深度不超过 5mm 的测量是从原始组织的上皮基底层 - 表皮或腺体开始。即使在早期（微小）间质浸润的病例中（ -1mm），浸润深度的报告也应该始终用 mm 表示。

** 在直肠检查中，肿瘤和盆壁之间没有无瘤区。除去已知的其他原因，所有肾盂积水或无功能肾的病例都包括在内。

此次修改主要有：

1. 去除 0 期 国际妇产科联合会认为 0 期是原位癌，决定在所有肿瘤分期中去除此期。

2. ⅡA 期 FIGO 年报所示文献及资料一贯提示，在ⅡA 期患者中，以病灶最大直径为准则提示癌灶大小对于预后有较大影响，同样结论也见于ⅠB 期。因此，ⅡA 期的再细分定义包括如下：ⅡA1 期：癌灶大小≤4cm，包括阴道上 2/3 浸润；ⅡA2 期：癌灶大小 >4cm，包括阴道上 2/3 浸润。

FIGO 妇科肿瘤命名委员会也考虑到临床调查研究，进一步推荐：

（1）宫颈癌保留临床分期，但鼓励关于手术分期的研究。

（2）虽然分期中并未包括，但所有手术 - 病理发现的阳性结果（如脉管浸润）需报告给 FIGO 年报编辑部办公室或其他科学出版物。

（3）推荐采用诊断性影像学技术帮助判断原发肿瘤病灶的大小，但非强制性的。对于有 MRI/CT 设备的机构，影像学评估肿瘤体积及宫旁浸润情况应记录，并送 FIGO 年报编辑部办公室作数据录入。

（4）其他检查如麻醉术前检查、膀胱镜检查、乙状结肠镜检查及静脉压检查等可选择进行，但不是强制性的。

宫颈癌采用临床还是手术分期是多年来一大重要争论要点：一方面，尽管随着近年来影像学技术的长足发展，判断肿瘤大小有更佳的评估方法，但临床分期仍没有手术分期精确：

而另一方面，手术分期法不能广泛应用于全世界范围，特别在某些资源欠缺不能及早发现肿瘤的国家地区，不能手术的晚期患者比较普遍，而手术设施稀有，难以推广手术分期法。因此宫颈癌的分期仍建议采用 FIGO 的临床分期标准，临床分期在治疗前进行，治疗后不再更改，但 FIGO 妇科肿瘤命名委员会也仍鼓励关于手术分期的研究。

五、宫颈癌的转移途径

宫颈上皮内因缺乏淋巴管和血管，而且基底膜又是组织学屏障，可以阻止癌细胞的浸润，因此宫颈原位癌一般不易发生转移。一旦癌细胞突破基底膜侵入间质，病程即是不可逆，癌细胞可到处转移。宫颈癌的转移途径主要是直接蔓延和淋巴转移，少数经血循环转移。

1. 直接蔓延　是最常见的转移途径，通过局部浸润或循淋巴管浸润而侵犯邻近的组织和器官。向下可侵犯阴道穹隆及阴道壁，因前穹隆较浅，所以前穹隆常常较后穹隆受侵早。癌细胞也可通过阴道壁黏膜下淋巴组织播散，而在离宫颈较远处出现孤立的病灶。向上可由颈管侵犯宫腔。癌灶向两侧可蔓延至宫旁和盆壁组织，由于宫旁组织疏松、淋巴管丰富，癌细胞一旦穿破宫颈，即可沿宫旁迅速蔓延，累及主韧带、骶韧带，甚至盆壁组织。当输尿管受到侵犯或压迫可造成梗阻，并引起肾盂、输尿管积水。晚期患者癌细胞可向前、后蔓延分别侵犯膀胱或直肠，形成癌性膀胱阴道瘘或直肠阴道瘘。

2. 淋巴转移　是宫颈癌最重要的转移途径。一般沿宫颈旁淋巴管先转移至闭孔、髂内及髂外等区域淋巴结，后再转移至髂总、骶前和腹主动脉旁淋巴结。晚期患者可远处转移至锁骨上及深、浅腹股沟淋巴结。

宫颈癌淋巴结转移率与其临床期别有关，研究表明 I 期患者淋巴结转移率为 15% ~ 20%、II 期为 25% ~40% 和III期 50% 以上。20 世纪 40 年代末 Henriksen 对宫颈癌淋巴结转移进行详细的研究，其将宫颈癌的淋巴结转移根据转移时间的先后分为一级组和二级组。

（1）一级组淋巴结

1）宫旁淋巴结：横跨宫旁组织的一组小淋巴结。

2）宫颈旁或输尿管旁淋巴结：位于输尿管周围横跨子宫动脉段附近淋巴结。

3）闭孔或髂内淋巴结：围绕闭孔血管及神经的淋巴结。

4）髂内淋巴结：沿髂内静脉近髂外静脉处淋巴结。

5）髂外淋巴结：位于髂外动、静脉周围的 6 ~8 个淋巴结。

6）骶前淋巴结。

（2）二级组淋巴结

1）髂总淋巴结。

2）腹股沟淋巴结：包括腹股沟深、浅淋巴结。

3）腹主动脉旁淋巴结。

3. 血行转移　宫颈癌血行转移比较少见，大多发生在晚期患者，可转移至肺、肝、心、脑和皮肤。

六、治疗

浸润性宫颈癌诊断明确后，选择最佳的治疗方案是临床医师面临的首要问题。最佳治疗方案的选择通常取决于患者的年龄、全身健康状况、肿瘤的进展程度、有无并发症和并发症的具体情况以及治疗实施单位的条件。因此，有必要先对患者进行全面仔细的检查评估，再由放疗科医生和妇科肿瘤医生联合对治疗方案做出决定。

治疗方案的选择需要临床判断，除了少数患者的最佳方案只能是对症治疗以外，大多数患者的治疗选择主要是手术、放疗或放化疗。对于局部进展患者的初始治疗大多学者建议选择放化疗，包括腔内放疗（Cs 或 Ra）和外照射 X 线治疗。手术和放疗之间的争论已经存在了几十年，特别是围绕 Ⅰ 期和 Ⅱ A 期宫颈癌的治疗。对于 Ⅱ B 期及以上期别宫颈癌患者治疗，大多采取顺铂化疗和放疗联合的放化疗。手术 + 放疗组患者的严重并发症发生率（25%）大于放疗组（18%）和手术治疗组（10%）。

总体上讲，对于早期宫颈癌患者，手术和放疗的生存率是相似的。放疗的优点是几乎适用于所有期别的患者，而手术治疗则受限于临床期别，在国外的许多机构中，手术治疗被用于希望保留卵巢和阴道功能的 Ⅰ、Ⅱ A 期年轻宫颈癌患者。由于手术技巧提高和相关材料的改进，目前手术所导致的患者死亡率、术后尿道阴道瘘发生率均 <1%，这使得选择手术治疗的患者明显增加。其他因素也可能导致选择手术而不是放疗，包括妊娠期宫颈癌、同时并发存在肠道炎性疾病、因其他疾病先前已行放疗、存在盆腔炎性疾病或同时存在附件肿瘤，还有患者的意愿。但在选择放疗时必须考虑到放疗对肿瘤周围正常器官的永久损伤和继发其他恶性肿瘤的可能。

1. 手术治疗 是早期宫颈浸润癌首选的治疗手段之一和晚期及某些复发性宫颈癌综合治疗的组成部分。宫颈癌手术治疗已有一百余年历史。随着对宫颈癌认识的不断深入，手术理论与实践的不断完善及宫颈癌其他治疗手段尤其是放疗和化疗的不断进展，宫颈癌手术治疗的术式及其适应证也几经变迁，日趋合理，但其中对手术治疗的发展最重要的贡献者当数 Wertheim 和 Meigs 两位学者。当今开展的宫颈癌各种手术方式均为他们当年所开创术式的演变与发展。

（1）宫颈癌手术类型及其适应证：宫颈癌手术治疗的目的是切除宫颈原发病灶及周围已经或可能受累的组织、减除并发症。其原则是既要彻底清除病灶，又要防止不适当地扩大手术范围，尽量减少手术并发症，提高生存质量。目前国外多采用 Piver1974 年提出的将宫颈癌手术分为五种类型，

1）筋膜外子宫切除术（Ⅰ型）：切除所有宫颈组织，不必游离输尿管。筋膜外全子宫切除的范围国内外不同学者在描述上尽管存在一定的差异，但不管如何，与适用于良性疾病的普通全子宫切除术的范围并不相同，主要差异在于普通全子宫切除术不需暴露宫旁段输尿管，而是沿子宫侧壁钳夹、切断宫颈旁组织及阴道旁组织，包括主韧带、宫骶韧带、宫颈膀胱韧带等，为避免损伤输尿管，须紧靠宫颈旁操作，这种操作方法必然会残留部分宫颈组织，而不能很完整地切除宫颈。筋膜外全子宫切除术主要适用于 Ⅰ A1 期宫颈癌。

2）改良根治性子宫切除术（Ⅱ型）：这一术式基本上是 Wertheim 手术，在子宫动脉与输尿管交叉处切断结扎子宫动脉。部分切除主韧带和宫骶韧带，当上段阴道受累时切除阴道上段 1/3。选择性切除增大的盆腔淋巴结。这一术式主要适用于 Ⅰ A2 期宫颈癌。

3）根治性子宫切除术（Ⅲ型）：基本上为 Meigs 手术。在膀胱上动脉分出子宫动脉的起始部切断并结扎子宫动脉，切除全部主韧带、宫骶韧带及阴道上 1/2。主要适用于 Ⅰ B 和 Ⅱ A 宫颈癌。

4）超根治性子宫切除术（Ⅳ型）：和Ⅲ型的主要区别是：a. 完整切除膀胱子宫韧带；b. 切断膀胱上动脉；c. 切除阴道上 3/4。这一手术泌尿道瘘的发生率较高，主要用于放疗后较小的中心性复发癌。

5）部分脏器切除术（Ⅴ型）：适用于远端输尿管或膀胱的中心性复发。相应部分切除后，输尿管可重新种植于膀胱。当根治术时发现远端输尿管受累时，也可采用该手术，当然也可放弃手术治疗改行放疗。

国内治疗宫颈癌手术的术式与国外略有不同，基本根据上海张惜阴教授提出的四级手术。

Ⅰ级：筋膜外全子宫及附件切除术（年轻患者保留一侧卵巢）。

Ⅱ级：扩大全子宫切除，阴道和宫旁各切除 1cm。

Ⅲ级：次广泛全子宫切除术，宫旁和阴道各切除 2~3cm。适用ⅠA 期宫颈癌，一般不行盆腔淋巴切除术，但特殊情况除外。

Ⅳ级：广泛性全子宫切除术及盆腔淋巴结清扫术，宫旁组织和阴道各切除至少 3cm 以上，适用于ⅠB~ⅡA 期宫颈癌。

目前宫颈癌根治术通常经腹施行，但也可经阴道施行：事实上经阴道根治术的历史早于经腹。经阴道子宫根治术特别适用于肥胖，并发心、肺、肾重要脏器疾病难以耐受腹部手术等。但操作难度大，主要依靠术者触觉完成手术，要完成淋巴结切除较为困难，目前临床应用较少。随着腹腔镜手术技术的日益成熟，目前腹腔镜宫颈癌根治术也在蓬勃开展，并且已经显现出其微创效优的特点。

（2）并发症：宫颈癌手术并发症可分为术中、术后及晚期并发症。

1）术中并发症：主要包括术时出血和脏器损伤。

a. 术时出血：根治性全子宫切除术时出血最容易发生在两个步骤，第一为清扫淋巴结时损伤静脉或动脉，第二容易出血处是分离主韧带和游离输尿管隧道。对这类出血可看清出血点者，采用缝扎或结扎止血。对细小静脉或静脉壁细小破裂出血，最简单有效的方法是压迫止血。

b. 脏器损伤：容易损伤的脏器有输尿管、膀胱、直肠和闭孔神经：若操作仔细、技术和解剖熟悉，多能避免。一旦损伤发生可根据损伤部位和范围作修补术。闭孔神经损伤发生后应立即修补缝合。

2）术后并发症

a. 术后出血：多发生于术中出血漏扎或止血不严，若出血发生在阴道残端，可出现术后阴道出血。处理方法经阴道结扎或缝扎止血。若出血部位较高，或腹腔内出血，且出血量较多，则需开腹止血。对手术后数日发生的残端出血要考虑感染所致，治疗以抗感染为主。

b. 输尿管瘘：游离输尿管时损伤管壁或影响其局部血供加之术后感染、粘连排尿不畅等，可形成输尿管阴道瘘或腹膜外渗尿等。近年来发生率已降至 1% 以下，防治措施除不断改进技术外，最重要的是手术细致，尽量避免损伤及预防感染，避免排尿不畅。

c. 盆腔淋巴囊肿：手术后回流的淋巴液潴留于后腹膜间隙而形成囊肿，发生率达12%~24%。淋巴囊肿一般较小，并无症状可随访观察。但较大的囊肿可引起患侧下腹不适，甚至造成同侧输尿管梗阻。需要时可在超声引导下行穿刺抽吸。淋巴囊肿的预防主要靠尽量结扎切断的淋巴管，也有人提出不缝合反折腹膜可减少其发生。

d. 静脉血栓及肺栓塞：是宫颈癌围术期最可能致死的一个并发症，任何时候都应对此提高警惕，术中、术后应予特别的关注，以防发生这种可能致死的并发症。术中是腿部或盆腔静脉形成血栓的最危险时期，应注意确保术中腿部静脉没有被压迫，仔细分离盆腔静脉可减少在这些静脉中形成血栓。

e. 感染：其发生率已明显下降，主要取决于广谱抗生素的临床应用和手术条件及技巧的提高。

3）晚期并发症

a. 膀胱功能障碍：Seski、Carenza、Nobili 和 Giacobini 等学者均认为术后膀胱功能障碍是支配膀胱逼尿肌的感觉神经和运动神经损伤的直接结果，手术做得越彻底，损伤的程度就越大，术后发生膀胱功能障碍的可能越大。膀胱功能障碍通常表现为术后排尿困难、尿潴留、尿道感染等，术后需长期给予持续的膀胱引流，但经对症治疗，几乎所有的患者都能恢复。通过控制手术范围和手术的彻底性，特别是对于早期宫颈癌患者，能够降低这个并发症。Bandy 及其同事报道了根治性子宫切除术（Ⅲ型）及术后是否予放疗对膀胱功能的远期影响，结果发现30%的患者术后需膀胱引流达到或超过30日，术后盆腔放疗者膀胱功能障碍的发生率明显高于未放疗者。

b. 淋巴囊肿：是较麻烦的并发症。在髂外静脉下方结扎进入闭孔窝的淋巴管有助于减少淋巴液流入这一最常形成淋巴囊肿的区域。腹膜后引流也可减少淋巴囊肿的发生，但避免盆腔腹膜的重新腹膜化就可以不再需要引流。如果出现淋巴囊肿，一般不会造成损害，而且如果时间足够长，淋巴囊肿通常会被吸收。Choo 及其同事报道认为直径 <4~5cm 的囊肿通常在 2 个月内吸收，处理上只需予以观察。当有证据表明存在明显的输尿管梗阻时需要手术治疗，手术需切除淋巴囊肿的顶，并将舌状下挂的网膜缝合到囊腔内面（内部造袋术），这样可以避免重新形成囊肿。经皮穿刺抽吸囊液常会继发感染，所以需谨慎使用。

2. 放射治疗　在过去的一个多世纪中，由于技术的进步，放疗已经成为与根治性手术一样重要的一种新治疗手段。对放疗耐受的宫颈癌病灶很少，已有大量的证据表明放疗能破坏原发病灶和淋巴结中的转移灶。近年来在许多中心仍保留根治性子宫切除术用于治疗相对比较年轻的、消瘦的、健康状况良好的患者。对于Ⅰ期和ⅡA期患者，手术和放疗这两种治疗手段都具有相对的安全性和较高的治愈率，这给了医生和患者一个真正的治疗选择。

1903 年，Margaret Cleaves 开始将放疗用于治疗宫颈癌。在 1913 年，Abbe 报道了 8 年的治愈情况。1914 年建立了放疗的斯德哥尔摩法，1919 年建立了巴黎法，1938 年建立了曼彻斯特法。在存在良好而完整的循环及充分的细胞氧合的情况下，可以获得电离辐射对肿瘤的最大效应。根治性放疗前对患者的准备应与子宫根治性手术一样仔细。应当予高蛋白、高维生素和高热量的饮食，尽可能使患者保持良好的全身状况。需控制过多的失血，血色素应维持在 10g 以上。

必须注意正常盆腔组织对放疗的耐受情况，在宫颈癌的治疗过程中，正常盆腔组织可能受到相对较高剂量的放射。穹隆部位的阴道黏膜可耐受的放射剂量为 20 000~25 000cGy，阴道直肠隔大约可耐受 4~6 周的 6 000cGy，膀胱黏膜可接受最大达 7 000cGy 的剂量，结肠和直肠可耐受约 5 000~6 000cGy，而盆腔内小肠的耐受性较差，可接受的最大剂量为 4 000~4 200cGy。全腹放疗时，小肠的耐受性限制在 2 500cGy，这样的剂量显然也适合盆腔内小肠。放疗的一个基本原则是：任何脏器中的正常组织对放疗的耐受性与该脏器所受到的放射剂量成反比。外放疗与腔内放疗必须以不同的方式结合使用。必须根据每个患者及其特殊的病灶情况制订个体化的治疗计划。需要考虑肿瘤的大小及其分布情况，而不是肿瘤的分期。宫颈癌的成功治疗有赖于临床医师在治疗过程中对病灶的评估能力（也包括对盆腔空间几何的了解），并在必要时对治疗做出调整。因为腔内放疗容易到达宫颈及宫颈管，所以很适合于治疗早期宫颈癌。可以将镭或铯放置到很接近病灶的部位，使病灶表面剂量达到约15 000~20 000cGy，而且正常宫颈及阴道组织可以耐受特别高的放射剂量。

（1）放疗的适应证及禁忌证：宫颈癌各期别均可行放射治疗，但ⅠA、ⅠB及ⅡA期癌的患者可以手术方法治愈，手术治疗有保留卵巢，保持阴道弹性等优点，对于年轻患者，医生及患者均乐于选择手术治疗。单纯放疗常常只用于那些不具备手术条件及不愿意接受手术治疗的患者，ⅡB期以上的患者为放射治疗的适应证。孤立性远隔转移的病灶或手术后复发也为放疗适应证。另外，早期患者术后若发现具有高危因素，应接受辅助性放疗或放化疗。禁忌证包括：患者骨髓抑制，白细胞 $<3 \times 10^9/L$，及血小板 $<70 \times 10^9/L$ 者，急性或亚急性盆腔炎症未被控制者，已出现尿毒症或恶液质的晚期患者，肝炎急性期、精神病发作期及心血管疾病未被控制者。

（2）宫颈癌的放疗方法：宫颈癌的转移方式以直接蔓延及淋巴转移为主，其盆腔淋巴结受累的概率ⅠB期为15%左右，Ⅱ期30%，Ⅲ期为45%左右。故放疗范围应包括原发灶及转移灶。由于宫颈所处的解剖位置，适合于腔内放射源容器的安置，放射源所给予组织的放射剂量与组织距放射源的距离的平方成反比，故腔内治疗所能给予宫颈的放射剂量远远超过体外放疗，但所给予盆腔淋巴结的剂量却不足，所以宫颈癌的放射治疗应包括体外与腔内放疗的综合治疗。单纯体外放疗难以做到既达到根治剂量又不产生严重的放射性损伤，治疗效果远不如综合放疗。

1）参考点及其意义：在宫颈癌的腔内治疗中，盆腔各点距放射源的距离不同，所获得的放射剂量各异，且差异梯度很大，计算困难，只能选择有实际临床意义的点作为评估剂量的参考点：称为A点和B点。A点定位于宫腔放射源的末端之上方2cm及放射源旁2cm的交叉点，代表宫旁血管区的正常组织受量。B点为A点线外侧3cm处，相当于闭孔区，代表盆壁淋巴结的受量。因受肿瘤形态及解剖变异的影响，定位不是十分确切，A、B两点的定义几经争议及修订，仍不完善，但尽管有不足之处，迄今仍沿用以评估及比较剂量。

2）后装腔内放射治疗：后装腔内放射治疗系统按A点的剂量率不同可分为3类：高剂量率指A点剂量率为12Gy/h以上；中剂量率指A点剂量率2~12Gy/h之间；低剂量率为A点剂量率0.4~2.0Gy/h之间。高剂量率后装腔内放疗的优点为治疗时间短、机器治疗能力大、患者在治疗中无需护理从而免患者长时间被迫体位静卧的痛苦、源容器的固定位置易维持和不至于因患者活动而移位等。而低剂量率后装放射治疗系统的治疗时间以小时计算，患者较长时间被动体位卧床不舒服，放射源容器可因此而移位等是其缺点，但放射生物效应好。由于每台治疗机，每个工作日只能治疗1个患者，不适合繁忙的治疗中心的工作需求。

3）体外放疗：^{60}钴的γ线或加速器所产生的高能X线实施。体外放疗的目的是补充腔内放疗所给予的A点以外区域的剂量的不足。综合放疗时的体外照射以全盆大野开始，剂量20~30Gy，每周5次，每次1野，每次剂量2Gy，前后轮照，结束后中央挡铅成四野垂直照射，方法同前，体外放疗给予B点的总剂量40~50Gy。

单纯体外放疗作为宫颈癌的根治性治疗疗效不如综合放疗且并发症的发生率高，在有条件的医院已不再作为常规治疗，但作为晚期患者的姑息治疗，手术前后的补充治疗及对于阴道解剖不良而无法行腔内治疗者的唯一的放射治疗，以及手术后复发患者的挽救性治疗等有极其广泛的适应证。

体外照射的方法除垂直照射外，尚有四野交叉照射、六野交叉照射、钟摆照射及旋转照射等多种方法，这些方法的目的在于以体外放射为主要治疗时尽可能增加肿瘤受量并减少膀胱和直肠的受量。

4）体外与腔内放疗的配合：并发感染、空洞型、宫旁侵犯或因肿瘤浸润而阴道狭窄的患者应以全盆大野照射开始治疗。随着放射的进行，肿瘤逐渐消退，阴道的伸展性可能改善，允许腔内治疗的进行。全盆照射的剂量可适当增加，但要相应调整腔内照射的剂量。腔内放疗与体外放疗所给予 A 点的总剂量在 70Gy 左右，根据患者及肿瘤情况个别化调整。

大菜花型宫颈癌，或局部呈现外突性大结节者则以腔内治疗开始，适当增加局部剂量或给予消除量，有条件者先给外突性肿瘤间质插植放疗，使肿瘤最大限度的脱落及消退，改善局部解剖，有利于腔内放疗的进行，改善治疗效果。

常规放疗结束后，可针对残余病灶适当补充三维适形照射。手术中发现不可切除的受累淋巴结，亦应银夹标记，常规治疗结束后，适当补充适形放射治疗。适形放疗为一种治疗技术，使得高剂量区分布的形状在三维方向上与靶区的形状一致，以物理手段改善靶区与周围正常组织和器官的剂量分布，有效地提高治疗增益。但三维适形照射是一种局部治疗措施，不能作为宫颈癌的常规治疗。

总之宫颈癌的放射治疗有其原则，但不应机械套用，而应根据患者及肿瘤情况，本着负责任的精神个别化的设计。

（3）放射治疗的效果及并发症

1）治疗效果：放射治疗效果受多种因素的影响，影响预后的因素包括肿瘤临床分期、局部肿瘤的大小、肿瘤生长方式、病理类型、肿瘤分化程度、淋巴结转移的有无、转移瘤的大小、是否并发不可控制的感染或贫血及患者的局部解剖等。不恰当的治疗方式当然也影响预后，同一期别的治疗效果各家报道有区别，5 年存活率大约 I 期为 90% 左右，II 期为60% ~80%，III 期为 50% 左右。

2）近期放疗副反应及晚期并发症：近期反应包括乏力、食欲缺乏、尿频和便次增多等，对症处理可缓解。少数患者反应较重，可出现黏液血便，严重尿频、尿急，甚至并发白细胞减少或血小板减少，须暂停放疗，适当处理，恢复后再重新开始放疗。

晚期肠道并发症包括放射性直肠炎、乙状结肠炎、直肠阴道瘘、肠粘连、肠梗阻和肠穿孔等。放射性直肠炎为最常见，按程度可分为轻、中、重 3 度。发生率因治疗方式及放射总剂量不同而有差别，约 10% ~20%。轻度放射性直肠炎不必特殊处理，嘱患者注意休息，避免粗糙有刺激性的饮食，保持大便通畅即可。中度者则须消炎、止血、解痉等药物治疗，严重者甚至须手术干预。

晚期放射性泌尿系统并发症以放射性膀胱炎最常见，表现为反复发生的血尿，可造成严重的贫血，除消炎止血、解痉、矫正贫血等治疗外，可行局部止血处理，必要时行膀胱造瘘术。

3. 化疗 近年来对宫颈癌和化疗研究的进展，已成为各阶段宫颈癌重要的和不可缺少的治疗手段。化疗不仅作为晚期及复发癌的姑息治疗，而且有些化疗药物可作为放疗增敏剂与放疗同时应用或作为中、晚期患者综合治疗方法之一，以提高治疗效果。

（1）同步放化疗：1999—2000年，美国新英格兰医学杂志及临床肿瘤杂志相继发表5个大样本随机对照临床研究，结果表明，同步放化疗提高了宫颈癌患者（包括ⅠB、ⅡA期根治性手术后具有高危因素者）的生存率和局部控制率，减少了死亡的危险。从此，世界各地相继采用同步放化疗治疗宫颈癌。Green等对1981—2000年间19项采用同步放化疗与单纯放疗治疗宫颈癌的随机对照临床研究中共4 580例患者的临床资料进行Meta分析，其中同步放化疗患者根据化疗方案不同分为顺铂组和非顺铂组，结果表明，与单纯放疗比较，同步放化疗患者的总生存率明显提高，其危险比（HR）=0.71，P<0.01。其中，顺铂组HR=0.70，P<0.01；非顺铂组HR=0.81，P=0.201。临床Ⅰ、Ⅱ期宫颈癌患者所占比例高的临床研究中，患者获益更大（P=0.009）。该Meta分析表明，与单纯放疗患者比较，同步放化疗患者的总生存率和肿瘤无进展生存率分别提高了12%（95%CI=8~16）和16%（95%CI=13~19）；同步放化疗对肿瘤的局部控制（OR=0.61，P<0.01）和远处转移（OR=0.57，P<0.01）均有益处。2002年，Lukka等对9项采用同步放化疗治疗宫颈癌的随机对照临床研究进行Meta分析，结果与Green等的结果一致。但目前也有一些学者持不同意见，认为宫颈癌患者同步放化疗后的5年生存率和局部控制率与单纯放疗比较无明显提高。

宫颈癌同步放化疗的并发症分为早期与晚期两种，早期毒副反应有全身感乏力，食欲减退、厌食、恶心、呕吐，白细胞减少，甚至血红蛋白、血小板下降，早期放射性直肠炎者感里急后重、腹泻、腹痛。2003年，Kirwan等收集19项采用同步放化疗治疗宫颈癌患者的研究中共1 766例患者的临床资料进行Meta分析，结果显示，Ⅰ、Ⅱ度血液学毒副反应发生率，同步放化疗组高于单纯放疗组，差异有统计学意义；Ⅲ、Ⅳ度毒副反应发生率，同步放化疗组与单纯放疗组比较，白细胞减少症的发生率增加2倍（OR=2.15，P<0.001），血小板减少症增加3倍（OR=3.04，P=0.005），胃肠道反应增加2倍（OR=1.92，P<0.001）。19项研究中，8项研究有晚期并发症的记录，其中7组资料中同步放化疗组晚期并发症的发生率与单纯放疗组比较，差异无统计学意义。导致上述结果可能的原因：①评定并发症的标准不统一；②并发症资料不全；③近期并发症的定义不同；④并发症发生率的计算方法不同；⑤缺少远期并发症资料；⑥随访时间过短。

（2）新辅助化疗：从20世纪80年代开始，新辅助化疗（neoadjuvant chemotherapy，NACT）逐渐应用于局部晚期宫颈癌，NACT指在主要治疗手段前给予的化疗，属辅助性化疗范畴。其主要意义：①缩小肿瘤体积，增加手术切除率和减少手术风险；②缩小肿瘤体积，提高放射治疗的敏感性；③消灭微转移，减少不良预后因素，降低复发风险，提高患者的生存率。根据NACT后主要治疗手段的不同，可分为NACT+子宫根治术+/-辅助性放疗和NACT+放射治疗两种治疗策略。

NACT后可手术率为48%~100%，且不增加手术并发症；9%~18%患者术后病理证实达完全缓解，淋巴结转移率比相同临床期别和肿瘤大小的患者明显下降；更重要的发现是NACT后ⅠB2~ⅡB和Ⅲ期患者的5年生存率分别为83%和45%，明显高于单纯放疗。但是否所有期别的局部晚期宫颈癌均能从NACT中得到生存期延长的益处目前还存在不同的意见。2001年Hwang等对80例ⅠB2~ⅡB期局部晚期宫颈癌患者采用VBP方案化疗，3个疗程后给予子宫根治术+后腹膜淋巴结切除术，并进行了10年随访，结果发现NACT有效率为93.7%，5年和10年无瘤生存率分别为82.0%和79.4%，结果提示NACT似乎可提高ⅠB2~ⅡB期局部晚期宫颈癌患者长期生存率。Aoki等对21例年龄小于50岁且具有高危因素的ⅠB~ⅡA（MRI提示宫颈深度浸润和肿块大小≥4cm）和ⅡB期患者给予PVP方案化疗，2个疗程后给予子宫根治术，18例术后接受放疗。并选择具有高危因素和ⅡB期、初次治疗接受子宫根治术和术后放疗的21例患者作为对照。结果NACT有效率为86%，NACT组5年生存率为84.0%，明显高于对照组（58.9%）。2001年Benedetti-Panici等报道了一组441例多中心、前瞻性、随机对照Ⅲ期临床研究，比较了ⅠB2~Ⅲ期患者NACT+子宫根治术和单一放疗的疗效。结果发现NACT组5年总生存率和无瘤生存率分别为58.9%和55.4%，明显高于对照组的4.5%和41.3%；ⅠB2~ⅡB期患者NACT组5年总生存率和无瘤生存率分别为64.7%和59.7%，明显高于对照组的46.4%和46.7%；而Ⅲ期患者NACT组5年总生存率和无瘤生存率与对照组比较差异无统计学意义。因此作者认为NACT+子宫根治术疗效与传统放疗相比，只有ⅠB2~ⅡB期患者才能得到生存期延长的益处。与单纯的放疗相比，目前多数文献认为，NACT+子宫根治术能使ⅠB2~ⅡB局部晚期宫颈癌患者长期生存率得到提高，但对于Ⅲ期患者来说，尽管NACT可使手术率得到提高，但是否使其长期生存率得到提高目前尚有争论。

（3）早期宫颈癌术后的辅助性化疗：目前对具有高危因素的早期宫颈癌患者术后原则上推荐接受辅助性放疗，但由于放疗可导致患者卵巢、阴道等损伤，年轻患者往往难以接受。随着人们对化疗在宫颈癌治疗中地位的认识，近年来有学者对具有淋巴结转移、脉管内癌栓、间质浸润深度≥75%、手术切缘阳性、肿瘤细胞分化差，以及细胞学类型为非鳞状细胞癌等高危病例进行了术后化疗的临床研究，发现化疗可作为术后辅助治疗或补充治疗手段，有助于提高局部控制率，减少复发转移和改善患者的生存，特别是不愿接受盆腔放疗的年轻宫颈癌患者，采用术后化疗代替盆腔局部放疗，可有效保留阴道和卵巢的功能。

（4）姑息性化疗：Ⅵ期宫颈癌和复发宫颈癌患者预后差，其中放疗后复发者预后更差。其对化疗的临床有效率在10%~20%之间。初始是放疗抑或非放疗，其化疗有效率存在明显不同。导致这种现象的原因可能为：①放疗破坏了复发癌灶的血液供应，药物难于达到较高浓度；②交叉抗拒；③患者存在的相关并发症，如肾功能不全、尿路梗阻等导致患者对化疗药物的耐受性差。

4. 复发转移宫颈癌的治疗 大多数复发转移宫颈癌发生在初次治疗后的2年内，其治疗十分困难，预后极差，平均存活期为7个月。复发转移宫颈癌治疗方式的选择主要依据患者本身的身体状况、转移复发部位、范围及初次治疗方法决定。目前，国内外对转移复发宫颈癌的治疗趋势是采用多种手段的综合治疗。无论初次治疗的方法是手术还是放疗，均由于解剖变异、周围组织粘连及导致的并发症，给治疗带来了一定的困难，并易造成更严重的并发症。因此，在再次治疗前除详细询问病史外，还应做钡灌肠、全消化道造影、乙状结肠镜以及静脉肾盂造影等，以了解复发转移病灶与周围组织的关系，评价以前的放射损伤范围和正常组织的耐受程度等，从而在考虑以上特殊情况后，选择最适宜的个体化治疗。

（1）放疗后局部复发宫颈癌的治疗：大多数放疗后盆腔局部复发的宫颈癌患者并不适合再次放疗，对于这些患者来说盆腔脏器切除术（pelvic exenteration）是唯一的治疗方法。纵观几十年来的国外资料，由于手术不断改进如盆腔填充、回肠代膀胱以及阴道重建术等，使手术并发症及病死率明显下降，多数文献报道病死率小于10%，5年存活率明显改善，达

30% ~60%。影响手术后生存的主要因素有：初次治疗后无瘤生存期、复发病灶的大小和复发病灶是否累及盆侧壁，文献报道初次治疗后无瘤生存期大于 6 个月、复发病灶直径小于3cm 和盆侧壁未累及的患者存活期明显延长。由于放疗后出现广泛纤维化，导致术前判断复发灶是否累及盆侧壁比较困难，有学者认为单侧下肢水肿、坐骨神经痛及尿路梗阻这三种临床表现预示复发病灶已累及盆侧壁，实行盆腔脏器切除术的失败率增加，建议施行姑息性治疗。另外，老年妇女并不是盆腔脏器切除术的反指征。尽管术前进行了严密的评估，但仍有1/3 的患者术中发现有盆腔外转移、腹主动脉旁淋巴结转移，以及病灶已累及盆侧壁，因此临床医师应有充分的思想准备，并加强与患者及家属的沟通。也有作者建议对病灶直径小于2cm 的中心性复发患者可采用子宫根治术（radical hysterectomy），但术后易发生泌尿系统的并发症。

（2）子宫根治术后局部复发宫颈癌的治疗：对于子宫根治术后局部复发的宫颈癌患者治疗方法有两种：一是选择盆腔脏器切除术，二是选择放射治疗。据文献报道其 5 年存活率为 6% ~77%。有关影响该类患者治疗后预后的因素主要为初次治疗后的无瘤生存期、复发灶的部位和大小。中心性复发患者的预后好于盆侧壁复发者，对于病灶不明显的中心性复发患者再次治疗后 10 年存活率可达 77%，病灶直径小于 3cm 的中心性复发患者 10 年存活率为 48%，而对于病灶直径大于 3cm 的中心性复发患者则预后很差。对于体积较小的复发患者往往可通过增加体外放射的剂量提高局部控制率，但对于体积较大的复发患者来说，增加放射剂量并不能改善其预后。因此，为提高子宫根治术后局部复发患者的存活率，关键是加强初次治疗后的随访，争取及早诊断其复发。

（3）转移性宫颈癌的治疗

1）全身化疗：对转移性宫颈癌患者而言，全身化疗可作为一种姑息性治疗措施。目前有许多有效的化疗方案，其中顺铂（DDP）是最有效的化疗药物。许多研究已证明以顺铂为基础的联合化疗治疗后其缓解率、未进展生存期均明显好于单一顺铂化疗者，但总的生存期两者则没有明显差异，因此目前对于转移性宫颈癌是选择联合化疗还是选择单一顺铂化疗尚有争论。另外，迄今尚无随机研究来比较化疗与最佳支持治疗（best supportive care）对此类宫颈癌患者生存期、症状缓解和生活质量（quality of life）影响的差异。

近来已有许多新药如紫杉醇（Taxol）、长春瑞滨（vinorelbine）、健择（Gemcitabine）、伊立替康（irinotecan）等与顺铂联合治疗局部晚期宫颈癌和（或）复发转移宫颈癌的Ⅱ期研究发现有效率为 40% ~66%，其中局部晚期宫颈癌的疗效明显好于复发转移宫颈癌，但与既往报道的以顺铂为基础的化疗疗效相比无明显提高。2001 年 5 月美国 ASCO 会议报道 GOG 的初步研究结果，该研究比较了顺铂单药（50mg/m^2）与顺铂联合 Taxol（顺铂 50mg/m^2，Taxol 135mg/m^2）治疗 28 例复发和ⅣB 期宫颈癌患者的有效率、无进展生存期和总的生存期，尽管最后结果提示顺铂 + Taxol 组有效率、无进展生存率明显高于单一顺铂者，但两者总的生存期无明显差异。

2）放疗：作为局部治疗手段对缓解转移部位疼痛及脑转移灶的治疗具有明显作用，Meta 分析结果显示短疗程放疗与长疗程化疗疗效相似，因此对于预计生存期较短的转移性宫颈癌患者给予短疗程放疗可提高生活质量。

5. 正在发展中的生物治疗

（1）血管生成抑制剂：用于生物治疗在阻止肿瘤生长和进展、甚至清除较小体积残余病灶方面可能有效。近年来，积累了一些有关血管生成在局部进展型宫颈癌中发挥作用的证据。在一个对 111 例患者的研究中，Cooper 等发现肿瘤的血管生成（可由肿瘤的微小血管密度 MVD 来反映）是 COX 多因素分析中的一个重要的预后因素，它与较差的肿瘤局部控制及较差的总生存率有关。相反的，在 166 例行根治性子宫切除术的 ⅠB 期宫颈癌患者中，Obermair 等发现当 MVD < 20/HPF 时，患者的 5 年生存率得到改善，为 90%，而当 MVD > 20/HPF，患者的 5 年生存率为 63%。另外，已经发现 VEGF 受体的表达也与宫颈癌中的 MVD 成正比。

（2）治疗性 HPV 疫苗：至于预防性 HPV 疫苗，在 2003 年 WHO 召集了一群来自发展中国家和发达国家的专家来确定检测 HPV 疫苗效能的合适终点。普遍的共识是：效能终点应当是适合在公共健康机构开展 HPV 疫苗的、全球一致的、可测量的。因为从病毒感染到表现为浸润癌存在时间上的滞后，因此，一个替代终点应当可用来确定疫苗的效能。因为同一种高危型 HPV 病毒的持续感染是中度或者高度宫颈不典型增生和浸润性宫颈癌的易感因素，所以，决定将 CIN，而不是浸润癌，作为 HPV 疫苗的疗效终点。

七、预后

影响宫颈癌预后的因素很多，包括患者的全身状况、年龄、临床分期、组织学类型、生长方式，以及患者接受治疗的手段是否规范和治疗的并发症等。但临床分期、淋巴结转移和肿瘤细胞分化被认为是其独立的预后因素。

1. 临床分期　无论采用何种治疗手段，临床期别越早其治疗效果越好。国际年报第 21 期报道了 32 052 例宫颈癌的生存率，其中 Ⅰ 期患者的 5 年生存率为 81.6%；Ⅱ 期为 61.3%；Ⅲ 期为 36.7%；Ⅳ 期仅为 12.1%。显示了随着宫颈癌临床分期的升高，其 5 年生存率明显下降。

2. 淋巴结转移　局部淋巴结浸润传统上被认为是宫颈癌预后不良的因素，是手术后患者需接受辅助性治疗的适应证。临床期别越高，盆腔淋巴结发生转移的可能性越大。目前的研究表明，无论是宫颈鳞癌还是腺癌，淋巴结转移对于患者总生存率、疾病特异性生存率（disease‐specificsurvival）、局部复发率和无瘤生存期（disease‐free interval）均是一个独立的预后因素。然而，有些学者报道淋巴结状态对于早期宫颈癌的预后无重要临床意义，淋巴结转移常与其他预后不良因素有关，如临床分期、肿块大小、脉管癌栓和宫旁浸润。

转移淋巴结的数目也与宫颈癌的复发率和无瘤生存期有关，并且许多研究发现它是 Ⅰ、Ⅱ 期宫颈鳞癌的一个独立预后指标。有研究表明，一个淋巴结转移和无淋巴结转移的 ⅠB ～ ⅡA 期宫颈癌患者的 5 年生存率是相似的，分别为 85% 和 87%。但转移淋巴结数目超过 1 个后，则其 5 年生存率较低。在许多淋巴结转移的 ⅠB 期宫颈癌患者中，如有 4 个以上的转移淋巴结，则其预后更差。但也有研究发现盆腔淋巴结转移的数目与其预后无关。

转移淋巴结的位置也与宫颈癌的预后有关。Kamura 等发现，ⅠB ～ ⅡB 期宫颈癌患者有 1 个部位或无淋巴结转移与 2 个及以上部位转移的生存率差异有显著性。

3. 组织学类型　迄今对于宫颈鳞癌、腺癌和腺鳞癌是否存在不同的预后和转归尚有争议。几项研究结果表明，ⅠB ～ Ⅱ 期宫颈腺癌、腺鳞癌患者与鳞癌患者相比，前者局部复发率高、无瘤生存率和总生存率低。研究指出，腺癌患者的预后明显差于鳞癌，原因在于腺癌肿块体积大，增加了化疗的耐受及向腹腔内转移的倾向。有报道具有相同临床分期和大小相似的肿瘤的宫颈腺癌和鳞癌的淋巴结转移分别是 31.6% 和 14.8%、远处转移分别为 37% 和 21%、卵巢转移分别是 6.3% 和 1.3%。另外还发现，腺癌患者卵巢转移的发生与肿瘤的大小更有关，而与临床分期无关。鳞癌患者卵巢转移则与临床分期有关。但也有研究显示。宫颈腺癌和鳞癌患者在复发和生存率方面差异无显著性。有报道显示淋巴结转移和肿瘤浸润达到宫旁的腺癌患者预后较差，而无淋巴结转移的腺癌预后与鳞癌差异不明显。

4. 肿瘤细胞的分化　肿瘤细胞分化也是宫颈癌的一个重要预后因素，临床分期和治疗方法相同的患者，但由于其肿瘤细胞分化程度不一致，其治疗效果和预后也可不尽相同。Zamder 分析了 566 例宫颈鳞癌手术切除标本肿瘤细胞分化程度与其 5 年生存率的关系，若取材部位为肿瘤表面，则肿瘤细胞分化 I 级 5 年生存率为 96%；II 级 84.0%；III 级为 72.3%；而取材部位为肿瘤中心，则肿瘤细胞分化 I 级 5 年生存率为 85.6%；II 级 79.8%；III 级为 71.6%。结果表明肿瘤细胞分化越差，其 5 年生存率愈低。

（刘　萍）

第八节　绒毛膜癌

一、概述

绒毛膜癌（choriocarcinoma），简称绒癌，是一种高度恶性的滋养细胞肿瘤。其特点是滋养细胞失去了原来绒毛或葡萄胎的结构，散在地侵入子宫肌层，不仅造成局部严重破坏，并可转移至身体其他部位。绝大多数绒癌继发于正常或不正常的妊娠之后，称为"妊娠性绒癌"，主要发生于育龄妇女，是由妊娠滋养细胞恶变所致。

二、诊断

1. 临床表现

（1）前次妊娠史：绒癌可继发于正常或不正常妊娠之后，故前次妊娠史可认为葡萄胎，也可认为流产、足月产或异位妊娠，前次妊娠后至发病，其间隔时间不定，有的妊娠开始即可发生绒癌。中间无间隔期，也有报道间隔可长达 18 年者。

（2）临床症状和体征：常见症状为葡萄胎、流产或足月产后出现阴道持续不规则出血、有时也可出现一段时间正常月经之后再闭经，然后发生阴道出血。绒癌出现远处转移后，则因转移部位不同而发生不同的症状，如阴道转移瘤破裂可发生阴道大出血；发生肺转移者，可出现咯血、胸痛及憋气等症状；发生脑转移后可表现出头痛、呕吐、抽搐、偏瘫甚至昏迷等。长期阴道出血者可发生严重贫血，肿瘤在体内破坏及大量消耗，也可使患者极度衰弱，出现恶病质。妇科检查时可发现阴道有暗红色分泌物，子宫增大、柔软、形状不规则，有时可发现宫旁两侧子宫动脉有明显搏动，并可触到像猫喘样的血流漩涡感觉，这一征象是因为宫旁组织内有转移瘤或动静脉瘘的形成。

2. 辅助检查

（1）血 hCG 测定：一般足月产或流产后血 hCG 在 1 个月内转为阴性，葡萄胎完全排出后 3 个月 hCG 亦应转阴。如超过上述时间，血 hCG 仍未正常，或一度正常后又转为阳性，在除外胎盘残留、不全流产或残余葡萄胎的情况下，应考虑是否有绒癌的可能。

（2）上述临床病史的情况下，胸部 X 线检查发现肺部转移阴影或出现其他脏器转移。

（3）盆腔动脉造影常见的表现有：①子宫动脉扩张、扭曲，子宫肌壁血管丰富，病灶部位出现多血管区；②子宫肌层动静脉瘘出现；③造影剂大量溢出血管外，形成边缘整齐均匀的"肿瘤湖"征象；④造影剂滞留，呈头发团样充盈，又称肿瘤着色。

（4）彩色多普勒超声显像：由于滋养细胞肿瘤具有极强的亲血管特点，一旦病灶侵蚀子宫肌层，彩超检查常可发现广泛的肌层内肿瘤血管浸润及低阻性血流频谱。该技术不仅对早期确定滋养细胞疾病的性质，而且对判断化疗效果及预测病变转归均有十分重要的意义。

3. 绒癌的病理诊断标准　在子宫肌层或其他切除的器官可见有大片坏死和出血，在其周围可见大片生长活跃的滋养细胞，并且肉眼及镜下均找不到绒毛结构，并以此作为鉴别绒癌与侵蚀性葡萄胎的标准。

4. 鉴别诊断　在得不到子宫或其他转移器官的标本供病理检查时，临床上可根据以下两点初步鉴别绒癌和侵蚀性葡萄胎：

（1）根据末次妊娠性质：凡是继发于流产或足月产后发生恶变的，临床诊断为绒癌；

（2）根据葡萄胎排出的时间：凡葡萄胎排出后在 1 年之内者诊断为侵蚀性葡萄胎，超过 1 年者，均诊断为绒癌。

三、临床分期及预后评分标准

根据该肿瘤的发展过程，1962 年宋鸿钊教授提出了解剖临床分期法（表 9 - 3），并于 1985 年由 WHO 推荐给国际妇产科联盟（FIGO），经修改后于 1992 年正式采用为国际统一临床分期标准。FIGO 于 2000 年审定并通过的新的分期及预后评分标准（表 9 - 4 与表 9 - 5）中，其基本框架仍分为 Ⅰ、Ⅱ、Ⅲ、Ⅳ期，删除了原有的 a、b、c 亚期，但以修改后的 FIGO 评分替代。临床诊断时应结合解剖分期与预后记分，如一患者为绒癌脑转移，预后评分为 16 分，则诊断时应标注为绒癌Ⅳ：16。该分期与评分系统更加客观地反映了滋养细胞肿瘤患者的实际情况，在疾病诊断的同时更加简明地指出了患者除分期之外的病情轻重及预后危险因素。一些期别较早的患者可能存在较高的高危因素，而一些期别较晚的患者可能仍属于低危组。诊断时新的分期与评分系统的结合，更有利于患者治疗方案的选择及对预后的评估。

表 9 - 3　宋鸿钊教授提出的滋养细胞肿瘤临床分期

期别	定义
Ⅰ	病变局限于子宫
Ⅱ	病变超出子宫但局限于生殖器官
	Ⅱa 转移至宫旁组织或附件
	Ⅱb 转移至阴道
Ⅲ	病变转移至肺伴或不伴生殖道转移
	Ⅲa 转移瘤直径小于 3cm 或片状阴影不超过一侧肺之半
	Ⅲb 转移灶超过上述范围
Ⅳ	病变转移至脑肝肠肾等其他器官

表 9 - 4　滋养细胞肿瘤 FIGO 解剖分期标准（2000）

期别	定义
I	病变局限于子宫
II	病变超出子宫但局限于生殖器官（宫旁、附件及阴道）
III	病变转移至肺伴或不伴有生殖道转移
IV	病变转移至脑肝肠肾等其他器官

表 9 - 5　滋养细胞肿瘤 FIGO 预后评分标准（2000）

预后因素	计分			
	0	1	2	4
年龄（岁）	<39	>39		
末次妊娠	葡萄胎	流产	足月产	
妊娠终止至化疗开始的间隔（月）	<4	4~6	7~12	>12
hCG（mIU/ml）	$<10^3$	$10^3 \sim 10^4$	$10^4 \sim 10^5$	$>10^5$
肿瘤最大直径（cm）	3~4	>5		
转移部位	脾、肾	胃肠道	脑、肝	
转移瘤数目	1~4	4~8	>8	
曾否化疗			单药化疗	多药化疗
总计分　　0~6 低危；　　≥7 高危				

四、治疗

在发现有效化疗药物之前，一旦诊断为绒癌均采用子宫切除的方法治疗，但疗效极差，除少数病变局限于子宫的患者能存活外，凡有转移者几乎全部难以治愈。自 20 世纪 50 年代首先证实大剂量甲氨蝶呤能有效治疗恶性滋养细胞肿瘤以及随后发现了一系列有效化疗药物后，其治愈率得到明显提高。并开创了以化疗为主，手术及放疗为辅治疗绒癌的新纪元。

1. 化学药物治疗

（1）常用化疗药物：自 50 年代后期，找到几种有效的化疗药物后，绒癌的治疗效果才有了明显的提高。国外最早试用成功的是甲氨蝶呤（methotrexate，MTX），我国最早试用成功的是 6 - 巯基嘌呤（6 - mercaptopurine，6 - MP）。为解决药物过量的毒副反应及耐药问题，又随后找到了 5 - 氟尿嘧啶（5 - fluorouracil，5 - FU）、更生霉素（kengshengmycin，KSM）、消瘤芥（nitrocaphane，AT - 1258）等一系列化疗药物。单药或联合应用均可取得明显疗效。用于治疗恶性滋养细胞肿瘤常用化疗药物的作用机制及主要毒副反应见表 9 - 6。

表9-6　常用化疗药物及主要毒副作用

类型	药名	作用机制	主要毒副反应	
烷化剂	环磷酰胺	（CTX）	通过与细胞内大分子呈共价结合而发挥作用，属于细胞周期非特异性药物（CCNSA）	骨髓抑制 出血性膀胱炎
抗代谢药物	消瘤芥	（AT1258）		骨髓抑制 出血性膀胱炎
	异环磷酰胺	（IFO）	为生理代谢物（嘌呤，嘧啶，叶酸等）的结构类似物，其作用是通过干扰正常代谢物的功能，影响核酸合成，作用机制是抑制与正常代谢物合成有关的酶类，属于细胞周期特异性药物（CCSA）	骨髓抑制
	6-巯基嘌呤	（6-MP）		骨髓抑制
	5-氟尿嘧啶	（5-FU）		胃肠道反应
	甲氨蝶呤	（MTX）		骨髓抑制 肝肾毒性
抗癌抗生素	更生霉素	（KSM）	作用于DNA-RNA-蛋白质合成过程的不同环节而起作用，为CCNSA作用于微管蛋白，破坏纺锤体的形成，干扰核分裂，为CCSA	骨髓抑制尤以血小板为甚
植物碱类	博来霉素	（BLM）		肺纤维化
	长春新碱	（VCR）		神经毒性
	鬼臼乙叉式	（VP16）		骨髓抑制
铂类化合物	顺铂	（DDP）	与DNA产生链间交联与链内交联，破坏DNA的模板信息复制，抑制DNA合成，大剂量时也可抑制RNA及蛋白质的合成，为CCNSA	肾及神经系统毒性 骨髓抑制
紫杉醇	（paclitaxel）		与细胞微管蛋白结合，促进微管聚合，抑制解聚，阻断有丝分裂，抑制肿瘤生长	骨髓抑制 过敏反应 心血管反应

（2）单药化疗：主要用于病灶局限于子宫及低危转移性滋养细胞肿瘤患者。常用的方案如下：①5-氟尿嘧啶：按每天每公斤体重28~30mg，溶于5%葡萄糖500ml，均速静脉点滴8h，8~10d为1疗程，疗程间隔为2周；②更生霉素：按每天每公斤体重10~13μg，溶于5%葡萄糖500ml，静脉滴注，5d为1疗程，疗程间隔为12~14d；③甲氨蝶呤-四氢叶酸方案：按每天每公斤体重1.0~2.0mg，深部肌肉注射，第1、3、5、7d隔日用药1次。在MTX给药后24h，第2、4、6、8d按每天每公斤体重0.1~0.2mg肌肉注射四氢叶酸，8d为1个疗程，疗程间隔为12~14d。

（3）联合化疗：对肿瘤出现多处转移或FIGO预后评分为高危患者，应采用两种或两种以上的药物联合化疗。以5-氟尿嘧啶或氟尿苷为主的联合化疗方案或者以甲氨蝶呤为主的EMA/CO方案（鬼臼乙叉式、甲氨蝶呤、放线菌素D、环磷酰胺及长春新碱）可作为首选联合方案。如果患者对以5-FU为主的联合化疗或EMA/CO发生耐药，亦可采用以顺铂等联合化疗方案治疗，以提高缓解率。近年来临床医师也在不断寻找一些新的化疗药物及方案治疗耐药性滋养细胞肿瘤患者，Van Besien等报道采用超大剂量联合化疗方案（异环磷酰胺，卡铂，足叶乙苷）及自体造血干细胞移植治疗耐药患者取得满意效果。紫杉醇作为新一代植物碱类抗肿瘤药，对耐药患者的治疗也有成功的报道，但多为个案或少数病例，其确切疗效尚有待进一步临床验证。

2. 手术治疗　在进行有效化疗之前，恶性滋养细胞肿瘤的治疗主要为手术切除子宫，但效果极差。自证明大剂量化疗能有效地治疗该肿瘤后，手术就逐步居于治疗的次要地位。然而，在某些情况下，手术治疗仍有十分重要的价值。主要适应证如下：

（1）当原发病灶或转移瘤大出血（如子宫穿孔、肝脾转移瘤破裂出血等），如其他措施无效，常需立即手术切除出血器官，以挽救患者生命。

（2）对年龄较大且无生育要求的患者，为缩短治疗时间，经几个疗程化疗，病情稳定后，可考虑进行子宫切除术。

（3）对于子宫或肺部病灶较大，经多疗程化疗后，血 hCG 已正常，而病变消退不满意者，亦可考虑手术切除。

（4）对于一些耐药病灶，如果病灶局限（如局限于子宫或局限于一叶肺内），亦可考虑在化疗的同时辅以手术切除。

3. 放射治疗　在应用有效化疗药物之前，放射治疗也常用来治疗绒癌的肺或阴道转移。然而随着化疗药物治疗的长足进展，放射治疗对该肿瘤的应用价值已日渐局限。但在某些情况下，放射治疗仍有一定的作用，特别是对顽固性耐药病灶的治疗、预防转移灶出血及减轻疼痛等方面效果尚可。有文献报道，对脑转移及肝转移患者，采用全脑或全肝照射，约有50%的患者可获痊愈。

4. 选择性动脉插管介入治疗　随着介入性放射技术的不断发展，选择性动脉插管灌注化疗或动脉栓塞治疗已开始应用于滋养细胞肿瘤的治疗。

由动脉内注入化疗药物，药物直接进入肿瘤供血动脉，肿瘤内药物浓度比一般周围静脉给药高得多，从而可明显提高疗效，尤其是对于肿瘤细胞增殖周期较快的滋养细胞肿瘤，采用保留动脉插管持续灌注的方法，能有效提高时间依从性抗代谢药物的疗效。特别是对于需要保留生育功能的患者疗效显著。

选择性动脉栓塞术可用于治疗滋养细胞肿瘤导致的腹腔内出血或子宫出血。动脉造影能很快明确出血部位，选择性动脉栓塞术可准确地阻断出血部位血供，达到止血目的。该手术操作时间短、创伤小，对绒癌子宫出血患者在保守疗法无效时，可考虑进行子宫动脉栓塞术而达到保留生育功能的目的。对肝脾转移瘤破裂大出血患者也是一种有效的应急措施，使某些无法承受手术的患者可能获得治疗机会。

五、预后

自有效化学药物治疗开始后绒癌的预后发生了根本性改变，其死亡率由过去的90%以上逐步下降到不足10%，从而使其最早成为可治愈的癌瘤之一。虽然绒癌的治疗效果得到了极大的改善，但以下因素仍对其预后起到十分重要的影响：

1. 患者年龄　年龄对预后有一定的影响，年龄大于40岁者，其预后比小于40岁的患者差。

2. 末次妊娠性质　来自于葡萄胎者，其预后好于来自于流产及足月产的患者。

3. 发病至诊断明确的间隔时间　诊断越早，治疗越及时，其预后越好；反之则预后较差。

4. 血绒毛膜促性腺激素水平　该激素水平越高，说明肿瘤细胞增殖分裂越活跃、侵蚀能力越强、恶性程度越高。

5. 肿瘤病灶大小　无论原发灶还是转移灶，直径越大，预后越差。

6. 转移瘤部位及数目　发生脑肝转移者预后最差，其次是胃肠道及脾、肾的转移者，预后也较差。转移瘤数目越多，治疗效果越不令人满意。

7. 是否曾经进行过化疗　接受过化疗者，发生耐药的可能性较大，对患者的预后也将产生不良影响。

总之，为进一步提高恶性滋养细胞肿瘤的治疗效果，改善患者预后，就应做到对该疾病的早期诊断与及时正规的化疗。

（刘　萍）

参考文献

[1] 刘萍，李桂荣. 多囊卵巢综合征伴不孕患者促排卵治疗后子宫动脉及其分支血流动力学研究 [J]. 中国全科医学，2009，12（7）：29 - 30.

[2] 刘萍，刘洋. 多囊卵巢综合征患者促排卵周期子宫内膜甾体激素受体的表达 [J]. 中国综合临床，2013，29（1）：29 - 30.

[3] 刘萍，何艳舫，刘洋，韩素新. 阿司匹林对多囊卵巢综合征患者妊娠不良因素的改善作用 [J]. 中国煤炭工业医学杂志，2013，16（4）：528 - 530.

[4] 刘萍，李彩萍，顾笑梅. 皮质醇激素对多囊卵巢综合征患者卵泡生长的影响 [J]. 中国综合临床，2014. 30（8）：811 - 813.

[5] 刘萍，刘洋，顾笑梅. 甲状腺激素对多囊卵巢综合征患者卵泡生长的影响 [J]. 中国妇幼保健，2014，30（28）：4555 - 4557.

[6] 刘萍，温洁，刘洋. PCOS 患者孕早期血清甲状腺激素水平变化及其与不良妊娠结局的关系 [J]. 山东医药，2016. 56（19）：77.

[7] 郎景和，石一复，王智彪. 子宫肌瘤 [M]. 北京：人民卫生出版社，2014.

[8] 朱晶萍. 实用妇产科疾病诊疗常规 [M]. 西安：西安交通大学出版社，2014.

[9] 张玉泉，王华. 妇产科学 [M]. 北京：科学出版社，2016.

[10] 刘琦. 妇科肿瘤诊疗新进展 [M]. 北京：人民军医出版社，2015.

第十章 女性生殖内分泌疾病

第一节 女性性分化和性发育异常

一、女性生殖系统的分化

生殖系统的分化是一个复杂的过程，它包括三个方面：即性腺、生殖道和外生殖器的分化。下面介绍女性生殖系统的分化。

（一）卵巢的发生

女性的性腺是卵巢，它和睾丸一样均起源于原始性腺。在胚胎的第4周，卵黄囊后壁近尿囊处出现原始生殖细胞（primordial germ cell），原始生殖细胞体积较大。起源于内胚层。在胚胎的第5周，中肾内侧的体腔上皮及其下面的间充质细胞增殖，形成一对纵形的生殖腺嵴（gonadal ridge）。生殖腺嵴表面上皮向其下方的间充质内增生，形成许多不规则的细胞索，我们称为初级性腺索（primitive gonadal cord）。在胚胎的第6周原始生殖细胞经背侧肠系膜移行至初级性腺索内，这样就形成了原始性腺。原始性腺无性别差异，将来既可以分化成卵巢，也可以分化成睾丸，因此我们又称之为未分化性腺。

目前认为决定原始性腺分化方向的因子是位于Yp11.3的Y染色体性别决定区（sex - determining region of the Y，SRY）。在SRY不存在时，原始性腺自然向卵巢方向分化。DAX - 1（DSS - AHC critical region on the X gene 1）是卵巢发生的关键基因，DAX - 1编码的蛋白是核受体大家族中的一员，当该基因发生突变时，患者会发生性反转（与剂量有关，故称为剂量敏感性反转 dosage - sensitive reversal，DSS）和先天性肾上腺发育不良（adrenal hypoplasia congenita，AHC）。

在胚胎的第10周，初级性索向原始性腺的深部生长，形成不完善的卵巢网，以后初级性索与卵巢网均退化，被血管和间质所替代，形成卵巢的髓质。此后，原始性腺表面上皮再次增生形成新的细胞索，称为次级性索（secondary sex cord）。次级性索较短，分布于皮质内，故又被称为皮质索（cortical cord）。在胚胎的第16周，皮质索断裂成许多孤立的细胞团，这些细胞团就是原始卵泡（primordial follicle）。原始卵泡中央是一个由原始生殖细胞分化来的卵原细胞，周围是一层由皮质索细胞分化来的卵泡细胞（follicular cell）。胚胎期的卵原细胞可以分裂增生，它们最终分化成初级卵母细胞，初级卵母细胞不具备增生能力。卵泡之间的间充质形成卵巢的间质。在妊娠17~20周，卵巢分化结束。

（二）女性内生殖器的发生

女性内生殖器起源于副中肾管，副中肾管又称米勒管（müllerian duct）。男性内生殖器起源于中肾管，中肾管又称沃夫管（wolffian duct）。在胚胎期，胎儿体内同时存在中肾管和副中肾管。决定内生殖器分化的因子是睾丸支持细胞分泌的抗米勒管激素（anti-müllerian hormone，AMH）和睾丸间质细胞分泌的雄激素，AMH抑制米勒管的分化，中肾管的分化依赖雄激素。

卵巢分泌的雄激素量不能满足中肾管发育的需要，因此中肾管逐渐退化。另外卵巢不分泌AMH，米勒管便得以发育。米勒管的上段分化成输卵管，中段发育成子宫，下段发育成阴道的上1/3。阴道的下2/3起源于尿生殖窦。

（三）外生殖器的发生

外生殖器起源于尿生殖窦。在胚胎的第8周，尿生殖窦的颅侧中央出现一个突起，称为生殖结节；尾侧有一对伸向原肛的皱褶，称为生殖皱褶，生殖皱褶的两侧还有一对隆起，称为生殖隆起。生殖结节、生殖皱褶和生殖隆起是男女两性外生殖器的始基，它们具有双相分化潜能。决定胎儿外阴分化方向的决定因子是雄激素。胎儿睾丸分泌的睾酮在5α-还原酶作用下转化成二氢睾酮，二氢睾酮使尿生殖窦向男性外生殖器方向分化。如果尿生殖窦未受雄激素的影响，则向女性外生殖器方向分化。

对女性胎儿来说，由于体内的雄激素水平较低，尿生殖窦将发育成女性外阴。生殖结节发育成阴蒂，生殖皱褶发育成小阴唇，生殖隆起发育成大阴唇。另外，阴道的下2/3也起源于尿生殖窦。

二、性发育异常

性发育异常（disorders of sex development，DSD）包括一大组疾病，这些疾病的患者在性染色体、性腺、外生殖器或性征方面存在一种或多种先天性异常或不一致，临床上最常见的表现是外生殖器模糊和青春期后性征发育异常。在诊断性发育异常时，既往使用的一些术语，如两性畸形、真两性畸形、假两性畸形、睾丸女性化综合征等，由于具有某种歧视性意味，现已废弃不用。

（一）分类

DSD的分类较为复杂，目前倾向于首先根据染色体核型分成3大类，即染色体异常型DSD、46，XX型DSD和46，XY型DSD，然后再根据性腺情况和激素作用情况进行具体诊断。

（二）诊断

性发育异常的诊断较为复杂，临床上根据体格检查、内分泌测定、影像学检查、染色体核型分析进行诊断，必要时可能需要腹腔镜检查或剖腹探查。

1. 体格检查　体格检查重点关注性征的发育和外阴情况。

（1）无性征发育：幼女型外阴、乳房无发育，说明体内雌激素水平低下，卵巢无分泌功能。这有两种可能：卵巢发育不全或者下丘脑或垂体病变导致卵巢无功能。

多数先天性性腺发育不全是由Turner综合征和单纯性性腺发育不全引起的。Turner综合征除了有性幼稚外，往往还有体格异常，如身材矮小、蹼颈、后发际低、皮肤多黑痣、内眦赘皮、眼距宽、盾形胸、肘外翻、第四和第五掌（跖）骨短等表现。单纯性性腺发育不全患者没有体格异常。

先天性低促性腺激素性性腺功能低下也没有体格发育异常。极个别可伴有嗅觉的丧失，我们称之为 Kallmann 综合征。

（2）有性征发育，无月经来潮：提示有生殖道发育异常可能。青春期有第二性征的发育，说明卵巢正常，下丘脑－垂体－卵巢轴已启动。如生殖道发育正常，应该有月经的来潮；如无月经的来潮则提示有生殖道发育异常可能。当检查发现子宫大小正常，且第二性征发育后出现周期性腹痛，应考虑为处女膜或阴道发育异常如处女膜闭锁、先天性无阴道或阴道闭锁。子宫未发育或子宫发育不全时，往往无周期性腹痛，如先天性无子宫、始基子宫和实质性子宫等米勒管发育异常等。

（3）外生殖器异常：又称外阴模糊，提示可能有性腺发育异常、雄激素分泌或作用异常等。如果患者性腺为卵巢，有子宫和阴道，外阴有男性化表现，则可能为 46，XX 型 DSD 中的雄激素过多性性发育异常，如 21－羟化酶缺陷等。如果患者性腺为睾丸，没有子宫和阴道，外阴有女性化表现，则很可能是 46，XY 型 DSD，如雄激素不敏感综合征等。

临床上一般采用 Prader 方法对异常的外生殖器进行分型：Ⅰ型，阴蒂稍大，阴道与尿道口正常；Ⅱ型，阴蒂增大，阴道口变小，但阴道与尿道口仍分开；Ⅲ型，阴蒂显著增大，阴道与尿道开口于一个共同的尿生殖窦；Ⅳ型表现为尿道下裂；Ⅴ型，阴蒂似正常男性。

2. 影像学检查　包括超声、CT 和 MRI 等，通过影像学检查可了解性腺和生殖道的情况。

3. 内分泌测定　测定的激素包括 FSH、LH、PRL、雌二醇、孕烯醇酮、孕酮、17α－羟孕酮、睾酮、雄烯二酮、二氢睾酮、硫酸脱氢表雄酮和去氧皮质酮（DOC）等。

性腺发育不全时，FSH 和 LH 水平升高，先天性低促性腺激素性性腺功能低下者的促性腺激素水平较低，米勒管发育异常和尿生殖窦发育异常者的促性腺激素水平处于正常范围。

雄激素水平较高时应考虑 46，XX 型 DSD 中的 21－羟化酶缺陷和 11β－羟化酶缺陷、46，XY 型 DSD 和染色体异常型 DSD。孕酮、17－羟孕酮和 DOC 对诊断先天性肾上腺皮质增生症引起的 DSD 很有帮助。睾酮/二氢睾酮比值是诊断 5α－还原酶缺陷的重要依据，雄烯二酮/睾酮比值升高是诊断 17β－脱氢酶的依据之一。

4. 染色体检查　对所有怀疑 DSD 的患者均应做染色体检查。典型的 Turner 综合征的染色体为 45，X，其他核型有 45，X/46，XX、46，XXp－、46，XXq－、46，XXp－/46，XX、46，XXq－/46，XX 等。单纯性性腺发育不全的核型为 46，XX 或 46，XY。女性先天性肾上腺皮质增生症的染色体为 46，XX，雄激素不敏感综合征的染色体为 46，XY。卵睾型 DSD 的染色体核型有三种：46，XX、46，XX/46，XY 和 46，XY；其中最常见的是 46，XX。

5. 性腺探查　卵睾型 DSD 的诊断依赖性腺探查，只有组织学证实体内同时有卵巢组织和睾丸组织才能诊断。卵睾型 DSD 的性腺有三种：一侧为卵巢或睾丸，另一侧为卵睾；一侧为卵巢，另一侧为睾丸；两侧均为卵睾。其中最常见的为第一种。对含有 Y 染色体的 DSD 者来说，性腺探查往往是诊断或治疗中的一个必不可少的步骤。

（三）治疗

性发育异常处理的关键是性别决定。婴儿对性别角色还没有认识，因此在婴儿期改变性别产生的心理不良影响很小，甚至没有。较大的孩子在选择性别时应慎重，应根据外生殖器和性腺发育情况、患者的社会性别及患者及其家属的意愿选择性别。

1. 外阴整形　外阴模糊者选择做女性时往往需要做外阴整形。

手术的目的是使阴蒂缩小，阴道口扩大、通畅。阴蒂头有丰富的神经末梢，对保持性愉悦感非常重要，因此现在都做阴蒂体切除术，以保留阴蒂头及其血管和神经。

2. 性腺切除　体内存在睾丸组织或 Y 染色体的患者在选择做女性后，首要的治疗是切除双侧睾丸组织或性腺组织，因为性腺组织可能发生癌变。

3. 性激素治疗　包括雌激素治疗和孕激素治疗。原则是有子宫者需要雌孕激素治疗，无子宫者单用雌激素治疗。

性激素治疗的目的是促进并维持第二性征的发育、建立规律月经、防止骨质疏松的发生。常用的雌激素有戊酸雌二醇和妊马雌酮，孕激素有醋酸甲羟孕酮等。

4. 皮质激素治疗　先天性肾上腺皮质增生症者需要皮质激素治疗。

三、Turner 综合征

Turner 综合征（Turner syndrome）是最常见的先天性性腺发育不全，大约每 2000 个女性活婴中有 1 例。1938 年 Turner 对 7 例具有女性表型，但有身材矮小、性幼稚、肘外翻和蹼颈的患者做了详细的描述，这是历史上第一次对该疾病的临床表现做详尽的描述，故该疾病后来被命名为 Turner 综合征。

（一）临床表现

Turner 综合征最典型的临床表现是身材矮小和性幼稚。另外部分患儿还可能有一些特殊的体征，如皮肤较多的黑痣、蹼颈、后发际低、盾状胸、肘外翻和第 4、5 掌（跖）骨短等。

1. 身材矮小　许多 Turner 综合征患儿出生身高就偏矮，儿童期身高增长较慢，比正常同龄人的平均身高低 2 个标准差以上。到青春期年龄后，无生长加速。典型的 Turner 综合征者的身高一般不超过 147cm。

以前认为 Turner 综合征者的身材矮小与生长激素缺乏有关，目前多数认为患儿体内不缺少生长激素。研究已证实 Turner 综合征者的身材矮小是由 X 染色体短臂上的身材矮小同源盒基因（short - stature homeobox - containing gene，SHOX）缺失所致。如果 SHOX 基因不受影响，患儿就不会出现身材矮小。

2. 骨骼发育异常　许多 Turner 综合征者存在骨骼发育异常，临床上表现为肘外翻、不成比例的腿短、盾状胸、颈椎发育不良导致的颈部较短、脊柱侧凸和第 4、5 掌（跖）骨短等。

Turner 综合征者异常的面部特征也是由骨骼发育异常造成的，这些异常特征包括：下颌过小、上腭弓高、内眦赘皮等。

Turner 综合征的骨骼发育异常是骨发育不全的结果，目前尚不清楚 Turner 综合征者骨发育不全的具体机制，推测可能与 X 染色体缺陷导致的结缔组织异常有关。

3. 淋巴水肿　Turner 综合征者存在淋巴管先天发育异常，从而发生淋巴水肿。有的患儿出生时就有手、足部的淋巴水肿，往往经过数日方可消退。颈部淋巴水肿消退后就表现为蹼颈，眼睑下垂和后发际低也是由淋巴水肿引起的。

4. 内脏器官畸形　20% ~40% 的 Turner 综合征患者有心脏畸形，其中最常见的是二叶式主动脉瓣、主动脉缩窄和室间隔缺损等。约 1/4 的患者有肾脏畸形，如马蹄肾以及肾脏结构异常等。许多研究提示 Turner 综合征者的心脏畸形和肾脏畸形可能与这些部位的淋巴管发育异常有关。

5. 生殖系统　患儿为女性外阴，有阴道、子宫。性腺位于正常卵巢所在的部位，呈条索状。典型的 Turner 综合征患者到青春期年龄后，没有乳房发育，外阴呈幼女型，但患者可以有阴毛。有些 Turner 综合征患者（染色体核型为嵌合型者）可以有第二性征的发育，但往往来过几次月经后就发生闭经。

条索状性腺由结缔组织组成，不含卵泡。在胚胎期，Turner 综合征患者的原始性腺分化为卵巢。但是由于没有两条完整的 X 染色体，结果在胎儿阶段卵巢内的卵泡就被耗竭，到出生时，两侧卵巢已被结缔组织所替代。

6. 其他内分泌系统异常　Turner 综合征患者甲状腺功能低下的发生率比正常人群高，一项对平均年龄为 15.5 岁的 Turner 综合征者的调查发现，约 22% 的患者体内有甲状腺自身抗体，其中约 27% 的患者有甲状腺功能减退。另外，胰岛素拮抗在 Turner 综合征患者中也常见，随着患者的年龄增加，她们发生糖尿病的风险也增加，肥胖和生长激素治疗会使糖尿病发病风险进一步增加。

7. 其他临床表现　许多患者的皮肤上有较多的黑痣，这些黑痣主要分布在面、颈胸和背部。大部分患儿智力发育正常，但也有部分患者有不同程度的智力低下。

肝功能异常较常见，有研究发现 44% 的患者有肝酶升高。儿童期患者常有中耳炎反复发作，这与有关骨骼发育异常有关，许多患者因此出现听力障碍。

（二）内分泌检查

常规测定血 FSH、LH、PRL、睾酮和雌二醇水平。

Turner 综合征患者的激素测定结果如下：

FSH　↑达到绝经后妇女水平

LH　↑达到绝经后妇女水平

PRL　正常范围

睾酮　比正常女性正常平均水平低

雌二醇　↓比正常青春期女孩的卵泡早期水平低

（三）染色体核型分析

对疑似 Turner 综合征者，常规做染色体核型分析，目的有两个：①明确诊断；②了解有无 Y 染色体以指导治疗。

（四）治疗

Turner 综合征治疗的目的是治疗先天性畸形、改善最终身高、促进第二性征的发育、建立规律月经、减少各种并发症的发生。

1. 先天性畸形的治疗　有些先天性畸形，如心血管系统。患者如有心血管方面的畸形，需要外科医生进行评价和治疗。在外科医生认为不需要特殊治疗后，再给予相应的内分泌治疗。

2. 性激素治疗　目的是促进并维持第二性征的发育，维护正常的生理状况，避免骨质丢失。为最大限度改善患者的身高，一般在开始的 2~3 年采用小剂量的雌激素，这样可以避免骨骺过早愈合。以后再逐步加大雌激素剂量，一般要维持治疗二三十年。单用雌激素会导致子宫内膜增生症，增加子宫内膜癌的发病风险，加用孕激素可消除该风险。第一次加用孕激素往往在使用雌激素 6 ~ 12 个月以后或第一次有阴道出血（未使用孕激素）后。以后定期加用孕激素，每周期孕激素使用的天数为 7 ~ 14 天。

3. 生长激素治疗　虽然 Turner 综合征患者的身材矮小不是由生长激素缺乏引起，但是在骨骺愈合前及时给予生长激素治疗对改善身高还是有益的。一般说来，生长激素治疗可以使患者的最终身高增加 5 ~ 10cm。

4. 其他治疗　含 Y 染色体的 Turner 综合征患者的性腺容易恶变为性腺母细胞瘤和无性细胞瘤，恶变率为 20% ~ 25%，恶变通常发生在儿童期和青春期。因此建议这些患者及时手术切除两侧的性腺组织。

四、45，X/46，XY 综合征

染色体核型为 45，X/46，XY 的性腺发育不全者最初被称为混合性性腺发育不全，因为这些患者体内的性腺一侧为条索状性腺，另一侧为发育不全的睾丸。后来发现染色体核型为 45，X/46，XY 患者的临床表现差别很大，从类似典型的 Turner 综合征到类似正常男性、从混合性性腺发育不全到真两性畸形都有可能出现，这些表现千差万别的疾病唯一的共同点是染色体核型，故它们被统称为 45，X/46，XY 综合征（一般不包括真两性畸形）。

（一）临床表现

染色体核型异常导致性腺发育异常。根据性腺发育情况，内生殖器可有不同表现。如果两侧均为条索状性腺，那么患者就表现为 Turner 综合征；如果只有发育不全的睾丸，就表现为两性畸形；如果有发育较好的睾丸，患者多数按男孩抚养，此类患者往往因男性不育而在男性科就诊。

（二）诊断和鉴别诊断

根据体格检查、影像学检查、内分泌测定和核型分析不难诊断。

（三）治疗

来妇产科就诊的患者往往从小按女性抚养，性腺为条索状性腺或发育不良的睾丸，因此治疗的目的是切除性腺，使患者按女性正常生活。

1. 切除性腺　无论是条索状性腺还是发育不全的睾丸均容易发生恶变，因此不管性腺发育程度，均予以切除。

2. 外阴矫形术　对外阴模糊者，予以整形，使之成为女性外阴。

3. 激素替代治疗　激素替代治疗的方案与 Turner 综合征类似。要强调的是如果患者体内没有子宫，就不需要补充孕激素。

五、卵睾型性腺发育异常

当体内同时有卵巢组织和睾丸组织时，称为卵睾型 DSD。

（一）发病机制

患者的染色体核型有 46，XX、46，XY 和 46，XX/46，XY，其中最常见的核型是 46，XX，其次是 46，XY 和 46，XX/46，XY。在睾丸分化过程中起重要作用的基因是 SRY，如果 X 染色体上携带 SRY 基因，就很容易解释发病机制。但是大多数核型为 46，XX 的卵睾型 DSD 患者体内并未找到 SRY 基因，目前认为可能的机制有：

（1）常染色体或 X 染色体上与性别决定有关的其他基因发生了突变。

（2）性腺局部存在染色体嵌合。

（3）SRY 基因调控的下游基因发生了突变。

46，XX/46，XY 嵌合型可能是双受精或两个受精卵融合的结果，46，XX 核型使部分原始性腺组织向卵巢组织方向分化，46，XY 核型使部分性腺组织向睾丸组织方向分化，因此患者表现为卵睾型 DSD。核型为 46，XY 的卵睾型 DSD 的卵巢发生机制还没有很满意的解释，有作者认为原始性腺组织的 SRY 突变是主要原因。SRY 突变导致了原始性腺组织上既有 SRY 正常的细胞，又有 SRY 突变的细胞，前者使部分原始性腺组织分化成睾丸组织，后者使部分原始性腺组织分化成卵巢组织。

（二）诊断和鉴别诊断

诊断卵睾型 DSD 需要有组织学证据，因此性腺探查是必需的手段。另外，一些辅助检查对诊断也有帮助。如超声发现卵泡样回声时，可以提示卵巢组织的存在。注射 HMG 后，如果雌激素水平升高，提示存在卵巢组织。注射 HCG 后，如果睾酮水平升高，提示存在睾丸组织。

染色体为 46，XX 的卵睾型 DSD 主要与先天性肾上腺皮质增生症相鉴别。由于 95% 的先天性肾上腺皮质增生症为 21 - 羟化酶缺陷，因此测定 17 - 羟孕酮可以鉴别。染色体为 46，XY 的卵睾型 DSD 主要与雄激素不敏感综合征和 5α - 还原酶缺陷等 46，XY 型 DSD 相鉴别。

（三）治疗

卵睾型 DSD 处理的关键是性别决定。从纯粹的生理学角度上来讲，染色体为 46，XX 者，多建议选择做女性。对选择做女性的卵睾型 DSD 者，需要手术切除体内所有的睾丸组织。如果性腺为睾丸，则行睾丸切除术。如果性腺为卵睾，则切除卵睾的睾丸部分，保留卵巢部分。在有的卵睾中，睾丸组织与卵巢组织混在一起，没有界限，此时需要行卵睾切除术。术后需要做 HCG 试验，以了解是否彻底切除睾丸组织。

按女性抚养的患者，还要做外阴整形术，使外生殖器接近正常女性的外生殖器。选择做男性的患者，应切除卵巢组织、子宫和阴道，使睾丸位于阴囊内。如果睾丸发育不全，可能需要切除所有的性腺，以后补充雄激素。

六、21 - 羟化酶缺陷

21 - 羟化酶缺陷（21 - hydroxylase deficiency）是最常见的先天性。肾上腺皮质增生症，约占 CAH 总数的 90% ~ 95%。21 - 羟化酶缺陷既影响皮质醇的合成，也影响醛固酮的合成。由于 21 - 羟化酶缺陷者的肾上腺皮质会分泌大量的雄激素，因此女性患者可出现性分化或性发育异常。根据临床表现 21 - 羟化酶缺陷可分为 3 种：失盐型肾上腺皮质增生症、单纯男性化型和非典型肾上腺皮质增生症，后者又被称为迟发性肾上腺皮质增生症。

（一）临床表现

21 - 羟化酶缺陷的临床表现差别很大，一般说来 21 - 羟化酶缺陷的表现与其基因异常有关，基因突变越严重，酶活性受损越大，临床表现也越重。

1. 失盐型　失盐型患者的酶缺陷非常严重，体内严重缺少糖皮质激素和盐皮质激素。出生时已有外阴男性化，可表现为尿道下裂。患儿在出生后不久就会出现脱水、体重下降、血钠降低和血钾升高，需要抢救。目前能在患儿出生后 1~2 天内明确诊断，进一步的治疗在儿科和内分泌科进行。

2. 单纯男性化型　21 – 羟化酶缺陷较轻的女性患者，如果在胎儿期发病，就表现为性发育异常，临床上称为单纯男性化型。另外，儿童期过高的雄激素水平可以促进骨骼迅速生长，骨骺提前闭合，因此患者的最终身高往往较矮。许多患者往往是因为原发闭经来妇产科就诊，此时她们的骨骺已经闭合，因此任何治疗对改善身高都没有意义。

3. 迟发型　迟发型 21 – 羟化酶缺陷在青春期启动后发病，临床表现不典型。患者在青春期启动前无异常表现。青春期启动后患者出现多毛、痤疮、肥胖、月经稀发、继发闭经和多囊卵巢等表现，易与多囊卵巢综合征相混淆。

（二）内分泌测定

患者典型的内分泌变化是血雄激素和 17 – 羟孕酮水平升高。

1. 单纯男性化型　患者的促性腺激素在正常卵泡早期范围。孕酮、睾酮、硫酸脱氢表雄酮（DHEAS）和 17 – 羟孕酮均升高。其中最有意义的是 17 – 羟孕酮的升高。正常女性血 17 – 羟孕酮水平不超过 2ng/ml，单纯男性化型 21 – 羟化酶缺陷者体内的血 17 – 羟孕酮水平往往升高数百倍，甚至数千倍。

2. 迟发型　FSH 水平正常、LH 水平升高、睾酮水平轻度升高、DHEAS 水平升高。部分患者的 17 – 羟孕酮水平明显升高，这对诊断有帮助。但是也有一些患者的 17 – 羟孕酮水平升高不明显（＜10ng/ml），这就需要做 ACTH 试验。静脉注射 ACTH 60 分钟后，迟发型 21 – OHD 患者体内的血 17 – 羟孕酮水平将超过 10ng/ml。

（三）单纯男性化型 21 – 羟化酶缺陷的治疗

应尽可能早地治疗单纯男性化型 21 – 羟化酶缺陷。肾上腺皮质分泌的过多的雄激素可加速骨骺愈合，因此治疗越晚，患者的最终身高越矮。另外，早治疗还可避免男性化体征加重。

1. 糖皮质激素　糖皮质激素是治疗 21 – 羟化酶缺陷的特效药。补充糖皮质激素可以负反馈地抑制 ACTH 的分泌，从而降低血 17 – 羟孕酮、DHEAS 和睾酮水平。

常用的糖皮质激素有氢化可的松、强的松和地塞米松。儿童一般使用氢化可的松，剂量为每天 $10~20mg/m^2$，分 2~3 次服用，最大剂量一般不超过 $25mg/（m^2 \cdot d）$。由于强的松和地塞米松抑制生长作用较强，因此一般不建议儿童使用。成人每天使用氢化可的松 37.5mg，分 2~3 次服用；强的松 7.5mg/d，分 2 次服用；或者地塞米松 0.40~0.75mg，每天睡觉前服用 1 次。

在应激情况下，需要把皮质醇的剂量增加 1~2 倍。在手术或外伤时，如果患者不能口服，就改为肌肉注射或静脉给药。

患者怀孕后应继续使用糖皮质激素，此时一般建议患者使用氢化可的松或强的松，根据患者的血雄激素水平进行剂量调整，一般把雄激素水平控制在正常范围的上限水平。如患者曾行外阴整形术，分娩时应选择剖宫产，这样可以避免外阴损伤。分娩前后应该按应激状态补充糖皮质激素。

需要终身服用糖皮质激素。开始治疗时可采用大剂量的药物，在 17 - 羟孕酮水平下降后逐步减量到最小维持量。不同的患者，最小维持量不同。

2. 手术治疗　外生殖器异常者可通过手术纠正。

3. 生育问题　绝大多数患者经糖皮质激素治疗后，可恢复正常排卵，因此可以正常受孕。对女性患者来说，需终身服药，怀孕期间也不可停药。因为如果孕期不治疗的话，即使怀孕的女性胎儿没有 21 - 羟化酶缺陷，依然会发生女性外阴男性化。

经糖皮质激素治疗后，如果患者没有恢复排卵，可以使用氯米芬、HMG 和 HCG 诱发排卵。

七、11β - 羟化酶缺陷

11β - 羟化酶（cytoehrome P450 11β - hydroxylase，CYP11B1）缺陷也会引起先天性肾上腺皮质增生症，但是其发病率很低，约为 210HD 发病率的 5%。

CYP11B1 基因位于 8 号染色体的长臂上，与编码醛固酮合成酶的基因（CYP11B2）相邻。CYP11B1 的生理作用是把 11 - 脱氧皮质醇转化成皮质醇，把 11 - 去氧皮质酮转化威皮质酮。当 CYP11B1 存在缺陷时，皮质醇合成受阻，ACTH 分泌增加，结果肾上腺皮质增生，雄激素分泌增加。另外，醛固酮合成也受影响，但由于 11 - 去氧皮质酮在体内积聚，11 - 去氧皮质酮有盐皮质激素活性，因此患者不仅没有脱水症状，反而会出现高血压。

11β - 羟化酶缺陷的临床表现有雄激素水平升高、男性化和高血压等。11β - 羟化酶缺陷最容易与 21 - 羟化酶缺陷相混淆，两者的血 17 - 羟孕酮水平均升高。11β - 羟化酶缺陷患者体内的 11 - 脱氧皮质醇和去氧皮质酮水平升高，有高血压；而 21 - 羟化酶缺陷患者没有这些表现。

11β - 羟化酶缺陷的治疗与单纯男性化型 21 - 羟化酶缺陷的治疗相似，以糖皮质激素治疗为主。如果使用糖皮质激素后，血压还不正常，就需要加用抗高血压药。

八、雄激素不敏感综合征

雄激素不敏感综合征（androgen insensitivity syndrome，AIS）又被称为雄激素抵抗综合征（androgen resistance syndrome），其发生的根本原因是雄激素受体（androger receptor，AR）基因发生了突变。由于雄激素受体位于 X 染色体上，因此 AIS 为 X - 连锁隐性遗传病。

（一）临床表现

完全性雄激素不敏感综合征的临床表现较单一，不同患者间的差别不大。部分性雄激素不敏感综合征的临床表现与雄激素受体缺陷程度有关，个体间的差异很大。

1. 完全性雄激素不敏感综合征　由于 AR 基因异常，导致胚胎组织对雄激素不敏感。中肾管分化受阻，最后退化。缺少雄激素的影响，尿生殖窦发育成女性外阴，有大阴唇、小阴唇和阴道，外观与正常女性没有差别。许多患者伴有单侧或双侧腹股沟疝，仔细检查疝囊时可发现睾丸。完全性雄激素不敏感综合征者的睾丸可位于腹腔、腹股沟管或阴唇内，病理学检查常可见大量无生精功能的曲细精管。无附睾和输精管，无子宫和输卵管，阴道为盲端。极少数患者有发育不良的输卵管和子宫，可能是睾丸功能不足造成的。

由于完全性雄激素不敏感综合征者为女性外阴，因此出生后按女孩抚养。进入青春期后，患者与正常女性的差异开始显现出来。完全性雄激素不敏感综合征者有正常发育的乳房，但没有阴毛、腋毛和月经。另外，患者的身高可能较一般女性高。

内分泌测定发现患者的血 FSH 水平正常，LH 水平升高，睾酮水平达到正常男性水平，雌激素水平可达到卵泡早、中期水平。雄激素不敏感综合征体内的雌激素是由睾酮在周围组织转化而来的。雄激素不敏感综合征患者的睾丸分泌的大量睾酮虽然不能通过 AR 发挥生物学效应，但是它却可通过周围组织的芳香化酶转化为雌激素，在雌激素的作用下，患者表型为女性。

2. 部分性雄激素不敏感症　部分性雄激素不敏感综合征的临床表现差异非常大。外阴可以从类似于正常女性的外生殖器到类似于正常男性的外生殖器，跨度很大。与完全性雄激素不敏感综合征相比，部分性雄激素不敏感综合征最大的特点是有不同程度的男性化。男性化程度差的患者可表现为尿道下裂、阴蒂增大，甚至可有带盲端的阴道。男性化程度好的患者可仅表现为男性不育或男性乳房发育。

男性化程度差的 PAIS 患者出生后一般按女孩抚养，而男性化程度好的部分性雄激素不敏感症患者出生后一般按男孩抚养。因此前者一般来妇产科就诊，而后者则去泌尿外科就诊。按女孩抚养的部分性雄激素不敏感综合征患者进入到青春期以后，可有乳房发育，但没有月经来潮。此时患者男性化体征往往更明显，如声音较粗、可有喉结、皮肤较粗、体毛呈男性分布和阴蒂肥大等。

部分性雄激素不敏感综合征患者的激素水平与完全性雄激素不敏感综合征患者相似。

（二）治疗

雄激素不敏感综合征的治疗关键是性别选择。完全性雄激素不敏感综合征和男性化程度差的部分性雄激素不敏感综合征患者，从小按女孩抚养，社会和患者都认为她们是女孩（即社会性别和心理性别均为女性），因此她们中的绝大多数都选择将来做女性。完全性雄激素不敏感综合征患者在选择性别时一般不会遇到的心理障碍，而部分性雄激素不敏感症患者在选择性别时应注意其心理变化，尽量避免不良心理影响。

1. 手术治疗　在部分性雄激素不敏感症患者选择做女性后，首要的治疗是切除双侧睾丸，因为异位的睾丸尤其是位于腹腔内的睾丸由于长期受到体内相对较高的体温的作用可能发生癌变。

对完全性雄激素不敏感综合征患者来说，由于睾丸分泌的激素对青春期体格发育和女性第二性征发育均有重要意义，因此建议在青春期第二性征发育后再行睾丸切除术。

完全性雄激素不敏感综合征患者不存在外阴畸形，不需要做外阴整形术。部分性雄激素不敏感综合征患者往往有明显的外阴畸形，因此在切除性腺的同时还需要做外阴整形术。

2. 雌激素治疗　性腺切除后应给予雌激素替代治疗以维持女性第二性征。由于患者没有子宫，因此只需要补充雌激素，不需要补充孕激素。如戊酸雌二醇 1～2mg，每天 1 次，连续服用；或者结合雌激素 0.625mg，每天 1 次，连续服用。在使用雌激素期间，应注意定期检查乳房和骨密度。

九、5α-还原酶缺陷

5α-还原酶位于细胞的内质网膜上，其生理作用是催化类固醇激素 $\triangle^{4,5}$ - 双键的加氢还原反应。睾酮（testosterone，T）在 5α-还原酶的作用下转化成二氢睾酮（dihydrotestosterone，DHT），二氢睾酮是人体内活性最强的雄激素。在胚胎期，尿生殖窦在二氢睾酮的作用下发育成男性外生殖器。对男性胎儿来说，如果 5α - 还原酶有缺陷，二氢睾酮生成不足，那么就会出现两性畸形，临床上表现为外阴模糊，该疾病称为 5α - 还原酶缺陷（5α - reductase deficiency）。

（一）临床表现

患者染色体均为 46，XY，有正常或基本正常的睾丸。患者没有子宫和卵巢。由于缺乏二氢睾酮，外阴发育异常。出生时阴茎很小，类似增大的阴蒂。阴囊呈分叉状，尿道开口于会阴，阴道呈一浅凹。睾丸位于腹股沟或分叉的阴囊内。

出生前绝大多数患者按男孩抚养，这些患者将来会去泌尿科就医，因此本文对这些患者将不多赘述。少数按女孩抚养的患者在青春期由于睾酮分泌增加，将出现男性的第二性征，如男性体毛生长、男性体态、阴蒂增大呈正常阴茎及无乳房发育等。

内分泌测定会发现患者的血促性腺激素水平和睾酮水平与正常男性相似。但是双氢睾酮水平明显下降，因此 T/DHT 比值升高。在青春期后，正常男性的 T/DHT 比值约为 10 左右，而 5α - 还原酶缺陷者可高达 30 以上。hCG 刺激后，T 明显升高，但 DHT 无改变，因此 T/DHT 比值将进一步升高，该试验对诊断有帮助。

（二）诊断与鉴别诊断

男性化程度差的、按女孩抚养的 5α - 还原酶缺陷患者主要与部分性雄激素不敏感综合征患者相鉴别。测定 DHT 和 HCG 试验可以鉴别。

（三）处理

早期诊断最为重要。早期诊断可以避免按女孩抚养，因为患者在青春期后可发育为基本正常的男性。有许多按女孩抚养的患者在青春期后被迫改变社会性别为男性。

对选择社会性别为女性的患者，最好在青春期前切除睾丸，以免将来出现男性第二性征。青春期给予雌激素替代治疗。成年后如性生活有困难，可以做阴道成形术。

（李长慧）

第二节　经前期综合征

经前期综合征（premenstrual syndromes，PMS）又称经前紧张症（premenstrual tension，PMS）或经前紧张综合征（premenstrual tension syndrome，PMTS），是育龄妇女常见的问题。PMS 是指月经来潮前 7 ~ 14 天（即在月经周期的黄体期），周期性出现的躯体症状（如乳房胀痛、头痛、小腹胀痛、水肿等）和心理症状（如烦躁、紧张、焦虑、嗜睡、失眠等）的总称。PMS 症状多样，除上述典型症状外，自杀倾向、行为退化、嗜酒、工作状态差甚至无法工作等也常出现于 PMS。由于 PMS 临床表现复杂且个体差异巨大，因此诊断的关键是症状出现的时间及严重程度。PMS 发生于黄体期，随月经的结束而完全消失，具有明显的周期性，这是区分 PMS 和心理性疾病的重要依据；上述心理及躯体症状只有达到影响女性正常的工作、生活、人际交往的程度才称为 PMS。

一、病因与发病机制

近年研究表明，PMS 病因涉及诸多因素的联合，如社会心理因素、内分泌因素及神经递质的调节等。但 PMS 的准确机制仍不明，一些研究结果尚有矛盾之处，进一步的深入研究是必要的。

（一）社会心理因素

情绪不稳定及神经质、特质焦虑者容易体验到严重的 PMS 症状。应激或负性生活事件可加重经前症状，而休息或放松可减轻之，均说明社会心理因素在 PMS 的发生或延续上发挥作用。

（二）内分泌因素

1. 孕激素　英国妇产科学家 Dalton 推断 PMS 是由于经前孕酮不足或缺陷，而且应用黄体酮治疗可以获得明显效果。然而相反的报道则发现 PMS 妇女孕酮水平升高。Hammarback 等对 18 例 PMS 妇女连续二月逐日测定血清雌二醇和孕酮，发现严重 PMS 症状与黄体期血清这两种激素水平高相关。孕酮常见的副反应如心境恶劣和焦虑等。

这一疾病仅出现于育龄女性，青春期前、妊娠期、绝经后期均不会出现，且仅发生于排卵周期的黄体期。给予外源性孕激素可诱发此病，在激素替代治疗（hormone replace therapy，HRT）中使用孕激素建立周期引发的抑郁情绪和生理症状同 PMS 相似；曾患有严重 PMS 的女性，行子宫加双附件切除术后给予 HRT，单独使用雌激素不会诱发 PMS，而在联合使用雌孕激素时 PMS 复发。相反，卵巢内分泌激素周期消失，如双卵巢切除或给予促性腺激素释放激素激动剂（GnRHa）均可抑制原有的 PMS 症状。因此，卵巢激素尤其是孕激素可能与 PMS 的病理机制有关，孕激素可增加女性对甾体类激素的敏感性，使中枢神经系统受激素波动的影响增加。

2. 雌激素

（1）雌激素降低学说：正常情况下雌激素有抗抑郁效果，经前雌激素水平下降可能与 PMS，特别是经前心境恶劣的发生有关。Janowsky 强调雌激素波动（中期雌激素明显上升，继之降低）的作用。

（2）雌激素过多学说：持此说者认为雌激素水平绝对或相对高，或者对雌激素的特异敏感性可招致 PMS。Morton 报告给妇女注入雌激素可产生 PMS 样症状。Backstrom 和 cartenson 指出，具有经前焦虑的妇女，雌激素/黄体酮比值较高。雌孕激素比例异常可能与 PMS 发生有关。

3. 雄激素　Lahmeyer 指出，妇女雄激素来自卵巢和肾上腺。在排卵前后，血中睾酮水平随雌激素水平的增高而上升，且由于大部分来自肾上腺，故于围月经期并不下降，其时睾酮/雌激素及睾酮/孕激素之比处于高值。睾酮作用于脑可增强两性的性驱力和攻击行为，而雌激素和孕酮可对抗之。经前期雌激素和孕酮水平下降，脑中睾酮失去对抗物，这至少与一些人 PMS 的发生有关，特别是心境改变和其他精神病理表现。

（三）神经递质

研究表明在 PMS 女性中血清性激素的浓度表现为正常，这表明除性激素外还可能有其他因素作用。PMS 患者常伴有中枢神经系统某些神经递质及其受体活性的改变，这种改变可能与中枢对激素的敏感性有关。一些神经递质可受卵巢甾体激素调节，如 5 - 羟色胺（5 - HT）、乙酰胆碱、去甲肾上腺素、多巴胺等。

1. 乙酰胆碱（Ach）　　Janowsky 推测 Ach 单独作用或与其他机制联合作用与 PMS 的发生有关。在人类 Ach 是抑郁和应激的主要调节物，引起脉搏加快和血压上升，负性情绪，肾上腺交感胺释放和止痛效应。Rausch 发现经前胆碱能占优势。

2. 5 - HT 与 γ - 氨基丁酸　　经前 5 - HT 缺乏或胆碱能占优势可能在 PMS 的形成上发挥作用。选择性 5 - HT 再摄取阻断剂（SSRLS）如氟西汀、舍曲林问世后证明它对 PMS 有效，而那些主要作用于去甲肾上腺素能的三环抗抑郁剂的效果较差，进一步支持 5 - HT 在 PMS 病理生物学中的重要作用。PMDD 患者与患 PMS 但无情绪障碍者及正常对照组相比，5 - HT 在卵泡期增高，黄体期下降，波动明显增大，因此 Inoue 等认为，5 - HT 与 PMS、PMDD 出现的心理症状密切相关。5 - 羟色胺能系统对情绪、睡眠、性欲、食欲和认知具有调节功能，在抑郁的发生发展中起到重要作用。雌激素可增加 5 - HT 受体的数量及突触后膜对 5 - HT 的敏感性，并增加 5 - HT 的合成及其代谢产物 5 - 羟吲哚乙酸的水平。有临床研究显示选择性 5 - HT 再摄取抑制剂（SSRIs）可增加血液中 5 - HT 的浓度，对治疗 PMS/PMDD 有较好的疗效。

另外，有研究认为在抑郁、PMS、PMDD 的患者中 γ - 氨基丁酸（GABA）活性下降，Epperson 等用磁共振质谱分析法测定 PMDD 及正常女性枕叶皮质部的 GABA、雌激素、孕激素等水平发现，PMDD 者卵泡期 GABA 水平明显低于对照组；同时 Epperson 等认为 PMDD 患者可能存在 GABA 受体功能的异常。PMS 女性黄体期异孕烷醇酮水平较低，而异孕烷醇酮有 GABA 激活作用，因此低水平的异孕烷醇酮使 PMS 女性 GABA 活性降低，产生抑郁。此外，雌激素兼具增加 GABA 的功能及 GABA 受体拮抗剂的双重功能。

3. 类鸦片物质与单胺氧化酶　　Halbreich 和 Endicott 认为内啡肽水平变化与 PMS 的发生有关。他们推测 PMS 的许多症状类似类鸦片物质撤出。目前认为在性腺类固醇激素影响下，过多暴露于内源性鸦片肽并继之脱离接触可能参与 PMS 的发生。持单胺氧化酶（MAO）说则认为 PMS 的发生与血小板 MAO 活性改变有关，而这一改变是受孕酮影响的。正常情况下，雌激素对 MAO 活性有抑制效应，而黄体酮对组织中 MAO 活性有促进作用。MAO 活性增强被认为是经前抑郁和雌激素/孕激素不平衡发生的中介。MAO 活性增加可以减少有效的去甲肾上腺素，导致中枢神经元活动降低和减慢。MAO 学说可解释经前抑郁和嗜睡，但无法说明其他众多的症状。

4. 其他　　前列腺素可影响钠潴留，以及精神、行为、体温调节及许多 PMS 症状，前列腺素合成抑制剂能改善 PMS 躯体症状。一般认为此类非甾体抗炎药物可降低引起 PMS 症状的中介物质的组织浓度起到治疗作用。维生素 B_6 是合成多巴胺与五羟色胺的辅酶，维生素 B_6 缺乏与 PMS 可能有关，一些研究发现维生素 B_6 治疗似乎比安慰剂效果好，但结果并非一致。

二、临床表现

历来提出的症状甚为分散，可达 200 项之多，近年研究提出大约 20 类症状是常见的，包括躯体、心理和行为三个方面。其中恒定出现的是头痛、疼痛、肿胀、嗜睡、易激惹和抑郁，行为笨拙，渴望食物。但表现有较大的个体差异，取决于躯体健康状态，人格特征和环境影响。

（一）躯体症状

1. 水潴留 经前水潴留一般多见于踝、小腿、手指、腹部和乳房，可导致乳房胀痛、体重增加、面部虚肿和水肿，腹部不适或胀满或疼痛，排尿量减少。这些症状往往在清晨起床时明显。

2. 疼痛 头痛较为常见，背痛、关节痛、肌肉痛、乳房痛发生率亦较高。

3. 自主神经功能障碍 常见恶心、呕吐、头晕、潮热、出汗等。可出现低血糖，许多妇女渴望摄入甜食。

（二）心理症状

主要为负性情绪或心境恶劣：

1. 抑郁 心境低落、郁郁不乐、消极悲观、空虚孤独，甚至有自杀意念。

2. 焦虑、激动 烦躁不安，似感到处于应激之下。

3. 运动共济和认知功能改变 可出现行动笨拙、运动共济不良、记忆力差、自感思路混乱。

（三）行为改变

可表现为社会退缩，回避社交活动；社会功能减低，判断力下降，工作时失误；性功能减退或亢进等改变。

三、诊断与鉴别诊断

（一）诊断标准

PMS 具有三项属性（经前期出现；在此以前无同类表现；经至消失），诊断一般不难。

美国国立精神卫生研究院的工作定义如下：一种周期性的障碍，其严重程度是以影响一个妇女生活的一些方面（如为负性心境，经前一周心境障碍的平均严重程度较之经后一周加重30%），而症状的出现与月经有一致的和可以预期的关系。这一定义规定了 PMS 的症状出现与月经有关，对症状的严重程度做出定量化标准。

（二）诊断方法

前瞻性每日评定计分法目前获得广泛应用，它在确定 PMS 症状的周期性方面是最为可信的，评定周期需患者每天记录症状，至少记录 2 至 3 个周期。

（三）鉴别诊断

1. 月经周期性精神病 PMS 可能是在内分泌改变和心理社会因素作用下起病的，而月经周期性精神病则有着更为深刻的原因和发病机理。PMS 的临床表现是以心境不良和众多躯体不适组成，不致发展为重性精神病形式，可与月经周期性精神病区别。

2. 抑郁症 PMS 妇女有较高的抑郁症发生风险以及抑郁症患者较之非情感性障碍患者有较高的 PMS 发生率已如上述。根据 PMS 和抑郁症的诊断标准，可做出鉴别。

3. 其他精神疾病经前恶化 根据 PMS 的诊断标准与其他精神疾病经前恶化进行区别。

须注意疑难病例诊断过程中妇科、心理、精神病专家协作的重要性。

四、治疗

PMS 的治疗应针对躯体、心理症状、内在病理机制和改变正常排卵性月经周期等方面。此外，心理治疗和家庭治疗亦受到较多的重视。轻症 PMS 病例采取环境调整、适当膳食、身体锻炼、改善生活方式、应激处理和社会支持等措施即可，重症患者则需实施以下治疗。

（一）调整生活方式

包括合理的饮食与营养、适当的身体锻炼、戒烟、限制盐和咖啡的摄入。可改变饮食习惯，增加钙、镁、维生素 B_6、维生素 E 的摄入等，但尚没有确切，一致的研究表明以上维生素和微量元素治疗的有效性。体育锻炼可改善血液循环，但其对 PMS 的预防作用尚不明确，多数临床专家认为每日锻炼 20~30 分钟有助于加强药物治疗和心理治疗。

（二）心理治疗

心理因素在 PMS 发生中所起的作用是不容忽视的。精神刺激可诱发和加重 PMS。要求患者日常保持乐观情绪，生活有规律，参加运动锻炼，增强体质，行为疗法曾用以治疗 PMS，放松技术有助于改善疼痛症状。生活在经前综合征妇女身边的人，如父母、丈夫、子女等，要多关心患者，对她们在经前出现的心境烦躁，易激惹等给以容忍和同情。工作周围的人也应体谅她们经前发生的情绪症状，在各方面予以照顾，避免在此期间从事驾驶或其他具有危险性的作业。

（三）药物治疗

1. 精神药物

（1）抗抑郁药：5 - 羟色胺再摄取抑制剂（selective serotonergic reuptake inhibitors，SSRIs）对 PMS 有明显疗效，达 60%~70% 且耐受性较好，目前认为是一线药物。如氟西汀（百忧解）20mg 每日一次，经前口服至月经第 3 天。减轻情感症状优于躯体症状。

舍曲林（sertraline）剂量为每日 50~150mg。三环类抗抑郁药氯丙咪嗪（clomipramine）是一种三环类抑制 5 - 羟色胺和去甲肾上腺素再摄取的药物，每天 25~75mg 对控制 PMS 有效，黄体期服药即可。SSRIs 与三环类抗抑郁药物相比，无抗胆碱能、低血压及镇静等副作用，并具有无依赖性和无特殊的心血管及其他严重毒性作用的优点。SSRIs 除抗抑郁外也有改善焦虑的效应，目前应用明显多于三环类。

（2）抗焦虑药：苯二氮䓬类用于治疗 PMS 已有很长时间，如阿普唑仑为抗焦虑药，也有抗抑郁性质，用于 PMS 获得成功，起始剂量为 0.25mg，1 天 2~3 次，逐渐递增，每日剂量可达 2.4mg 或 4mg，在黄体期用药，经至即停药，停药后一般不出现戒断症状。

2. 抑制排卵周期

（1）口服避孕药：作用于 H - P - O 轴可导致不排卵，常用以治疗周期性精神病和各种躯体症状。口服避孕药对 PMS 的效果不是绝对的，因为一些亚型用本剂后症状不仅未见好转反而恶化。就一般病例而论复方短效单相口服避孕药均有效。国内多选用复方炔诺酮或复方甲地孕酮。

（2）达那唑：一种人工合 17α - 乙炔睾酮的衍生物，对下丘脑 - 垂体促性腺激素有抑制作用。100~400mg/d 对消极情绪、疼痛及行为改变有效，200mg/d 能有效减轻乳房疼痛。但其雄激素活性及致肝功能损害作用，限制了其在 PMS 治疗中的临床应用。

（3）促性腺激素释放激素激动剂（GnRHa）：GnRHa 在垂体水平通过降调节抑制垂体促性腺激素分泌，造成低促性腺激素水平及低雌激素水平，达到药物切除卵巢的疗效。有随机双育安慰剂对照研究证明 GnRHa 治疗 PMS 有效。单独应用 GnRHa 应注意低雌激素血症及骨量丢失，故治疗第 3 个月应采用反加疗法（add - back therapy）克服其副作用。

（4）手术切除卵巢或放射破坏卵巢功能：虽然此方法对重症 PMS 治疗有效，但卵巢功能破坏导致绝经综合征及骨质疏松性骨折、心血管疾病等风险增加，应在其他治疗均无效时酌情考虑。对中、青年女性患者不宜采用。

3. 其他

（1）利尿剂：PMS 的主要症状与组织和器官水肿有关。醛固酮受体拮抗剂螺内酯不仅有利尿作用，对血管紧张素功能亦有抑制作用。剂量为 25mg 每天 2~3 次，可减轻水潴留，并对精神症状亦有效。

（2）抗前列腺素制剂：经前子宫内膜释放前列腺素，改变平滑肌张力，免疫功能及神经递质代谢。抗前列腺素如甲芬那酸 250mg 每天 3 次，于经前 12 天起服用。餐中服可减少胃刺激。如果疼痛是 PMS 的标志，抗前列腺素有效。除对痛经、乳胀、头痛、痉挛痛、腰骶痛有效，对紧张易怒症状也有报告有效。

（3）多巴胺拮抗剂：高催乳素血症与 PMS 关系已有研究报道。溴隐亭为多巴胺拮抗剂，可降低 PRL 水平并改善经前乳房胀痛。剂量为 2.5mg，每日 2 次，餐中服药可减轻副反应。

（向燕萍）

第三节　功能失调性子宫出血

调节女性生殖的神经内分泌功能紊乱引起的异常子宫出血称为功能失调性子宫出血（dysfunctional uterine bleeding，DUB），简称功血。根据有无排卵功血可分为两类：有排卵的称为排卵型功血，无排卵的称为无排卵型功血。临床上以无排卵型功血为主，约占总数的 85%，而排卵型功血只占 15%。排卵型功血包括黄体功能不足、子宫内膜不规则脱落和排卵期出血等。本节主要介绍无排卵型功血和黄体功能不足。

一、无排卵型功能失调性子宫出血

（一）病理生理机制

无排卵功血多发生在青春期和围绝经期，前者称为青春期功血，后者称为围绝经期功血。虽然青春期功血与围绝经期功血均为无排卵型功血，但它们的发病机制不同。青春期功血不排卵的原因在于患者体内的下丘脑 - 垂体 - 卵巢轴尚未成熟；围绝经期功血不排卵的原因是衰老的卵巢对促性腺激素不敏感，卵泡发育不良，卵泡分泌的雌激素达不到诱发雌激素正反馈的阈值水平。

由于不排卵，卵巢只分泌雌激素，不分泌孕激素。在无孕激素对抗的雌激素长期作用下，子宫内膜增生变厚。当雌激素水平急遽下降时，大量子宫内膜脱落，子宫出血很多，这种情况称为雌激素撤退性出血。在雌激素水平下降幅度小时，脱落的子宫内膜量少，子宫出血也少，这种出血称为雌激素突破性出血。另外，当增生的内膜需要更多的雌激素而卵巢分泌的雌激素却未增加时也会出现子宫出血，这种出血也属于雌激素突破性出血。

由于没有孕激素的作用，子宫螺旋动脉比较直，当子宫内膜脱落时螺旋动脉也不发生节律性收缩，血窦不容易关闭，因此无排卵型功血不容易止住。雌激素水平升高时，子宫内膜增生覆盖创面，出血才会停止。孕激素可以使增生的内膜发生分泌反应，子宫内膜间质呈蜕膜样改变，这是孕激素止血的机制。

（二）临床表现

临床上主要表现为月经失调，即月经周期、经期和月经量的异常变化。

1. 症状　无排卵型功血多见于青春期及围绝经期妇女，临床上表现为月经周期紊乱，经期长短不一，出血量时多时少。出血少时患者可以没有任何自觉症状，出血多时会出现头晕、乏力、心悸等贫血症状。

2. 体征　体征与出血量多少有关，大量出血导致继发贫血时，患者皮肤、黏膜苍白，心率加快；少量出血时无上述体征。妇科检查无异常发现。

（三）诊断

无排卵型功血为功能性疾病，因此只有在排除了器质性疾病时才能诊断。超声检查在功血的诊断中具有重要意义，如果超声发现有引起异常出血的器质性病变，则可排除功血。另外，超声检查对治疗也有指导意义。如果超声提示子宫内膜厚，那么孕激素止血的效果可能较好；如果内膜薄，雌激素治疗的效果可能较好。

（四）处理

1. 一般治疗　功血患者往往体质较差，因此应补充营养，改善全身情况。严重贫血者（Hb < 6g/dl）往往需要输血治疗。

2. 药物止血　药物治疗以激素治疗为主，青春期功血的治疗原则是止血、调整周期和促进排卵。更年期功血的治疗原则是止血、调整周期和减少出血。

激素止血治疗的方案有多种，应根据具体情况如患者年龄、出血时间、出血量和子宫内膜厚度等来选择激素的种类和剂量。在开始激素治疗前必须明确诊断，排除器质性疾病，尤其是绝经前妇女更是如此。诊刮术和分段诊刮术既可以迅速止血，又可进行病理检查以了解有无内膜病变。对年龄较大的女性来说，建议选择诊刮术和分段诊刮术进行治疗。

（1）雌激素止血：机制是使子宫内膜继续增生，覆盖子宫内膜脱落后的创面，起到修复作用。另外雌激素还可以升高纤维蛋白原水平，增加凝血因子，促进血小板凝集，使毛细血管通透性降低，从而起到止血作用。雌激素止血适用于内膜较薄的大出血患者。

1）己烯雌酚（diethylstibestrol, DES）：开始用量为 1 ~ 2mg/次，每 8 小时一次，血止 3 天后开始减量，每 3 天减一次，每次减量不超过原剂量的 1/3。维持量为 0.5 ~ 1mg/d。止血后维持治疗 20 天左右，在停药前 5 ~ 10 天加用孕激素，如醋酸甲羟孕酮 10mg/d。停用己烯雌酚和醋酸甲羟孕酮 3 ~ 7 天后会出现撤药性出血。由于己烯雌酚胃肠道反应大，许多患者无法耐受，因此现在多改用戊酸雌二醇或结合雌激素。

2）戊酸雌二醇（estradiol valerate）：出血多时口服 2 ~ 6mg/次，每 6 ~ 8 小时一次。血止 3 天后开始减量，维持量为 2mg/d。具体用法同己烯雌酚。

3）苯甲酸雌二醇（estradiol benzoate）：为针剂，2mg/支。出血多时每次注射 1 支，每 6 ~ 8 小时肌肉注射一次。血止 3 天后开始减量，具体用法同己烯雌酚，减至 2mg/d 时，可改口服戊酸雌二醇。由于肌肉注射不方便，因此目前较少使用苯甲酸雌二醇止血。

4）结合雌激素片剂：出血多时采用 1.25~2.5mg/次，每 6~8 小时一次。血止后减量，维持量为 0.625~1.25mg/d。具体用法同己烯雌酚。

在使用雌激素止血时，停用雌激素前一定要加孕激素。如果不加孕激素，停用雌激素就相当于人为地造成了雌激素撤退性出血。围绝经期妇女是子宫内膜病变的高危人群，因此在排除子宫内膜病变之前应慎用雌激素止血。子宫内膜比较厚时，需要的雌激素量较大，使用孕激素或复方口服避孕药治疗可能更好。

（2）孕激素止血：孕激素的作用机制主要是转化内膜，其次是抗雌激素。临床上根据病情，采用不同方法进行止血。孕激素止血既可以用于青春期功血的治疗，也可以用于围绝经期功血的治疗。少量出血和中量出血时多选用孕激素；大量出血时既可以选择雌激素，也可以选择孕激素，它们的疗效相当。一般来讲内膜较厚时，多选用孕激素，内膜较薄时多选雌激素。

临床上常用的孕激素有醋酸炔诺酮、醋酸甲羟孕酮、醋酸甲地孕酮和黄体酮，止血效果最好的是醋酸炔诺酮，其次是醋酸甲羟孕酮和醋酸甲地孕酮，最差的是黄体酮，因此大出血时不选用黄体酮。

1）少量子宫出血时的止血：孕激素使增殖期子宫内膜发生分泌反应后，子宫内膜可以完全脱落。通常用药后阴道流血减少或停止，停药后产生撤药性阴道流血，7~10 天后出血自行停止。该法称为"药物性刮宫"，适用于少量长期子宫出血者。方法：黄体酮 10mg/d，连用 5 天；或用甲羟孕酮（甲羟孕酮）10~12mg/d，连用 7~10 天；或甲地孕酮（妇宁片）5mg/d，连用 7~10 天。

2）中多量子宫出血时的止血：炔诺酮（norethindrone，norethisteron，noilutin）属 19-去甲基睾酮类衍生物，止血效果较好，临床上常用。每片剂量为 0.625mg，每次服 5mg，每6~12 小时一次（大出血每 6~8 小时 1 次，中量出血每 12 小时 1 次）。阴道流血多在半天内减少，3 天内血止。血止 3 天后开始减量，每 3 天减一次，每次减量不超过原剂量的 1/3，维持量为 5mg/d，血止 20 天左右停药。如果出血很多，开始可用 5~10mg/次，每 3 小时一次，用药 2~3 次后改 8 小时一次。治疗时应叮嘱患者按时、按量用药，并告知停药后会有撤药性出血，不是症状复发，用药期间注意肝功能。

甲地孕酮（megestrol acetate）：属孕酮类衍生物，1mg/片，中多量出血时每次口服10mg，每 6~12 小时一次，血止后逐步减量，减量原则同上。与炔诺酮相比，甲地孕酮的止血效果差，对肝功能的影响小。

醋酸甲羟孕酮（medroxyprogesterone acetate）：属孕酮衍生物，对子宫内膜的止血作用逊于炔诺酮，但对肝功能影响小。中多量出血时每次口服 10~12mg，每 6~12 小时一次，血止后逐渐减量，递减原则同上，维持量为 10~12mg/d。

（3）复方口服避孕药：是以孕激素为主的雌孕激素联合方案。大出血时每次口服复方口服避孕药 1~2 片，每 8 小时一次。血止 2~3 天后开始减量，每 2~3 天减一次，每次减量不超过原剂量的 1/3，维持量为 1~2 片/天。

大出血时国外最常用的是复方口服避孕药，24 小时内多数出血会停止。

（4）激素止血时停药时机的选择：一般在出血停止 20 天左右停药，主要根据患者的一般情况决定停药时机。如果患者一般情况好、恢复快，就可以提前停药，停药后 2~5 天，会出现撤药性出血。如果出血停止 20 天后，贫血还没有得到很好的纠正，可以适当延长使用激素时间，以便患者得到更好的恢复。

（5）雄激素：既不能使子宫内膜增殖，也不能使增生的内膜发生分泌反应，因此它不能止血。虽然如此，可是雄激素可以减少出血量。雄激素不可单独用于无排卵型功血的治疗，它需要与雌激素或（和）孕激素联合使用。临床上常用丙酸睾酮（testosterone propionate），25mg/支，在出血量多时每天25～50mg肌肉注射，连用2～3天，出血明显减少时停止使用。注意为防止发生男性化和肝功能损害，每月总量不宜超过300mg。

（6）其他止血剂：如巴曲酶、6-氨基己酸、氨甲苯酸、氨甲环酸（止血环酸）和非甾体类抗炎药等。由于这些药不能改变子宫内膜的结构，因此他们只能减少出血量，不能从根本上止血。

大出血时静脉注射巴曲酶1kU后的30分钟内，阴道出血会显著减少，因此巴曲酶适于激素止血的辅助治疗。6-氨基己酸、氨甲苯酸和氨甲环酸属于抗纤维蛋白溶解药，它们也可减少出血。

3. 手术治疗　围绝经期妇女首选诊刮术，一方面可以止血，另一方面可用于明确有无子宫内膜病变。怀疑有子宫内膜病变的妇女也应做诊断性刮宫。

少数青春期功血患者药物止血效果不佳时，也需要刮宫。止血时要求刮净，刮不干净就起不到止血的作用。刮宫后7天左右，一些患者会有阴道流血，出血不多时可使用抗纤维蛋白溶解药，出血多时使用雌激素治疗。

由于刮宫不彻底造成的出血则建议使用复方口服避孕药治疗，或者选择再次刮宫。

4. 调整周期　对无排卵型功血来说，止血只是治疗的第一步，几乎所有的患者都还需要调整周期。青春期功血发生的根本原因是下丘脑－垂体－卵巢轴功能紊乱，正常的下丘脑－垂体－卵巢轴调节机制的建立可能需要很长的时间。在正常调节机制未建立之前，如果不予随访、调整周期，患者还会发生大出血。

围绝经期功血发生的原因是卵巢功能衰退，随着年龄的增加，卵巢功能只能越来越差。因此，理论上讲围绝经期功血不可能恢复正常，这些患者需要长期随访、调整周期，直到绝经。

二、黄体期缺陷

排卵后，在黄体分泌的孕激素的作用下子宫内膜发生分泌反应。在整个黄体期，子宫内膜的组织学形态（子宫内膜分泌反应）是持续变化的；分泌期时相不同，子宫内膜组织学形态也不同。若排卵后子宫内膜组织学变化比黄体发育晚2天以上，则称为黄体期缺陷（luteal phase deficiency or luteal phase defect，LPD）。目前，国内常把黄体期缺陷称为黄体功能不足或黄体功能不全。导致黄体期缺陷的原因有两个：黄体内分泌功能不足和子宫内膜对孕激素的反应性下降。前者是名副其实的黄体功能不足，后者又被称为孕激素抵抗。

（一）发病机制

目前认为黄体期缺陷的发病机制如下：

1. 卵泡发育不良　黄体是由卵泡排卵后演化而来的，卵泡的颗粒细胞演变成黄体颗粒细胞，卵泡膜细胞演变成黄体卵泡膜细胞。当促性腺激素分泌失调或卵泡对促性腺激素的敏感性下降时，卵泡发育不良，颗粒细胞的数量和质量下降。由发育不良的卵泡生成的黄体质量也差，其分泌孕激素的能力下降。

2. 黄体功能不良　黄体的形成和维持与 LH 有关。当 LH 峰和黄体期 LH 分泌减少时，会发生黄体功能不足。另外，如前所述即使 LH 峰和 LH 分泌正常，如果卵泡发育不良也会出现黄体功能不足。黄体功能不足体现在两个方面：

（1）黄体内分泌功能低下，分泌的孕酮减少。

（2）黄体生存时间缩短，正常的黄体生存时间为 12 ~ 16 天，黄体功能不足时 ≤11 天。

3. 子宫内膜分泌反应不良　黄体功能不足时孕激素分泌减少，子宫内膜分泌反应不良，子宫内膜形态学变化比应有的组织学变化落后 2 天以上。子宫内膜存在孕激素抵抗时，虽然孕激素水平正常，但由于子宫内膜对孕激素的反应性下降，因此也将出现子宫内膜分泌反应不良。

（二）临床表现

黄体期缺陷属于亚临床疾病，其对患者的健康危害不大。患者往往因为不孕不育来就诊。

1. 月经紊乱　由于黄体生存期缩短，黄体期缩短，所以表现为月经周期缩短、月经频发。如果卵泡期延长，月经周期也可在正常范围。

2. 不孕或流产　由于黄体功能不足，患者不容易受孕。即使怀孕，也容易发生早期流产。据报道约 3% ~ 20% 的不育症与黄体期缺陷有关，另外诱发排卵时常出现黄体功能不足。

（三）辅助检查

临床表现只能为黄体期缺陷的诊断提供线索，明确诊断需要一些辅助检查。

1. 子宫内膜活检　是诊断黄体期缺陷的金标准。Noyes 和 Shangold 对排卵后每日的子宫内膜特征进行了描述，如果活检的内膜比其应有的组织学变化落后 2 天以上，即可诊断。活检的关键是确定排卵日，有条件者可通过 B 超监测和 LH 峰测定确定排卵日。临床上多选择月经来潮前 1 ~ 3 天活检，但该方法的误差较大。

2. 基础体温（BBT）测定　孕激素可以上调体温调定点，使基础体温升高。一般认为基础体温升高天数 ≤11 天、上升幅度 ≤3℃ 或上升速度缓慢时，应考虑黄体功能不足。需要注意的是，单单测定基础体温对诊断黄体功能不足是不够的。

3. 孕酮测定　孕酮是黄体分泌的主要因素，因此孕酮水平可反映黄体功能。黄体中期血孕酮水平 <10ng/ml 时，可以诊断黄体功能不足。由于孕酮分泌变化很大，因此单靠一次孕酮测定进行诊断很不可靠。

4. B 超检查　可以从形态学上了解卵泡的发育、排卵情况和子宫内膜的情况，对判断黄体功能有一定的帮助。

（四）诊断和鉴别诊断

明确诊断需要子宫内膜活检。另外，根据常规检查很难明确诊断子宫内膜对孕激素的反应性下降。

（五）处理

目前的处理仅仅针对黄体功能不足。如果子宫内膜对孕激素的反应性下降，则没有有效的治疗方法。

1. 黄体支持　因为人绒毛膜促性腺激素（HCG）和 LH 的生物学作用相似，因此可用于黄体支持治疗。用法：黄体早期开始肌肉注射 HCG，1 000IU/次，每天 1 次，连用 5 ~ 7 天；或 HCG2 000IU/次，每 2 天 1 次，连用 3 ~ 4 次。

在诱发排卵时，如果有发生卵巢过度刺激综合征（OHSS）的风险，则应禁用 HCG，因为 HCG 可以引起 OHSS 或使 OHSS 病情加重。

2. 补充孕酮　治疗不孕症时选用黄体酮制剂，因为天然孕激素对胎儿最安全。如果不考虑生育，而是因为月经紊乱来治疗，可以选择人工合成的口服孕激素，如醋酸甲羟孕酮和醋酸甲地孕酮等。

（1）黄体酮针剂：在自然周期或诱发排卵时，每日肌肉注射黄体酮 10 ~ 20mg；在使用 GnRH 激动剂和拮抗剂的周期中，需要加大黄体酮剂量至 40 ~ 80mg/d。

（2）微粒化黄体酮：口服利用度低，因此所需剂量大，根据情况每天口服 200 ~ 600mg。

（3）醋酸甲羟孕酮：下次月经来潮前 7 ~ 10 天开始用药，每天 8 ~ 10mg，连用 7 ~ 10 天。

（4）醋酸甲地孕酮：下次月经来潮前 7 ~ 10 天开始用药，每天 6 ~ 8mg，连用 7 ~ 10 天。

3. 促进卵泡发育　首选氯米芬，从月经的第 3 ~ 5 天开始，每天口服 25 ~ 100mg，连用 5 天，停药后监测卵泡发育情况。氯米芬疗效不佳者，可联合使用 HMG 和 HCG 治疗。

（向燕萍）

第四节　痛经

痛经（dysmenorrhea）是指伴随着月经的疼痛，疼痛可以出现在行经前后或经期，主要集中在下腹部，常呈痉挛性，通常还伴有其他症状，包括腰腿疼、头痛、头晕、乏力、恶心、呕吐、腹泻、腹胀等。痛经是育龄期妇女常见的疾病，发生率很高，文献报道为30% ~ 80%不等，每个人的疼痛阈值差异及临床上缺乏客观的评价指标使得人们对确切的发病率难以评估。我国 1980 年全国抽样调查结果表明：痛经发生率为 33.19%，其中原发性痛经占 36.06%，其余为继发性痛经。不同年龄段痛经发生率不同，初潮时发生率较低，随后逐渐升高，16 ~ 18 岁达顶峰，30 ~ 35 岁时下降，生育期稳定在40%左右，以后更低，50 岁时约为 20%左右。

痛经分为原发性和继发性两种。原发性痛经（primary dysmenorrhea）是指不伴有其他明显盆腔疾病的单纯性功能性痛经；继发性痛经（secondary dysmenorrhea）是指因盆腔器质性疾病导致的痛经。

一、原发性痛经

青春期和年轻的成年女性的痛经大多数是原发性痛经，是功能性的，与正常排卵有关，没有盆腔疾患；但有大约10%的严重痛经患者可能会查出有盆腔疾患，如子宫内膜异位症或先天性生殖道发育异常。原发性痛经的发病原因和机制尚不完全清楚，研究发现原发性痛经发作时有子宫收缩的异常，而造成收缩异常的原因有局部前列腺素、白三烯类物质、血管加压素、催产素的增高等。

（一）病因和病理生理

1. 子宫收缩异常　正常月经期子宫的基础张力 < 1.33kPa，宫缩时可达 16kPa，收缩频

率为 3~4 次/分钟。痛经时宫腔的基础压力提高，收缩频率增高且不协调。因此原发性痛经可能是子宫肌肉活动增强、过渡收缩所致。

2. 前列腺素（PG）的合成和释放过多 子宫内膜是合成前列腺素的主要场所，子宫合成和释放前列腺素过多可能是导致痛经的主要原因。PG 的增多不仅可以刺激子宫肌肉过度收缩，导致子宫缺血，并且使神经末梢对痛觉刺激敏感化，使痛觉阈值降低。

3. 血管紧张素和催产素过高 原发性痛经患者体内的血管紧张素增高，血管紧张素可以引起子宫肌层和血管的平滑肌收缩加强，因此，被认为是引起痛经的另一重要因素。催产素是引起痛经的另一原因，临床上应用催产素拮抗剂可以缓解痛经。

4. 其他因素 主要是精神因素，紧张、压抑、焦虑、抑郁等都会影响对疼痛的反应和主观感受。

（二）临床表现

原发性痛经主要发生在年轻女性身上，初潮或初潮后数月开始，疼痛发生在月经来潮前或来潮后，在月经期的 48~72 小时持续存在，疼痛呈痉挛性，集中在下腹部，有时伴有腰痛，严重时伴有恶心、呕吐、面色苍白、出冷汗等，影响日常生活和工作。

（三）诊断与鉴别诊断

诊断原发性痛经，首先要排除器质性盆腔疾病的存在。全面采集病史，进行全面的体格检查，必要时结合辅助检查，如 B 超、腹腔镜、宫腔镜、子宫输卵管碘油造影等，排除子宫器质性疾病。鉴别诊断主要排除子宫内膜异位症、子宫腺肌症、盆腔炎等疾病，并区别于继发性痛经，还要与慢性盆腔痛相区别。

（四）治疗

1. 一般治疗 对痛经患者，尤其是青春期少女，必须进行有关月经的生理知识教育，消除其对月经的心理恐惧。痛经时可卧床休息，热敷下腹部，还可服用非特异性的止痛药。研究表明，对痛经患者施行精神心理干预可以有效减轻症状。

2. 药物治疗

（1）前列腺素合成酶抑制剂：非甾体类抗炎药是前列腺素合成酶抑制剂，通过阻断环氧化酶通路，抑制前列腺素合成，使子宫张力和收缩力下降，达到止痛的效果。有效率 60%~90%，服用简单，副作用小，还可以缓解其他相关症状，如恶心、呕吐、头痛、腹泻等。用法：一般于月经来潮、痛经出现前开始服用，连续服用 2~3 天，因为前列腺素在月经来潮的最初 48 小时释放最多，连续服药的目的是减少前列腺素的合成和释放。因此疼痛时临时间断给药效果不佳，难以控制疼痛。

（2）避孕药具：短效口服避孕药和含左炔诺孕酮的宫内节育器（曼月乐）适用于需要采用避孕措施的痛经患者，可以有效地治疗原发性痛经。口服避孕药可以使 50% 的患者疼痛完全缓解，40% 明显减轻。曼月乐对痛经的缓解的有效率也高达 90% 左右。避孕药的主要作用是抑制子宫内膜生长、抑制排卵、降低前列腺素和血管加压素的水平。各类雌、孕激素的复合避孕药均可以减少痛经的发生，它们减轻痛经的程度无显著差异。

（3）中药治疗：中医认为痛经是由于气血运行不畅引起，因此一般以通调气血为主，治疗原发性痛经一般用当归、川芎、茯苓、白术、泽泻等组成的当归芍药散，效果明显。

3. 手术治疗 以往对原发性痛经药物治疗无效者的顽固性病例，可以采用骶前神经节切除术，效果良好，但有一定的并发症。近年来主要用子宫神经部分切除术。无生育要求者，可进行子宫切除术。

二、继发性痛经

继发性痛经是指与盆腔器官的器质性病变有关的周期性疼痛。常在初潮后数年发生。

（一）病因

有许多妇科疾病可能引起继发性痛经，它们包括：

1. 典型周期性痛经的原因　处女膜闭锁、阴道横膈、宫颈狭窄、子宫异常（先天畸形、双角子宫）、子宫腔粘连（Asherman 综合征）、子宫内膜息肉、子宫平滑肌瘤、子宫腺肌病、盆腔瘀血综合征、子宫内膜异位症、IUD 等。

2. 不典型的周期性痛经的原因　子宫内膜异位症、子宫腺肌病、残留卵巢综合征、慢性功能性囊肿形成、慢性盆腔炎等。

（二）病理生理

研究表明，子宫内膜异位症和子宫腺肌症患者体内产生过多的前列腺素，可能是痛经的主要原因之一。前列腺素合成抑制制剂可以缓解该类疾病的痛经症状。环氧化酶（COX）是前列腺素合成的限速酶，在子宫内膜异位症和子宫腺肌症患者体内表达量过度增高。这些均说明前列腺素合成代谢异常与继发性痛经的疼痛有关。

宫内节育器（IUD）的副作用主要是月经过多和继发痛经，其痛经的主要原因可能是子宫的局部损伤和 IUD 局部的白细胞浸润导致的前列腺素合成增加。

（三）临床表现

痛经一般发生在初潮后数年，生育年龄妇女较多见。疼痛多发生在月经来潮之前，月经前半期达到高峰，此后逐渐减轻，直到结束。继发性痛经症状常有不同，伴有腹胀、下腹坠痛、肛门坠痛等。但子宫内膜异位症的痛经也有可能发生在初潮后不久。

（四）诊断和鉴别诊断

诊断继发性痛经，除了详细询问病史外，主要通过盆腔检查，相关的辅助检查，如 B 超、腹腔镜、宫腔镜及生化指标的化验等，找出相应的病因。

（王　颖）

第五节　闭经

闭经（amenorrhea）为月经从未来潮或异常停止。闭经可分为生理性闭经和病理性闭经。本节仅介绍病理性闭经。

一、概述

闭经分为原发性和继发性闭经两种。

1. 原发性闭经（primary amenorrhea）　是指女性年满 16 岁尚无月经来潮，或 14 岁尚无第二性征发育，或第二性征发育已过两年而月经仍未来潮者为原发性闭经。此定义以正常青春期应出现第二性征发育和月经初潮的年龄退后两个标准差年龄为依据。

2. 继发性闭经（secondary amenorrhea）　是指月经建立后月经停止，停经持续时间相当于既往 3 个月经周期以上的总时间或月经停止六个月者。

二、诊断

闭经的原因很多，是许多疾病的一种表现，其诊断要根据病史、体格检查和相关的辅助检查找出导致闭经的原发病因，才能最终诊断其类型、发生部位。因此，详细了解闭经患者的发病史、月经史、生育史、个人史十分重要。

1. 病史

（1）现病史：了解末次月经时间，并区分是自然月经或激素治疗后的撤退性出血。了解发病前有无诱因，如环境改变、精神刺激、过度劳累、寒冷刺激等，精神心理因素、节制饮食或厌食所致的明显体重下降，消耗性疾病引起的严重营养不良等。

（2）月经史：原发性闭经患者应询问有无自然的乳房发育、性毛生长、身高增长；继发性闭经者应询问初潮年龄、周期、经期、经量等。闭经以来有无伴发症状，如早孕样反应、腹痛、溢乳、视力改变、体重增加、围绝经症状等。曾做过什么检查，用过哪些药物等。最近的两次月经日期要问清楚。

（3）婚育史：包括婚姻状况、结婚年龄、避孕方法、使用时间等。妊娠生育史包括妊娠次数、分娩次数，有无难产、大出血和手术产情况、有无产后并发症；流产次数、方法、有无并发症等；有无人流、取环等可能造成子宫内膜损伤的病史。

（4）既往史：幼年有无腮腺炎、结核、脑炎、脑部创伤史、生殖器官感染史。有无垂体肿瘤、垂体手术、垂体外伤等病史。有无其他内分泌疾病史，如甲状腺、肾上腺和胰腺等异常病史。

（5）个人史：个人生活习惯、学习工作压力、环境改变、运动强度、家庭关系等。

（6）家族史：母亲、姐妹有无早绝经的病史，父母是否近亲结婚等。

2. 临床表现和体格检查

（1）临床表现：16 岁月经从未来潮，为原发闭经；原来月经正常，排除妊娠和哺乳，月经停止 6 个月以上，为继发闭经。

（2）体格检查

1）全身检查：包括全身发育状况、有无畸形；测量身高、体重、四肢与躯干的比例，五官特征，观察精神状态、智力发育、营养状等，对毛发分布和浓密程度进行评分，评估乳房发育情况并检查是否溢乳，腹股沟和小腹部有无肿块等。

2）妇科检查：观察外生殖器发育情况，有无先天性畸形；检查子宫和卵巢的大小，有无肿块和结节，输卵管有无增粗和肿块等。

3. 辅助检查

（1）激素试验

1）孕激素试验：根据孕激素试验将闭经分为Ⅰ度闭经和Ⅱ度闭经，反映闭经的严重程度：卵巢具有分泌雌激素功能，有一定雌激素水平，用孕激素有撤退出血称Ⅰ度闭经；卵巢分泌雌激素功能缺陷或停止，雌激素水平低落，用孕激素无撤退出血，称Ⅱ度闭经。方法为黄体酮20mg，肌注，共3～5 天；或甲羟孕酮8～10mg，每日一次，共5～7 天；或达芙通10mg，每日两次，5～7 天。停药后 2～7 日内有撤退性出血为阳性，即Ⅰ度闭经，表示生殖道完整，体内有一定水平的内源性雌激素，但有排卵障碍；如本试验为阴性，则为Ⅱ度闭经。

2）雌激素试验：孕激素试验阴性者行雌激素试验以排除子宫性闭经。口服雌激素（己烯雌酚 1mg，或炔雌醇 0.05mg，或倍美力 0.625mg，或补佳乐 1mg）每日一次，共 20 天，于用药第 16 天开始用孕激素制剂（黄体酮 20mg，肌注，每日一次；或甲羟孕酮 8～10mg，每日一次；或达芙通 10mg，每日两次）共 5 天。停药后 2～7 天内有撤退性出血者为阳性，表示子宫内膜正常，下生殖道无梗阻，病变系内源性雌激素缺乏引起；试验阴性表示病变在子宫，重复两个周期仍无出血，子宫或下生殖道梗阻可诊断。

3）垂体兴奋试验：对于 FSH 低于正常者，需用此试验确定病变在垂体还是下丘脑。方法是静脉注射 GnRH 50μg，于注射前及注射后 15、30、60、120 分钟分别采血测定 LH，峰值为注射前 2 倍以上为阳性，说明病变可能在下丘脑。阴性者人工周期治疗 1～3 个月后重复试验仍无反应者表示病变在垂体。若 FSH 升高不明显，LH 较基础值明显升高，伴有 LH/FSH > 3，提示可能是 PCOS。

（2）靶器官功能检查

1）子宫功能检查：诊断性刮宫或内膜活检适用于已婚妇女，用以了解宫腔深度、颈管和宫腔有无粘连。刮取内膜活检可以了解子宫内膜对卵巢激素的反应，诊断内膜结核、内膜息肉等疾病。

2）卵巢功能检查：包括基础体温测定、宫颈评分、宫颈脱落细胞检查等。

a. 基础体温测定：孕酮通过体温调节中枢使体温升高，正常有排卵的月经周期后半周期体温较前半周期升高 0.3～0.5℃，因此体温呈双相型提示卵巢有排卵和黄体形成。

b. 宫颈黏液检查：宫颈受雌、孕激素的影响会发生形态、宫颈黏液物理性状的改变。分为宫颈黏液评分和宫颈黏液结晶检查两种，前者是根据宫颈黏液的量、拉丝度、宫颈口张合的程度进行评分；后者根据黏液的结晶判断受雌激素影响的程度及是否受孕激素的影响。

c. 阴道脱落细胞检查：通过观察阴道脱落中表、中、底层细胞的比例，判断雌激素水平，一般表层细胞的比例越高反映雌激素水平越高。卵巢早衰患者出现不同程度的雌激素低落状态。

（3）内分泌测定

1）生殖激素测定：促性腺激素 FSH、LH 测定适用于雌激素试验阳性者，以区别雌激素缺乏是卵巢性或中枢性。高促性腺激素性腺功能低落（hypergoadotropic hypogonadism）：FSH≥30IU/L，病变在卵巢；低促性腺激素性腺功能低落（hypogoadotropic hypogonadism）：FSH 或 LH < 5IU/L，病变在中枢（下丘脑或垂体）。LH/FSH 比值增大可能患有 PCOS。E_2 测定可反映卵巢激素的水平，E≤50pg 卵巢功能低下，P≥15.9mmol 说明有排卵，T 高提示有 PCOS、卵巢男性化肿瘤、睾丸女性化疾病、肾上腺皮质疾病等可能。PRL 测定要在上午 9～11 时，空腹、安静状态下，避免应激因素影响。PRL > 25～30ng/ml 为高泌乳素血症，要根据病史寻找相应的病因。

2）其他激素：甲状腺激素、肾上腺激素、胰岛素等的测定可以确定闭经的原发病因。

（4）其他辅助检查

1）B超：可了解盆腔有无肿块，了解子宫大小、内膜情况、宫腔内有无占位病变，卵巢的大小形态、卵泡大小数目、有无肿块，有无腹腔积液等。

2）子宫输卵管造影（HSG）：对于怀疑子宫疾病、结核、粘连者应行 HSG 检查，了解子宫是否有粘连、输卵管是否通畅等。

3）宫腔镜检查：有助于明确子宫性闭经的病变性质，了解宫腔粘连的部位、程度、范围等，估计月经恢复的可能性；腹腔镜检查可以在直视下观察卵巢的外观、大小、形状等，明确闭经的病因，腔镜下可以行活检，卵巢活检有利于明确两性畸形的病因。

4）电子计算机断层扫描（CT）或磁共振成像（MRI）：可用于头部蝶鞍区的检查，有利于分析肿瘤的大小和性质，诊断空蝶鞍、垂体瘤等疾病。

5）染色体检查：对于原发性闭经应常规进行外周血染色体检查，对鉴别先天性性腺发育不全的病因、两性畸形的病因有重要意义。

6）自身免疫性抗体检测：与闭经有关的自身免疫性抗体包括抗肾上腺抗体、抗甲状腺微粒体抗体、抗卵巢抗体、抗胰岛细胞抗体等。

7）其他：疑为结核者测定血沉、结核菌素试验、胸片；怀疑妊娠或相关疾病者应查 HCG。

三、治疗

引起闭经的原因复杂多样，有先天和后天因素，更有功能失调和器质性因素之分，因此治疗上要按照患病病因制定出不同的治疗方案，全身治疗和病因治疗相结合。

1. 一般治疗　月经正常来潮受神经内分泌调节，精神心理、社会环境、饮食营养对其有重大影响。另外闭经本身也会影响患者的身心健康。因此，全身治疗和心理调节对闭经患者十分必要。对于因精神创伤、学习和工作压力导致的精神应激性闭经要进行耐心的心理疏导；对于盲目节食减肥或服药减肥导致的闭经要指导其正确认识和利用适当途径进行体重控制，并告知过度节食减肥的弊端；对于偏食引起的营养不良要纠正饮食习惯；慢性疾病导致的营养不良要针对病因进行治疗，并适当增加营养。若闭经患者伴有自卑、消极的心理问题，要鼓励其树立信心，配合治疗，有助于月经早日恢复。

2. 激素治疗　对于原发性闭经患者，激素应用的目的是促进生长和第二性征发育，诱导人工月经来潮；对于继发性闭经患者，激素应用的目的是补充性激素，诱导正常月经，防止激素水平低下造成的生殖器官萎缩、骨质疏松等影响。

（1）单纯雌激素应用

1）促进身高生长：Turner 综合征患者及性腺发育不良患者缺乏青春期雌激素刺激产生的身高突增阶段，因此，这类患者在骨龄达到 13 岁以后，可以开始小剂量应用雌激素，如孕马雌酮（倍美力）0.300~0.625mg/d，戊酸雌二醇 1mg/d，可增快生长速度。也可使用生长激素，剂量为每周 0.5~1.0IU/kg，应用时间可早至 5~6 岁，但价格昂贵。

2）促进第二性征和生殖器官发育：原发性闭经患者为低雌激素水平者，第二性征往往发育不良或完全不发育，应用小剂量雌激素模拟正常青春期水平，刺激女性第二性征和生殖器官发育，如孕马雌酮（倍美力）0.300~625mg/d，戊酸雌二醇 1mg/d，使用过程中定期检测子宫内膜厚度，当了宫内膜厚度超过 6mm 时，开始定期加用孕激素，造成撤退性出血——人工月经。

3）激素替代：当患者雌激素水平低下，而缺乏子宫或子宫因手术切除时，可单纯应用雌激素进行激素替代治疗，如孕马雌酮（倍美力）0.625mg/d、戊酸雌二醇 1~2mg/d、炔雌醇 0.012 5mg/d 等。

（2）雌、孕激素联合：雌、孕激素序贯治疗：孕马雌酮（倍美力）0.625mg/d，或戊酸雌二醇 1~2mg/d，从出血第 5 天开始应用，连续 21~28 天，最后 10~14 天加用孕激素，如甲羟孕酮 8~10mg/d，或地屈孕酮 10~20mg/d。

（3）单纯应用孕激素：对于有一定雌激素水平的 I 度闭经，可以应用孕激素后半周期治疗，避免长期雌激素刺激缺乏孕激素抵抗造成子宫内膜过度增生。用药方法为，甲羟孕酮 8~10mg/d，或地屈孕酮 10~20mg/d，从出血第 16 天开始，连续应用 10~14 天。

3. 促孕治疗　对于有生育要求的妇女，有些闭经患者在进行数个周期的激素治疗后，排卵恢复，可自然孕育；但有些患者无法恢复自发排卵，要在周期治疗诱导生殖器官发育正常后，进行促排卵治疗。

（1）小剂量雌激素：对于卵巢早衰患者，卵巢内尚有少量残余卵泡，这类患者不论对氯米芬或尿促性素都不敏感，可以用小剂量雌激素期待治疗，孕马雌酮（倍美力）0.625mg/d，或戊酸雌二醇 1mg/d，定期监测卵泡生长情况，当卵泡成熟时可用 hCG 5000~10 000IU 促排卵。

（2）氯米芬（CC）：适应于有一定雌激素水平的闭经妇女。从撤退性出血第 3~5 天开始，50~200mg/d，连续 5 天，从最低剂量开始试用，若无效，下一周期可逐步增加剂量。使用促排卵药物过程中要严密监测卵巢大小和卵泡生长情况。

（3）尿促性素（HMG）：适应于中枢性闭经。自撤退出血 3~5 天开始，每天 75IU，连续 7 天，若无反应可逐渐增加剂量，每次增加 37.5~75IU，用药期间必需利用 B 超、宫颈评分、雌激素水平监测卵泡发育情况，随时调整剂量。当宫颈评分 >8，优势卵泡 >18mm 时，可以注射 hCG 促排卵，hCG 的注射剂量要根据卵泡的数量和卵巢的大小决定，以防引起卵巢过激反应。

（4）纯促卵泡激素（FSH）：每支含纯化的 FSH75IU，该制剂主要适应于 LH 不低的患者，如 PCOS 患者，使用方法同 HMG，在撤退性出血 3~5 天开始使用，每天 75IU，连续 7 天，之后通过定期监测卵泡发育情况调整用药量，直至卵泡成熟，停止应用 FSH。

（5）hCG：促卵泡治疗过程中观察到卵泡直径 >18mm，或宫颈评分连续 2 天大于 8 分时，可以注射 hCG2 000~10 000IU/d，诱使卵泡排出。hCG 的使用量要根据成熟卵泡的数量、卵巢的大小慎重选用，避免剂量使用不当造成卵巢过度刺激。

4. 对因治疗　引起闭经的原因很多，因此治疗闭经要结合其病因诊断，针对发病原因进行治疗。

（1）子宫及下生殖道因素闭经

1）下生殖道因素闭经：无孔处女膜可手术切开处女膜，有经血者进行引流，并用抗生素预防感染；小阴唇粘连者一经确诊应立即行钝性分离术，术后抗感染、局部应用雌激素预防术后再次粘连；阴道闭锁和阴道完全横膈需手术打通阴道，术后适当应用阴道模具避免粘连；阴道不全横膈可在孕育成功，分娩时予以切开；先天性无阴道无子宫者，可在婚前 3 个月进行阴道成形术，术后放置模具。

2）宫腔粘连：宫腔粘连的处理要根据粘连的部位、面积、程度、有无生育要求决定是否处理。宫腔完全粘连或虽部分粘连但不影响经血外流者，若患者无生育要求者，无需处理；如有生育要求，宫腔部分粘连、或宫颈粘连影响经血流出有周期性腹痛，应分解粘连。

方法有：用宫腔探针或宫颈扩张器分离粘连，或在宫腔镜直视下分离粘连。粘连分离后放置IUD3～6个月，同时应用雌孕激素序贯治疗支持内膜的修复和生长，预防再粘连。

（2）卵巢性闭经：不论是先天性卵巢发育不良，或是后天因素导致卵巢功能衰退、卵泡耗竭，均表现为促性腺激素增高，雌、孕激素水平低下。

1）原发性卵巢性闭经：这类患者第二性征发育不良或不发育，因此，在骨龄达到13岁时应用小剂量雌激素促进生长和第二性征发育，当子宫内膜发育到一定程度开始使用雌、孕激素联合治疗诱发月经。该类患者由于卵巢内缺乏生殖细胞和卵泡，因此，不能孕育自己的孩子，如子宫发育正常，婚后可以借助他人供卵生育。

2）继发性卵巢性闭经：这类闭经引起的原因不详，治疗上亦无法针对病因。对于无生育要求的，应进行雌孕激素联合替代治疗，维持月经、避免生殖器官萎缩、预防骨质疏松等疾病。对于有生育要求，而卵巢内又有残存卵泡者，雌孕激素序贯治疗数周期后，有部分患者可恢复排卵而受孕；若不能自发恢复可试用促排卵治疗，但这类患者的卵巢对促排卵药物的敏感性差，生育希望较小。继发性卵巢性闭经患者，闭经时间越短，治疗后排卵恢复率越高，反之，排卵恢复率极低。

（3）垂体性闭经：多为器质性原因引起的闭经，如垂体瘤、空蝶鞍综合征、希汉综合征，要针对病因治疗。

1）垂体瘤：如前文所述，垂体瘤种类很多，各具不同的分泌功能，因此除了瘤体增大时的神经压迫症状外，对健康产生的影响依据其分泌的激素而不同。一般而言，垂体肿瘤通过手术切除可以根治，但近年来的研究和医学发展使垂体肿瘤的药物治疗成为可能。垂体催乳素瘤是引起闭经的主要原因之一，该病可以手术治疗，如开颅术、经蝶鞍术等，但垂体催乳素瘤手术常常造成肿瘤切除不全或正常垂体组织损伤，近年来药物治疗获得了巨大的进展，逐渐替代手术成为首选治疗方法。目前垂体催乳素瘤的首选治疗药物是溴隐亭，为多巴胺受体激动剂，每片2.5mg，可从1.25mg开始给药，2次/d，餐时或餐后给药，3天无不适可逐渐加量，最大剂量10mg/d。该药的主要副反应是胃肠道刺激症状，如不能适应，也可改用阴道给药，资料报道与口服生物利用度相似。另外，还有长效溴隐亭，每28天注射一次，一次50～100mg，最大剂量200mg，副作用小，疗效好，可用于对口服溴隐亭不能耐受的患者。还有一种是诺果宁，是非麦角碱类多巴胺受体D，激动剂，为新一代高效抗PRL药，治疗初始剂量为25μg/d，第二、第三天为50μg/d，维持量为75～150μg/d，该药副反应小、使用安全，但目前国内市场尚无销售。由于PRL降为正常后可以立即恢复自发排卵，因此对于已婚妇女，如不避孕可能很快怀孕，但建议如果是垂体瘤患者，最好是PRL控制正常一年后怀孕。尽管目前尚无任何资料证明溴隐亭对胚胎有害，但慎重起见，推荐妊娠期，特别是三个月以内停用溴隐亭。妊娠过程中定期观察PRL变化，有无头痛、视力下降等症状，如有催乳素瘤复发或加重，可立即使用溴隐亭，能迅速控制症状，控制不住可以立即手术。

2）希汉综合征：由于希汉综合征通常造成垂体分泌促性腺激素、促甲状腺素、促肾上腺素功能的损伤，因此根据患者的具体情况，需进行雌、孕激素、甲状腺素和肾上腺皮质激素三方面的补充替代治疗。雌、孕激素采用序贯治疗；肾上腺皮质激素采用泼尼松5～10mg/d或醋酸可的松25mg/d，晨服2/3，下午服1/3；甲状腺素片30～60mg/d。该病如果没有子宫和输卵管的损伤，如有生育要求，轻型者可用CC促排卵，重者可以用HMG/hCG

促排卵治疗，排卵后建议使用黄体酮维持黄体功能。

（4）中枢性闭经：中枢性闭经的病因多为精神心理、应激相关因素，因此针对诱因进行治疗十分重要；部分为先天性下丘脑神经元发育异常导致，主要是进行激素替代，有生育要求者进行促排卵助孕。

1）Kallmann 综合征：由于这种先天性的中枢异常无法纠正，因此，需用激素替代方法补充治疗及诱导月经来潮。而卵巢本身并无异常，只是缺乏促性腺激素的刺激使其功能处于静止状态，给予外源性促性腺激素可以诱导卵巢内卵泡的发育和成熟。因此，该病的治疗分两个阶段，首先是激素替代治疗，用小剂量雌激素治疗促进第二性征的发育和生殖器官的发育，到生殖器官发育到一定阶段时，单纯雌激素治疗改为雌、孕激素联合治疗诱导月经来潮；当患者结婚有生育要求时，可用 HMG 和 hCG 诱导排卵，或用 GnRH 脉冲法诱导排卵，后者由于操作困难使用较少。

2）特发性低促性腺素性腺功能低下（IHH）：治疗同 Kallmann 综合征，用激素替代方法补充治疗及诱导月经来潮，有生育要求时，给予外源性促性腺激素诱导卵巢内卵泡的发育成熟和排卵。

3）继发性低促性腺素性腺功能低下：用周期性治疗诱导月经来潮，连续 3～6 个月。

（杨彦粉）

第六节　多囊卵巢综合征

多囊卵巢综合征（polycystic ovary syndrome，PCOS）是常见的妇科内分泌疾病，以长期无排卵和高雄激素血症为基本特征，普遍存在胰岛素抵抗，临床表现异质性，越 50% 的 PCOS 患者超重或肥胖。育龄妇女中 PCOS 的患病率是 5%～10%，而在无排卵性不育症患者中的发病率高达 30%～60%。近年来的研究发现该疾病的功能紊乱远超出生殖轴，由于存在胰岛素抵抗，常发展为 2 型糖尿病、脂代谢紊乱及心血管疾病等；且 PCOS 患者的代谢综合征的患病率为正常人群的 4～11 倍。

一、病因

PCOS 的确切病因至今尚不是很清楚，现有的研究表明，PCOS 发病与遗传因素，如肥胖、2 型糖尿病、脂溢性脱发、高血压等家族史，以及宫内环境、出生后的饮食结构、生活方式等密切相关，提示 PCOS 可能是遗传与环境因素共同作用的结果。

1. 遗传学因素　研究发现 PCOS 患者有明显的家族聚集性，如具有肥胖、2 型糖尿病、脂溢性脱发、高血压等家族史者，其 PCOS 的发生率较高。

目前发现可能与 PCOS 发生有关的基因主要有以下几类：①与甾体激素合成和作用相关的基因，如胆固醇侧链裂解酶 CYP11A、CYP17、CYP21 等；②与促性腺激素作用和调节相关的基因，如 LH 受体基因、卵泡抑素基因、β-FSH 基因等；③与糖代谢和能量平衡相关的基因，如胰岛素基因、胰岛素受体基因、IRS 基因、钙激活酶基因等；④主要组织相容性位点。

这些基因可出现表达水平或单核苷酸多态性变化。另外，研究还发现 PCOS 也存在某些基因 DNA 甲基化的异常，2002 年 Hickey 等首次对雄激素受体（AR）的 CAG 重复序列多态性、甲基化和 X 染色体失活进行了研究，认为 AR（CAG）n 位点甲基化类型可能影响PCOS的发生、发展。

2. PCOS 的环境因素　近年来发现 PCOS 患者的高胰岛素或高血糖血症可能通过影响胎儿宫内环境导致子代出生后生长发育及代谢异常；并且出生后饮食结构、生活方式也可以影响 PCOS 的发生、发展。

二、临床表现

1. 月经失调　见于 75%～85% 的 PCOS 患者。可表现为：月经稀发（每年月经次数≤6次）、闭经或不规则子宫出血。

2. 不育症　一对夫妇结婚后同居、有正常性生活（未避孕）1 年尚未怀孕者称为不育。须检查排除男方和输卵管异常，并确认无排卵或稀发排卵。

3. 雄激素过多症

（1）痤疮：PCOS 患者中约 15%～25% 有痤疮，病变多见于面部，前额、双颊等，胸背、肩部也可出现。痤疮的分级为：轻-中度者以粉刺、红斑丘疹、丘脓疱疹为主；重度者以脓疱结节、囊肿、结疤炎症状态为主。

（2）多毛症（hirsutism）：性毛过多指雄激素依赖性体毛过度生长，PCOS 患者中患多毛症者约 65%～75%。

4. 肥胖（obesity）　以腹型肥胖为主，临床上上以腰围（WR）或腰臀比（腰围 cm/臀围 cm，WHR）表示肥胖的类型。若女性 WHRI >0.8，或腰围≥85cm 可诊断为腹型肥胖。

5. 黑棘皮症（acanthosis nigricans）　是严重胰岛素抵抗的一种皮肤表现，常在外阴、腹股沟、腋下、颈后等皮肤皱折处呈灰棕色、天鹅绒样片状角化过度，有时呈疣状。分为轻、中、重度：0. 无黑棘皮症；1+. 颈部 & 腋窝有细小的疣状斑块，伴/不伴有受累皮肤色素沉着；2+. 颈部 & 腋窝有粗糙的疣状斑块，伴/不伴有受累皮肤色素沉着；3+. 颈部 & 腋窝及躯干有粗糙的疣状斑块，伴/不伴有受累皮肤色素沉着。

三、诊断

1. PCOS 临床表现异质性

（1）不论症状还是生化异常都呈现种族和个体差异：多年来对 PCOS 的诊断一直存在争议，近二十年国际上陆续推出 3 个标准，1990 年美国国立卫生研究院（National institute health，MH）对 PCOS 诊断标准包括以下两项（按重要性排序）：①雄激素过多症及（或）高雄激素血症；②稀发排卵。但需排除以下高雄激素疾病，如先天性 21 羟化酶缺乏、库欣综合征、高泌乳素及分泌雄激素的肿瘤等；使标准化诊断迈出了重要的一步。该标准包括了三种基本表现型：①多毛、高雄血症及稀发排卵；②多毛及稀发排卵；③高雄血症及稀发排卵。

（2）随着诊断技术的进展、阴道超声的广泛应用，许多学者报道超过 50%，的 PCOS 患者具有卵巢多囊改变特征，2003 年由美国生殖医学会（American Society for Reproductive Medicine，ASRM）及欧洲人类生殖与胚胎协会（European society of human reproduction and embryology，ESHRE）在鹿特丹举办专家会对 PCOS 诊断达成新的共识，加入了关于卵巢多囊改变的标准，并提出 PCOS 需具备以下三项中两项：①稀发排卵及（或）无排卵；②雄激素过多的临床体征及（或）生化指标；③卵巢多囊改变。同样需排除其他雄激素过多的疾病或相关疾病；此标准较 NIH 标准增加了两个新的表型：①多囊卵巢、多毛和（或）高雄血症，但排卵功能正常；②多囊卵巢、排卵不规则，但没有雄激素增多症。此标准的提出引起医学界广泛争论，支持该标准的一方认为该标准提出新表型，对病因和异质性的认识有帮助；反对的一方则认为，该标准提出的新表型尚缺乏资料，且两种新表型的临床重要性不确定。

（3）2006 年美国雄激素过多协会（Androgen Excess Society，AES）对 PCOS 又提出如下标准，必须具备以下两项：①多毛及（或）高雄激素血症；②稀发排卵及（或）多囊卵巢。此标准同样需排除其他雄激素过多或相关疾病，与鹿特丹标准不同的是此标准强调必须具备第一条。中华医学会妇产科分会内分泌学组通过多次专家扩大会议确定推荐我国采纳鹿特丹诊断标准，一方面是可与国际接轨，另一方面采用此标准可在我们自己的多中心调研中筛查和确定 PCOS 在我国人群的表型分布。另外，鹿特丹标准未包含青春期及 IR 的诊断内容，因此在中国范围内通过在正常人群按年龄分层对 PCOS 诊断的相关指标的生理值的流行病学调查，并建立相应的评估体系，对 PCOS 及其代谢并发症的早期诊断具有重要意义。

2. 实验室测定

（1）雄激素的测定：正常妇女循环中雄激素有睾酮、雄烯二酮、去氢表雄酮及其硫酸盐 4 种。临床上常规检查项目为血清总睾酮及硫酸脱氢表雄酮。目前尚缺乏我国女性高雄激素的实验室诊断标准。

（2）促性腺激素的测定（LH、FSH）：研究显示 PCOS 患者 LH，FSH 比值 >2～3，但这一特点仅见于无肥胖的 PCOS 患者。由于肥胖可抑制 GnRH/LH 脉冲分泌振幅，使肥胖 PCOS 患者 LH 水平及 LH/FSH 比值不升高，故此比值不作为 PCOS 的诊断依据。

3. 盆腔超声检查　多囊卵巢（PCO）是超声检查对卵巢形态的一种描述。根据鹿特丹专家共识 PCO 超声相的定义为：一个或多个切面可见一侧或双侧卵巢内直径 2～9mm 的卵泡≥12 个，和（或）卵巢体积≥10ml（卵巢体积按 0.5×长径×横径×前后径计算）。

注意：超声检查前应停用口服避孕药至少 1 个月，在规则月经患者中应选择在周期第 3～5 天检查。稀发排卵患者若有卵泡直径 >10mm 或有黄体出现，应在下个周期进行复查。除未婚患者外，应选择经阴道超声检查；青春期女孩应采用经直肠超声检查。

4. 基础体温（BBT）测定　PCOS 患者应于每天早晨醒后立即测试舌下体温（舌下放置 5 分钟），至少一个月经周期，并记录在坐标纸上。测试前禁止起床、说话、大小便、进食、吸烟等活动。根据体温曲线的形状可以了解有无排卵，并估计排卵日期，早期诊断妊娠。

四、鉴别诊断

1. 迟发型肾上腺皮质增生（21 - 羟化酶缺陷）　测定 17α - 羟孕酮水平以排除肾上腺皮质增生（CAH）。

2. 分泌雄激素的肾上腺、卵巢肿瘤　肾上腺素瘤和癌可引起男性化、高雄激素血症和不排卵。分泌雄激素的卵巢肿瘤也引起相似的临床表现，B 超可鉴别。

3. Cushing 综合征　可继发于垂体肿瘤、异位肾上腺皮质激素分泌肿瘤、肾上腺肿瘤或癌，Cushing 综合征患者中近半数有低促性腺激素（Gn）血症，可表现出高雄激素血症临床症状和体征，但雄激素水平可在正常范围，而皮质醇异常升高。

五、治疗

按有无生育要求及有无并发症分为基础治疗、并发症治疗及促孕治疗三方面。基础治疗是指针对 PCOS 患者月经失调、雄激素过多症、胰岛素抵抗及肥胖的治疗，包括控制月经周期治疗、降雄激素治疗、降胰岛素治疗及控制体重治疗四方面。治疗目的：促进排卵功能恢复，改善雄激素过多体征，阻止子宫内膜增生病变和癌变，以及阻止代谢综合征的发生。以上治疗可根据患者的情况，采用单一或两种及以上治疗方法联合应用。并发症的治疗指对已发生子宫内膜增生病变或代谢综合征，包括糖耐量受损、2 型糖尿病、高血压等的治疗。促孕治疗包括药物促排卵、卵巢手术促排卵及生殖辅助技术，一般用于基础治疗后仍未受孕者；但任何促孕治疗应在纠正孕前健康问题后进行，以降低孕时并发症。

1. 基础治疗

（1）降体重疗法：肥胖型 PCOS 患者调整生活方式（饮食控制和适当运动量）是一线治疗。早在 1935 年，Stein 和 leventhal 就发现肥胖是该综合征的常见症状，但长期以来未将降体重作为该综合征肥胖患者的常规治疗方法。近年很多观察性研究资料发现减重能促进 PCOS 患者恢复自发排卵。一项为期 15 年的对照前瞻性的研究发现，减重能降低 10 年内糖尿病及 8 年内高血压的发病率；并有研究表明限制能量摄入是减重和改善生殖功能最有效的方法，甚至有时在体重仍未见明显下降时，生殖功能已得到了明显的改善，这可能与能量摄入减少有关。最早的一项关于低卡路里饮食摄入的观察性研究发现，20 例肥胖的患者（14 例 PCOS，6 个为高雄激素血症 - 胰岛素抵抗 - 黑棘皮综合征患者）予低卡路里饮食 8 个月，明显降低了胰岛素及雄激素水平，随后的多项研究也进一步证实此结果。有证据指出，肥胖患者予低糖饮食有益于改善其高胰岛素血症。2008 年的欧洲生殖与胚胎学会/美国生殖医学会（ESHRM/ASRM）共识建议肥胖型 PCOS 患者首选低糖饮食。2009 年国外学者对 14 项随机对照研究的荟萃分析的资料显示（其中仅 2 项研究为 PCOS 患者），对于肥胖者，不论是否为 PCOS 患者，生活方式的改变（生活习惯及饮食控制）是其一线治疗的方法。但是对不同食物结构组成对减重疗效的评估目前尚缺乏大样本研究，故不同的食物结构对控制体重的效果仍不明确。

运动也是控制体重的方法之一，它可提高骨骼肌对胰岛素的敏感性，但关于单纯运动对 PCOS 生殖功能恢复的作用的研究很少。在一项临床小样本研究中未证实单独运动对减重有效。另外，也有采用药物减重的报道，如采用胰岛素增敏剂——二甲双胍抑制食欲的作用；研究证实二甲双胍治疗肥胖型 PCOS 时，能使体重有一定程度的下降，并能改善生殖功能。一项应用大剂量的二甲双胍（大于 1 500mg/d）或服用时间大于 8 周治疗肥胖患者的临床研究表明，二甲双胍组比安慰剂组能明显减轻体重。但是改善生活方式联合大剂量的二甲双胍能否达到更好的协同作用尚缺乏大样本的研究。此外，对饮食运动控制饮食效果并不明显者，美国国家心肺循环研究中心及 Cochrane 系统综述建议如下：对于 BMI 大于 $30kg/m^2$ 且无并发症的肥胖患者或 BMI 大于 $27kg/m^2$ 且伴并发症的患者可给予西布他明食欲抑制剂治疗；而对于 BMI 大于 $40kg/m^2$ 的患者可采用手术抽脂减重。但上述方式对生殖功能的影响未见报道。

（2）控制月经周期疗法：由于 PCOS 患者长期无排卵，子宫内膜长期受雌激素的持续作用，而缺乏孕激素拮抗作用，其发生子宫内膜增生性病变，甚至子宫内膜癌的几率明显增高。定期应用孕激素或给予含低剂量雌激素的雌孕激素联合的口服避孕药（oral contraceptive pills，OCPs）能很好地控制月经周期，起到保护子宫内膜，阻止子宫内膜增生性病变的作用。并且定期应用孕激素及周期性应用 COC 能抑制中枢性 LH 的分泌，故停用口服避孕药后，对恢复自发排卵可能有益。因此对于无排卵 PCOS 患者应定期采用孕激素或口服避孕药疗法以保护子宫内膜及控制月经周期，阻止功能失调性子宫出血及子宫内膜增生性病变，并对自发排卵功能的恢复起到促进作用。

1）单孕激素用药方法：适合于月经频发、月经稀发或闭经的患者，可采用孕激素后半周期疗法控制月经周期。

用药方法：醋酸甲羟孕酮 10mg/d，每次服药 8~10 天，总量 80~100mg/周期；地屈孕酮 10~20mg/d，每次服药 8~10 天，总量 100~200mg/周期；微粒黄体酮 200m/d，每次服药 8~10 天，总量 1 600~2 000mg/周期。

用药时间和剂量的选择根据患者失调的月经情况而定，月经频发的患者一般在下次月经前 3~5 天用药；月经稀发、闭经的患者应至少 60 天用药一次。

2）口服避孕药疗法：雌孕激素联合的口服避孕药（OCPs），如妈富隆（炔雌醇 30μg + 去氧孕烯 150μg）、达英 - 35（炔雌醇 35μg + 环丙孕酮 2mg）、优思明（炔雌醇 30gμg + 屈螺酮 3mg）等。适用于单孕激素控制周期撤药出血较多者，或月经不规则者及功能失调性子宫出血（功血）患者需先用 OCPs 止血者。

用药方法：调整周期用药方法：在采用孕激素撤药月经第 5 天起服用，每天 1 片，共服 21 天；撤药月经的第 5 天重复使用，共 3~6 个周期为 1 疗程。

注意事项：OCPs 不会增加 PCOS 患代谢性疾病的风险，但可能加重伴糖耐量受损的 PCOS 患者糖耐量损害程度。因此对有严重胰岛素抵抗或已存在糖代谢异常的 PCOS 患者应慎用 OCPs；必须要用时应与胰岛素增敏剂联合使用。有口服避孕药禁忌证者禁用。

（3）降雄激素疗法：适用于有中重度痤疮、多毛及油脂皮肤等严重高雄激素体征需治疗的患者及循环中雄激素水平过高者。目前 PCOS 患者常用的降雄药物主要为 OCPs、胰岛素增敏剂、螺内酯及氟他胺。

1）OCPs：除用于 PCOS 患者调整月经周期，保护子宫内膜，还能通过抑制垂体 LH 的合成和分泌，从而有效降低卵巢雄激素的产生，所含的雌激素成分（炔雌醇）可有效地促进肝脏合成 SHBG，进而降低循环中雄激素的活性。某些 OCPs 所含的孕激素成分，如含环丙孕酮的达英 - 35 及含屈螺酮的优思明，由于这些孕激素还能抑制卵巢和肾上腺雄激素合成酶的活性及在外周与雄激素竞争受体，因此不仅能有效降低卵巢雄激素的生成，而且也能抑制肾上腺雄激素的产生，并可阻止雄激素的外周作用，从而有效改善高雄激素体征。另外，OCPs 还通过抑制 LH 和雄激素水平缩小卵巢体积。

用药方法：撤药月经的第 5 天起服用，每天 1 片，共服 21 天。用药 3~6 个月，50%~90% 的患者痤疮可减少 30%~60%，对部位深的痤疮尤为有效，服药 6~9 个月后能改善多毛。

2）胰岛素增敏剂——二甲双胍：胰岛素增敏剂能降低循环中的胰岛素水平，进而降低 LH 水平，减少卵巢及肾上腺来源的雄激素的合成，并能解除高胰岛素对肝脏合成 SHBG 的抑制作用，故能有效的降低循环中雄激素水平及其活性，但其降低雄激素的作用治疗效果不如 OCPs 迅速。

用药方法：见下述降胰岛素疗法。

3）螺内酯及氟他胺：螺内酯通过抑制 17 - 羟化酶和 17，20 裂解酶（雄激素合成所需的酶），以减少雄激素的合成和分泌；在外周与雄激素竞争受体，并能抑制 5α - 还原酶而阻断雄激素作用。单独使用螺内酯可使 50% 的 PCOS 患者多毛症状减少 40%，亦可增加胰岛素敏感性。氟他胺则由于其抑制外周 5α - 还原酶而具抗雄激素作用。

用药方法：螺内酯：100mg/d，应用 6 个月可抑制毛发生长。氟他胺：250mg，每日 2 次，连续使用 6～12 个月。

副作用及用药监测：螺内酯是排钠保钾利尿药，易造成高血钾，使用时应定期监测电解质。螺内酯和氟他胺这两种药物均有致畸作用，因此应用时一般与 OCPs 联合应用，或用药期间避孕。另外，由于氟他胺有肝脏毒性已较少使用。

关于以上药物的降雄作用及安全性的研究有 3 项大的荟萃分析。2008 年的一项荟萃分析发现，胰岛素增敏剂与 OCPs 在改善多毛方面的效力相当，但效果不如螺内酯及氟他胺。与此同时，另一项对 12 个 RCT 研究所做的荟萃分析发现，螺内酯联合 OCPs 的作用明显优于单独应用 OCPs，而氟他胺联合二甲双胍的作用明显优于单独应用二甲双胍。另外，2009 年的一项荟萃分析表明，在调节月经周期和降低雄激素水平上，OCPs 优于二甲双胍，但二甲双胍能明显降低胰岛素和甘油三酯水平；两者对 PCOS 患者空腹血糖及胆固醇的影响无统计学差异。

（4）胰岛素抵抗的治疗：有胰岛素抵抗的患者采用胰岛素增敏剂治疗。可降低胰岛素，从而降低循环中的雄激素水平，从而有利于排卵功能的建立及恢复，并可阻止 2 型糖尿病等代谢综合征的发生。在 PCOS 患者中常选用二甲双胍，对二甲双胍治疗不满意或已发生糖耐量损害、糖尿病者可加用噻唑烷二酮类药物（TZDs）。

1）二甲双胍：能明显改善有胰岛素抵抗的 PCOS 患者的排卵功能，使月经周期恢复运转和具有规律性。一项随机对照双盲临床试验证实 IR 是二甲双胍治疗后排卵功能恢复的预测指标。另外，二甲双胍可明显增加非肥胖型 PCOS 和青春期 PCOS 患者排卵率（A 级证据）及妊娠率（B 级证据），早孕期应用二甲双胍对胎儿无致畸作用（A 级证据）。

用法：850～1 500mg/d，胰岛素抵抗改善后逐步减至维持量 850mg/d。

副作用及用药监测：胃肠道反应最常见，餐中服用可减轻症状。乳酸性酸中毒为罕见的严重副作用；用药期间每 3 个月监测肝肾功。

2）噻唑烷二酮类药物（TZDs）：TZDs 为 PPARγ 受体激动剂，能增强外周靶细胞（肝细胞、骨骼肌细胞、脂肪细胞）对胰岛素的敏感性，改善高胰岛素血症。罗格列酮是常用的 TZDs，但罗格列酮改善月经状况的作用较二甲双胍弱，而增加胰岛素敏感性的作用与二甲双胍相同。对于不能耐受二甲双胍的患者，可考虑罗格列酮。但由于其肝脏毒性及胚胎毒性，在服用期间应监测肝功能并注意避孕。

2. 并发症治疗

（1）子宫内膜增生病变的治疗：子宫内膜增生病变的 PCOS 患者应选用孕激素转化子宫内膜。对于已发生子宫内膜癌的患者应考虑手术治疗。

（2）代谢综合征的治疗：对于已出现高血压、高脂血症、糖尿病的患者，建议同时内科就诊。

3. 促孕治疗　由于 PCOS 患者存在胰岛素抵抗，故在妊娠期发生妊娠糖尿病或妊娠期合并糖尿病、妊娠高血压、先兆子痫、妊娠糖尿病、早产及围产期胎儿死亡率的风险明显增高，故也应引起重视。2008 年，ESHRM/ASRM 关于 PCOS 不孕的治疗已达成共识，认为对 PCOS 患者采用助孕干预开始之前应该首先改善孕前状况，包括通过改善生活方式、控制饮食及适当运动降体重，以及降雄激素、降胰岛素和控制月经周期等医疗干预。部分患者可能在上述措施及医疗干预过程中恢复排卵。多数患者在纠正高雄激素血症及胰岛素抵抗后仍未恢复排卵，此时应该药物诱发排卵。

（1）一线促排卵药物——氯米芬：氯米芬为 PCOS 的一线促排卵治疗药物，价格低廉，口服途径给药，副作用相对小，用药监测要求不高。其机制是与雌激素竞争受体，阻断雌激素的负反馈作用，从而促进垂体 FSH 的释放。该药排卵率约为 75%~80%，周期妊娠率约 22%，6 个周期累积活产率达 50%~60%。肥胖、高雄激素血症、胰岛素抵抗是发生氯米芬抵抗的高危因素。

用药方法及剂量：自然月经或药物撤退出血的第 5 天开始，初始口服剂量为 50mg/d，共 5 天；若此剂量无效则于下一周期加量，每次增加 50mg/d；最高剂量可用至 150mg/d 共 5 天，仍无排卵者为氯米芬抵抗。氯米芬抵抗的 PCOS 患者，可采用二甲双胍联合氯米芬治疗；7 个关于二甲双胍联合氯米芬的观察性研究的荟萃分析表明，二甲双胍联合氯米芬的排卵率较单用氯米芬增加 4.41 倍（B 级证据）。如果氯米芬在子宫和宫颈管部位有明显的抗雌激素样作用，则可采用芳香化酶抑制剂——来曲唑来进行促排卵治疗。来曲唑治疗的排卵率可达 60%~70%，妊娠率达 20%~27%；目前的观察性研究未见来曲唑对胚胎有不良作用，但仍需大样本研究来进一步证实来曲唑对胚胎的安全性。

治疗期限：采用氯米芬治疗一般不超过 6 个周期。氯米芬治疗无效时，可考虑二线促排卵治疗，包括促性腺激素治疗或腹腔镜下卵巢打孔术。

（2）促性腺激素：促性腺激素促排卵治疗适用于氯米芬抵抗者，列为 PCOS 促排卵的二线治疗。促性腺激素促排卵分为低剂量递增方案及高剂量递减方案。较早的研究报道，上述两种方案获得单卵泡发育的成功率均较高，但是目前一项大样本的研究资料显示低剂量递增方案更为安全。低剂量递增方案促单卵泡发育排卵率可达到 70%，妊娠率为 20%，活产率为 5.7%，而多胎妊娠率小于 6%，OHSS 发生率低于 1%。

（3）卵巢手术：早在 1935 年，Stein 和 Leventhal 首先报道了在无排卵 PCOS 女性采用卵巢楔形切除，术后患者的排卵率、妊娠率分别为 80% 和 50%，但之后不少报道术后可引起盆腔粘连及卵巢功能减退，使开腹卵巢手术用于 PCOS 促排卵一度被废弃。随着腹腔镜微创手术的出现，腹腔镜下卵巢打孔手术（LOD）开始应用于促排卵；多项文献的研究结果认为，每侧卵巢以 30~40W 功率打孔，持续 5 秒，共 4~5 个孔，可获得满意排卵率及妊娠率。5 项 RCT 的研究资料显示，对于氯米芬抵抗的 PCOS 患者 LOD 与促性腺激素两项方案对妊娠率及活产率的影响差异无统计学意义，且 LOD 组 OHSS 及多胎妊娠的发生率小于促性腺激素组。之前的研究认为，对于 CC 抵抗或高 LH 的 PCOS 患者可应用 LOD；但是，近期的研究发现，并不是所有的 CC 抵抗或高 LH 的患者均适用于该手术。日本学者对 40 例 PCOS 不孕患者进行回顾性队列研究发现，睾酮水平高于 4.5nmol/L 或雄激素活性指数（free androgen index，FAI）高于 15、LH 低于 8IU/L 或 BMI 大于 35kg/m² 的 PCOS 患者因其可能有其他致无排卵因素，故不宜采用卵巢手术诱发排卵。另外，较多的文献研究发现，LOD 对胰岛素水平及胰岛素敏感性的改善无效，故卵巢手术并不适用于显著胰岛素抵抗的

PCOS 患者。

（4）体外受精－胚胎移植（IVF－ET）：IVF－ET 适用于以上方法促排卵失败或有排卵但仍未成功妊娠，或合并有盆腔因素不育的患者，为 PCOS 三线促孕治疗。近期的一项荟萃分析发现，在 PCOS 患者中采用促性腺激素超促排卵取消周期的发生率较非 PCOS 患者明显增高，且用药持续时间也明显增加，临床妊娠率可达 35%。有一项对 8 个 RCT 的荟萃分析发现，联合应用二甲双胍能明显增加 IVF 的妊娠率，并减少 OHSS 的发生率。

（向燕萍）

第七节　卵巢功能不全

卵巢功能不全：是指女性在 40 岁以前出现卵巢功能减退的现象。POI 的发病率占成年女性的 1% ~3%，原发性闭经患者中发病率为 10% ~28%。

一、病因

（1）染色体异常 Turner's 综合征。

（2）先天发育缺陷：卵巢不发育或先天缺陷。

（3）自身免疫性疾病：卵巢产生自身免疫性抗体，常常与另一种自身免疫病同时存在，如风湿性关节炎，甲状腺炎、重症肌无力等。有人用 $\sum$ US 法测定，发现 POI 者均可测到卵巢与卵子的特殊抗体，其中抗卵巢抗体占 47%，抗卵子抗体占 47%，抗二者的抗体有 69%。经免疫治疗后，二例妊娠，其卵巢抗体也下降。

（4）基因突变：动物实验表明，LHβ 单位基因突变也是导致 POI 的可能因素，现已发现的可能与 POI 有关的基因还有，FSNR，LH，LHR，GHF－QB，DiADHZ 等。

（5）卵巢物理性损害：如感染（幼儿患腮腺炎）；抗癌治疗中的放疗，化疗。

（6）卵巢切除：由于癌或其它孕因行手术切除。

（7）其它：已明原因的卵巢供血障碍导致 POI。也有人将 POI 误为无反应性卵巢，自身免疫病和原因不明的无卵泡三类。

多囊卵巢综合征：临床上有月经异常、不孕、多毛、肥胖等症状，诊断要结合临床的综合表现，如长期不排卵、男性激素过高等，诊断要做激素水平（卵泡刺激素、黄体生成素）检查和超声波检查，并排除其他疾病。

子宫内膜异位症：妇科专家指出，患者通常有痛经、性交痛、慢性下腹部疼痛等，易导致长期不排卵黄体功能不全，从而出现不孕或早期流产。

盆腔炎：会有阴道不正常分泌物与下腹部疼痛，严重的还会有卵巢输卵管脓肿及盆腔粘连。此外，某些肿瘤也会分泌雄性激素，破坏女性体内的内分泌平衡。

高龄：女性的年龄超过 35 岁。卵巢功能不全，排卵遭到障碍，引女性不孕。

二、临床表现

1. 月经的改变　闭经是 POI 的主要临床表现。POI 发生在青春期前表现为原发闭经，且没有第二性征发育；发生在青春期后则表现为继发闭经，40 岁以前月经终止，往往有第二性征发育。POI 前月经改变的形式很不一致，约有 50% 患者会有月经稀发或不规则子宫出血；25％患者突然出现闭经。

有染色体缺陷的 POI 患者多有先天性卵巢发育不全，卵巢储备极差，POI 发生更早，甚至未能达到青春发育期，因而表现为原发闭经。多数 POI 患者卵巢功能衰退发生的过程是突然的且不可逆的，少数患者这一过程会持续一段时间，相当于自然绝经的过渡期。临床上偶有已诊断为 POI 后又出现所谓一过性的卵巢功能恢复，表现为恢复正常月经，甚至有 POI 患者妊娠的报道，但随着 POI 确诊后时间的延长，卵巢功能恢复的机会也就越小。

2. 雌激素缺乏表现　由于卵巢功能衰退，POI 患者除不育外，也会像绝经妇女那样出现一组雌激素低下症候群，如潮热、出汗等血管舒缩症状，抑郁、焦虑、失眠、记忆力减退等神经精神症状，以及外阴瘙痒、阴道烧灼感、阴道干涩、性交痛和尿痛、尿急、尿频、排尿困难等泌尿生殖道症状。这些症状在原发闭经的 POI 患者中相对少见。

三、实验室检查

1. 性激素水平测定　血清激素水平测定显示 FSH 水平升高，雌激素水平下降是 POI 患者的最主要特征和诊断依据，一般 FSH > 40U/L，雌二醇 < 73.2pmol/L（20pg/l）。其中最敏感的是血清 FSH 水平升高，FSH 升高是 POI 的早期指标。偶尔 POI 患者会有暂时的卵巢功能恢复，经连续测定血清性激素发现，几乎半数 POI 妇女表现有间断性卵巢功能恢复，即血清雌二醇水平在 183pmol/L 以上，甚至有近 20％妇女可出现间断排卵，即血清孕酮水平超过 9.5nmol/L。

这种现象的病理生理特点与绝经过渡期相似，此期间卵巢内残存的卵泡仍有间断活动，导致性激素水平的波动性和不稳定性。因此，仅一次测定显示 FSH 水平升高不能断定卵巢功能一定完全衰竭，有时需重复测定，FSH 持续升高提示 POI 可能。应该注意的是，血清 FSH 水平并不能够一定反应卵巢中原始卵泡的数目，FSH 升高只是窦状卵泡在发育过程中缺乏雌激素和抑制素的负反馈时的表现。

2. 超声检查　多数 POI 患者盆腔超声显示卵巢和子宫缩小，卵巢中无卵泡。但染色体核型正常的 POI 患者有 1/3 以上盆腔超声检查可有卵泡存在，有报道在确诊卵巢早衰 6 年以后，超声仍可发现卵巢中有卵泡存在，但多数妇女这些卵泡不具有正常功能，卵泡直径与血清雌二醇水平之间也无相关性。对这种现象有两种解释，一种可能是卵巢中确有残存的卵泡，另一种可能是所谓"卵巢不敏感综合征"，即卵巢中有卵泡，但对 FSH 反应不敏感，因而卵泡不能发育。可能与卵巢中 FSH 受体缺陷有关，确切病因尚不清楚。临床上很难与 POI 鉴别，卵巢活检发现较多的原始卵泡方能诊断。超声检查还可发现有无生殖道解剖学结构的异常，如生殖道畸形、缺如等。

3. 骨密度测定　POI 患者可有低骨量和骨质疏松症表现，其原因是低峰值骨量和骨丢失率增加。年轻妇女如果在骨峰值形成以前出现 POI，其雌激素缺乏状态要比正常绝经妇女长得多，且雌激素过早缺乏引起骨吸收速度加快，骨丢失增加，因此更容易引起骨质疏松症。文献报道，染色体正常的自发性 POI 妇女中有 2/3 骨密度低于同龄正常妇女均值 1SD，骨密度的改变会使髋部骨折危险性增加 216 倍。

4. 身免疫指标和内分泌指标测定　自身免疫性疾病的检测包括血钙、磷、空腹血糖、清晨皮质醇、游离 T4、TSH、甲状腺抗体、全血计数、血沉、总蛋白、白蛋白/球蛋白比例、风湿因子、抗核抗体等。

检测抗卵巢抗体的临床意义目前尚不肯定。抗卵巢抗体与卵巢炎的严重程度并无相关性，而且并不能预示是否会发生以及何时会发生卵巢功能衰退。

用市售试剂盒检测可有1/3正常妇女会有抗核抗体阳性。有研究显示肾上腺功能衰竭妇女类固醇细胞抗体阳性者可能会发生POI。对可疑自身免疫性疾病患者应检查自身抗体、血沉、免疫球蛋白、类风湿因子等。有临床指征时，可进行甲状腺功能（血甲状腺激素、促甲状腺素）、肾上腺功能（血及尿皮质醇、血电解质）、甲状旁腺功能（甲状旁腺素）及血糖指标的测定。

5. 其他检查　目前还没有非侵入性的检查来确定卵泡数目及功能，通过卵巢活检诊断卵巢炎或判断是否有卵泡存在对POI诊断的意义目前尚未肯定，因为卵巢活检对确认POI的分型没有帮助，而且有报道卵巢活检发现卵巢中缺乏卵泡者也有妊娠可能，故建议不常规进行。

目前可通过GnRH类似物进行刺激试验和用氯米芬促排卵试验来判断卵巢功能。孕激素撤退试验意义并不大，因为有些POI前驱患者有时可以产生足够的雌激素而使孕激素撤退试验阳性。对一些继发闭经未生育者及所有原发闭经患者应进行染色体核型检查，对有Y染色体的患者应尽早行双侧性腺切除以预防性腺肿瘤的发生。

四、诊断

公认的卵巢早衰的诊断标准是40岁以前出现至少4个月以上闭经，并有2次或以上血清FSH>40U/L（两次检查间隔1个月以上），雌二醇水平<73.2mol/L。病史、体格检查及其他辅助实验室检查可有助于相关病因疾病的诊断。

1. 病史　对患者进行详细的病史采集，包括初潮年龄、闭经前月经情况、闭经期限，有无闭经的诱因（精神刺激、环境毒物等因素），有无使用药物史，有无癌症化疗史、放疗史，卵巢手术史、盆腔感染史、结核病史以及妊娠和生育史。自觉症状，如潮热、多汗、失眠、易怒、急躁、阴道干燥、尿痛等。既往和目前有无流行性腮腺炎和艾滋病（AIDS）病毒感染，因为有罕见的继发于感染的卵巢功能衰退。了解患者及其家人中既往和目前是否患有自身免疫性疾病，如Addison病、甲状腺疾病、糖尿病、SLE、类风湿性关节炎、白斑、克隆病和干燥综合征等。少数流行病学研究显示卵巢早衰有家族倾向，也有研究显示促性腺激素受体遗传性突变可导致卵巢早衰，故应仔细询问其家族史，包括母亲、姊妹及女性二级亲属的月经、生育情况和男性亲属的生育情况。

2. 体格检查　进行全身检查时，注意全身发育、智力及营养状况，对乳腺和阴毛发育情况进行检查，并根据Tanner分级标准分级。

盆腔检查注意有无雌激素缺乏引起的萎缩性阴道炎。自身免疫性POI患者（淋巴细胞性卵巢炎）有时可通过盆腔检查发现增大的卵巢。应重点检查有无上述自身免疫性疾病的有关体征。

3. 实验室检查　除血清性激素水平测定外，当有临床指征时，还应注意酌情进行相关疾病的检查，如血、尿常规分析，血沉、抗核抗体、免疫球蛋白和类风湿因子检测。可通过磁共振检查和通过甲状腺释放激素刺激产生完整FSH、α和β亚单位的情况来鉴别有无垂体肿瘤。

怀疑有低骨量和骨质疏松症者应进行骨密度测定。

进行盆腔超声检查了解有无解剖结构异常以及有无卵泡存在。但对染色体核型正常的自发 POI 患者，盆腔超声检查并不能改变临床诊断，因为即使发现有卵泡存在，目前尚未证实经过治疗能够使卵巢功能恢复。

五、并发症

1. 慢性不排卵　患有卵巢性不孕的患者会有月经失调，月经次数少、月经量少、甚至闭经的现象，有少数的患者会有月经量多，经期长等症状。

2. 肥胖症　患有卵巢性不孕的患者中，30% 的患者会出现肥胖的现象。

3. 多毛症　卵巢性不孕的患者，由于体内含有过多的雄激素，所以女性会有毛发的分步，有男性化的倾向，会出现胡须、胸毛、肛门、四肢的毛发增多，阴毛粗，浓和黑。

4. 不孕　激素紊乱或卵巢功能不全引起的无排卵都有可能引起女性卵巢性不孕，另外卵子质量差或孕激素缺乏会使得女性子宫内膜生长不良，影响到受精卵的着床，引起不孕。

六、治疗

1. MHT　患 POI 者除闭经外，只有少数人出现类似更年期症状，故常不被重视，也不接受治疗，但长期处于低雌激素状态下，年轻妇女会发生子宫萎缩，阴道分泌物减少，性交痛，甚至长期缺钙以致骨质疏松。所以应及时补充雌激素。对于有可能恢复卵巢功能且期望生育者也可加用促排卵药物。

2. 免疫治疗　查获明有抗体因素存在者可行免疫治疗。注射免疫疫苗已经成为一种较可靠的治疗手段。

3. 手术治疗

1）对于因卵巢血管因素导致卵巢营养缺失而发生的 POI 者应早诊断，早治疗，在卵巢功能丧失怠尽前尽早行血管搭桥手术，如将卵巢动脉与肠系膜下动脉或肾动脉等吻合，恢复卵巢血管供应，使卵巢再现生机。

2）对于已处于 POI 晚期或由于各种原因导致卵巢缺如者，卵巢移植已成为很成功的一种治疗手段，借助她人的一小部分卵巢即可来完成女性生理功能。

4. 促卵疗法　针对因内分泌失调导致排卵障碍、月经不调而引起的女性不孕，专家运用传统医学之精华使之与高科技的现代西医技术融会贯通，经过潜心研究与临床实践，采用中药三期促卵疗法效果显著，该疗法是根据女性"月经"这一特殊的生理现象，将治疗周期分为月经前期、月经中期、月经后期，针对月经周期各个不同阶段的生理变化而制定相应的治疗方案达到促卵、排卵、受孕的目的。在具体实践中，根据月经周期、子宫内膜、卵巢的不同变化又分为卵泡期、排卵期、黄体期、月经期，根据各期的生理变化分阶段用药，将中医的辨证和西医的辨病相结合，以中药治疗为主进行个性化治疗。

5. 食疗法

（1）首乌山楂汤：首乌 10 克、山楂 10 克、玉竹 10 克、粳米 20 克。月经后血海空虚，此方可以滋补肾阴、补血调经，经期后食用比较合适。

（2）荷叶薏米粥：荷叶 10 克、薏米 15 克、陈皮 10 克、粳米 15 克。先煮薏米、陈皮、粳米，煮熟后再放荷叶，煮出荷叶的清香味时即可食用，不宜煮太长时间。此方可以清热利湿。

（3）十全大补汤：猪骨 500 克，党参、茯苓、白芍、黄芪、白术各 10 克，肉桂 3 克，熟地、当归 15 克，炙甘草、川芎各 6 克，姜 30 克，葱、花椒、料酒各适量。以上材料煮汤食用，此方可益气补血，适用于经常感到疲劳乏力的朋友。

（4）灵芝猪蹄汤：灵芝 15 克，猪蹄 1 只，料酒、精盐、味精、葱段、姜片适量。此汤有利于抗衰老、抗肿瘤，增加免疫力、养颜美容。

（5）鲜奶粳米粥：粳米 100 克、鲜奶 250ml 煮粥食用。牛奶含优质蛋白；粳米性平，不温不寒，生津益胃，有利于保护胃黏膜，适于喝牛奶后有腹痛、腹泻等不适症状的女性。

七、影响

1. 促使皮肤衰老　肌肤干燥、暗淡无光，皱纹滋生，各类斑点生成；皮脂腺分泌旺盛，毛孔粗大。

2. 致使女性体形改变　诸多部位脂肪堆积，形成局部肥胖。胸部脂肪流向背部、手臂、两肋，导致乳房变形、下垂外扩、松弛萎缩。

3. 对于女性健康埋下隐患　降低女性生理代谢、内分泌紊乱、更年期提前；形成痛经、月经不规则、骨质疏松等疾病。

（向燕萍）

第八节　绝经期激素治疗

随着社会的老龄化，进入绝经期的人群越来越庞大。1 项来自联合国的调研数据显示，至 2011 年，已有 1.57 亿妇女处于 45～64 岁，预计到 2020 年，这部分人群将达到 1.97 亿。随着人们对自身生活品质的日益重视，绝经过渡期和绝经后人群因月经不规律或绝经相关症状而就医的比例逐渐增加，而就目前的治疗方法来说，绝经激素治疗（MHT）是缓解绝经相关症状最有效的方案。根据这一需求，中华医学会妇产科学分会绝经学组制定了"绝经过渡期和绝经后期 MHT 临床应用指南"，并进行了更新改版。但在实际推行指南的过程中发现，中国目前的现状是临床医生对于 MHT 的合理应用尚缺乏经验，并且现有可参考的文献多基于相关研究，缺乏对临床实践的指导意义，不能全面地覆盖临床上多样化的患者诉求。所以对临床操作具有指导性，并且能系统全面地介绍 MHT 的规范诊疗流程的需求日益强烈。经中华医学会妇产科学分会绝经学组全体成员共同讨论，现拟定了绝经相关 MHT 的诊疗规范流程，旨在为临床医生提供符合中国临床实践的、可操作性强的 MHT 规范诊疗流程。

一、围绝经期的判断

MHT 的安全性很大程度上取决于 MHT 的启用时机，围绝经期和绝经早期是 MHT 应用的重要"窗口期"。如何识别绝经过渡期，在掌握适应证、排除禁忌证的前提下，尽早启用 MHT，显得尤为重要。参考"绝经过渡期生育年龄工作组计划"的分期系统，国内绝经学组专家经讨论达成共识，绝经过渡期的起始标志为：40 岁以上的女性，10 个月内 ≥2 次邻近月经周期与原有周期比较时间相差 7d 以上，即为绝经过渡期的开始，也就是围绝经期的起点。这一学术上的标志点在临床工作中可灵活掌握，因为不同的患者起始症状有所不同，大多数是以月经紊乱为起点，但也有部分人群以潮热、出汗等症状为首发临床表现。

二、绝经相关 MHT 规范诊疗流程概况

首诊时应采集病史，评价其绝经状态，进行基本的临床检查，并据此判断是否有 MHT 的适应证、禁忌证或慎用情况。根据判断结果，建议给予该患者健康指导、MHT 或其他治疗。接受 MHT 治疗的患者，建议在用药后 1、3、6、12 个月分别进行随诊，在用药 1 年后，建议每年至少随诊 1 次。

三、接诊流程

1. 病史采集　包括一般个人史：年龄、月经情况、孕产史、既往疾病史、过敏史、家族史等；以全面了解患者的绝经相关症状，尤其注意收集乳腺癌、子宫内膜癌、动静脉血栓、糖尿病、高血压、骨折及骨质疏松等病史或家族史。

2. 绝经状态的判断　年龄 <40 岁的患者因停经或相关症状就诊，按照闭经的诊断程序进行。年龄 ≥40 岁的闭经患者，根据接诊医生判断，必要时进行孕激素撤退试验，以判断为绝经过渡期或绝经后期。

3. 处理前的基本检查项目　常规健康体检的女性检查项目已包含本流程中处理前基本检查项目。

四、处理流程

1. 启动 MHT 的时机　"窗口期"是启动 MHT 的最佳时期，这已为业内公认，"窗口期"指绝经 10 年以内，一般为 60 岁以下女性，在此阶段开始 MHT，效益最高，各种雌孕激素治疗相关风险极低。"窗口期"的概念起源是因 MHT 对心血管的作用而提出的。同样从骨健康角度考虑，结果依然如此，越早开始治疗，获益越多，骨丢失程度越低。从预防老年性痴呆的角度观察，目前有限的证据表明，从绝经过渡期开始并长期应用 MHT 达 10 年以上，可有效降低老年性痴呆的发生率。总之，对于有适应证、无禁忌证的女性，如果从围绝经期就开始 MHT，潜在益处很多，而风险相对很低。年龄 <60 岁的患者，有适应证、无禁忌证，按照症状侧重、基本检查结果和患者意愿选择不同的 MHT 方案；年龄 ≥60 岁者，原则上不推荐 MHT。

2. 慎用情况　MHT 的慎用情况是指绝经期女性有 MHT 的适应证，同时又合并某些性激素影响性疾病，是否可以启用 MHT，应当根据其具体病情来判定。慎用情况并不是禁忌证，目前尚无充足的循证医学证据证实可用或禁用，在进一步观察和研究后或可获得充足证据，可能转化为 MHT 的非禁忌证或禁忌证。慎用情况包括以下几种：

子宫肌瘤：围绝经期女性子宫肌瘤发病率高于女性平均发病率，符合手术指征者应进行手术治疗。鉴于肌瘤体积越小，其增长的风险越小，肌瘤直径 <3cm 者，MHT 可以常规使用，肌瘤直径在 3～5cm 者应加强随访。

内异症：MHT 原则上尽量采用雌孕激素连续联合方案。对于因内异症切除子宫的患者，建议在 MHT 用药早期（2 年左右）仍采用添加孕激素的连续联合方案。

子宫内膜增生：未治疗的子宫内膜增生应先治疗至内膜完全逆转；对于保留子宫的患者，选择雌孕激素联合方案安全性更好；建议子宫内膜不典型增生者先行子宫全切除术；术后患者的 MHT 是否需联合孕激素无明确证据。以上情况均需谨慎评价使用 MHT 的指征，应

用 MHT 应密切随访，必要时行诊刮并行内膜病理检查。

糖尿病：MHT 有助于血糖控制，但仍应与内分泌科密切合作积极治疗糖尿病。在药物方面宜选用对代谢影响小的孕激素制剂。

高血压：长期、严重高血压患者应排查既有的心血管病变。MHT 宜选用无水钠潴留副作用或此副作用较小的孕激素，如具抗盐皮质激素活性的屈螺酮。中度以上高血压患者需与内科医生密切合作，进行正规降压治疗。

胆囊疾病：服用雌激素可增加胆囊疾病发病率和手术风险，须向患者充分解释，经皮雌激素应用对胆囊疾病女性可能更安全。

系统性红斑狼疮：出现卵巢早衰、血管舒缩症状和骨质疏松的情况比健康女性严重，在启用 MRT 前需评价既有心血管病变，密切监测高危因素，充分知情同意。MHT 不宜用于狼疮疾病活动期或有血栓栓塞史的系统性红斑狼疮患者。

血栓形成倾向：使用经皮雌激素 MHT 与口服途径相比血栓栓塞性疾病风险较低。

癫痫：绝经本身或使用 MHT 可能影响癫痫的发作，需密切观察，必要时调整抗癫痫药的用量；启用 MHT 前需充分知情同意，选择最低有效剂量的 MHT。

哮喘：围绝经期可能是哮喘发作的相对危险期，使用连续联合方案或经皮激素补充等安全性更高，并且密切随访用药期间哮喘发作情况，必要时与专科配合共同处理。

五、治疗方案的选择

根据 MHT 适应证、禁忌证及慎用情况的判断，对于围绝经期女性的具体处理主要包括了健康指导，以及 MHT 治疗。

围绝经期女性的 MHT 相对绝经 1 年以上女性更加复杂。应仔细询问其伴随症状，并根据其月经改变情况及绝经相关症状是否影响生命质量，给予相应的单纯孕激素或是雌孕激素周期序贯治疗的 MRT 方案。

月经紊乱女性伴随的绝经相关症状尚未影响生命质量时，可用单纯孕激素周期治疗，以恢复规律月经。建议每月服用孕激素 10～14d，推荐应用天然孕激素如微粒化黄体酮 200～300mg/d 或接近天然的孕激素——地屈孕酮 10～20mg/d，也可短期应用安宫黄体酮 4～6mg/d。

当患者月经紊乱的同时伴随绝经相关症状并影响生命质量时（客观上可根据 Kupperman 评分，其中任何 1 项症状超过 2 分，即可定义为绝经期症状影响生命质量；临床实践中，可根据患者主诉和意愿酌情分析），推荐使用雌孕激素序贯治疗，既能恢复规律月经，又能有效缓解绝经相关症状。可选择雌孕激素序贯治疗复方制剂：戊酸雌二醇/环丙孕酮片复合包装（其他名称：克龄蒙），11 片 2mg 戊酸雌二醇，10 片 2mg 戊酸雌二醇及 1mg 醋酸环丙孕酮；雌二醇片/地屈孕酮片复合包装（其他名称：芬吗通），14 片 1mg 雌二醇，14 片 1mg 雌二醇及 10mg 地屈孕酮。也可选择雌孕激素单药配伍周期应用：戊酸雌二醇片 1～2mg/d 或经皮吸收雌激素，每月应用 21～28d；在月经后半期加用孕激素 10～14d，剂量同单纯孕激素治疗方案。当患者在雌孕激素序贯治疗应用一段时间后无周期出血时，应建议患者改服雌孕激素连续联合或替勃龙治疗，并告知患者已进入绝经后期。

绝经 1 年以上的女性，当绝经相关症状影响生命质量时，子宫完整不希望月经来潮者，给予雌孕激素连续联合或替勃龙治疗。雌孕激素的选择应以天然制剂为主。可给予雌激素如戊酸雌二醇片 1mg/d，同时口服孕激素，如地屈孕酮 5mg/d 或安宫黄体酮 2mg/d。也可以参考患者意愿，并且具体分析个体的疾病风险，选择服用方便的雌孕激素复方制剂，如雌二醇屈螺酮片（其他名称：安今益）：每片含 1mg 雌二醇 + 2mg 屈螺酮。替勃龙是组织选择性雌激素活性调节剂，口服后能够在体内转化为三种活性代谢产物，对不同的组织有特异性作用，也可用于绝经后不希望有月经样出血者。对于子宫已切除的患者，若有适应证，排除禁忌证后给予单纯雌激素的 MHT。若女性仅为改善泌尿生殖道萎缩症状就诊时，推荐阴道局部用药。

六、随诊流程

对于初始 MHT 患者，第 1 年的绝经门诊（或妇科内分泌门诊）定期随诊非常重要。在初始 MHT 的 1、3 个月两次随诊时，主要观察 MHT 的疗效，用药后出现的不良反应，并根据患者具体情况调整用药及剂量。MHT 相关副反应主要出现在开始 MHT 的 3 个月内。

规范化 MHT 并不增加子宫内膜病变的发生率，但 MHT 启用后有时会出现非预期的阴道出血。有些老年妇女因子宫萎缩、宫腔分泌物排出困难，造成出血淋漓不净。出现阴道出血应当先进行子宫内膜监测，推荐先进行阴道 B 超检查。内膜厚度以 5mm 为警戒值，子宫内膜厚度 >5mm 时，可观察 1~3 个月后复查，如仍 >5mm，建议进行子宫内膜活检，必要时采取宫腔镜检查。非预期阴道出血处理时，如点滴出血可继续在用药中观察；出血如接近月经量，可先停用药物，待出血结束后行 B 超检查子宫内膜，如检查结果正常，内膜厚度 <5mm，可继续使用 MHT；少量频发出血持续 4~6 个月以上时，换用其他治疗方案。

初始 MHT 3 个月内出现乳腺胀痛相对常见，患者可感觉乳房轻中度胀痛，应向患者解释，症状在继续 MHT 后可逐渐减弱。年度乳腺检查结果若有乳腺增生，向患者解释属非病理性改变；若为乳腺结节，建议到乳腺外科就诊，进行专科处理。同时有必要联络乳腺专科医师，向其介绍 MHT 对腺影响的正确知识。乳腺结节的患者排除恶性疾病后，建定期随诊，加强监测，乳腺超声检查可缩短至 4~6 个 1 次；如乳腺情况有手术治疗指征，建议暂停 MHT 治疗，术后参考病理诊断结果确定下一步治疗方案。

有少部分患者在 MHT 后出现较轻微的消化道症状，向患者解释症状可能会在短期内缓解，如消化道症状存在时间较长，可更换 MHT 方案。

MHT 启用 6 个月时，是否来医院随诊，可根据患者具体。状态，如没有不适主诉，依从性好可坚持 MHT，不必随访。如症状缓解后对坚持 MHT 有疑虑，或有不适症状可嘱其来院，随诊内容同第 1、3 个月，同时充分沟通，鼓励患者坚持 MHT。用药 1 年及之后的每年至少随诊 1 次，均需进行启动 MHT 治疗前所有的检查。若启用 MHT 前骨密度为正常，则可每 2~3 年复检 1 次。复查后根据所有检查结果，重新评估该患者 MHT 的禁忌证和慎用情况，评估其个人在 MHT 中的风险与获益。而后根据患者的具体情况，酌情调整用药，确定次年的 MHT 用药方案，同时鼓励患者长期坚持 MHT，获得长远生命获益。

总之，MHT 是缓解绝经相关症状最有效的治疗方法。中国的绝经女性数量庞大，更加需要广大医生甚至是基层临床医生对 MHT 有一个正确的认识，以及对有需求人群给予正确的临床应用及指导。采用规范化的接诊、处理、随诊步骤，认真判断禁忌证、慎用情况等，对不同主诉的患者进行个体化 MHT 选择，当可在安全前提下，发挥 MHT 的效果，为广大中国女性提供良好的健康服务和保障。

（杨彦粉）

第九节 女性青春期发育延迟

女性青春期发育延迟（delayed puberty）是指女孩到 13 岁仍无第二性征发育，至 16 岁仍无月经来潮，或者是青春期启动时间正常，但进展缓慢，青春期开始后 5 年仍无月经。

一、病因及发病机制

青春期延迟根据病因分为 5 大类：①体质性（特发性）青春期延迟；②GnRH 依赖性（下丘脑低促性腺激素性性腺功能不足）；③垂体依赖性（垂体低促性腺激索性性腺功能不足）；④下丘脑和垂体依赖性低促性腺激素性性腺功能不足；⑤性腺依赖性（高促性腺激素性性腺功能不足）。

二、临床表现

1. 体质性（特发性）青春期延迟 患儿出生时身长和体重正常，出生后生长速度缓慢，身材矮小，青春发育延迟，但到 17～18 岁时有正常青春期身高突增变化，成年身高可正常。常有家族青春延迟病史，无外生殖器畸形。

2. 下丘脑依赖性

（1）嗅觉生殖系统发育不全综合征（Kallmann 综合征）：患者下丘脑分泌的 GnRH 缺乏，伴有嗅觉功能异常。儿童期身体发育不受影响。青春期年龄时，无第二性征出现，性器官发育不全，原发性闭经。少数不完全型者虽青春期发动但性征不全，患者四肢长，上部身高/下部身高 <0.9，自幼可有嗅觉完全丧失或明显减弱或仅选择性对某些挥发性油质分辨失灵，部分患者可见大脑嗅叶缺损或发育不全。本症可伴其他神经和身体部分发育缺陷，如小脑功能不全、色盲、唇裂、腭裂、神经性耳聋、肾畸形、鱼鳞癣等。实验室检查：性激素、促性腺激素低下，垂体兴奋试验呈有反应型。

（2）特发性低促性腺激素性性腺功能不足（IHH）：临床症状与 Kallmann 综合征相同，但没有嗅觉功能异常。发病的原因为下丘脑分泌的 GnRH 缺乏。

（3）获得性低促性腺激素性性腺功能不足：颅内肿瘤、炎症、手术、放射治疗等均可影响下丘脑的功能，使 GnRH 分泌不足，导致后天获得性的低促性腺激素性性腺功能不足。如果颅内疾病发生在青春期前，将出现青春期延迟。

（4）其他：神经性厌食、营养不良、慢性疾病（结核、甲状腺功能减退、未控制的 1 型糖尿病等）、过度体育锻炼等都可能使下丘脑 GnRH 分泌不足而使青春期延迟或中断。

3. 垂体依赖性

（1）特发性垂体功能减退：不明原因的垂体功能减退，根据垂体前叶功能减退的程度不同，可以表现为一种或几种垂体激素低下甚至垂体激素全部缺乏。可以出现青春期延迟和肾上腺皮质功能、甲状腺功能减退的表现。实验室检查：性激素、促性腺激素低下，可能伴有 ACTH、TSH 的降低，垂体兴奋试验呈无反应型。

（2）单一促性腺激素缺乏症：仅表现为垂体分泌的促性腺激素不足，患者出现青春期发育延迟，不伴有肾上腺功能和甲状腺功能的异常。实验室检查：性激素、促性腺激素低下，ACTH、TSH 正常，垂体兴奋试验呈无反应型。

（3）GnRH 受体缺乏：临床表现同单一促性腺激素缺乏症。

（4）获得性促性腺激素缺乏：垂体肿瘤、炎症、损伤等可以直接或间接影响垂体的功能使促性腺激素的分泌不足，导致青春期发育延迟。颅咽管瘤最常见，表现为头痛、视觉障碍、肾上腺功能失调、甲状腺功能低下、身材矮小、骨龄推迟、性激素缺乏。垂体嫌色细胞瘤和泌乳素瘤常导致青春期延迟和原发性闭经。

4. 下丘脑和垂体依赖性

（1）先天性肾上腺发育不良：患者以原发性肾上腺功能不足和低促性腺激素性性腺功能不足为特征。本病是一种 X 连锁隐性遗传性疾病，女性杂合子可有青春期延迟的表现，但生育功能正常。

（2）高泌乳素血症：高泌乳素血症可因泌乳素直接抑制 GnRH 脉冲分泌的作用引起低促性腺激素症。如在青春期前出现高泌乳素血症，将会导致性腺功能出现延迟或中断并伴有泌乳。

5. 性腺依赖性

（1）先天性卵巢功能不全（Turner）综合征：患儿主要表现为矮小，生长迟缓，无自发青春发育，常因乳房不发育或发育不良，无月经初潮或继发闭经，腋毛和阴毛稀少或缺如而就诊。子宫幼稚型或发育不良，大小阴唇不发育成熟。患者偶然可见正常的卵巢功能并维持进入青春期，一般不能妊娠。常见的染色体核型为 45，XO 或 45，XO/46，XX 或 45，XO/47，XXX。实验室检查：血中雌激素水平低下，FSH、LH 升高。

（2）单纯性腺发育不全：性染色体 46，XX，卵巢内无卵子，体格发育无异常，第二性征发育不良，原发性闭经。实验室检查：FSH、LH 升高，雌激素水平低。

（3）卵巢抵抗综合征：卵巢发育正常，但是对 FSH、LH 不反应，临床上表现为原发性闭经，第二性征发育差。实验室检查：雌激素水平低，促性腺激素水平升高。

（4）获得性性腺功能不良：青春期前因卵巢炎症、机械损伤、放射治疗、药物性损伤或者手术切除等可以导致获得性性腺功能不良，出现青春期不发育。实验室检查：雌激素水平低，促性腺激素水平升高。

三、实验室及其他检查

1. 一般检查　检测血常规、尿常规、血沉、肝肾功能等，以了解全身情况。

2. 内分泌激素测定　测定血性激素（E_2、T）和促性腺激素（FSH、LH），了解卵巢和垂体的功能状况。$E_2 > 33.03 pmol/L$（9pg/ml）时，一般认为已有青春期功能活动，但非诊断依据。夜间 LH 分泌增加有诊断价值。GnRH 兴奋试验对鉴别体质性和病理性青春期延迟，鉴别垂体抑或下丘脑病变均有重要价值。

3. B 超检查　了解子宫、卵巢大小，及形态、发育情况。

4. X 线检查　拍手腕平片测定骨龄，其与青春期起始密切相关，体质性青春期延迟者均可见骨龄低于生理年龄，但骨龄比生理年龄的延迟一般小 4 年。骨龄达 13 岁时，一般都会自然进入青春期发育。头颅 X 线检查，可发现某些肿瘤、损伤等颅内病变。

5. CT 和 MRI 检查　对于中枢神经的肿瘤具有重要的诊断价值。

6. 染色体检查 对于性腺发育不全或某些特殊面容体征者常提示需染色体核型分析。

7. 腹腔镜检查 及性腺活检对疑有卵巢病变的患者，可进行性腺的活检和腹腔镜检查。

四、诊断与鉴别诊断

根据病史、临床表现，上述相关检查一般可诊断青春期延迟及其病因。病史、体格检查、影像学检查及骨年龄的估价在青春延迟与性幼稚的诊断中同样很重要。除此以外，垂体促性腺激素的测定和染色体检查对这类疾病的诊断亦是不可少的。测定血 FSH 和 LH 的浓度以诊断性征不发育的原因，鉴别是在卵巢还是在垂体及下丘脑，以便选择适当的治疗原则和正确地估计预后。

五、治疗

（1）体质性青春期延迟：原则上不需特殊处理，因其只是发动延迟，经一段时间后，特别是当骨龄达到相应的年龄后，自然会开始正常的青春发育过程。但应提供必要的咨询，解除患儿和家长的担心。如果患儿出现心理行为的异常，可在 13 岁后行 3 个周期的人工周期治疗，使乳房开始发育。此疗法不会明显增加骨龄或降低最终身高。

（2）病理性青春期延迟

1）原发病因的去除和纠正：若存在中枢神经系统肿瘤或疾患可根据情况决定是手术还是非手术治疗。许多功能性的促性腺激素低下是可以纠正和调整的，如改善营养状态，对神经性厌食者应鼓励其进食，增加体重；对甲状腺功能减退者应纠正甲状腺功能减退；治疗库欣综合征及高泌乳素血症等内分泌异常；严禁青少年吸毒等。

2）性腺功能减退的治疗：对于低促性腺激素性的性腺功能减退的治疗有以下两种。LHRH，适用于垂体对下丘脑激素 LHRH 反应良好的患者；静脉小剂量脉冲式注射 LHRH，能刺激垂体分泌 LH 和 FSH，进而刺激卵巢分泌性激素，促使性征发育并诱导排卵；因价格昂贵，一般只用于已婚想生育者。HMG，为绝经后促性腺激素，从绝经后女性尿中提取；每支 HMG 含 FSH 和 LH 各 75U，用于垂体本身有功能障碍的低促性腺激素性的性腺功能减退又想生育者。

3）溴隐亭：高泌乳素血症所致的青春延迟可用溴隐亭治疗。这是一种多巴胺的促效剂，可有效地抑制泌乳素水平，改善性腺功能。

4）雌激素：对无条件得到或无条件应用上述药物的患者可采用雌激素替代治疗。应用雌激素可促使第二性征发育，与孕激素配合应用能有类似月经的周期性子宫出血。一般雌激素每月 22~28d，自服药的第 13~15d 加服孕激素，连服 12~14d。然后，停服雌孕激素后等待月经来潮，经后再按上法开始下一个周期。

高促性腺激素性的性腺功能低下因为是卵巢本身的功能障碍，故只能用雌激素替代治疗，方法如前述。有 Y 染色体存在的性腺发育不全，因这种性腺发生肿瘤的概率很高，而且相当高的机会是恶性，故应尽早行性腺切除，术后用雌激素替代治疗。

六、预后

发于下丘脑、垂体的低促性腺激素性性腺功能不足和卵巢性性腺功能不足的患者及时给予女性激素替代治疗可以促使第二性征的发育，但需要长期替代治疗。继发于各种疾病而导致的青春期发育延迟，在去除原发病后可以有正常的体格发育和性征的发育。

（向燕萍）

第十节 女性不孕症

不孕（sterility）是指婚后夫妇同居 3 年以上，有规律而正常的性生活，未采取任何避孕措施，女方从不怀孕，不育（infertility）则指实际上或临床上未能生育，即有过妊娠，但均以流产、早产、死胎或死亡而告终，从未获得过活产的状况。但临床上不孕与不育是难以区分的，有时笼统地总称为不育症。

20 世纪 70 年代后，国际联合会将不孕症的定义缩短为 1 年。据调查，婚后 1 年的受孕率最高，可达 95%。美国不孕学会建议，婚后夫妇同居 1 年，规律性生活未采取避孕措施而未怀孕者可诊断为原发性不孕症；有 1 次以上分娩或活产，又经 1 年未再受孕者诊断为继发性不孕症。

不孕症的患病率在各国调查结果不同，一般占育龄夫妇的 5% ~ 15%。对不育夫妇的调查中，女性不育约占 50%，男性不育约占 40%，原因不明者约占 10%。

一、病因

不孕症不是一种独立的疾病，而是许多妇科疾病、内分泌疾病乃至全身性疾病所表现出来的一种症状。在女性不孕中内分泌疾病引起的排卵障碍占病因的 40%，输卵管性因素约占 40%，不明原因约占 10%；另外 10% 为不常见因素，包括宫颈因素、子宫因素、免疫因素等。

（1）内分泌性因素

1）卵巢性无排卵：卵巢功能异常，不能对促性腺激素发生反应并合成性激素，造成卵巢性激素水平低落，不发生周期性变化而无排卵。常见于以下病症：Turner 综合征；多囊卵巢综合征；卵巢早衰；卵巢不敏感综合征；未破裂黄素化综合征；卵巢肿瘤。

2）垂体性无排卵：席汉综合征；垂体瘤；空泡蝶鞍综合征；高泌乳素血症（药物、肿瘤）。

3）下丘脑性无排卵：功能性下丘脑性闭经（FHA）；Kallmann 综合征；神经性厌食；Frohlich 综合征。

4）内分泌代谢性疾病：甲状腺功能亢进或减退；肾上腺功能亢进或减退；糖尿病；肥胖症；肝脏疾病、肾脏疾病；重度营养不良。

（2）输卵管性因素

1）输卵管炎症：急、慢性输卵管炎症引起输卵管堵塞是女性输卵管性不孕症的常见原因。包括：化脓性输卵管炎；淋菌性输卵管炎；结核性输卵管炎。

2）子宫内膜异位症：子宫内膜异位症是子宫内膜生长在子宫腔以外的任何部位所引起的妇科疾病，可引起出血、粘连，可使输卵管堵塞及影响输卵管蠕动，同时刺激内膜产生过多前列腺素，干扰输卵管节律性蠕动，影响输卵管获取卵子的能力而造成不孕。子宫内膜异位症患者的不孕症发生率为 40% 左右，子宫内膜异位与不孕关系密切，是不孕症的主要原因之一。它包括：盆腔子宫内膜异位症；卵巢子宫内膜异位症。

3）输卵管发育异常：主要有输卵管发育不良、输卵管憩室等先天性的输卵管发育异常，均造成输卵管输送卵子、精子和受精卵的功能异常，易发生不孕或输卵管妊娠。

（3）宫颈与子宫因素

1）解剖学异常：主要有先天性宫颈管发育不全、先天性宫颈管狭窄和闭锁、宫颈角度异常、单宫颈双角子宫、双子宫等。

2）感染：宫颈炎：可造成局部内环境改变，影响精子的成活率，而引起不孕。子宫内膜炎，局部炎性细胞浸润和炎症介质的渗出呈现胚胎毒作用，不利于精子存活和孕卵着床。盆腔炎。

3）宫颈黏液功能异常：精子经宫颈进入宫腔必须穿过宫颈黏液，因此宫颈黏液分泌的数量和质量直接影响精子的活动。宫颈黏液分泌受卵巢激素的调节而呈现周期性变化，当卵巢功能失调如无排卵、黄素化不破裂卵泡综合征、宫颈炎症、宫颈物理治疗、手术损伤宫颈等，均可影响精子的活动、储存、存活和获能而导致不孕。

4）宫腔粘连。

（4）免疫因素：免疫性不孕指正常性生活情况下，机体对生殖过程中任一环节产生自身免疫反应，延迟受孕2年以上者。不孕夫妇除存在抗精子免疫或抗透明带自身免疫外，其他方面均正常。可分为抗精子免疫性不孕及抗透明带免疫性不孕两种类型。

（5）其他影响因素：男女双方最佳生育年龄分别为24～25岁和21～24岁，此后生育力随年龄增长而下降，35岁后生育力急剧下降。过度消瘦、过度肥胖及维生素和微量元素的缺乏均可引起性腺功能减退，生育力下降。药品、酒类尤其是某些环境内分泌干扰物可以显著影响男性与女性的生育能力。环境改变、精神紧张或心理创伤等均可干扰排卵，并导致内分泌功能紊乱，由此导致不孕。性交因素：性交障碍等可以导致不孕。

（6）受孕的先决条件

1）有功能正常的下丘脑－垂体－卵巢轴，在其调控下有正常的排卵和健全的黄体功能。

2）阴道口－阴道－宫颈输卵管全部畅通，有正常的性生活，正常成熟的精子能穿过女性生殖道到达输卵管壶腹部。

3）卵子可进入输卵管受精，将受精卵输入子宫腔。

4）子宫内膜有充分而同步的分泌期改变，受精卵可在宫腔着床。

上述任何一种生理过程发生异常均可导致不孕。

二、实验室及其他检查

1. 排卵障碍的诊断　排卵的重要标志是月经周期性的来潮，排除了生殖道和子宫内膜的疾病，规则的月经是排卵的重要特征之一。排卵功能的特殊检查方法主要有以下方面：

（1）基础体温（basical body temperature，BBT）：基础体温受卵巢分泌的性激素影响而变动，是一种诊断排卵功能简便的监测方法。测定方法：睡眠4～6h醒来后测量基础体温，排卵后体温上升0.3～0.5℃，基础体温曲线呈双相形式，高温相应维持10d以上。若小于以上数值，提示黄体功能不全。

（2）宫颈黏液：排卵前后，因激素的变化，使宫颈黏液性状亦发生很大的变化。从月经的第10d开始，每天1次，连续5～10d，评分在排卵时达峰值，此为性交或人工授精的最佳时机。

（3）激素测定

1）月经周期中期行黄体生成素（LH）监测，LH 峰值的出现意味着即将排卵，是判断排卵的一个最可靠的标志。LH 峰至排卵的间隔时间在不同妇女差异较大，而同一妇女则比较恒定。

2）在月经周期的第 3 天检测尿促卵泡素（FSH）和雌二醇（E_2）等激素的水平，可以评估卵巢的基础功能，预测诱导排卵的效果，指导促排卵方案的设计。其他激素，如睾酮、泌乳素（PRL）、LH/FSH 等生殖激素的测定，可以参考判断排卵障碍的原因。

3）其他检查：胰岛素和糖耐量试验、皮质醇、促肾上腺皮质激素（ACTH）甲状腺功能（TT_3、TT_4、FT_3、FT_4、TSH）、生长激素（GH）、PRL 及垂体兴奋试验等内分泌指标都可以针对患者排卵障碍的类型，对排卵障碍的病因和程度进行诊断。

（4）B 超：卵巢 B 超扫描对明确及追踪卵泡的生长是一种可靠的方法，可用于月经周期的第 8、9d 开始 B 超扫描，隔日 1 次，待优势卵泡直径达 14mm 左右时，宜每天观察 1 次。当直径达 20mm 时，提示卵泡即将在 1～2d 内破裂。

（5）子宫内膜组织学检查：在黄体期行子宫内膜活检能证明内膜层是否受到了足够的成熟黄体影响，是诊断黄体缺陷较为准确的方法。

2. 盆腔因素的诊断

（1）输卵管通畅性检查：可不同程度提示输卵管的通畅性、阻塞部位、管腔内形态变化，及病因、病理，为诊断提供依据。

（2）腹腔镜及宫腔镜检查：可直接观察子宫、输卵管、卵巢有无病变或粘连。

（3）子宫输卵管造影：可明确子宫畸形或宫腔粘连，还可了解输卵管是否通畅。目前是诊断输卵管通畅度和功能的最常用的方法之一。

3. 免疫性因素的诊断　免疫性因素的诊断包括血清和宫颈中的抗精子抗体、性交后试验、精子和宫颈黏液接触试验及其他自身免疫抗体的测定。若发现阳性，可考虑免疫性不孕。

三、诊断

1. 询问病史　详细询问病史是诊治不孕症的关键，最好夫妇都参与。一份详细病史，从起因、经过与症状，可提供一半的诊断依据，故病史在诊断不孕症时十分重要。除一般病史外，特别注意以下情况：

（1）生长发育史：有无生长发育迟缓，青春期发育是否正常，第二性征及生殖器是否发育异常，有无先天性畸形。

（2）月经史：包括月经初潮年龄，月经周期、经量、持续时间、有无痛经及末次月经，对诊断有无排卵、有无子宫内膜异位症等有重要意义。

（3）婚育史：结婚年龄，夫妇是否两地分居，是否再婚，性生活情况，是否避孕及所用方法，既往分娩或流产史，产后有否大出血和感染，流产后是否刮宫，末次妊娠日期等。

（4）既往史：有无重大疾病，如肝病、肾病、结核等；有无内分泌疾病，如肾上腺或甲状腺疾病；有无手术史；有无烟酒嗜好以及有害物质或放射性物质接触史；工作学习是否过度紧张或过度疲劳。

（5）家族史：注意家族中有无性腺功能异常及生殖道畸形、内分泌代谢性疾病及其他遗传性疾病，了解父母及兄弟姐妹的生育情况。

（6）其他：包括配偶的年龄、职业、健康状况、既往史、不孕症诊治情况等。

2. 体格检查

（1）一般体征：体格、体态、体重、全身营养状态，有无异常的脂肪沉着、色素沉着、痤疮、浮肿等，有无先天性畸形、有无甲状腺肿大、肢端肥大等。

（2）第二性征：注意患者的音调、毛发分布、乳房大小、有无溢乳。

（3）妇科检查：妇科三合诊：观察外阴部阴毛分布情况及发育是否异常，如阴蒂是否肥大、两侧大阴唇及腹股沟是否有肿块；阴道是否畸形，如阴道呈盲端或有阴道横隔等；子宫颈部有无赘生物或糜烂；子宫发育情况，有无肿块；两侧附件有无增厚、结节、肿块等。

四、鉴别诊断

1. 内分泌性不孕

（1）卵巢性无排卵：是女性不孕中常见的原因之一，有 20% ~ 25% 的不孕妇女有排卵缺陷，临床上伴有月经周期紊乱，不排卵，或黄体功能不全、未破裂黄素化综合征等。

1）Turner 综合征：又称先天性卵巢发育不全，是一种性染色体异常的疾病，多数是 X 染色体数目异常，基本核型是 45，XO，本病患者除原发性闭经和第二性征不发育外，多有一组躯体异常表现，如身材矮小、蹼状颈、多面痣、桶状胸、肘外翻和其他畸形。可采用他人捐赠的卵子通过体外受精胚胎移植技术获得妊娠。诊断要点：

临床表现：原发性闭经；身材矮小、蹼状颈、桶状胸和后发际低；第二性征不发育，外生殖器呈幼稚型；常伴有先天性主动脉狭窄和泌尿系畸形。

实验室检查：染色体异常，多为 45，XO 或 45，XO/46，XY 嵌合体；促性腺激素水平高，雌激素水平降低。

2）多囊卵巢综合征：是妇科内分泌临床中最常见的疾病，也是无排卵性不孕的一个主要原因。临床上常表现为闭经或月经稀发，长期无排卵，雄激素过多，雌激素无周期性波动。诊断要点如下。

临床表现：月经异常，如闭经、月经稀发、无排卵月经等；男性化，如多毛、粉刺、声音低调、阴蒂肥大；肥胖；不孕；妇科检查双侧卵巢增大。

实验室检查：血 LH 高值，FSH 正常，LH/FSH 比例大于正常；血睾酮增高。

辅助检查：B 超见多个卵泡囊性变、卵巢肿大；腹腔镜见卵巢内膜肥厚及表面隆起；卵巢活检见卵泡内膜细胞层肥厚增殖和间质增生。

3）卵巢早衰（premature ovarian failure，POF）：又称早绝经，发生在 40 岁以前的由于卵巢功能衰竭所致的高促性腺激素性闭经称为卵巢早衰。占原发性闭经的 20% ~ 28%。临床表现为闭经、无排卵。卵巢早衰的真正机制尚不十分清楚，可能与自身免疫系统疾病有关。诊断要点如下。

临床表现：多发生于 40 岁以下的妇女；无诱因突然出现继发性闭经；阴道干涩、性交困难和更年期综合征。

实验室检查：血雌激素水平常低于 20pg/ml，血 FSH 和 LH 明显升高，血 PRL 正常；雌激素测血试验阳性。

4）卵巢不敏感综合征：又称卵巢抵抗综合征。临床表现为高促性腺激素低性腺激素性闭经。病理特点为患者卵巢内有许多始基卵泡，少见窦状卵泡，无成熟卵泡，卵巢内呈局灶性或弥漫性透明变性，对高水平的促性腺激素缺乏反应。诊断要点：闭经；染色体核型正常为 46，XX；实验室检查：血 FSH 水平显著升高，血 LH 升高或正常高值，为排除暂时性 FSH、LH 升高，有必要间隔 1 个月后重复测定 1 次；超声检查：可见卵巢大小正常，有小卵泡。

5）未破裂黄素化综合征：多发生于月经紊乱女性，并为不孕因素之一。其特征是卵细胞未能从成熟卵泡中排出，卵泡继续黄体化并能产生黄体酮。患者仍可有规律的月经周期和正常的黄体功能，基础体温曲线双相型，有分泌期子宫内膜，血清孕激素和雌激素水平与正常排卵周期无明显差异。诊断要点：连续 B 超检查发现卵泡增大至直径 18～24mm，72h 内仍不缩小，而宫颈黏液显示黄体期的改变，血清孕激素水平 >9.5mmol/L，即可诊断。

（2）垂体性无排卵：各种原因引起原发性腺垂体功能减退，导致促性腺激素的合成及分泌障碍，从而影响卵巢功能而导致闭经、不孕。临床上常见的原发性腺垂体功能减退症主要有：席汉综合征、垂体瘤、空泡蝶鞍综合征、原发性垂体促性腺功能低下。

1）席汉综合征：常见于产后大量失血后，低血容量低血压休克造成垂体缺血坏死，失去合成 LH 及 FSH 等激素的能力，导致无排卵。患者除有性腺功能低下外，还会有甲状腺功能低下和肾上腺皮质功能低下的临床表现。

2）垂体瘤：垂体肿瘤约占颅内肿瘤的 10%，泌乳素瘤是最常见的垂体肿瘤，占垂体肿瘤的 50%～70%。肿瘤直径 <1cm 者，称为微腺瘤；直径 >1cm 者称为大腺瘤。垂体肿瘤可压迫腺垂体，导致内分泌功能紊乱，引起无排卵。

3）孤立性垂体促性腺功能低下：是一种少见的遗传病，表现为孤立性促性腺激素缺乏，患者常常原发闭经，性征不发育，有些还伴有嗅觉障碍。垂体促性腺激素 FSH 与 LH 以及卵巢性激素均为低水平。

4）空泡蝶鞍综合征：先天性蝶鞍横隔缺损，垂体窝空虚，脑脊液流入鞍内，腺垂体被压扁，鞍底组织被破坏而导致蝶鞍增大。主要表现为闭经、头痛。

5）腺垂体功能减退症：有垂体及其临近部位肿瘤压迫或浸润破坏、分娩时大出血、糖尿病性微血管病变、严重的颅内感染、头部外伤、手术或放射治疗、空泡蝶鞍等病史。

临床表现：出现促性腺激素、促甲状腺激素及促肾上腺皮质激素不足所致的性腺、甲状腺、肾上腺皮质功能减退的各种临床表现。

实验室及辅助检查：靶腺激素及其代谢产物水平减低，如 FT_3、FT_4、皮质醇、睾酮、E_2 降低，尿游离皮质醇减低；垂体激素水平降低，血中 FSH、LH、TSH、ACTH 水平低下；垂体激素兴奋试验呈延迟反应，下丘脑释放激素兴奋试验，静脉注射 TSH 释放激素（TRH）、ACTH 释放激素（CRH）、LH 释放激素（LHRH）后，血中 FSH、LH、TSH、ACTH 水平无升高反应；头颅 CT 或 MRI 显示有肿瘤浸润、囊肿或空泡蝶鞍。

（3）下丘脑性无排卵

1）功能性下丘脑闭经：是除外下丘脑、垂体器质性病变，由于促性腺激素功能不足而导致性腺功能低落的闭经，以循环中低促性腺激素水平及低雌激素水平为特征，是临床上较常见的一类闭经。好发于年轻女性，以精神性低促性腺激素性闭经最多见。各种异常刺激如突然的精神刺激、剧烈的运动、过度的恐慌、忧郁，通过大脑神经内分泌系统的多种渠道，直接或间接的引起下丘脑的促性腺激素释放激素（GnRH）脉冲式分泌异常导致垂体促性腺激素分泌异常，FSH 与 LH 水平下降，LH 峰消失，造成无排卵。

诊断要点：好发于年轻女性，常有过度的精神刺激，排除下丘脑、垂体器质性病变以及全身性疾病等；继发性闭经；基础体温呈单相型，妇科检查未发现明显异常；血雌激素、孕激素、FSH 和 LH 水平均低下；垂体兴奋试验有反应。

2）Kallmann 综合征：为常染色体显性遗传疾病，是以低促性腺激素、低性激素为主，伴有嗅觉减退或缺失的一种遗传性疾病。主要发生在男性，女性偶发。女性临床表现主要为原发性闭经，到达青春期年龄无第二性征发育，染色体核型正常，卵巢及女性内生殖器分化正常，促性腺激素水平低下，雌孕激素水平低下，卵巢无功能活动。

诊断要点：有明显的家族史。临床表现：性腺功能低下以及嗅觉丧失或减退。血中促性腺激素及性激素水平低下。

3）神经性厌食：是一种精神神经内分泌紊乱性疾病。临床表现为闭经伴不同程度性征消失，子宫和卵巢缩小，消瘦明显。

诊断要点：可因慢性精神刺激及工作学习过度紧张而发病；强烈惧怕体重增加，对体形、体重有不正确的理解；体重低于标准体重的 85% 或 BMI ≤ 17.5kg/m²，厌食致日进食量 <150g 及体重减少 20% 以上；闭经（指月经初潮后的女孩及青年女性）。

（4）内分泌代谢性疾病

1）甲状腺疾病：甲状腺激素参与体内各种物质的新陈代谢。因此，甲状腺激素过多或过少都可直接影响生殖激素及生殖功能。

甲状腺功能减退症如起病于幼年，大部分患者表现为青春期延迟，性发育障碍。如起病于成年人，可出现不同程度的性功能障碍、性欲减退、月经紊乱、不易受孕。

诊断要点如下：

有自身免疫性甲状腺炎，甲状腺、下丘脑、垂体的肿瘤，手术、放射治疗、炎症等病史，甲状腺功能减退的家族史。

临床表现乏力、畏寒、低体温、声音变粗、纳差、便秘、胸闷、嗜睡、懒言、性欲减退、月经量增多或紊乱，合并甲状腺肿大、下肢黏液性水肿。

甲状腺功能检查，如 TT_3、TT_4、FT_3、FT_4 明显降低，TSH 通常升高；TSH 水平减低提示继发性或三发性甲状腺功能减退，TSH 延迟升高，往往提示下丘脑性甲状腺功能减退；甲状腺摄碘率降低；血清胆固醇明显升高。

2）先天性肾上腺皮质增生：是一种常染色体隐性遗传性疾病，是女孩中一种较常见的雄激素过多的疾病。由于肾上腺皮质在合成类固醇激素过程中缺乏某种酶而产生了过度的雄激素，使下丘脑 - 垂体 - 性腺轴功能受到干扰而出现月经不调或闭经，除此之外患者常有不同程度的男性化甚至生殖器畸形。临床上根据不同酶的缺乏分为 6 种类型，其中 21 - 羟化酶缺陷最常见，占本症的 90% ~95%。下面以 21 - 羟化酶缺陷症为例：

21 - 羟化酶缺陷症诊断要点：男性化畸形、无女性第二性征、月经失调或无月经；低血钠、高血钾、脱水、低血压以及血浆肾素活性增加等盐皮质激素不足的表现；血浆 17 - 羟孕酮水平升高，肾素活性升高。

3）肥胖症：体重与下丘脑 - 垂体 - 性腺轴关系密切。脂肪组织是雌激素蓄积场所，又是雄激素在性腺外转化为雌激素的主要部位。过多的脂肪组织导致雌激素的增加。这种无周期性生成的雌激素通过反馈机制，对下丘脑－垂体产生持续的抑制，导致无排卵或闭经。一般根据体重指数（BMI）、腰围、腰臀比来判断。

诊断要点：BMI 是较常用的一种诊断肥胖的指标，BMI = 体重（kg）/身高的平方 $(m)^2$。1997 年 WHO 公布的标准为 BMI≥30.0kg/m^2 为肥胖；2000 年国际肥胖特别工作组提出亚洲成年人的标准为 BMI≥25.0kg/m^2 为肥胖；2003 年卫生部疾病控制司公布了"中国成人超重和肥胖症预防控制指南"，规定 BMI 为 ≥28.0kg/m^2 为肥胖；腰围：WHO 建议，男性 WC＞94cm，女性 WC＞80cm 为肥胖；我国指南建议，国人成年男性 WC＞85cm，女性 WC＞80cm 为肥胖；腰臀比：白种人男性＞1.0，女性＞0.85 定义为腹部脂肪堆积。

2. 输卵管性因素

（1）生殖道炎症：生殖道急慢性炎症，尤其长期慢性炎症伴急性反复发作，常使输卵管黏膜上皮损伤或破坏，进而使输卵管粘连与阻塞，影响精子、卵子和受精卵的通过。除分娩流产后或消毒不严的刮宫术后所致的化脓性炎症外，生殖道结核常致不孕，在原发性不孕中占 25%。还有淋球菌、衣原体和支原体的生殖道感染亦是不孕的主要原因，病变位于输卵管壶腹部者多见，其次是子宫内膜。下面以急、慢性输卵管炎为例。

1）急性输卵管炎诊断要点：有流产、分娩或宫腔内手术史。心率 120/min，可有恶寒或寒战，下腹剧痛；下腹紧张、子宫正常或稍大，压痛多显著，两侧附件区有触痛；血白细胞及中性粒细胞增多，血培养除外败血症。

2）慢性输卵管炎诊断要点：下腹隐痛，腰背及骶部酸痛，白带增多、月经过多、痛经及不孕等；子宫常后倾，活动度差，一侧或双侧附件增厚，有压痛，亦可形成肿块。

（2）子宫内膜异位症：本病是指有活动功能的子宫内膜出现于正常子宫腔内壁以外的部位。子宫内膜异位症患者中 30%～50% 伴有不孕，常伴有痛经及盆腔疼痛。盆腔子宫内膜异位症和卵巢子宫内膜异位症引起出血、粘连，可使输卵管堵塞及影响输卵管蠕动，同时异位内膜产生过多前列腺素，干扰输卵管节律性蠕动，影响输卵管获取卵子的能力而造成不孕。

（3）输卵管发育异常：输卵管发育异常较少见，也不易被发现，常与生殖道发育异常并存。主要有输卵管发育不良、输卵管憩室等先天性的输卵管发育异常，均造成输卵管输送卵子、精子和受精卵的功能异常，易发生不孕和输卵管妊娠。

3. 宫颈与子宫因素　宫颈和子宫性不孕约占女性不孕症 10%。由于宫颈的形态和宫颈黏液功能直接影响精子上游进入宫腔，精子只有进入到子宫腔才能获能而具有受精的能力。

（1）解剖学异常：主要有先天性宫颈管发育不全、先天性宫颈管狭窄和闭锁、宫颈角度异常、单宫颈双角子宫、双子宫及先天性无子宫等。

（2）感染因素

1）宫颈炎：由于宫颈位于阴道内，很容易受损伤及外源性病原体的感染，造成宫颈糜烂、宫颈肥大和宫颈息肉等宫颈炎症，出现白带增多伴有局部不适、瘙痒或坠痛，严重者可出现接触出血。宫颈炎症造成的局部内环境改变影响精子的成活率，可引起不孕。

2）子宫内膜炎：临床上可分为急性子宫内膜炎和慢性子宫内膜炎两种。急性子宫内膜炎的主要原因是流产、产褥感染、子宫腔内安放避孕器、子宫颈扩张、诊断性刮宫治疗等；性病等病原体上行性感染也可引起。慢性子宫内膜炎的病因基本与上述相同。临床表现主要有盆腔区域疼痛、白带增多、月经过多、痛经等。子宫内膜炎症时，局部炎性细胞浸润和炎症介质的渗出呈现胚胎毒作用，不利于精子成活和孕卵着床，故引起不孕。

3）慢性盆腔炎：慢性盆腔炎常为急性盆腔炎未能恰当彻底治疗，患者体质较差，病程迁延所致；也可无典型急性炎症史，当机体抵抗力较差时，表现急性发作。临床表现主要有下腹痛及腰痛，月经增多和白带增多，卵巢功能损害时可有月经失调，输卵管粘连阻塞时可致不孕。

4. 免疫因素　免疫性不孕指患者排卵及生殖功能正常，无致病因素发现，配偶精液常规检查在正常范围，但有抗生育免疫证据存在。在不孕夫妇中免疫性不孕占 5% ~ 7%。有抗精子和抗透明带 2 种免疫性不孕，目前对后者的发病机制还不太清楚，因而临床所指的免疫性不孕多半指抗精子免疫性不孕。诊断要点：

（1）除外其他原因的不孕。

（2）应用可靠的检测发法证实血清内或生殖道周部（尤其宫颈黏液）存在抗生育免疫。

（3）不孕期超过 3 年。

5. 其他影响受孕的因素

（1）年龄：男女双方最佳生育年龄分别为 24 ~ 25 岁和 21 ~ 24 岁，此后生育力随年龄增长而下降，35 岁后生育力急剧下降。目前对生育力下降的原因仍有争议，但卵子质量的改变可能是其主要原因，所以高龄妇女妊娠率较年轻妇女明显降低。

（2）营养：营养与生殖功能的密切关系已被证实。如女性至少应达到占体重 17% 的脂肪量才能开始月经初潮，达到占体重 22% 的脂肪量才能怀孕。另外，过度肥胖可引起性腺功能减退，生育力下降，但脂肪含量在人类生殖功能中的确切作用还不清楚。

维生素和微量元素与生育有密切关系，维生素 E 可促使垂体促性腺激素分泌增多，增强卵巢功能，促进精子的生成和活动。

（3）烟、酒、麻醉药物及环境因素：嗜烟、酗酒可损伤卵子和输卵管，引起不孕。某些麻醉剂可改变下丘脑-垂体对促性腺激素及泌乳素的调控，进而影响生育功能、性功能及月经周期。

环境及职业污染，如噪音、纺织染料、汞、镉及干洗化学制剂，亦可影响女性生育能力。毒物接触病史具有重要的诊断意义。

（4）精神因素：不孕夫妇常有深重的失望情绪。精神损伤可引起中枢儿茶酚胺及内啡肽的分泌变化，进而导致不排卵和闭经。诊断主要依靠详细的病史资料。

（5）性交因素：性交不当、女性性功能障碍（阴道痉挛，阴道、外阴器质性疾病）等亦可导致不孕。可以通过病史和体检做出诊断。

（向燕萍）

第十一节　女性性早熟

女性性早熟是指性成熟开始的年龄显著提前，其确切定义为女性任何一个性征出现的年龄较正常人群相应性征初现的平均年龄提前 2 个标准差。提前出现的性征与性别一致的称为同性性早熟，与性别不一致的称为异性性早熟（女性男性化）。临床上将女孩在 8 岁前出现第二性征（乳房发育）或 10 岁前月经来潮诊断为性早熟。由于性早熟的患儿体内雌激素的水平升高，加快了骨骺的愈合，将影响最终的成年身高。患儿的智力和心理发育并不提前，对过早出现的性成熟现象没有心理和能力上的适应，因而会困惑、害羞或自卑，有的甚至发展为心理障碍。临床上应重视性早熟的诊断和治疗。

一、病因病机

无论何种病因，只要体内甾体激素升高达到青春期水平，作用于甾体激素敏感的靶器官将出现第二性征的发育，引起乳房发育、乳晕色素加深、阴道黏膜和小阴唇增厚、色素加深，甚至出现阴道分泌物或雌激素撤退性出血；雄激素增高出现阴毛生长、体毛增多、阴蒂肥大、嗓音低沉、男性体态。按病理和控制机制不同，性早熟可分为促性腺激素释放激素（GnRH）依赖性性早熟和非 GnRH 依赖性性早熟两大类。GnRH 依赖性性早熟又称为真性性早熟、中枢性性早熟（centralprecocious puberty，CPP）、完全性性早熟；非 GnRH 依赖性性早熟又称为假性性早熟、外周性性早熟、不完全性性早熟。非 GnRH 依赖性性早熟又分为同性性早熟和异性性早熟。

二、临床表现

1. 促 GnRH 依赖性性早熟（真性性早熟、CPP、完全性性早熟）　下丘脑 GnRH 提前释放，使下丘脑 - 垂体 - 卵巢轴整体激活。第二性征进行性发育成熟，其发育程序与正常青春期相似，依次出现乳房发育、生长迅速、阴毛出现、阴道分泌物、腋毛出现和月经初潮。血中雌二醇水平和垂体促性腺激素浓度达到青春期或成人水平。中枢性特发性性早熟的另一种类型为提前激活的 GnRH 脉冲发生器呈间断性或暂时性，患儿表现为一种非进行性的性腺功能初现早熟或者缓慢进展。

中枢性性早熟可由中枢器质性病变引起，器质性中枢性病变以下丘脑错构瘤、胶质瘤、炎症、手术或放射治疗、脑积水等病变多见。患儿除有性早熟的表现外，常常伴有相应的神经系统原发病症状和影像学改变。青春期生长与成年身高密切相关，性早熟患儿初潮后生长速度明显减弱，初潮后身高平均增加 4～6cm。

2. 非 GnRH 依赖性性早熟（假性性早熟、外周性性早熟、不完全性性早熟）　临床多见的是 McCune - Albright 综合征和外源性雌激素摄入引起的性早熟，分泌雌激素的肿瘤相对少见。原发性甲状腺功能减退的女孩可以出现乳房提前发育或有阴道流血的症状。肾上腺功能早熟的女孩月经初潮提前。

（1）McCune - Albright 综合征：是一种先天性全身性多发性骨纤维发育不良疾病。病变在骨皮质，患儿有全身多处骨发育不良或囊性变，可累及长骨或颅骨，容易发生骨折，有时面部不对称。患儿可有自发性的卵巢囊肿，属于非促性腺激素依赖性囊肿。其临床表现如下：性早熟：同性性早熟临床表现同 CPP，异性性早熟则出现不同程度男性化表现，如痤疮多毛、颞部脱发、阴蒂肥大、嗓音低沉、肌肉壮实、出现青春期男性体态；骨囊性纤维变：可出现在任何骨，颅骨发生率高，尤其是气窦；皮肤咖啡斑：身体任何部位出现大小不等的棕褐色色素增深区，不高出皮面；其他内分泌改变：33% 的患者伴有甲亢，25% 的患者出现高生长激素；B 超检查可以发现卵巢肿块，实验室检查示雌激素升高，促性腺激素正常。

（2）外源性雌激素摄入引起的性早熟：最常见的是患儿误服了避孕药，或者是服用含雌激素的保健品，或产后哺乳期的母亲月经来潮，母亲体内有高雌激素，经母乳喂养患儿摄入外源性雌激素。实验室检查促性腺激素（FSH、LH）均正常，B 超检查无异常发现。

（3）分泌雌激素的肿瘤：女性性早熟很少由分泌雌激素的肿瘤引起。肿瘤的类型主要包括：卵巢颗粒细胞瘤、卵巢膜细胞瘤、性腺间质细胞瘤，另有性腺母细胞瘤、脂质瘤、囊腺瘤等。血中雌激素的水平升高，FSH、LH 正常，B 超检查发现卵巢包块。

（4）肾上腺皮质增生症：是女孩异性性早熟常见原因，以 21 - 羟化酶缺乏和 11β - 羟化酶缺乏多见。患儿在青春期前有男性化的体征，至正常青春期年龄以后其女性性征的发育程度取决于体内雌激素的水平。羟化酶缺陷完全，体内雄激素水平高，ACTH 患儿女性性征发育延迟甚至无女性性征发育。实验室检查：皮质醇可以在正常范围，但血 ACTH 升高，血睾酮、17 - 羟孕酮、黄体酮升高。地塞米松抑制试验：ACTH 下降，血睾酮、17 - 羟孕酮和黄体酮降至正常。

（5）单纯乳房过早发育和单纯阴毛过早发育：可以归类于青春发育变异，多发生于 6 个月到 2 岁之间，表现为乳房发育，多为双侧同时发育，体积小，乳头乳晕不发育，数月至 2 ~ 3 年自行回缩。原发性甲状腺功能减退的女孩、肾上腺功能初现早熟的女孩可以有类似的表现。

三、实验室及其他检查

1. 常规检查

（1）血中雌二醇（E_2）、黄体酮（P）、睾酮（T）的测定：在真性性早熟、分泌雌激素的肿瘤及外源性假性性早熟患儿，雌激素水平均明显升高，而单纯乳房过早发育者，雌激素水平不高。

（2）血 FSH、LH 测定：鉴别真性或假性性早熟。基础 FSH、LH 值升高对真性性早熟诊断有辅助意义，但是青春早期时基础 FSH、LH 值可以在青春前期值范围内，故须进一步做 GnRH 激发试验。

（3）GnRH 刺激试验：对区别真性同性性早熟或假性同性性早熟至关重要，即给 GnRH 之后 30 ~ 60min 内测定某一时间点单一血样的 LH 水平，以多克隆抗体的放免法测定时 LH 激发峰值 > 12 ~ 15IU/L，或以免疫放射法 LH > 15IU/L 时，或以免疫放射发光法 LH > 6IU/L 时提示真性性早熟。FSH 激发峰值无意义。

（4）PRL 测定：溢乳者应测定血泌乳素。

（5）TSH、FT_4 或 FT_4 指数诊断与原发性甲状腺功能减退有关的性早熟。

（6）T、DHEA - S、17 - 羟孕酮和 11 - 脱氧皮质醇诊断肾上腺功能早现或分泌雄激素的卵巢肿瘤和肾上腺肿瘤。

2. 其他检查

（1）手腕骨 X 线片检查了解骨龄（BA）。

（2）MRI 或 CT 检查颅脑，排除下丘脑和蝶鞍区肿瘤。

（3）B 超、MRI 或 CT 检查腹部、盆腔或肾上腺，排除肿瘤或其他病变。

（4）性染色体检查，确定其染色体性别。

四、诊断与鉴别诊断

性早熟的诊断应分三步：首先明确是否为性早熟，其次判断是属于哪种性早熟，最后是寻找病因。性早熟的诊断主要依靠病史、体格检查、内分泌检查、影像学检查综合判断。

五、治疗

女性性早熟的治疗目的在于：查出并治疗器质性病因；控制和减缓性成熟的程度和速度；使已发育的第二性征消退；抑制骨骺过早闭合，改善最终成年身高（FAH）；预防与性发育有关的精神社会问题；减少与初潮有关的乳腺癌发病危险。

（1）去除病因：首先应排除对生命有威胁或致残危险的疾病，如卵巢、肾上腺和中枢神经系统的恶性肿瘤。由中枢性器质性病变所致的 CPP，颅内占位病变，应行肿瘤手术摘除或化疗；对脑积水进行引流减压；补充甲状腺素治疗原发性甲状腺功能减退；肾上腺皮质增生的患者需要补充肾上腺皮质激素；停止接触含性激素的药品和食物。

（2）药物治疗

1）GnRH 激动剂（GnRH - A，LHRH - A）：是目前治疗特发性真性性早熟的首选药物，其缓释型制剂主要有达必佳（decapeptyl，又称 triptorelin，曲普瑞林）、达菲林（dipherelin）和亮丙瑞林（抑那通，enantone）等。用法为每次 50~60p/kg 皮下或深部肌内注射，每 4 周 1 次，连用 2~12 个月。首次剂量可以适当增加，以形成足够抑制，2 周后强化 1 次再进入 4 周一次的维持剂量。用药后监测 E_2 水平，要求 $E_2 < 36.7pmol/L$。国外近来采用 GnRHaHD 用生长激素（GH）以改善最终身高，GH 剂量一般为每天 $0.1\mu l/kg$。

2）孕激素：醋酸甲地黄体酮是治疗性早熟最普遍的药物。5~10mg，每天 2 次，或 $100~200mg/m^2$ 每周 1 或 2 次。甲羟孕酮 10~30mg/d，分 3 次口服。醋酸环丙氯地黄体酮 $70~100mg/m^2$ 分 2 次口服。孕激素对停止月经及第二性征有较好疗效，但对延缓生长速度、骨骺闭合的效果不肯定，目前基本不单独应用治疗性早熟。

（3）心理治疗：性早熟患儿的智力和心理发育不提前，对过早出现的性成熟现象没有心理和能力上的适应，因而会困惑、害羞或自卑，有的还会发展为心理障碍。因此对性早熟患儿进行诊断治疗的同时，不可忽视对患儿和家长的心理疏导和医学知识教育，解除其思想顾虑。仅有乳房早发育的女孩可以不治疗，但需要密切观察随访，注意是否发展为真性性早熟或是否按月经初潮正常发展。

六、预后

性早熟的治疗效果取决于诊断正确与否。真性性早熟的治疗需要抑制下丘脑 - 垂体 - 卵巢轴的功能直到 10 岁以上正常月经来潮的年龄。假性性早熟去除引起性早熟的病因即可。性早熟的患儿身体早熟，智力和性心理尚不成熟，容易发生社会问题，对此家长需要有足够的认识，需要进行适当的心理治疗。

（刘 青）

第十二节 多毛症

多毛症为毛发增多的症状性描述，而非某一疾病的名称。多毛可以是某一疾病的临床表现，也可以是非疾病所致。毛发的疏密、长短与种族和遗传有关，如欧美地区的人种毛发较多，亚洲人毛发较少，某些黑肤人种毛发也较少。家族中世代毛发多者，其后代毛发也较多。女性多毛症是指对雄激素有反应的体毛增多，表现为毛干粗且毛色较深，如面颊、上唇、颏、胸腹部的中线区域、大腿的内侧和屈面、下背部中线（可达骶部）、乳晕、阴毛（可向上与下腹部中线的毛发相连甚至可达两腹股沟或肛周）等处，呈现男性毛发分布的特征。上述多毛症大多系血循环中雄激素增加所致，偶见毛囊中雄激素活性增加。因雄激素增加所致的多毛症英文称 hirsuitism。若全身的毫毛增加，英文称 hypertrichosis。毫毛为细、软，毛干不粗、不长、毛色不深的体毛，其生长不受雄激素影响（非雄激素依赖性），不会导致面部和生殖器部位的毛增多，无特殊的分布区。可见于肾上腺或甲状腺疾病、精神性厌食症或苯妥英钠、米诺地尔和环孢素等药物的影响。

本文讨论的多毛症系雄激素增加，即高雄激素血症所致，呈现男性毛发特征的多毛。高雄激素血症在皮肤的表现为多毛，皮脂分泌增加或痤疮。当血循环中雄激素达一定水平时，则出现男性化的表现，如声调低沉、乳房缩小、肌肉增强、喉结突出、失去女性体态、颞部脱发、阴蒂增大、闭经等表现，因此对多毛者，尚应注意有无高雄激素血症的其他表现，并检测外周血中各种相关雄激素的水平。

一、雄激素与多毛症

（一）毛发的生长

毛发由毛囊长出，毛囊和皮脂腺组成毛囊皮脂腺单元，为皮肤的附属器。毛发分为毫毛和恒毛两种，毫毛的特征为细软、无髓、色淡、较短，不显眼；恒毛粗、有髓、色深，显而易见。毛发分布全身（除手、脚掌外），不同部位的毛发特征不同。按毛发对雄激素的生物效应分为性毛和非性毛（对雄激素无反应）。雄激素可使性毛分布部位的毫毛转变为恒毛，成为恒毛后经久不变直至脱落。男性头发对雄激素的反应是从毫毛转变到恒毛，也可从恒毛转变为毫毛，即形成男性的秃顶，此可为性毛对雄激素反应的仅有情况。不同部位的性毛对雄激素起反应的阈值较低，而腋毛的阈值较高。

毛的生长过程可分为生长期（初期）、退化期（中期）和静止期（终期）。静止期以毛脱落而终止，然后再进入生长期，如此循环。生长素、胰岛素和胰岛素样生长因子对毛生长与雄激素有协调作用。

（二）雄激素与多毛

雄激素作用于毛囊促使毛生长，使从毫毛转变为恒毛。即毛生长、毛干增粗、毛色加深，雄激素且可使毛的生长期延长，恒毛不易脱落。因雄激素尚可使皮脂腺增生，故多毛时可伴有油性皮肤或痤疮。

雄激素中以睾酮（T）和双氢睾酮（DHT）最具生物活性，DHT 的生物活性比 T 高 $2\sim3$ 倍。雄烯二酮和硫酸脱氢表雄酮（DHEAS）为活性较弱的雄激素，雄烯二酮的生物活性为 T 的 10%，DHAS、DHEAS 为 T 的 5%。雄烯二酮和 DHEA 在毛囊内转变成 T 起作用。睾酮进入毛囊细胞后，经 5α - 还原酶转变为双氢睾酮，双氢睾酮进入细胞核启动蛋白质合成，毛生长、皮脂腺增生。5α - 还原酶有两个同工酶，5α - 还原酶 1 型和 2 型。1 型位于成年人皮肤中和女性生殖器皮肤中，对非甾胺药物敏感；2 型位于肝、前列腺和男性生殖器皮肤中，对非甾胺药物的敏感性比 1 型酶更敏感。可见外周血睾酮水平正常，但出现多毛症时，认为与 5α - 还原酶活性增加、毛囊内双氢睾酮增加有关，又认为与毛囊对雄激素敏感性增加有关，即所谓"特发性"多毛症。

（三）多毛症的评估

多毛症的程度尚无统一的诊断标准，大多采用 Ferriman 和 Gallway 提出的评分法，简称 F－G 评分法。此评分法将人体划分为 11 个部位，按其内的毛发量进行评分，在 430 名无内分泌疾病的白人妇女中发现 >10 分者为 1.2%，7～9.9 分者为 4.3%，5～6.9 分者为 9.9%，认为前臂和小腿部位的毛发无临床意义，其他 9 个部位的毛发与雄激素相关。故评分时不应包括 9 和 11 两个部位。评分的结果显示正常人在 8 分以内。

二、女性的雄激素

（一）雄激素的来源

正常女性体内雄激素有两个来源，其一由内分泌腺（卵巢和肾上腺）的分泌；另一为外周组织中的转化（内分泌腺以外的组织中的转化），称腺外转化。

1. 卵巢　卵巢中的卵泡、黄体和间质组织均有合成雄激素的功能，由卵泡的卵泡膜细胞、黄体的卵泡膜黄体细胞和间质细胞合成。主要由卵泡膜细胞合成，合成的雄烯二酮和睾酮，经基底膜进入颗粒细胞、卵泡液和进入外周血循环。卵巢间质细胞尚合成少量脱氢表雄酮。雄激素合成受 LH、胰岛素和 IGF－1 等生长因子调节。

2. 肾上腺　主要在肾上腺网状带合成雄激素，束状带亦有少量合成能力。体内的硫酸脱氢表雄酮和脱氢表雄酮主要由肾上腺合成，尚合成相当量的雄烯二酮和少量睾酮。肾上腺中雄激素的合成主要受 ACTH 调节，胰岛素和 IGFs 上调肾上腺中 17－羟化酶和 17，20－裂解酶以及 3β－羟类固醇脱氢酶的活性。

3. 腺外转化　在卵巢和肾上腺以外的组织中，来自卵巢和肾上腺分泌的性激素，经酶的作用能转化为另类性激素。主要是雄激素之间的转化和雌酮向雄激素转化。腺外转化的部位有肝、肺、肌肉、脂肪和毛囊皮脂腺单元。雄烯二酮和脱氢表雄酮转化为睾酮；雄烯二酮和睾酮转化为双氢睾酮；雌酮和脱氢表雄酮转化为雄烯二酮。

（二）雄激素的分泌和代谢

女性卵巢分泌的睾酮与月经周期的关系最为密切，睾酮和雄烯二酮的分泌在月经周期中稍有波动，以排卵期分泌量最高。女性体内睾酮的 1/3 由卵巢分泌，约 2/3 来自雄烯二酮的腺外转化。雄烯二酮由卵巢和肾上腺的分泌量各占 1/2，可见女性体内睾酮的 2/3 来自卵巢。因此睾酮可作为卵巢雄激素的标志物。雄烯二酮的分泌来自卵巢和肾上腺，故有昼夜的变化，与皮质醇的分泌变化相一致，睾酮的分泌无昼夜间的变化。硫酸脱氢表雄酮 90% 由肾上腺分泌，故可作为肾上腺雄激素的标志物。此外，肾上腺分泌的 11β－雄烯二酮的水平能反映肾上腺合成雄烯二酮和 11β－羟化酶的活性，也认为是肾上腺雄激素的标志物。虽然，外周血中不同标志物的水平能反映相应腺体的功能状态，但处于疾病状态时，标志物的水平可来自另一腺体，故标志物并无绝对的特异性。肾上腺分泌的雄激素主要受 ACTH 调节，可见与皮质醇分泌相一致的昼夜波动。双氢睾酮为最具生物活性的雄激素，睾酮发挥生物效应，主要有赖于在靶细胞内经与 5α－还原酶转化为双氢睾酮，而其代谢物为 3α－雄烷二醇葡糖苷酸（3α－androstanediol glucuronide，3α－diol G），因此，血浆或尿中 3α－雄烷二醇葡糖苷酸的水平可反映双氢睾酮的水平，可作为毛囊滤泡对雄激素敏感性的标志物。

雄激素的分解代谢在肝脏中进行，最终代谢成水溶性代谢物，经尿排出，睾酮和雄烯二酮的分解代谢，分解成雄烷二醇葡糖苷酸、雄烷二醇硫酸盐和雄酮葡糖苷酸，脱氢表雄酮以脱氢表雄酮磷酸盐和脱氢表雄酮糖苷酸经尿排出。

（三）雄激素的生物活性

雄激素对毛发的影响主要与睾酮的生物活性和双氢睾酮的水平有关。因睾酮在循环中大部分与血浆中蛋白质结合，85% 与性激素结合球蛋白结合，10% ~15% 与白蛋白结合，仅1% ~2% 呈游离状态。结合的睾酮无生物活性，仅游离的睾酮（free testosterone，FT）具有生物活性。性激素结合球蛋白在肝脏合成、雄激素、肾上腺皮质素、生长素，胰岛素可抑制其合成、雌激素和甲状腺素促进其合成，性激素结合球蛋白水平下降时，游离睾酮增加，游离睾酮经 5α - 还原酶的作用转化为双氢睾酮方发挥最大生物效应，可见毛囊中 5α - 还原酶的活性具有重要作用。毛囊根鞘内有 17β - 羟类固醇脱氢酶 1 型、2 型和 3β - 羟类固醇脱氢酶，这些酶可将脱氢表雄酮这一作用较弱的雄激素转变为睾酮。可见上述酶的活性与多毛相关。

三、伴多毛症的常见疾病

（一）多囊卵巢综合征

多囊卵巢综合征为多毛者中最常见的疾病，其病因未明，病理生理变化较复杂，临床表现呈多态性。其典型的临床特征为：①无排卵性月经失调、月经稀发、功能失调性出血病，闭经，可导致不孕。②高雄激素血症，约 2/3 患者出现多毛症。③LH 水平升高，LH/FSH > 2.5，但部分患者无 LH 升高。④患者中的 1/2 以上呈现肥胖。⑤多囊卵巢，双侧卵巢增大，白膜和皮质增厚，白膜下皮质中排列着 8mm 左右滤泡，约 10 余个。患病时雄激素主要为睾酮、雄烯二酮和部分脱氢表雄酮升高，从而导致多毛症。

（二）卵巢间质卵泡膜细胞增生症

卵巢间质卵泡膜细胞增生症（stromal hyperthecosis）少见，为卵巢中分泌的雄激素过多所致。主要表现为闭经和多毛。患病时睾酮明显升高，往往达 200ng/dl 或更高，故除多毛外，尚可出现男性化。本症易与多囊卵巢综合征相混淆，鉴别点为除睾酮明显升高外，雌激素水平也升高；LH 在卵泡期水平，无明显升高；胰岛素水平也高于多囊卵巢综合征。本症时虽有双侧卵巢增大，但无多囊卵巢的表现，主要表现为卵巢间质中有多个散在的黄素化卵泡膜细胞巢。卵巢的组织学特征为卵巢间质卵泡膜细胞增生症的诊断依据。

（三）分泌雄激素的卵巢肿瘤

具分泌雄激素功能的卵巢肿瘤以支持 - 间质细胞瘤最常见，其次为脂质细胞瘤和门细胞瘤。可见特征为多毛伴有睾酮明显升高，往往超过 200ng/dl，雄烯二酮的水平也升高。肿瘤有一定大小时，往往妇科检查可扪及一侧附件处有肿块，但绝经后患者的肿瘤体积较小，妇科检查不一定能发现肿块，经阴道超声探测和彩色超声有助诊断。尤其 MRI 可发现较小的实质性肿瘤。因雄烯二酮也升高，检测尿中 17 - 酮类固醇有助诊断。卵巢颗粒细胞瘤也具分泌雄激素功能，但同时分泌抑制素，若抑制素升高具鉴别诊断意义。因支持一间质细胞瘤具合成 α - FP 功能，故测定 α - FP 也具诊断价值。

（四）迟发性 21 - 羟化酶缺陷

由于遗传性基因突变导致 21 - 羟化酶缺陷，该酶缺陷时肾上腺皮质激素合成障碍，从而负反馈使 ACTH 增加，从而促进肾上腺皮质功能旺盛，雄激素（主要为睾酮）和 17 - 羟孕酮分泌过多。典型者出现女孩男性化，重症者出现电解质紊乱。迟发型者因有轻度酶缺陷，于青春期 17，20 - 裂解酶活性增加时发病，故称为迟发型，又称非典型 21 - 羟化酶缺陷。据欧美报道约占成年人群中多毛症者的 5%，青春期多毛症者的 10%。主要表现为无排卵性月经失调和多毛，卵巢可呈多囊性变化，故常与多囊卵巢综合征相混淆。但本症 LH 水平不高，睾酮明显升高，17 - 羟孕酮升高，若清晨血 17 - 羟孕酮升高， > 10ng/ml 时具诊断价值。因迟发型者 21 - 羟化酶缺陷程度较轻，故 17 羟孕酮水平可与生理值重叠，此时应作 ACTH 试验作鉴别诊断。

（五）分泌雄激素的肾上腺肿瘤

肾上腺分泌雄激素的肿瘤为腺瘤或腺癌，肿瘤可产生某些或全部肾上腺皮质类固醇。雄激素升高时可见硫酸脱氢表雄酮、脱氢表雄酮、雄烯二酮、睾酮升高。硫酸脱氢表雄酮常超过 8μg/ml，这一水平可因肿瘤和酶缺陷引起，应作鉴别诊断。偶见仅分泌睾酮的肿瘤，此时无硫酸脱氢表雄酮分泌增加。

（六）皮质醇增多症

因肾上腺皮质醇分泌过多所致，又称库欣（Cushing）综合征。主要表现为向心性肥胖、满月脸、痤疮、水牛背、皮肤薄、皮下紫纹和多毛、血压升高、乏力、月经紊乱。多毛以全身毫毛增加为主。因血浆皮质醇增高，且昼夜分泌节律失常，故尿中皮质醇、17 - 羟类固醇和 17 - 酮类固醇均增加。

（七）特发性多毛症

多毛为本症的惟一表现，常呈家族性，白人中多见于地中海裔的后代。特发性多毛症者月经正常，血液中睾酮、游离睾酮和性激素结合蛋白均正常，硫酸脱氢表雄酮也正常。因此，曾称为体质性多毛症和家族性多毛症。近年发现特发性多毛症者生殖器皮肤中睾酮转化为双氢睾酮的比例增加，提示毛囊局部 5α - 还原酶的活性增加。还发现多毛症者血液中 3α 雄烷二醇葡糖苷酸明显增加，也反映双氢睾酮水平增加，为特发性多毛症的发病机制。但确实有些多毛症者血液中雄激素或雄激素代谢物无异常变化，这些多毛症者发病机制未明。

四、治疗

多毛的治疗有两方面的考虑，其一为针对引起多毛的相关疾病进行治疗；另一为针对引起多毛的高雄激素进行治疗，必要时对多毛进行局部处理。往往需同时进行，仅侧重有所不同。本文仅讨论对高雄激素的治疗。

（一）口服避孕药

复方口服避孕片能持续有效地抑制下丘脑 - 垂体 - 卵巢轴，使卵巢功能处于相对静止状态，从而卵巢分泌的雌、雄激素均明显低下，故主要用于卵巢来源的高雄激素血症。其中的炔雌醇尚可促进性激素结合球蛋白的合成，从而减少游离睾酮水平。复方避孕片尚可使肾上腺分泌的雄激素减少 20% ~ 30%，故也适用于轻度肾上腺皮质功能亢进（DHEAS < 5μg/dl）时；尚有轻度抑制 5α - 还原酶和雄激素受体的作用。

复方避孕片的组合中炔雌醇以 35μg/片最理想，因足以使性激素结合球蛋白合成增加，而不良反应很轻；孕激素应避免具雄激素作用的合成孕激素类。国内可得的产品以避孕片 II

号、妈富隆和敏定偶较理想。服用方法与避孕药相同，作周期法。

（二）环丙孕酮

环丙孕酮为 17 - 羟孕酮的衍化物，其作用为抗雄激素，通过竞争性占据雄激素受体，阻止睾酮和双氢睾酮发挥作用，且诱导肝脏中酶加强雄激素的代谢清除率。还有研究认为该药能降低 5α - 还原酶活性，降低睾酮的生物活性。

国内常用的制剂为小剂量环丙孕酮与炔雌醇组合成的复合片（商品名达英 - 35），即环丙孕酮 2mg 和炔雌醇 35μg 组合成一复合片，每日 1 片，21d 为 1 周期。因其具有抑制下丘脑 - 垂体 - 卵巢轴的作用，具有口服避孕片的降雄激素作用。一般需用 6 周期或更久。国外常用大剂量治疗较重的多毛者患者，即环丙孕酮 50～100mg/d，月经周期的第 5～14 日和炔雌醇 50μg/d，月经周期的第 5 至第 25 日为 1 周期，因孕激素在前半周期，称为"逆向序贯法"或"逆向序贯避孕药"，亦有用环丙孕酮 50mg/d 和炔雌醇 20μg/d 组合的"逆向序贯法"，大剂量环丙孕酮可使葡萄糖耐量轻度下降，胰岛素和 C 肽中度增加，高密度脂蛋白下降。环丙孕酮常导致月经周期中不规则出血，故与炔雌醇组合可防止不规则出血，用药期常抑制排卵功能。

（三）螺内酯

螺内酯对抗醛固酮作为利尿剂，现亦用作抗雄激素制剂，因螺内酯可竞争性占据雄激素受体，且通过抑制细胞色素 P450 酶减少睾酮和雄烯二酮的合成，此外尚增加睾酮的血清清除率。应用剂量为 50～200mg/d，美洲常用 100～200mg/d，欧洲最大用量达 400mg/d，作者临床病例大多应用 80～120mg/d，一般连续应用 3～6 个月或更久。开始用药时会出现排尿增加，数日后正常。应慎防高血钾症，健康者极少发生血钾升高，对血压无影响，老年者应慎防低血压。用药期可导致不规则出血，若可能与复方避孕片联合应用，既可防止不规则出血，且有协同抗雄激素作用。

（四）促性腺激素释放激素激动剂

促性腺激素释放激素激动剂（Gonadotropin - ReleasingHormone agonists，GnRH - a）通过长期占据垂体 FSH 和 LH 的受体，对下丘脑、垂体间的功能起降调节作用，使 FSH 和 LH 的分泌功能降低到青春期前水平，从而卵巢分泌雌激素、睾酮和雄烯二酮的水平降到卵巢无功能活动的状态。主要用于卵巢功能异常引起的高雄激素血症。因雌激素明显降低，会导致潮热、出汗、夜寐不安、情绪改变和阴道干燥等不适，往往在用药 2 个周期后出现，长期应用会导致骨质丢失。一般应用 6 个周期为一疗程。若同时用"加回"法（add back）可防止出现上述不良作用，即补充一定量的雌激素以免发生因雌激素过低引起的上述不适。为了模拟正常月经周期，常用序贯法周期治疗。国内常用的制剂为戈舍瑞林（gosereline）、亮丙瑞林（leuprorelin）和达菲林（treptonelin）。每 4 周注射 1 次，6 次为一疗程。"加回"疗法详见子宫内膜异位症 GnRH - α 的治疗。

（五）肾上腺皮质激素类制剂

治疗肾上腺分泌过多雄激素导致的多毛症最理想的药物为肾上腺皮质激素类制剂，最常用的是泼尼松 5～10mg/d 和地塞米松 0.375～0.5mg/d，睡前服用。用小剂量足以抑制肾上腺合成雄激素，而不影响肾上腺皮质激素的合成和分泌，且无其他不良反应，但应用地塞米松时应注意有无库欣综合征的临床表现。最常用于 21 - 羟化酶缺陷症，对卵巢源性高雄激素血症未见其疗效。观察硫酸脱氢表雄酮水平的变化可作为肾上腺雄激素的指标。

（六）氟他胺

氟他胺（Flutamide）为非类固醇制剂，作为阻断雄激素与细胞核的结合。以往应用剂量为 250~750mg/d，后发现剂量 500mg/d 时易导致肝脏损害，转氨酶升高。近年应用250~375mg/d。应用本制剂时血清雄激素无变化，但 F-G 评分下降。

（七）非那雄胺

非那雄胺（Finasteride）为合成的 4-氮类固醇，5α-还原酶抑制剂，主要作用在 2 型 5α-还原酶，对 1 型 5α-还原酶作用弱。常用剂量为 5mg/d，可降低双氢睾酮和 3α-雄烷二醇葡糖苷酸的水平。

（八）酮康唑

为合成的咪唑类抗真菌制剂，抑制睾酮生物合成中的多个步骤，主要为抑制 17-羟化酶和 17,20-裂解酶以及 11β-羟化酶的活性。常用剂量为 400mg/d，可见一定效果。不良反应较常见，如呕吐、皮肤干燥、瘙痒和转氨酶升高。

针对多毛治疗的药物，主要是抑制恒毛的形成，使毫毛不再形成新的恒毛，对已形成的恒毛使其不再增粗或可能使其变细些，但已形成的毛干不会脱落，毛囊也完整无损。可见即使药物有效，但已形成的多毛外观也不会在短期改变。因此，减少多毛生长药物的应用至少 3 个月，往往需要更长时间的应用。尤其对病因不明的多毛症，停药后往往再发，甚至成为终身问题。多毛症对某些女性会导致沉重的精神负担，为此治疗前的解释工作至关重要，使其认识到病因不明多毛症的危害性并不严重以及治疗的长期性，对体毛增加，四肢多毛不必在意。急于见效者可服用药物和针对多毛的物理疗法同时进行，需注意的是针对多毛的局部治疗应慎防损害皮肤。

（李长慧）

第十三节　子宫内膜增生症

子宫内膜增生症亦称子宫内膜增生过长（endometrial hyperplasia），是妇科常见病之一，多发生于卵巢功能趋于成熟的青春期或卵巢功能开始衰退的围绝经期妇女。临床表现为月经周期紊乱，经量过多，经期延长或子宫不规则出血。

一、发病因素

由于雌激素对子宫内膜长期持续刺激所致。

（一）内源性雌激素

1. 无排卵　青春期卵巢功能尚未成熟或围绝经期卵巢功能衰退，以及下丘脑-垂体-卵巢轴失调、多囊卵巢综合征等情况下，卵巢均可出现无排卵现象，使子宫内膜长期持续受雌激素作用，而缺乏孕激素的对抗，导致子宫内膜增生症。

2. 肥胖　肾上腺分泌的雄烯二酮，经脂肪组织内芳香化酶的作用而转化为雌酮。肥胖妇女脂肪组织越多，此种转化能力也越强，血浆中雌酮水平也越高，导致持续性雌激素影响。

3. 功能性肿瘤　内分泌功能性肿瘤并不罕见，如垂体微腺瘤、卵巢性索－间质细胞肿瘤以及不少卵巢表面上皮－间质性肿瘤均有内分泌功能，可以分泌数量不等的雌激素，从而导致子宫内膜增生症。

（二）外源性雌激素及相关药物

1. 雌激素替代疗法　雌激素替代疗法（estrogen replacement therapy，ERT）早期常用于围绝经期或绝经后雌激素缺乏的更年期综合征，ERT 同时尚可改善骨质疏松、血脂代谢、心血管变化和脑细胞的活动。文献报道在无症状妇女中，子宫内膜活检异常的检出率低。绝经后无症状者子宫内膜活检中，发现隐匿性子宫内膜癌者低于 7/1 000；相反，内源性或无对抗性外源性雌激素水平高者，子宫内膜癌及癌前病变的危险性增高，故对拟接受 ERT 的妇女应常规作子宫内膜活检。任何异常阴道出血者，在接受 ERT 前更应作组织病理学检查。但有学者对此亦有不同意见，Gol 等（2001）报道 556 例绝经后无症状妇女在接受 ERT 前内膜组织学、内分泌学的特征。其中 486 例（87.4%）内膜萎缩，37 例（6.65%）内膜增生，27 例（4.86%）增生过长但无不典型细胞，3 例（0.54%）增生过长伴不典型细胞，3 例（0.54%）内膜腺癌。其中子宫内膜癌及不典型增生过长的患者均有内膜病理的潜在危险因素，如慢性无排卵、糖尿病或高血压等，故认为绝经后无症状妇女在接受 ERT 前一般无需常规内膜活检，但有危险因素者应作内膜活检筛查。行 ERT 后组织病理学变化可有子宫内膜息肉、简单型增生过长、罕见不典型增生过长及子宫内膜癌。

目前常用的激素替代疗法（hormone replacement therapy，HRT）均加用孕激素。HRT 系雌、孕激素序贯或联合给药，其子宫内膜的变化视雌、孕激素的剂量，用药时间的长短，活检时间，以及用药前子宫内膜的病变而异。雌激素使子宫内膜增生，这些变化与正常增生期子宫内膜相似。加用孕激素后，视孕激素的剂量，组织学将显示分泌的变化，可能尚有蜕膜变化。使用大剂量孕激素（如醋酸甲羟孕酮 10mg）常发生蜕膜变化。

雌、孕激素每日联合给药已较普遍。雌激素剂量为 0.625~1.25mg 结合孕马雌激素或其他相同作用的雌激素制剂；孕激素剂量为 2.5~10mg 醋酸甲羟孕酮。每日 0.625mg 结合孕马雌激素和 2.5mg 醋酸甲羟孕酮，早期有点滴出血后闭经。若出血发生于闭经后，则需进一步检查。目前尚缺乏大量雌、孕激素联合用药妇女的子宫内膜组织病理学资料。已有的报道未显示此方案对子宫内膜有不良作用。

2. 米非司酮（mifepristone）　米非司酮即 RU486，有抗孕激素作用。近代应用米非司酮治疗子宫肌瘤、子宫内膜异位症者甚多（25~100mg/d），并有用于不宜手术的脑膜瘤及库欣综合征（200mg/d）。RU486 虽有抗孕激素作用，但长期、大剂量应用可导致无对抗雌激素环境，以致发生简单型增生过长，子宫增大，不过这种变化在停药后可消退。

3. 他莫昔芬　他莫昔芬对乳腺癌的疗效是由于其抗雌激素作用，不过，近期报道长期接受他莫昔芬治疗的患者，子宫内膜息肉、增生过长及癌的发生增多。证实有激动剂的性质，可能作用于雌激素受体域（domains）之一。认为他莫昔芬在妇科方面的不良反应是不同的，在雌激素低的情况下，他莫昔芬又有微弱类雌激素作用，长期服用可致子宫内膜增生，反映了其作用机制的复杂性。许多绝经后妇女接受他莫昔芬治疗后，B 超发现子宫内膜增厚。宫腔镜显示：他莫昔芬治疗组 51 例中萎缩子宫内膜 28%，内膜厚度 >5mm 者中 40% 有子宫内膜息肉，而宫颈内膜息肉则为对照组的 2 倍；无他莫昔芬治疗组 52 例中萎缩子宫内膜 87%，有子宫内膜息肉者 10%。用他莫昔芬组子宫内膜癌的发生率增高。他莫昔芬的剂量为 40mg/d 者较 20mg/d 者相对危险性增高。调查表明有子宫的乳腺癌患者，他莫昔芬的剂量为 20mg/d，每年内膜癌的发生率为 1.2/1 000。发生于他莫昔芬治疗后的子宫内膜癌多数是临床 I 期，1 级或 2 级，但也有晚期及 3 级者。根据雌二醇浓度和绝经后患者的状态，他莫昔芬对不同组织有相似的和相反的作用。最常见报道的不良反应是面部潮红，而最令人担忧的不良反应是绝经后妇女内膜癌危险性增高 2~3 倍。文献报道他莫昔芬治疗后发生的子宫内膜病理变化与用药时间长无明显相关性。主张对他莫昔芬治疗的患者每年随访 2 次。不过，除不良反应外，他莫昔芬在控制乳腺癌，或预防其复发方面的作用仍是不争的事实。

4. 选择性雌激素受体调节剂　选择性雌激素受体调节剂（selective estrogen receptor modulators，SERMs）是结构上不同的非甾体化合物，在某些组织与 ER 结合产生雌激素样效应，而在另一些组织则产生抗雌激素效应。SERMs 用于雌激素相关疾病，包括绝经后骨质疏松、激素依赖性癌和心血管疾病。用于临床的几种化合物中包括促排卵的氯米芬（clomifene），治疗乳腺癌的他莫昔芬对骨矿物质密度和血浆脂质有益，Toremif ene 对血浆脂质的作用与他莫昔芬治疗相似。雷洛昔酚（Raloxifene）治疗和预防绝经后骨质疏松，对骨矿物质密度和血浆脂质有效，而不增加子宫内膜增生过长和子宫内膜癌的危险。近来，雷洛昔酚显示可减少健康妇女脊椎骨折的发生，也可减少乳腺癌的发生。与雌激素相似，SERMs 可增加静脉血栓的发生。

（三）子宫内膜增生过长的分子生物学研究

子宫内膜是生长最快的人体组织，分子生物学的研究已证实女性性激素，与几种生长因子和酶相互作用，控制子宫内膜的生长与分化。

1. 胰岛素样生长因子　胰岛素样生长因子 1（IGF-1）作用于细胞表面受体和特异性可溶性结合蛋白。IGF 结合蛋白（IGFBP）有调控 IGF-1 的作用，已知有 6 种同种异构体，IGFBP 是晚分泌期内膜间质细胞和蜕膜的标记物。在增生期和分泌期内膜中可测得 IGF-1 BP 的浓度和亲和力。生育年龄、月经周期规则、未接受类固醇激素者，其分泌期内膜中 IGF-1 BP 显著高于增生期者。IGFBP 能调控整个月经周期中的 IGF-1。

2. 血管内皮生长因子和内皮抑素　Shaarawy 等测定绝经后妇女血清血管内皮生长因子（vascular endothelial growth factor，VEGF）和内皮抑素（endostatin）水平，其中内膜癌 72 例，增生过长 27 例和健康对照组 30 例。VEGF 水平在子宫内膜增生过长、子宫内膜癌 I 期、II 期和 III~IV 期中，分别为 142 ± 18、291 ± 22、623 ± 68 和 $1 527 \pm 119$ng/ml，显著高于对照组 12 ± 1.6ng/ml。血清内皮抑素水平在子宫内膜增生过长、子宫内膜癌 I 期、II 期和 III~IV 期中，分别为 149 ± 19、320 ± 41、644 ± 86 和 $1 253 \pm 114$ng/ml，也显著高于对照组 13 ± 2.4ng/ml。提示这两种标记物在循环中的水平和肿瘤的期别相关。患者经治疗后血清中此两种标记物的水平显著下降，临床复发者则明显升高。VEGF 与内皮抑素的比值在早期子宫内膜癌中 <1.0，在晚期病例中则 >1.0，提示血管生成刺激因子和抑制因子的平衡可调控肿瘤的转移与进展。另有学者对吸出的子宫内膜用 CD34 单克隆抗体免疫组化染色，观察新生血管，比较其血管生成素。发现增生期、增生过长及分化好的内膜腺癌中均有新生血管，这些新生血管虽无形态学差异，但腺癌中新生血管较正常组织或增生过长者显著增多（P<0.05），从而也佐证了血管生成因子对子宫内膜的影响。

3. 17β-羟类固醇脱氢酶　Utsunomiya 等（2001）报道 17β-羟类固醇脱氢酶（17beta-

hydroxysteroid dehydrogenase，17β - HSD）同工酶可促使雌二醇（E_2）和雌酮的相互转换，17β - HSD1 型将雌酮转变为活性强的 E_2，17β - HSD 2 型的作用相反，如此调控组织中 E_2 的生物活性水平。有学者观察了 20 例正常子宫内膜，其中分泌期 14 例，增生期 6 例，前者均有 17β - HSD 2 型免疫反应，而后者均无；增生过长 36 例及子宫内膜癌 46 例中，分别在 27 例（75%）与 17 例（37%）中检测出 17β - HSD 2 型，两者中 17β - HSD 2 型和孕激素受体（PR）标记指数（LI）呈显著正相关；且子宫内膜癌中 17β - HSD 2 型与年龄呈显著负相关。17β - HSD 2 型免疫活性与 17β - HSD 2 型酶活性有关；17β - HSD 2 型 mRNA 的半定量分析显示其与雌激素受体（ER）LI、Ki67 LI 和芳香化酶 mRNA 水平或组织学分级无关。提示 17β - HSD 2 型在增生过长及（或）内膜赘生性病变中的表达，代表增生过长及赘生性的细胞转化特征。17β - HSD 2 型可能也对无孕激素对抗性雌激素有影响，特别是绝经前患者，经降低 E_2 活性，起到一些保护和（或）抑制作用。近来视黄醛类受体（retinoid receptor，RR）被认为在各种性类固醇依赖性赘生物中有调节雌激素的作用，Ito 等首先观察了 20 例正常周期子宫内膜，34 例增生过长，46 例内膜样腺癌视黄醛酸受体 α、β、γ 和视黄醛类 X 受体（retinoid X receptor，RXR）α、β、γ，并结合其他临床病理参数，特别是 RR 亚型和类固醇受体状态，17β - HSD 和芳香化酶间的相关性。发现 RXRγ 在分泌期而不是增生期的上皮细胞中检出，与 17β - HSD 2 型免疫部位很相关。但在增生过长中 RXR 与 17β - HSD 2 型无相关性。在内膜样腺癌中，RXRγ 标记指数（LI）与 17β - HSD 2 型显著相关（P < 0.001），RXRγ/11 与 PR LI 亦显著相关（P = 0.003），RXRy LI 与患者年龄呈显著负相关（P = O.015）。受体的 LI 和其他临床病理参数包括肿瘤内芳香化酶免疫组化检测状态均无显著相关性。在子宫内膜癌细胞系 RL95 - 2，视黄醛酸明显增加 17β - HSD 2 型 mRNA 表达，呈时间和剂量依赖效应。这些结果均提示视黄醛酸可能涉及正常和赘生性人子宫内膜雌激素代谢的调控。

4. 上皮膜抗原 Coronado 等近期研究、分析 178 例石蜡包埋样本上皮膜抗原（EMA）免疫组化在良、恶性内膜中的过度表达及其预后的意义。其中内膜癌 105 例，子宫内膜增生过长 40 例，良性内膜 33 例。结果显示 EMA 在 60% 腺癌、15% 增生过长、9.1% 良性内膜中过度表达。EMA 在增生过长中过度表达的 2 例以后发展为癌。在腺癌中，EMA 的过度表达与非内膜样亚型呈正相关（P = 0.012）。多变量分析，FIGO 临床期别（P = 0.025）与 EMA 过度表达（P = 0.017）对无瘤存活是独立的预后因素。故认为 EMA 过度表达是子宫内膜恶性转变的标记，也是内膜癌复发的独立预测标记。

5. 基质金属蛋白酶 在正常、增生过长和赘生性内膜中膜型基质金属蛋白酶 1 （membrane - type matrix metalloproteinase - 1，MT - MMP1）、金属蛋白酶 1 组织抑制因子（TIMP - 1）、TIMP - 2 和 TIMP - 3 mRNA 原位杂交，显示 4 个因子 mRNA 在增生的内膜中均有弱表达，而晚分泌期内膜中除 MT - MMP1 外均高表达。子宫内膜增生过长未显示 MT - MMP1 或 TIMP 表达增加，增生过长非鳞化区域间质细胞局部高表达 MT - MMP1 mRNA，而在内膜癌中 4 个因子 mRNA 表达均增加，特别是低分化癌。

综上所述，内源性或外源性无对抗性雌激素过量或低剂量、长期刺激是导致子宫内膜增生过长的原因，而已知的几种生长因子在调控其发生与发展中也起重要作用，不过其在增生过长中的相互作用机制尚有待进一步研究。

二、临床表现

（一）症状

发病年龄：多发生于卵巢功能趋于成熟的青春期或卵巢功能开始衰退的围绝经期妇女。月经情况：主要为月经异常，可表现为周期紊乱，经量增多，经期长短不一，阴道不规则出血或闭经一段时期后又有大量阴道出血。其次尚可有因不育而就诊者。

（二）体征

患者由于长期出血而呈贫血貌；子宫可为正常大小或稍增大；卵巢正常大小或稍增大，甚至有肿瘤形成。若伴有垂体微腺瘤，则可能出现溢乳及视野的变化。若继发于多囊卵巢综合征，则尚可出现多毛。

（三）辅助检查

1. 基础体温　基础体温测定是简单易行的方法，根据基础体温是否呈双相以了解卵巢有无排卵。不过即使基础体温呈双相，还需了解黄体功能是否正常，可根据体温上升的幅度及上升后维持时间的长短来判断其功能健全与否。

2. 宫颈黏液　在流血前，甚至流血期，宫颈黏液仍呈羊齿状结晶时，提示有雌激素功能，而无排卵后的孕激素功能。

3. 阴道脱落细胞的内分泌检测　周期性的连续涂片检查，有助于判断卵巢功能。

4. 激素测定　E_2 可反映雌激素水平；孕酮反映黄体功能；睾酮升高应与多囊卵巢综合征鉴别；FSH、LH 的测定可反映下丘脑 - 垂体 - 卵巢轴调节机制是否正常。

5. B 超　子宫内膜可增厚。Dueholm 等报道 355 例绝经前异常阴道出血者的阴道超声，所测子宫内膜厚度，与宫腔镜或子宫切除对照。内膜厚度增生过长者 11.5 ± 5.0mm，息肉 11.8 ± 5.1mm，黏膜下肌瘤 7.1 ± 3.4mm，无异常者 8.37 ± 3.9mm（$P < 0.001$）。所有病例中增生过长及（或）息肉占 20%，在 143 例内膜厚度 ≤7mm 中增生过长及（或）息肉占 8%。故阴道超声内膜厚度低者息肉和增生过长的可能性少，但不能完全除外这些病变。此外，超声尚可发现卵巢皮质有多个小囊泡，并除外卵巢肿瘤。

6. 诊断性刮宫　诊断性刮宫也是比较简单易行的方法，诊刮对多数病例能起到迅速止血的作用，并可了解卵巢是否有排卵功能及子宫内膜病变的性质和程度。对未婚者，可征得家属同意后进行。刮宫时应遍及整个宫腔，勿遗漏宫角处。Clark 等报道异常子宫出血妇女门诊子宫内膜活检对诊断子宫内膜增生过长的评估。有学者收集了 MEDLINE（1980—1999年）及 EMBASE（1980—1999 年）所有有关报道和综述。并将门诊内膜活检与麻醉下所取组织样本比较。诊断的正确性取决于对子宫内膜增生过长阳性及阴性结果的合并似然比（pooledlikelihood ratios）。结果显示阳性者，子宫内膜增生过长的阳性或然率 57.7%（95% CI 41.1% ~72.7%），而阴性者则为 2.2%（95% CI 0.9% ~4.1%）。认为门诊病例内膜活检诊断子宫内膜增生过长正确性可信。

7. 宫腔镜　宫腔镜是一种较好的诊断方法，部分病例尚可在宫腔镜下去除病灶达到治疗的目的。Loizzi 等（2000）报道 155 例绝经后 1 年以上、无症状或有症状妇女经超声显示子宫内膜厚度 ≥4mm 者，进行阴道超声及宫腔镜检查，并在肉眼直视下取活检。宫腔镜显示 129 例（83%）无症状患者中 28% 有内膜病变（息肉 23 例，增生过长 5 例，黏膜下肌瘤

8 例），有症状患者中 76% 有内膜病变（息肉 13 例，增生过长 6 例，黏膜下肌瘤 1 例）。宫腔镜与组织学诊断比较显示在无症状者与有症状者中阳性预测值分别为 97.1% 和 95%。阴性预测值两组均为 100%。故认为绝经后患者根据超声内膜厚度，做宫腔镜及内膜活检有诊断和治疗的作用。Clark 等（2001）报道了 88 例绝经后出血的门诊病例经阴道超声及宫腔镜检查，在宫腔镜下活检。阴道超声及宫腔镜发现与组织学最后诊断比较。结果：除无法进行宫腔镜者外，组织很少者 17.4%，余为萎缩子宫内膜、囊性萎缩、正常子宫内膜、息肉、增生过长及不典型增生过长（4 例）、子宫内膜癌（9 例），此外尚有结核性子宫内膜炎及子宫肌瘤各 1 例。对子宫内膜癌的判断，超声的敏感性 77.8%，特异性 93.3%，阳性预测值 63.6%，阴性预测值 96.6%；宫腔镜的敏感性 88.9%，特异性 98.3%，阳性预测值 88.9%，阴性预测值 98.3%。两种方法合用则敏感性 100%，特异性 91.7%，阳性预测值 64.3%，阴性预测值 100%。故认为两种影像学合用有利于筛查子宫内膜癌及癌前病变。

8. CT 与 MRI　子宫内膜增生过长的诊断，一般无须作 CT 与 MRI 检查。CT 与 MRI 多用于鉴别宫腔的良、恶性病变及恶性病变浸润子宫肌层的程度。恶性病变多为内膜癌和恶性中胚叶混合瘤。

三、子宫内膜增生过长的组织病理学

（一）命名

子宫内膜增生过长是一个组织病理学名称，长期以来不同的作者对同一组织结构采用了不同的名称，或对同一名称的解释不完全相同，造成诊断和临床治疗的混乱。为此，1987 年国际妇科病理学会（International Society of GynecologicPathologists，ISGP/WHO）根据组织病理结构和细胞的特征，对子宫内膜增生过长采用了新的分类。此种分类是根据长期随访经病理诊断后，未予治疗的子宫内膜增生过长病例而得出。新分类包括简单型增生过长（simple hyperplasia，SH）、复杂型增生过长（complex hyperplasia，CH）及不典型增生过长（atypical hyperplasia，AH）。

（二）组织学分类

1. 简单型增生过长　指腺体增生有轻度至中度的结构异常；即整层子宫内膜呈增生变化，腺上皮增生，可呈假复层，腺体数量增多，腺体稍拥挤，腺腔可扩大，腺体弯曲度增加，大小不一；或腺体轮廓不规则，腺体较拥挤，腺体与间质比增加；但无腺体背靠背现象和细胞的异形性。

2. 复杂型增生过长　指腺体拥挤，有背靠背现象及腺体结构复杂；腺体过度而异常生长，有明显的复杂结构，如出芽或折叠，芽苞的延伸、融合形成腺腔内搭桥现象；腺体轮廓不规则，可呈锯齿状或乳头状，腺体拥挤密集，形成背靠背现象，腺体间仅少量结缔组织。腺上皮细胞生长活跃，呈高柱状、复层或假复层。

3. 不典型增生过长　指子宫内膜在上述简单型和复杂型两种增生过长的基础上，出现细胞的异形性，小区域腺体可出现筛状结构，腺细胞呈复层或假复层，排列紊乱，细胞大小、形态不一，核增大，深染，极性丧失，核质比增加，核仁明显，染色质不规则聚集，染色质旁透亮，并可有巨核细胞，细胞内及腺腔内有炎性渗出。无论是简单型或复杂型增生过长均可出现腺上皮细胞的不典型，一旦腺上皮细胞出现不典型增生，则都归入不典型增生过

长，称简单型增生过长伴细胞不典型（SHA），或复杂型增生过长伴细胞不典型（CHA），亦可直接称不典型增生过长。

（三）鉴别诊断

1. 子宫内膜癌　需与分化好的子宫内膜癌鉴别。复杂型与不典型增生过长的鉴别主要是细胞核的改变。而不典型增生过长与分化好的内膜癌的鉴别，则是以有无间质浸润为准。但是否有间质浸润有时极难辨认，以下几点可有助于癌的诊断：①腺体不规则浸润伴结缔组织增生反应；②在一个融合的腺体结构中，个别腺体无间质成分，形成共壁或筛状；③广泛的乳头结构；④内膜间质消失、间质纤维化，被增生的结缔组织团块占据，或间质坏死。其中②~④项必须是无间质的复杂腺结构占一个低倍视野内（直径为 4.2mm）的半数（2.1mm）以上，方可诊断为腺癌。

免疫组化：近期有关正常子宫内膜、增生过长和内膜癌的免疫组化的研究报道甚多，现择其主要者简介如下。

Lin 等（2001）报道增生期的正常内膜、子宫内膜异位症及肌腺症其内膜表面上皮和腺上皮细胞 CD44s 和 CD44v6 均阴性，分泌期则呈阳性，而内膜间质无论在增生期和分泌期 CD44s 均阳性。4 例 SH 和 9 例 CH 与正常增生期表达相同。仅 1 例 CHA 腺上皮 CD44s 和 CD44v6 局灶阳性。13 例内膜腺癌中除 1 例 CD44s 阴性外，余 CD44s 和 CD44v6 均阳性。认为子宫内膜增生过长与正常增生期内膜相似，而子宫内膜腺癌显示 CD44s 和 CD44v6 的异常表达。也有报道 CD34、EMA、VEGF 与内皮抑素在内膜癌中均过度表达。

Mora 等报道内膜腺癌中细胞增生显著高于不典型增生过长及无不典型增生过长者（P < 0.01）；凋亡细胞在内膜腺癌中则低于不典型增生过长及无不典型增生过长者；Bcl-2 在内膜腺癌中的表达显著低于不典型增生过长及无不典型增生过长者（P < 0.002）。由于良性内膜增生期的细胞增生和 Bcl-2 表达显著增高，而分泌期凋亡率显著增高，故在不典型增生过长与内膜癌难以鉴别时，细胞增生、凋亡及 Bcl-2 的表达有助于鉴别诊断。

Elhafey 等认为子宫内膜组织有极大的再生和增生能力，在良性、癌前及癌的形态间可有些重叠，从而导致对同一活检组织内、不同部位活检组织间及不同病理医师间的差异。曾对 100 例内膜：增生期 10 例、分泌期 10 例、增生过长 40 例（30 例无不典型，10 例有不典型）、癌 40 例（内膜样 20 例、浆液性 10 例、透亮细胞 10 例）做 p53 和增殖细胞核抗原（PCNA）免疫组化及计算机图像分析。结果显示 p53 仅见于 65% 癌和 30% 增生过长；p53 在预后差的浆液性癌和透亮细胞癌中的表达较内膜样癌为高；在内膜样癌中 p53 的表达与级别相关。PCNA 在不同的亚型和级别中的表达与 p53 相似。增生过长中 PCNA 的表达是所有各组中最低者。癌与增生期内膜显示腺体和间质有较高的 PCNA 值，与不典型增生过长有显著性差异。增生期内膜间质 PCNA 的表达是所有组别中最高者。提示计算机图像分析有助于鉴别，特别有助于评估间质的变化。

2. 子宫不典型息肉状腺肌瘤（atypical polypoid adenomyoma, APA）　肿瘤由内膜腺体及平滑肌组织两种成分混合组成，腺体常具有各种结构及细胞不典型，有些肿瘤中细胞可出现严重不典型，而被误诊为子宫内膜腺癌。APA 多发生于绝经前，平均年龄 39 岁，症状多为异常阴道出血，经期延长或经量过多，少数病例可见息肉样块物自颈口突出。Clement 与 Scully 报道 35 例刮宫或全子宫切除治疗的患者，无恶性行为证据，不过多数病例随访时间尚不长，个别病例在首次刮宫后 4 年，病灶仍存在。治疗方案取决于患者年龄、对保留生育能力的愿望及症状的严重程度。保守性治疗者应严密随访。

3. 子宫血管、淋巴管结构不良 子宫血管、淋巴管结构不良为一罕见的疾患，多在儿童期或青春期即有不规则阴道出血，或经期大量出血，往往被临床诊断为青春期无排卵性功血。但此种反复大量阴道出血，经药物、刮宫，甚至髂内动脉结扎均无显效。诊断性刮宫可见子宫内膜除不规则增生、简单型增生过长外，内膜腺体往往无癌前病变的形态，但内膜间质内血管、淋巴管明显增生，且其形态学有病理性改变。

四、各类子宫内膜增生过长的临床意义

子宫内膜增生过长系受无对抗性的雌激素持续刺激所致，即无内源性或外源性孕激素的作用。从正常增生的内膜，经增生过长、不典型增生过长，最后发展为分化好的腺癌的过程，可发生于内源性雌激素的刺激，如无排卵、多囊卵巢或产生雌激素的肿瘤，也可发生于不合用孕激素的外源性雌激素摄入。

近年来，国内外学者对各类增生过长及高分化腺癌进行了 DNA 含量、细胞生物学、免疫细胞化学、形态计量及超微结构等的研究，认为形态学上增生过长是一连续过程，但生物学上是否也为一相应的连续过程，则有不同意见。Kurman 等（1985）对未予治疗的内膜增生过长 170 例进行了长期随访，随访时间 1～26.7 年，平均 13.4 年，癌变发生在确诊后 1～11 年，平均 4.1 年；34% 增生过长患者及 31% 不典型增生过长患者在刮宫诊断后，病灶消退，不需进一步治疗；需激素或手术治疗者中，79% 增生过长及 39% 的不典型增生过长显示病灶已消退；仅 32% 增生过长及 27% 不典型增生过长持续存在增生过程。

郭丽娜等（1993）报道 21 例复杂型与不典型增生过长的生育年龄妇女的诊断与预后，其中复杂型增生过长 4 例，不典型增生过长 17 例，除 1 例不典型增生过长在首次刮宫后短期内即切除子宫外，余 20 例经孕激素治疗，随访 2～38 年，平均 11 年，仅 2 例重度不典型增生过长患者分别于初诊后第六年和第八年发展为浸润癌。

Ferenczy 等（1989）报道 85 例绝经后经孕激素治疗的增生过长病例，平均随访 7 年，65 例无细胞不典型者，无一例发展为癌；相反，20 例有细胞不典型者，25% 发展为癌。周先荣等（1992）对子宫内膜增生过长与内膜腺癌进行的形态测量结果，显示复杂型增生过长具有正常的 DNA 倍体分布，不典型增生过长与分化好的内膜癌，其腺上皮细胞的 DNA 倍体、腺体结构及细胞核的形态特征是一致的。

Sivridis 等（2001）认为从预后和治疗的观点，子宫内膜增生过长可分为伴有细胞不典型和无细胞不典型两种，前者经非浸润期过渡、发展至浸润癌，此系连续过程。AH 和上皮内腺癌（intraepithelial adenocarcinoma，IEC）或腺癌伴有间质浸润间的区别并非组织学的增殖。子宫内膜样赘生物的概念包括所有上述增生的内膜病灶。腺癌发生于 AH 者总是子宫内膜样细胞型，而发生于萎缩内膜者，或为内膜样细胞型或为非内膜样细胞型。内膜样腺癌发生于增生过长—赘生性过程系雌激素诱发者，趋向于分化好、肌层浸润少、无淋巴细胞浸润和转移灶，预后好。雌激素诱导的腺癌也可以是内膜样的，发生于萎缩的或轻度增生的子宫内膜，这种肿瘤往往组织学级别高、预后较差。总之，非内膜样细胞型的内膜癌，主要为浆液性乳头状癌和透亮细胞癌，是非激素诱导的，不伴发增生过长，并显示组织学浸润和极差的预后。从抗原的特性和伴发的分子特征，至少内膜癌有两种病理发生学的类型。

Otani T 等（2001）观察了 45 例腹部全子宫切除标本，研究正常子宫内膜、子宫内膜增

生过长和腺癌中激活素 A 的部位与产生。组织切片用抑制素/激活素 α 和 βA - 亚单位和激活素 A 经 ABC 法染色。从内膜组织提取的组织中激活素 A 和抑制素 A 浓度用 ELISA 法检测，内膜组织中抑制素 α - 亚单位和激活素 βA - 亚单位 mRNA 经 RT - PCR 分析。结果显示正常子宫内膜、子宫内膜增生过长和腺癌中无抑制素 α - 亚单位，而正常子宫内膜、子宫内膜增生过长和内膜腺癌的肿瘤细胞的腺细胞胞质中有激活素 βA - 亚单位和激活素 A。内膜腺癌阳性染色细胞的百分比高于正常内膜。分化差的肿瘤细胞阳性染色百分比高于分化好和中等分化者。正常子宫内膜、子宫内膜增生过长和腺癌中的间质细胞激活素 βA - 亚单位和激活素 A 染色弱。正常内膜和内膜腺癌中提取的组织，其激活素 A 的免疫反应可经双位点 ELISA 检测，内膜腺癌中激活素 A 显著高于正常内膜，而抑制素 A 则未检出。子宫内膜组织中激活素 α - 亚单位 mRNA 经 RT - PCR 证实在 905bp，βA - 亚单位条带在 366bp。研究提示子宫内膜组织产生激活素 A，而不产生抑制素。内膜癌组织中激活素 A 的量较正常内膜高。激活素 A 可能涉及内膜的肿瘤发生。

综上所述，不典型增生过长是真正的癌前病变。不过，不典型增生过长并不是所有子宫内膜癌的前身。子宫内膜癌有两种类型，一种是分化好的，在增生过长的基础上发展起来的，与无对抗雌激素刺激有关，常发生于年轻妇女或围绝经期妇女，此型癌生长缓慢，能自行消退，极少有转移潜能；另一种内膜癌较恶性，与增生过长或雌激素刺激无关，多发生于老年妇女。总之，增生过长越复杂，特别是有细胞不典型者，易发展为腺癌。鉴于不典型增生过长与分化好的腺癌两者的预后和治疗不同，在难以鉴别时，病理医师与临床医师要相互沟通，根据患者的年龄、对生育的期盼程度及其他情况，具体分析，慎重处理。

五、各类子宫内膜增生过长的治疗

发生于青春期的增生过长，在排除器质性病变的基础上，以止血、促进排卵、调整月经周期、保存生育功能为主。患者就诊时，根据其流血过程、流血量、贫血程度选择激素的种类和剂量。大量流血时，选用止血的药物剂量要求达到 24h 内流血量明显减少，48～72h 能止血。

（一）止血

1. 孕激素止血 孕酮类药物具有抗雌激素作用，通过促进 17β - HSD 和磺基转移酶的活性使 E_2 转化为硫酸雌酮，硫酸雌酮很快由细胞内排出。孕酮类药物还可通过抑制雌激素受体减少雌激素对靶细胞的生物效应。可抑制雌激素促使子宫内膜有丝分裂的作用，抑制子宫内膜生长。此外，足够量的孕酮类药物可使子宫内膜腺体呈分泌期变化，间质呈蜕膜样变化。停药后有类似月经期的内膜脱落。常用的孕酮类药物有以下几种。

（1）炔诺酮（妇康片）：属 19 - 去甲基睾酮类，止血效果较好。口服 5mg/次，每 8h 1 次，一般应在 3d 内止血。止血后药量递减，每 3d 减 1/3 药量，直至维持量 2.5～5mg/d，在止血后 20d 左右停药。如就诊时流血量极多，则开始给予 5～10mg/次，每 3h 1 次，共 2～3 次后改为每 8h 1 次。

（2）复方己酸羟孕酮注射剂：内含己酸羟孕酮 250mg 与戊酸雌二醇 5mg，即工号避孕针。每次 1 支，同时加黄体酮 1 支，肌内注射，10d 后再注射工号避孕针 1 支。

（3）甲羟孕酮（安宫黄体酮）：属孕酮衍生物，有轻度雄激素作用，对内膜的作用略逊于炔诺酮。口服 6mg/次，每 8h。递减法同炔诺酮，维持量 4～6mg/d。若出现突破性出血，每日可加服炔雌醇 0.005mg 或己烯雌酚 0.125mg。

2. 雌激素止血 短期内可用较大剂量雌激素促进内膜生长，覆盖子宫内膜剥脱后的创面，达到止血目的。此外尚有升高纤维蛋白原水平、增加凝血因子、促进血小板凝聚和使毛细血管通透性降低等作用。由于雌激素口服反应大，往往使患者难以耐受而很少被采用。

（1）己烯雌酚：2mg，每 8h 口服 1 次，3d 内止血后，按每 3d 减 1/3 药量递减，直至维持在 1mg/d，血止后 20d 停药。若恶心、剧吐，可改用苯甲酸雌二醇肌注。

（2）苯甲酸雌二醇：2mg，每 6～8h 肌注 1 次，递减法同上，减至 2mg/d 时可改口服己烯雌酚。如就诊时流血量极多，开始可肌注 2mg，每 3h1 次，2～3 次后改用 2mg，每 8h1 次。

（3）结合孕马雌激素（即结合雌激素）：静脉注射效果较显者，常用剂量 25mg/4h，一般 3～4 次后出血明显减少或止血，一般不超过 6 次。止血后给予周期治疗。

上述两种激素止血，在停药后均可出现撤退性出血，出血皆在停药后 1～3d，故止血后药物剂量需递减，一般以 1/3 量递减，然后维持正常生理量或略超过生理量，达 1 个月经周期。中、少量流血时所需剂量接近生理量，则不必减量，可持续服用 1 个月经周期。此外，两种激素各有不良反应，孕激素可影响肝功能，雌激素大剂量口服常会引起恶心、剧吐，使患者不能坚持服药。

目前在用激素止血的同时还加用止血剂，如非类固醇抗炎药物（non steroid anti-inflammatory drug，NSAID），月经过多者的子宫内膜中 6-酮-PGF1α 较正常子宫内膜中的浓度高 3 倍，且 PGF2α/PGE$_2$ 比与月经量呈负相关，NSAID 能抑制还氧化酶，使 PG 下降，减少月经期出血量，常用药有甲灭酸、氯灭酸、氟芬那酸；抗纤溶制剂，月经过多者内膜中纤溶活性增加，致使子宫内膜破碎后，破裂的血管壁缺乏纤维蛋白凝块，使出血量增多，抗纤溶制剂可减少出血量，常用者有氨甲苯酸、氨基己酸、氨甲环酸及精氨酸血管加压素的类似物 desmopressin。对顽固性反复大量出血而药物止血无效时可考虑刮宫，刮宫不仅能快速止血，并可进一步明确诊断，若与宫腔镜并用，或在宫腔镜引导下行刮宫术。

发生于围绝经期的增生过长在排卵期后给予孕激素以对抗雌激素的持续作用。部分 SH 病例经诊断性刮宫后可恢复正常。

KuKu 等（2001）报道年轻妇女 AH 及子宫内膜癌的保守治疗，原诊断的 29 例内膜癌、无肌层浸润和 10 例 AH，经病理诊断中心复片确诊 29 例内膜癌中 10 例为 AH，3 例 CH，3 例子宫不典型息肉状腺肌瘤（APA）；10 例 AH 中 1 例为内膜癌，1 例为 SH。12 例内膜癌中 9 例（75%）和 18 例 AH 中 15 例（83%）对醋酸甲羟孕酮（medroxyprogesterone acetate，MPA）治疗开始有反应，9 例内膜癌有反应者 2 例后来复发，其中 1 例左闭孔淋巴结转移；2 例妊娠，其中 1 例分娩足月婴儿。AH 有反应者中 1 例复发，5 例妊娠，其中 4 例分娩正常婴儿。故对年轻妇女内膜癌局限于内膜者及 AH 且希望保留生育功能者可予 MPA 治疗。

（二）手术治疗

1. 刮宫吸宫术 是重要的诊断方法，对某些患者也可达到治疗的目的。Tabata 等（2001）报道 77 例子宫内膜增生过长的前瞻性研究。其中 SH 48 例，CH 17 例，SHA 1 例，CHA 11 例。每 12 个月刮宫 1 次，共 3 年。77 例中仅 1 例发展为癌，病理显示组织学为 G1。总的消退率为 79%，SHA 消退率 100%，CH 消退率 94%，CHA 消退率 55%。CHA 患者转为正常内膜者多发生在第一年内。

2. 子宫切除术 具有下列情况者可行子宫切除术：①40 岁以上、无生育要求者的 AH 者；②围绝经期，特别是绝经后老年妇女的子宫内 CH，伴有或不伴有细胞非典型性者；③年轻妇女药物治疗无效，内膜持续增生或加重，或阴道反复大量出血经刮宫及药物治疗均不能控制者。

（刘 青）

参考文献

［1］杨冬梓. 生殖内分泌疾病检查项目选择及应用［M］. 北京：人民卫生出版社，2016.

［2］薛敏. 实用妇科内分泌诊疗手册［M］. 北京：人民卫生出版社，2015.

［3］石一复，郝敏. 卵巢疾病［M］. 北京：人民军医出版社，2014.

［4］杨慧霞，狄文. 妇产科学［M］. 北京：人民卫生出版社，2016.

妇产科综合诊治新策略

（下）

刘　萍等◎主编

吉林科学技术出版社

第十一章　盆底功能障碍性疾病

第一节　子宫脱垂

一、ICD 编码

ICD - 10：N81.204（203，301）。

二、定义

子宫从正常位置沿阴道向下移动，当宫颈外口达坐骨棘水平以下，甚至整个子宫全部脱出阴道口以外，称子宫脱垂。

三、病因

（1）分娩损伤为最主要病因。
（2）腹腔压力长时间增加。
（3）盆底组织发育不良或退行性变。

四、诊断

（一）临床表现

（1）腰骶部疼痛或下坠感，走路、负重、久蹲后症状加重，休息后可减轻。
（2）肿块自阴道脱出，初起于腹压增加时脱出，休息卧床后能自动回缩。
（3）脱出的组织瘀血、水肿、肥大，甚至无法还纳，长期暴露于阴道口外，出现糜烂、溃疡、感染、渗出脓性分泌物。
（4）小便困难，尿潴留，经常有残余尿，并有反复发作的尿频、尿急、尿痛或腹压增加时漏尿。

（二）辅助检查

（1）根据患者平卧用力向下屏气时，子宫下降最低点为分度标准。将子宫脱垂分为3度。

Ⅰ度轻型：宫颈外口距离处女膜缘 <4cm，但未达处女膜缘。
Ⅰ度重型：宫颈已达处女膜缘，但未超出该缘，检查时在阴道口见到宫颈。
Ⅱ度轻型：宫颈已脱出阴道口，但宫体仍在阴道内。
Ⅱ度重型：宫颈及部分宫体已脱出阴道口。
Ⅲ度：宫颈及宫体全部脱出至阴道口外。

（2）POP - Q 分类法：子宫脱垂的 POP - Q 分类法见表 11 - 1 及表 11 - 2。

表 11 - 1　子宫脱垂评估指示点

指示点	内容描述	范围（cm）
Aa	距处女膜3cm的阴道前壁处	- 3、+ 3
Ba	阴道前壁脱出离处女膜最远处	- 3、+ TVL
C	宫颈或子宫切除的阴道残端	± TVL
D	后穹窿（没有切除子宫者）	± TVL 或空缺
Ap	距处女膜3cm的阴道后壁处	- 3、+ 3
Bp	阴道后壁脱出离处女膜最远处	- 3、+ TVL

表 11 - 2　子宫脱垂分度

分度	内容
0	没有脱垂，Aa、Ap、Ba、Bp 都是 - 3cm，C 点在 TVL 和 - （TVL - 2cm）之间
I	脱垂最远处在处女膜内，距处女膜 >1cm
II	脱垂最远处在处女膜边缘1cm内，不论在处女膜内还是外
III	脱垂最远处在处女膜外，距离处女膜边缘 >1cm，但 <2cm，并 <TVL
IV	阴道完全或几乎完全脱垂，脱垂最远处超过或等于 （TVL - 2cm）

五、鉴别诊断

（一）黏膜下子宫肌瘤脱出宫颈外口

往往有月经过多病史，在脱出物上找不到宫颈外口，阴道前后壁不脱垂，双合诊检查时在阴道口可触到子宫颈。

（二）囊肿或肌瘤

可误诊为膀胱膨出或子宫脱垂，但检查时子宫仍在正常位置或被肿块挤向上方，而肿物与宫颈无关。

根据病史及妇科检查，可明确诊断。

六、治疗

（一）非手术治疗

适用于轻度脱垂、年龄大或并发内、外科疾病不能耐受手术、不愿意接受手术的患者。

（1）支持疗法。

（2）子宫托：适用于各度子宫脱垂和阴道前后壁脱垂者。

注意事项：子宫托大小因人而异，以放置后不脱出又无不适感为理想。

（3）盆底肌训练。

（二）手术治疗

（1）手术适应证：适用于 II 度以上脱垂者，并发直肠、膀胱膨出有症状者及非手术治疗无效者。

（2）手术禁忌证：①严重心肺功能不全，不能耐受手术的患者；②未控制的糖尿病、高血压、凝血功能异常的患者。

（3）手术前注意事项：①充分知情沟通；②必要时应行尿动力学检查决定是否行抗尿失禁手术；③根据患者具体情况及意愿选择术式。

（4）手术方法：①曼氏手术；②阴式全子宫切除术及阴道前、后壁修补术；③使用生物网片的骨盆重建术；④阴道闭合术。

七、疾病评估诊治指引

子宫脱垂一般无生命威胁，可根据病情选择非手术、手术治疗方法，患者如需手术治疗，手术为择期手术，按手术的分级应归为Ⅲ级开放性妇科手术，应由获Ⅲ级该类手术权限的医师予施行手术。

八、入院标准

（1）盆底器官脱垂达Ⅱ度及以上，伴或不伴有尿失禁。
（2）患者有手术意愿而无手术禁忌证者。

九、会诊标准

（1）存在内、外科并发症，需专科协助诊治。
（2）存在可能影响麻醉的因素，术前需麻醉科评估。
（3）饮食有特殊要求的患者，请营养科协助饮食控制。

十、入出 ICU 标准

（一）入 ICU 标准

（1）严重心、肺疾病。
（2）活动性出血或休克。
（3）麻醉意外抢救成功后。
（4）术后麻醉需要辅助机械通气。
（5）任何一个重要脏器衰竭。
（6）败血症、感染性休克。
（7）术后水、电解质紊乱。

（二）出 ICU 标准

收入 ICU 的患者经过严密监护和治疗后，病情趋于稳定且转入 ICU 的指征已消除后，可转出 ICU 返回普通病房继续进行专科治疗。标准如下。

（1）心率正常。
（2）血流动力学稳定。
（3）呼吸频率正常，呼吸功能障碍已获纠治，血气分析结果正常。
（4）主要脏器功能稳定。
（5）吸氧下无发绀、血氧饱和度 >90%，不需机械通气、不需给氧。

（6）专科指征：如停留引流管，无活动性出血表现。

十一、术前谈话要点

（一）不接受手术治疗的可能后果

可能病情加重，导致子宫或膀胱、直肠嵌顿不能回纳阴道；影响生活质量。

（二）可供选择的其他治疗方法

盆底肌训练、子宫托治疗、药物治疗等。

（三）术中、术后可能出现的常见情况

（1）膀胱、直肠损伤：一旦损伤，需行修补术或Ⅱ期手术。

（2）阴式全子宫切除＋阴道前后壁修补术有20%～40%的可能失败。

（3）术后复发：术后远期穹窿脱垂可能，可能需再次行其他手术治疗。

（4）术后排尿困难：多能自行恢复。

（5）术后新发压力性尿失禁：可予非手术治疗，必要时需行抗尿失禁手术。

（6）使用网片的骨盆重建术的常见并发症：如①性交痛；②网片外露或侵蚀，有手术取出部分网片可能；③术后疼痛，多能自行恢复；④网片为永久置入物，无法全部取出；⑤仍有约10%的失败率。

（7）阴道封闭术：多需切除子宫，失去性生活功能。

十二、常见并发症及处理

（1）术中大出血、盆腔血肿：手术解剖结构要清晰，分离小心，及时结扎血管止血。术后止血治疗，一般经过非手术治疗均可治愈。

（2）直肠、膀胱损伤：常规术前肠道准备，必要时膀胱镜检查，若发现损伤及时行修补术。

（3）术后盆腔感染：术前预防性使用抗生素、术中防止血肿发生、术后加强预防感染。

（4）排尿困难：术中网片或吊带不宜放置过紧；一旦发生，可通过尿道扩张或自行清洁导尿多可恢复。如治疗无效，则术后3个月剪除部分网片或吊带。

（5）网片外露或侵蚀：雌激素药膏局部上药，如无效则予剪除部分网片。

（6）新发压力性尿失禁：可再次行无张力尿道中段悬吊带术。

十三、出院标准

（1）入院时症状已解除，一般情况良好，体温正常。

（2）伤口愈合良好。

（3）血、尿常规正常。

（4）残余尿量＜100ml。

（5）没有需要住院处理的并发症和（或）并发症。

十四、随访指导

（1）注意体温、外阴分泌物的情况及个人卫生，出现异常随时返专科门诊就诊。

（2）患者出院后注意休息，避免重体力劳动、下蹲等动作。

（3）加强营养，补充清淡、易消化、营养高的食物。

（4）术后继续盆底肌功能锻炼。

（5）要求患者需长期在泌尿妇科专科门诊随诊、复查，术后2周完成第1次复查，需携带门诊病历、出院小结等临床资料。主诊医师需行阴道检查了解阴道伤口愈合情况。

（6）出现以下紧急情况需及时返院或到当地医院治疗

1）手术伤口大量出血。

2）患者术后阴道局部剧烈疼痛。

3）出现膀胱阴道瘘或直肠阴道瘘的表现。

十五、门诊标准流程

子宫脱垂的门诊标准流程见图11-1。

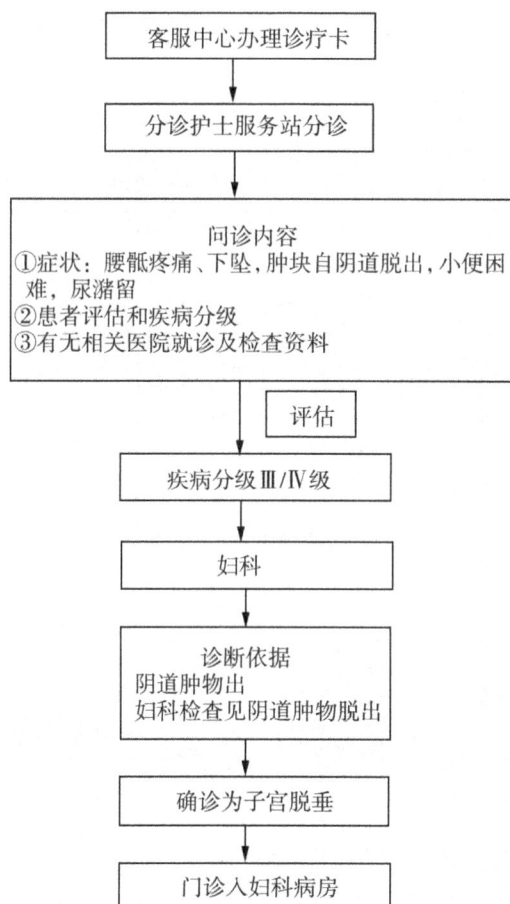

图11-1 子宫脱垂的门诊标准流程

十六、住院标准流程

子宫脱垂的住院标准流程见图11-2。

符合子宫脱垂入院标准

①基本资料
②健康评估
③社会经济评估
④营养评估
⑤疼痛评估
⑥功能康复评估
⑦健康教育评估
⑧心理评估
⑨受虐待、歧视评估
⑩跌倒、坠床风险评估
⑪专科医疗、护理重点评估
⑫出院特殊需求评估

入院

妇科病房

评估

医师组 ⟷ 护理组

入院评估

有手术指征

术前常规检查
①血常规
②血型全套
③C反应蛋白
④尿常规
⑤肝、肾功能、空腹血糖
⑥凝血常规
⑦乙肝抗原；丙肝、梅毒、
　艾滋病抗体
⑧血气分析+血电解质
⑨尿动力学检查
⑩B超、胸部X线片、心电图

术前常规准备
①询问病史与体格检查，完成病历
②上级医师查房与术前评估
③了解所有化验报告，术前根据尿动
　力学结果及患者有无合并尿失禁确
　定手术方式
④与手术室沟通，决定手术时间
⑤与监护人谈话，告知治疗计划及手
　术风险、可能的并发症，签定手术
　同意书、输血知情同意书及其他告
　知事项，完成手术准备
⑥开具手术医嘱
⑦必要时请相关专科会诊

手术室 ← 麻醉医师
　　　　　麻醉评估、谈话

术前time-out ← 麻醉医师、手术医师、手术护理组
　　　　　　　　双身份识别、手术安全核查

手术 ← 手术医师、麻醉医师、手术护理组
　　　　双身份识别、手术安全核查

出入ICU标准 ⟷ ICU ← 普通病房

预出院　出院医嘱、带药

医师组　护理组

出院标准
①入院时症状已解除，一般情况良好，
　体温正常
②伤口愈合良好
③血、尿常规正常
④排尿通畅，增加腹压无尿失禁症
　状，残余尿量<100ml
⑤没有需要住院处理的并发症和(或)
　合并症

上级医师查房，确定有无手术
并发症和手术切口感染，决定
是否出院
如果该患者可以出院
①通知患者及其家属出院
②完成病历书写
③开具诊断证明、出院小结
④健康教育
⑤预约复诊日期

健康教育
①饮食、营养、活动、保暖、
　个人卫生、指导性生活、盆浴
　等注意事项
②出院带药的用药指导
③疾病预防、保健知识、心理
　指导
④复印相关资料
⑤应急就诊事项
⑥复诊时间、地点及注意事项

患者或家属出入院处办理出院　客服中心：诊断证明、出院小结盖章

专科门诊复查、随诊

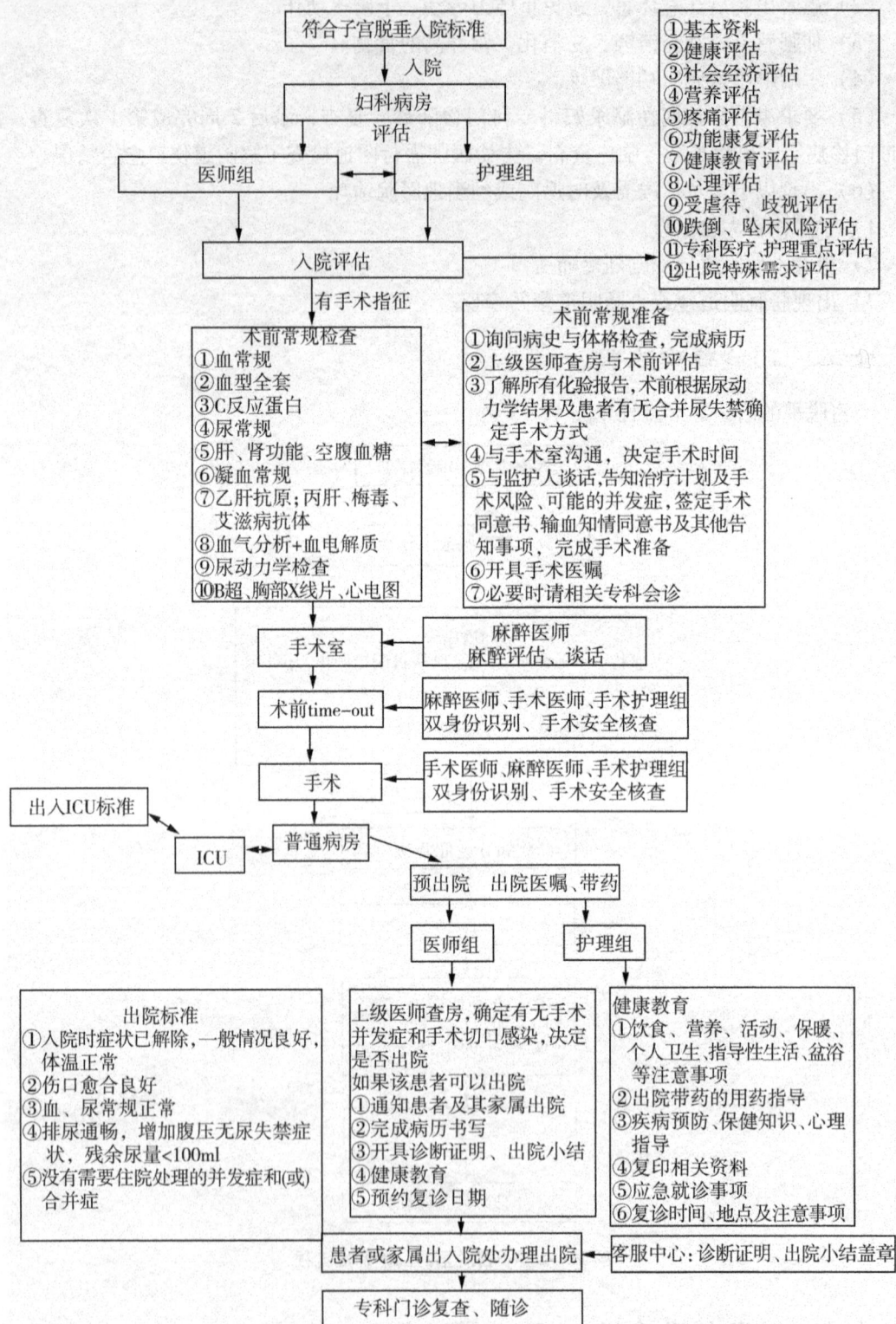

图11-2　子宫脱垂的住院标准流程

十七、诊疗规范路径图

子宫脱垂的诊疗流程见图 11 - 3。

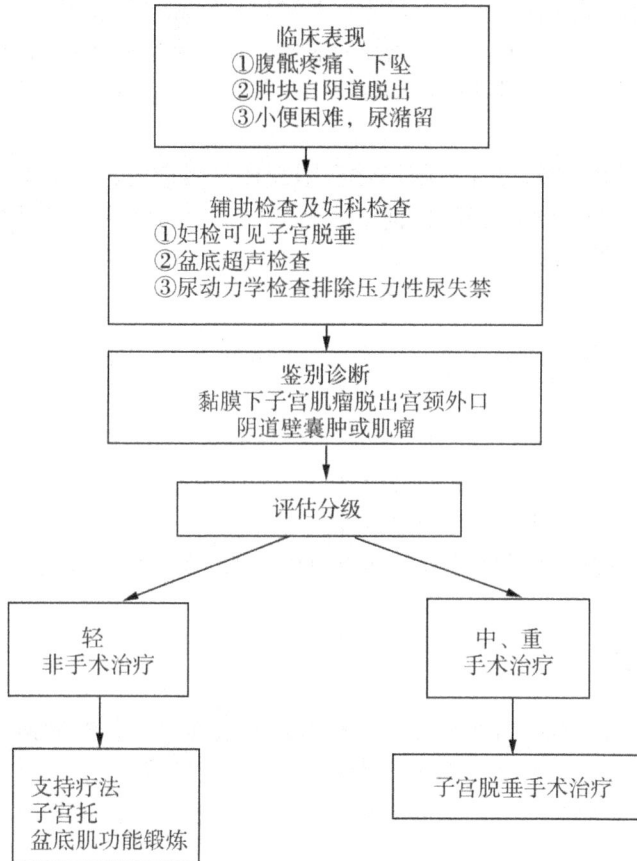

```
┌─────────────────────────┐
│        临床表现          │
│   ①腹骶疼痛、下坠        │
│   ②肿块自阴道脱出        │
│   ③小便困难，尿潴留      │
└─────────────────────────┘
             │
             ▼
┌─────────────────────────┐
│    辅助检查及妇科检查     │
│   ①妇检可见子宫脱垂      │
│   ②盆底超声检查          │
│   ③尿动力学检查排除压力性尿失禁 │
└─────────────────────────┘
             │
             ▼
┌─────────────────────────┐
│        鉴别诊断          │
│  黏膜下子宫肌瘤脱出宫颈外口 │
│    阴道壁囊肿或肌瘤       │
└─────────────────────────┘
             │
             ▼
        ┌──────────┐
        │  评估分级 │
        └──────────┘
          ╱        ╲
         ╱          ╲
┌──────────┐      ┌──────────┐
│    轻    │      │  中、重  │
│ 非手术治疗│      │ 手术治疗 │
└──────────┘      └──────────┘
     │                 │
     ▼                 ▼
┌──────────┐      ┌──────────────┐
│  支持疗法 │      │ 子宫脱垂手术治疗 │
│  子宫托   │      └──────────────┘
│ 盆底肌功能锻炼│
└──────────┘
```

图 11 - 3　子宫脱垂的诊疗流程

（居宝芹）

第二节　阴道前后壁脱垂

一、ICD 编码

ICD - 10：N81.8011。

二、定义

阴道前后壁脱垂是指阴道前后壁接近或脱出于处女膜外。

三、病因

多产、产程延长、产后过早参加重体力劳动、长期站立工作及腹压增加。

四、诊断

（一）临床表现

（1）腰骶部疼痛或下坠感，走路、负重、久蹲后症状加重，休息后可减轻。

（2）肿块自阴道脱出，初起于腹压增加时脱出，休息卧床后能自动回缩。

（3）排尿困难、尿潴留、排便困难、阴道出血等，部分患者可能并发子宫脱垂和（或）压力性尿失禁、大便失禁。

（4）妇检时可见阴道口松弛伴有陈旧性会阴裂伤，阴道前、后壁呈半球形隆起，触之柔软，如为后壁脱垂可在肛检时指端向前进入凸向阴道的盲袋内；脱垂部位黏膜变薄、透亮，黏膜表面硬化、皱襞消失。

（二）辅助检查

（1）根据患者平卧用力向下屏气时，阴道前后壁膨出和脱垂程度，将阴道前后壁脱垂分为3度。

Ⅰ度：阴道前、后壁向下突出，但仍在阴道内，有时伴有膨出的膀胱、直肠。

Ⅱ度：部分阴道前、后壁脱出至阴道口外。

Ⅲ度：阴道前、后壁全部脱出至阴道口外。

（2）POP-Q分类法：阴道前后壁脱垂的POP-Q，分类同子宫脱垂，见表11-1及表11-2。

五、鉴别诊断

（1）黏膜下子宫肌瘤脱出宫颈外口：往往有月经过多病史，在脱出物上找不到宫颈外口，阴道前后壁不脱垂，双合诊检查时在阴道口可触到子宫颈。

（2）阴道壁囊肿或肌瘤：可误诊为膀胱膨出或子宫脱垂，但检查时子宫仍在正常位置或被肿块挤向上方，而肿物与宫颈无关。

根据病史及妇科检查，可明确诊断。

六、治疗

（一）非手术治疗

适用于轻度脱垂、年龄大或并发内外科疾病不能耐受手术、不愿意接受手术的患者。

（1）支持疗法。

（2）子宫托：适用于各度子宫脱垂和阴道前后壁脱垂者。子宫托大小因人而异，以放置后不脱出又无不适感为理想。

（3）盆底肌训练。

（二）手术治疗

（1）手术适应证：适用于Ⅱ度以上脱垂者，并发子宫脱垂，并发直肠、膀胱膨出有症状者及非手术治疗无效者。

（2）手术禁忌证：①严重心肺功能不全，不能耐受手术的患者；②未控制的糖尿病、高血压症、凝血功能异常的患者。

（3）手术前注意事项：①充分知情沟通；②必要时应行尿动力学检查决定是否行抗尿失禁手术；③根据患者具体情况及意愿选择式式。

（4）手术方法：①阴道前、后壁修补术及会阴修补术；②阴道闭合术；③使用生物网片的骨盆重建术。

七、疾病评估及诊治指引

阴道前后壁脱垂一般无生命威胁，可根据病情选择非手术、手术治疗方法，患者如需手术治疗，手术为择期手术，按手术的分级应归为Ⅲ级开放性妇科手术，应由获Ⅲ级该类手术权限的医师予施行手术。

八、入院标准

（1）盆底器官脱垂达Ⅱ度及以上，伴或不伴有尿失禁。
（2）患者有手术意愿而无手术禁忌证者。

九、会诊标准

（1）存在内、外科并发症，需专科协助诊治。
（2）存在可能影响麻醉的因素，术前需麻醉科评估。
（3）饮食有特殊要求的患者，请营养科协助饮食控制。

十、入出 ICU 标准

（一）入 ICU 标准

（1）严重心、肺疾病。
（2）活动性出血或休克。
（3）麻醉意外抢救成功后。
（4）术后麻醉需要辅助机械通气。
（5）任何一个重要脏器衰竭。
（6）败血症、感染性休克。
（7）术后水、电解质紊乱。

（二）出 ICU 标准

收入 ICU 的患者经过严密监护和治疗后，病情趋于稳定且转入 ICU 的指征已消除后，可转出 ICU 返回普通病房继续进行专科治疗。标准如下。
（1）心率在正常范围。
（2）血流动力学稳定。
（3）呼吸频率正常，呼吸功能障碍已获纠治，血气分析结果正常。
（4）主要脏器功能稳定。
（5）吸氧下无发绀、血氧饱和度 >90%，不需机械通气、不需给氧。
（6）专科指征：如停留引流管，无活动性出血表现。

十一、谈话要点

（一）不接受手术治疗的可能后果

可能病情加重，导致子宫或膀胱、直肠嵌顿不能回纳阴道。

（二）可供选择的其他治疗方法

盆底肌训练、子宫托治疗、药物治疗等。

（三）术中、术后可能出现的常见情况

（1）膀胱、直肠损伤：一旦损伤，需行修补术或Ⅱ期手术。

（2）阴道前后壁修补术有20%~40%的失败可能。

（3）术后远期阴道前后壁脱垂复发可能，甚至以后并发子宫脱垂，可能需再次行其他手术治疗。

（4）术后排尿困难，多能自行恢复。

（5）术后新发压力性尿失禁：可予非手术治疗，必要时需行抗尿失禁手术。

（6）使用网片的骨盆重建术的常见并发症，如①性交痛；②网片外露或侵蚀：有手术取出部分网片可能；③术后疼痛：多能自行恢复；④网片为永久置入物，无法全部取出；⑤仍有约10%的失败率。

（7）阴道封闭术：多需切除子宫，失去性生活功能。

十二、常见并发症及处理

（1）术中大出血、盆腔血肿：手术解剖结构要清晰，分离小心，及时结扎血管止血。术后止血治疗，一般经过非手术治疗均可治愈。

（2）直肠、膀胱损伤：常规术前肠道准备，必要时膀胱镜检查，若发现损伤及时行修补术。

（3）术后盆腔感染：术前预防性使用抗生素、术中防止血肿发生、术后加强预防感染。

（4）排尿困难：术中网片或吊带不宜放置过紧；一旦发生，可通过尿道扩张或自行清洁导尿多可恢复。如治疗无效，则术后3个月剪除部分网片或吊带。

（5）网片外露或侵蚀：雌激素药膏局部上药，如无效则予剪除部分网片。

（6）新发压力性尿失禁：可再次行无张力尿道中段悬吊带术。

十三、出院标准

（1）患者入院时症状已解除，一般情况良好，体温正常。

（2）伤口愈合良好。

（3）血、尿常规正常。

（4）残余尿量<100ml。

（5）没有需要住院处理的并发症和（或）并发症。

十四、随访指导

（1）注意体温、外阴分泌物的情况及个人卫生，出现异常随时返专科门诊就诊。

（2）患者出院后注意休息，避免重体力劳动、下蹲等动作。

（3）加强营养，补充清淡、易消化、营养高的食物。

（4）术后继续盆底肌功能锻炼。

（5）要求患者需长期在妇科专科门诊随诊、复查，术后2周完成第1次复查，需携带门诊病历、出院小结等临床资料。主诊医师需行阴道检查了解阴道伤口愈合情况。

（6）出现以下紧急情况需及时返院或到当地医院治疗

1）手术伤口大量出血。

2）患者术后阴道局部剧烈疼痛。

3）出现膀胱阴道瘘或直肠阴道瘘的表现。

十五、门诊标准流程

阴道前后壁脱垂的门诊标准流程见图11-4。

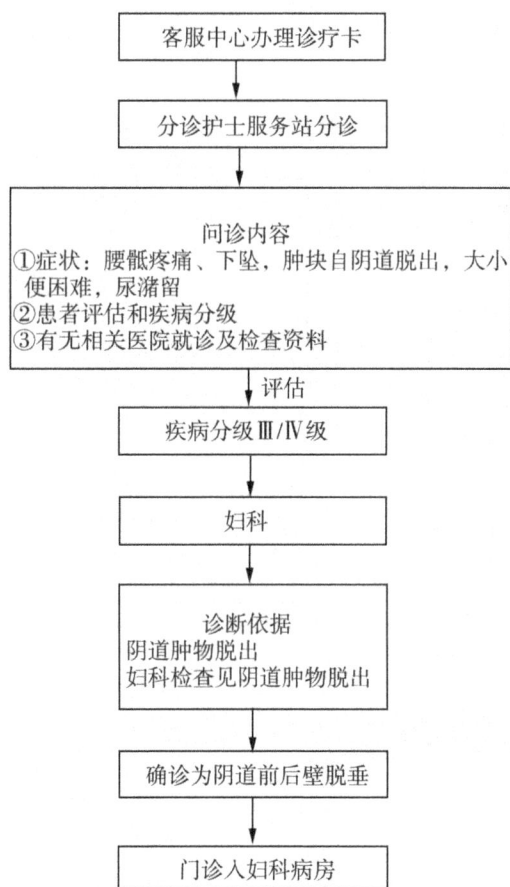

图11-4　阴道前后壁脱垂的门诊标准流程

十六、住院标准流程

阴道前后壁脱垂的住院标准流程见图 11-5。

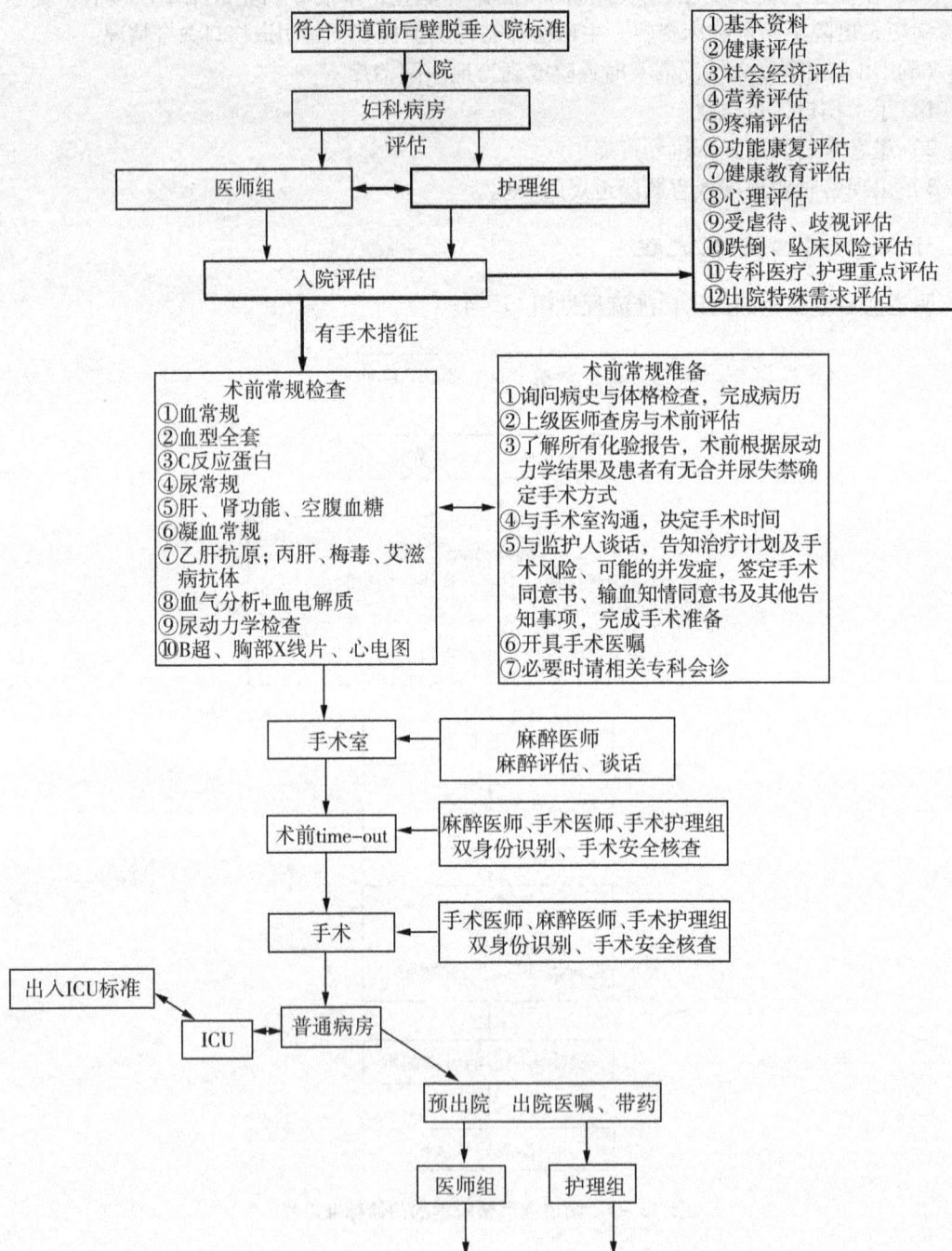

出院标准	上级医师查房,确定有无手术	健康教育
①入院时症状已解除,一般情况良好,体温正常	并发症和手术切口感染,决定是否出院	①饮食、营养、活动、保暖、个人卫生、指导性生活、盆浴等注意事项
②伤口愈合良好	如果该患者可以出院	②出院带药的用药指导
③血、尿常规正常	①通知患者及其监护人出院	③疾病预防、保健知识、心理指导
④排尿通畅,增加腹压无尿失禁,残余尿量<100ml	②完成病历书写	④复印相关资料
⑤没有需要住院处理的并发症和(或)合并症	③开具诊断证明、出院小结	⑤应急就诊事项
	④健康教育	⑥复诊时间、地点及注意事项
	⑤预约复诊日期	

患者或家属出入院处办理出院 → 客服中心:诊断证明、出院小结盖章

专科门诊复查、随诊

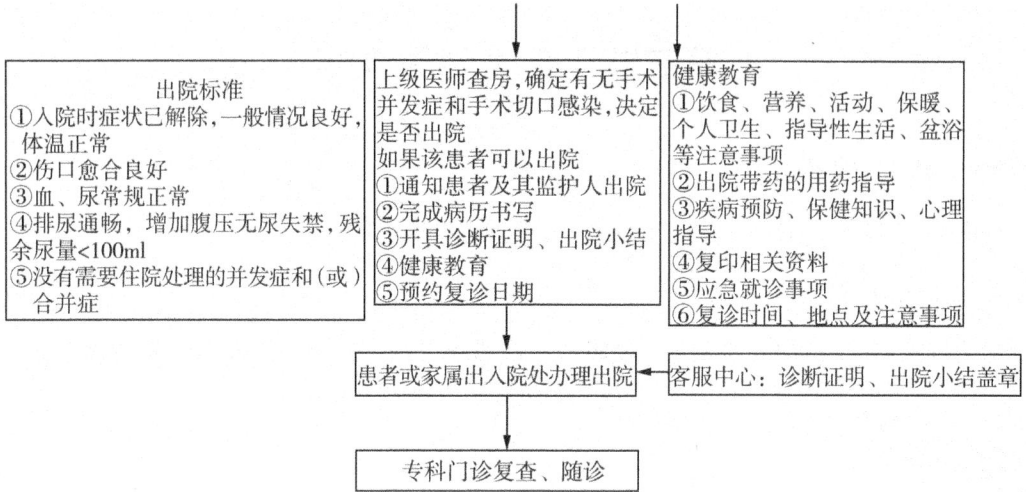

图 11-5 阴道前后壁脱垂的住院标准流程

十七、疾病诊疗路径图

阴道前后壁脱垂的诊疗流程见图 11-6。

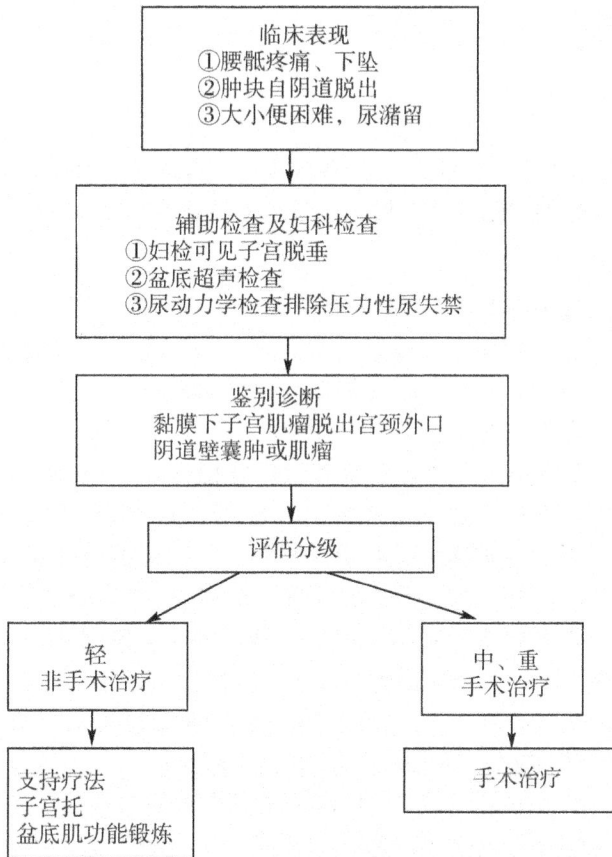

临床表现
①腰骶疼痛、下坠
②肿块自阴道脱出
③大小便困难,尿潴留

辅助检查及妇科检查
①妇检可见子宫脱垂
②盆底超声检查
③尿动力学检查排除压力性尿失禁

鉴别诊断
黏膜下子宫肌瘤脱出宫颈外口
阴道壁囊肿或肌瘤

评估分级

轻
非手术治疗

中、重
手术治疗

支持疗法
子宫托
盆底肌功能锻炼

手术治疗

图 11-6 阴道前后壁脱垂的诊疗流程

(居宝芹)

第三节 压力性尿失禁

一、ICD 编码

ICD - 10：N39.301。

二、定义

压力性尿失禁（SUI）指喷嚏、咳嗽或运动等腹压增高时出现不自主的尿液自尿道外口漏出。

三、病因

（1）妊娠及分娩损伤为主要原因。

（2）尿道、阴道手术。

（3）功能障碍：先天性膀胱尿道周围组织支持不足或神经支配不健全，为青年女性及未产妇的发病原因，绝经后女性女性激素减退，使盆底组织松弛，失去支托功能。

（4）盆腔肿物。

（5）肥胖。

四、诊断

压力性尿失禁诊断主要依据主观症状和客观检查，并需除外其他疾病。诊断过程应包括确定诊断、程度诊断、分型诊断及并发疾病诊断 4 个主要步骤。

（一）确定诊断

以病史和体格检查为主要手段，以确定有无压力性尿失禁。

（1）突出病史和体格检查在压力性尿失禁确诊中的作用，其他检查则主要为可选择方案：①病史：包括全身情况、压力性尿失禁症状、泌尿系统其他症状及其他相关系统疾病史；既往病史、月经生育史、生活习惯、活动能力、并发疾病和使用药物等。②体格检查：一般状态、全身体检、泌尿系统专科检查及其他特殊检查。a. 压力试验：将一定量的液体注入膀胱后，嘱患者取站立位，用力咳嗽 8～10 次，观察阴部有无尿液漏出。如有尿液流出，为阳性。b. 尿垫试验：尿道压力试验阴性者可行纱布垫试验。患者带一事先称重的无菌尿布进行爬楼梯等活动，根据称重得知溢尿量。c. 指压试验：检查者用示指和中指放入阴道前壁的尿道两侧，指尖位于膀胱与尿道交界处，向前上抬高膀胱颈，再行诱发压力试验，如压力性尿失禁现象消失，则为阳性。d. 棉签试验：患者仰卧位，将润滑的棉签置入尿道，使棉签头置于膀胱与尿道交界，分别测量患者在静息时及 Valsalva 动作时棉签与地面的角度，<15°为正常，棉签活动的角度超过30°为尿道下垂。

（2）其他辅助检查：①排尿日记。②国际尿失禁咨询委员会尿失禁问卷表简表（ICI - Q - SF）。③实验室检查：血、尿常规，尿培养和肝、肾功能，尿流率，残余尿等。④一些有侵入性的检查，如膀胱镜、侵入性尿动力学检查、膀胱尿道造影、静脉肾盂造影、CT 等。

（3）侵入性尿动力学检查为尿失禁诊断金标准。

（二）程度诊断

按临床症状的程度分为3度。

轻度：尿失禁仅在咳嗽及打喷嚏时发生。

中度：尿失禁发生在日常活动，如行走或从椅子上站立起来时。

重度：在站立时即有尿失禁。

（三）分型诊断

分型诊断并非必须，但对于临床表现与体格检查不甚相符，以及经初步治疗后疗效不佳的患者，建议进行尿失禁分型诊断。

（1）根据影像尿动力学分为解剖型和尿道固有括约肌缺陷（ISD）型压力性尿失禁；也可采用最大尿道闭合压（MUCP）进行区分，MUCP < $20cmH_2O$ 或 < $30cmH_2O$ 提示 ISD 型。

（2）按照腹压漏尿点压（ALPP）分为 Ⅰ 型、Ⅱ 型、Ⅲ 型压力性尿失禁。

Ⅰ 型压力性尿失禁：ALPP ≥ $90cmH_2O$。

Ⅱ 型压力性尿失禁：ALPP 为 $60 \sim 90cmH_2O$。

Ⅲ 型压力性尿失禁：ALPP ≤ $60cmH_2O$。

（四）常见并发疾病诊断

（1）膀胱过度活动症（OAB）：怀疑有膀胱过度活动的患者按 OAB 指南诊断，推荐行尿动力学检查。

（2）盆腔脏器脱垂：并发有盆腔脏器脱垂的患者应进行妇科检查。

（3）排尿困难：排尿困难患者高度推荐尿流率及剩余尿测定，必要时行侵入性尿动力学检查，以确定是否存在逼尿肌收缩受损或膀胱出口梗阻。

五、鉴别诊断

（1）先天性尿路畸形：膀胱外翻，输尿管口异位（开口于阴道内）。检查时可明确诊断。

（2）急迫性尿失禁：感觉性急迫性尿失禁、膀胱肿瘤、泌尿系结石、泌尿系异物、膀胱炎和尿道炎等在尿路黏膜受刺激发生尿意急迫，询问病史及辅助检查可诊断。

（3）溢出性尿失禁：在子宫颈肿瘤、阔韧带肿瘤、妊娠子宫后屈牵引或压迫膀胱颈时可出现。询问病史及辅助检查可诊断。

六、治疗

（一）非手术治疗

轻、中度压力性尿失禁患者可考虑非手术治疗，非手术治疗也可用于手术治疗前后的辅助治疗。

（1）盆底肌训练：①Kegel 运动：方法为做缩紧肌提肌的动作，每次收缩不少于3s，然后放松，连续做 $15 \sim 30min$，每日 $2 \sim 3$ 次，6周为1个疗程。②生物反馈治疗：使用特殊仪器设备完成。每次 20min，一周2次，6周为1个疗程。疗效相当于或优于单纯盆底肌训练。

（2）减肥。

（3）阴道重锤训练。

（4）电刺激治疗。

（5）抗尿失禁型子宫托。

（6）改变饮食习惯。

（7）戒烟。

（二）药物治疗

提高尿道闭合压，提高尿道关闭功能。

（1）α_1-肾上腺受体激动药：激活尿道平滑肌 α_1 受体及躯体运动神经原，增加尿道阻力。不良反应有高血压、心悸、头痛、肢端发冷，严重者可发作脑卒中。常用药物有米多君、甲氧明。并发使用雌激素或盆底肌训练疗效较好。

（2）有雌激素：可促进尿道黏膜、黏膜下血管及结缔组织增生，增加 α_1 肾上腺受能受体的数量和敏感性。通过作用于上皮、血管、结缔组织和肌肉 4 层结构中的雌激素受体维持尿道主动张力。口服或经阴道给药。可缓解尿频、尿急症状，但不能减少尿失禁，且有加重尿失禁的风险。不良反应增加子宫内膜癌、乳腺癌及心血管病的风险。

（三）手术治疗

（1）手术适应证：①非手术治疗无效或不能坚持或耐受者；②中、重度压力性尿失禁，严重影响生活质量者；③生活质量要求较高者；④伴盆腔器官脱垂需行盆底重建者，应同时行抗压力性尿失禁手术。

（2）手术禁忌证：①严重心肺功能不全，不能耐受手术的患者；②未控制的糖尿病、高血压病、凝血功能异常的患者；③膀胱过动症（OAB），急迫性尿失禁者；④并发神经源膀胱；⑤并发膀胱出口梗阻（BOO）。

（3）手术前注意事项：①充分知情沟通；②评估膀胱功能，必要时应行尿动力学检查；③根据患者具体情况选择术式；④考虑尿失禁的分类及分型。

（4）手术方式：①无张力尿道中段吊带术，目前常用的为 TVT 和 TVT–O 术，可根据腹压漏尿点压选择术式。a. TVT：耻骨后无张力尿道中段吊带术，腹压漏尿点压 < $60cmH_2O$。b. TVT–O：经闭孔无张力尿道中段吊带术腹压漏尿点压 $\geqslant 60cmH_2O$。②Bruch 阴道壁悬吊术：耻骨后将膀胱底、膀胱颈及近端尿道两侧的阴道壁缝合悬吊于 Cooper 韧带，以上提膀胱颈及近端尿道，从而减少膀胱颈活动度。分为开放式及腹腔镜手术两种方式。疗效与 TVT 相当，但较 TVT 术创伤大，住院时间长，恢复慢。③膀胱颈吊带（Sling）术：自膀胱颈及近端尿道下方将膀胱颈向耻骨上方悬吊及锚定，固定于腹直肌前鞘，以改变膀胱尿道角度，固定膀胱颈和近端尿道，并对尿道产生轻微压迫作用。疗效较肯定，适用于各型尿失禁，尤其是Ⅱ型和Ⅲ型压力性尿失禁者。

七、疾病分级及诊治指引

压力性尿失禁一般无生命威胁，可根据病情选择非手术、手术治疗方法，患者如需手术治疗，手术为择期手术，按手术的分级应归为Ⅲ级开放性妇科手术，应由获Ⅲ级该类手术权限的医师予施行手术。

八、入院标准

（1）第一诊断为中、重度压力性尿失禁，有手术指征者。

（2）混合性尿失禁，其急迫性尿失禁症状已控制，有手术指征者。

（3）无手术禁忌证者。

九、会诊标准

（1）存在内、外科并发症，需专科协助诊治。

（2）存在可能影响麻醉的因素，术前需麻醉科评估。

（3）饮食有特殊要求的患者，请营养科协助饮食控制。

十、入出 ICU 标准

（一）入 ICU 标准

（1）严重心、肺疾病。

（2）活动性出血或休克。

（3）麻醉意外抢救成功后。

（4）术后麻醉需要辅助机械通气。

（5）任何一个重要脏器衰竭。

（6）败血症、感染性休克。

（7）术后水、电解质紊乱。

（二）出 ICU 标准

收入 ICU 的患者经过严密监护和治疗后，病情趋于稳定且转入 ICU 的指征已消除后，可转出 ICU 返回普通病房继续进行专科治疗。标准如下。

（1）心率在正常范围。

（2）血流动力学稳定。

（3）呼吸频率正常，呼吸功能障碍已获纠治，血气分析结果正常。

（4）主要脏器功能稳定。

（5）吸氧下无发绀、血氧饱和度 > 90%，不需机械通气、不需给氧。

（6）专科指征：如停留引流管，无活动性出血表现。

十一、谈话要点

（一）不接受手术治疗的可能后果

持续漏尿可能严重影响生活质量。

（二）可供选择的其他治疗方法

盆底肌训练、抗尿失禁型子宫托、药物治疗等。

（三）术中、术后可能出现的常见情况

（1）膀胱、尿道损伤：TVT 术发生有膀胱损伤风险，需同时行膀胱镜检查，必要时放置输尿管支架管；一旦损伤，可能改行其他术式或延迟手术。

（2）TVT - O 术：术后大腿内侧疼痛较常见，多能自行缓解。

（3）吊带手术有效率为 80% ~ 90%，有失败可能。

（4）术后排尿困难：经非手术治疗无效，则术后 3 个月剪断部分吊带。

（5）吊带侵蚀膀胱或外露：可能需取出部分吊带，但吊带为永久置入物，无法完全取出。

（6）性交痛。

十二、常见并发症及处理

（1）术中大出血、盆腔血肿：手术解剖结构要清晰，分离小心，及时结扎血管止血。术后止血治疗，一般经过非手术治疗均可治愈。

（2）直肠、膀胱损伤：常规术前肠道准备，必要时膀胱镜检查，若发现损伤及时行修补术。

（3）术后盆腔感染：术前预防性使用抗生素、术中防止血肿发生、术后加强预防感染。

（4）排尿困难：术中吊带不宜放置过紧；一旦发生，可通过尿道扩张或自行清洁导尿多可恢复。如治疗无效，则术后 3 个月剪除部分吊带。

（5）吊带外露或侵蚀：雌激素药膏局部上药，如无效则予剪除部分吊带。

十三、出院标准

（1）入院时症状已解除，一般情况良好，体温正常。

（2）伤口愈合良好。

（3）血、尿常规正常。

（4）排尿通畅，残余尿量 <100ml。

（5）没有需要住院处理的并发症和（或）并发症。

十四、随访指导

（1）注意体温、外阴分泌物的情况及个人卫生，出现异常随时返专科门诊就诊。

（2）患者出院后注意休息，避免重体力劳动、下蹲等动作。禁性生活 2 个月。

（3）加强营养，补充清淡、易消化、营养高的食物。

（4）继续盆底功能锻炼。

（5）要求患者需长期在妇科专科门诊随诊、复查，术后 2 周完成第 1 次复查，需携带门诊病历、出院小结等临床资料。主诊医师需行阴道检查了解阴道伤口愈合情况。

（6）出现以下紧急情况需及时返院或到当地医院治疗

1）手术伤口大量出血。

2）患者术后阴道局部剧烈疼痛。

3）排尿困难或血尿。

十五、门诊标准流程

压力性尿失禁的门诊标准流程见图 11 - 7。

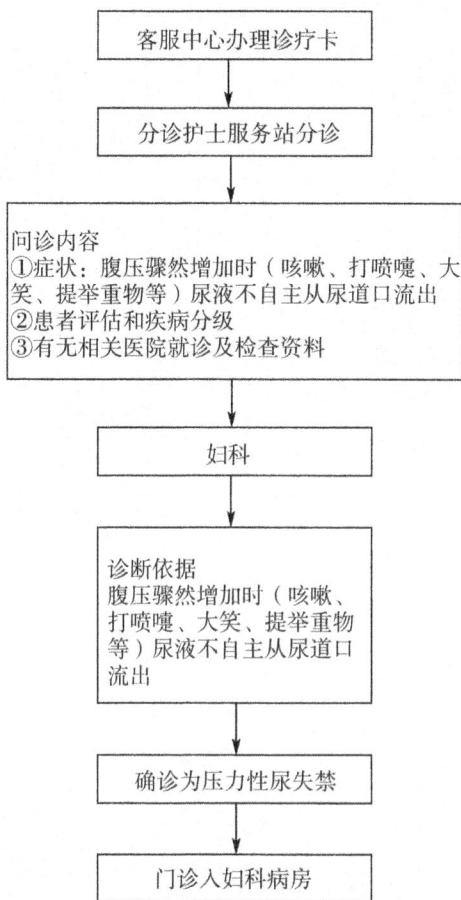

图 11-7　压力性尿失禁的门诊流程

十六、住院标准流程

压力性尿失禁的住院标准流程见图 11-8。

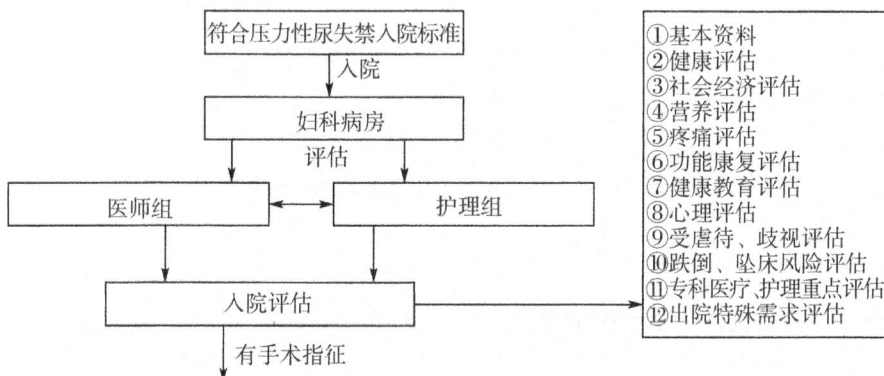

有手术指征

术前常规检查
①血常规
②血型全套
③配血
④尿常规
⑤肝、肾功能、空腹血糖
⑥凝血常规
⑦乙肝抗原；丙肝、梅毒、
艾滋病抗体
⑧血气分析+血电解质
⑨尿动力学检查
⑩B超、胸部X线片、心电图

术前常规准备
①询问病史与体格检查，完成病历
②上级医师查房与术前评估
③了解所有化验报告，术前根据尿动
力学结果确定手术方式
④与手术室沟通，决定手术时间
⑤与监护人谈话，告知治疗计划及手
术风险、可能的并发症，签定手术
同意书，输血知情同意书及其他告
知事项，完成手术准备
⑥开具手术医嘱
⑦必要时请相关专科会诊

手术室 ← 麻醉医师 麻醉评估、谈话

术前time-out ← 麻醉医师、手术医师、手术护理组 双身份识别、手术安全核查

手术 ← 手术医师、麻醉医师、手术护理组 双身份识别、手术安全核查

出入ICU标准

ICU 普通病房

预出院 出院医嘱、带药

医师组 护理组

出院标准
①患者入院时症状已解除，一般情况
良好，体温正常
②伤口愈合良好
③血、尿常规正常
④排尿通畅，增加腹压无尿失禁症
状，残余尿量<100ml
⑤没有需要住院处理的并发症和(或)
合并症

上级医师查房，确定有无手术
并发症和手术切口感染，决定
是否出院
如果该患者可以出院
①通知患者及其家属出院
②完成病历书写
③开具诊断证明、出院小结
④健康教育
⑤预约复诊日期

健康教育
①饮食、营养、活动、保暖、
个人卫生、指导性生活、盆浴
等注意事项
②出院带药的用药指导
③疾病预防、保健知识、心理
指导
④复印相关资料
⑤应急就诊事项
⑥复诊时间、地点及注意事项

患者或家属出入院处办理出院 ← 客服中心：诊断证明、出院小结盖章

专科门诊复查、随诊

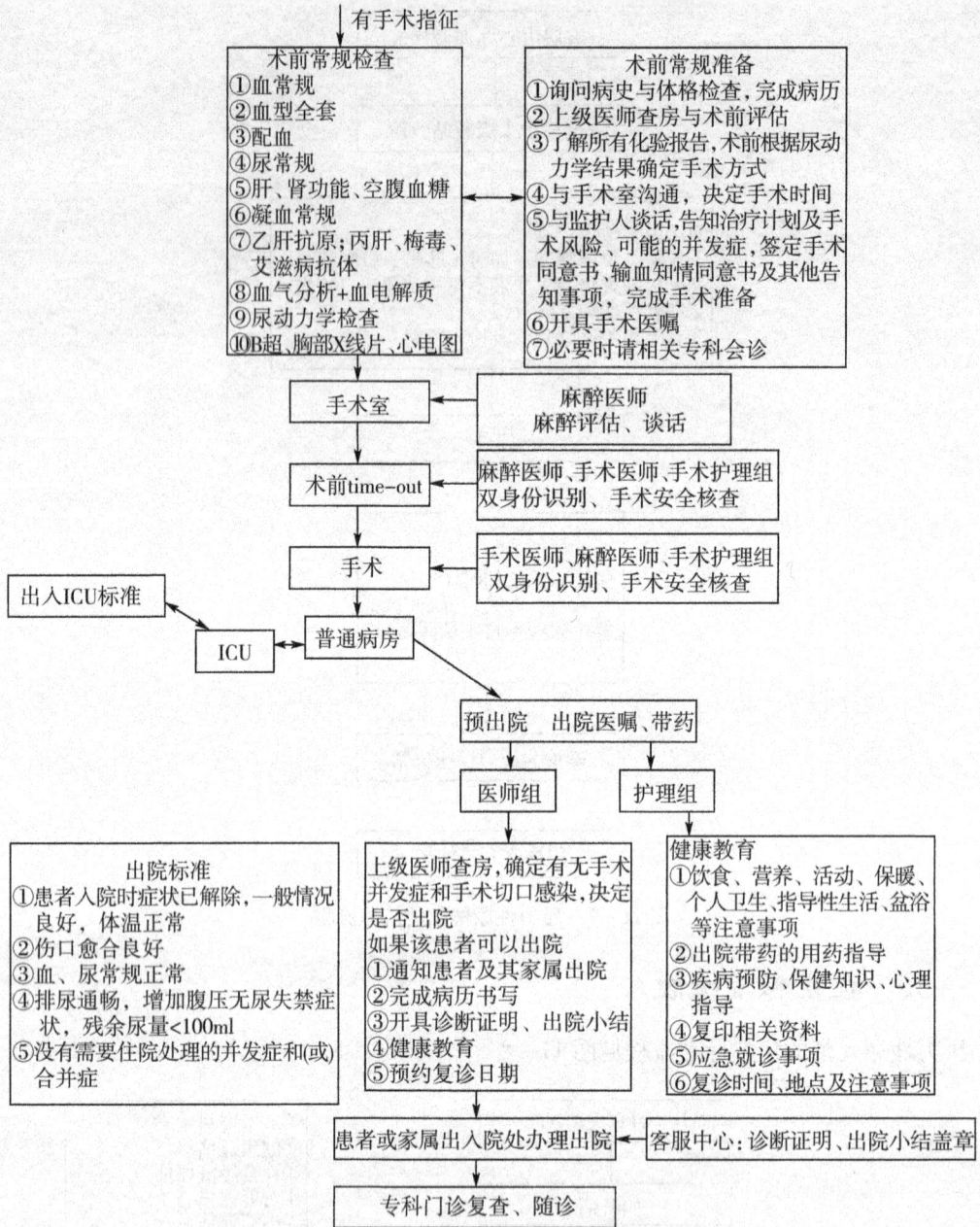

图11-8 压力性尿失禁的住院标准流程

十七、疾病诊疗路径图

压力性尿失禁的诊疗流程见图11-9。

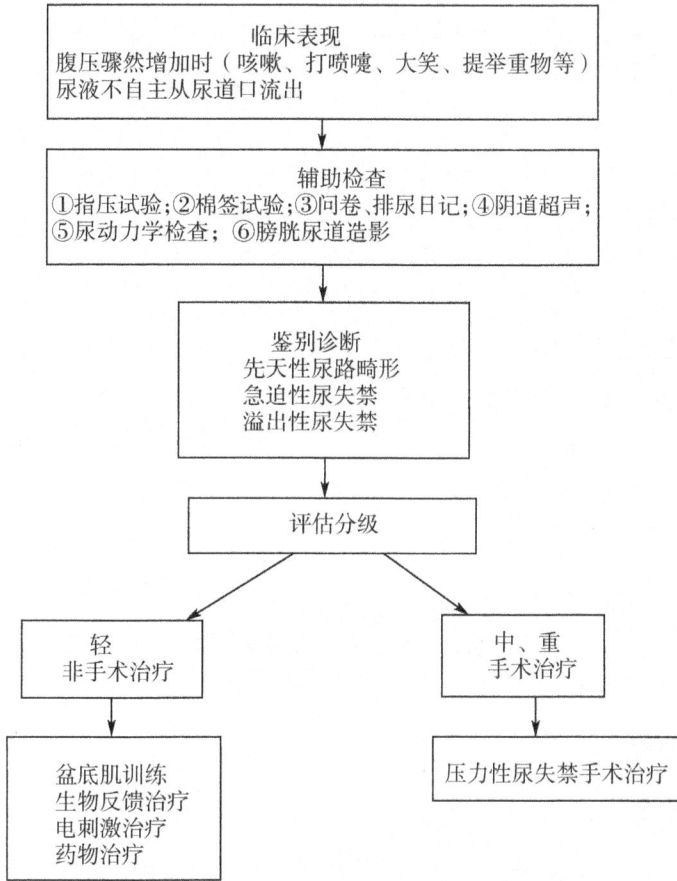

图 11 - 9　压力性尿失禁的诊疗流程

（居宝芹）

第四节　膀胱阴道瘘

一、ICD 编码

ICD - 10：N82.051。

二、定义

膀胱阴道瘘是指膀胱与阴道间形成异常通道。

三、病因

常由产伤、妇科手术损伤或盆腔放疗后、长期放置子宫托、晚期盆腔癌肿、膀胱结核等因素引起。

四、诊断

（一）临床表现

（1）持续漏尿。

（2）无自主排尿。

（3）外阴皮炎伴异味。

（4）尿路感染。

（5）妇检可发现瘘口的位置、大小及周围瘢痕情况。

（二）辅助检查

（1）亚甲蓝试验：将200ml稀释的亚甲蓝注入膀胱内，见蓝色液体经阴道壁瘘孔溢出。

（2）膀胱镜检查：了解瘘孔位置、数目、与输尿管开口的关系，并决定手术路径；必要时行输尿管逆行插管，标识双侧输尿管开口。

（3）靛胭脂试验：静脉注射靛胭脂5ml，10min内见瘘口流出蓝色尿液，证明并发输尿管阴道瘘。

（4）静脉肾盂造影：了解双肾功能及输尿管有无异常。

（5）同位素肾图检查：了解双肾功能及上尿路通畅情况。

（6）泌尿系统CT检查。

五、鉴别诊断

（一）输尿管开口异位

为先天性泌尿道畸形，输尿管开口多位于尿道、阴道、子宫、宫颈、前庭处。可单侧或双侧，以单侧较常见。多伴有重肾或双输尿管。临床特点为持续漏尿同时有正常的分次排尿。静脉注射靛胭脂可确定异位输尿管口。

（二）压力性尿失禁

能正常排小便，仅在腹压加大时方有尿漏出。病史上常有诱发尿失禁的因素，如分娩、阴道或尿道手术、外伤等。检查时尿道、膀胱及输尿管均无瘘孔存在。

（三）充盈性尿失禁

仅在有尿意时，有少许尿从尿道口溢出，而不能自排小便，膀胱内可导出大量尿液。此类患者往往有其原发病的临床表现及有关神经系统的阳性体征。妇科检查无瘘孔存在。

（四）急迫性尿失禁

中年妇女居多，排尿急迫难以忍耐，有不能控制感觉，但尿排后感轻松，失禁流出的尿量较多，有的可将膀胱内的尿液完全排空。膀胱镜、膀胱压力测均无逼尿肌异常收缩。

（五）尿道憩室

排尿后尿失禁，失禁尿量相似；挤压阴道前壁见尿失禁；非持续性漏尿，常伴尿路感染。B超下尿道造影检查可确诊。妇科检查无瘘孔存在。

（六）结核性膀胱挛缩

严重膀胱挛缩，膀胱容量仅约10ml，日夜排尿，次数可达百余次或呈尿失禁现象。但本病有其典型的结核病史，有较长期尿频、尿急、尿痛等症状。妇科检查未见瘘口。排泄性尿路造影和膀胱镜检查可见典型结核病变。

六、治疗

（一）非手术治疗

产后和妇科手术后 7d 内发生的个别较小的膀胱阴道瘘经通畅的膀胱引流、抗生素非手术治疗后有自行闭合的可能。年老体弱不能耐受手术者可考虑采用尿收集器非手术治疗。

（二）病因治疗

结核性瘘孔或局部癌肿所致尿瘘，应针对病因治疗。

（三）手术治疗

（1）手术适应证：尿瘘均需手术治疗。

（2）手术禁忌证：①严重心肺功能不全，不能耐受手术的患者。②未控制的糖尿病、高血压病、凝血功能异常的患者。③手术前注意事项：a. 充分知情沟通。b. 根据患者具体情况及意愿选择术式。C. 创伤型新鲜清洁尿瘘一经发现立即手术修补；坏死性或瘘孔伴感染者应等待 3~6 个月，待炎症消除、瘢痕软化、局部供血恢复正常后，再行手术。d. 术前高锰酸钾坐浴 3~5d；老年妇女或闭经者术前口服雌激素半月，促进阴道上皮增生。

（3）手术方法：①经腹、经阴道或经阴道腹部联合膀胱阴道瘘修补术。②如并发输尿管阴道瘘，首选放置输尿管支架，如不能放置支架，则行经腹输尿管膀胱移植术。③术后放置耻骨上膀胱造口管及 18 号尿管充分引流膀胱。

七、疾病分级及诊治指引

膀胱阴道瘘是女性较为常见的疾病，因膀胱内尿液不自主地经由瘘管流出，给患者带来极大的痛苦。多需经腹或经阴道行膀胱阴道瘘修补术，按手术的分级应归为Ⅳ级开放性妇科手术，应由获Ⅳ级该类手术权限的医师予施行手术。

八、入院标准

（1）诊断明确，无手术禁忌证，拟行膀胱阴道瘘修补术。

（2）早期修复在损伤后 72h 内。

（3）晚期修复建议在损伤后 3~6 个月或停放疗后 6~12 个月。

九、会诊标准

（1）存在内、外科并发症，需专科协助诊治。

（2）存在可能影响麻醉的因素，术前需麻醉科评估。

（3）饮食有特殊要求的患者，请营养科协助饮食控制。

十、入出 ICU 标准

（一）入 ICU 标准

（1）严重心、肺疾病。

（2）活动性出血或休克。

（3）麻醉意外抢救成功后。

（4）术后麻醉需要辅助机械通气。

（5）任何一个重要脏器衰竭。

（6）败血症、感染性休克。

（7）术后水、电解质紊乱。

（二）出 ICU 标准

收入 ICU 的患者经过严密监护和治疗后，病情趋于稳定且转入 ICU 的指征已消除后，可转出 ICU 返回普通病房继续进行专科治疗。标准如下。

（1）心率在正常范围。

（2）血流动力学稳定。

（3）呼吸频率正常，呼吸功能障碍已获纠治，血气分析结果正常。

（4）主要脏器功能稳定。

（5）吸氧下无发绀、血氧饱和度 >90%，不需机械通气、不需给氧。

（6）专科指征：如停留引流管，无活动性出血表现。

十一、谈话要点

（1）不接受手术治疗的可能后果：可能病情加重，持续漏尿，影响正常生活。

（2）可供选择的其他治疗方法：膀胱引流、抗生素非手术治疗、尿收集器非手术治疗。

（3）术中、术后可能出现的常见情况

1）修补失败需再次行修补术。

2）术后新发压力性尿失禁：可予非手术治疗，必要时需行抗尿失禁手术。

3）术后输尿管开口狭窄或闭锁，需行输尿管支架放置术，甚至需行输尿管膀胱移植术。

十二、常见并发症及处理

（一）瘘口修补失败

膀胱阴道瘘患者皆并发不同程度的尿路感染，瘘修补后创面仍接触被污染的尿液及手术损伤，瘘口与周围组织粘连未解除，或用多股丝线缝合造成创口内异物残留，都可使修补的瘘口感染化脓，导致愈合不良，再次形成瘘口。加强抗感染，无张缝合瘘口，采用单股无创伤缝合线，充分引流保持膀胱的空虚状态，术后解痉治疗是预防瘘修补失败的主要措施。

（二）出血与血肿

各种不同的膀胱阴道瘘修补术皆因手术野小、粘连重、暴露困难，误伤周围较粗血管，或因周围瘢痕组织较硬止血困难，而造成术中出血不止或术后渗血形成血肿，所以剥离组织必须谨慎仔细，不能大片剥离，任何出血点都应彻底止血，如遇到渗血而不能自止时可用盐水棉垫加压、止血海绵等帮助止。缝合应仔细，勿遗留空隙，以防渗血。

（三）尿失禁

膀胱颈部尿瘘因组织缺损，修补极为困难，即使修补成功，术后也容易发生尿失禁，手术时重建膀胱颈部，可预防发生尿失禁。膀胱颈部无缺损的病例也可由于内括约肌长期失用，膀胱颈部松弛或尿道过短，手术后出现的压力性尿失禁，可将膀胱颈部固定于耻骨骨膜同时做尿道延长术，可以防止压力性尿失禁的发生。

（四）输尿管开口狭窄或闭锁

对输尿管口开口于瘘口边缘的病例，手术后易导致输尿管管开口狭窄和闭锁。可在术前行膀胱镜了解瘘口情况时，双侧或单侧输尿管置入支架管标识，如术后发现输尿管狭窄，可拆除缝线并插入输尿管支架管，术后 2 个月取出；必要时行输尿管膀胱移植术。

十三、出院标准

（1）拔除膀胱造瘘管及尿管后无漏尿及尿频、尿急、排尿困难，体温正常。

（2）阴道伤口愈合良好无感染，阴道无粘连、狭窄。

（3）没有需要住院处理的并发症和（或）并发症。

十四、随访指导

（1）注意体温、外阴分泌物的情况及个人卫生，出现异常随时返专科门诊就诊。

（2）患者出院后注意休息，保持大便通畅。

（3）加强营养，补充清淡、易消化、营养高的食物。

（4）要求患者需长期在妇科专科门诊随诊、复查，术后 2 周完成第 1 次复查，需携带门诊病历、出院小结等临床资料。主诊医师了解患者排尿情况及是否有漏尿、尿失禁或排尿困难，了解伤口愈合情况等。

（5）出现以下紧急情况需及时返院或到当地医院治疗

1）尿管引流不畅或尿频、尿急、血尿、排尿困难。

2）剧烈腰痛或伴发热、寒战。

3）又出现漏尿症状。

十五、门诊标准流程

膀胱阴道瘘的门诊标准流程见图 11-10。

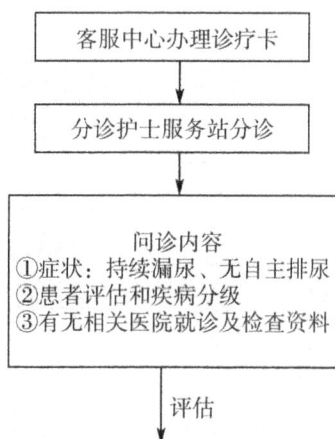

客服中心办理诊疗卡

↓

分诊护士服务站分诊

↓

问诊内容
①症状：持续漏尿、无自主排尿
②患者评估和疾病分级
③有无相关医院就诊及检查资料

↓评估

```
                    评估
                     │
                     ▼
          ┌──────────────────────┐
          │   疾病分级 Ⅲ/Ⅳ级     │
          └──────────────────────┘
                     │
                     ▼
          ┌──────────────────────┐
          │        妇科          │
          └──────────────────────┘
                     │
                     ▼
          ┌──────────────────────┐
          │      诊断依据         │
          │      持续漏尿         │
          │  妇科检查可发现瘘口   │
          └──────────────────────┘
                     │
                     ▼
          ┌──────────────────────┐
          │   确诊为膀胱阴道瘘    │
          └──────────────────────┘
                     │
                     ▼
          ┌──────────────────────┐
          │   门诊入妇科病房      │
          └──────────────────────┘
```

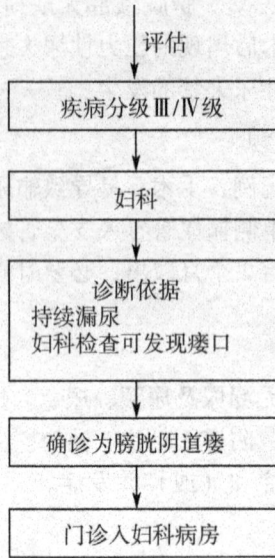

图 11 - 10   膀胱阴道瘘的门诊标准流程

十六、住院标准流程

膀胱阴道瘘的住院标准流程见图 11 - 11。

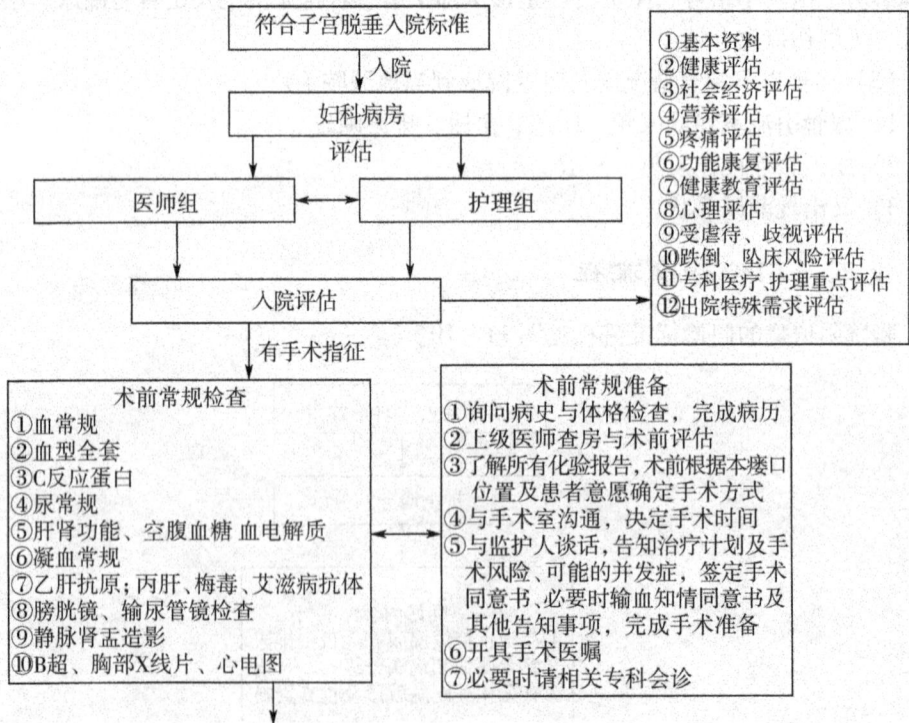

```
                    ┌──────────────────────┐        ┌──────────────────────┐
                    │  符合子宫脱垂入院标准 │        │ ①基本资料            │
                    └──────────────────────┘        │ ②健康评估            │
                             │入院                   │ ③社会经济评估        │
                             ▼                       │ ④营养评估            │
                    ┌──────────────────────┐        │ ⑤疼痛评估            │
                    │      妇科病房         │        │ ⑥功能康复评估        │
                    └──────────────────────┘        │ ⑦健康教育评估        │
                         评估                        │ ⑧心理评估            │
              ┌────────────┐      ┌────────────┐     │ ⑨受虐待、歧视评估    │
              │   医师组   │◄────►│   护理组   │     │ ⑩跌倒、坠床风险评估  │
              └────────────┘      └────────────┘     │ ⑪专科医疗、护理重点评估│
                     │                 │             │ ⑫出院特殊需求评估    │
                     ▼                 ▼             └──────────────────────┘
                    ┌──────────────────────┐  ────────────►
                    │      入院评估         │
                    └──────────────────────┘
                         │有手术指征
                         ▼
```

术前常规检查
①血常规
②血型全套
③C反应蛋白
④尿常规
⑤肝肾功能、空腹血糖 血电解质
⑥凝血常规
⑦乙肝抗原；丙肝、梅毒、艾滋病抗体
⑧膀胱镜、输尿管镜检查
⑨静脉肾盂造影
⑩B超、胸部X线片、心电图

术前常规准备
①询问病史与体格检查，完成病历
②上级医师查房与术前评估
③了解所有化验报告，术前根据本瘘口
  位置及患者意愿确定手术方式
④与手术室沟通，决定手术时间
⑤与监护人谈话，告知治疗计划及手
  术风险、可能的并发症，签定手术
  同意书，必要时输血知情同意书及
  其他告知事项，完成手术准备
⑥开具手术医嘱
⑦必要时请相关专科会诊

```
                    ┌─────────┐      ┌──────────────────┐
                    │  手术室  │◄─────│     麻醉医师       │
                    └─────────┘      │  麻醉评估、谈话     │
                         │           └──────────────────┘
                   ┌────────────┐    ┌────────────────────────┐
                   │术前time-out│◄───│麻醉医师、手术医师、手术护理组│
                   └────────────┘    │  双身份识别、手术安全核查   │
                         │           └────────────────────────┘
                    ┌─────────┐      ┌────────────────────────┐
                    │  手术    │◄─────│手术医师、麻醉医师、手术护理组│
                    └─────────┘      │  双身份识别、手术安全核查   │
  ┌───────────┐          │
  │ 出入ICU标准 │         │
  └───────────┘          │
          ▲   ┌──────┐  ┌──────────┐
          └───│ ICU  │◄─│  普通病房  │
              └──────┘  └──────────┘
                              │
                    ┌──────────────────────┐
                    │ 预出院  出院医嘱、带药  │
                    └──────────────────────┘
                         │              │
                    ┌─────────┐    ┌─────────┐
                    │  医师组  │    │  护理组  │
                    └─────────┘    └─────────┘
```

出院标准
①入院时症状已解除,一般情况良好,体温正常
②伤口愈合良好
③血、尿常规正常
④拔除膀胱造口管后无漏尿,尿管通畅,体温正常
⑤没有需要住院处理的并发症和(或)合并症

上级医师查房,确定有无手术并发症和手术切口感染,决定是否出院
如果该患者可以出院
①通知患者及其监护人出院
②完成病历书写
③开具诊断证明、出院小结
④健康教育
⑤预约复诊日期

健康教育
①饮食、营养、活动、保暖、个人卫生、指导性生活、盆浴等注意事项
②出院带药的用药指导
③疾病预防、保健知识、心理指导
④复印相关资料
⑤应急就诊事项
⑥复诊时间、地点及注意事项

患者或家属出入院处办理出院 ◄── 客服中心:诊断证明、出院小结盖章

专科门诊复查、随诊

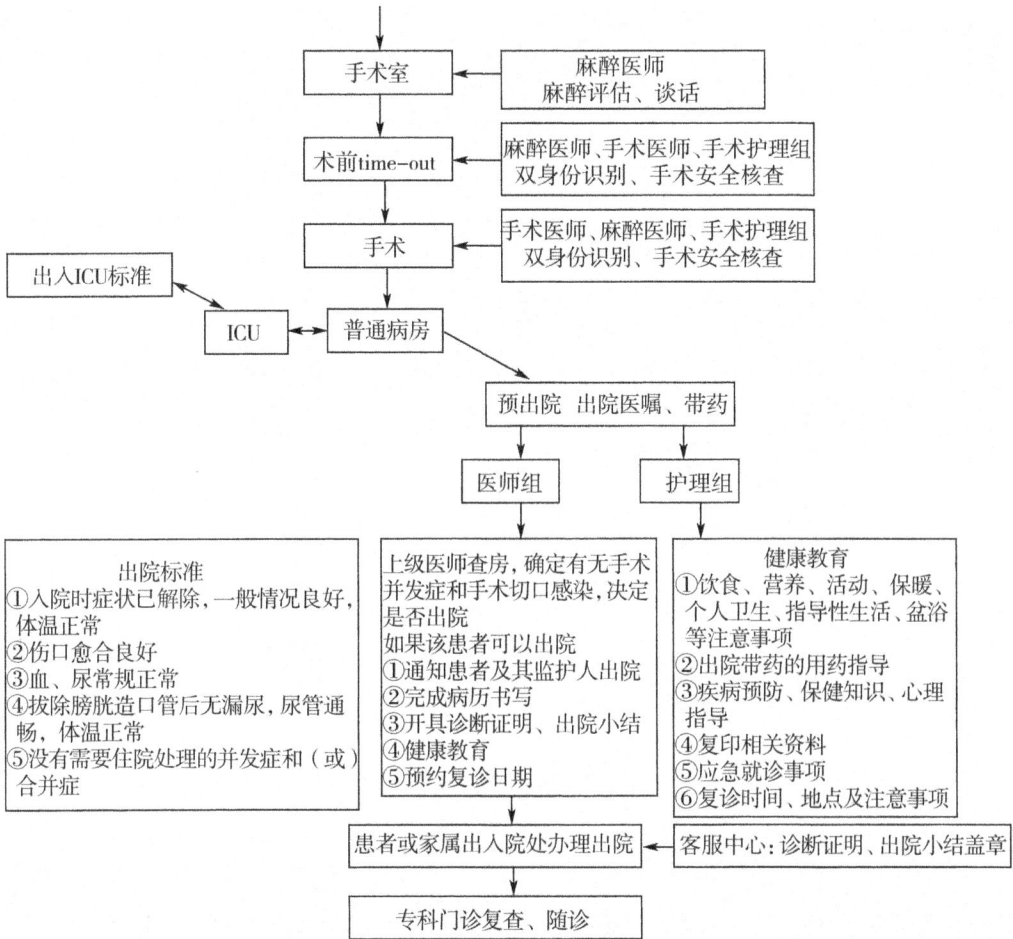

图 11-11 膀胱阴道瘘的住院标准流程

十七、疾病诊疗路径图

膀胱阴道瘘的诊疗流程见图 11-12。

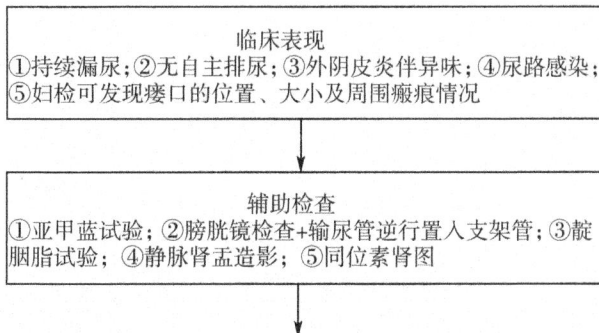

临床表现
①持续漏尿;②无自主排尿;③外阴皮炎伴异味;④尿路感染;⑤妇检可发现瘘口的位置、大小及周围瘢痕情况

辅助检查
①亚甲蓝试验;②膀胱镜检查+输尿管逆行置入支架管;③靛胭脂试验;④静脉肾盂造影;⑤同位素肾图

鉴别诊断
①输尿管异位开口；②压力性尿失禁；③充盈性尿失禁；④急迫性尿失禁；⑤尿道憩室；⑥结核性膀胱挛缩

评估分级

非手术治疗
（未达到手术时机或需要治疗原发病）

手术治疗

膀胱引流、抗生素非手术治疗、尿收集器非手术治疗；结核、癌肿的病因治疗

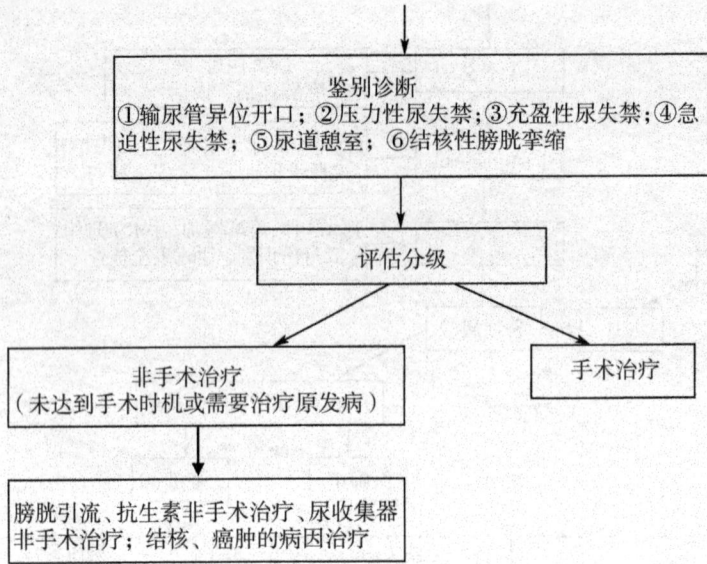

图 11－12　膀胱阴道瘘的诊疗流程

（居宝芹）

参考文献

[1] 孔玲芳，张素莉，刘军敏，李季滨. 妇产科疾病诊疗程序 [M]. 北京：科学出版社，2015.

[2] 黎梅，周惠珍. 妇产科疾病防治 [M]. 北京：人民卫生出版社，2015.

[3] 冯力民，廖秦平. 妇产科疾病学 [M]. 北京：高等教育出版社，2014.

第十二章 子宫内膜异位症疾病

第一节 概述

自 Rokitansky 于 1860 年首先报道子宫内膜异位症（endo‐metriosis，EMT）以来，直至 1921 年 Sampson 发表经血逆流种植学说以前，并未引起人们的重视。Sampson 的学说引起了医学界的极大关注，成为对 EMT 开展研究的里程碑。

EMT 是一种始于细胞水平而终止于以盆腔疼痛和不孕为特点的持续性病变，近数十年来，对其进行了大量的研究。综合文献对 EMT 的研究过程大致可分为三个阶段。

第一阶段：约在 70 年代以前，普遍认为 EMT 的经典症状为进行性痛经、不孕、盆腔紫色结节和卵巢巧克力囊肿。并认识到异位的子宫内膜和在位的内膜一样对周期性卵巢激素发生反应。据此，临床上采用大剂量孕激素造成假孕，以及 Danazol 造成的类似绝经期闭经，使异位内膜发生蜕膜样变化，最终发生萎缩。在此阶段，外科手术治疗也是主要的治疗手段之一，剖腹病灶清除的保守手术和对晚期病变的子宫加附件切除的根治手术，均为普遍应用的治疗方法。为了防止病灶的残留和复发，还采用了手术前后的药物联合治疗，治疗后的症状缓解率达 85% 左右，妊娠率约 30%～40% 之间。治疗的效果与患者的年龄，病变的分期以及手术的技巧有密切的关系。

第二阶段：此阶段的两大特点一是腹腔镜技术的不断改进和完善，以及应用的普遍性，使对 EMT 的早期病变有了进一步的认识，并开拓了不同于经典治疗的新观点，特别是对有生育要求的年轻患者的治疗更趋保守，期待疗法也获得不少学者们的支持。腹腔镜治疗 EMT 的适应证进一步扩大，已逐步取代常规外科手术，并取得相当满意的疗效。另一特点是 GnRHa 在治疗 EMT 中的广泛应用，它作为一种对整个垂体‐卵巢轴的全面抑制剂，在抑制病灶和恢复正常解剖生理功能方面受到普遍的重视。

第三阶段：近年来，对子宫内膜异位症的病理生理学的基础研究，取得了新的进展。研究发现 EMT 患者腹腔液内巨噬细胞活性增强，种植的内膜组织可以产生一系列的细胞因子和生长因子，对异位内膜在腹膜上的种植生长有重要作用。目前，已经证实异位病灶的种植和生长均有赖于新生血管的形成，抗血管生成已成为预防和治疗子宫内膜异位症的一个全新的领域。通过组织抗原特异性疫苗能诱发机体的主动免疫，起到更好的预防和治疗作用。此外，近来发现异位病灶的间质细胞表达高芳香化酶活性，局部合成雌激素，通过自/旁分泌作用发挥雌激素作用，促成病灶的生长。应用芳香化酶抑制剂阻断芳香化酶的活性，抑制病灶的发展，为进一步预防和治疗子宫内膜异位症提供一个全新的途径。

但迄今为止，促使异位内膜种植和生长能力的因素至今仍属不明。今后进一步深入的研究，必将改变目前临床限于处理 EMT 的最终阶段状态，直接指导临床对早期病变的根治，从而防止疾病向晚期发展。

（居宝芹）

第二节　发病机制和病理生理学

子宫内膜异位症的病理生理学至今仍是一个未最终解决的疑问，近来在认识此疾病的研究方面取得很大的成绩，使人们对其演变过程有了进一步的了解。特别是通过对轻度子宫内膜异位症的研究，证实了腹腔内环境中巨噬细胞以及各种细胞因子、免疫球蛋白等的变化，在发病过程中起着重要的作用，目前比较一致的意见是用多因子的发病理论来解释其发病机制。

一、种植学说

1921 年 Sampson 提出子宫内膜随经血通过输卵管逆流种植的学说。至今，经血逆流的理论仍被大多数人所接受，支持此学说的根据如下：

（1）子宫内膜组织具有异位生长的能力，月经血中可以找到存活的内膜细胞；Scott 等于 1953 年成功地将经血中的子宫内膜移植在猕猴腹腔内的实验，以及以后报道的将去势的猕猴的子宫颈异位在后穹隆内使经血直接流入盆腔，通过外源性性激素的支持，使种植的内膜得以存活，这些事实均有力地支持了此学说。手术后瘢痕的子宫内膜异位症，反映了手术所致内膜异位生长。

（2）开腹或腹腔镜均发现腹腔内有经血逆流，同时在异位病灶内发现有逆流的经血成分。

（3）内膜异位病灶多分布在盆腔内游离的部位，如子宫直肠陷窝、卵巢窝等地，卵巢因接近输卵管伞，也是容易种植的部位。

（4）月经过多和生殖道阻塞的妇女子宫内膜异位症的发病率增高。

用 Sampson 学说不能解释盆腔外的子宫内膜异位症，也无法解释为什么有的行经的妇女又不发生子宫内膜异位症。

二、血源－淋巴性散播学说

1952 年，由 Javert 提出认为子宫内膜组织可以像恶性肿瘤一样，通过血行和淋巴向远处转移。此外，动物实验证明将内膜组织注射到动物的静脉内，可以导致远处的种植。如果确实如此，则全身各部位的子宫内膜异位症的发生率应该更高，而不应如此少见。其原因是否与机体的免疫功能有关，还是这种良性转移本身就很少见，尚难定论。

三、医源性散播

医源性的散播即直接移植。多见于手术时将子宫内膜带至切口处，在该处种植形成子宫内膜异位症。典型的例子是剖宫产术后的腹壁瘢痕子宫内膜异位症，特别是剖宫取胎后的腹壁瘢痕子宫内膜异位症，更为多见，文献报道其发生率占腹壁瘢痕子宫内膜异位症的 90% 左右。足月产术后，脱落的子宫内膜流经软产道的伤口，但在这些部位的种植确很少见，分析可能与阴道内的细菌所形成的环境不利于内膜的种植有关，产后雌激素水平的下降也不利于异位内膜的生长。典型的代表为手术瘢痕子宫内膜异位症。

四、遗传学研究

子宫内膜异位症是一种与糖尿病、哮喘类似的多因素疾病，由多重基因位点与环境相互作用引起。流行病学调查发现子宫内膜异位症发病有以下特点：①家族聚集性。②患者一级亲属发病率显著高于人群发病率。③家族史阳性患者痛经严重程度显著高于家族阴性患者。④家族中有多个患者时患者疼痛症状的发作年龄趋于一致。这些发病特点符合多基因遗传性疾病，推测子宫内膜异位症可能是一种多个基因位点致病作用积累，在环境因素继发作用下产生疾病表现型的多因子遗传性疾病。子宫内膜异位症患者的体细胞常见有染色体的异常，最常见表现包括 1p、22q、17q 序列丢失，其他异常表现包括 5p、6q、7p、9q 序列丢失，6q、7q、17q 序列插入。异位内膜组织中染色体异常表现有：16 号染色体单倍体发生频率增高，单倍体核呈明显的克隆扩增；其他可见 11 号染色体 3 倍体、17 号染色体非整倍体等改变。孕激素受体基因位于 6 号染色体，肿瘤抑制基因和致癌基因位于 11、16、17 号染色体，推测染色体的异常导致了这些基因的表达异常，可能与子宫内膜异位症发生、发展有关。

五、免疫发病学说

免疫机制在子宫内膜异位症的发生、发展各环节起重要作用。近年来研究表明，免疫异常对异位内膜的种植、黏附、增生具有直接或间接作用。表现为免疫监视、免疫杀伤功能的细胞如 NK 细胞、巨噬细胞等细胞毒作用减弱，黏附分子协同促进异位内膜的移植、定位，免疫活性细胞释放的细胞因子促进异位内膜存活、增殖。该病的临床特点及自身抗体可能为寡克隆激活模式表明它具有自身免疫性疾病的特征。

（一）子宫内膜异位种植的免疫排斥异常机制

尽管 90% 的妇女可发生经血逆流，但仅少部分发生子宫内膜异位症。人们开始探讨作为免疫监视的排斥机制是否异常。许多研究报道了子宫内膜异位症与细胞免疫缺陷间的关系，认为子宫内膜异位症的异常免疫机制不能阻止内膜种植，并导致其进一步定位和增殖。子宫内膜异位症患者免疫功能异常表现如下：

1. T 淋巴细胞异常　对子宫内膜异位症 T 淋巴细胞及亚群的研究表明，患者的外周血及腹腔液中抑制性 T 细胞（Ts）显著升高，而细胞毒性 T 细胞（Tc）显著降低，CD4/CD8 比值降低，甚至出现倒置。腹腔液对 PHA 诱导 T 淋巴细胞增殖有明显的抑制作用，抑制程度与腹腔液中雌、孕激素，前列腺素的水平无关，推测在患者的腹腔液中存在某种可以抑制细胞介导的免疫反应的因子，有利于异位子宫内膜的种植。

2. NK 细胞异常　NK 细胞作为一类无需致敏而具有细胞毒性的淋巴细胞在机体的抗肿瘤发生中发挥着重要的免疫监视作用。子宫内膜组织之所以能异位种植并像肿瘤细胞一样广泛地散播，可能与机体 NK 细胞活性异常有关。大量的研究证实，子宫内膜异位症体内确实存在 NK 细胞功能异常，表现为：

（1）子宫内膜异位症患者外周血及腹腔液中 NK 细胞活性均有明显降低，且腹腔液中 NK 细胞活性较外周血下降更为明显。

（2）NK 细胞活性下降是一种功能性改变，而非体内 NK 细胞数量减少所致。

（3）外周血及腹腔液对 NK 细胞的活性具有明显的抑制作用，并呈剂量依赖关系。推测可能在患者的外周血及腹腔液中存在着某些 NK 细胞的抑制因子。切除异位内膜病灶可逆转 NK 细胞的功能。提示 NK 细胞介导的自然免疫对异位内膜种植可能具有调节作用。

（4）随着疾病的进展 NK 细胞活性呈下降趋势，即在子宫内膜异位症早期，NK 细胞活性易于恢复，而在晚期有可能发生了较严重或不可逆损害。

3. 巨噬细胞　许多研究表明子宫内膜异位症患者腹腔液中巨噬细胞数量增多，活性增强，并分泌多种活性介质导致腹腔液微环境改变，参与了子宫内膜异位症的发病过程。由于腹腔中的巨噬细胞为终末细胞，本身不具有增殖能力，因此在子宫内膜异位症的发病过程中，外周血单核细胞迁入腹腔是极为重要的环节。近年来的研究表明，单核细胞趋化蛋白 - 1（monocyte chemotactic protein - 1，MCP - 1）在此环节中发挥了关键性的作用。MCP - 1 是一条由 76 个氨基酸残基构成的碱性蛋白质，为一种对单核细胞具有特异性趋化及激活性的细胞因子，是吸引单核细胞浸润到肿瘤及组织中的有效介质。MCP - 1 可由许多细胞产生，如内皮细胞，单核/巨噬细胞，成纤维细胞及某些肿瘤细胞等，而这些细胞合成分泌 MCP - 1 可受 TNF 等多种细胞因子的调控。大量研究证实，子宫内膜异位症患者腹腔液的趋化活性增强，募集外周血单核细胞迁入腹腔，是腹腔液中巨噬细胞的数目及活性增加的主要原因。局部 MCP - 1 水平增高的原因可能为①异位病灶内的子宫内膜细胞可产生并释放 MCP - 1；②子宫内膜异位症患者在位子宫内膜细胞产生 MCP - 1 水平上调，通过输卵管而进入盆腔；③趋化的腹腔巨噬细胞可表达高水平的 MCP - 1。

（二）异位子宫内膜黏附的免疫机制

细胞与细胞、细胞与细胞外基质间的黏附作用是多细胞生物的基本生物学现象。黏附作用是通过一系列位于细胞膜表面的细胞黏附分子（cell adhesion molecules，CAMs），或称为细胞黏附受体所介导的。CAMs 除参与多种生理及病理过程外，在胚胎的发育分化，正常组织结构的维持，损伤的修复，炎症和免疫反应以及肿瘤的转移等方面都起着重要的作用。近年来研究发现，人类子宫内膜的腺上皮及基底膜均有多种 CAMs 的表达，有些呈周期性变化，并与子宫内膜"着床窗"（window of implantation）的开放同步。某些 CAMs 的异常表达可能参与了异位子宫内膜的定位、黏附及种植过程，并可通过干扰子宫内膜对受精卵的接受性导致不孕。

1. 细胞黏附分子的生物学特性　CAMs 为细胞膜上的糖蛋白，由细胞外区、跨膜区和细胞内区三部分组成，少数通过肌醇聚糖磷脂"抛锚"于细胞膜。到目前为止已发现的 CAMs 有 50 种以上，分属于免疫球蛋白超家族（immuno - glubin superfamily）、整合素家族（inter-grin family）、选择素家族（selectin family）和钙黏附素家族（cadherin family）等。

（1）免疫球蛋白超家族：包括 ICAM - 1、ICAM - 2 和 VCAM - 1。其共同特点是胞膜外部分的结构类似于免疫球蛋白的功能区。此家族的 CAMs 与整合素家族成员可互为配体 - 受体。

（2）整合素家族：整合素家族是一组细胞表面糖蛋白受体，其配体为细胞外基质成分，如纤维粘连蛋白、纤维蛋白原、胶原蛋白、体外粘连蛋白等。所有整合素家族均为由 α、β 亚单位通过非共价键连接起来的异二聚体。根据 β 亚单位的不同，可分为三个亚家族：①β1 亚家族，该亚家族至少包括 6 个不同的成员（α1β1、α2β1、α3β1、α4β1、α5β1、α6β1），它们可在各种类型的细胞表面表达；②β2 亚家族，它包括三个成员（LFA1、MACl

和 P150，P90），三者均在白细胞上表达，故又称为白细胞整合素亚家族；③β3 亚家族，有两个成员（体外粘连蛋白受体 VNR 和血小板蛋白Ⅱb/Ⅲa），两者主要表达于内皮细胞和血小板上。

（3）选择素家族：包括选择素 – E、选择素 – P 和选择素 – L。选择素家族的 CAMs 在结构上均有外源凝血素样区，EGF 样区和 C3、C4 结合蛋白样区三部分组成。其外源凝血素样区是受体 – 配体结合的部位。选择素表达于白细胞、活化的内皮细胞以及血小板表面，它可在血流状态下介导白细胞与血管壁的初步附着。

（4）钙黏附素家族：包括钙黏附素 – E、钙黏附素 – P、和钙黏附素 – N 等。钙黏附素家族是一组钙依赖性糖蛋白，广泛分布于各种类型的细胞表面。为细胞间连接的主要成分并以此构成组织的细胞骨架。钙黏附素主要介导细胞与细胞的相互作用，其黏附作用具有亲同源性，即表达同源性钙黏附素的细胞将发生黏附。

2. 细胞黏附分子在女性生殖系统中的表达　Inoue 等证实，在阴道、子宫颈、子宫内膜及输卵管的腺上皮中均显示有较强的钙黏附素 – E 的表达。在阴道和子宫颈中，随着正常鳞状上皮的成熟，其表达逐渐减弱，即将脱落的表面上皮细胞则呈阴性。动物实验结果显示，E_2 体外能明显促进大鼠卵巢中颗粒细胞钙黏附素的表达。说明 CAMs 生殖系统中的表达呈周期性变化，可能受到体内甾体激素的影响。Lessev 等利用一组共 53 种不同的针对各种整合素 CAMs 抗原的单克隆抗体，观察了整合素各亚族在子宫内膜的表达，并着重研究了三种整合素亚族（α1、α4 和 β3）的周期性变化特点以及与子宫内膜"着床窗"的关系。在整个月经周期中，三者同时表达于子宫内膜腺上皮的时间仅有 4 天，即月经周期的第 20 至 24 天，而这段时间正好与子宫内膜"着床窗"开放的时间同步。所谓"着床窗"为发育的子宫内摸诱导胚胎着床的一段特定时期，估计在月经周期的第 20 ~ 24 天。在此期间，子宫内膜呈现最大的胚胎种植接受性。由于某些 CAMs（尤其是 β3）在子宫内膜中的表达与"着床窗"的开放同步，推测这些 CAMs 的表达与子宫内膜的接受性有关，并可能参与了子宫内膜与滋养细胞的相互作用。具体作用如何尚不清楚。因此，两种特殊的 CAMs，α4β1 和 α4β3 的表达可作为反应子宫内膜接受性的特异性标志。在不明原因不孕症患者中，子宫内膜黄体中期整合素 β3 表达丧失是导致患者不孕的部分原因之一。

3. 细胞黏附分子在子宫内膜异位症发病中的作用　尽管目前还缺乏详细、深入的研究探讨子宫内膜异位症中 CAMs 的作用，但子宫内膜异位症发生、发展过程中细胞间相互作用及多种细胞因子的存在，提示黏附分子对异位内膜的免疫黏附可能起不可忽视的作用。一些研究表明，某些 CAMs 的异常表达可能参与了子宫内膜组织异位黏附的过程。具体表现为以下几个方面：①腹腔液中免疫细胞选择性渗出可能与 CAMs 在不同类型细胞表达的差异，以及细胞因子对 CAMs 表达的不同调节作用有关。②CAMs 介导细胞的移动，这对异位内膜到达宫腔外部位的选择性定位具有促进作用。③CAMs 参与异位内膜细胞与基质的附着，这是细胞存活、繁殖所必需的。这主要由整合素家族的黏附分子介导。④CAMs 参与细胞间的附着，主要由钙黏附素家族的 CAMs 以自身识别方式作用，保证异位内膜细胞的聚集。

（三）异位子宫内膜增殖的免疫机制

由于 NK 细胞活性下降，免疫监视机制未能成功地清除异位子宫内膜，在黏附分子的诱导下内膜碎片定居于腹腔。此时免疫系统调节作用进一步失控，由免疫监视、免疫清除转化为免疫促进，表现为众多激活的免疫细胞分泌一系列炎性介质、细胞因子及生长因子，促进异位内膜进一步增殖、生长而加重病情。

1. 细胞因子与子宫内膜异位症 细胞因子是由巨噬细胞等合成和分泌的一类介导炎症和免疫反应的多肽类蛋白，大量研究表明，子宫内膜异位症患者腹腔液中巨噬细胞数量增多、活性增强，活化的巨噬细胞释放 IL-1、IL-6 及 TNF 等一系列细胞因子，导致腹腔液中上述细胞因子水平升高，通过刺激 T、B 淋巴细胞增殖、活化，介导免疫反应，促进前列腺素合成及局部成纤维细胞增生，胶原沉积和纤维蛋白形成，导致盆腔纤维化和粘连。促进子宫内膜异位症的发展。

2. 血管生长因子与子宫内膜异位症 血管发生（an-giogenesis）是形成新生毛细血管的过程，常见于损伤修复、风湿性疾病、糖尿病性网膜病及肿瘤生长等。同时与人类的生殖活动密切相关，包括卵泡生成，孕卵种植，胎盘形成及胚胎发育等。近年来有证据表明，血管发生参与了子宫内膜异位症的发生机制，认为逆流经血中的子宫内膜之所以能成功地异位种植生长，与局部血管生长因子增多，导致毛细血管增生有关。对盆腔内异位病灶的形态学研究证实，异位的子宫内膜基底部毛细血管的数量和面积均显著增多，新鲜的红色病灶较陈旧的褐色病灶具有更丰富的毛细血管。血管生长因子是一类小分子的肽类，它们除了有强烈的生血管活性外，对卵泡的发育成熟，精子的获能，孕卵的种植及胚胎的发育都起着重要的作用，参与人类生殖活动。同时还具有介导炎症反应及免疫调节的作用。其中 VECF 与子宫内膜异位症的发病有着密切的关系。

（1）VEGF 的生物学特性：1989 年 Forrara 从牛垂体滤泡细胞的体外培养液中纯化得到一种能作用于血管内皮细胞，促进其有丝分裂的物质，命名为血管内皮生长因子。VEGF 可由平滑肌细胞，黄体细胞、胚胎细胞、巨噬细胞等产生，是一种肝素结合性双价糖蛋白，分子量为 34~46KD。VEGF 能特异性地与其受体结合，并通过释放一系列蛋白溶酶参与血管发生。此外，VEGF 的受体还广泛分布于单核-巨噬细胞，恶性肿瘤细胞等表面，在介导炎症及肿瘤发生和转移过程中起着重要的病理生理作用。

（2）VEGF 在正常子宫内膜组织中的表达及调节：关于 VECF 及其 mRNA 在子宫内膜组织中的表达及其周期性变化存在不同意见。1993 年，Charnock-Jones 等首次在人类子宫内膜组织中证实存在 VEGFmRNA 的表达，并呈周期性变化。在增生期，VECFmRNA 在子宫内膜的腺体和基底膜中均有表达；在分泌期，VEGFmRNA 主要局限于腺上皮细胞中，而在基底膜上仅有少许表达。认为 VEGFmRNA 在基底膜表达的抑制可能是由于孕激素介导的。但 shifen 等通过免疫组化学方法和分子原位杂交方法观察了 VECF 及其 mRNA 在整个月经周期中子宫内膜的表达。结果发现，VEGF 及其 mRNA 主要分布于子宫内膜腺上皮，并广泛向基底膜弥散，其表达强度分泌期明显高于增生期。并通过定量分析研究证实，与早期增生期子宫内膜相比，中期增生期，晚期增生期和分泌期 VECFmRNA 水平分别增加 1.6，2.0 和 3.6 倍。作者通过体外研究进一步证实，子宫内膜基底膜细胞在雌、孕激素作用下，VEGFmRNA 的表达明显增强，最高反应强度在雌激素作用 1 小时后，24 小时达到稳定状态。反应如此迅速，说明 VECF 可能是子宫内膜中最早受到激素影响的细胞因子之一，其作用机制可能是影响了 VEGF 基因的转录。比较一致的看法是，在整个月经周期的子宫内膜间质的血管中均有较强的 VEGF 的表达，说明 VEGF 在月经周期子宫内膜的血管构建中起着重要的生理作用。

（3）VEGF 在子宫内膜异位症发病中的作用：子宫内膜异位症中，逆流经血中的子宫内膜为何能成功地异位种植生长，并像肿瘤细胞一样在盆腔内广泛播散的机制至今还不十分清楚。通过对子宫内膜异位症患者盆腔异位子宫内膜组织血管结构的形态学研究表明，在新鲜的异位病灶中有着丰富的新生毛细血管。Osterlynck 等发现子宫内膜异位症患者腹腔液能促进毛细血管增生，提示患者腹腔液中血管生长因子增多，使盆腔微血管生长增加，导致局部对子宫内膜种植的接受性增强。进一步研究发现，子宫内膜异位症患者腹腔液中 VEGF 水平较正常对照组明显升高，并与月经周期有关，增生期明显高于黄体期，这有利于逆流经血中子宫内膜的异位种植。在异位的子宫内膜病灶中也存在 VEGF 的表达，但与正常子宫内膜组织不同的是，VEGF 主要局限于基底膜周围的一些散在细胞中，经 HLA – DR 抗原染色证实这些细胞主要为巨噬细胞，而在腺上皮中仅有轻度着色，提示异位的子宫内膜不是子宫内膜异位症患者腹腔液中 VECF 的主要来源。体外研究进一步证实，子宫内膜异位症患者腹腔巨噬细胞分泌 VECF 的能力较正常对照组明显增强。Mclaren 认为由于巨噬细胞功能差异导致在子宫内膜异位症患者和正常对照组腹腔液中 VEGF 浓度的差异。

（4）子宫内膜异位症腹腔巨噬细胞分泌 VEGF 的调节：子宫内膜异位症腹腔巨噬细胞可以通过自分泌和旁分泌的机制促进 VECF 的分泌。腹腔液中的一些细胞因子如 IL – 6 等可以促进腹腔液巨噬细胞分泌 VEGF。不仅如此，在子宫内膜异位症患者腹腔液巨噬细胞中有雌、孕激素受体的表达，在雌、孕激素的作用下，腹腔巨噬细胞分泌 VEGF 的能力明显增强。同时，雌、孕激素还能促进腹腔巨噬细胞 VEGF 受体的表达，在子宫内膜异位症患者腹腔液中，VECF 受体 KDR 阳性的腹腔巨噬细胞数量明显增多，这样有助于提高巨噬细胞自分泌调节功能。这说明在子宫内膜异位症患者中，雌、孕激素可以间接通过调节腹腔液巨噬细胞分泌 VEGF 的活性来促进异位子宫内膜的种植和生长。

总之，由于子宫内膜异位症患者腹腔巨噬细胞分泌 VECF 能力增强，导致局部腹腔液中 VECF 水平升高，促进了盆腔局部血管生长增加，使异位的子宫内膜组织得以成功地种植和生长，表明 VEGF 在子宫内膜异位症的发病环节中起着重要的病理生理作用，这也为通过抑制生血管活性而治疗子宫内膜异位症提供了理论基础。

（四）自身抗体在子宫内膜异位症发病过程中的意义

越来越多的证据表明，子宫内膜异位症是一种自身免疫性疾病。在患者的外周血和腹腔液中出现多种非器官特异性抗体（如抗多核苷酸类、抗组蛋白及抗磷脂、心脂类抗体等）及器官特异性抗体（如抗子宫内膜和卵巢抗体），尤其是抗子宫内膜抗体对子宫内膜异位症的发病及不孕均具有重要的作用。抗原抗体结合沉积于子宫和异位病灶中，通过激活补体，使患者血清及腹腔液中 C3、C4 水平增高，并通过激活一系列的免疫反应，导致患者产生较广泛的细胞免疫、体液免疫异常，尤其在腹腔局部表现更为明显。

目前的研究结果表明，子宫内膜异位症的免疫发病机制可能为免疫抑制与免疫促进失衡导致免疫失控所致。在疾病发展早期，机体表现为积极的免疫反应，此时 NK 细胞、巨噬细胞、Th 细胞数目增加，IL – 2 浓度升高，使淋巴细胞活性增加，细胞毒作用增强，启动多种途径清除异位内膜残片。但内膜组织释放的有害因子（如免疫抑制因子）与免疫系统相互作用的消长过程中，诱发免疫系统释放一系列反馈因子，协同作用进一步抑制免疫活性细胞对异位内膜的清除，并使免疫系统逆转为免疫促进现象，即由免疫细胞释放一系列活性因子，促进异位内膜转移、定位、生长。

六、芳香化酶

芳香化酶 P450 是雌激素生物合成的关键酶，在人体多种组织和细胞均有表达。对育龄妇女，卵巢是最重要的雌激素合成部位。芳香化酶催化雄烯二酮（A）或睾酮（T）转化为雌酮（E_1），后者在颗粒细胞经 I 型 17β - 羟甾脱氢酶（17β - HSD1）催化转变为雌二醇（E_2）。长期以来，子宫内膜异位症被认为是雌激素依赖性疾病，近年来的研究发现，除传统内分泌机制外，子宫内膜异位症的发生似乎更与异位子宫内膜自分泌机制有关。许多研究证实，正常子宫内膜和肌层不表达芳香化酶，而在盆腔异位子宫内膜中却高度表达，表明除内分泌机制外，雌激素在异位子宫内膜生长中起自分泌作用。进一步的研究发现，子宫内膜异位症患者宫腔内膜也表达芳香化酶 mRNA，其水平较盆腔异位子宫内膜为低，但正常妇女宫腔内膜未检测出芳香化酶的表达。当芳香化酶阳性的内膜组织逆流入盆腔后，局部促发炎症反应，芳香化酶活性进一步加强，雌激素分泌增加，刺激异位内膜生长。至于为什么正常子宫内膜不表达芳香化酶，而异位子宫内膜却高度表达的原因与二者芳香化酶表达调控的分子机制不同有关。研究发现，正常和异位子宫内膜间质细胞芳香化酶的表达均依赖于 cAMP 激活启动区 II，但两种转录调节因子竞争性结合启动区位点决定着芳香化酶基因转录信号的开启。转录抑制因子（chickenovalbumin upstream promoter transcription factor，COUP - TF）在正常和异位子宫内膜均有表达，而转录刺激因子 ST - 1 只特异性表达于异位内膜而不表达于正常子宫内膜。因此，ST - 1 与启动区 II 位点结合后异位内膜芳香化酶基因表达信号被激活。而正常内膜 COUP - TF 占领了启动区 II DNA 上的同一位点，抑制芳香化酶基因表达。芳香化酶直接产物 E_1 的雌激素效应很低，必须转化为活性更强的 E_2 才能充分发挥雌激素作用。17β - HSDI 催化 E_1 向 E_2 转换，17β - HSD2 的作用相反，其催化 E_2 向 E_1 转化，也即灭活 E_2。在月经黄体期，正常子宫内膜上皮细胞表达 17β - HSD2，孕酮促进此酶的活性。因此被认为是孕激素对子宫内膜保护作用（抗雌激素）的重要机制。异位子宫内膜正常表达 17β - HSD1，因此能将芳香化酶产物 E_1 转化为活性更强的 E_2。由于异位内膜异常表达芳香化酶，正常表达 17β - HSD，而 17β - HSD2 缺乏，其结果是相对于宫腔内膜，异位内膜处于高水平的 E_2 环境中，促进了异位子宫内膜的生长。

七、凋亡与子宫内膜异位症

细胞凋亡是真核生物有核细胞死亡的一种方式，受高度调节的生理性过程，细胞以凋亡方式自杀，对机体的自身稳定起了积极作用。若此环节发生异常，则会出现细胞生理的异常而引起疾病。与凋亡有关蛋白有：bcl - 2，bcl - x，bax，fas，TNFR，PD - 1，c - fos，myc 和 p53，其中最主要的是 bcl - 2 和 fas。越来越多的证据证实凋亡是子宫内膜细胞保持稳定的关键因素。异位内膜细胞在盆腔内得以继续存活及种植，与其对凋亡的抵抗力增强有关，研究发现异位内膜的自身凋亡总是低于在位内膜，且与月经周期无关。有趣的是，III/IV 期子宫内膜异位症者比 I/II 期凋亡减少，提示子宫内膜对凋亡敏感性与疾病进程有关。有报道子宫内膜异位症患者的在位和异位内膜均表达一定水平的 Fas 和 bcl - 2，这可能提示内膜组织的凋亡受蛋白调节，而不是 Fas 调节。研究不同的在位内膜对凋亡的敏感性将很有意义，理论上那些对凋亡低敏感的内膜可能成为异位内膜。细胞凋亡在子宫内膜异位症中的研究尚处于起步阶段，子宫内膜异位症凋亡基础的研究，尤其是利用现代分子生物学技术研究凋亡基因、凋亡抑制基因将开辟子宫内膜异位症诊治的很有希望的领域。

八、子宫在位内膜对子宫内膜异位症发病的作用

作为内异症发病主导理论的 Sampson 经血逆流种植学说的重要缺憾是无法解释 80% ~ 90% 的妇女有经血逆流现象，但仅有 10% ~15% 的妇女罹患内膜异位症。因此，模型建立、临床循证、科学解释，甚至修正完善这一学说对真正认识内异症发生以及有效防治是非常重要的。

从病理生理学而言，经血逆流、内膜细胞种植要具备四个条件方可确立，亦即：①子宫内膜细胞必须通过输卵管进入腹腔；②经血碎片中的细胞必须是存活的；③细胞必须有能力种植到盆腔器官组织上；④内异症在盆腔的解剖必须与脱落细胞的种植原理一致。所以，脱落的内膜细胞要突破盆腹腔的 3 道防线，即：①腹水或腹腔液；②腹腔细胞，主要是巨噬细胞和自然杀伤细胞（NKC）；③腹膜细胞外基质（ECM）。在这过程中，诚如前述，黏附、侵袭和血管形成是病理过程的 3 个主要步骤，所谓"3A 模式"（attachment, aggression, angiogenesis），以此完成逆流内膜细胞在盆腹腔腹膜、器官和组织的种植、生长，并随激素影响发生出血以及炎性反应、免疫反应等变化，而形成内异症病变。

先前较多的研究基本集中在内异症病变的各种生物学特征、免疫学反应等方面，而发生这些变化的内在因素或始动原因则较少被注意和认识。新近的研究证明子宫在位内膜的生物学特质在内异症发病中起重要，甚至决定作用。研究证实，内异症患者和非内异症妇女的在位内膜之黏附、侵袭和血管形成能力均有明显差异，其强侵袭能力等生物学特质使其易于发生内膜异位症。作为重要的前列腺素合成限速酶的环氧合酶 – 2（cyclooxygenase – 2，Cox – 2）能增加侵袭性、诱导血管形成，在内膜异位症患者的在位内膜，其表达亦明显增高，使之有助于内膜细胞的黏附与侵袭。RAN – TES（regulated on activation normal T cell expressed and secreted，正常 T 淋巴细胞表达和分泌的受激活调节因子）可使单核巨细胞游出，激活，发生免疫异常，发生黏附和血管形成，促使内膜异位症；内膜异位症在受到 RANTES 之影响，又正反馈地提升 RANTES。这一"链式反应"在内膜异位症患者的在位内膜表现十分明显。参与雌激素转化的芳香酶 P450 在内膜异位症患者在位内膜亦呈高表达状态。

另一些支持"在位内膜决定作用"的是基因差异、蛋白质组学及猕猴动物研究。差异基因研究证明内膜异位症患者和正常妇女在位内膜有基因差异；蛋白指纹图谱分析，即用表面增强激光解析离子化飞行时间质谱技术（SELDI – TOF – MS），发现有差异蛋白质峰。成功的猕猴动物模型建立不仅说明经血逆流可以导致内膜异位症，更说明在位内膜是决定因素，而免疫反应是继发的，或者免疫应答，或者免疫耐受。局部环境及激素状态是影响因素。在位内膜在发病中的研究有助于建立预防和治疗的新策略，如对在位内膜的干预，或者对子宫内膜异位症的早期和微创诊断。

（居宝芹）

第三节 子宫内膜异位症的病理学

子宫内膜异位症是指具有生长功能的子宫内膜组织异位到子宫腔以外而言，其主要病理变化为异位种植的子宫内膜随卵巢甾体激素的变化而发生周期性的出血，血液、分泌液及组

织碎片聚集在组织间隙内，血浆及血红蛋白缓慢吸收，病灶周围产生类似感染炎性的反应，纤维组织增生、粘连、皱褶并形成瘢痕。在病变处形成紫褐色斑点或小泡，最后形成大小不等的紫蓝色结节或包块。病变因发生的部位和程度的不同而有所差异。

子宫内膜异位症病灶的分布较广，其发生最多的部位为宫骶韧带76%，子宫直肠陷凹70%，卵巢55.2%以及盆腔腹膜的各个部位及盆腔器官的表面，故有盆腔子宫内膜异位症之称。根据其发生的部位不同，可分为腹膜子宫内膜异位症、卵巢子宫内膜异位症和子宫腺肌病。

一、腹膜子宫内膜异位症

（一）腹膜子宫内膜异位症的外观分型

腹膜子宫内膜异位症的外观形态各异，可分为色素沉着型及无色素沉着型两种。

1. 色素沉着型　即典型的黑色、紫蓝色腹膜异位结节，由于病灶内出血、炎症、纤维化色素沉着而使外形突出，为最容易辨认的病灶。月经周期中激素的作用、纤维化的增加而使病灶具有多变性。

2. 无色素沉着型　为异位内膜种植的早期病变具有多种表现形式，种植面积从数毫米到2cm不等，可为表面性或侵蚀性，后者常累积腹膜下结构。微小的腹膜子宫内膜异位症病灶仅在腹腔镜下可见，更小的病灶只能在显微镜下看到，称为显微镜下病灶，无色素沉着型比色素沉着型更多见，且较黑色病灶更具活性。可分为：

1）红色病变：由红色火焰样病灶、腺体型病灶、息肉样病灶、紫点腹膜、血管赘生区等类型。红色火焰样病灶及血管赘生区最常累积到圆韧带及子宫骶骨韧带，在颜色、透明度、硬度及腺体形成等方面类似在位的子宫内膜；紫点腹膜、血管赘生区常累积膀胱及阔韧带。红色病变通常为疾病的开始阶段，病变多由内膜细胞及腺体组成，血管网丰富，有丝分裂活跃，病变较为活跃。

2）白色病变：随着病情的进展，出血逐渐吸收，瘢痕形成，血管网减少，有丝分裂减少，形成白色病变，可分为白色透明、卵巢周围粘连、黄棕色斑及环形腹膜缺损等类型。腹膜的白色透明病变表现为腹膜瘢痕形成或局部性斑点。常增厚突起；卵巢周围粘连的特征有别于输卵管炎及腹膜炎引起的组织粘连；黄棕腹膜斑类似于"牛奶咖啡斑"，其组织学特征与白色透明样病变相似，血色素在间质细胞之间形成"牛奶咖啡色"。环形腹膜缺损又称腹膜袋（peritoneal pockets），在子宫内膜异位症患者中有15%的人可发现腹膜袋，其形成可能是由于腹膜子宫内膜异位病灶对腹膜的刺激或侵入而引起的腹膜反应及瘢痕形成所致的组织学变化。

（二）腹膜子宫内膜异位症的组织学改变

在微观上，异位内膜组织含有四种成分：子宫内膜腺体、子宫内膜间质、纤维素及出血。通常需要两种以上的成分诊断子宫内膜异位症，因为出血发生于间质血管，有时异位组织的间质较腺体更具诊断价值。当子宫内膜异位病灶中发现典型的腺体及间质时，即使对内膜完全无反应，也可认为是活性病灶。腹膜子宫内膜异位种植病灶约占子宫内膜异位症的75%。Nisolle M等用微测器测量内膜异位症病灶中上皮细胞的高度同时测量每2000个上皮细胞中的分裂指数，代表病变的活性程度。

　　腹膜子宫内膜异位病灶常肉眼可见，而近来研究证实在肉眼观正常的腹膜经病理切片可证实有微小病灶的存在，其病灶的显微程度可达 $313\mu m \pm 185\mu m$，这种病灶是无法从临床上诊断出来的。有人从 20 例中～重度子宫内膜异位症患者的腹腔镜下取正常的腹膜进行连续切片，经扫描电镜证实有 25% 用光学显微镜所未能发现的显微病灶。在腹腔镜下随机取正常腹膜作连续切片，可发现有 15% 的子宫内膜异位病灶。无论腹腔镜检是否证实为子宫内膜异位症的患者，将肉眼观正常的腹膜行组织学检查，均有发现微小异位病灶的可能。

　　因为病灶反复出血，上述典型的组织学结构可能被破坏而难以发现，以至出现临床与病理不一致的现象。MoenMb 等统计典型病灶的组织检查有 24% 为阴性结果。Jansen 报道在微小型子宫内膜异位症的组织学特征的阳性率：红色火焰样病变为 81%、白色透明病变为 80%、腺样结构为 67.5%、卵巢周围粘连为 50%、黄棕斑为 47%、环形腹膜缺损 36.5%。Stnpling 等在 91% 的白色透明病变、75% 的红色病变、33% 的血红蛋白沉着病变及 85% 的其他病变中得到组织学证实。目前发现至少有 50% 的无色素沉着型病灶组织学检查为阳性（表 12 - 1）。

表 12 - 1 不同类型内膜异位病灶组织学阳性率（%）

病变	Jansen	Stripling
红色火焰样病变	81	80
白色透明病变	80	91
腺样结构	67.5	75
卵巢周围粘连	50	33
黄棕斑	47	
环形腹膜缺损	36.5	

　　腹膜子宫内膜异位症的病症可分为四期：显微病变型、早期活动型、晚期活动型（典型）及愈合型。

　　1. 显微病变型　近来扫描电镜及组织学研究发现，肉眼观正常的腹膜具有两种类型的显微病变：①腹膜病变：即正常的腹膜间皮细胞由上皮细胞及纤毛细胞所取代，上皮细胞呈假复层，增生活跃，伴有内膜间质，腺体直接开口于腹腔。②腹膜下病变：正常的腹膜间皮细胞下覆盖腺体及间质。

　　2. 早期活动型病变　当腺体细胞在间皮细胞下形成囊腺型（丘疹型赘生物）或息肉型即为早期活动型病变。活检约 95% 可找到内膜组织，腺体囊肿为突起的、外表致密的病变，覆盖结缔组织及腹膜间皮，具有丰富的血管形成。可表现为一个或多个增生的腺体因分泌活动较强而扩张。内膜异位囊肿可表现为一个或一簇囊泡，其中充满浆液性、粉状或血性液体，为增生的网状血管所包绕。在这些病灶中可见自基底腺体断裂而来，独立的息肉样内膜组织。在早期，丘疹样囊性病变具有丰富的血管形成而无纤维化。其腺体可处于增生期或分泌期，细胞活跃，约 1/3 的病灶与子宫内膜同步。

　　3. 晚期活性病变　即典型黑色病变。病变表现为不同程度的纤维化或色素沉着，活检中 50%～60% 可见到内膜组织。此类病变血供较差，腺细胞活性低，常呈增生反应或退化，多数与子宫内膜不同步。

　　4. 愈合型病变　愈合型病变为白色，有时为纤维组织包裹的腺体钙化的瘢痕。在未行组织学检查前，不能确定这些病变是否具有活性。

（三）子宫内膜异位症的超微结构及其对激素的反应

子宫内膜异位腺体的功能性变化有别于正常的子宫内膜，其形态的变化并不完全受卵巢激素周期变化的影响。不同的异位灶甚至同一病灶的不同部位，异位内膜对激素轴的调节反应方式及程度不一，其间质细胞及腺上皮细胞均具有很大的差异。Schweppe 将异位灶分为三种类型：

1. 囊型　囊壁由未分化的立方或柱状上皮构成，其特点为：腺上皮细胞浆分化极差，为扁平型，胞浆内多脊线粒体极少且分布异常，内质网有少数管道及小泡，核大，无核膜内折，核通常位于细胞中间，细胞核区有大量的溶酶体。有的腺上皮胞浆明显减少，高尔基体呈空泡样变性。

2. 典型的子宫内膜腺体及间质　呈正常的周期性改变。可呈早期、中期、晚期增生期；早期及晚期分泌期。其各期的病理学变化类似正常在位的子宫内膜。

3. 混合型　同一病灶的不同区域具有不同的结构，有的类似第一种，有的分化好但无周期性，有的呈现增生期的结构特点，但与激素的周期性变化不相符。超微结构的特点说明异位内膜的形态特点并不完全取决于激素变化，而取决于异位内膜组织的成熟程度。

通常认为异位子宫内膜组织具有对垂体激素起反应而发生与正常子宫内膜组织相似的周期性变化，但研究发现其组织变化与在位的子宫内膜不同。应用组化定性分析观察异位种植内膜的显微变化，提示此种内膜不具备正常在位内膜所具有的超微结构特征。其原因较复杂，可能是：病变组织缺乏甾体激素受体，对激素敏感性降低、局部瘢痕组织包绕，阻断了其与外界的血供通道、腺上皮与间质关系的改变，血供缺乏，炎症反应或腺体本身对激素缺乏依赖性。

由于异位组织的异质性，病灶中所含腺细胞及间质细胞较少，增加了异位种植内膜的甾体激素受体检测的难度。大多数异位病灶有孕激素受体的表达，而仅 30% 的病灶含有雌激素受体。卵巢异位病灶所含雌、孕激素受体的量远较在位的子宫内膜为少。去势、绝经、妊娠及药物抑制性腺功能均可明显改变该疾病的进程。但激素治疗却不能根治子宫内膜异位症，药物治疗 6 个月后通过对卵巢及腹膜子宫内膜异位病灶的活检证实相当多的异位灶仍然具有活性，其分裂指数表明病灶内存在非激素依赖性的腺体。长期激素治疗只能起暂时抑制作用，而不能根治，虽经激素治疗后再次腹腔镜检未看到病灶，但并不能肯定病灶的完全根除，因而潜伏有复发或新生的危险性。

（四）子宫内膜异位病灶的二维或三维空间结构

立体图像及立体分析显示了子宫内膜异位病灶的新特征，即在病灶发展的不同阶段，病灶可表现为不同的类型。血管在间质中的构象可能为异位子宫内膜生长及侵蚀的重要因素之一。应用二维计算机影像分析，用毛细血管表面积与间质表面积之比表达的红色病变的血管的血管形成明显高于黑色及白色病变。白色透明及黄棕斑病变血管形成较低无分裂象，表明子宫内膜异位症处于潜伏期，属无活性病灶，此潜伏期可维持相当长的时期。经 GnRH 治疗后子宫内膜异位病灶的血管形成显著减少，并非毛细血管的数量减少，而是其表面积减少，致使毛细血管表面积/间质表面积之比减少。此治疗效果在黑色皱褶及红色病变中具有显著性，而白色病变却无此改变。经过治疗的病灶以小血管占优势与治疗后再次腹腔镜观察的结果一致。

为了说明子宫内膜异位病灶的生物学特征，了解其在体内的立体生长特征及腺上皮与间质与周围组织如何联系等，Gamran R 等最近应用超微立体图像计算机技术探讨了异位内膜种植的三维空间构象。子宫内膜异位病灶的立体构象可分为两种：

1. 腺体无分支型　腺上皮在间质中呈规律性分布，间质及腺上皮管腔呈规律性变化，与正常子宫内膜结构相似。

2. 腺体有分支型　腺腔彼此交叉，腺上皮呈指状插入间质，腺体的分布在间质中无规律性。分支较多时，管腔狭窄，腺腔的直径为 $22 \sim 185 \mu m$ 在红色病变中具有分支的腺体结构含量明显高于黑色及白色病变，其丰富的间质血管形成有利于腺上皮及间质在异位组织中的种植。这两种病变的类型是否与病灶的侵蚀程度及病灶的活性有关尚需进一步研究证实。在早期病变的发展过程中，一个或多个包埋与间皮下的腺体分支的顶端由于分泌、出血或活性内膜细胞的剥脱而形成囊泡，可能突破菲薄的间皮层。这些囊状病变在腹膜表层呈菌状出现或消失，说明子宫内膜异位病灶的高度不规则性。药物治疗后，圆柱形管腔及分支型管腔的数量不变，其外形却具有明显的改变。

二、卵巢子宫内膜异位症

（一）卵巢子宫内膜异位病症的外观形态

子宫内膜异位病灶较多见，主要位于卵巢，接近卵巢们皱褶处的卵巢前沿处最常累积。卵巢内膜异位病灶可分为微小病变型和典型病变型。

1. 微小病变型　卵巢的表面及表层可见灰红色、棕色或蓝红色斑点及小囊，子宫内膜异位病灶，囊肿仅数毫米大小，有时可融合成桑葚样结构并有反复的穿破及出血，与周围组织粘连甚紧。手术剥离时有咖啡色黏稠物流出。

2. 典型病变型　由于异位组织侵及卵巢皮质，在卵巢皮质内生长，随月经周期激素的变化反复出血，形成单个或多个囊肿，形似宫腔积血。囊内压增加时，囊壁可出现小裂隙，内容物溢出，引起局部性炎性反应及组织纤维化，导致卵巢与邻近器官紧密粘连而固定于盆腔不能活动。卵巢内可具有多个小腔，小腔之间有正常的卵巢皮质；囊肿进行性扩大、纤维化而掩盖正常的卵巢结构，卵巢可因色素沉着，纤维增生而成为少血管的囊肿壁。引用卵巢内镜技术，可见萎缩及倒位的卵巢皮质，早期，卵巢皮质呈珍珠色上可辨认，种植的内膜组织呈红色，血管丰富，有时可见出血斑弥散在卵巢皮质表面。在囊肿较大时，壁内仅少部分尚光滑，而大部分粗糙，上覆灰黄色、咖啡色或棕红色的小斑块，囊壁厚薄不均，有的地方菲薄容易穿破。

卵巢中内膜异位病灶的周期性出血及吸收缓慢的内膜碎片沉积在囊腔内，每周期的再次出血又填充囊腔，而使囊内液呈黑色、柏油样、巧克力色，有时也可为鲜红色。因为囊内积血也可发生于卵巢黄体囊肿出血、赘生物出血等，因此诊断要靠组织学的证实。

（二）卵巢子宫内膜异位囊肿的组织学特征

卵巢子宫内膜异位瘤的镜下特点变化很大，有时缺乏典型的组织学改变。在卵巢表面的异位病灶，大多能见到较完整的腺体组织；病灶较小的部位，也能看到类似的内膜组织。囊肿壁由于受内容物的压迫，扩大变薄，上皮脱落和破坏，因而临床上最不易得到卵巢子宫内膜异位瘤的组织学证据。在镜下，内膜异位瘤壁可有以下几种类型：

（1）囊壁内层为柱状上皮，似内膜的腺上皮，上皮下为内膜的间质细胞，伴有出血，为典型的内膜瘤。

（2）囊壁内层的内皮细胞大部分被破坏，只能见到少许的立方上皮，其间质部分或全部为肥大的含铁血黄素细胞所替代，为最多见的一种。

（3）内膜上皮及间质均找不到只能见到含铁血黄素细胞层在囊肿周围，其外由玻璃样变性的结缔组织包围。

（三）卵巢子宫内膜异位囊肿对激素的反应性

卵巢的异位内膜组织大多来源于经血倒流种植，这些内膜不像腺肌病的异位内膜来自于子宫内膜的基底层，因而对激素不敏感；相反，它们较成熟，类似于在位的子宫内膜，对卵巢激素具有周期性的反应。但有是同一组织的不同病灶也具有差异，在黄体期，有的病灶可呈很好的分泌反应，可见弯曲的腺体及蜕膜样变的内膜间质，但有的病灶却呈增生反应，其差异可能为异位的内膜不够成熟或生长部位紧密的纤维组织包围导致血供不足而内膜反应差。

（居宝芹）

第四节　子宫内膜异位症的临床分期

自从临床上认识到该病以来，已建立了多种分期方案。其中绝大多数都是根据该病的形态学特征分期。到目前为止。子宫内膜异位症的发病机制尚未完全弄清楚，因此，也限制了子宫内膜异位症的合理分期。

一、早期分期法

（一）Sampson 分期法

1921 年，Sampson 按巧克力囊肿和与之相关的粘连分期。将巧克力囊肿分四期：卵泡、黄体、基质和内膜；并将最后一期分三型：①没有基质、有腺体；②有基质和腺体，类似正常内膜；③前两型的混合型。Sampson 认为内膜异位囊肿可与邻近脏器形成粘连，粘连范围从极轻度的膜状粘连到广泛的封闭子宫直肠、子宫膀胱陷凹的粘连。他还主张对希望保留生育功能的轻度内膜异位症患者进行保守性手术，但最终治愈该病和最大限度解除疼痛需要切除子宫、输卵管、卵巢和所有的内膜异位组织。

（二）Wicks&Larsen 分期法

Wicks 和 Larsen 在 1949 年提出根据切除病变的组织类型对内膜异位症分期。他们的分期方法同用于恶性肿瘤的分期方法类似。一期是巨噬细胞、血红蛋白和没有活性的内膜碎片，四期是有腺体和基质的典型有活性内膜组织；并推测该种内膜能对周围卵巢激素的刺激产生反应。Wicks 和 Larsen 没有将症状或临床预后同组织学分期相联系，该分期法没有临床应用价值。

（三）Huffman 分期法

1951 年，Huffman 根据内膜异位症的解剖部位和它同恶性肿瘤的类似性进行分期（表

12-2）。他是第一位主张按分期进行治疗的学者。用该分期法对 300 例患者分期，研究保守性手术后的受孕率与疾病分期的关系。结果是：Ⅰ期和Ⅱ期患者术后的妊娠率是 47%，故 Huffman 主张对Ⅰ期、Ⅱ期和部分Ⅲ期患者保留生育功能。

表 12-2　Huffman 的子宫内膜异位症分期

Ⅰ期

　　a 病变局限于子宫骶骨韧带

　　b 病变局限于一侧卵巢

　　c 腹膜表浅种植

Ⅱ期

　　a 广泛浸润一侧卵巢，对侧卵巢几乎没有浸润

　　b 双侧卵巢表浅种植

　　c 直肠表面表浅种植

　　d 子宫或子宫骶骨韧带浸润

Ⅲ期

　　a 广泛浸润双侧卵巢

　　b 双侧卵巢内膜异位囊肿

　　c 直肠阴道深部浸润

　　d 直肠浸润引起肠梗阻

Ⅳ期

　　a 病变侵犯膀胱

　　b 病变侵犯小肠，引起肠梗阻

　　c 病变侵犯输尿管

（四）Sturgis 和 Call 分期法

1954 年，Sturgis 和 Call 把盆腔疼痛同内膜异位症的病理组织学相联系，将之分为三期：①早期发展阶段，②有活性阶段，③内膜无活性（绝经）阶段。他们指出：长期持续的盆腔内膜异位形成纤维包裹，导致痛经和盆腔痛。他们利用显微镜检查发现盆腔腹膜瘢痕中纤维化的腺体和基质。故他们认为内膜的异位种植和与之相关的粘连都是导致疼痛的原因。

（五）Riva 分期法

1962 年，Riva 和他的助手们报道了用异炔诺酮治疗内膜异位症的经验。内膜异位症的诊断是通过后穹隆镜检、阴道切开术和开腹探查术确立的。Riva 小组率先提出用累计计分来进行内膜异位症的分期和根据分期决定是药物治疗，保守手术或根治手术。将患者根据盆腔脏器受累计分，但是他们的分期同治疗结果之间相关性很差。

（六）Beecham 分期法

1966 年，Beecham 提出一个简单的分期法即根据触诊和手术所见分期（表 12-3）。该分期方法记录起来很容易，但临床资料不支持它。

表 12 - 3　Beecham 子宫内膜异位症分期

Ⅰ 期	开腹所见散在的、小的盆腔内膜异位斑点（直径 1～2mm）
Ⅱ 期	子宫骶骨韧带、阔韧带、宫颈和卵巢、个别或多个固定触痛结节和轻度增生
Ⅲ 期	在 Ⅱ 期的基础上合并有卵巢增大两倍；子宫骶骨韧带、直肠和附件粘连在一起，陶氏腔封闭
Ⅳ 期	内膜异位形成大的盆腔包块，双合诊扪不清盆腔脏器

（七） Mitchell 和 Farber 分期法

1974 年，Mitchell 和 Farber 根据内膜异位症与恶性肿瘤的相似性提出外科分期法（表 12 - 4）。实际上，按这种分期方法的第 Ⅴ 期即为可能发展成腺癌的内膜病变。按分期决定是药物还是手术治疗。他们主张对 Ⅰ、Ⅱ 期患者应用孕激素治疗解除疼痛。对于其中不孕患者，可手术分解粘连、切除异位病灶，保守性手术后的妊娠率是 32%。Mitchell 和 Farber 认为对 Ⅳ、Ⅴ 期患者应行手术探查，排除卵巢恶性肿瘤。广泛内膜异位的患者应切除子宫和双侧附件。

表 12 - 4　Mitchell 和 Farber 子宫内膜异位症分期

Ⅰ 期	盆腔腹膜一个或多个小的异位病灶（直径 <5mm）
Ⅱ 期	子宫骶骨韧带、直肠阴道隔和（或）卵巢较大的表浅种植
Ⅲ 期	卵巢内膜异位囊肿、直径 >5mm，伴或不伴阔韧带、邻近脏器表浅种植
Ⅳ 期	阴道、直肠、尿道的浸润期
Ⅴ 期	有发展成腺癌趋势的内膜异位灶

二、现代分期法

在 1973 年之前，大量文献讨论保守性手术对促进生育力的价值。由于缺乏有效的方法对内膜异位症患者进行分期和客观比较治疗结果。临床医生尚不能有把握地答复关于生育力的问题，有关手术后妊娠率的报道相差很远，难以合理解释。

1973 年，诊断性腹腔镜提供了简单证实盆腔内膜异位的方法。由于该方法提高了诊断，使得分期与预后之间的关系更密切。

（一） Acosta 分期法

Acosta 分期法（表 12 - 5）。该分期方法的前提是：内膜异位症导致的不孕，手术后的妊娠率主要取决于发现疾病时的严重程度。他们对 107 例保守手术治疗的患者进行回顾性分析。根据内膜异位症的部位、分布、瘢痕、粘连情况分轻、中、重三期。三期患者手术后的妊娠率分别是 75%、50% 和 33%。该分期方法虽稍嫌粗略，但仍不失简洁和完全。重要的是：它在疾病的分期和预后之间建立了一种直接的相关性。

表 12 - 5　Acosta 子宫内膜异位症分期法

轻度	子宫直肠陷凹、膀胱腹膜反折或盆腔腹膜有散在、新鲜异位灶，卵巢、输卵管周围无粘连
中度	卵巢一侧或双侧表面有异位灶伴瘢痕形成或牵缩，有粘连
重度	卵巢一侧或双侧巧克力囊肿，大于 2cm×2cm，伴卵巢、输卵管粘连，直肠窝病灶粘连封闭，明显的肠道或泌尿道侵犯

有几个影响 1973 年 Acosta 分期的因素，当时，许多医生根据腹腔镜检的结果来决定是采用保守性手术或是激素治疗；按是否有输卵管周围或卵巢周围粘连将疾病分为轻度和中度。Petersohn 在 1970 年就提出盆腔粘连是预测生育力的关键。他观察了 111 例患者、仅有内膜异位病灶的妇女妊娠率是 80%，而合并有粘连的妇女妊娠率是 40%。随后有报道指出：对多囊卵巢行卵巢楔形切除后，卵巢有粘连的倾向。因此，在设计分期方案时，考虑到卵巢异位灶切除后有发生粘连的危险，Acosta 把卵巢被累及的程度作为一个重要因素。Acosta 分期系统的主要缺点就是：较粗略、随意，没有区分病变的单、双侧。

Ingersoll 在 Acosta 分期的基础上增加了 0 期和Ⅳ期（包括生殖系统外的病变）。遗憾的是：他没有提供支持他分期方法的资料。

（二）Kistner 分期法

1977 年，Kistner 和同事们也提出一种分期方案（表 12 – 6），此方案是基于该病的自然病程：从腹膜种植到卵巢受累，然后是输卵管受累，最后是播散到整个盆腔。粘连程度是根据腹腔镜手术下是否易于分离来定性的，盆腔外的内膜异位症对生育力没有影响，没有考虑在内。

表 12 – 6　Kistner 子宫内膜异位症分期法

Ⅰ 期	内膜异位仅限于盆腔后腹膜（陶氏腔、子宫骶骨韧带）或阔韧带表面，直径 <5mm，输卵管无血管粘连、伞端游离，卵巢上少量无血管粘连，卵巢不固定，肠道和阑尾表面正常
ⅡA 期	在Ⅰ期基础上合并有卵巢内膜异位囊肿，按囊肿大小分如下三个亚型
ⅡA – 1	囊肿直径或表面 <5cm
ⅡA – 2	囊肿直径或表面 >5cm
ⅡA – 3	囊肿破裂；肠道和阑尾表面正常
ⅡB 期	阔韧带后叶被卵巢组织粘连覆盖，输卵管粘连可在内镜下分开，伞端游离，卵巢固定于阔韧带，卵巢内膜异位囊肿直径 >5mm，陶氏腔多处内膜异位，但没有同肠道粘连，子宫也不后倾固定，肠道和阑尾表面正常
Ⅲ 期	阔韧带后叶被粘连的输卵管、卵巢覆盖，输卵管伞端被粘连覆盖，卵巢固定于阔韧带，输卵管表面伴或不伴内膜异位灶或异位囊肿，但肠道或子宫并不粘连固定，肠道、阑尾表面正常
Ⅳ 期	膀胱浆膜内膜异位，子宫三度后倾固定，陶氏腔同肠道粘连或被固定的子宫填塞，肠道同陶氏腔、子宫骶骨韧带或子宫体粘连，阑尾也受累

（三）Buttram 分期法

1978 年，Buttram 通过修改 Acosta 的分期法又提出了一个扩大的分期法（表 12 – 7）。该方案较以往的任何分期方法都要详细和精确。不仅考虑到单双侧，还设计了一个表使之回复到 Acosta 分期法。

表 12 – 7　Buttram 扩大子宫内膜异位症分期

Ⅰ 期（腹膜）

A 腹膜未受累

B 盆腔腹膜（子宫陷凹、子宫骶骨韧带或阔韧带）上散在的、表浅的表面种植，病灶直径 ≤5mm，输卵管、卵巢未受累

C 范围同 B，但异位病灶的直径 >5mm，有易被分离的细膜状粘连

Ⅱ期（卵巢）　1右侧；2左侧；3双侧；

A 卵巢未受累

B 卵巢表面表浅的异位灶、直径 <5mm、易被剔除而无导致粘连的危险；可伴有细膜状粘连，易于分离无导致严重粘连的危险

C 卵巢内膜异位囊肿直径 >5mm，但 <2cm，可伴有细膜状被分离的粘连

D 卵巢内膜异位囊肿直径 >2cm 或破裂，可伴有细膜状易被分离的粘连

E B、C、D 的基础上伴有将卵巢固定的致密粘连（通常是同阔韧带后叶粘连）

Ⅲ期（输卵管）　1右侧；2左侧；3双侧

A 输卵管没有受累

B 输卵管表浅的内膜异位灶直径 ≤5mm、易被擦除而无导致粘连的危险，可伴有细膜状易被分离的粘连

C 输卵管上的内膜异位囊肿需行手术摘除，可伴有细膜状易被分离的粘连

D 输卵管粘连扭曲伴或不伴活动受限，伞端游离且输卵管是通畅的，可伴有 B 或 C 的情况

E 输卵管伞端被粘连包裹或输卵管远端被包裹。可有 B、C、D 的情况出现

Ⅳ期（陶氏腔）

A 没有 B 或 C 出现

B 膀胱或直肠的内膜异位囊肿

C 陶氏腔封闭和（或）子宫后倾固定，肠道或附件可粘连到陶氏腔，通常伴有 B 出现

（四）Cohn 分期法

　　Cohn 在 1979 年根据腹腔镜检结果提出一个新的分期法（表 12 - 8）。包括了远处病灶的类型，它的创新是补充了子宫腺肌病，把它作为内膜异位症的严重类型。

表 12 - 8　Cohn 的子宫内膜异位症分期

轻度子宫内膜异位症

Ⅰ一个部位的表浅种植

Ⅱ两个或更多部位的表浅种植中度子宫内膜异位症

Ⅲ内膜异位种植伴皱缩、纤维化；轻度粘连

Ⅳ卵巢同异位的内膜组织中度粘连

Ⅴ卵巢、膀胱浆膜多处内膜异位，同阔韧带粘连重度子宫内膜异位症

Ⅵ单侧或双侧内膜异位囊肿，输卵管未受累

Ⅶ单侧或双侧内膜异位囊肿，伴输卵管受累

Ⅷ子宫腺肌病

Ⅸ重度子宫内膜异位症伴盆腔感染疾病

Ⅹ重度子宫内膜异位症伴或不伴生殖器官外，肠道，尿道，远处器官受累

（五）美国生育协会分期法

　　由于以上分期法没有一种能得到广泛的认可，为此，美国生育协会（American Fertility Society，AFS）于 1979 年提出以评分法作为依据的分期方法。具体是：在开腹探查或腹腔镜

检的直视下，详细观察内膜异位灶的大小、部位、粘连程度以及有无卵巢内膜异位囊肿等加以评分；然后根据得分总和进行临床分期（表 12 - 9）。并提供一个解剖图去描绘手术中所见病变情况（图 12 - 1）。

表 12 - 9　美国生育协会子宫内膜异位症分期

Ⅰ期（轻度）　　　　1 ~ 5
Ⅱ期（中度）　　　　6 ~ 15
Ⅲ期（重度）　　　　16 ~ 30
Ⅳ期（广泛）　　　　31 ~ 54
总计

腹膜（包括子宫表面）	病灶大小	<1cm	1 ~ 3cm	>3cm
	评分	1 分	2 分	3 分
	粘连	膜状	紧密粘连伴子宫直肠陷凹部分消失	紧密粘连伴子宫直肠陷凹完全消失
	评分	1 分	2 分	3 分
卵巢	病灶大小	<1cm	1 ~ 3cm	>3cm 或内膜异位囊肿破裂
	右	2 分	4 分	6 分
	左	2 分	4 分	6 分
	粘连	膜状	紧密粘连伴部分包裹卵巢	紧密粘连伴完全包裹卵巢
	2 分	2 分	4 分	6 分
	2 分	2 分	4 分	6 分
输卵管	病灶大小	<1cm	>2cm	输卵管阻塞
	右	2 分	4 分	6 分
	左	2 分	4 分	6 分
	粘连	膜状	紧密粘连伴输卵管扭曲	紧密粘连伴输卵管包裹
	右	2 分	4 分	6 分
	左	2 分	4 分	6 分

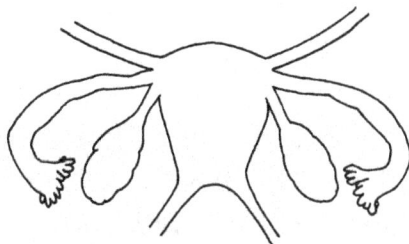

图 12 - 1　AFS 分期记录图

该分期法虽较以前的分期法合理，亦被国际上所接受，仍存在不足之处。Hasson 强调此法没有考虑到不孕和疼痛症状，应给子宫骶骨韧带病灶和病变浸润的深浅评分。Brosen 和同事们指出 AFS 评分法多关注了评估手术的有效性。1981 年，Rock、Cuzick 等回顾性研究 214 例进行保守性手术后的子宫内膜异位症患者，比较 Buttram、Kistner 和 AFS 这三种分期方法，分期与术后妊娠率的相关性，发现总的术后妊娠率是 54%。三种分期法的趋势是一致的即分期越高，术后妊娠率越低，呈负相关。AFS 分期法中，将轻度和中度合为一期，重度和生殖器官外合为一期，两者比较术后妊娠率差异有显著性意义。否则，各期之间比较差异无显著性（表 12 - 10）。

表 12 - 10　比较不同分期方法子宫内膜异位症保守性手术后妊娠率

分期	追踪病例数	妊娠病例数	妊娠率（%）	总的周期数	每周期妊娠率（%）
Buttar *					
轻度	43	29	67	1 063	2.7
中度	71	35	49	2 024	1.7
重度	100	51	51	3 246	1.6
Kinster *					
Ⅰ期	45	31	69	1 110	2.8
ⅡA 期	81	44	54	2 157	2.0
ⅡB 期	38	20	53	1 179	1.7
Ⅲ期	29	11	38	1 198	0.9
Ⅳ期	21	9	43	689	1.3
美国生育协会					
轻度	45	28	62	1 261	2.2
中度	88	48	55	2 424	2.0
重度	66	33	50	2 236	1.5
极重度	15	6	40	412	1.5
总计	214	115	54	6 333	1.8

注：＊每个周期妊娠率之间差异有显著性，P < 0.01。

＊＊美国生育协会分期法，将轻度和中度合为一期，重度和极重度合为一期，二者之间妊娠率差异有显著性，P < 0.05。

（六）美国生育协会修正分期法

由于 AFS 评分法存在以上的问题，1985 年美国生育协会提出修正分期法（revised American FetilitySociety，AFS - r）（表 12 - 11，图 12 - 2）。该评分法除去了严重疾病这一期，也不再把输卵管内膜异位症作为一个分期点，增加了轻微（mini）病变期，并对病变的深浅和附件粘连给予了更加详细的评分，将膜状粘连同致密粘连区分开来。但仍没有对生殖器官外的病灶进行评分，仅进行了记录。修正后的分期法将陶氏腔是否封闭作为一个重要评分依据，反应了此分期法重视对生育预后的评价。Buttram 的临床报告支持该分期法，陶氏腔部分封闭的患者，外科手术后的妊娠率是 68%，而完全封闭的妊娠率是 36%。

表 12 - 11　美国生育协会修订子宫内膜异位症分期

腹膜	内膜异位灶	<1cm	1~3cm	>3cm
	浅	1	2	4
	深	2	4	6
卵巢	右侧 浅	1	2	4
	右侧 深	4	16	20
	左侧 浅	1	2	4
	左侧 深	4	16	20
后陷凹 封闭情况	封闭	不封闭	部分	完全
		0	4	40
卵巢	粘连	<1/3 包围	1/3~2/3	>2/3 包围
	右侧 薄	1	2	4
	右侧 厚	4	8	16
	左侧 薄	1	2	4
	左侧 厚	4	8	16
输卵管	右侧 薄	1	2	4
	右侧 厚	4 *	8 *	16
	左侧 薄	1	2	4
	左侧 厚	4 *	8 *	16

注：1）此分期法将内膜异位症分为四期：Ⅰ期（微小）1~5分；Ⅱ期（中度）16~40分；Ⅳ（重度）>40分。

2）如伞端全包围改为16分。

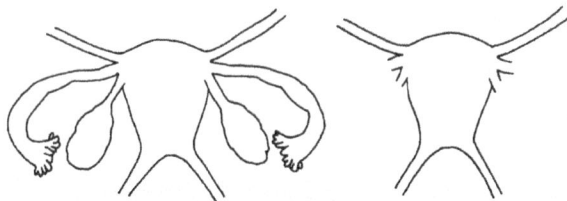

图 12 - 2　AFS - r 分期记录图

1. AFS - r 分期法的缺点　越来越多的证据表明，目前 AFS - r 评分法对内膜异位症分期亦有不恰当之处。这种计分系统，虽然是来自临床观察，但主观随意性较大，还存在观察者之间的差异和本身的失误。此分期对某些结果，特别是对盆腔疼痛和不孕症的应用性仍有争议。

（1）1982年 Guzick 曾指出以下与 AFS - r 记分系统相关的问题：第一，每一个分期的分数不能反应疾病的真实功能状态。例如：对于没有破裂的单侧、直径达4cm异位囊肿计20分，而广泛、散在的腹膜异位症，总面达3cm只计4分，事实上对盆腔痛和不孕的影响前者并不比后者重要大五倍之多。关于卵巢异位囊肿对生育力的影响，日本学者曾分析 117 例异位症患者经过达那唑治疗后妊娠情况：42 例按 AFS-r 分期为Ⅲ期或以上（卵巢异位囊肿直径 >3cm，但输卵管完全正常），同剩余 75 例输卵管正常，有异位灶但没有异位囊肿者相比，妊娠率无差异。他们认为异位症对生育力的影响主要是由输卵管受累情况决定的，故他们于 1993 年提出 TOP 分期法（表 12-12），并于 2002 年发表临床报告，回顾性研究 237 例异位症患者，比较 TOP、AFS-r 两种分期方法，分期与治疗后妊娠率的相关性。发现妊娠率与 AFS-r 分期不相关，与 TOP 分期中 T 分期呈负相关，与 TOP 中 O 和 P 分期不相关（表 12-13）。关于 AFS-r 分期与术后生育力关系 Guzick 和 Adamson CD 也都有类似观点。第二：内膜异位症分期的界线过于主观随意。AFS-r 分期中规定 >40 分（41～144）均为重度（Ⅳ期），Canis 等将 89 例 AFS-rⅣ期患者分 2 个亚组：一组是小于 70 分，另一组为大于 70 分，这两组术后总妊娠率为 37.5%，分别统计则观察到：小于 70 分组的妊娠率为 52.9%；而大于 70 分组妊娠率为 0%，两组差异有极显著性。为此，AFS 成立了一个委会对 AFS-r 分期进行评估，他们于 1997 年得出结论认为由于对内膜异位症认识的限制，目前的 AFS-r 分期的评分法及分期标准不变，加上对病变形态、颜色的描述以及彩色图片记载和异位囊肿要组织学证实等描述。

表 12-12 TOP 分期法

T0 期	没有粘连
T1 期	单侧粘连
T1a	单侧粘连能通畅
T1b	单侧粘连，阻塞不通
T2 期	双侧粘连
T2a	双侧粘连，通畅
T2b	单侧粘连通畅，对侧粘连，不通
T3 期	双侧不通
O0 期	没有粘连
O1 期	表面异位灶或是粘连
O2 期	单侧卵巢巧克力囊肿（直径 >4cm）
O3 期	双侧卵巢巧克力囊肿（直径 >4cm）
P0 期	没有粘连
P1 期	盆腔腹膜的散在异位病灶，包括子宫卵巢膜上的异位病灶，或是陶氏腔/盆腔其他部位，轻度粘连
P2 期	陶氏腔部分封闭
P3 期	陶氏腔完全封闭
T = Tube 输卵管 O = ovary 卵巢 P = peritoneum 腹膜	

表 12-13 TOP 分期的妊娠率

TOP 分期	妊娠率
T0	69/129（53%）
T1	18/39（46%）

T2	10/27/（37%）
T3	0/8（0%）
O0	50/94（53%）
O1	16/42（38%）[a]
O2	26/48（54%）
O3	5/19（26%）
P0	2/6（33%）
P1	79/156（54%）[b]
P2	11/25（44%）
P3	5/16（31%）

注：a. P<0.05；

b. 无差异。

（2）Redwine 提出年龄和内膜异位症外观表现相关，随着年龄的变化，外观表现也发生变化。在年轻妇女中多为新鲜的不出血的病灶，在年纪大的妇女中多为陈旧的咖啡色病灶。Vemon 等认为内膜异位症的肉眼观、组织学类型同它产生 PGF 能力相关。以产生 PGF 能力而论：早期红色的瘀斑状病变比棕色病变更有活性，依次比陈旧的黑色病变有活性。因此，应将病灶的外观及组织学列入评分内容。内膜异位症的典型咖啡色的病灶是该病的最后阶段，但其产生 PGF 的能力却趋于消失。

（3）Vasquez 和同事们描述了应用电子显微镜扫描技术发现的极微小腹膜异位灶称之为显微镜下病灶。Murphy 等通过随机活检方法，发现内膜异位症患者腹腔内肉眼认为是正常的腹膜有 25% 是镜下内膜异位症。Brosens 等均有类似的发现。由此可见，通过肉眼观察腹腔来确定该病的真正分期的局限性，且在实用上目前尚无法解决此问题。

（4）AFS-r 分期法没有考虑到盆腔以外的内膜异位灶：对预测盆腔疼痛及治疗方案参考价值不大，Fedele 等研究了 160 例妇女，发现盆腔疼痛的严重程度与 AFS-r 分期无关。但随后的临床报告又认为 AFS-r 分期与盆腔疼痛相关。最近的资料表明：盆腔疼痛程度与内膜异位灶种植的深浅明显相关。Comillie 等研究了组织学类型与临床上严重深部浸润的内膜异位症的关系。他们应用腹腔镜下 CO_2 激光技术治疗 53 例患者。观察到：深部浸润的异位病灶多种植在子宫前后陷凹和子宫骶骨韧带，而不在卵巢窝。浸润深度超过 5mm 的异位灶组织学检查有活性，且与盆腔疼痛相关。相反，表浅的种植多发生在不孕症患者。Kon-mch 等最近报道盆腔疼痛程度同内膜异位灶的总表面积和类型不相关，但与异位灶种植深度相关。因此，不少人提出评价内膜异位症与盆腔疼痛、与不孕症关系时应用二分法。

2. 分期方法的展望　许多学者认为：对内膜异位症的分期和评估，应以不孕和盆腔疼痛为主要出发点，与两者相关的解剖学和病理生理学原理不同。目前 AFS-r 评分法具有主观随机性，一些学者推荐根据临床资料来决定每个病变的分数和分期的分数界限，这需要大量的多中心的合作，他们希望临床资料评估的分数将提高该分期法的预测值。另有作者建议用计算机化盆腔地图去贮存和积累描绘性的细节资料，编辑这些地图和其他主要参数，去分析判断对预后影响，通过恰当的、多参数的分析累计资料就能提供有关患者的生育能力、去除疼痛，或疾病复发的危险等信息。随着对子宫内膜异位症的自然病程和病理生理变化认识的深入，对它导致不孕的病因的认识也更明确和详细，这样就可能在分期中加上这些指标来提高分期对术后生育力的预测性。例如 Pittaway 报道保守性手术治疗后，血 CA_{125} 水平与术后妊娠率相关。Lessey 报道在 AFS – r II（即轻度病变组）其中有一亚群患者着床期子宫内膜在表达 $2\gamma\beta3$ 整合素缺乏，这一类患者的妊娠率较低下。关于子宫内膜异位症的腹腔内环境的研究仍在继续，也许将来某个生理因素被确定在分期学上具有重要地位，形成一元化分期方法，以提高分期的敏感性和特异性。

（居宝芹）

第五节 临床表现及临床诊断

一、临床表现

子宫内膜异位症的症状主要有慢性盆腔痛、性交痛、痛经及不孕。其表现形式多种多样，因人而异，并随病变部位的不同而不同，症状的特征与月经周期密切相关。

（一）症状

1. 疼痛 是子宫内膜异位症的主要症状之一，其产生的原因为异位的病灶受周期性卵巢激素的影响，而出现类似月经期的变化，如增生、出血等，故本病疼痛的特点是痛经。尤以开始于异位子宫内膜形成后的继发性痛经及随局部病变的加重而逐渐加剧的渐进性痛经被认为是子宫内膜异位症的典型症状，但实际上并非完全如此。Lukayat 统计 618 例诊断为子宫内膜异位症的患者中，27% ~40% 无疼痛症状。由此可知，痛经并非子宫内膜异位症必须具备的症状。

子宫内膜异位症引起的疼痛多位于下腹部及腰骶部，可放射至阴道、会阴、肛门或大腿。常于月经来潮前 1 ~2 日开始，经期第一日最剧烈，以后逐渐减轻，至月经干净时消失。这是由于在月经周期中，随卵巢分泌的雌激素不断增加，异位的子宫内膜增生、肿胀；到月经后半期，受卵巢孕激素的影响而出血，刺激局部组织，导致疼痛。如子宫内膜异位于子宫肌层时，可使子宫肌肉痉挛收缩，痛经症状更为明显。月经过后，异位子宫内膜逐渐萎缩而痛经消失。此外，痛经与前列腺素（PGs）的异常产生有关。子宫内膜异位症患者月经期除正常的子宫内膜产生 $PGF_{2\alpha}$ 与 PGE_2 外，子宫肌及异位的子宫内膜病灶中亦能产生。外加前者的代谢产物 6 - 酮前列腺素 Iα（6 – keto – prostaglandin）与血栓素 B_2（TXB_2）的作用，故除了子宫内膜异位症病灶出血引起的刺激外，子宫受 PGs 的激惹，过度收缩，子宫内压较正常妇女升高 2 ~3 倍。子宫血流量减少，局部缺血，遂致疼痛，常伴有恶心、呕吐、腹泻等。卵巢子宫内膜异位囊肿在下列情况下可以发生破裂：①经前或经期反复出血，使囊内压增加。②妊娠期孕激素水平增高或使用外源性孕激素治疗时，孕激素使囊壁血管增生、充血水肿、组织软化而致破裂。③排卵口的存在也可致囊肿破裂。囊内容物刺激腹膜引起剧烈腹痛，伴恶心、呕吐和肛门坠胀等急腹症症状，易与卵巢囊肿蒂扭转、宫外孕、阑尾炎和腹膜炎等疾病相混淆。本院 19 例卵巢子宫内膜异位囊肿破裂的病例，大多数均未能术前明确诊断，其中诊断为卵巢囊肿蒂扭转者 3 例，宫外孕 1 例，急性阑尾炎及弥漫性腹膜炎 6 例。本症疼痛的另一特点是疼痛的程度与病灶的大小不成正比。有时盆腔内小的病灶，如子宫骶骨韧带部位的较小异位结节可以引起难以忍受的疼痛；而有的较明显的病灶，由于异位的子宫内膜活性已丧失，病灶被结缔组织包裹或与周围脏器粘连，可以无痛经症状；较大的卵巢子宫内膜异位囊肿，由于卵巢皮质层无感觉神经，也可无痛经症状。大量文献均支持这一观点。有无痛经不是诊断子宫内膜异位症的主要依据而且痛经的程度亦不能反映疾病的严重程度。

大量的研究都在探索痛经的强度和异位的子宫内膜的部位和种植程度的关系，发现痛经的强度和种植部位的数目和定位直接相关；但是与病变的形态学特征如：不典型的病变、微小病灶和典型病变等无相关性。

2. 月经失调　15%～30%的患者表现为经量增多或经期延长，少数出现经前点滴出血。月经失调可能与卵巢实质被异位囊肿所破坏或被粘连包裹，致使卵巢功能紊乱有关，还与患者常合并有子宫腺肌病或子宫肌瘤有关。本院统计的子宫内膜异位囊肿手术病例中：9.9%合并子宫腺肌瘤，8.4%合并子宫肌瘤。

3. 不孕　子宫内膜异位症患者不孕率可高达40%左右。实验动物模型发现，子宫内膜异位症的确可以降低生育率和导致不孕，而且还发现某些体细胞基因突变能引起卵巢子宫内膜异位囊肿，因而可能筛选出在卵巢子宫内膜异位囊肿中起关键作用的基因进行靶向治疗。重度子宫内膜异位患者不孕的原因可能与解剖结构的改变有关：一般子宫内膜异位症很少侵犯输卵管的肌层和黏膜层，故子宫输卵管造影多显示双侧输卵管通畅。但病灶的反应使盆腔内器官和组织广泛粘连，输卵管变硬僵直，影响输卵管的蠕动，从而影响卵子的捡拾和精子、受精卵的输送，如周围病变严重还可导致输卵管伞端闭锁。此外，输卵管内子宫内膜异位症病变也可直接影响生殖功能。三桥直树报道，24例诊断为输卵管梗阻而行显微手术者，切除输卵管段的病理学检查，其中4例（16.7%）发现子宫内膜异位症，主要由于粘连造成输卵管的器质性梗阻所致。近年来注意到轻度子宫内膜异位症患者，输卵管和卵巢均未受累，且无其他不孕原因，也可导致不孕，说明不孕的原因绝非单纯局部解剖结构异常所致。现多认为子宫内膜异位症患者的不孕还可能与下列因素有关：

（1）腹腔内微环境因素：腹腔液浸绕着盆腔内生殖器官，又与异位子宫内膜病灶直接接触。其容量和所含的细胞成分及生物活性因子与子宫、输卵管的运动有密切关系，形成了生殖活动的微环境因素。多数文献指出，腹水可引起输卵管的拾卵障碍；腹腔液还能使精子活动力减低；动物实验证明，腹水能妨碍受精及受精卵的分裂。子宫内膜异位症患者的腹水中所含异常物质可致不孕，其中以腹水中巨噬细胞数量增加最为重要，其吞噬精子的作用亢进；腹水中与不孕症有关而为研究者们所关注的物质为由巨噬细胞所产生的各种细胞因子及PGs，如$PGF_{2\alpha}$、PGE_2、TXB_2等花生四烯酸代谢产物增加。PGs与排卵、黄体功能及输卵管运动有着密切的关系，PGS病理性增加，成为不孕的原因。此外，腹水中含大量低密度脂蛋白（LDL）在子宫内膜异位症患者的炎性环境中，在增强的巨噬细胞的作用下产生一种氧化脂蛋白，增强某些化学诱导剂，如巨噬细胞趋化因子（MCP-1）的表达，并可刺激异位的子宫内膜细胞的生长活力，现今已经明确巨噬细胞、氧化应激反应和子宫内膜细胞生长之间具有一定相关性，患者腹腔内的这种氧化环境可能是调控异位子宫内膜细胞生长和导致不孕的重要因素。此外，腹水中的细胞因子，特别是白细胞介素，目前甚受学者们注意，认为可能对受精、卵细胞分裂等生殖过程有阻碍作用。体外研究发现重组的IL-1a可明显抑制精子穿透卵细胞的能力和早期胚胎的发育。

（2）卵巢功能异常：子宫内膜异位症患者常伴有卵巢排卵功能障碍，发生率为 17%～27%，与腹腔液中前列腺素含量升高影响卵泡的生长和排卵以及抗卵巢抗体对卵巢的损害作用相关。另有研究发现患者的卵母细胞周围的卵泡颗粒细胞的凋亡率升高，细胞周期功能异常，还表现出较强的氧化应激反应，这些因素均可能导致卵母细胞质量下降，导致生育能力下降。

黄体功能不足也是子宫内膜异位症患者不孕的常见原因，发生率为 25%～45%。这可能由于有些子宫内膜异位症患者合并催乳素升高。催乳素有抗促性腺激素的作用，主要抑制促卵泡生成激素的分泌，而促卵泡生成激素分泌的减少可导致卵巢内促黄体生成激素受体形成的减少，致使卵巢对促黄体生成激素不敏感，使黄体生成不良而影响受孕。

黄素化未破裂卵泡综合征（LUFS）是另一种类型的排卵功能障碍，子宫内膜异位症患者合并 LUFS 占 18%～79%，亦是其发生不孕的原因。此病征为卵泡发育成熟且卵泡细胞出现黄素化，患者基础体温双相，子宫内膜呈分泌期改变，但成熟的卵子不能排出，无受孕可能。其诊断依据为在 LH 高峰后 2 日，B 超监测卵泡仍继续生长；在腹腔镜下，在应有的排卵期后 4～10 日，未在卵巢表面发现排卵孔或黄体血肿；月经周期中，腹腔液量特别是腹腔液中雌、孕激素水平无突发性升高。其发生机制，可能是神经内分泌功能失调，催乳素增加，抑制促性腺激素的分泌，LH 峰值降低，继而影响卵巢功能；或由于催乳素增加，影响卵巢促黄体生成激素受体的合成，使卵泡对促黄体生成激素反应迟钝，未经排卵而直接黄素化。

（3）免疫功能异常：关于子宫内膜异位症免疫功能异常对不孕的影响，引起学者们广泛的关注。子宫内膜腺上皮内含有一种糖蛋白，主要存在于内膜脱落碎屑的细胞溶质中。它的合成与体内的孕激素含量呈正相关，是一种孕激素依赖性蛋白，分泌期子宫内膜中含量较高。在月经期，异位内膜病灶的出血和内膜碎片由于不能像正常的经血在 24 小时内经阴道排出体外而存留在盆腔内。经血中富含有基质金属蛋白酶（MMPs）能够促进异位内膜的黏附、血管生成和血管内皮生长因子（VECF）以及受体（KDR）的表达；IL-8，MCP-1 还能增强种植在子宫内膜以外的异位内膜的血管生成素的表达，进而促进种植的成功。内膜碎屑被体内免疫系统作为"外来异物"而识别，刺激机体内大量巨噬细胞进入盆腔，吞噬并清除这些物质。巨噬细胞具有摄取抗原和强化免疫原的能力，内膜碎屑被吞噬后，其抗原决定簇被识别和强化，继而递呈给 T、B 淋巴细胞，激活体内的免疫系统、产生抗子宫内膜自身抗体。当这种自身抗体由于反复刺激而大量产生达到一定的含量时，可与自身靶细胞-子宫内膜组织发生抗原抗体结合反应，并激活补体引起损伤性效应，造成子宫内膜组织细胞生化代谢及生理功能的损害，干扰和妨碍精卵结合、受精卵的着床和胚囊的发育而导致不孕或流产。子宫内膜异位症患者盆腔非特异性炎症反应，实际是由于子宫内膜异位症特异的免疫反应所致。这种局部反应激活巨噬细胞，并产生各种细胞因子，如 TNF、IL-1、IL-6、酸性磷酸酶等。巨噬细胞的活跃能破坏细胞并吞噬精子，降低精子的活力及直线速率，从而导致不孕。酸性磷酸酶可促进细胞合成前列腺素，后者参与调节卵泡的发育、卵巢激素的分泌、排卵及黄体溶解的过程。前列腺素的增加还可使输卵管蠕动增加及节律异常，影响孕卵的运行，导致孕卵的发育与宫腔子宫内膜的蜕膜变化不同步，影响了孕卵的着床，也是不孕的原因。

4. 性交痛 30%的患者有性交痛，是由于异位的子宫内膜使周围的组织充血肿胀、纤维化粘连等，当性交时由于受阴茎的撞动，使子宫收缩向上提升而发生疼痛。以月经来潮前与经期最为明显，且与异位灶的部位有关，多见于直肠子宫陷凹的异位病灶或因病变导致子宫后倾固定时。

5. 其他部位的子宫内膜异位 当身体任何部位有内膜异位种植和生长时，均可在病变部位出现相应的周期性疼痛、出血或块物增大。据报道，除了脾脏，全身各个部位、器官和组织均有可能发生子宫内膜异位症。

（1）手术瘢痕子宫内膜异位：剖宫产术后的腹壁瘢痕及阴道分娩后的会阴瘢痕子宫内膜异位，患者有周期性瘢痕部位疼痛，并可在瘢痕深部扪及剧痛的包块，典型的外观可呈紫色，随时间的延长，包块逐渐增大，疼痛加剧，也有表现为瘢痕局部周期性出血。

（2）肠道子宫内膜异位症：肠道子宫内膜异位症很少见，可累及阑尾、盲肠、乙状结肠及直肠等，其中阑尾子宫内膜异位占肠道子宫内膜异位症的17%，盲肠部位占7%，结肠、直肠部位占71%。患者可出现与月经周期相关的腹痛、腹泻或便秘，甚至有周期性少量便血。便血一般为肠黏膜充血、水肿而非黏膜溃破出血所致。如病变范围较广，病灶较大突向肠腔，可使肠腔狭窄或出现肠梗阻症状。

（3）泌尿道子宫内膜异位症：泌尿道子宫内膜异位症包括膀胱、输尿管、尿道及肾脏子宫内膜异位症，泌尿道子宫内膜异位症约占所有子宫内膜异位症的1.2%，其中累及膀胱者占84%，输尿管占15%，肾脏及尿道部位的报道少。异位内膜侵犯膀胱，可在经期引起尿痛和尿频，但常被痛经症状所掩盖而被忽略。缓慢进行的输尿管阻塞，多由于粘连瘢痕性扭曲或大的子宫内膜异位囊肿挤压所致，而子宫内膜异位于输尿管管腔罕见，该病甚至可形成肾盂积水和继发性压迫性肾萎缩，但累及双侧肾脏罕见。

（4）肺部子宫内膜异位症：由于子宫内膜异位症累及肺胸膜或膈胸膜，可在月经期间反复发生月经性气胸。累及肺实质时，可出现经前咯血，呼吸困难和（或）胸痛。在较少的情况下，表现为无症状的肺部结节，约有33%的妇女没有盆腔病变。

（5）脑部子宫内膜异位症：非常罕见，可导致典型的复发性头痛和神经性功能缺失现象。

（二）体征

随着病变部位、范围及病变程度而有所不同。典型的子宫内膜异位症在盆腔检查时，子宫多后倾固定，直肠子宫陷凹、宫骶韧带或子宫后壁下段等部位可扪及触痛性结节，卵巢子宫内膜异位囊肿时，在一侧或双侧附件处扪到囊性包块，往往有轻压痛，其特点是囊壁较厚，常与子宫粘连固定并在月经期增大，月经后缩小。若病变累及直肠阴道隔，可在阴道后穹隆处扪及甚至可看到隆起的紫蓝色结节。其他部位的异位病灶如腹壁瘢痕、会阴伤口瘢痕等处在经期可见肿大的结节，月经后肿块缩小。

二、临床诊断

（一）病史

重点询问家族史、月经史、妊娠、流产及分娩史。人工流产术可促进内膜逆流，剖宫产尤以开腹取胎易致腹部瘢痕内膜异位症。临床症状个体表现差异很大。但对生育年龄阶段有痛经、不孕、性交痛、月经紊乱等症状者，需重点询问痛经出现的时间、程度、发展及持续时间等，应与其他疾病所致的痛经加以区别。典型的子宫内膜异位症病史为继发性、进行性的痛经和性交痛，常伴有不孕及月经过多等症状。

（二）妇科检查

（1）双合诊检查时在宫骶韧带或子宫直肠陷凹处可触及黄豆大或拇指头大的硬节，触痛明显。

（2）子宫后倾固定，后穹隆有触痛。

（3）子宫一侧或双侧可触及囊性或囊实性肿块，可与周围组织粘连成团块。内膜异位囊肿直径大小多不超过10cm。

（4）阴道直肠隔间可触及痛性孤立结节，当病灶向阴道后穹隆穿透时，在后穹隆可见到紫蓝色结节，月经期可有出血。如病灶向直肠穿透可出现便血、腹泻等症状，遇此情况应作直肠指检。

（5）其他部位的异位病灶如脐、腹壁瘢痕、会阴侧切伤口等部位可触及不规则的硬结，触痛明显，月经期可增大，病灶表浅者可见呈紫蓝色结节及出血。

上述妇科检查所见，可作为诊断典型子宫内膜异位症的指标，但下列情况常会增加诊断的困难：约25%的病例不表现任何临床症状；病灶的大小与痛经的程度常不呈正相关；其他部位的内膜异位病灶并不与盆腔子宫内膜异位症并存；少数绝经后的妇女内膜异位病灶仍有活性；妊娠并不绝对抑制病灶的进展等，因此，当临床诊断不能确诊时，应进一步作其他辅助诊断。

子宫内膜异位症虽是一种较常见的妇科疾病，但在腹腔镜应用以前，子宫内膜异位症的术前诊断率，在有经验的妇科医生中约为75%，而经验不足者只有20%。1983年国内综合8个单位389例患者的治疗分析发现：总误诊率为43%（范围26.2%~71.1%），分析其原因，首先在于过分依赖所谓的典型症状和体征，实际上子宫内膜异位症的临床表现变异很大，就以痛经而言，报道的389例中仅有50.6%的患者表现有痛经，且这种痛经和卵巢子宫内膜异位囊肿所导致的盆腔包块，不完全一致，有肿块者不一定有痛经，而且囊肿越大，一般痛经反而越轻。其次，子宫内膜异位症的盆腔检查所见，不同病例之间差别很大。卵巢子宫内膜异位囊肿和卵巢囊肿容易混淆；子宫直肠陷凹的结节往往和卵巢癌难于鉴别，而子宫内膜异位症所致盆腔粘连，则常常被误诊为慢性盆腔炎症或结核性盆腔炎等。再者，医生对子宫内膜异位症所造成的子宫骶骨韧带和子宫直肠陷凹内的病变认识不足，而遗漏了这一重要的体征。

为了提高诊断水平，最重要的是时刻想到目前子宫内膜异位症的发病率逐渐增高。对生育年龄妇女，如主诉不孕、痛经、盆腔检查时发现子宫固定后倾、盆腔粘连、附件部位可触及不活动的包块等，只需有一至两项阳性症状和（或）体征，首先就应考虑到本病的可能。在盆腔检查时，应对子宫后壁、子宫骶骨韧带和子宫直肠陷凹仔细检查，只要摸到一两个豆粒或米粒大小的触痛结节，首先诊断本病。这些结节本身，无论从硬度、大小来说都很难与卵巢癌的种植相鉴别。因此，触痛的有无，为一重要的鉴别指征。不伴有子宫直肠陷凹病变的卵巢巧克力囊肿，内诊时和附件炎性包块十分相似。为了鉴别，可行子宫输卵管碘油造影。如显示双侧输卵管通畅，则基本上可以否定炎症的诊断。但由于个别子宫内膜异位症可以累及输卵管或并发输卵管炎症，因此当看到积水、不通等改变甚至完全不显影时，并不能完全排除本病。子宫内膜异位症的最后确诊有赖于开腹探查或腹腔镜检，后者已成为当前诊断和治疗子宫内膜异位症的主要手段。

（居宝芹）

第六节　子宫内膜异位症的特殊检查

典型子宫内膜异位症可通过病史、体征及妇科检查诊断。但由于子宫内膜异位症的临床表现差异甚大，特别是轻度子宫内膜异位症的诊断更难。在所有的子宫内膜异位症患者中，痛经仅占1/3，月经改变占1/3，另有1/3的患者无任何症状。因此，仅靠临床常规检查往往不能明确诊断，需借助一些辅助诊断措施，才能提高诊断率。

一、CA_{125}

（一）CA_{125}的来源、分布及特点

卵巢癌相关抗原CA_{125}是来源于体腔上皮细胞的表面抗原，是一种高分子糖蛋白，分子量为500 000，主要存在于子宫内膜、宫颈上皮、输卵管、腹膜、胸膜和心包膜上。这些组织细胞表面的CA_{125}抗原脱落后进入人体的生物体腔。在血液、宫颈黏液、乳汁、唾液、羊水和腹腔液等体液内均有较高浓度的表达，唾液中的CA_{125}浓度较血清中高一倍，腹腔液中的浓度较血液中高100倍，两者均与血液中的浓度呈直线相关。体内CA_{125}的浓度均随月经周期而波动，以增生期最低，黄体期开始上升，月经期最高，绝经后和青春期前的妇女体内的CA_{125}浓度较生育年龄妇女为低。表明CA_{125}浓度与子宫内膜的发育密切相关。

（二）CA_{125}与子宫内膜异位症的关系

研究发现，子宫内膜异位症患者体液中的CA_{125}浓度较正常人高，CA_{125}浓度升高的机制可能为：①子宫内膜细胞反流至腹腔，刺激腹膜体腔间皮细胞生化间变（biochemical coelomic metaplasia），产生较多的CA_{125}抗原；②子宫内膜异位症伴随的炎症反应促进CA_{125}抗原从病变部位脱落，从而导致体液中的CA_{125}浓度升高。其浓度与子宫内膜异位症的临床分期呈正相关。子宫内膜异位症患者的CA_{125}浓度也与月经周期密切相关，原因是子宫内膜受下丘脑-垂体-卵巢轴的调节、在月经期含CA_{125}的组织增生，使体液中的CA_{125}浓度升高。这种随月经周期性变化而波动的特点有助于将子宫内膜异位症与其他的妇科疾病相鉴别。因此，监测CA_{125}的浓度应在月经周期的同一时期进行。

1. 血清CA_{125}　在正常情况下，血清中的CA_{125}浓度是由贮存在腹腔中的CA_{125}扩散到血液中的，重度子宫内膜异位症患者的异位病灶引起的腹膜损伤更重，因而腹腔液和血液的CA_{125}浓度高于Ⅰ～Ⅱ期的患者，Ⅰ～Ⅱ期患者血清中的CA_{125}浓度与正常对照组相似。血清CA_{125}浓度的测定多应用在怀疑有深部子宫内膜异位病灶或Ⅲ～Ⅳ期的子宫内膜异位症。Barbati以血清CA_{125}浓度≥35U/mL为诊断子宫内膜异位症的标准，其敏感性44%，特异性88%左右，阳性预测率72%，阴性预测率70%。Koninckx报道以相同的标准诊断深部子宫内膜异位症、巧克力囊肿、重度盆腔粘连的敏感性分布范围为46.6%～72%，特异性在80.9%～87%之间，O'Shaughnessy则利用血清CA_{125}在不同的月经周期中的变化，将经期CA_{125}的浓度值与卵泡期的CA_{125}值比较，以比值等于1.5设定为临界值，诊断中、重度子宫

内膜异位症的敏感性为62.5%，特异性为75%。在1周中多次测定较一次测定更敏感。放射免疫法较酶联免疫法准。学者们还发现患者血清CA_{125}水平与痛经程度成正比。Toki等发现，血清CA_{125}水平与异位内膜上皮中ki-67表达强度明显相关；Gaefie等的研究还表明，CA_{125}和异位子宫内膜细胞系EEC145的浸润能力明显相关，并认为CA_{125}水平高低可能反应异位内膜的活性及浸润能力。

2. 腹腔液CA_{125}　血清CA_{125}仅代表局部CA_{125}扩散到血液循环系统的程度，而腹腔液中的浓度则直接反应了子宫内膜异位症病情，其浓度较血清高出100多倍。因此，腹腔液中CA_{125}的浓度测定的意义比血清大。经高倍稀释（1：100）检测腹腔液CA_{125}的实际水平能更准确地反映子宫内膜异位症的病情严重程度，避免了采用"一步法"放免试验存在的"HOOK"效应，即抗原过量时试验反应性降低，所以建议检测腹腔液CA_{125}时将腹水稀释100倍。测定腹腔液浓度的诊断标准为≥2 500U/mL，其诊断敏感性达83%，特异性为64%。阳性预测率为57%，阴性预测率为88%。此标准的特点是提高了Ⅰ、Ⅱ期子宫内膜异位症的诊断率，其敏感性达83%，明显高于血清的44%。特异性为77%，也明显高于血清的25%。测定腹腔液中CA_{125}的浓度虽然有较高的敏感性，但特异性并不高，尚不能与其他疾病相鉴别，二者间的浓度存在较大范围的重叠，对患有不孕症和持续有月经失调、痛经、性交痛、慢性盆腔痛等的妇女，发现血液和腹腔液CA_{125}浓度增高，应怀疑患有子宫内膜异位症。

（三）CA_{125}浓度测定与其他检测方法的联合应用

由上可知，CA_{125}测定在诊断子宫内膜异位症中特异性较高而敏感性较低，因而一致认为单独用于诊断子宫内膜异位症的价值有限；对部分有较大包块如子宫腺肌瘤、卵巢内膜异位囊肿的病灶，与B超结合应用，则可大大提高其诊断率。在某些情况下，如病灶较小时配合CT和MRI，也可互补长短，对疾病的诊断和治疗效果的监测方面有积极作用。

术前测定CA_{125}有助于选择腹腔镜检时间。文献报道，深部的异位灶在常规腹腔镜检周期中，漏诊率高达66%。漏诊率最高的时间是在月经前期进行腹腔镜检，这是因为深部异位病灶的腹膜表面无明显变化不易发现。如术前检测CA_{125}升高，初步肯定有异位病灶，选择在经期病灶增大、出血、腹膜表面有阳性表现时进行腹腔镜检可避免漏诊。

由于各种检查方法的特异性和敏感性均存在一定的局限性，故很少单独使用一种方法进行诊断，通常将CA_{125}和抗子宫内膜抗体测定、超声检查、CT、MRI联合应用，以增加诊断的可靠性。CA_{125}的测定也是开腹探查或腹腔镜手术前的一个重要判断指标。

（四）CA_{125}对疗效的评估

子宫内膜异位症患者经治疗后病灶缩小，以致CT、B超和MRI不易发现。因而对治疗效果的评价常有偏差。腹腔镜检不能多次进行，临床上常用测定CA_{125}来监测残留子宫内膜异位病灶的活性，早期诊断有无复发。目前一致认为，CA_{125}测定在监测子宫内膜异位症病情的转归方面较诊断更有价值。

二、子宫内膜抗体

1980年Weed等通过对子宫内膜异位症患者免疫系统的研究提出假说：子宫内膜异位症患者由于细胞免疫缺陷，产生抗子宫内膜抗体。以后的许多学者亦证实了抗子宫内膜抗体确实存在，其为分子量 26 000 ~ 40 000 的糖蛋白，主要是 IgM 和 IgA。正常妇女血清中的抗子宫内膜抗体阴性或在一基线水平，子宫内膜异位症的患者其血清抗子宫内膜抗体阳性率在 60% 以上，它存在可能与不孕有关，但不与病情严重程度呈正相关。以其阳性为诊断标准，敏感性为 60% ~ 90%，特异性为 90% ~ 100%。患者经达那唑及 GnRHa 治疗后，血清中抗子宫内膜抗体明显降低，故测定抗子宫内膜抗体有助于子宫内膜异位症诊断及疗效观察。

三、芳香化酶 P450

双细胞双促性腺激素学说认为卵泡内膜细胞在 LH 的刺激下产生 C19 产物，经基底膜到颗粒细胞，颗粒细胞上有 FSH 受体，FSH 活化芳香化酶 P450 系统，使雄激素转化为 E_2。芳香化酶 P450 是 CYP19 基因的产物，在不同的组织中受不同刺激物的调控，有其特异性表达，如卵巢的颗粒层细胞，胎盘的滋养细胞，睾丸 Leydig 细胞，正常的子宫内膜组织中没有其表达。而在子宫内膜癌，子宫腺肌瘤患者其在位子宫内膜芳香化酶 P450 的表达异常增高。学者们认为其可导致局部雌激素水平增高促肿瘤生长。近年来芳香化酶 P450 与子宫内膜异位症的关系成为国内外研究的热门。1996 年 Noble 等人发现子宫内膜异位症患者的在位子宫内膜在生物化学特点上与对照组不同，认为芳香化酶 P450 的出现与异位子宫内膜的种植能力有关。1999 年 Kusuki 等人提出将检测子宫内膜芳香化酶 P450 表达作为一种在门诊不孕患者中筛查子宫内膜异位症的方法，他研究了 105 例患者的敏感性及特异性分别为 91%，100%，提出在子宫内膜异位症的早期诊断方面比 CA_{125} 更有意义，其表达水平的高低与血清中 CA_{125} 浓度以及子宫内膜异位症的分期无关。

由于芳香化酶 P450 在子宫内膜中的异常表达与雌激素依赖性疾病如子宫内膜癌，子宫肌瘤等有关，且取内膜组织的检查手段不宜多次使用，故多数作者认为其单独用于诊断子宫内膜异位症价值不大，与 CA_{125}、B 超、腹腔镜结合应用，可提高诊断率，对门诊需行诊断性刮宫的不孕症患者可配合此项检查筛查子宫内膜异位症。

四、影像学诊断

（一）超声检查

超声检查通常应用在子宫内膜异位症 III ~ IV 期的患者，盆腔内形成了子宫内膜异位囊肿，如卵巢巧克力囊肿。声像图不易与卵巢肿瘤相区别，需结合临床和其他检查予以鉴别。一般在盆腔内可探及单个或多个囊肿，囊肿直径一般为 5 ~ 6cm，很少大于 10cm。由于血液机化和纤维沉积，内膜异位囊壁较厚且粗糙不平，囊肿多与周围组织紧密粘连，特别与子宫粘连较紧。月经期由于囊肿内出血，B 超下可稍增大。一般将卵巢子宫内膜异位症的声像图分为四种类型：囊肿型、多囊型、混合型和实体型。

子宫内膜异位症的声像图特征：①在子宫角旁或在子宫直肠窝处探及边界模糊、壁较厚的无回声囊性包块，肿块一般与子宫有比较明显的分界；②囊肿呈圆形或椭圆形，囊内有点状细小回声，中央有衰减；③囊肿的大小随月经周期而变化；④囊肿较常固定。虽然 B 超在临床应用广泛，但由于囊肿的回声图像并无特征性，故很少单独根据 B 超图像确诊。

周应芳等根据临床症状、体征及 B 超检查结果设计一简易评分方法诊断子宫内膜异位囊肿（表 12 - 14），以≥3 分为诊断子宫内膜异位囊肿标准，其诊断率达 90% 以上。但该评分方法易将卵巢恶性肿瘤和盆腔炎性包块误诊为子宫内膜异位囊肿。Kurjak 等一项 5 年的回顾性研究中，将临床症状、体征、血清 CA_{125}、B 超和彩色多普勒超声结合形成一评分系统（表 12 - 15），由于微小和轻度子宫内膜异位症病变在盆腔超声下无法发现，因此，腹膜种植异位灶未列入该表中。彩色超声多普勒发现子宫内膜异位症的患者血流阻力指数（resistant index，RI）随月经周期改变而变化，经期 RI 降低，非经期增高，有异位瘤的患者可显示彩色血流突然终止于瘤体边缘，其内部常无或少有血流信号。诊断子宫内膜异位症的判断标准范围在 20~25 分之间。对 656 例附件肿块的患者进行评分，发现这一评分系统能有效地区别内膜异位囊肿与其他良、恶性卵巢肿瘤，敏感性为 99%，特异性为 99.6%，形态学诊断因取材或异位病灶退化等容易得出假阳性或假阴性结果，评分法的敏感性、特异性均比单纯形态学诊断高。以上两种评分法在使用上还存在缺陷，其检测例数有限，且仅对中、重度的子宫内膜异位症进行诊断，仍需在临床上进一步验证和完善。

表 12 - 14　诊断子宫内膜异位囊肿的简易评分法

	0 分	1 分	2 分
痛经	无或原发	继发	有加重
慢性盆腔痛	无	轻	有盆腔、肛门坠痛
盆腔结节	无	<0.5cm	>0.5cm
包块活动度	好	受限	固定于宫旁或宫后
B 超检查	界限清楚呈囊性	包块粗糙、非均质	囊内为细小点状回声

表 12 - 15　Kurjak 子宫内膜异位症评分系统

	评分
生育年龄	2
月经前或月经期慢性盆腔痛	1
不孕	1
B 超	
囊肿位置（内侧，子宫后）	2
双侧囊肿	2
数次 B 超结果阳性	2
厚壁	2
均一的低回声区	2
与卵巢分界清楚	1
阴道彩色多普勒	
有多数血管形成	2
血管在卵巢门水平，位于囊周	2
有规则血管分布	2
切迹存在	1
RI<0.40（月经期）	2
RI：0.40~0.60（卵泡晚期/黄体期）	2
CA_{125} >35U/mL	2

（二）子宫输卵管造影

子宫内膜异位症的 HSG 影像图特征：①子宫不规则增大，宫体边缘有小囊性阴影；②子宫内树枝状或火炬状阴影，宫体和宫底的两侧缘有毛刷状改变；③双侧输卵管可受压变窄或异位，也可因粘连而增宽；④造影剂在盆腔内弥散不均匀。

子宫以外的异位可根据病变的部位行胸片、直肠镜检查。在可疑有泌尿道异位病变时，可做肾盂造影，分泌性和逆行性造影可诊断梗阻部位；病灶波及膀胱时，可行膀胱镜检。B超可发现卵巢异位囊肿，但无特征性。病变的病理组织检查及用激素试验性治疗对确诊有很大帮助。

（三）CT 和 MRI 检查

多数患者的诊断及随访以超声诊断为主，CT 扫描多表现为轮廓不清、密度不均匀的病灶，有出血者显示为高密度，局部积液者为低密度。MRI 的表现多变，根据所用脉冲序列不同及病灶内成分的不同而异。完全出血性病灶在 T_1、T_2 加权图像上为均一密度的高信号，T_2 加权图像上信号升高。子宫腺肌瘤往往含有较多的二价铁离子，其顺式磁效应可引起病灶信号的降低，影响诊断的准确性。MRI 对卵巢、直肠阴道间隔、阴道周围、直肠乙状结肠之间的内膜异位显示较好，但对腹膜及韧带之异位显示欠佳。

利用阴道 B 超和 MRI 的 T_2 加权图像测定子宫连接层厚度有助于诊断子宫腺肌病。其诊断基础是子宫腺肌病的病理变化为子宫内膜腺体和（或）间质深入子宫内膜与肌层的连接处。MRI 测定子宫腺肌病的平均子宫连接层厚度分别为 15.0mm ± 4.9mm，正常为 7.7mm ± 3.3mm。MRI 诊断腺肌症子宫连接层厚度最佳阈值为 ≥12mm，敏感性为 93%，特异性为 91%，阳性预测值阴道 B 超为 71%，MRI 是 65%，两者差异无显著性。阴道 B 超和 MRI 在诊断子宫腺肌病上具有同样的正确性，但在诊断其他种植性病灶上 CT 和 MRI 的意义不大。

五、腹腔镜检

腹腔镜是目前诊断子宫内膜异位症的最佳方法，特别是对盆腔检查和 B 超检查均无阳性发现的不孕或腹痛患者更是唯一手段，腹腔镜下对可疑病变进行活检可以确诊。特别在轻度子宫内膜异位患者腹腔镜检更为必要。此外，子宫内膜异位症的临床分期也只有在腹腔镜或开腹探查的直视下方可确定。对那些有不孕、慢性盆腔痛和妇科检查扪及骶韧带增粗或结节，而 B 超又无阳性发现的患者，应首选腹腔镜手术。绝大多数轻度子宫内膜异位症患者，都是通过腹腔镜检诊断的。文献报道，在 510 例不孕症患者进行腹腔镜检时，发现 228 例患有子宫内膜异位症，占 44.7%。值得注意的是其中术前因症状或体征而疑诊的子宫内膜异位症仅占 18.4%，81.6% 的子宫内膜异位症均在腹腔镜下意外发现。充分说明腹腔镜诊断对及时发现子宫内膜异位症的重要性。腹腔镜不仅可诊断还可治疗子宫内膜异位症，如术中清除异位灶、囊肿的穿刺冲洗、剥除和切除以及术中冲洗盆腔改善盆腔内环境，有利于妊娠等。

不少作者发现，肉眼诊断的子宫内膜异位病灶只有半数得到病理证实，应注意外观正常的腹膜可以有微小子宫内膜异位病灶，使用近接触腹腔镜（near - contact laparos - copy）将腹膜区域放大或用血液涂抹腹膜及阔韧带，异位灶的腹膜表面有缺损易留存血液，使不典型病灶变得容易辨认，可提高其诊断率，检查腹膜需调整不同角度和照明光度以便于观察水泡样和白色病灶，腹膜皱褶部位需伸展开以寻找小的不典型病灶。

子宫内膜异位症在腹腔镜下的表现为多种多样，无色素子宫内膜异位病灶腹腔镜下不易辨认，Malik 等推荐了一种新的诊断方法——荧光诊断法，其原理是子宫内膜异位病灶可选择性吸收光敏感物 5 - 氨基果糖酸（ALA），后者在 D - Light 系统照射下会发生荧光。对 37 例患者给予 ALA（30mg/kg）10～14 小时后行腹腔镜观察，先用普通腹腔镜，然后用 D - Light 荧光诊断系统（Storz，Germany）并行多点活检，其诊断子宫内膜异位症的敏感性及特异性在普通腹腔镜分别为 69%、70%，荧光诊断分别为 100%、75%，后者明显提高子宫内膜异位症的检出率。

近年来，经阴道通水腹腔镜技术（transvaginal hydro laparoscopy，THL）已悄然兴起，THL 是基于后陷凹镜的原理，所不同的是使用的扩充介质是温盐水而不是气体，类似于宫腔镜检查。国外有报道将此项技术用于子宫内膜异位症的诊断。Brosens 等对 43 例不孕患者行 THL，观察到不少患者卵巢周围有细小的粘连，然而接着的腹腔检查则难以发现；Dechand 等对 23 例原因不明的不孕患者行 THL，手术时间短，仅 8 分钟，和腹腔镜诊断的符合率达 80% 以上，有学者估计 THL 会逐步取代诊断性腹腔镜，并可能被用来治疗早期子宫内膜异位症。目前国内尚无类似报道。

子宫内膜异位症在腹腔镜下的表现为多种多样，主要有盆腔腹膜充血、腹膜窗样结构、白色斑块、水泡样病变、出血病灶、腹膜皱缩、瘢痕形成、紫色或褐色病灶、囊肿形成和盆腔广泛粘连等；虽然腹腔镜有放大作用，且较开腹探察更清楚但仍然有可能漏诊。这是因为内膜异位病灶在经期表现较明显，黄体高峰期则处于相对静止状态容易漏诊。腹腔镜的不足之处是无法发现微小病灶，不能反复施行等，但截止目前为止，仍然是一致公认的最理想的诊断方法；对体液 CA_{125} 浓度升高，临床高度怀疑轻度或深部子宫内膜异位症的患者，腹腔镜检的最佳时间是经后即进行，可明显提高子宫内膜异位症的检出率。

对在腹腔镜下没有典型异位灶的患者，如正常盆腔和腹膜，或者盆腔出血和白色病变等，可通过热色试验（heatcolor test，HCT）帮助诊断。HCT 诊断子宫内膜异位症的原理是含铁血黄素效应，即含铁血黄素加热后变成棕褐色。内凝器内凝的热渗透深度（2～4mm）足以达到病灶。HCT 的临床价值是：①早期诊断；②对慢性盆腔炎形成的粘连进行鉴别；③提高子宫内膜异位症的 FICO 分期；④有助于子宫内膜异位症的治疗。

当不孕症和有症状的妇女体液中 CA_{125} 浓度升高怀疑患有子宫内膜异位症时，最佳的诊断方法首推腹腔镜检，不仅可明确诊断，还能达到一定的治疗目的，是目前使用最广泛的诊断和治疗手段之一。

（居宝芹）

第七节　子宫内膜异位症的药物治疗

子宫内膜异位症是在绝经前仅次于子宫肌瘤需要手术治疗的疾病，常在剖腹探查或腹腔镜检时得以诊断。因此，在 1960 年以前腹腔镜尚未在临床普遍使用时，外科手术切除病灶是传统的主要治疗方法。自 1960 年后，由于腹腔镜的普遍应用，可以更早期地诊断子宫内膜异位症，保守性手术也就成为治疗的重要手段。同时药物治疗就成为有效治疗方法之一。

诊断性腹腔镜下同时进行早期病灶清除，以及对各种期别的 EMT 的切除，如盆腔粘连松解，大的卵巢内膜异位囊肿切除，骶前神经切除，复杂的直肠阴道间隔异位病灶等均可在腹腔镜下完成。对非晚期病例特别是有生育要求的妇女，保守性手术配合药物治疗基本可以取代部分外科性根治手术，其地位也因此日益重要。手术后的药物治疗对手术未能彻底清除的残留病灶可以起到辅助治疗作用。

近年来发展的免疫发病理论，虽受到越来越多的重视，也获得很大进展，但至今仍未能完全阐明其真正发病机制。临床上免疫抑制疗法尚不成熟，远非理论上那么有效。有报道称猕猴试验发现，在免疫治疗后，病情反而发展，子宫内膜异位症虽为一发展性的疾病，但其发展过程因人而异。有的患者可稳定多年而不变，而有的却在短期内发展很快。因此，对其处理，特别是关于Ⅰ～Ⅱ期病变的处理至今没有统一的看法。综观近年来文献报道，由于对子宫内膜异位症的发病机制尚未最终明了，各家对治疗的意见仍有分歧。进一步探索子宫内膜异位症的发病机制，开展临床多中心性、前瞻性、大样本、严格病历对照研究，如何脱离传统治疗观点，更新概念，探索最佳治疗方法是当前的重要任务。

子宫内膜异位症病灶的发展必须具备以下三个条件：有月经功能；有周期性雌/孕激素的刺激。已知，子宫内膜异位症为雌激素依赖性疾病组织局部的芳香化酶，可使局部雌激素水平升高，异位组织中雌激素 β 受体（estrogen receptor β，ERβ）为在位组织中的 100 倍以上，其间质中缺乏 ERβ 甲基化的催化剂。已知 ERβ 可机制 EBα 的表达，使 ERβ/EBα 比值增加，同时也使 PR 表达降低，环氧化酶 – 2（cyclyoxygenase – 2）水平增加从而导致炎性变化。据此，选择性 ERβ 抑制剂可成为治疗子宫内膜异位症的新措施之一。

卵巢雌/孕激素的周期性分泌，对异位的内膜和在位内膜均起作用，血中 E_2 可能起主导作用，特别是中期的 E_2 峰在刺激子宫膜增殖的同时，也可刺激异位的内膜生长；以及机体免疫反应异常。传统的药物治疗主要是针对前两个条件。如免疫病因在疾病的发展中起主要作用，那么手术治疗仅能起到缩小病灶的目的，而不能抑制病情的继续发展。多数病灶侵犯腹膜表面，肉眼容易看见，但腹膜下和深层的病灶就无法看到。此外，显微镜下的病灶肉眼和腹腔镜均无法看到，此种显微病灶内含有子宫内膜组织在各种有关细胞因子的作用下可分化增殖，而发展成为各种类型的异位病灶，有的病灶血管内含有内膜碎片使周围组织形成不同程度的瘢痕粘连。因此，保守性手术治疗就不能彻底，这些残留的病灶即成为复发的来源。以疼痛作为指标，保守性手术的 5 年复发率为 20% 左右，保留卵巢手术的复发率可高达 62%，约 31% 的患者需再次手术，即便卵巢摘除后还有 10% 疼痛复发的可能性。手术治疗后的复发可始于月经周期开始之时，有的病变多次复发，需要多次手术治疗，而何种手术可以在同一患者身上重复而又安全地施行？其可行性如何？是一值得深思的问题。手术治疗并不能完全改变子宫内膜异位症复发的病理生理基础，基于此点，使医学家们对药物治疗，特别是对药物和手术的合并应用以预防或减少复发问题引起了高度重视。

一般而言，治疗子宫内膜异位症的主要目的有二：止痛与解决生育，也是衡量治疗效果的标准。以下几点可供在选择治疗方案时的参考：①是否有症状和症状的严重程度；②症状和病灶之间的明确关系；③r – AFS 分期；④是否伴有不孕。

一、药物治疗的目的

主要为控制症状和解决生育要求（表 12 – 16），对在不能确诊子宫内膜异位症所致的疼痛时，可以试用药物抑制卵巢功能的方案。前已述及，30%～50% 的子宫内膜异位患者伴有不孕症，对这一部分患者的治疗目的主要是促进生育能力。一般宜从破坏性最小有利于生育的方法开始，若持续治疗 3~6 个周期无效，进一步可考虑较为复杂的治疗方案，诱发排卵、宫腔内受精、IVF-ET 等助孕技术有助于最后解决生育问题。

表 12-16 药物治疗的目的与方法

1. 控制慢性盆腔痛

    (1) 排除其他疼痛原因

    (2) 如可疑，可试用药物抑制卵巢功能

    (3) 如无效，应进一步排除其他病因

    (4) 改用手术方法

2. 合并不孕的处理

    (1) 纠正其他不孕的原因

    (2) 选择破坏性最小的治疗方案

    (3) 3~6 周期无效时，改用进一步的治疗方案

3. 大于 3cm 的卵巢内膜异位瘤

    (1) 排除卵巢新生物

    (2) 挖除异位瘤，用或不用卵巢抑制药物

    (3) 年轻不孕患者，应尽量保留全部健康卵巢组织

4. 盆腔或生殖道外的子宫内膜异位病灶

    (1) 手术切除

    (2) 激素抑制疗法

5. 预防复发和无症状子宫内膜异位症的治疗

    (1) 治疗后获得妊娠的妇女，鼓励母乳喂养，短期内重复妊娠

    (2) 无生育要求者，选用高效孕激素类的避孕药

    (3) 轻症或偶然发现的无症状病变，可暂不处理

二、药物治疗方法

药物治疗包括对症治疗和激素抑制疗法，前者适用于病变局限在 I~II 期的有慢性盆腔疼痛，无生育要求者，对症治疗期间病情可能发展或导致不孕。使子宫内膜萎缩的激素抑制疗法比使病灶蜕膜化的效果好。在假孕期间，垂体与卵巢功能的抑制强于假绝经疗法。用药期间月经中期的 LH、FSH、P、E_2 水平均降低，失去正常的周期性，外源性的雌/孕激素和子宫内膜以及异位内膜上相应的受体结合，导致内膜萎缩，血管充血，水肿和蜕膜化等，继而使病灶发生坏死吸收。

(一) 雌激素/孕激素诱发假孕疗法

1. 口服避孕药　异位内膜组织中 ER 及 PR 的表达低于同一患者的在位内膜，受体染色发现异位内膜组织中 ER 及 PR 缺乏周期性的改变。有报道异位病灶中含有异常高水平的芳香化酶 mRNA (aromatase mRNA)，可促进循环中的雄激素转化为雌酮 (E_1)，异位病灶中的 17β-羟甾脱氢酶-1 (17β-hydroxysteroid dehydrogenase-1，HSD-1) 可催化 E_1→生物活性最强的 E_2，而 17β-HSD-2 的作用则与之相反，它可催化 E_2→E_1，对子宫内膜异位症

而言起着保护作用。但在异位病灶中 17β – HSD – 2 含量是降低的，因而失去此保护作用，使生物活性最强的 E_2 含量增加，有利于病灶的生长。以上事实表明异位病灶中激素调节功能失常，在治疗中外源性激素治疗就不能像对在位内膜那么有效。Kistner 于 1958 年首先应用口服避孕药治疗 EMT，此法系持续服用高效的雌/孕激素制剂，可使内膜细胞内甾体受体减少，降低 Gn 水平，抑制排卵，减少月经量，使内膜蜕膜化。形成一种高孕激素性的闭经（hyper – progestin amenorrhea），其所产生的变化与正常妊娠期相似，故名假孕，其中所含少量雌激素可以支持内膜血管增生维持闭经。意大利子宫内膜异位症研究组采用队列及病例对照研究比较了曾经服用口服避孕药和正在服用的妇女子宫内膜异位症的发病率，发现正在服药组子宫内膜异位症发病率高于有服药史者，两组 Odds 比分别为 1.8（95% CI1.0 ~ 3.3）和 1.6（95% CI1.1 ~ 2.4），其原因与下列因素有关：①服用避孕药期间正规月经周期次数多，增加发病机会；②服药期间痛经被控制，不易发现；③服避孕药者无生育要求，不进行不孕检查，以致不能及时诊断。

各种口服避孕药均可用来诱发假孕，以含去氧孕烯（desogestrel）150μg + 炔雌醇 20μg 的妈富隆（marvelone），和含孕二烯醇 75μg + 炔雌醇 30μg 的敏定偶（minulet），副反应较小，突破性出血发生少，且不增加体重，二者均具有高度孕激素受体结合力和生物活性。用法：每日 1 片，连续用药 6 ~ 9 个月，每次突破性出血后增加 1 片，以能维持闭经为止，有效剂量因人而异。也可周期性用药，即用药 21 天停药 7 天，连续 6 周期。

疗效：症状的缓解与否取决于能否维持闭经。部分患者在治疗的开始，病灶可扩大，症状加重，以后逐步减轻，其副反应和禁忌证与口服避孕药相同。缺点是停药后容易复发。

2. 单一孕激素　单用人工合成的高效孕激素，通过抑制垂体促性腺激素的分泌，造成无周期性的低雌状态，还可与细胞内的孕酮和雄激素受体结合，直接对异位病灶起抗雌作用。人工合成的孕激素与内源性雌激素共同起作用，造成高孕激素性的闭经和蜕膜化形成假孕。但由于内源性雌激素水平波动，突破性出血可高达 50% 左右，可加用少量雌激素以形成典型的假孕，此外，还有抑郁，乳胀，水潴留，食欲增加及体重增加等副反应。此法可用于对达那唑，GnRHa 禁忌者。常用的人工合成孕激素制剂可分为两大类：一为 C – 21 类孕激素，如 MPA 等，一为 C – 19 类孕激素，如内美通等，后者的雄性素作用较强。

（1）醋酸甲孕酮（medroxyprogesterone acetate，MPA）40mg/d 或炔诺酮（norethindrone）30mg/d 或醋酸炔诺酮（norethindrone acetate）15mg/d。晚期无生育要求又有手术禁忌证的患者，可用长效醋酸甲孕酮（depot MPA）100 ~ 200mg，肌内注射，每月一次，疗程至少 6 个月。因不含雌激素，故无雌激素副反应，depo – MPA 具有吸收和排泄缓慢的特点，故适用于防止残留病灶的复发，但因药物吸收不稳定可引起不规则出血，亦不适用于在治疗后短期内有生育要求者。

（2）内美通：又名三烯高诺酮（nemestran，gestrinone，R2323），为 19 去甲睾酮的衍生物，化学成分为 13 – ethyl – 17hydroxy – 8 – 9 – dinor – 17 – pregna – 4，9，lltrien，20yn – 3 – one。80 年代开始用于治疗子宫内膜异位症。它具有复杂的激素与抗激素的特性，与孕激素受体有较强的结合能力，与雄激素受体有较弱的结合力，其雄激素作用与炔诺酮相似，与雌激素受体结合的作用微弱。在体内起弱雌激素和雄激素作用，以及强孕激素和弱抗孕激素作用，为一适合治疗子宫内膜异位症的药物。研究表明内美通通过与调节基因表达的特异受体结合而对靶组起作用，可抑制垂体 FSH 与 LH 的分泌。与达那唑比较内美通用量小（每次 2.5mg，达那唑 400~600mg/d），和长效（每周两次），其副反应也小于达那唑，但达那唑价格较便宜。早在 1988 年，E_1 – Roiey 等根据临床及实验结果推测，具有雄激素样的甾体可调节免疫功能。1994 年 Paola Vigano 等通过细胞培养发现内美通可明显抑制巨噬细胞功能，并可抑制淋巴母细胞增殖，以上作用呈剂量依赖性。这种免疫抑制功能的机制尚不十分明了，但可肯定与其雄激素性能有关。人类白细胞含有特异性糖皮质激素受体，内美通可与糖皮质激素受体发生较强的竞争性地结合，通过这一途径抑制淋巴细胞与巨噬细胞的免疫功能。实验研究内美通与达那唑结合受体的能力比较如下（表 12 – 17）。

表 12 –17　内美通与达那唑受体结合能力的比较

受体	相对亲和力	
	内美通	达那唑
大鼠雌激素	0.2	<0.1
大鼠孕激素	218	2

1）用法：月经第 1 天开始，2.5mg 每周口服两次，持续 6 个月。如中途发生突破性出血时，可适当增加剂量，如每 2~3 天服 1 片，至出血停止恢复每周 1 片。

2）效果

A. 疼痛消失：在治疗的第一个月，60% 妇女疼痛减轻或消失，治疗 4 个月 90% 的症状明显好转（表 12 –18）。

表 12 –18　内美通治疗盆腔疼痛的效果

作者	例数	治疗后疼痛好转率
Cohen	21	89
Coutinho	32	75
Henrion	18	100
Mettler	17	94

B. AFS 评分：Mettler 报道内美通治疗 6 个月后 AFS 评分从治疗前的平均 15.5 分降至 2.0 分，表明病灶明显缩小。

C. 妊娠率：治疗后 24 个月的妊娠率为 60% 左右，略高于达那唑（表 12 –19）。

表 12 –19　内美通与达那唑治疗 24 个月后的妊娠率

药物	例数	妊娠数（%）
内美通	101	65（64）
达那唑	491	241（49）

D. 复发率：约 12%~17%。

3）副反应：内美通的副反应为体重增加（平均增加 2.1kg），头痛，多汗，多毛和不规则出血，停药后可自然恢复。此外，内美通可影响肝功能，用药前及用药过程中应定期检查肝功能。必要时应酌情减量或停药，内美通所致的肝功能损害是可逆的，停药后可自动恢复，为预防肝功能损害，可同时服用护肝药物。

（二）达那唑（danazol）

20 世纪 70 年代中期开始用于治疗子宫内膜异位症，至今仍为许多国家首选的药物。它是一种甾体衍化物，结构上类似雄激素，为 17α – 乙炔睾酮（17 – α – ethinyl testoster – one），经肠胃道迅速吸收并迅速代谢，由尿及粪便排泄。口服 400mg 后 2 小时达到血液最高浓度（200μg/mL），平均半衰期为 28 小时，单次口服 400mg 后 60 小时血浆浓度降至 27.5ng/mL。

1. 作用机制　①可与多种受体结合，因而具有多方面的功能，在周围循环内，可与性激素结合球蛋白（sex hormone – binding globulin，SHBG）结合，降低 SHBC 水平，使游离睾酮升高。在靶细胞内，可与雄激素受体结合，达那唑 – 激素受体复合物进入细胞核，合成新的蛋白质。②取代孕激素和考的索（cortisol）与皮质类固醇结合球蛋白（corti – costeroid – binding globulin）结合。③与细胞内雌激素不发生结合。④通过与甾体竞争活性酶，抑制肾上腺与卵巢甾体生成酶的作用。⑤在下丘脑 – 垂体水平，抑制中期 FSH、LH 峰，降低两者的基础水平，并直接作用于卵巢，抑制卵巢甾体生成能力，降低周围循环中的甾体水平，导致在位和异位内膜萎缩。⑥可直接与子宫内膜的雄激素和孕激素受体结合，抑制内膜细胞的增生。⑦达那唑的免疫调节作用，体外研究显示达那唑可通过睾丸素、孕激素和糖皮质激素受体，影响细胞内钙及 cAMP/cGMP 而发挥作用。经达那唑治疗后，体内自身抗体水平明显下降，同时体内免疫球蛋白 IgG、IgM、IgA 的含量也下降。Taketani 报道达那唑可直接作用于腹腔液中还可抑制白细胞的增殖和巨噬细胞功能，抑制其合成 IL – 1、6 及 TNF – α 的功能，经达那唑治疗后患者腹腔液中上述细胞因子水平降低。近年来体外细胞培养研究表明，子宫内膜异位症患者外周血中巨噬细胞能促进自身子宫内膜细胞的增生，在加入达那唑后，细胞增生作用明显受到抑制。

2. 用法　月经第一天，达那唑 200mg，每天 2 次，如无反应可增加剂量，最佳剂量为 600mg/d，持续 6 ~ 9 个月。在闭经开始后，用药期间血清 E_2 水平维持在 20 ~ 50pg/mL。疗程长短取决于个体的反应和疾病的分期，对仅有腹膜种植而无卵巢内膜异位瘤者，一般 3 ~ 4 个月的闭经已足够使病灶完全退化。< 3cm 的内膜瘤，疗程可延长至 6 个月，> 3cm 时，常需 6 ~ 9 个月的疗程，但通常病变不能彻底消失，可用外科手术清除之。

3. 效果　治疗效果决定于用药的剂量和以血清 E_2 水平反应的卵巢抑制程度。随着用药后闭经的开始症状即出现好转，疗程结束后约 90% 症状完全消失，腹腔镜下治愈率为 70% ~ 90%。妊娠率在 800mg/d 时为 50% ~ 83%。停药一年的复发率为 23%，以后每年的复发率约为 5% ~ 9%。

4. 副反应　见表 12 – 20。

（1）卵巢抑制的反应：同绝经期症状，如潮热，多汗，阴道干燥，骨丢失等。

（2）雄激素的同化反应：与下列因素有关，SHBC 与游离睾酮的比值；药物的雄激素活性和其代谢，药物与雄激素在受体结合部位的竞争。低剂量时，由于卵巢抑制不彻底继续合成甾体，并在周围循环中转化为睾酮，血中的 SHBC 又被达那唑所结合，导致游离睾酮增加，雄激素副反应也随之增加。当降低剂量以减少副反应的同时也降低了疗效。

鉴于上述不良反应，孕妇，痤疮，肥胖，肝功能不正常，动脉硬化或其他脂肪代谢异常者不宜应用。

表 12 - 20　达那唑的不良反应

1. 一般反应	潮热
脂肪代谢异常	失眠，易激动
肝功能损害	多汗
突破性出血	阴道干燥
眩晕，头痛	3. 雄激素同化作用
水肿	痤疮
肌肉痉挛，疼痛	胎儿男性化
恶心，消化不良	多毛
皮疹	食欲增加
2. 低雌激素症状	皮肤毛发多油
乳房缩小	声音嘶哑
抑郁	体重增加

（三）GnRHa

为下丘脑神经元分泌的五种释放激素，即 GHRH、CRF、SRIF、GnRH、TRH 中的一种，为一 10 肽化合物，GnRH 的脉冲分泌，其分泌的节律和频率决定 Gn 的脉冲分泌，对性腺的正常功能起决定性的作用。灵长类实验，当 60～90 分钟脉冲分泌 1 次时，对垂体起升调作用，可维持正常 FSH、LH 分泌水平，刺激卵泡和黄体正常发育及正常月经周期。提高脉冲频率至每 60～90 分钟，脉冲式分泌 5 次，或持续给药时，则起降调作用，使垂体 GnRHa 受体的敏感性降低，导致 FSH、LH 的分泌急剧下降，卵泡停止发育和闭经。

GnRH 在下丘脑和垂体处被血液循环中的肽链内切酶（endopeptidase）降解，在第 6 位甘氨酸和第 10 位亮氨酸（Glv6，Leu7）之间分裂，并使 9 位上的氨基酸裂解，其半衰期甚短，因而影响了临床的实用价值。通过改变 6 位及 10 位氨基酸的结构，人工合成的 GnRHa 类似物具有两种特性，即对垂体的 GnRH 受体有高度的亲和力，并可抵抗内肽酶的降解，而延长半衰期，包括人类在内灵长类试验发现 GnRHa 对卵巢无直接的作用，外源性 Gn 可完全解除其对卵巢的抑制。长效制剂可维持 4 周的有效浓度，在应用的早期，认为此化合物有促进妊娠的作用，故命名为 GnRH 促效剂（GnRH agonist）。后来明确在用药两周后，可出现短暂的 FSH、LH 升高，继之急剧下降，主要起垂体的降调节作用。常用的制剂和用法见表 12 - 21。

表 12 - 21　GnRHa 治疗子宫内膜异位症常用的制剂和用法

亮丙瑞体	3.75mg/4w	肌注
那法瑞林	0.4～0.8mg/d	喷鼻
戈舍瑞林	3.6mg/4w	皮下
布舍瑞林	900～1 200μg/d	喷鼻
醋酸布舍瑞林	200～400μg/d	皮下
曲普瑞林	3.75mg/4w	皮下

药物的疗效因个体而不同，剂量可有增减，一般而言，美国多用布舍瑞林 900 ~ 1 200 μg/d 喷鼻，但也有报告认为喷鼻可因鼻腔充血，吸收常不稳定。疗程不超过 6 个月为宜。当出现严重低雌激素状况时，疗程应相缩短。治疗效果与达那唑相近。症状完全缓解率 > 50%，部分缓解率 > 90%，病灶缩小及腹腔镜评分减少约 50%。

1. 副反应 主要为垂体 – 卵巢轴功能低下，雌激素水平降低所引起的类似经绝期综合征的表现。如潮热，多汗，血管舒缩不稳定，乳房缩小，阴道干燥等为常见的反应，约占 90% 左右，一般不影响继续用药。严重雌激素减少（$E_2 < 20pg/mL$），可增加骨中钙的吸收，而发生骨质疏松症（osteo – porosis），其严重程度因人而异，多于停药后恢复。原有偏头痛和抑郁者，不宜应用，以免加重原有症状。近来大量报道提出反加（add back）方法来解决低雌反应，推荐反加方案（表 12 – 22）。不少报道提出开始用药的同时每日服用倍美力 0.3 ~ 0.625mg + 甲羟孕酮 2.5mg，或替勃龙片 1.25mg/d，可免除低雌反应，延长疗程，增加患者用药的顺应性，而且不使病灶发展也不降低疗效。Howell 等随机病例对照研究 GnRHa 合并激素补充疗法减少低雌激素症状，结果发现单用 GnRHa 和加用激素补充治疗，两组潮热多汗发生率分别为 100% 和 40%（$P < 0.05$），性欲减退分别为 47.8% 和 17.4%（$P < 0.01$），阴道干燥及头痛反加组显著减少，骨质丢失分别为 – 3.9% 和 – 1.5%（$P < 0.05$），由于疗程一般不超过 6 个月，低雌反应为可逆的（表 12 – 22）。

表 12 – 22 推荐反加方案

GnRHa	反加	骨密度测定
< 3 个月	不需	不需 *
3 ~ 6 个月	需要	高危患者进行
> 6 个月	必需	每 6 ~ 12 个月进行
重复用药	不详	用药前

注：* 多数作者认为初始治疗时即可开始反加。

2. 用法 长效制剂于月经来潮的第 1 ~ 5 天之间开始用药，每个用药期宜定期检测 E_2 水平来指导用药剂量，至于 E_2 需到何种水平才能表明用药的最佳剂量，以及临床疗效是否与雌激素低下的严重程度一致等问题，目前尚不甚清楚。Barbieri 报道不同组织的雌激素阈值不一，根据子宫内膜对达那唑的反应，一般在治疗期间 E_2 浓度以 > 20pg/mL 至 < 60pg/mg 之间为宜。

（四）他莫昔芬

1971 年 Klopper 等首先将他莫昔芬（tamoxifen）用于诱发排卵，随后 Harbe 等用于治疗子宫内膜异位症。系一种非甾体类的雌激素受体调节剂，具有正常卵巢功能的妇女服用 TAM 时，与雌激素竞争雌激素受体，降低雌激素的净效应，可刺激孕激素的合成，起到抗雌作用。当卵巢功能低下时，TAM 表现为弱雌作用。

1. 用法 10mg，每天 2 ~ 3 次，连续服用 3 ~ 6 个月。

2. 副作用 为潮热，恶心，呕吐，水肿，阴道炎和抑郁等雄激素反应，但反应比达那唑轻。长期应用可能对子宫内膜起雌激素的刺激作用，而引起子宫内膜增生，甚至子宫内膜恶变等。用药过程中应定期随访，并应严格选择病例，高危对象应选用其他方法。

（五）米非司酮（mifepristone）

20 世纪 80 年代初，由法国 Roussel - Uclaf 厂在合成甾体激素过程中的一个中间产物，为人工合成 19 去甲基睾酮的衍生物。具有强抗孕激素作用，它与子宫孕酮受体的亲和力比孕酮高 5 倍。此外，还有抗糖皮质激素和抗雄激素作用，与雌激素受体无亲和力，也不与血浆 SHBG 结合。RU486 治疗子宫内膜异位症的作用机制主要是其抗孕激素作用，用药后造成闭经，使病灶萎缩，疼痛缓解。副反应轻，疗效好，是一种颇有希望的治疗方法。

1. 用法　Kettel 报道用 50mg/d 连续 6 个月，在用药的第一个月即闭经，用药期间症状消失，约 50% 患者雌激素保持在生理水平。由于其抗皮质激素作用，国内试用低剂量，每日 10～12.5mg，连续 9～120 天，用药期间因闭经疼痛症状停止，但停药后短期内复发且复发率高。对卵巢子宫内膜异位囊肿效果不佳。

2. 副反应　主要为抗皮质激素的反应，Kettel 报道，当剂量在 50mg/d 时，无抗皮质激素作用。当剂量增大时，可出现抗皮质激素作用。其他副反应有恶心、呕吐、头晕和疲倦等。

（六）疗效比较

见表 12 - 23。

1. 症状改善　至今，尚缺乏大样本，严格病例对照，前瞻性报告，所作比较多以患者疼痛及妊娠作为疗效评定标准。以下收集经二次腹腔镜进行 AFS 评分的结果。

2002 年 Rice VM 报告，经腹腔镜确诊后，用口服避孕药与 CnRHa 对比治疗子宫内膜异位症 57 例，治疗 6 个月后，比较痛经，性交痛及慢性盆腔痛等方面的效果，发现两者的效果相近，口服避孕药对痛经效果较好，而 GnRHa 对性交痛较明显。

表 12 - 23　不同药物的疗效

内分泌状态	方法剂量	AFS 评分降低（%）	疼痛减轻（%）
低雌激素	Nafarelin 200μg IN bid ×6 个月	45	80
	Beuserelin 900μg/d IN ×6 个月	51	—
	Leuprolide acetate	89	
	3.75mg/4 周 SC ×20 周		
	Goserelin 3.6mg 皮下埋植×6 月	50	69.6
高雄激素	Danazol 400～800mg/d ×6～9 月	58	75
高孕激素	甲孕酮 0～50mg/d ×6～9 月	68	85
炔诺酮	30mg/d ×6～9 月	53	70～80
内美通	2.5mg/3～4d ×6～9 月	63	85

2. 复发　前已述及，子宫内膜异位症是一种不易根治的疾病，除根治性子宫及双侧卵巢摘除外，其他的治疗均有相当高的复发率。Babieri 分析 5 年随访的总复发率为 33%，轻症为 22%，重症为 50%。

（七）达那唑与 GnRHa 的安全性比较

Wheeler 等从多方面观察了达那唑和 CnRHa 的安全性，发现在生命体征，身高等方面，

二者均无明显的改变，但达那唑的体重增加较 GnRHa 明显，用药后体重分别增加（22.5 ±
2.7）kg 和（9.0 ± 2.7）kg（P < 0.001）。其他如失眠，潮热，性欲减退等低雌激素症状则
以 GnRHa 显著。经双光子吸收法检测骨密度的结果，在用药 6 个月，二者骨密度分别降低
2.57% 和 0.4%（P < 0.001）。脂肪代谢方面，总胆固醇和低密度脂蛋白改变两组无显著差
异，高密度脂蛋白含量两组间有明显差异（P < 0.001）（表 12 - 24）。

表 12 - 24　达那唑与 GnRHa 的副反应的比较

副反应	GnRHa	达那唑
失眠（%）	17	6 *
体重增加（磅）	2.0 ± 0.6	5.0 ± 0.6 * *
血管扩张（%）	84	54 *
性欲减退（%）	13	48 *
水肿（%）	5	18 *
骨密度降低（%）	- 2.57	- 0.4 * *
总胆固醇（%）	91	87
高密度脂蛋白	90	41 * *
低密度脂蛋白	87	69

注：* 两组比较 P < 0.05；

　* * 两组比较 P < 0.001。

脂肪代谢方面，两组总胆固醇在用药后的浓度无显著性差异，有学者提出激素补充治疗
可以减少副反应，而不影响疗效是值得推广的方法。

（八）来曲唑

近年来，大量文献报道芳香化酶抑制剂 - 来曲唑（letro - zole）通过其可降低血液和
局部组织中雌激素的水平的作用，对缩小异位病灶的体积和减轻盆腔疼痛症状有良好的
效果。

Ferrero S 等综合近年文献共 251 例来曲唑与口服避孕药，和来曲唑与 GnRHa 合用对痛
经和术后复发率的观察，结果认为单一来曲唑虽可获得疗效，但由于长期服用可导致低雌激
素并发症。合并口服避孕药则副反应低。不理想之处为停药后短期复发。来曲唑合并 Gn-
RHa 也可获得良好止痛效果。两组满意度比较，前者患者满意度为 64.7%，后者为 22.2%。
来曲唑合并 GnRHa 比单 - GnRHa 效果好，Badawy AM 等报道来曲唑 2.5mg/d 连续用药 12 周
与 goserelin 3.6mg 治疗子宫腺肌瘤的效果，结果两组对子宫腺肌瘤体积缩小的效果无明显的差
异。在治疗后 4、8、12 周两组子宫体积大小分别为 20.1cmvs21.7cm，15.4cmvs15.1cm，
13.0cmvs11.7cm。

来曲唑用法为 2.5mg/d 连续用药 6 个月。口服避孕药，也可用醋酸炔诺酮（norethin-
drone acetate）2.5mg/d 连续用药 6 个月。

如前所述，从理论上讲，芳香化酶抑制剂不失为当前治疗子宫内膜异位症的一个新的尝
试和方向。Colette S 等认为目前治疗方法均不能完全治愈子宫内膜异位症，仍存在较高的复
发率。芳香化酶可使雌激素水平增加，导致 PGs 增加。芳香化酶抑制剂是一种有效的治疗

新方法。但经过近年来的临床应用，由于标准不易统一，设计不够完善，证据不足，并非如当初预期的那么理想。

（九）选择性孕激素受体调节剂（selective progesteronereceptor modulators，SPRMs）

子宫内膜异位症为一雌、孕激素依赖性疾病，在其影响下通过复杂的细胞因子的作用，发生局部血管新生，炎性反应，细胞增殖分化，组织出血等而导致一系列症状。药物治疗的目的是创造一个无周期性的低雌激素环境，现有的各种治疗药物均可减轻症状，但往往因为药物的副反应而终止治疗。德国 Jenapharm GmbH and Co K G.（Jena Germany）于2000年合成一类孕激素受体的配体（progesterone receptor ligands），在体内具有孕激素促效剂及拮抗剂作用，称为选择性孕激素受体调节剂。这一类制剂有 J867，J956，J912 及 J1042。其化学结构如图 12 – 3。

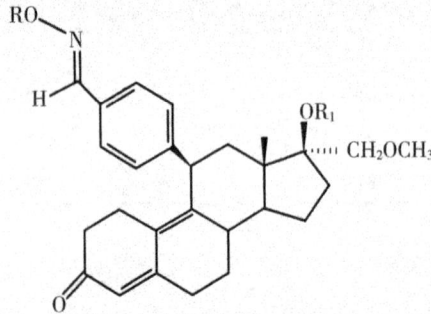

图 12 – 3　选择性孕激素受体调节剂的化学结构式

SPRMs 对 PR 具有高亲和力（表 12 – 25）。

表 12 – 25　SPRMs 对孕荷兰猪相对亲和力及引产活性的 ED50

药名	相对亲和力（%）		引产活性（ED50）mg/动物/天
	PR	GR	
RU486	506	685	3.8
Onapristone	22	39	– 3.0
J867	302	78	>100
J956	345	154	20
J912	162	76	>100
J1042	164	42	>100

注：荷兰猪孕 43～44 天 sc，孕 50 天尸体解剖；

　　RU486：代表孕激素，onapristone：代表孕激素拮抗剂；

　　PR：（兔子宫）孕激素 = 100%，GR：（鼠胸腺）地塞米松 = 100%。

由表 12 – 25 可知，SPRMs 与孕酮抗体有高度亲和力，与孕酮及孕酮拮抗剂比较，SPRMs 对不同的动物模型具有明显的不同的作用，在无孕酮作用下可起弱孕酮作用，在有孕酮时，则起弱抗孕酮作用，此特性在子宫内膜上表现尤为突出。与孕激素拮抗剂显然不同的是 SPRMs 对妊娠动物的引产作用非常微弱。图 12 – 4 示在动物模型体内孕激素受体配体孕激素拮抗与促效谱。

图右侧奥那司酮与 ZK230211 为纯孕酮拮抗剂,左侧 R5020 及 P 具最大 PR 促效活性。SPRMs 的活性居中,其中 J1042 孕酮促效活性最强。

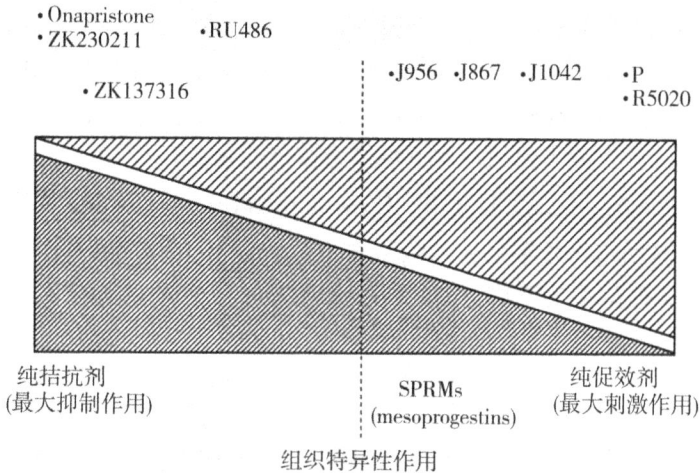

图 12-4 动物模型(荷兰猪、大白兔、大鼠)体内 PR 配体的拮抗与促效活性

SPRMs 对卵巢甾体分泌的影响则因动物的种类而异,实验表明它不能抑制灵长类早期卵泡的生长和 E,的分泌,与纯孕激素拮抗剂相比 J1042 对子宫内膜的作用大于对 H-P-O 轴的作用,其抗排卵的作用则不及纯孕激素拮抗剂强。

SPRMs 具有抑制子宫内膜的作用,其作用机制主要为抑制子宫螺旋动脉生长。正常情况下,人类子宫螺旋动脉的生长高峰体功能旺盛的分泌期。此时,内膜血管生成作用增强,在 SPRMs 作用下,螺旋动脉发生退行性变,内膜缺血变薄,腺体变性,上皮细胞有丝分裂降低,间质致密,其作用机制虽不十分清楚。推测还可能与下列因素有关:①阻滞孕激素促使螺旋动脉的生成作用;②抑制雌激素促进内膜血供的作用,使子宫内膜腺体的有丝分裂活性降低;③间质内生长因子的降调作用;④人类及猕猴试验发现 SPRMs 可显著地诱导内膜腺体及间质中雄激素受体(AR)表达增加。正常情况下,灵长类内膜间质中有弱 AR 表达,外源性雄激素可抑制人类女性生殖系统的功能,特别是诱发子宫内膜的退变。SPRMs 可使内膜中 AR 表达增高,从而抑制了内膜的增殖。

与孕激素不同,SPRMs 具有选择性地抑制雌激素依赖性子宫内膜的生长,从而导致可逆性闭经。此特性提供了用来治疗子宫内膜异位症的根据。首先受到影响的是子宫螺旋动脉,起到子宫内膜特异性抗增殖效应。由于对子宫血管的抑制作用,在应用 SPRMs 过程中还具有无不规则出血的优点,而这一副反应正是孕激素治疗容易发生突破性出血的缺点。此外,SPRMs 可直接作用于异位病灶而抑制病灶的发展。前已提到在应用 SPRMs 过程中卵巢分泌雌激素的功能仍可维持,因而在用 SPRMs 过程中也不会出现雌激素缺乏症状,如血管运动功能和骨丢失等。与当前研究的芳香化酶抑制剂(aromatase inhibitor)和雌激素受体选择剂(selective estrogen receptor modulator,SERM)治疗子宫内膜异位症比较,可不需反加雌激素,SPRMs 可高度选择性地抑制子宫内膜对雌激素的反应。SPRMs 代表了在治疗子宫内膜异位症和其他有关妇科疾病的一个新的概念,尽管其终止妊娠的作用不强,但却具有抑制子宫内膜发育，造成可逆性闭经。关于 SPRMs 对子宫内膜异位症的治疗是否确实优于其他药物，还有待进一步的研究。

（十）绝经后子宫内膜异位症的治疗

一直以来认为子宫内膜异位症是一种雌激素依赖性的疾病，因此认为绝经期后由于卵巢功能的减退，血中雌激素水平降低，异位病灶可以自然萎缩。但近来有报道绝经期后的子宫内膜异位症不易诊断，治疗比较复杂。有恶性病变可能，主张应以手术治疗为首选，对手术有禁忌者可用药物治疗，芳香化酶抑制剂可作为首选药物。

（十一）释放左旋炔诺酮节育器（levonorgestrel - releasing IUD）

治疗盆腔痛，特别药物或手术失败的患者，放置此种 IUD 后 3 个月，疼痛的缓解率为50%，6 个月后疼痛缓解率为 60%，22 个月后为 70%。缺点是部分患者可能出现不规则出血。

（居宝芹）

第八节 子宫内膜异位症的手术治疗

一、外科手术治疗

自 19 世纪确立子宫内膜异位症以来，至今对其病理生理学仍未最终阐明，因而对其处理也存在许多不一致的观点，对晚期症状明显或不要求生育的妇女，其治疗方法一致，而对早期病变的年轻妇女合并不孕症的处理则看法不一，由于目前循证医学证据十分有限，使得对外科手术的治疗效果目前尚无定论。目前，治疗的目的主要是针对疼痛和不孕。

外科手术是唯一可以根治本病的手段。由于腹腔镜的普及使用，使得本病得以早期诊断，加上其与不孕的密切关系，因此，对年轻而又有生育要求的患者来说，保守性的外科治疗，越来越显得重要。保守性手术治疗的目的大致有以下几点：

（1）清除病灶和粘连。

（2）恢复正常解剖关系。

（3）止血。

（4）非创伤性和整形手术。

保守性外科手术始于 1960 年，当时的手术范围系以保留卵巢为标准，根治性手术指子宫和双侧附件切除术。目前，则以保留患者的生育功能为标准。手术的途径也由过去唯一的开腹途径转变为以腹腔镜为主手术的手术方式。近来，更发展了腹腔镜下的显微手术，其中显微激光，显微超声以及显微电外科等的应用使得手术更加精细准确和彻底。

（一）手术指征

1. 疼痛 疼痛指慢性盆腔痛，性交痛和痛经。腹腔镜诊断子宫内膜异位症的疼痛发病率为 4% ~52%，其中仅 9.1% 表现为渐进性疼痛加重，约 51.4% 无典型的渐进性疼痛。疼痛的程度与病变的 rAFS 分级无关，而与病灶的深度和范围相关。深层的病灶浸润到肌纤维组织可致疼痛，直肠子宫陷凹内的病灶可有触痛，疼痛的程度与病变组织的代谢活性如分泌PGs 和病灶的免疫活性有关，早期病变的症状可比晚期的症状重。此外，疼痛还受卵巢内分泌的影响，故摘除卵巢或抑制卵巢的功能可以治疗疼痛，摘除病灶也可有效地治疗疼痛。2009 年的一篇 Cochrane 系统评价纳入了 5 项随机对照研究，认为与仅行诊断性腹腔镜相比，轻度子宫内膜异位症患者行腹腔镜手术可改善疼痛的结局；但研究中纳入的重度子宫内膜异位症患者极少，因此该结论尚不能应用于这部分患者。

2. 包块　因卵巢异位瘤，肠或阔韧带内的异位包块，直肠子宫陷凹内的异位结节和粘连的子宫而行腹腔镜检，发现其中约 0.04% 为恶性肿瘤，故应根据患者的年龄，包块大小和性质，患病时间以及 B 超诊断等仔细选择患者。包块大小与性质有关，据报告 <5cm 者，约 1% 为恶性，5~10cm 者，有 11% 为恶性，>10cm 者恶性占 72%。在一组 433 例囊性包块的腹腔镜检中，20.8%（90/433）为子宫内膜异位瘤，1.2%（5/433）为卵巢癌，0.9%（4/433）为边界瘤，其余为功能性或其他良性病变。

3. 不孕　子宫内膜异位症合并不孕的患者，手术是否为首选治疗意见不一致，如对仅有色素沉着的极早期病变或小的异位灶，手术能否改善受孕率和减轻疼痛，意见不一。反对的意见认为表浅部位的手术非但无效，相反还会造成粘连等不良后果，且显微病灶又无法彻底清除。主张实行手术治疗的意见则认为子宫内膜异位症患者不孕症的发病率确实高于正常妇女，且由于子宫内膜异位症的免疫发病机制对腹腔内环境的改变可干扰生殖。因此，在及时实行腹腔镜检在确诊本病的同时，还可发现其他不孕的原因，并进行必要的病灶清除，以改变腹腔内环境，有利于生殖。如伴有疼痛者，则更应及早进行手术。2010 年的一篇 Cochrane 系统评价纳入了 2 篇随机对照试验，结论认为与仅行诊断性腹腔镜相比，轻度子宫内膜异位症患者行腹腔镜手术可能改善将来的生育功能。

（二）手术治疗的要求

（1）术者必须掌握盆腔正常和异常的解剖知识，并具备足够的临床经验。

（2）掌握显微外科技术的应用非显微手术所引起的炎症和损伤以及电凝等造成的局部缺血，可干扰腹腔内纤溶平衡而发生粘连。显微手术可将这些反应减小到最低程度，从而提高手术的成功率。

开腹手术操作同常规外科手术，本节省略。

二、腹腔镜手术治疗

20 世纪 80 年代内镜开始用于治疗子宫内膜异位症，最初由于下述问题使其应用受到限制：

（一）面临的限制

（1）立体感不够，不能了解病变的深度。

（2）不能通过触诊了解病变的深度和广度。

（3）远距离操作，不易达到精细的要求。

（4）所用器械不及显微外科精密，不能进行精细的分离和切割。

以后，由于设备的不断改进，诸如高分辨率的录像设备，显微激光超声等手术器械的创新，使上述问题得到解决。目前，腹腔镜已几乎取代了常规外科手术。对保留性的手术腹腔镜的优点更为突出。损伤小恢复快，手术野清晰有利于生殖功能的恢复，住院时间短且经济。但在某些复杂的条件下修复重建的效果尚不一定比显微外科手术方便。

（二）手术的种类

（1）电外科手术常用的有单极和双极电凝，单极电凝切割和分离的效果较好，尖头电凝器视野清楚，操作准确，但对周围组织的损伤可达 3～5cm 的范围。双极电凝的电流仅限于两个电极之间，且电流量仅单极电凝的 1/3，周围组织受损的范围为 1～2cm。

（2）热凝手术由德国 Semm 于 1962 年发明，其所产生的温度为 90～120℃之间，其原理是用热的破坏性结果加速凝固的作用，主要是通过蛋白的热感应起作用。通常的高频电凝在封闭的腹腔内如维持 20～30 秒，其最低输出温度约为 100W 灯泡的热度，对邻近组织可起破坏作用。热凝系统主要是通过电流来增加温度，人体与电流无直接接触，避免了电流的危害。此装置可预选 90～120℃温度，热凝后，组织蛋白首先变成一种胶状物，随着温度升高，胶质干燥炭化，而无电凝后的纤维蛋白渗出及结痂等变化，热凝的作用类似煮鸡蛋白的反应，因此不易发生粘连。主要不足之处是无显微手术器械，器械头散热慢。

（3）激光手术为生殖道最新的外科手术模式，但由于价格昂贵，其效果也不一定全面优于常规外科手术。但手术的精细准确，良好的止血及切割效果和最低的损伤程度为其主要优点，已成为目前发达国家比较普遍使用的手术方式。常用的激光有 CO_2，氩（argon），磷酸钛钾（potassium - titanyl - phosphate，PTP）和 Nd - YAC 等三种。CO_2 激光波长较长，可气化，光线聚集时可作切割，低密度时可作凝固。由于是光束，故需一弯曲的支臂传递光束。缺点是烟雾多，凝固力弱。几种激光的穿透深度为：CO_2 0.1mm，Argon 0.3～1mm，PIP 0.3～1mm，Nd - YAC 3～4mm。

（三）腹腔镜手术方法

1. 表浅异位病灶的处理 小而表浅的病灶可用单或双极电凝，热凝或汽化，尽量将病灶提起，以免损伤周围组织。如能将病灶切除后加凝固效果最好。大的病灶可先行水分离，继用剪刀或激光在周围的正常腹膜上进行操作，同样应将周围腹膜提起，使视野清晰，以免损伤邻近器官。遇有粘连时，先用器械将粘连带挑起，再断离之（图 12 - 5、图 12 - 6）。

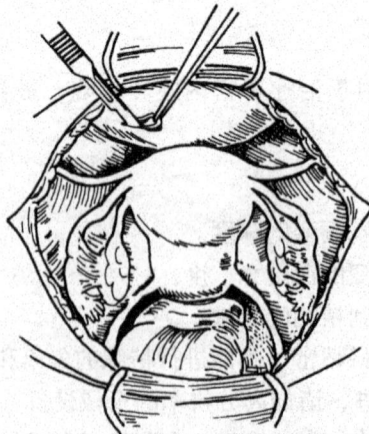

图 12 - 5 腹膜表浅病灶激光刀切割，也可用电凝清除

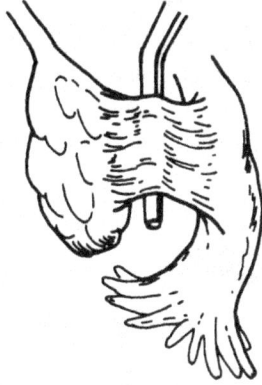

图 12 - 6　粘连分离术

致密粘连带内有血管时，先用器械将粘连带挑起，确证无邻
近组织在内，电切（或激光）切断之

2. 直肠子宫陷凹封闭的处理　直肠子宫陷凹封闭提示有直肠阴道深部的病灶。可分为部分封闭和完全封闭。腹腔镜下正常直肠子宫陷凹可见阴道后穹隆和直肠两个膨起。部分封闭时，后穹隆膨起部分消失，直肠膨起升高与宫骶韧带粘连。完全封闭时后穹隆膨起全部消失，直肠膨起与子宫相连（图 12 - 7）。部分封闭表示腹膜下有深层种植病灶，使直肠位置改变。深层的病灶多位于阴道上段、直肠前壁、直肠阴道空隙、直肠阴道间隔和骶骨韧带上。当直肠子宫陷凹完全封闭时，常与周围器官粘连。施行手术前应首先明确患者的治疗目的，如为解除疼痛，则应将病灶整块切除。深层直肠阴道间隔的种植病灶，可与后穹隆切开联合进行。如因不孕，则需以恢复子宫，输卵管和卵巢的解剖和生理功能为主。手术中应仔细辨认邻近器官的解剖，无论用什么种类的手术处理异位病灶，均应从表浅到深层，并尽量将病灶提起，以免损伤邻近器官。最后尽可能地将创面进行腹膜化，预防术后粘连。

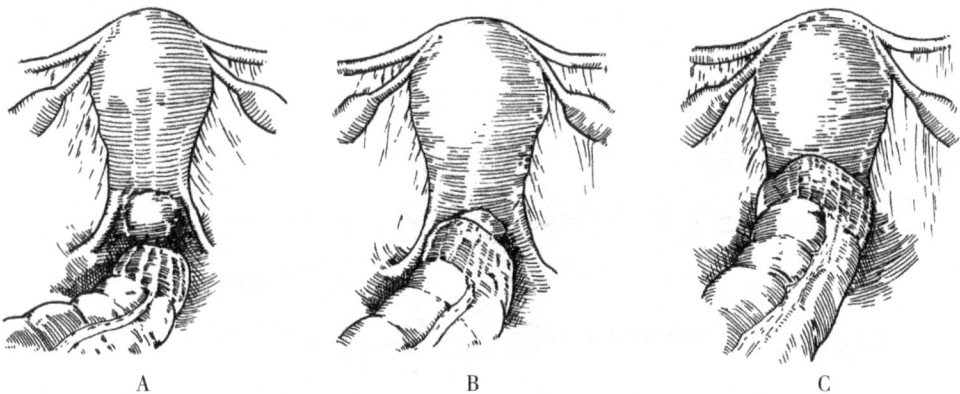

图 12 - 7　子宫直肠陷凹封闭

A. 正常子宫直肠陷凹，可见后穹隆与直肠两处膨起；B. 部分封闭，后穹隆膨起消失，直肠膨起升高，与宫骶韧带粘连；C. 完全性封闭，后穹隆膨出消失，直肠膨起与子宫粘连

深层直肠阴道间隔种植病灶的手术步骤：

（1）用直肠子宫陷凹举器将阴道后穹隆举起（图12－8、图12－9）。

（2）单极电凝或激光分离结节。

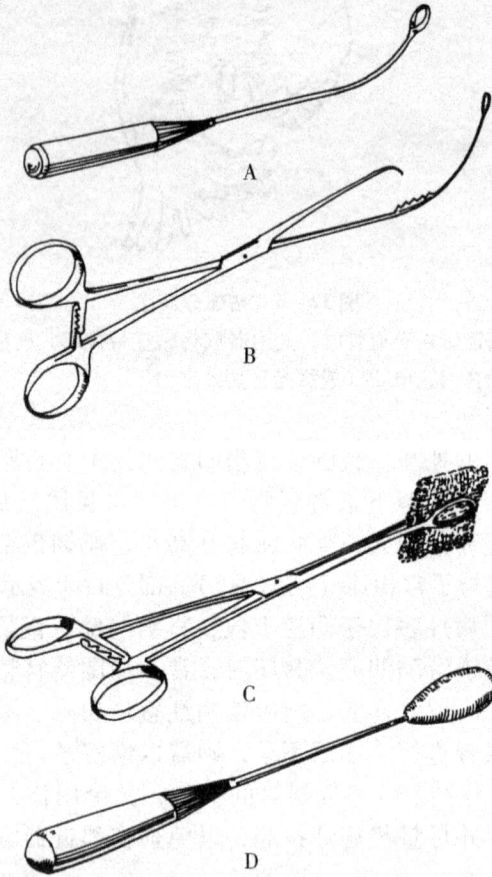

图12－8　子宫直肠陷凹举器

A. 钝刮匙；B. 子宫举器；C. 阴道用海绵钳夹、纱布块；D. 直肠内举器

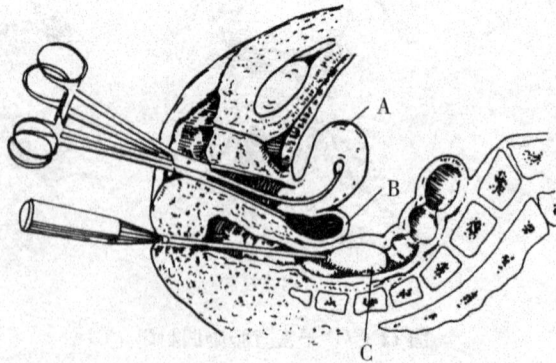

图12－9　暴露子宫直肠陷凹

A. 子宫举向前方；B. 暴露后穹隆膨起；C. 将直肠拉离子宫及阴道

（3）切开阴道后穹隆，将结节完整地取出。

（4）缝合穹隆（图 12 - 10）。

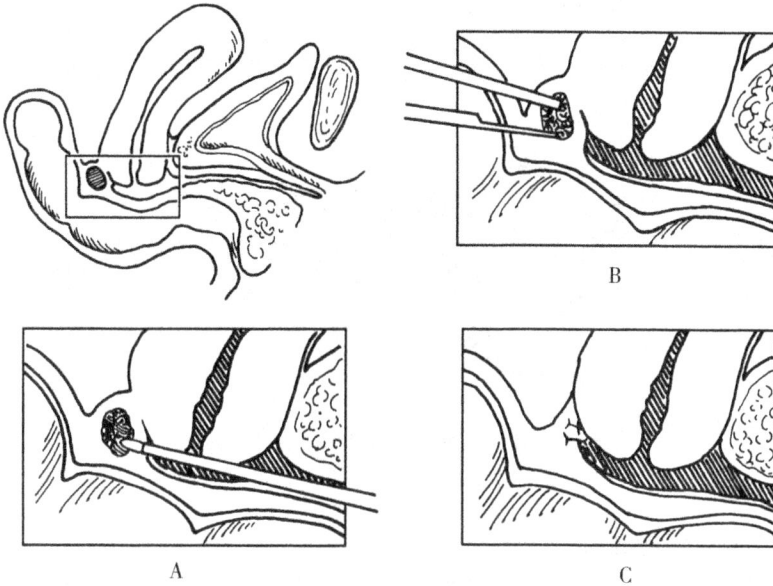

图 12 - 10 直肠阴道间隔中深层种植病灶腹腔镜与后穹隆切开联合摘除术
（小方格内示病灶所在部位）

A. 分离结节；B. 经阴道切开将病灶完整取出；C. 缝合阴道切口

3. 卵巢子宫内膜异位瘤（巧克力囊肿）手术 卵巢子宫内膜异位瘤约占子宫内膜异位症的 50% ~ 70%，其病变表现与其他部位不同，Sampson 指出："卵巢子宫内膜异位瘤的组织学变化在同一个囊肿内可以不同"，除月经血回流外，囊肿破裂后的直接种植也是其散播的方式之一。Chemobilsky 等报道在卵巢异位瘤中有各种上皮成分，Nis - solePochet 等在 113 例卵巢子宫内膜异位瘤中发现 18% 为囊肿上皮，47% 为输卵管纤毛上皮，其余为子宫内膜和间质组织。Martin 等报道，约 47% 的巧克力囊肿确诊为子宫内膜异位症，27% 为黄体，12% 组织学无法明确诊断。Vercellini 提出以下四个组织学成分中具有两个者即可诊断卵巢子宫内膜异位瘤：子宫内膜上皮，内膜腺体或腺体样组织，内膜间质，载含铁血黄素的巨噬细胞。根据其诊断标准，约 98% 的卵巢内膜异位瘤可以确诊。但 Fayez 等在 60 个囊肿内未发现一例子宫内膜上皮，可能与取样有关。Nezhat 等根据囊肿的外观，囊肿的内容物和是否容易剥离等将卵巢子宫内膜异位瘤分为两类：第一类为真正的内膜异位瘤，其来源与盆腔内种植的异位病灶相同。囊肿一般较小（<2cm），内含黏稠棕色物质，不易摘除，往往需要部分切除。显微镜下多可见到子宫内膜上皮，壁内纤维组织增生，粘连甚紧。第二类为由卵巢皮质异位侵犯至卵泡囊肿或黄体囊肿，一般囊肿较大。囊内容物为棕色或血性或黄色，呈胶状凝块。囊壁与卵巢容易分离，异位的病灶多在表面，很少侵犯到囊壁内。组织学上可见有黄素化和出血，而无子宫内膜上皮，从组织学角度不能诊断为卵巢内膜异位瘤。

（1）腹腔镜下卵巢内膜异位瘤穿刺术：为最简单的手术，适用于小的或粘连紧密不能剥离的囊肿。

1）于囊肿最突出点进行穿刺，吸出囊内液体。

2）将囊内和盆腔内冲洗干净。

3）电凝或激光破坏囊壁（图12－11）。

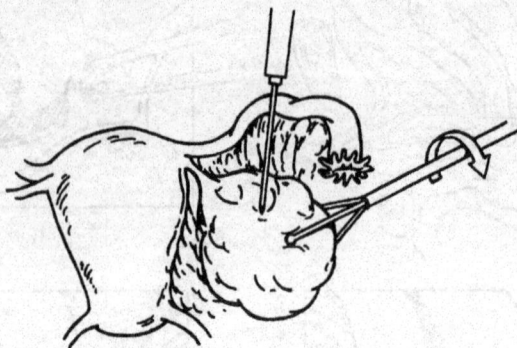

图12－11　卵巢子宫内膜异位囊肿穿刺术
固定囊肿，于最突出点穿刺

（2）卵巢异位内膜瘤开窗术

1）于囊肿最突出点行一电凝带，沿电凝带作一切口。

2）吸出囊内容物，冲洗干净。

3）电凝切口边缘止血，保留切口开放。

4）冲洗。

（3）囊壁剥离

1）同第（2）条的1）、2）。

2）清除囊内容物，边操作边冲洗和吸引。

3）分离囊壁与卵巢皮质。

4）用抓钳抓住囊壁，顺一个方向扭转。

5）囊壁全部扭除后，电凝止血。

6）切口保留开放或缝合（图12－12）。

7）如囊壁与卵巢不易分离时，找到分界线，用抓钳夹住囊壁提起，看清分界面，用尖头电凝或激光仔细进行分离（图12－13）。

（4）卵巢部分切除术：囊肿较大，粘连较紧，不能剥离干净时，可考虑卵巢部分切除术。

1）于囊肿底部与卵巢交界处，电凝或激光切割囊肿。

2）尽量保留正常卵巢组织。

3）如估计保留的卵巢组织过少，可留下部分囊壁。

4）电凝残留囊壁，以防复发。

5）缝合卵巢。

（5）卵巢摘除术：仅用于卵巢组织已完全被异位内膜组织破坏，且粘连严重无法行卵巢部分切除的情况下。手术操作与其他卵巢囊肿摘除相同。

1）抓钳提起卵巢，暴露囊肿蒂部。

2）于蒂部结扎三次。

3）于第二、三结之间电凝切割下囊肿。

4）电凝蒂部止血和防止粘连。

5）囊壁可换大号穿刺器取出，必要时也可先捣碎后再取出（图12-14）。

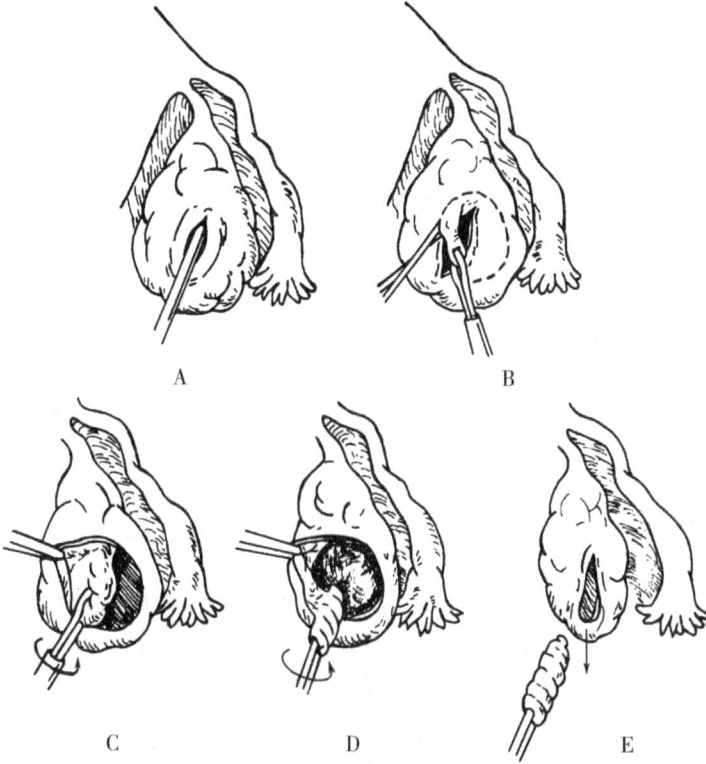

图12-12 卵巢子宫内膜异位囊肿剥离术

A. 电凝或激光切开囊壁；B. 沿切口切除部分囊壁；C. 夹住囊壁按箭头方向扭转；D. 囊壁底部已扭出；E. 囊壁完整取出

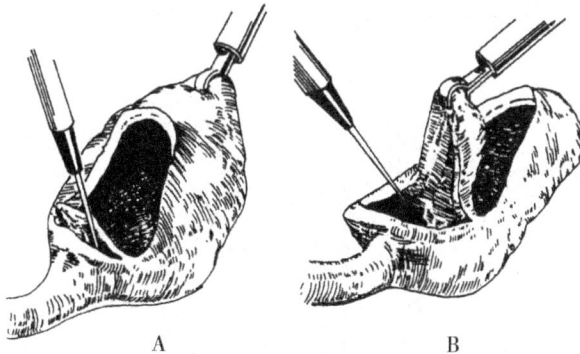

图12-13 囊壁与卵巢组织粘连分离术

A. 用尖头单极电凝（或激光）找到囊壁与卵巢分界线，于此处开始电凝（或激光）进行分离，为减少出血，可从卵巢固有韧带处开始；B. 边分离边电凝止血，注意将囊壁向反方向牵拉

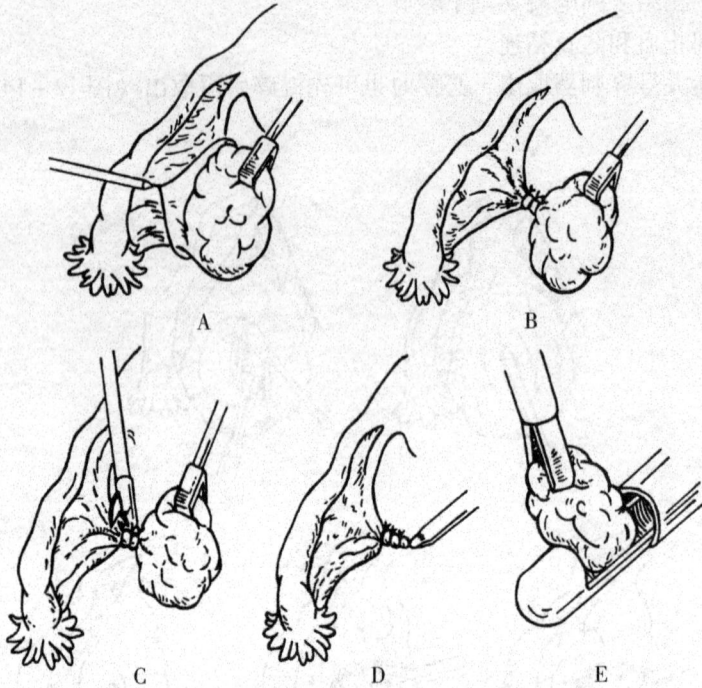

图 12-14　腹腔镜下卵巢子宫内膜异位囊肿与卵巢摘除术
A. 夹住卵巢于蒂部行套扎法结扎第一个结；B. 第二个结扎已完成；C. 进行第三个结扎；D. 卵巢已摘除电凝残端；E. 经捣碎器将卵巢取出

（6）骶前神经切除术：主要用于解除盆腔正中的疼痛，可以消除子宫痛经的因素，而不能促进生育或减少月经过多。此手术虽不能促进生育，但可配合其他治疗伴有盆腔正中疼痛的保守性手术。骶前神经为上腹下神经丛，是对内脏刺激的传出纤维，进入中间下腹神经丛，经过主动脉的分支到骶骨岬前，然后分为左右量支进入下腹下神经。多数骶前神经切除术。在晚期，开腹手术时进行，但也可经腹腔镜施行，腹腔镜下施行此手术需要很高的手术技巧，并要求手术掌握腹膜后手术的经验（图 12-15）。

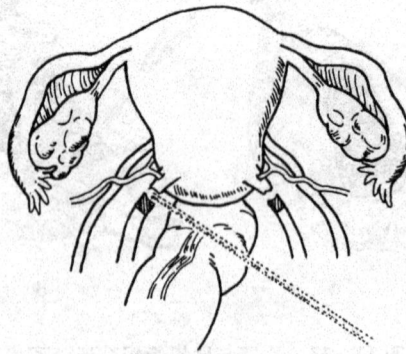

图 12-15　腹腔镜骶前神经切除术
注意手术由宫骶韧带内侧进行

腹腔镜下子宫骶骨神经切除腹腔镜下子宫骶骨神经切除（laparoscopic uterosacral nerve ablation, LUNA）是改良的 Doyle 手术，对因附件病变引起的疼痛或因胃肠道、泌尿道所致的疼痛无效。盆腔有粘连解剖关系异常者为此手术的禁忌证。手术后一年疼痛缓解率为50% ~70%。Lichten 等报道唯一一篇随机、前瞻性、双盲观察，对药物无效的严重盆腔疼痛患者，行双极电凝或横断手术，一年治愈率为 46%。并发症为出血，个别有子宫脱垂发生。

1）将子宫举向前方。

2）暴露宫骶韧带进入子宫处。

3）于此处用电凝、激光或电剪切除约 2~4cm 一段，深度约 1cm。

4）手术要在宫骶韧带内侧进行，以防损伤输尿管和子宫动脉。

（居宝芹）

第九节　药物与手术联合治疗

子宫内膜异位症的保守治疗有三种方法：手术、药物抑制和二者合并应用。治疗方式的选择一般取决于疼痛，不孕和病变的严重程度。当前，腹腔镜已成为所有 rAFS 微小病变，绝大多数轻症病变和多数中到重度病变的首选治疗方法，但大多数学者均认为相当一部分患者仍需要合并药物治疗。

外科治疗可恢复正常解剖关系，去除病灶并同时分离粘连，但外科治疗也有以下不足之处：如术后的粘连可能导致不孕；因严重的粘连使病灶不能彻底清除；显微镜下的病灶无法看到；手术的并发症和经费等。药物治疗虽有较好的疗效，但也存在不足之处，如停药后短期内可复发；改善生殖的作用不肯定；对致密的粘连无效；药物的疗效存在个体差异；药物副反应问题以及费用昂贵等。多年来，一直沿用手术前后的药物治疗，但也存在不足的地方，除前面提到的外科和药物治疗的不足之处外，还有以下问题：如联合治疗常需在用药后的 3~6 个月再一次腹腔镜检以明确治疗效果；迄今为止，有关单一药物治疗可以提高妊娠率；腹腔镜和外科手术可能提高妊娠率的正式报道；手术失败后再次腹腔镜发现，有老病灶残留和新病灶生长，并产生粘连，精细的手术虽可以减少残留病灶，但却不能防止新病灶的生长。术后的粘连是影响手术效果的主要原因，子宫内膜异位症的炎性病变使组织的渗出增加，纤维素沉着，由于子宫内膜异位症腹腔液增多，因而纤维蛋白的沉着也相应地增加，而容易造成粘连。Buttram 等于 1982 年报道术前应用假孕疗法 6 月后进行手术治疗，以图提高妊娠率，但结果妊娠率却未能提高，究其原因，乃由于假孕状态下，腹腔内毛细血管增生，血管扩张，导致术后粘连形成，而降低妊娠率。Buttram 等报道，术前应用 6 个月达那唑或 GnRHa，其所引起腹腔内环境改变不同于正常排卵或假孕时的变化，在低雌激素的作用下，腹腔内充血减少，细血管充血和扩张均不明显，有利于手术的摘除。与此同时，腹腔液变得清亮，容量减少，其中纤维蛋白含量降低，使粘连易于分离，卵巢异位瘤易于剥离。腹腔内的上述改变，还可以预防术后粘连形成。

（居宝芹）

参考文献

[1] 杨慧霞，狄文．妇产科学 [M]．北京：人民卫生出版社，2016.

[2] 徐丛剑，郭孙伟．子宫内膜异位症 [M]．北京：人民卫生出版社，2015.

[3] 孔玲芳，张素莉，刘军敏，李季滨．妇产科疾病诊疗程序 [M]．北京：科学出版社，2015.

第十三章　妇科肿瘤放射治疗

第一节　放射治疗基础知识

放射治疗（radiotherapy）简称放疗，是应用放射线治疗恶性肿瘤的一种方法，已有100余年的发展历史。由于计算机技术、放射物理学、放射生物学、影像学和功能影像学的进步，放射治疗技术已经取得了很大的进步，它们使传统的放射治疗发生了根本的改变。据WHO 1998年底统计，45%的恶性肿瘤可以被治愈，其中手术贡献为22%，放射治疗为18%，化疗为5%。在发达国家，有70%左右的恶性肿瘤患者在病程的某一时期需要放射治疗。由此可见，放射治疗现已成为肿瘤综合治疗的重要组成部分，在恶性肿瘤治疗中占有十分重要的地位。

一、放射治疗的种类

放射治疗是指用放射性核素释放的 α、β、γ 线，X 线治疗机和各类加速器产生的不同的能量的 X 线，各类加速器产生的电子束、质子束、中子束以及其他重粒子束等用来治疗肿瘤。

放射源以两种方式进行治疗：一种是远距离放疗（外照射），即将放射源与患者身体保持一定距离进行照射，射线从患者体表穿透进入体内一定深度，达到治疗肿瘤的目的；另一种是近距离放疗（内照射），是将放射源密封置于肿瘤内或肿瘤表面，如放入人体的天然腔内或组织内（如舌、鼻、咽、食管、气管和宫体等部位）进行照射，即采用腔内，组织间插植及模型敷贴等方式进行治疗。广义的放射治疗也包括核医学科的内用核素治疗（如^{131}I治疗甲状腺癌和甲状腺功能亢进，^{32}P治疗癌性胸水等）。

二、常用射线的物理特性

1. α 射线　实质上就是氦原子核流，它的电离能力强，但穿透力弱，一张薄纸就可挡住。

2. 光子（X 线和 γ 线）　是不带电的粒子，由 X 线治疗机、^{60}Co（钴 -60）治疗机和各类直线加速器产生。能量越高，百分深度量就越大，能量越高对皮肤的保护越好，越适合治疗深部肿瘤。

3. 电子线　是加速器产生的带电射线，其生物学效应与 X 射线无差异但物理学特性不一样。电子线表面剂量高，曲线下降坡度陡峭，可以有效地避免对肿瘤后正常组织的照射，因此适合治疗表浅肿瘤。其有效治疗深度（cm）等于 1/4 ~ 1/3 电子束的能量（MeV），即选用电子线能量 = 肿瘤最深处距离皮肤表面的长度（cm）×3 + （2 ~ 3）。临床上选择电子束能量，一般根据肿瘤深度和周围正常组织耐受性等因素综合考虑，如肿瘤后正常组织耐受性较高，可用90%等剂量曲线；如肿瘤后正常组织耐受性低，则选择80%（甚至70%）等剂量曲线。

4. 质子和中子射线　中子线的物理特性与X线无明显差异，但其生物学性质特殊，相对生物学效应高于X线3倍。质子射线的物理特性极其特殊，其表面剂量很低，在深部有一个显著突起的峰，随之陡降，称为Brag峰。射线能量越大，峰的位置越深且宽。其放射物理学方面的特性有利于肿瘤的适形放疗，即最大限度地照射肿瘤的同时，有效地保护肿瘤周围的正常组织。

三、放射治疗原理

放射线作用于组织，通过辐射能量的吸收和传递、分子的激发和电离、自由基的产生、化学键的断裂等作用对DNA、染色体、蛋白质和细胞膜产生放射损伤。

放射治疗利用放射线对正常组织细胞和肿瘤细胞有不同影响和损伤，以及它们对放射损伤修复能力的不同，来达到治疗肿瘤的目的。常规放射治疗一般是在一定时间内给以一定放射剂量的分次治疗，在分次照射中正常组织及肿瘤组织的恢复及生长情况不同：①正常组织在受照射后，细胞增殖周期恢复正常的时间快，而肿瘤组织对放射的损伤修复慢，细胞增殖周期延长；②照射后虽然肿瘤可能有暂时的加速生长的现象，但这种生长速度还比不上正常组织为修补损伤而出现的增殖快；③肿瘤细胞群内的生长比率原来就比正常组织为大，处于细胞周期的细胞多，因此受致死损伤的就比正常组织为多，受不同程度损伤的也较正常组织为多。人们正是利用放射线对正常组织细胞和肿瘤细胞的不同影响和损伤，以及它们恢复能力的差别，使放射治疗成为治疗肿瘤的主要手段之一。

不同的肿瘤组织对放射治疗的反应也有很大差别，凡生长速度快、生长比率及细胞更新率高的肿瘤。对放射线较敏感：一般胚胎性肿瘤对放射线最敏感，淋巴类肿瘤次之，上皮性肿瘤再次之，而间质性肿瘤最不敏感。

四、放射治疗常用设备

1. 深部X线治疗机　产生的X线能量低，穿透力较低，仅适合表浅肿瘤的治疗。

2. ^{60}Co治疗机　钴源释放的γ线具有部分高能射线的优点，皮肤剂量低，深部剂量较高。另外还具有成本低，结构简单，维修方便等优点。

3. 医用电子直线加速器　是目前三级甲等医院最常用的放疗设备。可以产生两种射线，即X线和电子线。X线和电子线都可以有不同的能量档次，适应不同深度的病灶。

4. 后装治疗机（afterloader）　是近距离治疗（brachytherapy）的设备，也是妇科治疗的主要设备，它是将放射源封闭直接放入肿瘤周围或肿瘤组织内部的照射方法。

5. 模拟定位机　①常规模拟定位机：是模拟放射治疗机（如医用加速器）治疗的几何条件而定出照射部位的放射治疗辅助设备，它实际上是一台特殊的X线机，来模拟实际治疗中的各种参数；②CT模拟定位机：是利用患者的CT图像资料在三维空间重建患者的体表和内部结构，并由此进行放射治疗计划。

6. 放射治疗计划系统（TPS）　是一套以电脑软件为主的剂量计算设备。可以优化设计照射野，了解靶区剂量分布等。现代放射治疗计划系统通过数字化的CT信息精确重建患者的肿瘤部位及邻近器官和组织，为医师勾画并确定肿瘤及周围重要器官提供方便，并用图形技术清晰地显示出来。根据医师的意见确定处方剂量，选择射束种类、射束数目、能量、方向，并配置上放射治疗用的多叶光栏、补偿器、模板等部件，作常规的或三维适形的放疗计划，或根据逆向治疗计划作调强放射治疗计划。最后计划系统给出治疗设计评估，包括剂量直方图、等剂量线等。

五、靶区和照射区的有关概念

1. 肿瘤靶体积（gross tumor volume，GTV）　指临床可见或可触及的、可以通过诊断检查手段证实的肿瘤范围。

2. 临床靶体积（clinical target volume，CTV）　CTV 除包含 GTV 以外，还包含显微镜下可见的亚临床病变和可能发生转移的部位。一般认为 GTV 边缘的1cm 左右的范围为 CTV。对这一体积应当予以适当的射线剂量，才能达到治疗目的。

3. 计划靶体积（planning target volume，PTV）　由于患者内脏器官的生理运动、机器及摆位误差，因而要在 CTV 外周加一定范围的边缘，以补偿由于以上原因造成的误差，其大小和形状取决于 CTV。

4. 内靶体积（internal target volume，ITV）和内边界（internal margin，IM）　在 CTV 周围加一边界，以补偿在放射治疗时因患者器官正常运动而造成 CTV 的大小、形状和位置发生的改变，这个边界称为 IM，IM 一般不对称地包绕在 CTV 周围，其包绕的范围称为 ITV。

5. 治疗体积（treatment volume，TV）　由放射肿瘤医师根据治疗目的（根治性或姑息性治疗）确定的，包含在一定等剂量表面内的组织体积。

6. 照射体积（irradiation volume，IV）　指受到照射的组织体积。这一组织体积所接收的射线剂量与正常组织耐受量有重要的相关性。这一体积的范围取决于治疗所采用的照射技术。在比较不同的线束排列时，治疗体积与照射体积的比较可以作为治疗计划优化步骤的一部分。在报告照射体积时，必须表达其剂量水平的实际值和（或）与 PTV 剂量的关系。

7. 危险器官（organs at risk，OR）　指放射敏感的正常组织，其放射敏感性可以影响治疗计划和处方剂量。受威胁器官可分为三等：一等器官，此类器官的放射性损伤可致命或造成严重并发症；二等器官，此类器官的放射性损伤造成中、轻度并发症；三等器官，此类器官的放射性损伤为轻微、一过性、可逆的，不造成明显并发症。

六、放射治疗的程序

1. 了解病史、病理诊断和肿瘤侵犯范围　根据各种检查结果 CT、MRI、X 线片等设定 GTV，CTV，PTV 等体积。

2. 确定治疗方案　根治、姑息，术前、术后是否合用化疗。选择射线、外照射增减近距离放疗等。

3. 治疗计划　根据 PTV 设计照射野，尽量避开正常组织又使靶区内剂量均匀，是否应用楔形板或补偿器。

4. 模拟定位　在模拟定位机上根据上述计划模拟照射条件，并将照射野标记在体表，拍定位片，确定治疗计划。

5. 初次治疗摆位　医师在患者的初次治疗时应与技术员共同在机房内摆位，使之达到模拟定位的标准，必要时拍片证实。

治疗中应密切观察患者，及时处理可能出现的放射反应，或使其发生率降为最低。同时观察肿瘤的消长，调整放射野。每周应拍片验证，以保证治疗的准确性。

七、放射治疗的进展

近年来，随着计算机技术和放射影像学发展的突飞猛进，放射物理及治疗技术正发生着重大变革，它们使传统的放射治疗发生了根本的改变，出现了许多新的放射治疗技术。

1. 三维适形放疗（three-dimensional conformal radiation therapy，3D-CRT）　肿瘤的生长方式和形态复杂，放射治疗照射野应该包括全部肿瘤组织和淋巴引流区以及亚临床病灶。要达到射线体积与靶体积形状一致，同时避免对正常组织的不必要照射的要求，绝大多数照射野的形状应是不规则的。由于计算机技术的进步，现代放射治疗机用先进的多叶光栅（MLC）代替手工制作的铅挡块以达到不规则照射目的。近年来，影像学的计算机处理使得人体内的放疗靶区和邻近的重要组织器官可以三维重建，因而实现了临床上以三维放疗计划指导下的三维适形放疗。

三维适形放疗的实施通过以下4个方面的技术实现：①多叶光栅系统。简化不规则照射野的塑形过程，从而可以增加照射野的数目以改善对正常组织的保护；②三维放疗计划系统。它的特点是在CT影像三维重建基础上的治疗显示。可以显示在任意射线入射角度时，照射野形状和肿瘤形状的符合程度以及对邻近关键结构的屏蔽情况，是实现"适形照射"的关键环节。剂量-体积直方图显示（dose-volume histogram，DVH）功能，可以显示治疗计划的合理性，等剂量曲线包括治疗体积状态以及对整个方案做出评价等；③计算机控制的放射治疗机；④体位固定和验证系统。增加重复摆位准确性的固定装置及照射野准确性的影像验证设备。

2. 调强放射放疗（intensity modulated RT，IMRT）　调强放疗是三维适形调强放疗的简称，它与常规放疗相比的优势在于：①采用了精确的体位固定和立体定位技术，提高了放疗的定位精度、摆位精度和照射精度；②采用了更先进的治疗计划：医师首先确定靶区的范围、靶区的照射剂量和靶区周围敏感组织的耐受剂量，然后由计算机通过逆向计算（inverse planning）给出实现该结果的方法和参数，从而实现了治疗计划的自动最佳优化；③采用了精确照射：能够优化配置射野内各线束的权重，使高剂量区的分布在三维方向上可在一个计划时实现大野照射及小野的追加剂量照射。调强放疗可以满足放疗科医师的"四个最"的愿望：即靶区的照射剂量最大、靶区外周围正常组织受照射剂量最小、靶区的定位和照射最准、靶区的剂量分布最均匀。其临床结果是：明显提高肿瘤的局控率，并减少正常组织的放射损伤，特别是对于肿瘤形态不规则和肿瘤周围有放射敏感的正常组织，如直肠、膀胱和股骨头的保护。由于实现了精确定位、精确计划和精确治疗，调强放疗成为21世纪放射治疗的发展方向。

3. 影像引导的放射治疗（imaging guided RT，IGRT）　由于肿瘤及周围正常组织的空间位置在治疗中以及治疗期间是不断变化的，如对这些变化及误差不重视，可能会造成肿瘤漏照和正常组织损伤增加。这些影响因素主要归纳为二个方面：一是照射野位置的系统误差，这是指由于在定位、计划和治疗阶段的各种误差；两是照射野位置的随机误差，指由于技术员在进行每一次治疗时的摆位状态和分次治疗时患者解剖位置的变化，如呼吸运动、膀胱充盈、小肠蠕动、胸腹水和肿瘤的增大或缩小等引起的位置差异。近年来，电子射野影像系统（EPID）、CT 等设备已可对靶区的不确定性进行更精确的研究，包括位置和剂量的验证，并通过离线和在线两种方式进行校正。目前还有 CT 加速器、呼吸控制系统等可将治疗机与影像设备结合在一起，每天治疗时采集有关的影像学信息，确定治疗靶区，达到每日一靶，即称为影像学指导的放疗。

4. 生物适形放疗（biologically conformal RT，BCRT）　在一个肿瘤靶内，癌细胞的分布是不均匀的。同时由于血供和细胞异质性的不同，不同的癌细胞核团的放射敏感性存在很大差异，给整个靶体积区以均匀剂量照射，有部分癌细胞可能因剂量不足而存活下来，成为复发和转移的根源；如果整个靶区剂量过高，会导致周围敏感组织发生严重损伤。

生物靶区是指由一系列肿瘤生物学因素决定的治疗靶区内放射敏感性不同的区域。这些生物学因素包括：乏氧及血供；增殖、凋亡及细胞周期调控；癌基因和抑癌基因改变；浸润及转移特性等。这些因素包括肿瘤靶区内肿瘤细胞敏感性差异和正常组织的敏感性差异，而这些生物靶区均可通过现代先进的综合影像学技术显示（如磁共振波谱、正电子发射断层扫描、单光子发射计算机断层扫描），并通过 CT 等影像进行图像融合技术。将这些图像融合技术应用于放射治疗计划系统中为生物适形治疗奠定了基础。生物适形放疗是利用物理调强技术，给予不同生物靶区不同的放疗剂量并尽可能地保护周围重要的正常组织。

目前，IMRT 的发展使放射治疗剂量分布的物理适形达到了相当理想的水平，而生物和功能性影像则开创了一个生物适形的新纪元，由物理适形和生物适形紧密结合的多维适形治疗必将成为新世纪肿瘤放射治疗的发展方向。

（刘　青）

第二节　放射治疗基础

妇科恶性肿瘤包括外阴、阴道、宫颈、宫体、卵巢及输卵管的恶性肿瘤。妇科恶性肿瘤中上皮癌占绝大多数，许多患者需要放射治疗。所以，放射治疗是妇科恶性肿瘤治疗中的重要手段。

一、妇科恶性肿瘤的扩散

与其他恶性肿瘤相同，妇科恶性肿瘤的扩散包括直接蔓延、种植转移、淋巴转移和远处转移。

淋巴转移是妇科恶性肿瘤转移的主要途径之一，对放射治疗计划有十分重要的意义。肿瘤细胞先侵入离原发肿瘤最近的淋巴结，逐渐由近及远依次扩展。亦可跳跃式的转移。有时可发生逆淋巴引流的正常方向转移，称之为逆行转移。以下是常见妇科恶性肿瘤淋巴转移的途径：①外阴及阴道下 1/3 区域的恶性肿瘤。有丰富的淋巴管，而且淋巴毛细管丛是互相交通的，因此，一侧肿瘤可经由双侧的淋巴管扩散，最初转移至腹股沟浅层淋巴结，再至位于腹股沟下方的股管淋巴结，并经此进入盆腔内髂外、闭孔和髂内淋巴结，最终转移至主动脉旁淋巴结和左锁骨下淋巴结。少数可经腹股沟淋巴结直接转移到髂内淋巴结；②宫颈及阴道上 2/3 范围的恶性肿瘤。最常见的是宫颈旁淋巴结转移到髂内、闭孔、髂外、髂总到达腹主动脉旁淋巴结，甚至到达锁骨上淋巴结。少数向后可转移到骶前淋巴结，再到腹主动脉旁淋

· 451 ·

巴结；③宫体恶性肿瘤。宫体上部及宫底部癌直达卵巢门，沿卵巢血管上行，左侧至腹主动脉旁淋巴结，右侧可达腔静脉淋巴结。宫体下部癌沿子宫血管向髂内、髂外淋巴结转移，亦可转移到骶前淋巴结，再到腹主动脉旁淋巴结。少数宫体癌可沿圆韧带达腹股沟淋巴结；④卵巢恶性肿瘤。最多见的转移为沿骨盆漏斗韧带内淋巴管到腹主动脉旁淋巴结。少数可经阔韧带到髂间淋巴结或经圆韧带到腹股沟淋巴结。

二、妇科恶性肿瘤放射治疗原则

恶性肿瘤的放射治疗原则与其他治疗手段一样，最大限度地杀灭癌细胞，尽最大可能地保护正常组织和重要器官。即尽量提高治疗效果，降低并发症。为此，放射治疗应达到以下要求：

（一）合理选择放射治疗工具

目前，可供临床使用的放射治疗工具很多，包括近距离治疗及远距离治疗设备。放射治疗就要根据肿瘤的不同情况，选择适当的照射工具。如宫颈癌的原发肿瘤的治疗，选用近距离的腔内照射最为适宜，可以用较小强度的放射源照射，取得对肿瘤的最大治疗效果。同时由于近距离照射剂量衰减得很快，对其周围正常组织和器官的放射损伤较小。如阴道癌的局部病灶照射，就要选用适合其局部肿瘤情况的阴道容器进行照射。又如宫颈癌局部为大菜花状肿瘤，可先选用组织间插植照射，局部肿瘤缩小后，再行常规的腔内放疗。如果对宫旁、宫颈旁、阴道旁，盆腔淋巴区或体表局部病灶的治疗，就须采用远距离的体外照射。

（二）适宜的照射范围

同其他恶性肿瘤的放射治疗一样，妇科恶性肿瘤放射治疗的照射范围主要是以肿瘤的恶性程度、侵犯周围组织的范围及区域淋巴结转移的可能性等方面来考虑的。如宫颈癌的体外照射，一般照射野的上缘在髂嵴水平，照射野下缘在耻骨联合下缘水平即可，根据肿瘤期别的早晚可以适当调整其照射范围。一般恶性肿瘤周边区域的细胞对放射线的敏感性较肿瘤中心为高。因此，照射野应在照射到适当时间后，也可随肿瘤的缩小而缩小，以提高肿瘤的照射剂量，减少并发症。

（三）足够的照射剂量

由于肿瘤的组织类型、细胞成分、生长部位、肿瘤体积及患者全身情况等因素的不同，肿瘤对放射线的敏感性也各异，其所需放射剂量也不尽相同。如卵巢无性细胞瘤，对放射线的敏感性较高，只需30Gy左右即可治愈，一般恶性肿瘤如此低的照射剂量是不可能治愈的。肿瘤的放射剂量必须根据患者的实际情况，给以足够的剂量，当然也不能超量。如果照射剂量不足，肿瘤必然复发。照射剂量过高，可造成瘤床坏死，影响组织的修复功能，影响放疗效果。

（四）均匀的剂量分布

体外照射在治疗体积内，使剂量分布较均匀是较易做到的，而近距离照射在治疗体积内的剂量分布很难均匀，放射剂量随着与放射源距离的增加，组织受量按反平方定律而下降。这种近距离照射的剂量分布特点，既有其不利的一面，又有可利用的一面。宫颈癌、阴道癌、宫体癌等常用的腔内照射就是利用其有利一面的范例。近距离照射可以通过合理布置放射源，以减少治疗体积内剂量分布不均匀的程度。宫颈癌放射治疗中，最常用的体外照射及腔内照射的联合应用，两者的适当配合，也可以弥补一部分近距离照射剂量分布不均的情况。

（五）个别对待的治疗原则

由于个体的差异及肿瘤的多种多样，对肿瘤的放射治疗不可能有标准的治疗模式。个别对待的治疗原则是在放射治疗方案设计上的体现，就是在治疗目的、照射范围、照射剂量、分次方法和治疗工具的选择上，均应根据每一患者的个体及肿瘤情况来决定。在治疗过程中，必须对患者定期进行仔细而全面的检查，根据肿瘤对放射治疗的反应以及全身和局部的放射反应，对照射野的大小、照射野的位置、照射剂量及疗程等进行必要的调整。在治疗方针上也同样要正确地运用个别对待的治疗原则，个别对待的治疗原则要贯彻在整个治疗过程中。如患者治疗前计划行根治性放射治疗，但在治疗过程中出现远处转移，或在治疗过程中肿瘤未得到控制，甚至在发展，表明放射治疗无效时，或因放射治疗反应重而不能完成根治计划时，应根据情况改变治疗手段或改为姑息性治疗。反之，原计划为姑息性放疗者，在放射治疗肿瘤的反应良好，全身情况允许，则可改变治疗计划，改为根治性治疗。

三、放射治疗计划的制定与实施

（一）放射治疗计划的制定

现代妇科恶性肿瘤的治疗是以手术、放疗、药物及综合治疗。在制定治疗计划前要根据恶性肿瘤的类型、病变部位、病变范围及患者的全身情况等决定采用哪种治疗手段。

对于决定采取单纯放射治疗者，还必须决定是根治性治疗还是姑息性治疗。

1. 根治性放射治疗　患者在放射治疗后可望获得长期生存。行根治性放射治疗时，对患者有肿瘤的全部组织给予根治剂量的照射，由于照射范围较大，照射剂量也高。因此，对肿瘤附近的正常组织和器官，特别是一些对放射线敏感的组织和器官的防护，就成为治疗中的一个重要问题。如果放射治疗方案设计不当就容易引起严重的后遗症。

2. 姑息性放射治疗　其目的是为了减轻患者的痛苦，适当延长患者的生存时间。姑息性放射治疗时，照射范围较小，甚至可以不包括全部肿瘤，而仅照射引发症状的部位，如引起梗阻或压迫症状的那部分肿瘤，照射剂量也较低。因此，所需的照射技术就比较简单。姑息性放射治疗虽较简单，但并不能滥用，要以不增加患者痛苦为前提。

根治性治疗与姑息性治疗是相对的，在治疗过程中可根据肿瘤及患者情况而互相转换。若放射治疗作为与手术配合的综合治疗时，要根据肿瘤情况及患者条件决定是术前放射治疗还是术后放射治疗。

3. 术前放射治疗　妇科恶性肿瘤的治疗中，约有 50% 失败，其中远处转移者占 1/3 左右，局部复发或未控者占 2/3。为了提高局部控制率，多采用放射与手术配合的综合治疗，以提高疗效。放射与手术的综合治疗中，放射治疗一般均以术前放疗为主，通常是有计划性的，其目的是通过术前放射治疗，使癌细胞活力降低，减少种植和扩散的概率；使肿瘤范围缩小，提高手术切除率；杀灭亚临床病灶，降低局部复发率。如外阴癌病灶距尿道口或肛门很近时，术前体外照射可促使肿瘤缩小，而保留了尿道及肛门的功能，并保持了较高的疗效。又如子宫内膜腺癌术前腔内照射，可以减少阴道复发。一般术前放射治疗剂量为根治剂量的 1/3 ~ 1/2，放射治疗结束后 2 周内手术。如有特殊情况需全量放射者，宜在放射治结束后 6~8 周手术。可以肯定术前放射治疗能提高某些肿瘤的治愈率，不增加手术困难和手术并发症，也不影响伤口愈合。

4. 术后放射治疗　在手术切除的范围不够广泛，手术可疑有局部残存肿瘤，该肿瘤对放射线有一定的敏感性，可行术后放射治疗，消灭这些肿瘤细胞。术后放射治疗应尽快进行，待伤口愈合后立即开始，因为术后残存肿瘤的血供已经不良，如间隔时间太久，纤维组织形成，则血供进一步减少，放射抗拒性将大大增加，而降低术后放射治疗的效果。术后放射治疗剂量，在可能的情况下应尽量给予根治剂量或接近于根治剂量。

（二）放射治疗前的准备

1. 做好对患者的解释工作　说明治疗情况，解除思想顾虑，建立治疗信心，取得密切配合。

2. 并发症的处理　肿瘤患者也常合并有其他疾病，如果合并疾患不影响肿瘤治疗时，则应先治疗肿瘤。如果并发症影响肿瘤的治疗或疗效时，则应尽快对并发症给予积极的处理，以使患者能在全身最良好状态下进行放射治疗。如合并贫血、感染及营养不良等，应纠正贫血，控制感染及补充营养后再行放射治疗。如果合并内科心、肝、肾等重要器官的疾病，在急性发作期时，应待病情稳定后再行放射治疗。

3. 治疗前的肿瘤处理　有些情况宜在正式放射治疗前对肿瘤进行处置后再行放射治疗，如大菜花状的宫颈癌，可以先行局部肿瘤的组织间照射或局部照射，待肿瘤缩小后再行正规的放射治疗。又如卵巢癌的术后放射治疗，残余肿瘤直径在 2cm 以内者，效果较好。

（三）放射治疗计划的实施

1. 仔细检查，认真记录　放射治疗前要仔细查阅各种实验室检查、影像资料及有关的检查结果，特别要注意病理组织学检查结果，因为放射治疗前必须有病理证实。妇科检查对肿瘤的大小、范围、类型，与周围组织器官的关系等，要认真记录并绘图示意，以备治疗过程中及随诊检查时对照之用。

2. 治疗体位　放射治疗是通过一系列的照射来完成的，治疗的准确与否在很大程度上与患者的体位及其重要性程度有关。为此，应该选择患者感到舒适而重复较好的体位，在某些情况下，还应采用固定体位的装置，以保证体位的准确。

患者应在最少变动的位置上进行治疗，以免因体位的变动致内脏相对位置的改变，而影响治疗的准确性。妇科放射治疗、体外照射一般均取仰卧及俯卧位，俯卧位更好些，因俯卧位时的前后径最小，而且小肠向头部方向移动，可以减少腹腔脏器的辐射损伤。腔内照射均取截石位。

3. 体外照射　在实际进行治疗前，均应按照治疗体位在模拟定位机上，透视下按照剂量计划的要求，核对不同照射野和治疗体积及参考点。最后确定照射野的位置，然后开始治疗。每个照射野在体表的具体部位均应在治疗单上标明，以便在需要时可以重新画出。这对研究照射与放射治疗疗效的关系是很有帮助的。进行再次放射治疗时，应按照原照射野的标志，重新画出照射野，以避免因照射野重叠，超量照射而引起放射损伤。应尽量利用体表的骨性解剖标志作为照射野标志，如剑突、肋骨、脊柱、髂嵴、髂前上棘、耻骨、坐骨结节等，并应注明照射野每边的具体尺寸、体位等，便于复制。

4. 腔内照射　当前，后装腔内放射治疗机已广泛应用。但腔内治疗要严格无菌操作，根据宫腔深度，阴道宽窄及肿瘤的具体情况，决定选用容器的大小。先将容器放好后填塞固定，如有条件时可利用计算机计算出剂量分布曲线。如剂量分布不理想，可以调整放射源的组合，然后送入放射源进行治疗。如无计算机设备，也需要在治疗前测出各种组合的主要参考点，在肠道及膀胱照射剂量的比例关系，以便在治疗中参考，避免出现严重的放射损伤。

5. 有关人员的密切配合 放射治疗包括多个环节，内容复杂。在放射治疗过程中，放射治疗医师与放射物理工作人员和技术员必须密切配合，共同负责放射治疗计划的制定与实施。

四、近距离放射治疗

近距离放射治疗包括腔内照射、组织间插植照射和表面模型放疗。

1. 近距离放射治疗与体外照射的区别 近距离照射与体外照射有 3 个基本区别：①与体外照射相比，近距离照射源的强度小，而且治疗距离较短，为 5mm ~ 5cm；②体外照射的放射线能量大部分被准直器、限束器等屏蔽，只有少部分能量达到组织。近距离照射则相反，大部分能量被组织吸收；③体外照射的放射线必须经过皮肤和正常组织才能到达肿瘤，肿瘤剂量受到皮肤和正常组织耐受量的限制，使肿瘤组织获得较高的、均匀的放射剂量，需要选择不同能量的射线和采用多野照射技术。近距离照射肿瘤剂量可以很高，而正常组织受辐射的剂量很少。

在宫颈癌的放疗中，以盆腔大野体外照射代替或减少近距离照射，这是不符合放射治疗原则的。

2. 后装放射治疗 后装放射治疗是把空载放射容器放在体腔内病变部位，然后在有防护屏蔽的条件下将放射源输入进行放射治疗。高剂量率后装治疗现已广泛使用，其主要优点为：有防护屏蔽的后装放射源，所以工作人员在操作过程中不受辐射，医师可以根据治疗需要很精细地进行摆位和固定，不受放射影响；由于治疗时间短，患者痛苦少，避免了容器移位，减少了护理工作，可以在门诊治疗，增加了治疗次数，同时也减少了感染机会。

多功能高剂量率后装治疗机，临床使用极为广泛，可以用于腔内照射，管道内照射，也可用于表面模型治疗，还可用于组织间放疗。在妇科肿瘤领域中多用于宫颈癌、宫体癌、阴道癌等的治疗。

五、体外照射

1. 全腹照射 包括整个盆腔及腹腔的脏器及组织。照射野的上界起自剑突，照射野下界达盆底（耻骨联合下缘）。可用大野或分割成两个野，前后垂直照射。照射时须用 1 个半价层的铅块遮挡肝区，用两个半价层的铅块遮挡肾脏。4 ~ 5 周放射剂量可达到 20 ~ 50Gy。

2. 盆腔照射 应根据肿瘤的范围而定。一般包括下腹及盆腔，前后各一野相对垂直照射，照射野上缘在髂嵴水平，下界在耻骨联合下缘，两侧缘在髂前上棘附近。单纯大野照射剂量可达每周 50Gy。大野体外照射适用于卵巢癌及宫体癌术后照射。大野中间前后用 4.5 半价层的铅块遮挡 4cm 左右即成为盆腔 4 野照射，如单纯 4 野照射，剂量一般在 4 ~ 5 周 40 ~ 50Gy。盆腔 4 野体外照射，适用于宫颈癌、阴道癌、宫体癌等的联合治疗。有些体外照射 4 野及大野配合应用，两者的总剂量 5 周一般不超过 50Gy。

3. 腹主动脉旁及盆腔照射 照射野是由盆腔大野上缘中央 8cm 宽向上延伸至膈下。照射范围包括腹主动脉旁淋巴区、髂总淋巴区及盆腔各淋巴区。对腹主动脉旁淋巴区的照射剂量 5~6 周在 40~50Gy，用此法照射时要注意保护肾脏。此法为 Flectcher 所倡导，但因对此照射技术的评价不一，故尚未广泛采用。

4. 局部照射　是指对肿瘤转移灶的局部进行的照射。照射的范围和剂量则根据不同需要而定。如范围较广的外阴癌，病灶靠近尿道口或肛门区，术前照射时剂量 3 周应不少于 30Gy。如因癌骨转移而剧痛，可对转移灶行局部照射，剂量为 20~30Gy。对某些局部病灶行姑息治疗，有时剂量可达根治量。

六、放疗与化疗的综合治疗

从理论上讲，放疗针对局部，化疗顾及全身，两者结合应用是合理的。两者联合的原理是化疗与放疗结合可以产生空间协同、防止耐受克隆的产生、细胞周期同步、乏氧细胞增敏、化疗杀灭乏氧细胞、减少放疗修复、减少放疗过程中的再增殖。

目前最常用的放疗与化疗结合方式有放疗与化疗同时应用，或化疗在放疗前后应用。研究和应用最多的化疗药物有氟尿嘧啶、顺铂和多柔比星等。放疗能消除对化疗不敏感的癌细胞，化疗能增强放疗的抗癌作用。氟尿嘧啶可通过抑制放射所致的亚致死性损伤细胞的修复来增加对癌细胞的杀伤效应。顺铂可抑制潜在致死性损伤的修复，同时增加乏氧细胞的放射敏感性而提高放疗效果。多柔比星是线粒体和肿瘤细胞的呼吸抑制剂，可使肿瘤外层细胞耗氧减少，中心乏氧细胞的氧相对增加，同时多柔比星也可抑制 DNA 单键断裂的修复，因此在放疗中或刚放疗后给药，增敏效应最大。

（刘　青）

第三节　放疗早期反应与晚期并发症

一、早期反应

放射治疗中，从第 2 个星期开始，患者可有一般放射反应，如乏力，食欲缺乏、尿频、大便次数增多等，予以对症处理即可缓解。常规照射 40Gy 后，直肠反应最为常见，患者可有明显大便下坠，里急后重，极少数出现黏血便。如照射野较大，白细胞可下降至 $3 \times 10^9/L$ 以下，可暂停治疗。同时消炎、解痉、止泻及提高白细胞药物处理，待好转后，恢复放射治疗。

二、晚期并发症

1. 皮肤及皮下组织的改变　皮肤及皮下组织的并发症出现得较晚也较少见。表现为照射区皮肤色素沉着。多次大剂量照射可造成皮肤纤维化，挛缩，进而缺血、坏死可引起放射性溃疡。但少见。如果发生则治疗极其困难，重要的在于预防；要选择合适的放射工具，正确掌握时间剂量因素，照射范围要适当，在照射一定剂量后要根据肿瘤消退情况缩小照射野，避免放射野重叠形成超量区，注意保护照射区皮肤，避免外伤及刺激。

2. 生殖器官的改变　宫颈癌的放射治疗，主要影响的部位是生殖器官，最多见的是放射治疗后的组织纤维化。表现在阴道为阴道弹性消失、阴道变窄，宫颈及宫体则萎缩变小，卵巢纤维化则功能消失而出现绝经期症状。盆腔组织纤维化严重者，可引起循环障碍及压迫神经而引起水肿及疼痛。如局部出现超量区可形成放射性溃疡，溃疡发生在宫腔而颈管又引流不畅，则可引起宫腔积液，合并感染则形成宫腔积脓。出现宫腔积脓者，应高度警惕宫腔及颈管肿瘤复发，应取内膜活检，为阴性则应进行抗感染、引流处理。

3. 肠道的损伤　放射线对肠道的损伤与照射剂量和照射体积成正比。可出现肠黏膜充血、水肿，进而形成溃疡出血甚至穿孔成瘘，尤以直肠为多见。中国医学科学院肿瘤医院的统计资料表明，放射性直肠炎的发生率为 13.3%。较严重的放射性直肠炎，溃疡明显者，经非手术治疗无好转时应及时行结肠造口，待直肠溃疡愈合后再行还纳，以减少和避免阴道直肠瘘的发生。阴道直肠瘘的发生率为 0.3%，体外照射时要尽量减少对直肠照射的体积和剂量，腔内照射时避免放射源排列过分集中，以避免直肠受量过高，照射体积过大，一般可以避免阴道直肠瘘的发生。放射性直肠炎 80% 在放疗后 6 个月至 2 年出现，而绝大部分（67.3%）在放疗后 3 年内恢复。肠道纤维化可导致肠管粘连、狭窄甚至梗阻，严重者可影响肠道功能。

4. 泌尿系统的表现　放射治疗对泌尿系统的影响主要是与宫颈前方紧密相依的膀胱和与盆腔两侧相邻的输尿管。最常见的是放射性膀胱炎，发生率为 3.6%。主要症状为尿血，膀胱镜检查可见膀胱黏膜水肿，毛细血管扩张，严重者可形成溃疡。放射性膀胱炎比放射性直肠炎出现为迟，74.4% 在放射治疗后 1～6 年出现，9 年以后出现者占 13%，持续时间亦较放射性直肠炎为长，它可长期反复发作，绝大部分在 4 年内恢复。放射性膀胱炎出现则给以止血，预防感染。输尿管由于宫旁组织纤维化的压迫及其自身的改变，可形成输尿管梗阻而引起肾盂积水，其发生率约为 1.8%。

5. 对骨骼的影响　宫颈癌放射治疗对骨骼的影响主要是在体外照射区域内的骨盆及股骨上段部分。后期常见的并发症是骨盆放射性骨炎，其特点是骨质硬化及骨质稀疏，严重者可致骨坏死或病理性骨折，但少见。骨折患者中，以股骨颈骨折为多。有时须与骨转移鉴别。

6. 放射后发恶性肿瘤　是指发生在原放射区域内，经组织学证实，是放射治疗晚期严重并发症，宫颈癌放射治疗后发恶性肿瘤的发生率文献报道的是 0.12%～2.75%，其中子宫体恶性肿瘤最多，其次为直肠腺癌，还有膀胱癌、卵巢癌、外阴癌，软组织纤维肉瘤及骨肉瘤。其平均潜伏期为 14 年。

（刘　青）

第四节　常用妇科肿瘤的放射治疗

一、外阴癌

外阴癌的治疗原则是以手术为主，辅以放疗、化疗、免疫治疗等的综合治疗。

（一）治疗原则

由于外阴皮肤和黏膜对放射线的耐受性差，3～4 周 30～40Gy 就可产生较严重的放疗反应，而限制了外阴癌的照射剂量。因此除少数早期、范围小的病例可行单纯放疗外，放射治疗一般不作为外阴癌的常规治疗方法，仅属辅助治疗。黑色素瘤对放疗不敏感，应相对禁忌。但外阴癌手术范围较大,伤口愈合慢,愈合后容易引起严重变形,对患者的生理和心理影响较大。随着放射治疗技术的发展,放射治疗已在外阴癌的治疗中取得了很好的疗效,应改变放射不能治疗外阴癌的观念。放射治疗中应保持外阴清洁、干燥,密切注意放疗反应并给以积极治疗,尽量保护周围正常组织。

(二) 适应证

(1) 伴有严重心、肝、肾功能不全,或其他原因不宜手术者。

(2) 年轻患者阴蒂附近小的原发癌,要求保留阴蒂者。

(3) 原发肿瘤巨大,浸润较深,接近或累及尿道、阴道及肛门,手术切除困难的鳞癌患者,术前放疗可使肿瘤缩小,以提高切除率,并保留邻近器官功能。

(4) 手术切缘距肿瘤太近、切缘阳性或术后有残留者。

(5) 晚期外阴癌采用放疗和手术综合治疗以代替创伤大,患者不愿接受的盆腔脏器切除术。

(6) 术后复发而难以再切除的外阴癌。

(三) 放疗方法和剂量

1. 单纯放疗 浅表较小的肿瘤可以用 $60 \sim 65Gy$ 控制,而较大肿瘤则需放疗中缩野照射至 $70Gy$。照射野要超过肿瘤边缘 $2cm$ 以上,每次分割剂量不能大,通常每次为 $1.6 \sim 1.8Gy$,每周 5 次。开始用前后对穿大野照射 $45 \sim 50Gy$,剂量线应靠前,以更好覆盖肿瘤和淋巴结。以后缩野用 $6 \sim 9MeV$ 电子束对原发肿瘤或有亚临床病变部位照射 $10 \sim 20Gy$。也可用插植治疗。对腹股沟肿大淋巴结缩野后用 $12 \sim 20MeV$ 电子束照射 $15 \sim 20Gy$。治疗体位为蛙腿状,两膝分开,两脚并拢。通常在放疗后 $3 \sim 4$ 周须休息 $1 \sim 2$ 周,以防止严重放疗反应的发生。

2. 淋巴结处理 原发肿瘤 $<2cm$,淋巴结转移较少见,所以不做常规盆腔照射,只做腹股沟预防性照射;原发肿瘤 $>2cm$,临床检查无淋巴转移者,盆腔和腹股沟预防性照射 $45 \sim 50Gy$。腹股沟盆腔区的放疗射野上界在第 5 腰椎上缘,下界在坐骨结节下 $2cm$,外界为股骨中线;腹股沟如有淋巴结肿大,大野照射 $50Gy$ 后缩野照射至 $65 \sim 70Gy$。

3. 术前放疗 对于局部晚期患者,完全切除有困难或不能手术者 $5 \sim 6$ 周应该接受 $45 \sim 50Gy$。

4. 术后放疗 可为计划性放疗,也可因肿瘤残留而行放疗。腹股沟淋巴清扫后,浅表淋巴结阳性,则只照射腹股沟区,在 $4 \sim 6cm$ 处肿瘤量达到 $50Gy$,也可根据病理结果用电子束补量 $5 \sim 10Gy$;腹股沟深层淋巴结阳性,则需盆腔照射 $50Gy$。

5. 术后复发肿瘤 不能切除者,缩野放疗至 $65 \sim 70Gy$。

二、阴道癌

(一) 治疗原则

除了肿瘤局限的年轻患者想保留卵巢功能者和疣状肿瘤适合手术治疗,放射治疗由于疗效佳,适合大部分阴道癌,往往用外照射与近距离照射联合为最好。癌在上 $1/3$ 者,可按宫颈癌放疗。近阴道口者可按外阴癌治疗。阴道中段或较广泛者,可用阴道塞子根据肿瘤长短和范围设计,使表面剂量达到 $60 \sim 70Gy$。如果由于膀胱阴道或直肠阴道瘘而放射疗法有禁忌时，则施行初级的盆腔脏器去除术。晚期患者则须放疗与手术联合。

（二）放射治疗

放射治疗包括腔内治疗及体外照射2部分，腔内治疗主要针对阴道原发病灶及邻近浸润区，体外照射主要针对肿瘤周围浸润区及淋巴转移区。

1. 体外照射　通常为前后对穿照射，前野用6MeV X线，后野用18MeV X线可以使剂量分布更合理。上段肿瘤采用盆腔外照射，全盆腔和（或）中间挡铅外照射，宫旁组织6周剂量为40～50Gy。下段肿瘤应对腹股沟区域进行照射，剂量为45～50Gy。如有肿大淋巴结，则须加量15Gy。对较晚期的阴道癌患者，腔内照射有困难，可以先行体外照射如全盆照射或等中心照射，肿瘤剂量DT45～60Gy，并根据肿瘤消退情况补充腔内照射。

2. 腔内照射　原发灶可用阴道柱状容器（塞子）或阴道盆腔内照射，外生型肿瘤可给予组织间插植照射。阴道塞子应尽量大，以改善阴道黏膜和原发肿瘤的剂量分布。阴道中下段的肿瘤或全阴道病变可采用阴道塞子或组织间插植照射。如果肿瘤仅仅位于阴道某一侧，而且肿瘤较大时，可进行组织间插植照射使肿瘤缩小后，再选择阴道塞子照射，同时对不需要照射的部位进行恰当的铅挡。剂量参考点一般选择肿瘤基底。

三、宫颈癌

（一）治疗原则

宫颈癌的治疗主要为手术和放射治疗，两者的疗效相当。宫颈癌的放射治疗应用已超过一个世纪，目前仍是宫颈癌的主要治疗方法之一。放疗的适应证广泛，各期宫颈浸润癌均可采用放疗。例如，不适于手术的原位癌患者，可采用放疗；不宜行根治性治疗的晚期患者，亦可采用放疗进行姑息性治疗，以改善症状、延长生命。

子宫颈癌对放射属中度敏感，适用于各期患者。放射治疗的原则是应用适当的放射剂量，通过合理的布局，以达到最大限度的消灭肿瘤，尽可能地保护正常组织和器官。放射治疗应注意个体化治疗，治疗方案应根据患者体质、临床期别、局部病变大小和有无阴道狭窄等精心设计。例如，宫颈早期浸润癌，单纯体腔内放疗即可；阴道侵犯明显且狭窄或合并炎症，治疗应从全盆腔照射开始，并可增加全盆腔照射剂量，相应减少腔内治疗剂量；有明显阴道浸润肿物或孤立转移可用阴道塞子或模子进行治疗；对于宫颈残端癌应适当增加体外剂量，体腔内剂量因患者无宫体所以剂量应减少，具体剂量根据残端宫颈管的长度、阴道弹性、病变情况及体外照射方式与剂量综合考虑。

（二）治疗方法

1. 原位癌　以手术为主；如患者希望生育则可用电凝、激光或冷冻治疗；如患者有手术禁忌证，则可用腔内放射治疗，A点剂量为45～50Gy。

2. ⅠA期宫颈癌　以手术为主；如放疗，则用腔内放射治疗，A点剂量为56～70Gy。由于淋巴结转移率低于1%，所以不需盆腔淋巴结预防性照射。

3. ⅠB、ⅡA期宫颈癌　手术与放射治疗的疗效相同。对于宫颈肿块较大者，应增加外照射的剂量，待肿块缩小后再进行腔内放疗。术前放疗通常为全盆腔照射20～45Gy后中间挡铅至50Gy；也可盆腔照射20Gy后腔内照射50Gy（A点剂量），4～6周后手术。

4. ⅡB、Ⅲ和ⅣA期宫颈癌　ⅡB、Ⅲ期宫颈癌以放疗为主。放、化疗联合应用较单纯放疗疗效好，5 年生存率分别为 73% 和 58%，5 年无病生存率分别为 67% 和 40%。ⅣA 期宫颈癌以放疗加手术的综合治疗为主。

5. 术前放疗　可以缩小手术范围，提高切除率及疗效。适用于局部肿瘤巨大；腺癌；桶状癌。术前照射剂量可给半量至全量。

6. 术后放疗　对于术后盆腔淋巴结阳性、切缘阳性、肿瘤浸润较深和血管及淋巴管受侵者需要放射治疗，可以降低盆腔复发率，提高无病生存率。通常盆腔放疗剂量为 50Gy，用 4 野照射；对切缘阳性和肿瘤浸润较深者，可以用盆腔照射 20Gy 后中间挡铅照射至 50Gy，然后用腔内治疗 3 次，每次剂量为 6～7Gy（0.5cm 处）。

7. 单纯放疗

（1）高剂量率后装治疗："A" 点剂量一般为 5.0～7.5Gy，共 4～8 次。整个疗程腔内照射的 "A" 总量因体外照射方法和剂量的不同而异，一般体外照射和后装腔内照射给 "A" 点剂量的总和为 70Gy 左右。低剂量率后装的生物学效应一般为高剂量率后装的 0.5～0.6 倍。以下情况在腔内照射前需要外照射：①宫颈肿块较大，外照射可以改善腔内放疗的剂量分布；②外生型易出血肿瘤；③肿块伴有明显坏死和感染者；④宫旁有肿瘤浸润者。

盆腔野上界在 $L_5 \sim S_1$（ⅠB 期）或 $L_{4\sim5}$ 椎体（Ⅱ、Ⅲ 和ⅣA 期）之间；下界如无阴道侵犯则在闭孔下缘，如有阴道侵犯下界应在肿瘤下 1.5～2.0cm 甚至向下到阴道口；左右界在小骨盆外 1.5～2.0cm。如用 4 野照射可以减少小肠放射剂量，侧野的上下界同前后野，前界为耻骨联合，后界为 $S_{2\sim3}$ 交界。在定位前 1h 服用钡剂，在定位时尽量保护小肠。

（2）北京型后装腔内放疗方案：中国医学科学院肿瘤医院研制的北京Ⅰ型 -192 后装腔内治疗机是每周照射 1 次，每次 "A" 点剂量为 7Gy，一般照射 6 次左右，A 点总量 5 周为 42Gy 左右。宫腔与阴道量之比为 1：（0.5～1）组成较理想的倒梨形曲线。体外照射为前后 4 野垂直照射。"B" 点剂量 5 周为 45～50Gy。

（3）日本方案：见表 13 - 1。

表 13 - 1　宫颈癌放射治疗日本方案

临床分期及肿瘤大小	体外照射		腔内照射	
	全盆腔	盆腔四野照射	高剂量率治疗 A 点总量	低剂量率治疗 A 点总量
Ⅰ	0	45Gy	29Gy，分 5 次	50Gy，分 5 次
Ⅱ小	0	50Gy	29Gy，分 5 次	50Gy，分 5 次
Ⅱ大	20Gy	30Gy	23Gy，分 4 次	40Gy，分 3 次
Ⅲ小～中	20～30Gy	20～30Gy，共 50Gy	23Gy，分 4 次	40Gy，分 4 次
Ⅲ大	30～40Gy	15～25Gy，共 50～55Gy	15Gy，分 3 次；20Gy，分 4 次	25Gy，分 2 次；33Gy，分 3 次
				25Gy，分 2 次；33Gy，分 3 次

四、子宫内膜癌

子宫内膜癌的治疗是以手术为主，辅以放疗、化疗和内分泌治疗的综合治疗。

1. 单纯放疗　原发区用腔内照射，后装腔内放疗可选用适合全宫体大小和形状的放射曲线进行治疗，每次剂量 5Gy，每周 2 次，共 9 次（4～5 周 45Gy）。同时应适当补充阴道腔内照射，以减少阴道复发。肿瘤蔓延转移区以体外照射治疗为主，需体外照射者，可用盆腔 4 野照射或盆大野照射。腹主动脉旁淋巴区也应考虑照射，具体照射方法与宫颈癌体外照射相同。

2. 术前放疗 术前放疗的作用是降低癌细胞活性，减少癌细胞种植和转移的概率，缩小肿瘤范围，提高手术切除率，降低复发率。术前放疗的适用范围：①Ⅰ、Ⅱ期癌。一般给予半量腔内照射，包括阴道腔内照射，照射后 2 周内行手术（全宫及双附件切除）治疗；②Ⅲ、Ⅳ期癌。可以给予全量的腔内及体外照射，部分患者肿瘤情况明显有切除可能者，行手术探查，争取根治切除或减瘤术。

3. 术后放疗 术后放疗的作用是给潜在的亚临床病灶以照射，做预防治疗，可提高疗效；对残留病灶区进行照射，减少复发的概率。

（1）术后腔内治疗：主要用于阴道残端切除不够和切缘阳性者，可用宫颈癌腔内治疗用的阴道容器或阴道癌用的阴道塞子治疗，剂量 2～3 周为 20～30Gy。

（2）术后盆腔照射：用于盆腔淋巴结阳性患者，剂量 4～5 周为 40～50Gy，照射剂量和方法同宫颈癌。

五、卵巢癌

卵巢癌治疗原则是以手术为主，辅以化疗、放疗、激素治疗的综合治疗。

放射治疗是卵巢癌重要的辅助治疗手段，可分为术前、术后及晚期患者的姑息治疗。

1. 术前放疗 由于术前放疗近年来已被化疗代替，所以术前放疗只适合于手术切除困难且不宜化疗的患者。

2. 术后放疗 根据病理及临床分期来定：①无性细胞瘤和颗粒细胞瘤。除极早期外，常规盆腔放疗。术后盆腔有残留者，须加照腹部野；②卵巢癌。Ⅰ期不需放疗，Ⅱ期手术大部切除或术后残留 <2cm 者，给以盆腔放疗；残留病变 >2cm 者，应在化疗的基础上进行放疗，Ⅲ期须术后化疗和放疗；③其他卵巢恶性肿瘤对放疗不敏感，术后残留仅需局部小野照射。

3. 放射野和放疗剂量 ①全腹照射：上到横膈上 2cm，下到闭孔下缘。剂量 6～8 周为 22～30Gy，注意肾脏应 <18Gy，肝脏 <25Gy；②盆腔照射：肿瘤量一般 6～8 周为 40～50Gy。对盆腔较大肿瘤，可缩野后加量至 60Gy。

4. ^{32}P（磷）治疗 ^{32}P 发射纯 β 线，射程为 8mm，对肠道损伤小。应在术后 12h 内用，剂量为 555～740MBq（相当于 15～20mCi），370MBq^{32}P 相当于表面剂量 30Gy。由于不良反应小，对于早期、高危卵巢癌患者，^{32}P 治疗较化疗或放疗的疗效好。

六、恶性滋养细胞肿瘤

恶性滋养细胞肿瘤的治疗是以全身化疗为主，化疗后有残留者可以通过手术或放疗收到满意的效果。

1. 放疗指征 ①外阴、阴道、宫颈等有广泛转移的急性出血，可能危及患者生命者；②脑、肝等重要器官转移，急需缓解症状者；③化疗后肿瘤残留；④耐药绒癌。

2. 放射剂量 恶性滋养细胞肿瘤对放疗敏感，绒癌的照射剂量为 3～4 周 30～40Gy，侵蚀性葡萄胎 2～3 周为 20～30Gy。

（王　敏）

第五节 介入放射治疗

介入放射学（interventional radiology）是一门新兴的边缘学科，其基本技术是在各种医学影像诊断基础上及实时影像引导下进行的各种穿刺活检诊断与治疗，属于微创医学范畴，与放射治疗（radiation therapy）完全不同。按其技术径路可分为经血管性及非血管性介入放射学，目前在妇产科中应用的主要是经血管性介入治疗，包括妇产科大出血的动脉栓塞治疗、子宫肌瘤的动脉栓塞治疗及妇科恶性肿瘤的动脉灌注化疗和动脉栓塞治疗等。在进行介入治疗尤其是动脉栓塞治疗前，必须做盆腔动脉造影。

一、盆腔动脉解剖特点

腹主动脉在 $L_{3\sim5}$ 水平分叉为双侧髂总动脉。一般来说，在 X 线电视透视下（中心线位于 $S_{1\sim2}$ 之间时），分叉多投影于 L_4 椎体下缘，部分患者可位于 L_3 椎体水平或 L_5 椎体上、下缘，年龄轻者分叉位置较高，而年老者则可因动脉硬化、纡曲而下移。分叉部中部后壁向下分出骶正中动脉，较细，是腹主动脉的终末支。双侧髂总动脉在骶髂关节前方再分为髂内、外动脉，其分叉点在 X 线透视下常投影于骶髂关节的中上部。髂内动脉长 3~4cm，远端分为前、后两支，分别称为脏支和壁支。壁支又分为髂腰动脉、骶外侧动脉、臀上动脉、臀下动脉和闭孔动脉。在女性，脏支分为膀胱动脉、子宫动脉、直肠下动脉、阴部内动脉等。虽然习惯上将髂内动脉分为前、后支，但实际上变异很多，且在普通数字减影血管造影时，其具体分支并不易分辨清楚，但目前带 CT 的 DSA 机可以很快做三维及多平面重建，可以很方便地分辨出相关动脉分支。盆腔动脉存在广泛的侧支循环，故用常规栓塞剂（如吸收性明胶海绵）栓塞髂内动脉后一般不致引起内脏或肌肉坏死及功能障碍等严重并发症。

二、造影方法

用数字减影血管造影机（DSA）造影，所需对比剂数量及注射速率均较普通血管造影小，故用 5F 端孔导管即可，否则需用端侧孔或猪尾巴导管（本文以 DSA 为准）。通常将导管头置于主动脉分叉上方造影，同时显示双侧髂总、髂内（外）动脉及其分支，能满足一般的诊断及治疗要求。有时需要更清楚地显示妇科肿瘤的血供及肿瘤染色情况，则需要进行选择性髂内动脉造影。

采用 Seldinger 法，经股动脉穿刺插管，穿刺点在腹股沟皮肤皱褶中点下方 1~2cm 处。有时因妇产科大出血造成失血性休克时，股动脉搏动微弱甚至摸不到，此时可在 X 线透视下向股骨头边缘之内、中 1/3 交界处穿刺，因股动脉投影于此的位置相对固定。若反复穿刺不成功，则需将穿刺处切开，暴露股动脉后穿刺。穿刺成功后，先送入导丝，然后再沿导丝将导管头送至腹主动脉分叉上方 3~4cm 处，用高压注射器注射非离子对比剂如碘海醇（Omnipaque）或碘普罗胺（Ultravist 等）30~40ml，注射速度为 10~12ml/s，延迟 0.5s 后摄片，程序为 3/s×2s + 2/s×2s + 1/s×2s。造影结束后若需再行髂内动脉造影，则可用专用的髂内动脉导管进行双侧髂内动脉选择性插管后造影，即经右侧股动脉穿刺时采用改良脾动脉导管，经左侧股动脉穿刺时用改良肝动脉导管插管，或用专用的子宫动脉导管，均能很顺利地经一侧股动脉穿刺使两侧髂内动脉插管成功。对比剂总量为 18~24ml，注射速度为

4～6ml/s，程序同前，或摄片时间延长2～4s，以显示肿瘤实质染色及回流静脉。根据不同的诊治目的，有时需要用3F微导管再作靶动脉的造影。

三、介入治疗

（一）出血

妇产科出血是盆腔出血的一个重要组成部分，除了骨盆外伤同时并发妇科器官损伤导致的大出血外，妇科良、恶性肿瘤尤其是恶性滋养细胞瘤侵及子宫肌层及血管引起阴道大出血是最常见的原因，人工流产及产后宫缩不良也可引起持续性的阴道流血，晚期妇科恶性肿瘤因为其周围侵犯、粘连严重，也可造成手术中难以处理的渗血或大出血，此时应用介入放射学方法将双侧髂内动脉栓塞可取得立竿见影的效果。极少数情况下需要将相应的卵巢动脉或阴部内动脉栓塞。

对于外伤、手术、人流或产后宫缩所致的阴道流血，只需要用非永久性栓塞剂将出血暂时止住即可，因为治疗后一般不会再发生出血。通常用明胶海绵颗粒栓塞，可栓塞至微动脉减少侧支循环出血的可能性。将吸收性明胶海绵剪成0.5～1mm的碎粒，用对比剂混匀后在电视透视下经导管缓慢注入双侧髂内动脉，直至血流减缓、动脉分支末梢闭塞。因为出血一般较急，弥漫性渗血时更不易分辨出血动脉，故一般不宜花很多时间去超选择性插管（如子宫动脉），只需保证导管在髂内动脉内即可进行栓塞，吸收性明胶海绵属于中效栓塞剂，一般在2～3周后会被吸收而致血管再通，但原出血点处的破损血管往往已经内皮化或已闭塞，故不会再出血。

对于恶性肿瘤引起的阴道大出血或持续性出血，在作栓塞前应先行双侧髂内动脉化疗，然后再用吸收性明胶海绵颗粒将髂内动脉栓塞。因为肿瘤在被控制一段时间后可以重新生长并再次破坏血管，故在用吸收性明胶海绵栓塞后可再加用不锈钢圈或记忆合金钢圈将髂内动脉永久栓塞（一般不用无水乙醇栓塞，因为除了剧烈疼痛外，尚可引起器官坏死或反流至髂外动脉），或在第1次治疗后1～2个月重复进行化疗、栓塞治疗。若超选择插管至子宫动脉，也可直接用永久性末梢栓塞剂如聚乙烯醇（polyvinyl alcohol，PVA）颗粒进行栓塞。

用以上方法栓塞后的常见并发症为臀部疼痛、发热，均只需对症处理即可，一般2～3d后恢复正常。偶有排便、排尿困难，但持续时间通常较短，可不予处理或仅作对症处理。

（二）子宫肌瘤动脉栓塞治疗

子宫肌瘤的动脉栓塞治疗（UAE）是20世纪90年代才开展起来的一种新方法，1995年法国学者Ravina首先报道应用并取得了良好的效果，与手术治疗相比其优点是微创、疗效确实并能保留子宫，对于患者生理功能及良好心理状态的维持均有极大的好处。其适应证为子宫肌瘤伴有明显月经增多或压迫症状者，尤其是不能耐受外科手术者，无绝对的禁忌证，但一般认为，位于浆膜下的或肌瘤太大（超过8cm）或患者已接近绝经，行UAE要慎重。

因为子宫肌瘤是良性肿瘤，短时间动脉血供消失并不会造成其明显萎缩，故吸收性明胶海绵不能作为理想的栓塞剂。目前应用最多的是PVA颗粒，其规格为45～1 300μm，在子宫动脉栓塞中应用较理想的为250～700μm，可栓塞到微动脉，从而使侧支循环难以建立，达到永久栓塞的目的。国内有作者用中药白及粉进行子宫动脉栓塞，因其具有化疗及永久栓塞的特点，也取得了满意的疗效，但其价格与 PVA 相比则极为低廉。虽然有采用平阳（博来）霉素碘化油乳剂栓塞子宫肌瘤的报道，但不良反应较大，故不提倡使用。

绝大多数的子宫肌瘤由双侧支子宫动脉参与供血，或者一侧子宫动脉栓塞后对侧动脉可代偿参与供血，故多数情况下需要作双侧子宫动脉栓塞。因为采用的栓塞剂是永久性末梢栓塞剂，故子宫动脉的超选择性插管是非常必要的。通常用 5F 导管（改良式肝脾动脉导管或 Cobra 导管）较易进入对侧子宫动脉，但很难深入同侧子宫动脉，此时需借助同轴导管技术即经 5F 导管再送入 3F 导管（SP 导管）即可。采用专用的子宫动脉导管，可以方便地进入双侧子宫动脉，但若要将导管头超越子宫动脉阴道支的开口，仍需要使用微导管。超选择插管成功后，将 PVA 用对比剂混合，在透视下经导管缓缓注入，直至对比剂流速减缓甚至停滞潴留于远端动脉内即可。两侧子宫动脉栓塞结束后，将导管头送至主动脉分叉上方进行造影检查栓塞情况。或者分别将导管退至双侧髂内动脉干内依次造影以观察栓塞情况。导管头位于栓塞后的子宫动脉内最好不要造影，以免栓塞剂反流至其他血管引起严重的并发症。

从已有的报道看，子宫肌瘤动脉栓塞的近期效果令人鼓舞。Hutchins，Goodwin 及 Burn 等对 562 例治疗后进行了 6 ~ 18 个月的随访，77% ~ 94% 的患者症状改善或消失，表现为月经恢复正常、压迫症状消失等，US 或 CT 检查证实有 82% ~ 100% 的患者肌瘤直径明显缩小（缩小 48% ~ 75%），总有效率 > 90%。Worthington 等对 53 例进行的调查显示 94% 的患者对该方法的效果表示满意。徐志宽采用白及粉进行栓塞发现部分直径 <6cm 的肌瘤随访 6 个月后完全消失。Dorenberg 等采用 MRI 对 38 例子宫肌瘤行 UAE 后 12 个月进行随访，结果显示肌瘤体积平均缩小 46.2%，其中 30 例完全无血流信号者临床症状明显改善，而 8 例还有部分血流信号者，虽然血管造影显示动脉完全堵塞，但临床症状改善并不明显，提示 MRI 在疗效的评价上具有独到的作用。但因目前尚无长期随访的报道，故长期疗效尚有待观察。

除了与前述吸收性明胶海绵髂内动脉栓塞后会引起局部疼痛外（臀部疼痛几乎没有），用 PVA 栓塞子宫动脉后尚有引起尿频、尿急、尿痛甚至严重感染、出血及黏膜下肌瘤经阴道排出的报道，部分原因可能系 PVA 反流至膀胱动脉及 PVA 颗粒太小导致组织缺血坏死所致。故在操作中应细致谨慎。PVA 反流至直肠下动脉可能导致直肠黏膜溃疡，反流至阴部内动脉可能会导致性功能下降等。因子宫动脉的卵巢支与卵巢动脉吻合并供应卵巢，目前有 UAE 后致卵巢功能下降的报道，采用平阳（博来）霉素碘油乳剂栓塞者尤其需要注意。

（三）动脉化疗、栓塞

恶性肿瘤的经动脉灌注化疗于 1950 年首先由 Klopp 等报道，1952 年 Cromer 等首先报道了动脉灌注氮芥治疗晚期宫颈癌及阴道癌的经验，当时采用手术方式将导管置入相应的供血动脉内。20 世纪 60 年代后，欧美尤其是日本学者在妇科恶性肿瘤的介入治疗方面作了深入的研究，并且不断改进动脉灌注方法，取得了明显的疗效。我国于 80 年代初开始开展该方面的工作，目前作为妇科恶性肿瘤综合治疗的一个重要组成部分，得到了广泛的应用。目前采用的方法多为 Seldinger 法穿刺插管，大剂量冲击治疗，1 ~ 3 个月后重复治疗。间隔时间长者穿插腹腔化疗、静脉化疗或盆腔放疗。

适于动脉化疗的妇科恶性肿瘤主要有卵巢癌、各类子宫恶性肿瘤及阴道癌。理论上说，卵巢癌接收卵巢动脉及子宫动脉的双重供血，最好能同时行双动脉的化疗、栓塞，但实际上因为卵巢动脉极细，不管是手术方式还是 Seldinger 法均难以选择性插管，故多数病例仍只能进行髂内动脉化疗。子宫、阴道的恶性肿瘤一般均接受双侧髂内动脉脏支的供应，晚期肿瘤常侵犯周围组织，故需作双侧髂内动脉的化疗、栓塞，而不是单纯行子宫动脉及阴部内动脉的化疗、栓塞。临床上并非每个患者均需行动脉栓塞，如果肿瘤血管稀少、肿瘤染色不明显（如部分转移性卵巢癌），则仅作单纯动脉灌注化疗即可。而肿瘤血管丰富、肿瘤实质染色明显或者并发大出血的患者，可在灌注药物后用吸收性明胶海绵将髂内动脉栓塞。若超选择性插管，也可在注射药物前先用5ml左右的超液化碘油（Lipiodol）栓塞肿瘤血窦（可与化疗药物粉剂混合），灌注药物后再用吸收性明胶海绵栓塞。为了保证以后能再行动脉介入治疗，一般不用永久性栓塞剂如不锈钢圈等。药物选择上倾向于联合用药，一般采用细胞周期特异性药（CCSA）与细胞周期非特异性药（CCNSA）相结合，烷化剂与抗代谢药、抗生素类药及植物药相结合。铂类药作为妇科肿瘤尤其是卵巢癌的一线化疗药，几乎每种方案内均有，顺铂（DDP）不良反应较大，卡铂（CBP）不良反应相对较少，现在草酸铂（O–LHP）的应用逐渐增多，疗效很确切。顺铂的剂量为 $60\sim100$ mg，卡铂的用量为 $200\sim400$ mg，草酸铂的剂量为 $150\sim200$ mg，丝裂霉素C（MMC）用量 $10\sim20$ mg，表柔比星（E–ADM）$40\sim80$ mg，博来霉素（BLM）或平阳霉素（PYM）$16\sim32$ mg，氟尿嘧啶（5–FU）$1\,000\sim1\,500$ mg，长春新碱（VCR）$2\sim4$ mg（治疗卵巢癌），$2\sim3$ 种药物联合应用，稀释后经双侧髂内动脉缓慢注入。紫杉醇类药物也已逐渐用于动脉灌注化疗，主要用于卵巢癌，疗效确切，我们常用的剂量为多西紫杉醇 $80\sim120$ mg，但必须严防药物过敏。

妇科恶性肿瘤的介入治疗没有绝对禁忌证，除了严重的心肝肾功能障碍、白细胞低下（$<3\times10^9$/L），几乎所有的病例均可行动脉灌注化疗或栓塞治疗。与肝癌合并腹水不适合做介入治疗相反，对于有腹腔/盆腔转移而引起大量腹水的患者，髂内动脉化疗却是一种较好的方法，治疗后大部分患者腹水会减少甚至消失。

妇科恶性肿瘤介入治疗的即期效果显著，治疗后临床症状会很快缓解，腹水减少，肿瘤缩小，原有阴道流血者出血减少或停止。我们的病例中，宫颈癌治疗4d后妇科检查即可见肿瘤萎陷变软，膀胱上的浸润结节坏死，很易手术剥离。有1例卵巢癌患者手术切除后2年后复发，盆腔内转移及腹水，3次动脉化疗后腹水及盆腔内肿块即消失。但是作为一种化疗方法，介入治疗只是起到减少瘤负荷的作用，一般不大可能达到无瘤生存，故仍需与其他方法结合起来。

单纯动脉化疗的并发症较少，常见不良反应为恶性、呕吐、发热、乏力、白细胞减少等，只需对症处理即可，一般在1周以内可恢复正常。用顺铂时呕吐严重，并可引起肾功能损伤，术后一定要充分水化（每天输液量 $>3\,000$ ml），静脉注射硫代硫酸钠可加速其排泄，使其不良反应减轻。若同时合并动脉栓塞，则可出现前述妇产科出血及子宫肌瘤动脉栓塞的并发症，处理也同前。

（王　敏）

参考文献

[1] 刘琦. 妇科肿瘤诊疗新进展 [M]. 北京：人民军医出版社，2015.

[2] 郎景和，石一复，王智彪. 子宫肌瘤 [M]. 北京：人民卫生出版社，2014.

[3] 孔玲芳，张素莉，刘军敏，李季滨. 妇产科疾病诊疗程序 [M]. 北京：科学出版社，2015.

第十四章　妇科肿瘤生物学治疗

人类对于肿瘤生物治疗的探索已有一个多世纪的历史，随着细胞生物学、遗传学、分子生物学、免疫学等这些生命科学中最基础的学科的飞速发展，极大地促进了肿瘤生物治疗的基础研究和临床研究及应用。现代医学已由细胞水平向分子水平发展，人们对于疾病的发病机理有了更深入的认识。尤其近年来在肿瘤的分子生物学机理方面的研究已成为提高肿瘤临床诊断及治疗水平的重要途径。现代免疫学的发展亦突破早期抗感染免疫的狭窄范围，在整个医学领域占有日益重要的地位。从这些重要的研究成果中认识到肿瘤是一类涉及多种基因改变而导致细胞增殖的疾病，它的发生发展的根本原因是参与细胞生殖调控的基因（如决定或促进肿瘤生长的癌基因）和细胞分化成熟调控基因（如抑制或阻止肿瘤生长的抑癌基因）两者功能的失调或性质上的变异；自发现细胞凋亡这种正常生命现象以来，某些肿瘤并非由于肿瘤细胞增生过度而是凋亡不足导致细胞堆积，并证明，某些基因，如 bcl - 2 基因，能抑制细胞凋亡、促进肿瘤生长；而某些基因（如野生型 p53）却能刺激某些细胞的凋亡，抑制肿瘤生长或使肿瘤萎缩。从免疫学角度观察问题，则认为每个具体疾病的发病机理虽十分复杂，但免疫失调是疾病发生发展的共同特点，例如肿瘤的发生发展主要就是由于宿主防御系统对肿瘤细胞失控所引起。因而调整患者的免疫功能、增强低下的或重建缺损的免疫系统，通过调动机体的自身防御能力去抵御和杀伤肿瘤细胞可能是预防肿瘤发生而减为治疗肿瘤的有效途径。这种生理性的、旨在调动机体免疫能力的新疗法即为生物疗法，它已被誉为继手术、放疗、化疗后的肿瘤的第四种治疗模式。但是当前肿瘤的生物治疗绝大多数尚处于实验研究和临床实验阶段，因而只能作为手术、化疗、放疗等传统治疗方法的重要补充而不能取代，在治疗过程中与其他治疗交叉配伍应用，以提高机体免疫功能，延缓生存期限，提高生命质量起到重要作用。

生物疗法主要包括细胞因子疗法、体细胞疗法、单克隆抗体的靶向治疗、肿瘤疫苗治疗、肿瘤基因治疗及诱导肿瘤细胞分化和凋亡疗法等。

第一节　细胞因子疗法

细胞因子（cytokine，CK）系由免疫活性细胞及其相关细胞（巨噬细胞、成纤维细胞及内皮细胞）等所产生，是一种有多种重要生物活性的细胞调节蛋白。它们具有整体性的生理特性，构成了一个 CK 网络，相互制约、相互促进，对机体的免疫功能有举足轻重的影响；因此 CK 产生的失调就可引起许多疾病。CK 的生物功能还具有多样性的特点，一种 CK 可有多种生物活性，而同一生物活性也可由多种 CK 所共有。CK 还在免疫应答反应中起细胞间信息传递的作用，还可以通过受体将信息传递至细胞核，使相应基因表达增强或抑制来调节细胞功能，使之增殖、活化，或抑制其生长；已知不同的细胞因子对不同类型细胞凋亡可以产生正负相反的调节作用。此外 CK 在 T 淋巴细胞的个体发育过程中起重要作用，T 细胞在识别抗原后，尚需要 CK 的刺激才能活化，活化的 T 细胞产生白介素 – 2（IL – 2），并自身表达 IL – 2 受体，接受 IL – 2 的辅助和诱导，持续增殖，从而增强了机体的防御能力；所以 CK 除有免疫的调节作用外，还有突出的抗肿瘤作用。

这些可溶性 CK 的含量非常低（pmol/L），提取困难，但对临床治疗有较强的效应，基因工程技术的飞速发展，推动了 CK 的研究和开发应用。主要的 CK 包括白细胞介素、肿瘤坏死因子、干扰素、集落刺激因子等。

一、白（细胞）介素

T 淋巴细胞受抗原刺激后，立即增殖分化，经淋巴母细胞阶段，形成免疫淋巴细胞和记忆细胞，这些已被致敏的淋巴活性细胞再次接触相应抗原时，即被激活，可释出多种生物活性物质，称淋巴因子，它们在淋巴细胞等免疫活性细胞的生长、增殖、分化和效应等环节上起重要作用，早期根据其不同生物功能命名了许多淋巴因子达近百种之多，其中有些是同物异名。1979 年第二次国际淋巴因子讨论决定把免疫细胞内起调节作用的淋巴因子统一命名为白介素（interleukins，IL）。

（一）主要类型及生物效应

1. 白介素 – 1（IL – 1）　主要由巨噬细胞产生，是 T 细胞抗原特异免疫应答所必需的活化信号，即 T 细胞识别抗原后，尚需细胞因子刺激才能活化。IL – 1 为 T 细胞活化的第 2 信号，作用于 G_1 前期 T 细胞上的 IL – 1 受体，导致 T 细胞活化，产生 IL – 2，并自身表达 IL – 2 受体，接受 IL – 2 的辅助和诱导，并持续进行增殖。IL – 1 还具有多方面的生物活性，如能诱导成纤维细胞产生干扰素（IFN）而抗病毒；通过促进 IL – 2 及 IFN 的合成而增强杀伤性 T 细胞（CTL）及天然杀伤细胞（NK）活性，间接发挥杀伤肿瘤细胞的作用等多方面的功能。现已证实，高龄及癌症患者易患感染与末梢白细胞 IL – 2 产生能力降低有关。

2. 白介素 – 2（IL – 2）　系协助性 T 细胞（Th）受到抗原和 IL – 1 激活后合成和释放的。是一种非常重要的淋巴因子，兼有增殖、分化、活化 T、B 等免疫效应细胞和诱生其他细胞因子［如 IFN、肿瘤坏死因子（TNF）］，促进 B 细胞产生抗体等多种功能。现已证实，高龄及癌症患者易患感染与末梢白细胞 IL – 2 产生能力降低有关。

3. 白介素 – 3（IL – 3）　能对多种细胞，包括造血细胞及免疫效应细胞的分化、成熟有调节作用；并证实 IL – 3 可启动 T 细胞成熟过程，协助 T 细胞发育成一种杀伤性细胞。

4. 白介素 – 4（IL – 4）、白介素 – 5（IL – 5）、白介素 – 6（IL – 6）　均属 B 细胞调节因子。早期的 B 细胞生长因子（Th 细胞产生，支持 B 细胞生长）、B 细胞分化因子（Th 细胞产生，促 B 细胞分化增殖）即为前两者；IL – 6 即为 B 细胞刺激因子；它们在细胞增殖、成熟、活化及免疫球蛋白产生中发挥重要作用。近年发现，IL – 6 是一种在宿主防御机理中起核心调节作用的多功能细胞因子。它由多种细胞产生（多源性），如巨噬细胞，T 细胞，B 细胞、成纤维细胞、上皮细胞、内皮细胞、骨髓基质细胞、星形细胞等。这些细胞中的任何一种细胞，在炎症相关的细胞因子（IL – 1、TNF）、细菌产物（LPS）、病毒感染等的刺激下均能被激活而产生 IL – 6 中，并作为一个重要的全身性报警信号，激活许多局部与全身性宿主防御机理，使免疫状态发生重要变化以限制组织损伤；所有证据均表明 IL – 6 在自身免疫病的发生中起关键作用。但 IL – 6 却是治疗血小板减少症唯一最有效的药物；且对肿瘤有直接抑制其生长作用、促分化作用及免疫调节作用，日后有可能直接用于抗肿瘤治疗。

（二）临床应用

许多白介素中以 IL - 2 研究最为深入。它是体内一种有广泛作用的免疫增强因子和免疫调节物质。自 1983 年分离出 IL - 2 的 cDNA 克隆后，世界上许多生产厂家相继生产出重组 IL - 2（rIL - 2），动物实验证明体内给予 rIL - 2 能恢复有免疫缺陷的裸鼠免疫功能，使部分淋巴细胞大量增殖，并具有溶解同体或异体肿瘤的能力；资料还表明，膀胱癌患者经 IL - 2 瘤体内注射，几十天后有的肿瘤完全消退，有的 74% 消退，有的整个肿瘤大片坏死。此外乳腺癌瘤内注射可使患者肿瘤生长停止或瘤组织部分消退。IL - 2 腹腔灌注可延长人卵巢癌裸鼠模型的平均寿命；近来学者们还发现，间断大剂量腹腔灌注 IL - 2 可使 LAK 细胞在腹腔内再循环增强，并提高活性，可是不良反应较重。因此 IL - 2 的临床应用适应证为肿瘤和免疫缺陷等疾病。IL - 2 临床应用包括如下方面。

1. 直接注射　可采取皮下、肌内、瘤体内直接注射、胸腹腔内注射、膀胱灌注等给药途径。亦有人采用静脉注射。剂量为每次每千克体重 3U，每周 3 次。但由于 IL - 2 的活性半寿期只有几分钟，为提高血液中的浓度，只有加大剂量，可是大剂量可产生毒性反应，如发热、寒战、恶心、呕吐、液体潴留、低血压、嗜酸性粒细胞增加等（停药后可自行恢复）；加之用药时间长，出现疗效时间平均需 45d，而缓解期 2 ~ 20 个月不等，价格昂贵，均限制其推广应用。

2. 与抗癌药物联合应用　与环磷酰胺、5 - FU 等联合应用，使用小剂量 IL - 2 可增强疗效，减少 IL - 2 的毒性反应。

3. 与其他细胞因子联合应用　IL - 2 与干扰素可协同激活自然杀伤细胞（NK 细胞）协同提高 NK 细胞活性，来抗御肿瘤。IL - 1、IL - 2 与干扰素可协同激活巨噬细胞的抗瘤作用，巨噬细胞是机体抗肿瘤免疫监视系统中的主要效应细胞，其功能状态与肿瘤的发生有密切关系，活化的巨噬细胞是有效地介导细胞毒性功能的先决条件，未活化的巨噬细胞非但不能杀伤肿瘤细胞，相反，能促进瘤细胞的体内转移。巨噬细胞活化后即产生 IL - 1，IL - 2 的产生又依赖干扰素的存在。可见 IL - 2 与干扰素之间构成了一个正向调节环路，因而 IL - 2、干扰素与其他细胞因子联合应用治疗肿瘤，不仅降低各因子单独应用剂量和所致不良反应，还能取得各因子单独应用所不具备的良好抗瘤作用。

4. 继承免疫治疗　应用 IL - 2 激活免疫效应细胞，如 NK 细胞，变成具有对肿瘤有杀伤力的细胞群体，回输给患者，使之在患者体内发挥抗肿瘤作用，即所谓"继承免疫治疗"。

二、干扰素

在人体细胞受到病毒感染后，其他病毒就难以再感染它，这种现象被称为"干扰现象"，其后发现是由于受到病毒感染后的细胞能产生一种防御性物质，称其为干扰素（in - terferon，IFN）。正常情况下，人细胞核内产生干扰素的基因处于阻遏状态，细胞感染病毒或接触某些诱导药，干扰素基因阻遏解除，细胞产生干扰素分泌至细胞外，作用于其他细胞表面的干扰素受体，发挥干扰素的生物效应。

（一）主要类型及生物效应

1. 主要类型　IFN 是一个复杂的家族系统。它们的生物效应有明显的种族特异性，人干扰素只对人细胞起作用，对其他种属动物的细胞无作用或作用甚微。依其来源不同将研究得比较多的几种人干扰素和动物干扰素分为 α、β、γ 三类：α-IFN 系白细胞干扰素和人"类淋巴细胞"干扰素；β-IFN 为成纤维细胞干扰素；两者又称 I 型干扰素；γ-IFN 为免疫性干扰素，系用抗原或丝裂刺激后由 T 细胞产生，又称 II 型干扰素。

2. 生物效应　干扰素对细胞的作用十分复杂，概括起来有如下几种。

（1）抑制病毒及侵入细胞内其他生物的繁殖，保护细胞免受破坏。

（2）具有抗细胞分裂的活性，能相对地、选择性地抑制肿瘤细胞繁殖；诱导其分化。

（3）调节免疫监视功能及免疫防卫功能，通过增强巨噬细胞吞噬功能和自然杀伤细胞的杀伤功能，以至细胞毒性 T 淋巴细胞等生物活性，增强抗肿瘤和抗感染能力。

（二）临床应用

1980 年干扰素 DNA 重组技术成功，使干扰素的生产由细胞水平进入分子水平，能规模化地克隆、工业化生产出高纯度的基因工程干扰素，最近天津立达生物工程公司生产的第 2 代基因工程 α-2b 干扰素，产品纯度高达 99.5% 以上，生物学活性高达（3~4）× 10^8 U/mg。

1. 抗病毒　IFN 具有广谱的抗病毒活性，被认为是治疗慢性乙肝及急、慢性丙肝的有肯定疗效的药物。近年来研究发现，IFN 通过其抗病毒活性、免疫调节作用及抗增殖作用，还可减轻肝脏的炎症反应，从而间接地对抗肝纤维化生成而防止向肝硬化发展。治疗慢性肝炎一般应用 300 万 U，每周 3 次或隔日 1 次，共 3 个月疗程，在治疗结束时，HBeAg 及 HB-VDNA 的阴转率为 25%~40%，但其复发率为 20%~40%，需再花钱重复治疗，年复一年，且我国 60%~80% 的乙肝患者属于垂直传播所致这一特点，决定了我国大多数患者不适用干扰素。

2. 治疗恶性肿瘤　常与化疗、放疗合用于治疗各种难治性恶性实体瘤，通常采用皮下或肌内注射，剂量每次（3~6）× 10^6U，每日或隔日 1 次，10 次为一疗程。近年有人采用第 2 代基因工程 α-2b 干扰素（安福隆）瘤内注射治疗卵巢癌、乳腺癌等大量难以手术及放射、化疗不敏感的难治性实体瘤获得较满意的局部疗效。它与传统的全身性用药方法比较，瘤内注射后，干扰素可在瘤体内维持较高浓度和作用时间，并发挥直接接触杀肿瘤细胞作用，瘤内注射干扰素可导致活化 T 细胞在瘤内聚集，发挥"局部免疫效应"，其效应还可能达到近处区域转移淋巴结处。晚期卵巢癌的转移多局限于腹腔，因此，采用 IFN-α 腹腔灌注治疗，不但效果好，而且不良反应小。腹腔灌注的剂量为每周 50mU/m^2，连续 8 周；可使腹腔中 IFN 的浓度是外周血浓度的 30~10 000 倍，但临床效果与腹腔转移病灶的大小密切相关，手术后残余的肿瘤结节 <1cm 效果明显，完全缓解率可达 50%；可是亦有学者认为，若局部肿瘤 >5cm，则 IFN 治疗无效。

临床实验研究表明，IFN 如与传统化疗药物相结合应用于治疗晚期卵巢癌，由于 IFN 具有强大的抗肿瘤作用，与传统化疗药无交叉毒性，相反还可增加这些药物的作用，因而大大提高了治疗效果。Frascl 应用如下治疗方案治疗 41 例晚期卵巢癌（腹腔残瘤肿瘤结节 <2mm）患者：α-2b 干扰素 30mU/m^2、顺铂 75mg/m^2、环磷酰胺 20mg/m^2 腹腔灌注，每 3 周 1 次，共 4 次，结果完全缓解率 62%，32 个月无复发者。

3. 治疗尖锐湿疣　应用 27 号胰岛素注射器，皮内注入疣体的基底部或疣本体，剂量 10^6U，每周 3 次，共 3 周。在激光气化治疗后应用干扰素可降低复发率。在激光治疗部位

10^6U，每周 3 次，直至完全治愈。这一治疗特别适用于毛发区域皮肤患有疣者，IFN 可降低毛囊部位复发的可能。

（三）不良反应

常见的不良反应有畏寒、发热、四肢关节酸痛、鼻塞等流感样表现，个体的反应差异很大，一般多在注射后 2~4h 出现症状，可应用对乙酰氨基酚缓解症状，4~6h 后减轻，1 周左右自行消失或耐受，不影响治疗。接受 3×10^6U，每周 3 次，白细胞减少一般在 3×10^9U/L 范围内；治疗超过 3 周，应做完全的血细胞数测定，长期大剂量应用则常可发生不良反应，患者可能出现骨髓抑制现象，白细胞、血小板和网织红细胞减少，在停药后都可恢复，但还有一类特殊的不良反应，虽发生率较低，但危害性大，常导致治疗中止，甚至危及患者生命。它们是：

1. 精神神经症状　精神抑郁是临床最为严重且占比例最高的干扰素的特殊不良反应，还有精神错乱、记忆力减退、幻听、幻视、躁狂甚至自杀倾向等。神经症状复杂多样，如感觉异常、神经性肌萎缩、末梢神经炎、运动神经痛等。

2. 甲状腺异常　症状主要为甲状腺炎、甲状腺毒症、甲亢或甲低，多发生于用药 16~20 周，自身抗体阳性者及女性患者容易发病。

3. 严重出血　多继发于血小板显著下降，大剂量应用可致颅内出血，亦偶见难治性血小板减少性紫癜并发皮下和子宫出血。

4. 自身免疫性疾病　可诱发类风湿关节炎、系统性红斑狼疮、牛皮癣等，患者多为女性。

5. 心血管损害　主要表现为心肌炎、传导阻滞、心动过缓；脑血管损害可见椎 - 基底动脉供血不足。

6. 代谢异常　常见者表现为糖尿病加重，血糖不易控制，偶见脂肪肝和药物性胰腺炎。

7. 间质性肺炎　发生率仅为 0.18%，但后果严重，晚期患者可因呼吸衰竭而死亡。

因此应严格掌握 IFN 的适应证，严密观察病情变化，发现严重毒性反应必须及时停药。

三、肿瘤坏死因子

肿瘤坏死因子（tumor necrosis factor，TNF）是一种肿瘤细胞毒性因子，系由激活的巨噬细胞、T 细胞、NK 细胞所产生，分别称为 TNF - α、TNF - β（即淋巴毒素，lympho - toxin），TNF - γ，这 3 种都对人类多种肿瘤细胞有细胞毒（溶解作用）及细胞静止作用。因此，TNF 不仅是机体免疫反应中与免疫应答有关的因子之一（如趋化因子、皮肤反应因子等），亦是治疗肿瘤的有效物质。它们的杀瘤作用不只限于对瘤细胞的直接细胞毒及细胞抑制作用，还可直接损坏瘤内血管内皮细胞导致血管损伤和阻塞，而使肿瘤发生出血性坏死；但对正常组织无杀伤作用。同时还可激活机体的防癌系统，诱导 NK 细胞、巨噬细胞毒作用升高，诱导干扰素的生产等免疫调节作用。除抗肿瘤作用、参与免疫反应外，还在抗炎反应及维持造血细胞增殖平衡方面起作用。

1984 年首次应用基因克隆技术获得新型有效的 INF - γ。临床应用多采用小剂量局部注射这一原则，50 万 U/次，1 次/d，每周连续注射 4d，间隔 3d，两周为一疗程。对实体瘤进行瘤内注射或其周围可成功地抑制肿瘤细胞的营养供给而导致肿瘤的坏死。对晚期癌症出现腹水的患者可进行胸腹腔注射。在治疗过程中，可出现发热、寒战、血压降低等不良反应，可对症处理，为减轻不良反应，在治疗前后可应用泼尼松 5mg，3 次/d，口服。

以上三种细胞因子之间有多重联系，呈现出一种网络作用，在免疫调节及抗肿瘤方面的作用引起了临床极大的关注。体内外试验表明，TNF 与 IFN 联合应用所产生的协同作用除直接杀死肿瘤和病毒外，IFN 能诱发患者自身产生内源性 TNF，并能增加 TNF 受体表达功能，更好地发挥 TNF 的作用。TNF 和 IL - 2 的协同作用在于 IL - 2 能促进巨噬细胞释放 TNF，TNF 又可刺激内皮细胞合成释放 IL - 1，IL - 1 与 TNF 又可作用于一些细胞产生其他细胞因子。因此，TNF 和 IL - 2 在免疫反馈调节中具有重要作用，还可通过引起糖皮质激素和 PGE_2 的产生而限制免疫反应强度。TNF - γ 和其他药物联合应用比单独应用更好，且可减少用量和毒性。

四、集落刺激因子

（一）主要类型

集落刺激因子（colonystimulating factor，CSF）是一组调节细胞增殖及分化的糖蛋白，人类 CSF 主要有：①粒细胞集落刺激因子（G - CSF）；②巨噬细胞集落刺激因子（M - CSF）；③粒细胞 - 巨噬细胞集落刺激因子（GM - CSF）；④多向祖细胞集落刺激因子（multi - CSF），即 IL - 3，目前均可用 DNA 重组技术生产，临床应用的基因工程产品有 G - CSF 及 GM - CSF。

（二）生物效应

粒细胞集落刺激因子（G - CSF）由单核细胞受到 IL - 1 刺激而产生；GM - CSF 则主要由 T 细胞产生；单核细胞产生的 IL - 1 及肿瘤坏死因子（TNF）也可刺激内皮细胞产生 G - CSF 及 GM - CSF。大量实验证明，它们都能提高实验性感染及中性粒细胞减少动物的存活率。在有感染及炎症反应时，它们能刺激骨髓向外周血液释放成熟的中性粒细胞、增强趋化性、促进吞噬及提高杀伤活性，并能增强免疫效应细胞对肿瘤细胞的杀伤作用；还有促进骨髓干细胞的造血功能，用来治疗导致全血细胞减少的疾病。

（三）临床应用

主要用于治疗以下几种情况。

1. 治疗血液系统疾病 中性粒细胞减少症、再生障碍性贫血及艾滋病有关的白细胞减少症等。

2. 降低化疗及放疗对造血细胞的损害 研究表明，这些患者在治疗结束后第 2 天开始皮下注射 5μg/kg，1 次/d 连续应用 14d；其中性粒细胞减少的持续时间，可缩短 4 ~ 6 倍。

3. 用于骨髓移植后 可加速骨髓的重建过程；如肿瘤患者大剂量化疗后做自体骨髓移植，同时静脉滴注 GM - CSF 300μg/d，能加快骨髓重建。

4. 提高疗效 通过刺激粒细胞及巨噬细胞的活性，产生抗肿瘤作用的细胞因子，可加强肿瘤的治疗效果。

（四）不良反应

G - CSF 的不良反应较轻微，有皮疹、恶心、呕吐、骨痛、腰痛、关节痛、肌肉痛、发热等，一般不影响治疗，停药后可消失。长期用药者亦未发现对其抗药者。GM - CSF 的不良反应较 G - CSF 明显，发热、乏力、骨痛及皮疹等均为其常见的不良反应，一般较轻微，停药后很快恢复；但大剂量则可引起心包炎、胸腔及心包积液。少数患者可在初次用药时出现发热、呼吸困难及血压下降等。

五、转移因子

（一）生物效应

转移因子（transfer factor，TF），是致敏的淋巴细胞释放出的一种不含蛋白质的小分子物质，可能是核酸肽。它含有多种特异性免疫效应因子，它能将特异性细胞免疫能力传递给其他同种的无免疫力的淋巴细胞，使其转变成具有相同特异性的致敏淋巴细胞，从而壮大和发展机体的细胞免疫力，提高或触发机体的免疫防御功能，改善机体的免疫状态；还可直接发挥细胞毒性作用，来杀伤癌细胞，但不传递产生抗体的能力。TF 而且具有在体内不会被排斥，不引起移植物抗宿主反应的特点，且免疫力较持久。

（二）临床应用

1. 用于辅助治疗　可用于病毒感染、恶性肿瘤及免疫性疾病的辅助治疗，如乙肝、反复呼吸道感染、肺炎、哮喘、复发性口疮、再生障碍性贫血等。可是，转移因子有种族特异性，如治疗人的恶性肿瘤须应用人的淋巴细胞制成，大大限制了其在临床的推广。

2. 应用方法　由于缺乏转移因子活性成分定量的方法，目前尚无统一的剂量单位，常以白细胞或淋巴细胞数作为单位，即以 0.5g 白细胞或 $(4.45 \pm 1.35) \times 10^8$ 白细胞的透析物或超滤物为 1U。注射针剂通常 1U/2ml 或 3U/2ml 为 1 支。使用时可供皮下、肌内或局部注射。一般多在淋巴回流比较丰富的上臂内侧、腹股沟下侧的皮下注射。每周 1～2 次，每次 1 支。慢性病 3 个月为一疗程。注射部位可能出现胀痛的感觉，个别人可有皮疹、瘙痒，偶有发热等不适。对浅表的转移肿块可做直接注射。根据肿块大小每周直接注入 rTF 1～2ml，可取得肿块消退或缩小的明显疗效。局疗肿块出现严重疼痛者，经第 1 次注射后疼痛即明显减轻。

六、血管形成抑制因子

（一）生物效应

Folkman（1996）分离出一种血管抑制因子（endostatin）并进行了基因克隆和纯化，通过动物实验，将该因子注入小鼠体内，6 或 7 次后，发现小鼠身上的肿瘤全部消失。已知在肿瘤形成早期（不超过 $1mm^3$ 大小时）肿瘤在体内较长期地处于静止状态，发展缓慢。只有当它生长到能分泌调节因子并有血管形成后，肿瘤才迅速生长、发生转移并出现临床症状。近年又发现某些低分化的肿瘤，一开始就形成原始通道，自身即可形成血管。因此，血管抑制因子不仅能切断肿瘤的血管营养支持系统，而且还可直接杀伤低分化肿瘤。

（二）临床应用

由于血管抑制因子特异性强只对有增殖的内皮细胞起作用，而有效地抑制肿瘤血管形成。成人血管内皮细胞基本处于静止状态，只有当机体损伤、月经及怀孕等特殊时期，血管才能重建。因此，临床应用肿瘤血管抑制因子，最多见的是使月经停止或延迟伤口愈合。根据动物实验结果，应用血管形成抑制因子疗法辅助手术治疗和其他疗法确有广阔的临床应用前景。可是目前在人体使用还有一定限制。首先，血管抑制因子属蛋白质或多肽类，注入体后可能产生排斥反应，其次，价格昂贵，难以普及。

（叶青剑）

第二节　体细胞疗法

临床把恶性肿瘤患者的淋巴细胞经淋巴因子 IL－2 诱导，再经体外培养或诱导为具有抗肿瘤活性的细胞回输给患者，使之在患者体内发挥抗肿瘤作用。这种治疗方法称之为过继性免疫治疗（adoptive cellular immuno－therapy）目前研究最多且最有前途的肿瘤杀伤细胞有：淋巴因子活化的杀伤细胞——LAK 细胞、肿瘤浸润性淋巴细胞（TIL）等。

一、LAK 细胞

Rosenberg（1985）从患者血中分离出来的淋巴细胞 IL－2 在体外一起培养 3～5d，在培养过程中，IL－2 激活了 T 细胞引起一系列反应：开始 T 细胞迅速分裂增殖且活性增强，变成对肿瘤具有杀伤力的细胞群体，抗肿瘤活性大大增强，这种细胞称为 "淋巴因子活化的杀伤细胞"（lymphokine activated killercell），简称 LAK 细胞。这种杀伤作用称 LAK 活性。

LAK 细胞是具有相似细胞毒活性的细胞群，其前体可能源于 T 淋巴细胞和 NK 细胞，LAK 细胞有自体 LAK 细胞和异体 LAK 细胞。LAK 的准备可从外周血分离白细胞，经 Fi Coli Hypaque 液离心获取外周血单核细胞。在一定条件下与 IL－2 共育，单核细胞受 IL－2 激活，在共育 1～3h 的短时间内，细胞即获得细胞毒性，然后才使毒性细胞的数量扩增。因此临床通常延长共育时间，以便 LAK 更成熟，从而获得毒性更强、数量更多的 LAK。

LAK 的最大特点是不需抗原致敏即具有杀伤活性，并且是非特异性，不受肿瘤释出的 "免疫抑制因子" 制约，对肿瘤细胞有溶解杀灭作用，且不伤害自身血中的淋巴免疫因子。但经过大量临床应用的经验总结，发现：①需要长期持续治疗，反复输入 LAK 细胞，数月至数年才有效；且 LAK 细胞数与肿瘤细胞数关系密切，如癌组织大和癌细胞增殖快者需快速大量输入；因用量大，不良反应大；②由于肿瘤晚期患者 IL－2 水平低，单用 LAK 无效，要与 IL－2 联合应用才有效。因而临床常两者联合应用，称 IL－2/LAK 疗法。

IL－2/LAK 治疗的具体方法：第 1～5d 静注 rIL－2，10U/kg，每 8h 1 次；第 2～8d 分离外周血淋巴细胞，在体外加 rIL－2 诱生 LAK 细胞，培养 3～4d，在第 12～15d 将 LAK 细胞 $10^9～10^{11}$ 悬于 100～250ml 生理盐水，内含 2%～5% 白蛋白静滴，30～60min 输完；同时继续按上述方法给予 IL－2 治疗至第 16 天。国内则偏重较小剂量 LAK 细胞 $\leqslant 10^9$。低剂量 IL－2联合。α－干扰素的治疗效果与大剂量 IL－2 相仿；并认为 IL－2/LAK 细胞与化疗联合应用，如环磷酰胺并不影响 LAK 细胞的抗癌效果，且具有一定的协同作用。另外全身放疗对 IL－2/LAK 疗法也起协同作用。一般治疗后使患者近期自觉症状得到明显改善，生存期延长，有人应用卵巢癌患者腹水白细胞制备的 LAK 细胞回输，治疗 10 例，结果 4 例完全恢复，4 例部分恢复，另 2 例恶化。Stwart 给予 10 例各期患者腹腔内注射 LAML－2 为期 28d 的治疗，结果全部患者存活期延长、肿瘤结节缩小。但是由于其对 IL－2 依赖性过强而抗瘤特异性较差、大剂量注射可引起较严重不良反应、治疗费用昂贵等因素，限制了它在临床的推广应用，并且大多为近期疗效，对其期望值不能过高。据这几年的临床研究证明，IL－2/LAK 疗法对黑色素瘤、肾癌有较好疗效，对其他实体瘤的效果并不理想。

二、肿瘤浸润性淋巴细胞

肿瘤间质内均含有浸润的淋巴细胞（tumor infiltrating lymphocytes，TIL），凡是其肿瘤含大量 TIL 的肿瘤患者比那些 TIL 少的患者预后要好，说明 TIL 在宿主抗肿瘤中起一定作用，可是其在肿瘤局部的微环境中，增殖力和杀伤活性一般处于抑制状态难以发挥效能，在体外应用 IL－2 诱导后杀瘤活性即可大大增强，因而应用 TIL 作为第 2 代抗瘤效应细胞，已证实它对肿瘤有靶向作用，显示带放射性标记的 TIL 通过静注进入人体后即到达肿瘤部位；在体内经 IL－2 激活后可大量扩增；对自身瘤细胞具有高度特异性杀伤作用。所以 TIL 的杀瘤活性较 LAK 细胞强 50～100 倍。用于治疗肿瘤取得可靠进展。

（一）肿瘤浸润性淋巴细胞的制备方法

手术切除的卵巢上皮细胞癌标本去除其坏死、出血及正常组织，用机械法剪成 1mm 见方的小块，通过酶解法制备细胞悬液，进行梯度离心，选取界面上所含瘤细胞、淋巴细胞及单核细胞混合液进行培养，应用 IL－2 诱导，一般在 7～14d 后，培养物中即以淋巴细胞为主，其他细胞死亡而消失。临床初步应用，表明应用治疗剂量的 TIL，机体可以耐受，无严重不良反应。

Rosenberg 于 1990 年发表 TIL 基因疗法一文：首先从患者分离出 TIL；使用一种处理过的病毒，将病毒插入无害的细菌基因内，将这些基因植入 TIL 细胞；TIL 细胞受到病毒感染大量增殖，回输入患者体内即有强大摧毁肿瘤的功能。

（二）动物实验与临床应用

动物实验证明，TIL 与 IL－2 联合应用，可使种植小鼠体内肿瘤的发生率减少 97%。另一实验将 TIL 与大剂量环磷酰胺和全身 X 线照射联合应用，使小鼠肝和肺内较大转移瘤消退。Aokl（1991）应用 TIL 治疗晚期卵巢癌或复发卵巢癌患者 5 例，在输注 TIL 前单独注射环磷酰胺，总有效率（包括 1 例肿瘤完全消失、4 例肿瘤缩小 50% 以上）71.4%，且持续 3～5 个月。这里环磷酰胺不是作为直接抗肿瘤药物，而起调节患者免疫系统作用，通过抑制体内抑制性 T 细胞功能，增强 TIL 抗瘤活性，并提高 TIL 在肿瘤内的积聚频率，发挥其直接特异性细胞毒性作用，而使疗效得以提高。一般 TIL 的注射剂量为 10^9～10^{11} 个细胞，分次回输入患者体内。Rosenberg 提出：TIL＋IL－2＋环磷酰胺方案中，环磷酰胺的剂量 25mg/kg 较为合适，在 TIL，输注前 36～48h，单次冲击静脉注射环磷酰胺≤25mg/kg 即可。但 TIL 扩增制备有较大难度，限制其在临床应用的推广。

异体 LAK 细胞和自体腹水 TIL 细胞的联合应用：一般诱导 LAK 细胞都采用患者自身外周血淋巴细胞，但晚期肿瘤患者的体质一般极差，加之化疗、放疗的作用，白细胞下降严重，常出现贫血、感染等，不能承受大量抽血，采用健康献血的淋巴细胞诱导 LAK 细胞治疗恶性肿瘤成为人们关注的问题，辽宁省肿瘤防治所自行制备异体 LAK 细胞和自体腹水 TIL 细胞治疗 5 例肿瘤患者，其中 2 例连用 8 次异体 LAK 治疗达到部分缓解的疗法，未出现排异及严重毒性反应，制备 4 次腹水 TIL 配合 IL－2 局部注射，转移肿瘤明显缩小。

（叶青剑）

第三节　单克隆抗体的靶向治疗

鉴于现有的抗肿瘤药物选择性不高，既杀伤肿瘤细胞，在一定程度上也损害体内繁殖旺盛的正常细胞，常出现较大的毒性反应。为防止这些情况的发生，提高治疗效果，研究一种对靶部位（肿瘤）有特异性，分布在靶部位的量多，在非靶部位的量少的治疗方法引起人们的注意。1975 年，Koeler 及 Milstein 创建了单克隆抗体（简称单抗）新技术，单抗具有高度特异性，可把抗肿瘤物质选择性地运送到靶部位。但是仅仅依靠单抗，虽可抑制肿瘤细胞的某些性能，使其不易存活；还可激活 NK 细胞、巨噬细胞活性，可是远远不足以达到杀死肿瘤细胞的要求。因而把单抗与抗肿瘤的药物或毒素连接、制成免疫结合物（immunoconjugate）以提高单抗的治疗效果。因此单克隆抗体的抗癌效应要分为：①单抗：作为肿瘤导向治疗的载体（生物导弹）把细胞毒性物质集中运送到肿瘤部位；要求在转运过程中既能保持药物分子的稳定，又能在到达靶部位后释放出活性药物；②与单抗结合、对肿瘤细胞有杀伤能力的物质作为"弹头"。目前用作弹头的物质有以下几类：化疗药物、生物毒素、放射性核素和其他类型的生物制剂。近年来，人的重组基因单抗具有较高特异性和亲和力，预示着抗肿瘤的良好治疗前景。

一、单克隆抗体及其制备原理

所谓克隆，本是英文 Clone 的译名，指由一个亲本细胞经增殖衍生而来的一群遗传学完全相同的细胞，即纯系或称无性繁殖（亦作动词用，即复制出一个遗传学完全相的生物体）。由一个克隆的浆细胞产生的抗体即为单克隆抗体。它是一种均质的抗体，其亲和力、特异性及其他生物学特征都更为一致。

单克隆抗体的制备技术是在细胞杂交技术的基础上，成功地把两种细胞融合在一起，一种是经绵羊红细胞免疫的小鼠脾细胞，另一种是已适应体外培养的小鼠骨髓瘤细胞，而形成杂交细胞。异种融合的杂交细胞，兼有两种上述细胞的特征：①小鼠骨髓瘤细胞能在体外不受限制地大量繁殖，但不能产生抗体；②经过免疫的小鼠脾细胞能产生抗体，但不能在体外大量繁殖。将具有两个亲代细胞特性的杂交细胞在一定条件下人工培养克隆化，其培养液中所产生的抗体是针对一个抗原决定簇的，故称单克隆抗体。单克隆抗体对肿瘤的治疗无疑地开辟了一个新领域。

二、临床应用

国内不少学者将柔红霉素、商陆毒蛋白、蓖麻毒蛋白、博来霉素等物质与不同的单抗结合分别对急性淋巴细胞白血病、胃癌、结肠癌等治疗。原则上，每一个毒素分子就可杀死一个细胞，但免疫毒素只对适当表达抗原并能使其进入细胞内的细胞有毒性；此外，单抗与正常组织有交叉反应，毒素的毒性很大，因而长期处于动物实验阶段。武汉生物所应用单抗 $3A_1$——柔红霉素免疫毒素治疗 8 例急性淋巴细胞性白血病，3 例完全缓解，3 例部分缓解，无毒性反应。

单抗与放射性核素联合应用：目前应用最广的放射性核素 ^{131}I，Stewart（1989）应用 ^{131}I 标记的单抗腹腔灌注治疗卵巢癌获得疗效。此外 ^{90} 钇（$^{90}ytrium$）可产生 100% 的 β 衰变，通过螯合与单抗相连,可杀死周围 3~6mm,包括肿瘤抗原阴性的细胞,疗效更好。第四军医大学将抗人胃癌单克隆抗体 MGb$_2$ 与能产生高能短程 α 射线的核素硼(^{10}B)交联,构成"核导弹",在小鼠实验,观察表明,硼化胃单抗可选择性地浓集于胃癌部位,为单抗素结合物用于人胃癌治疗提供了依据。

三、单抗导向治疗存在的问题

由于瘤细胞表面抗原具有异质性,至今尚未发现绝对特异性的抗原,因而尽管单抗对相应抗原有高度特异性,仍可与非瘤细胞的一些相似分子发生反应,在体内的分布还未能高度集中于靶部位,使单抗的反应专一性受到限制,并产生毒性反应。加之瘤细胞表面抗原常有改变,致使单抗不易识别,单抗与药物的结合物不够稳定,注入体内容易分解,不能充分发挥对肿瘤的杀伤作用,因而单抗导向治疗从理论上来说是理想的。但目前在实际应用上收效还不大;要达到临床应用还需深入研究解决几个关键问题:①要生产抗肿瘤相关抗原的人的单克隆抗体;应用鼠源性单抗,反复大量输注可导致免疫反应,产生抗鼠单克隆抗体的抗体,如再次注入鼠单抗可导致单抗失活,无法到达靶细胞;严重者还可发生过敏反应;②从分子生物学角度看,找出抗体的关键片段,以求更有效地攻击肿瘤细胞。由于单抗的功能区在抗体的 Fab 端,而其 Fc 端又能作为抗原引起人体抗单抗的抗体产生。生产出既有功能区的 Fab 端起到单抗的效应,又无导致抗体的 Fc 端。近年通过遗传工程重组基因抗体技术构成所谓第 2 代单抗 – 双特异性抗体:每个抗体都还原成含有一个功能区片段 – Fab 的单价抗体,再将 2 代含特异性不同性抗体,抗体可重新组合,形成双特异性抗体,具有较高特异性和亲和力,虽还尚未见于临床应用的报道,但预示着有良好的前景。

(王 颖)

第四节 肿瘤疫苗治疗

肿瘤的免疫治疗机理是通过调动宿主的天然防卫机理或给予靶向性很强的物质来取得抗肿瘤效应,主要包括体细胞疗法与细胞因子疗法、肿瘤疫苗、分子靶向治疗、基因治疗和生物化疗等方法。

一、肿瘤细胞疫苗

肿瘤细胞疫苗来源于自体或异体肿瘤细胞或其粗提取物,带有肿瘤特异性抗原(TSA)或肿瘤相关抗原(TAA)。经灭活处理后使瘤细胞丧失致瘤性,但仍保持其免疫原性,然后对机体进行主动免疫。这类疫苗可提供肿瘤抗原,包括 TSA 和 TAA,诱导机体产生抗肿瘤免疫应答。但肿瘤细胞 TSA 表达低下,并缺乏一些免疫辅助因子的表达,免疫原性较低,因此,通常采用在疫苗中加入诱导免疫应答的细胞因子,如 IL – 2、IL – 4 和 GM – GSF 等,或导入细胞因子的编码基因,或导入协同共刺激分子的编码基因,依此来达到增强疫苗免疫原性的目的,其中以 GM – CSF 被认为最有效。

二、基因疫苗

基因疫苗(genetic vacclne)又称 DNA 疫苗,是利用基因工程技术将编码肿瘤特异性抗原的基因结合于表达载体上（重组病毒或质粒 DNA），再将疫苗直接注入机体，借助载体本身和机体内的基因表达系统表达出期望的抗原，从而诱导特异性的细胞免疫应答。

（1）人乳头瘤病毒疫苗的目标在于使机体产生长期持久的 HPV 特异的免疫反应来预防感染或清除已经存在的感染乃至使已经存在的病灶消退。

（2）利用基因工程技术使无毒或减毒的宿主病毒或细菌的 HPV 抗原，机体免疫系统同时产生以活载体和 HPV 抗原的免疫反应。

（3）目前 HPV 预防性疫苗的研究已经很成熟，在美国，预防性疫苗已经上市，作为常规疫苗广泛接种以预防 HPV 相关疾病。

（4）HPV 治疗性疫苗是以 E_7 或 E_6 癌蛋白为基础诱导产生特异性的细胞免疫反应，借此阻止感染的发展，清除病灶甚至恶性肿瘤。

三、肿瘤多肽疫苗

肿瘤多肽疫苗是通过提取高纯度肿瘤细胞特异性抗原多肽，即所谓的优势表位，来激发特异性更强的肿瘤 T 细胞免疫，黑素瘤通常对常规全身治疗耐受，且被认为是一种具有高免疫原性的肿瘤，较适合免疫治疗，目前大部分的肿瘤多肽疫苗的临床研究都集中于黑素瘤。Noguchi 等将个性化的多肽疫苗用于局限性前列腺癌患者根治术（RRP）前治疗，以单纯行 RRP 的患者作为对照，结果表明多肽疫苗安全且无严重不良反应。

四、DC 疫苗

随着对肿瘤抗原鉴定的发展，为肿瘤特异性免疫治疗提供了基础，应用肿瘤抗原或抗原多肽在体外冲击 DC 疫苗，使其致敏，然后将其回输或免疫接种到荷瘤宿主，进行肿瘤免疫治疗，能够显著地诱导产生抗原特异性细胞毒性 T 淋巴细胞（CTL）产生保护性免疫反应，并且能够治疗荷瘤宿主以及肿瘤患者。美国 FDA 最近将批准的前列腺癌 DC 疫苗进入临床，此研究加速了融合疫苗进入临床的研究，进入妇科肿瘤生物治疗范畴，研究显示个体化 DC 融合瘤细胞疫苗对自身卵巢癌患者免疫治疗的可行性。

近年，肿瘤疫苗的制备就是应用不同的生物技术方法来纠正上述五种功能缺陷，使无免疫原性的肿瘤细胞变为具有强免疫原性的瘤苗。其中效果最明显，应用最广泛的是基因转染方法，其原理是将肿瘤细胞缺陷的功能基因转入癌细胞，使这些转入基因发挥功能，纠正癌细胞的免疫原性缺陷，常用的转入基因（根据其所起的功能常称其为目的基因）有 MHC - Ⅰ类抗原基因、共刺激分子 B_7 基因及细胞因子基因等，后者加 γ - IFN 可提高细胞 MHC - Ⅰ类分子的表达，并且还可增加内在性抗原的呈递等功能而常被采用。

基因免疫是 20 世纪 90 年代才发展起来的，根据动物实验它具有如下优点：①免疫效果好，它与自然感染非常相似，能在有限的自身细胞亚群中产生外源性蛋白，为体液性免疫提供抗原；而且它在细胞内所产生的外源性蛋白被加工，同 MHC - Ⅰ分子一起提呈至细胞表面，导致细胞毒 T 细胞发生强烈的免疫应答，因此，基因免疫可同时唤起体液和细胞免疫；②制备方法简便，价格低廉：基因免疫仅需要构建高效表达的质粒（plasmid），后者是细胞染色体外的一种自我复制成分，经过连续细胞分裂仍能保持下来。比应用生物学转运基因方法要简单方便得多；亦不需要像制备普通疫苗那样的抗原提取、纯化等烦琐耗时的手续；③作用持久：所产生的蛋白质抗原可在动物体内长时间持续表达，作用持久。但是，这种技术方法还存在不少难题需要加以解决：①事前无法明确肿瘤存在哪种免疫原性缺陷；②肿瘤细胞同时存在多种免疫原性缺陷，而多基因联合转染目前尚有困难；③肿瘤细胞在体内进行"外基因转染"成功率较低，并且要在体外经过长时间的培养，临床应用困难。这些均使推广肿瘤疫苗的应用受到很大限制。

曹善津报道，利用内在性核糖体插入构建双顺反子人 B_7-1、$IFN-\gamma$ 共表达反转录病毒载体，修饰卵巢癌细胞 MHC-I 类分子的表达增加，并且还提供共刺激分子。进而体外实验证实，利用修饰过的卵巢癌原代细胞可诱导肿瘤特异性细胞毒 T 细胞活性；最后动物实验表明这类修饰的卵巢癌细胞系成瘤性下降。提示其可诱导更强的非特异性免疫反应，这一实验结果解决了多基因共同转染方法学上的困难为制备可用于临床的高效卵巢癌瘤苗奠定了良好基础。

（王　敏）

第五节　肿瘤基因治疗

现代医学研究表明，人类的许多严重疾病离不开基因突变、缺失和异常表达，因而最理想的防治方法是基因治疗，就是应用遗传操作技术将外源性基因（目的基因、功能性基因）即正常的野生型基因导入机体靶细胞（正常的或者发生病变的细胞）内，通过其获得的转录和翻译等特定功能所产生的基因产物，以纠正原基因的缺陷（基因置换、修饰、封闭、失活）的一种治疗方法。基因治疗的提出最初是针对单基因缺陷的遗传病，导入一个正常基因去代替缺陷基因或消除缺陷基因致病因素。随着基因治疗的深入研究，其治疗内容与范围已由单基因遗传病扩大到治疗肿瘤、自身免疫疾病、内分泌疾病、心血管病及神经系统疾病等多基因遗传病。基因治疗按细胞分类可分：生殖细胞基因治疗及体细胞基因治疗。

一、基因治疗的分类

1. 生殖细胞基因治疗　将外源性基因转移到精子、卵子受精前或未分化的早期胚胎细胞上的治疗方法，由于掺入的基因能遗传给下代，这就牵涉到改变人性的伦理大问题，加之人类每月只排卵 1 次，基因转移效率低，并且随机整合在原有基因组上的外源性基因及与其相邻的基因所受影响，两者所表现的功能均难以预料。在缺乏足够的可控性和预测性的情况下，亦难以开展。目前这一技术主要广泛应用于畜牧业和制造肽类生物活性药物。

2. 体细胞基因治疗　将外源性目的基因转移到已分化的体细胞上，用于治疗受体本人的疾病；基因组的改变仅限于受体本人，转移的基因无遗传功能。这一治疗方法首先于1990 年美国 Anderson 将腺苷酸脱氢酶（adenyl dehydrogenase，ADG）基因用反转录酶导入人体自身 T 淋巴细胞，在体外扩增后输回患者体内，成功地治愈 1 例 4 岁由于 ADG 基因缺陷引起严重的免疫异常疾病（联合免疫缺陷综合征）的女孩。从此在全球掀起基因治疗研究的热潮。据不完全统计，迄今已有近 4 000 例接受治疗。但已有 1 例因治疗后发生免疫反应而死亡的报道。

二、基因治疗的关键

基因治疗要取得突破，必须解决 3 个关键问题，即基因导入系统、基因表达的可控性及更多、更好的目的基因。基因治疗的最理想的途径和目标是直接在缺陷基因的原位加以修复；可是由于目前在人基因组的特异部位上进行重组的复杂过程还认识不足，在技术上无法做到基因定位重组。因此，目前多致力于：①阻断有害基因的表达或纠正某些基因的过度表达；②将目的基因转移到靶细胞基因组的某一部位上以代替缺陷基因发挥作用。

恶性肿瘤的基因疗法就是将外源性基因导入人体，最终达到直接或间接（通过提高机体免疫反应）抑制或杀伤肿瘤细胞的目的。但是它与治疗遗传病的要求不同，后者只要目的基因转移体内后，其表达的量足以纠正或部分纠正由于缺陷基因产物量的不足所引起的缺陷，即可缓解症状，满足治疗要求；而恶性肿瘤的疗效则取决于肿瘤中有多少比例的细胞能被外源基因导入，如仅有部分细胞被导入而杀伤，残留的细胞仍将生长繁殖，最终使治疗失败。因此，对肿瘤的基因治疗，在技术上要求更高。

三、恶性肿瘤基因疗法种类

根据选择的外源性基因（目的基因）不同，肿瘤的基因疗法主要有以下几种。

1. 细胞因子基因疗法　将抗肿瘤的细胞因子基因，如 IL-2、IFN、TNF、GM-CSF 传染给免疫效应细胞、肿瘤细胞、造血干细胞，或其他正常细胞，以发挥细胞因子的直接或间接抗瘤效应。据报道，这些回输的转基因细胞有在肿瘤部位聚集的倾向，且抗瘤效应增强。此外，已有实验证明，上述细胞因子可能提高肿瘤细胞的免疫原性，而加强机体对肿瘤的排斥，抑制肿瘤的生长。

2. 抑癌基因及以癌基因为治疗靶点的基因治疗　已知肿瘤发生发展的基本原因是：参与调控、促进细胞增殖的癌基因和参与调控细胞分化、成熟和抑制肿瘤生长的抑癌基因，两者的失衡或由于基因突变而使功能变异所致。有几种癌基因，如 ras, myc, bcl-2 等，与细胞的增殖和分化调节密切相关，学者们根据核酸碱基互补原理，用人工合成特定互补的 RNA 片段（即所谓"反义 RNA 技术"），输入机体，能够与靶 RNA（主要是 mRNA）通过碱基配对结合，从而特异地抑制靶 RNA 的功能，进而达到抑制或封闭癌基因的表达以达到治疗肿瘤的目的。目前将反义 RNA 导入细胞有两种方法：①体外合成特定靶 RNA 的反义 RNA，用显微注射方法或大量加入培养液中的方法导入细胞；②利用载体将重组好的反义 RNA 传染给细胞。也可将基因，如 p53, Rb, NM23 等导入肿瘤细胞以恢复和增强抗癌基因功能。可是癌基因或抑癌基因仅参与细胞周期的调节过程，没有一种是直接干预，亦没有参与所有或大多数类型肿瘤细胞周期的调节。由于缺乏一种对于肿瘤具有特异性和普遍性的癌基因或抑癌基因，选择确实有效的目的基因就成了该疗法的一大难题。近年新发现一个抑癌基因，命名为多重肿瘤抑制因子-1（multi-tumor suppressive factor-1，MTSI），其编码产物为 p16 的突变和失活，突变率高达 80% 以上。更由于它直接阻断细胞生长周期的特点，对肿瘤基因治疗的目的基因用于临床可能有一个广阔的前景。

3. 造血干细胞介导的基因疗法　肿瘤的治疗方法中化疗是一种极为重要的方法，可是在化疗过程中肿瘤细胞能对许多化疗药物产生耐药导致治疗失败。研究发现，这种现象的出现是由于肿瘤细胞能够通过一种依赖能量的药物排出泵（多药转运子）降低细胞内的药物浓度所致。已证实这种多药转运子系位于细胞膜上的一种 P-糖蛋白（P-glyco-protein），它是 I 型多药耐药基因的编码蛋白（multi-drug resistance gene，MDP1），这种糖蛋白的表达水平与药物的耐受水平及细胞内的药物浓度紧密相关。研究基因治疗的学者们鉴于

MDRI 基因具有广谱耐药性，将其转移到造血干细胞后，可使它获得对多种化学药物的耐受性，因此将基因转移后的造血干细胞回输给患者，即可反复进行大剂量化疗而不会出现骨髓抑制，从而使病情得到缓解、甚至治愈，患者生存率得以提高。

四、尚待解决的关键问题

近年来，对基因治疗已开展了大量研究，有些还进行了一些临床研究，但总的临床应用效果并不理想，其中一个关键问题就是缺乏一个安全、可靠的基因导入工具，将目的基因（治疗基因）导入（输送）体内，并到达特定的靶细胞，从而能在该细胞中得到高效表达。发挥靶向治疗的作用。因此，构建一个新型理想的基因导入系统，具有特异性识别及转染靶细胞的载体，一直是人们的努力方向。具有治疗所用的载体大体可分：病毒载体系统和非病毒载体系统。目前世界各国绝大多数的基因治疗所用载体主要是病毒载体。

（一）非病毒载体

系统在非病毒载体介导的治疗研究中，脂质体与质粒 DNA 的复合物的体内直接应用是最大的研究热点。脂合物的体内直接应用是最大的研究热点。脂质体作为药物载体已在许多领域里广泛展开，其中以抗肿瘤抗菌药物最为集中。脂质体是一种两性磷脂，在水溶液中能自然形成双层薄膜和微束，既有亲水性又有亲脂性，可将各种水溶、脂溶分子、离子包裹在里面，进入人体能避免周围环境中物理、化学因素及免疫系统的损坏和降解。在脂质体上挂上特异抗体即可直接导向靶位（抗原），在靶位上缓慢释放发挥作用。DNA－脂质体复合物的导入可不考虑应用病毒的安全性问题，直接注入肿瘤组织后，一定量的基因可被肿瘤组织所摄取，但亦有一定量被溶酶体的酶系所降解，因此，有多少完整的基因能在细胞中继续表达，尚存在问题；并且直接注射方法能导入的基因剂量也太少，若应用"基因枪"或许有助于增加剂量。基因枪实际上是一种粒子轰击基因转移技术，其基本原理是采用高压电极产生的动力使包被 DNA 的颗粒获得高速，能够有效地进入靶器官、组织或细胞，并不受细胞特异性受体的限制，可广泛地应用于多种组织。

（二）病毒载体

已知病毒侵入人体细胞时能将自身的基因组携带到细胞内，并能利用人体细胞内物质完成自身繁殖，科学家利用这一特性，对病毒基因组进行改建，去掉它与致病相关的基因，保留其携带基因组进入人体细胞的功能，组装上理想的目的基因（治疗基因）即构成一种病毒载体。这种病毒载体具有原来病毒的部分特点，如对宿主细胞受体的辨认及将外源基因导入细胞等功能，但失去致病及自身复制能力；其导入基因的效率高于非病毒载体，而且较少降解。

目前，用于基因转移的病毒载体有：反转录病毒载体、腺病毒载体、腺相关病毒载体、单纯疱疹病毒载体、ER 病毒载体、慢病毒载体等。临床试用最多、转染的基因能长期稳定表达且效率较高的病毒载体为反转录病毒载体，但其基因转导的靶向性较差，使转染的基因不能集中导入特定的肿瘤细胞；加之，它不能转染非分裂细胞，而致多数处于非活动期的肿瘤细胞不被转染，因而治疗效果不能满足临床要求。腺病毒载体虽无上述缺点，转导效率亦较高，但不能把目的基因整合至靶细胞基因组，仅能短暂表达；而且腺病毒本身某些抗原的表达，可引起人体免疫反应，阻止其重复转导。其他一些表达载体亦因各种原因不能令人满意。Naldinl 以 I 型免疫缺陷病毒（HIV－1）为基础构建了一种慢病毒载体（lentivirul vector），具有能转染非分裂细胞、目的基因整合到靶细胞基因组长期表达、免疫反应小等优点，因此，有望成为理想的基因转移载体。

此外，还需要解决：①用于治疗恶性肿瘤的目的基因尚不够理想，亦不够多；②目的基因导入人体后表达的可控性两个难题。只有在这些问题得到解决，基因治疗才可能有所突破。

（王　敏）

参考文献

［1］刘琦. 妇科肿瘤诊疗新进展［M］. 北京：人民军医出版社，2015.

［2］黎梅，周惠珍. 妇产科疾病防治［M］. 北京：人民卫生出版社，2015.

［3］冯力民，廖秦平. 妇产科疾病学［M］. 北京：高等教育出版社，2014.

第十五章　不孕症

不孕症虽然不是致命性的疾病，但是一种特殊的生殖健康缺陷，不同于其他疾病，由于其生理、心理因素并存，可造成个人身心痛苦、夫妻感情破裂、家庭不和等社会问题。近年来，随着生活节奏加快、环境污染、饮食结构改变以及人们生育观念变化，不孕症的发病率有所上升。

第一节　概述

一、定义

我国对不孕症的定义是：婚后两年，同居，有正常性生活，未采取任何避孕措施而不能生育。对女性单方面而言，不孕是指不能妊娠，不育是指虽有怀孕但无足月分娩。对男性来讲统称为不育症。上海纺织系统1989年的资料表明，婚后1年的初孕率为87.7%，2年的初孕率为94.6%，3年的初孕率仅上升1.9%，故既往我国将不孕症定为婚后2年不怀孕，但婚后1年不孕超过5%患者为真正不孕，即应当引起关注。世界卫生组织在1995年编写的《不孕夫妇标准检查与诊断手册》中规定不孕的诊断年限定为1年。

二、发病率和患病率

发病率是指结婚满1年时的妇女患不孕症所占的比率。患病率是指在育龄人群中（22～40岁）不孕症患者的比率。北京宣武医院于1986年调查343 109对已婚育龄夫妇，患病率为1.6%。上海纺织系统1989年的调查显示患病率为1.7%，发病率为5.2%。1989年大连地区调查显示患病率为1.01%。不孕症的发病率及患病率在各国有很大差别，与社会发展、民族习俗、文化卫生等因素有关。2007年的文献报道显示全球不孕症发病率升高，最高的是北欧为16.7%，最低的是澳洲为3.5%，我国上海地区为9.3%。

三、不孕症患者的心理分析

一项对来自全国各地不孕症患者的来信研究显示，所有患者都盼子心切，46.3%患者心理压抑，13.0%夫妇关系受到影响，甚至7.6%患者想自杀。

四、不孕症治疗中应该注意的事项

除了药物及助孕技术治疗外，应注意下列几个方面。

1. 有关生殖的科学认知　仍有一部分患者有迷信思想，各处烧香拜佛，或信购偏方药品。因此必须进行宣教，使广大群众了解不孕症治疗的相关知识。

2. 医务工作者对生殖医学的认识　医务工作者必须严格掌握辅助生殖技术应用指征，

并认识其中所涉及的伦理学和法律学的问题。

3. 治疗中应重视心理治疗　咨询应从伦理学、社会学角度出发了解患者的经济情况，家庭及社会地位，了解患者的思想顾虑，减轻他们的压力。

（杨彦粉）

第二节　正常受孕过程

女性生殖器官包括内、外生殖器官，内生殖器包括阴道、子宫颈、子宫体、输卵管和卵巢。卵巢有产生卵子及性甾体激素的双重功能。育龄妇女卵巢每个月排一个卵，也有一个月排两个及以上的卵。正常女性月经周期为（28±7）天，排卵的日期约在下次月经来潮前的第14天。如果在近排卵日期有过性交活动，精液排入阴道，活动的精子进入宫腔，顺宫腔进入输卵管。在通过女性生殖道的过程中精子获得穿入卵母细胞的能力，谓之获能。在输卵管的壶腹部精子和卵子相结合成为受精卵。借输卵管的蠕动及纤毛的活动，受精卵逐步向输卵管峡部移动，同时逐步分裂成多个分裂球，最初限制在透明带内，体积不变，形成桑葚体（morula），约3天后进入宫腔，在宫腔内流动2～3天，此期间桑葚体逐渐增大，内部出现腔，称为胚泡（blastocyst），围绕胚泡的透明带断裂，其中的早、早期胚胎孵出（图15－1）。另一方面，子宫内膜增厚，有很多腺体和血管基质形成蜕膜，早、早期胚胎植入蜕膜生长和发育，成为胎儿和胎盘，一直到足月分娩。

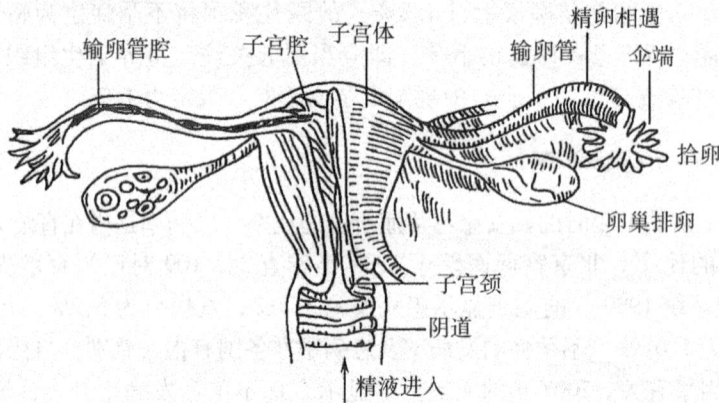

图15－1　正常受孕过程

一、卵泡发育和排卵

（一）卵子的生成

原始生殖腺（primitive gonad）或性腺始基（sex gonad anlage）包括表面上皮、中胚叶形成的间质和原始生殖细胞，原始生殖细胞来源于卵黄囊上皮，于胚胎25天开始沿着后肠的背侧系膜向生殖脊迁移，约在6周时到达，在女性原始生殖细胞进入性腺即成为卵原细胞（oogonia），随之带入一些中胚叶细胞，以后成为颗粒细胞。卵原细胞有46条染色体，在胎儿期进行有丝分裂，在胎儿3～5个月时有丝分裂停止，而开始进行第一次减数分裂。初级卵母细胞（primary oocyte）在第一次减数分裂的过程中长期停滞在前期双线期（prophase dictyotene）阶段。这个时期可以长达 50 年。初级卵母细胞，周围一层扁平的颗粒细胞及其基底膜构成的始基卵泡（primordial follicle）。以后逐渐形成初级卵泡（primary follicle）、次级卵泡（secondary follicle）即窦前卵泡（preantral follicle），出生前后卵泡都处于此阶段。此阶段的发育不受生殖激素的调节。到了青春期，卵泡的发育受到促性腺激素和性甾体激素的调控和各种生长因子的影响，在排卵前初级卵母细胞完成第一次减数分裂，分为次级卵母细胞（secondary oocyte）及第一极体（polar body），各含 23 条染色体。第二次减数分裂发生在精子进入之前，形成含 23 条染色体的卵子及第二极体，受精卵含雄核及雌核，各含 23 条染色体，融合后胚胎中的分裂球各含 46 条染色体，为 46，XX 或为 46，XY。

在女性胚胎 6 个月阶段，卵巢内生殖细胞数最多约 600 万～700 万，在新生儿阶段卵巢内约有 100 万～200 万个初级卵母细胞，但其中 99% 在不同的生命阶段开始发育后即发生凋亡，卵泡在不同生长阶段即发生退行性变，卵泡闭锁，在整个生育年龄时期只有几百个卵泡可以发育成熟并排卵。

（二）卵泡的发育

卵泡的发育和生长过程从始基卵泡到窦前卵泡、窦状卵泡及排卵前卵泡（graffian follicle），在各级各期卵泡都同时有闭锁。自然周期只有一个卵泡排卵，从早期窦状卵泡（直径 0.1mm）到排卵前卵泡（直径 20mm）的发育时间需 85 天或 3 个卵巢周期。最初被募集来的小卵泡可有数百个，募集是指卵泡进入"生长曲线"，即卵泡从静止状态开始一系列生长发育的过程，但在任何时期都可发生闭锁而离开生长曲线，这数百个卵泡经过 65 天的生长过程大都退化，在最后的 2 周，卵泡已达到 2mm 直径大小时，约有 15～20 个可供选择，出现一个优势卵泡后排卵。

（三）卵泡的基本结构

始基卵泡开始发育后，其中的卵母细胞，逐步长大，直径从 15→20→80→100μm，周围颗粒细胞形成数层，分泌糖蛋白，形成透明带，颗粒细胞通过透明带的间隙与卵母细胞联系。在卵泡腔形成前这一段发育是卵巢局部调控的。在卵泡腔形成后即窦状卵泡的发育则依靠激素环境。FSH 作用于颗粒细胞使之分泌黏多糖形成卵泡液。最后可有 2 种不同的结果：一是很多卵泡发生闭锁，颗粒细胞退化，卵母细胞凋亡，成为瘢痕组织；二是继续发育形成成熟卵泡。

排卵前卵泡中的卵母细胞，透明带的一侧为卵母细胞的微绒毛，另一侧为颗粒细胞的突出所贯穿，这些突出进入卵母细胞的细胞浆供给营养，排卵前此联系停止，但减数分裂继续前进。

卵母细胞中有核，周围有透明带，卵丘细胞在卵母细胞周围呈放射状排列，称放射冠，并和周围颗粒细胞联结，颗粒细胞中无血管，基底膜外周围的卵巢间质形成内泡膜细胞（theca interna cell），其间有血管和淋巴管与外周血直接联系。

（四）两细胞、两促性腺激素学说

卵泡内膜细胞和颗粒细胞对两种促性腺激素 FSH 和 LH 的协同反应促成 E_2 的合成，有助于卵泡的生长、优势卵泡的形成及最后排卵。在卵泡内膜细胞上有 LH 受体，在低水平的 LH 刺激下通过性激素的生物合成途径产生雄激素（雄烯二酮，A）及睾酮（T），这些甾体激素进入血流或通过卵泡的基底膜进入颗粒细胞，颗粒细胞有 FSH 受体，FSH 作用于颗粒细胞，活化芳香化酶，将雄激素转化为雌二醇（E_2），颗粒细胞上也有 E_2 受体，E_2 升高，颗粒细胞增殖，芳香化酶活性也增高，E_2 再升高，卵泡腔增大。E_2 分泌进入卵泡液并可进入血流，近成熟卵泡的卵泡液中 E_2 浓度为血液循环的 1 000 倍。在月经周期的第 7 天即可看出某一个卵泡被选中，不只是凭其形态、颗粒细胞的增殖或卵泡液中的 E_2 浓度，而是此卵泡对 FSH 最敏感，为 FSH 阈值最低的卵泡。优势的意义还在于它能压抑其他卵泡的发育。E_2 升高后首先致成负反馈，使血 FSH 下降，E_2 峰出现后，E_2 峰的正反馈使下丘脑 GnRH 的脉冲频率增加，垂体对之高度敏感，出现 LH 峰。LH 峰使颗粒细胞产生的卵母细胞成熟抑制素（ovarian maturation inhibitor，OMI）也被压抑，促成卵母细胞的最后成熟。其他卵泡则由于 FSH 阈值高而陆续退化、闭锁，要使这些卵泡继续生长必须使用外源 FSH，以提高 FSH 水平，那么，这些卵泡可能被拯救而继续发育。

在卵泡发育早期，FSH 和少量 LH 刺激卵泡生长，一些卵泡则一批批地发生闭锁，发育的卵泡产生 E_2，E_2 最初对 FSH 有负反馈作用，E_2 峰又致成正反馈，引起 LH 峰及较低的 FSH 峰，使卵泡完成最后的成熟并排卵。

（五）排卵

增大的卵泡接近卵巢皮层，卵泡壁和腹腔只隔有一层上皮细胞，卵泡壁突出，但卵泡内压力并未增高，血液供应增加，卵泡壁水肿、变薄，纤溶酶（plasmin）、活化胶原酶（collagenase）、前列腺素作用于卵泡壁的基底膜，消化卵泡壁的蛋白并使周围平滑肌收缩，上皮细胞坏死，释放水解酶、蛋白酶，排卵孔（stigma）形成，卵泡破裂，卵冠丘复合物（oocyte corona cumulus complex，OCCC）排出（图 15-2）。

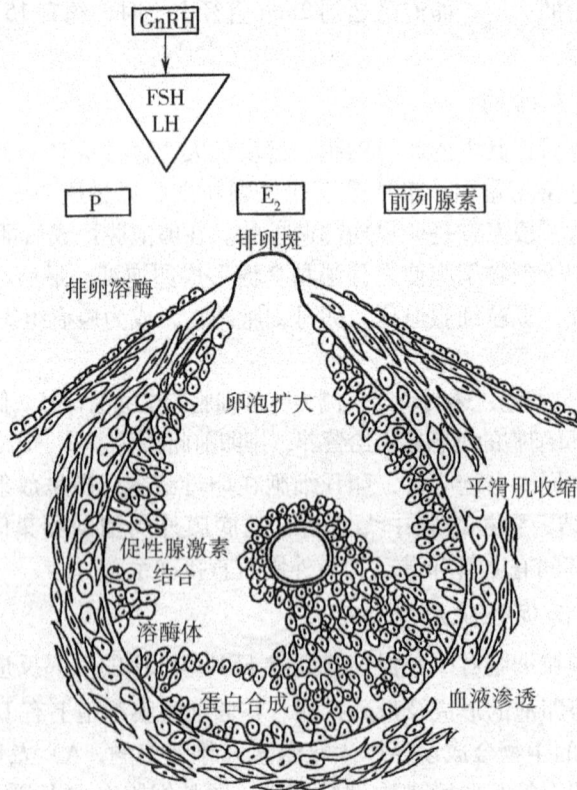

图 15-2　排卵过程

（六）黄体形成

排卵后毛细血管及来自周围基质的成纤维细胞增生进入基底膜，首先形成血体，排卵后2～3天卵泡内膜细胞恢复对 LH 的反应而黄素化，催乳素（PRL）促使 LH 受体的恢复，颗粒细胞也黄素化形成黄体（图 15-3），卵泡发育的不同类型影响黄体的功能。黄体产生雌激素和孕激素，作用于子宫内膜，为胚胎的植入做准备。黄体功能一般持续（14±2）天左右。由于 E_2 和 P 的负反馈及抑制素的作用，促性腺激素下降，黄体于排卵后 1 周开始逐渐退化，经过 5 个周期变为白体。如果有胚胎植入，产生绒毛膜促性腺激素，可维持黄体。妊娠 6 周时，由于血管及结缔组织的增生和黄素化颗粒细胞及泡膜细胞的增大，黄体的体积增加了一倍，以后逐步发生退行性变，由胎盘取代其功能。

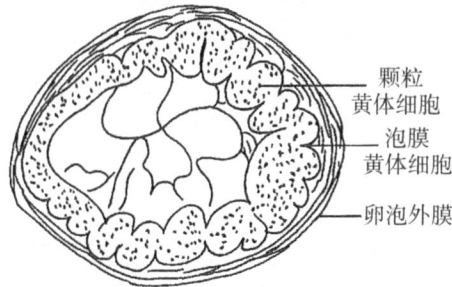

颗粒黄体细胞

泡膜黄体细胞

卵泡外膜

图 15-3　黄体的基本结构

（七）调控卵巢功能的其他因子

卵巢的颗粒细胞、泡膜细胞及基质细胞可产生多种蛋白质，还有其他细胞因子及生长因子和卵巢的功能有关，简述如下：

1. 蛋白质

（1）抑制素：是卵巢颗粒细胞及黄体产生，随着卵泡的发育，血中抑制素浓度在排卵期上升，而血中 FSH 浓度缓缓下降。推测抑制素的分泌受 FSH 的调控，而抑制素是通过阻断垂体对 GnRH 的反应而抑制 FSH 的分泌，抑制素对 LH 分泌的促进作用也是通过 GnRH 的诱导，正常妇女中抑制素在黄体期与孕酮呈正相关，在卵泡期或黄体期与 FSH 呈负相关。

（2）激活素：颗粒细胞来源的激活素，促进 FSH 引起的颗粒细胞上的 LH 受体的形成。

（3）促性腺激素分泌峰抑制因子（gonadotrophin surgeinhibiting factor，GnSIF）：是非甾体物质，可压抑 LH 及 FSH 分泌高峰，该高峰的引起依靠促性腺激素释放激素（GnRH）及 E_2。GnSIF 来源于卵巢，作用很短暂，有别于抑制素，抑制素只压抑垂体释放 FSH。

2. 细胞因子

（1）对下丘脑-垂体-卵巢轴的影响：白介素 1（IL-1）可抑制大鼠下丘脑分泌黄体激素释放激素 LHRH，从而影响 LH 的分泌。此外 IL-1，IL-6 与 TNFα 影响下丘脑体温调节中枢。排卵后基础体温升高与孕激素引起的下丘脑内这些细胞因子的浓度升高有关。

（2）对垂体细胞的研究：TNFα 可使大鼠垂体细胞分泌 LH、PRL 和 ACTH。腺垂体细胞可分泌 IL-1、IL-6，而 IL-1 又可以反作用于垂体细胞产生 LH、FSH 及 PRL。

（3）对卵巢功能的影响：TNFα 抑制颗粒细胞芳香化酶的活性，使卵泡期孕激素增加，并直接影响 P 及 E_2 的合成。IL-1 使颗粒细胞增殖，抑制颗粒细胞分泌 P 和 LH 受体表达，从而压抑卵泡过早黄素化。排卵前期卵泡液中 IL-1 及 TNFα 浓度最高，增加前列腺素与纤溶酶激活物，诱发排卵。

（4）巨噬细胞还产生多种细胞因子，刺激黄素化的颗粒细胞产生 P，及时中止排卵后黄体内的纤维溶解，促进黄体生成。在黄体萎缩退化阶段，巨噬细胞又产生大量 TNFα，抑制 P 的分泌，诱发黄体退化。

3. 其他肽类生长因子

（1）胰岛素样生长因子 I 和 II（IGF-I and IGF-II）：IGF 对卵巢甾体激素的形成具有重要作用，并能使未成熟的人卵母细胞自发成熟。在 PCOS 患者中，卵泡液中含有高浓度的 IGF-I，与 LH 协同作用，提高雄激素水平。

（2）表皮生长因子（EGF）：在人及大鼠腺垂体存在 EGF-R，推测 EGF 可通过受体作用于腺垂体，促进 LH、PRL 的合成和分泌。EGF 对垂体细胞 FSH 的合成分泌有间接促进效应已得到证实。研究发现给新生雌鼠注射 EGF 后发现卵巢和卵泡的发育均明显低于对照组。EGF 对孕酮类甾体激素的合成分泌具有间接增强作用，但却抑制 FSH 诱导的 E_2 分泌。

二、卵的受精

射精时精液储存在阴道后穹隆，阴道液为酸性，但精浆内混有前列腺、尿道球腺和精囊的分泌液，呈碱性。大量的宫颈黏液（pH 7~8）也可以中和阴道酸度，保护精子存活。子宫颈管黏膜皱褶形成隐窝，其分泌细胞产生黏液，促使精子进入子宫，纤毛细胞运动使黏液向下流动，黏液进入阴道，黏液性质随月经周期的改变而发生变化。精子穿入子宫颈黏液后借其尾部运动及子宫肌肉收缩，在短时间内到达输卵管壶腹部，另一部分进入子宫颈隐窝，形成"精子库"，使精子一批一批进入输卵管。

输卵管的肌层和子宫肌层相接，伞端肌层最薄，峡部的外层纵肌、中层环肌和内层纵肌明显，而环肌最发达。输卵管液流向腹腔方面也推动精子前进。

（一）精子和卵子的运行

性交后，精子进入输卵管壶腹部——受精的部位，数目明显减少。射精后阴道内有 6 000 万 ~ 8 亿个精子，但到达输卵管的精子只能以百数计。精子的尾部活动使之穿过宫颈黏液，性交后 30 分钟，输卵管中就发现有精子。只有形态完整的精子才有能力进入子宫腔，精子的运行还有赖于女性生殖道的肌肉活动。妇女在正常排卵期宫颈黏液稀薄，在性交后 3 天或 3 天以上仍可在宫颈黏液中找到活动的精子，宫颈黏液中含有高度黏蛋白分子，在黄体期黏液变黏稠，精子不易穿入。

卵子进入输卵管首先依靠输卵管伞端的拾取作用，卵巢周围区域平滑肌有节奏的收缩改变了卵巢的方位，使之接近于输卵管开口处，卵巢表面和伞部接触，卵冠丘复合物进入输卵管后，通过壶腹部，达壶腹和峡部的连接处，由于峡部肌肉收缩而在此停留。卵在输卵管的移动是由平滑肌的活动和纤毛运动的协同作用调节的。进入输卵管的精子已获能，因此在排卵后短短的时间内，精子即迅速穿入卵子。

（二）精子的基本结构和顶体反应

精原细胞的有丝分裂产生一种新的生殖细胞即初级精母细胞。这些细胞先进入间期的休止状态。在间期的末期即减数分裂前期的开始，DNA 量加倍。第一次减数分裂前期的时间很长。第一次减数分裂产生次级精母细胞，染色体含量减半，从双倍体（46）到单倍体（23），遗传物质重新分配，X 和 Y 染色体被分离，次级精母细胞间期核比初级精母细胞的核要小得多。次级精母细胞经过第二次成熟分裂产生了精子细胞。二分体在着丝点分裂成两个单分体，一个单分体经过了一次典型的纵向复制以后成为精子细胞。

人的成熟精子有头部和尾部，头部由核和顶体所组成，尾部有颈、中段和尾段。圆形的头前面是扁平的，侧面是梨形的，核由染色质组成，其中含有一些小泡。核的前部覆盖着顶体帽，内有顶体基质及顶体内、外膜，见图 15 - 4（1）。头部的精子膜和精子的其他部分的膜相连续，纤维鞘组成尾部的主段。通过女性生殖道的过程中去除了精子表面附着的大分子物质是精子获能的关键，精子内包含多种水解酶。精子和卵子相遇时，顶体外膜发生破裂，基质内各种酶组分散出，这种现象即称之为顶体反应。其中的变化是精子膜先和下面紧连的预体外膜出现多处融合，形成很多膜性囊泡和通道，然后顶体基质内酶成分沿通道释放出去，见图 15 - 4（2）。

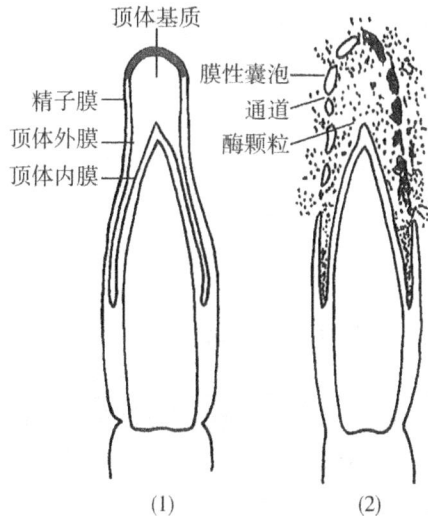

顶体基质
膜性囊泡
精子膜
通道
顶体外膜
酶颗粒
顶体内膜

（1）　　　　　（2）

图 15 - 4　哺乳动物精子头及模式图
（1）精子顶体的结构；（2）精子顶体反应

（三）精子和卵子的结合

当精子穿过透明带进入卵黄周间隙（perivitelline space）时，位于卵细胞膜下的皮质颗粒释放内含物，这些含酶颗粒改变了透明带，使之不能再被其他精子穿入，有效地防止了多精子受精。卵细胞质的激活可以促使卵细胞第二次减数分裂迅速完成，卵的染色质随之散开，染色质周围亦出现新的核膜，形成了雌性原核。精子进入卵细胞后，核膜开始破裂，染色质散开，周围出现核膜，形成雄性原核。两个原核向卵细胞的中央移动，彼此靠近，两者核膜破裂，来自双方的单倍染色体合并，导致第一次细胞分裂及胚胎发育的开始（图 15 - 5）。

```
            精子获能(通过女性生殖道)
                    ↓
                 顶体反应
                    ↓
        溶卵丘、放射冠酶释放  溶透明带酶释放
                    ↓
             溶解卵丘、放射冠
                    ↓
                穿过透明带
                    ↓
              进入卵黄周间隙
                    ↓
               精、卵融合
                    ↓                皮质颗粒胞吐作用透明
         精子核膜消失  激活卵细胞质 → 带硬化防止多精子受精
                    ↓        ↓
                             → 微管和微丝重排
        精子核去浓缩  第二次减数分裂完成
                    ↓        ↓
             雄原核形成    雌原核形成
                    ↓
               两性原核融合
                    ↓
                第一次卵裂
```

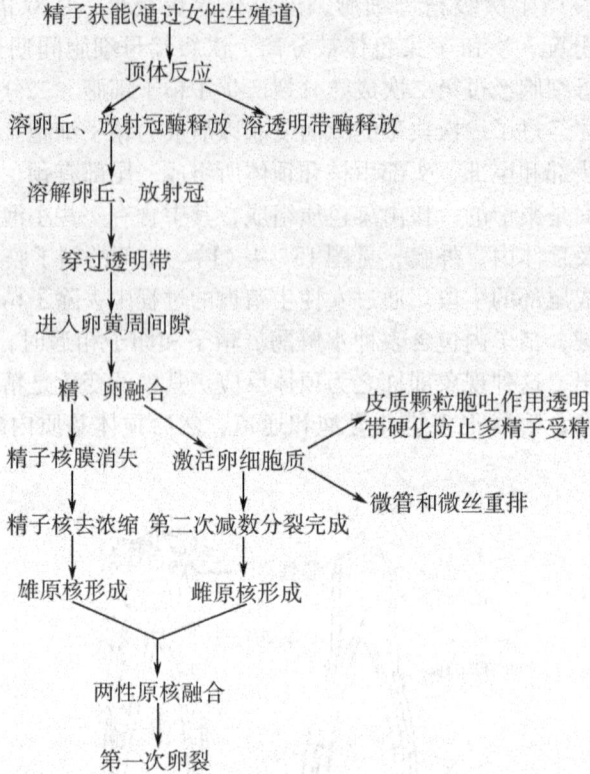

图 15-5 人卵受精过程的示意图

（四）胚胎的着床

胚胎进入子宫腔后约有 3 天漂浮在宫腔内吸取营养并继续发育形成胚泡，以后透明带消失，胚胎孵出，含内细胞体及外细胞体即初期的绒毛层，胚泡长大并和子宫内膜相接近。胚胎的绒毛膜和内膜接触、粘连，钻入内膜而着床。

（五）子宫内膜的变化

子宫内膜由三层组成，即致密层、海绵层及基底层，前两者为功能层，含上皮、腺体、基质、血管。内膜受卵巢内分泌的影响，在排卵前的卵泡期，内膜在雌激素的作用下发生增殖期的变化。排卵后的黄体期，在雌激素和孕激素的协同作用下，形成分泌期变化。月经期是月经周期的 1～4 天，此时坏死的内膜从海绵层底部脱落伴出血。修复期为月经周期第 4～6 天，内膜从基底层修复，约 1～2mm 厚，增殖期为月经周期第 7～14 天，腺体变长而弯曲，血管亦增长，内膜约 2～3mm 厚，分泌期为月经周期 15～23 天，腺体更长而弯曲，分泌物由核下转到核上，继之分泌到腺腔内，螺旋动脉直达内膜表面。基质细胞形成蜕膜样细胞，在螺旋小动脉周围尤为显著，此时内膜可达 4～5mm 厚。在月经周期 24～28 天的月经前期，卵巢黄体逐渐萎缩，雌激素和孕激素撤退，内膜腺体塌陷，基质水肿消失，内膜变薄，螺旋小动脉被压缩，使血流变慢，内膜表面缺血坏死，血管痉挛放松时，血流从断裂血管流出，血液及坏死内膜排出形成月经。如果胚胎着床于分泌期，约月经周期第 20 天左右，黄体继续发育，继续产生雌激素和孕激素，内膜继续发育，月经也不会来潮。

（杨彦粉）

第三节 不孕症的原因

Collins 对 14 141 对不孕夫妇的病因进行总结,其中排卵障碍占 27%,精液异常占 25%,输卵管因素占 22%,子宫内膜异位症占 5%,其他因素占 4%,不明原因不孕占 17%。

一、排卵功能障碍

排卵功能障碍指女方不能产生和(或)排出正常的卵子,是女性不孕症的主要原因之一,导致无排卵的原因繁多,可归纳为以下 3 类:①下丘脑－垂体功能失调:其特点是促性腺激素 LH/FSH 分泌比例异常,如多囊卵巢综合征,LH 分泌频率及幅度异常增加,造成血 LH/FSH 比例倒置等,这类患者雌激素水平相当于卵泡早、中期水平;②下丘脑－垂体功能低下导致的性腺功能低落,其特点是血 LH、FSH 及雌激素水平低下,称低促性腺素性性腺功能低落;③卵巢功能衰竭:其特点是血 FSH 水平升高、雌激素水平低下,病因为先天性性腺发育不全或卵巢发育不良及卵巢早衰等。此外,还有一些特殊类型,如高泌乳素血症,包括垂体微腺瘤引起的泌乳素水平异常。促排卵治疗可应用于女方排卵障碍或用于正常排卵妇女在进行助孕技术超排卵刺激周期。持续性不排卵约占 15%～25%;稀发排卵约占 8%～10%;不恰当排卵如小卵泡排卵等约占 15%～20%,黄素化卵泡不破裂综合征(luteinized unruptured follicle syndrom,LUFS)约占 3.5%～29%。

1. 下丘脑性排卵障碍 包括中枢神经系统及下丘脑多种病因引起的促性腺激素释放激素(GnRH)脉冲分泌异常所引起的排卵障碍,可源自先天性和后天获得性。

(1)先天性:下丘脑 GnRH 神经元的功能障碍或不恰当偏移,如特发性下丘脑性腺功能减退症(idiopathic hypothalamic hypogonadism,IHH)或卡尔曼综合征(Kallman syndrome)等,均为遗传性疾病。

(2)后天获得性:①器质性病变:下丘脑浸润性病变、肿瘤、头部创伤等。②功能性因素:包括紧张应激刺激、营养缺乏、剧烈运动、药物如抗精神病药、避孕药的使用等。

2. 垂体性排卵障碍 主要致病环节在腺垂体,促性腺激素的分泌受到影响,导致卵泡生长和排出障碍。常见病变包括垂体梗死如 Sheehan 综合征、垂体肿瘤、空蝶鞍综合征。

3. 卵巢局部因素导致的排卵障碍 见于先天性卵巢发育不良、卵巢功能衰竭、卵巢炎症、卵巢肿瘤及卵巢子宫内膜异位囊肿等。

(1)先天性卵巢发育不良:性腺呈条索状,性征幼稚,可见于染色体异型如 45,XO 及其嵌合体,也可见于染色体正常型如 46,XX 或 46,XY。

(2)酶的缺陷:17α－羟化酶、17,20－碳裂解酶及芳香化酶等酶的缺陷患者可出现性征幼稚,无排卵。

(3)卵巢抵抗综合征:患者卵巢对促性腺激素不敏感,又称为卵巢不敏感综合征,其发病可能与促性腺激素受体基因突变有关。患者可有女性第二性征发育,内源性 Gn 升高,卵巢内多为始基卵泡和初级卵泡,但无卵泡发育和排卵。

(4)卵巢功能早衰:40 岁之前绝经,FSH >40U/L,伴雌激素水平下降。可能与遗传、感染、自身免疫性疾病、医源性损伤等原因有关。

4. 多囊卵巢综合征（polycystic ovary syndrome，PCOS）　PCOS 是育龄妇女常见的内分泌代谢疾病。临床表现：月经异常、不孕、高雄激素征、卵巢多囊样表现等，同时伴有肥胖、胰岛素抵抗、血脂异常等代谢异常，成为 2 型糖尿病、心脑血管病和子宫内膜癌发病的高危因素。该综合征在育龄妇女中发病率为 5% ~ 10%，在月经异常妇女中占 70% ~ 80%。目前大多数学者采用的是 2003 年 Rotterdam 诊断标准，即稀发排卵和（或）无排卵；高雄激素的临床表现和（或）生化指标；卵巢的多囊改变。以上三项中有两项指标符合即可诊断 PCOS，同时排除具有相似临床症状的其他异常。我国 2011 年实施的卫生行业标准中有关 PCOS 的诊断如下：①疑似 PCOS：月经稀发或闭经或不规则子宫出血是诊断必须条件。另外再符合下列 2 项中的一项：a. 高雄激素的临床表现或高雄激素血症；b. 超声表现为 PCO。②确诊 PCOS：具备上述疑似 PCOS 诊断条件后还必须逐一排除其他可能引起高雄激素的疾病和引起排卵异常的疾病才能确定诊断。排除疾病：迟发性先天性肾上腺皮质增生、库欣综合征、分泌雄激素的肿瘤、低促性腺激素低性腺激素性闭经、甲状腺功能异常、高泌乳素血症。

5. 高泌乳素血症　催乳素（prolactin，PRL）来源于腺垂体的嗜酸细胞，血 PRL 浓度正常上限为 500mIU/L，将高催乳血症定为 PRL > 880 ~ 1 000mIU/L（30ng/ml）。早孕时 PRL 为正常未孕妇女的 2 倍。高催乳素血症可以引起妇女卵巢功能紊乱、月经异常、溢乳和不孕，可表现为单纯溢乳、闭经 - 溢乳或单纯闭经。

6. 黄素化未破裂卵泡综合征　有学者观察到在黄体期 3 ~ 5 天时，有的患者基础体温上升、孕酮升高、子宫内膜有分泌期改变，而腹腔镜检查却未发现卵巢表面排卵斑，腹腔液的 E_2，P 低，而将此情况命名为"卵泡未破裂黄素化综合征"。

LUFS 并无特殊的临床表现，月经周期正常，基础体温双相，子宫颈黏液的改变亦为正常，子宫内膜亦有分泌期改变，但发育较迟缓，黄体期亦较短。LUFS 卵泡发育不同于正常排卵的卵泡，生长速度较快，LH 峰后卵泡急剧增长，并可持续长大，最大可达直径 8cm，直至下次月经来潮。

激素的变化亦有其特点：在卵泡早期、黄体期 FSH 均高，排卵后下降需 4 ~ 5 天；LH 峰值低且较正常排卵者出现晚；E_2 显著增高，排卵前峰值与 LH 同天出现；P 较低，PRL 亦有增高的趋势；雄烯二酮升高。

腹腔液激素浓度：排卵前腹腔液中 E_2 与血中相仿，P 较血中低；如卵泡液排入腹腔，PFE_2 较血中高 5 ~ 10 倍，而 PFP 则高 10 ~ 20 倍。LUFS 因卵泡未破裂，故 PFE_2、PFP 明显不同于排卵者，PFE_2 < 2 775pmol/L（750pg/ml），PFP < 256nmol/L（80ng/ml）。

关于 LUFS 的机制尚不清楚，可能与前列腺素有关。动物实验发现服用吲哚美辛后可出现 LUFS。此外还与子宫内膜异位症、高泌乳素血症及精神因素等有关，推测这些因素可能通过多环节引起下丘脑 - 垂体 - 卵巢轴功能紊乱，导致卵巢功能和内环境的改变。LUFS 的发生还可能与机械性因素如盆腔粘连有关，纤维粘连包裹卵巢，卵泡表面增厚，卵子无法排出，即机械性 LUFS。

对 LUFS 可用促排卵法治疗，机械性 LUFS 须经手术去除粘连，或行 IVF - ET 治疗。

7. 黄体功能不足（luteal phase deficiency，LPD）　1949 年，Georgeanna Jones 首次提出了黄体功能不足的概念。LPD 是指由于黄体分泌黄体酮不足或黄体酮对子宫内膜的作用不足导致子宫内膜不能在正确的时间达到正确的状态。由于胚胎种植高度依赖于内膜状态，LPD

会影响妇女受孕及成功妊娠。黄体功能不足的发生率在不孕人群中为 5% ~ 10%。

（1）LPD 的原因：LPD 是排卵障碍的一种表现。常见于高龄女性、高泌乳素血症和 P-COS 的患者、出现 LUFS 的周期及超促排卵中。其发生原因包括：①卵泡生长障碍：垂体分泌 FSH、LH 异常或卵泡对促性腺激素不敏感，卵泡生长障碍，颗粒细胞分泌雌激素水平低，不能诱导正常 LH 峰的出现，最终导致形成的黄体功能异常。此外，卵泡期促性腺激素分泌的微小变化也会影响后期的黄体功能。如卵泡早期 LH 脉冲频率的增加，早卵泡期血清 LH 和 FSH 水平的增加等。②颗粒细胞黄素化不充分，孕酮产生不足或黄体过早衰竭。③子宫内膜对正常水平黄体酮反应欠佳。④在助孕技术超促排卵周期中，黄体功能不足十分常见，这是由于 a. 卵泡抽吸术损失了大量的颗粒细胞。b. GnRH 激动剂和 GnRH 拮抗剂的使用使 LH 水平明显降低。c. 超生理量的甾体激素通过负反馈机制直接抑制垂体 LH 的分泌。

（2）LPD 的诊断：LPD 的诊断标准一直存有争议，到目前为止没有找到一个准确的可以应用于临床的诊断方法。传统的诊断方法包括以下几种：①基础体温曲线显示高温相过短，对于诊断 LPD 不敏感，多个连续的 BBT 显示黄体期短于 12 天才具有临床价值。②黄体中期血清孕酮水平 <10ng/ml。由于孕酮的分泌模式也呈脉冲式，变异范围大，因此即使是随机的多次的孕酮水平测定也不能作为 LPD 的诊断标准。③子宫内膜活检，病理学家将子宫内膜根据特定月经周期天数的典型表现进行分期。如果子宫内膜形态与取样时的实际月经周期天数一致，则认为结果正常，子宫内膜为同相；如果偏差 ≥2 天，则子宫内膜为异相。至少需要连续 2 个月经周期的内膜活检均显示分期延迟，才可考虑 LPD 的诊断。

8. 全身性因素　其他系统疾病，如甲状腺功能亢进或低下、肾上腺皮质腺功能亢进或低下、糖尿病、肥胖或严重营养不良等可影响卵巢的正常排卵功能。

二、输卵管问题

输卵管上皮是由被覆纤毛的柱状上皮细胞和无纤毛的分泌细胞组成。随着输卵管的蠕动，纤毛的摆动，将分泌细胞的分泌物和卵子向宫腔方向运送。在生理的月经周期中，输卵管细胞的纤毛化和去纤毛化在不断发生，雌激素诱导纤毛化而孕激素诱导去纤毛化。当输卵管在炎症过程中遭到破坏时，纤毛细胞的纤毛数量和质量会发生永久性降低。

引起管性不孕的主要原因有：盆腔感染及盆腔手术史、阑尾炎、反复的宫腔操作史、结核及子宫内膜异位症等。输卵管损伤包括输卵管梗阻或输卵管纤维化，可能通过以下途径导致不能正常地运输配子和受精卵而引起不孕：盆腔解剖扭曲输卵管阻塞或纤毛损伤；输卵管蠕动异常；输卵管卵巢的解剖关系变化，影响拾卵；卵巢周围粘连，影响排卵。

1. 盆腔炎性疾病后遗症　大多数导致输卵管损伤的原因是源于下生殖道的感染迁延至上生殖道，导致盆腔感染性疾病（PID）的发生。PID 由表现为子宫内膜炎，子宫旁组织炎、输卵管炎和输卵管 - 卵巢脓肿。引起感染的微生物主要包括淋病奈瑟菌、沙眼衣原体和阴道的需氧厌氧菌群。

（1）淋病奈瑟菌：将输卵管上皮与新鲜分离的淋病奈瑟菌及其内毒素进行体外共培养，结果引起输卵管纤毛活性的丧失。淋病奈瑟菌侵袭输卵管黏膜层的非纤毛细胞，同时引起纤毛细胞脱落。

（2）沙眼衣原体（Chlamydia trachomatis, CT）：在女性生殖道内最易侵及的部位是宫颈的柱状上皮细胞，引起局部炎症，当炎症向上蔓延即可引起子宫内膜炎、输卵管炎、附件炎和盆腔炎。衣原体对输卵管黏膜有直接的细胞毒作用，引起微绒毛脱失，细胞间连接断裂，上皮细胞遭破坏。但是相当一部分衣原体感染者没有临床症状，属于"隐匿性感染"，因此能否预测并及时发现感染对输卵管造成的损害成为临床诊治的难题。治疗应开始于有症状的PID 和输卵管损伤之前才有效。

感染衣原体后患者的结局存在很大差异，有些患者很快痊愈而不引起输卵管的损害，而另一些患者感染呈持续状态，成为管性不孕的高危人群。目前认为，输卵管永久性的瘢痕形成与免疫反应有关，而且持续的或重复的感染会使这种结构的变化加剧。这主要取决于微生物的毒性、阴道环境因素和宿主的免疫因素。不同血清型衣原体感染所引发的临床表现不同。

（3）支原体：支原体是女性下生殖道正常菌群的组成部分之一，属于条件致病菌。在健康女性下生殖道中，总体支原体的检出率达到 40% ~ 60%。支原体致病与否与身体抵抗力下降和（或）某些亚型的感染有关。有研究显示，人型支原体可引起输卵管感染，但在不孕症妇女下生殖道检出率很低（2.1% 和 2.4%）。因此认为人型支原体有可能只是上生殖道病原体的协同菌。

生殖支原体（Mycoplasma genitalium，Mg）感染是引起脓性宫颈炎症的独立致病因子，与子宫内膜炎密切相关，并能上行感染输卵管。Simms 等首次就 Mg 与 PID 之间的关系进行病例对照研究，发现存在一定关联。

（4）细菌性阴道病（Bacterial vaginosis，BV）：BV 是以厌氧菌和兼生菌过度生长为特征，与内膜炎、盆腔炎性疾病，特别是性传播疾病的发生相关。而且 BV 与不孕症的发生有显著相关性。

对于生殖道菌群赖以生长的环境 – 阴道微生态体系的评估，已成为一门独立的学科。北大医院徐阳研究发现不孕女性 BV、VVC 的患病率和阴道菌群异常的发生率不高于正常体检妇女，原发不孕与继发不孕之间、单纯管性因素不孕与单纯男性因素不孕之间阴道微生态的状况也无显著性差异。

2. 输卵管结核　杨燕生等对 1 120 例输卵管性不孕患者，进行腹腔镜检查，发现盆腔结核 712 例，占 63.6%。根据不同报道结核致成输卵管性不孕的为 25.4% ~ 31.1%。腹腔镜下表现为输卵管僵直、结节状，部分可见干酪样团块或腹膜有粟粒样结节。可分为几种不同类型：

（1）急性期：可表现为输卵管充血，浆膜表面粗糙有白色细小的纤维素渗出物及大量粟粒样结节，粘连疏松并伴有浆液性腹水。

（2）粘连包块型：即慢性期、管壁增厚、肿胀、伞部外翻，其间或周围有干酪状坏死样物。输卵管和其周围组织，即卵巢、肠管、大网膜、盆腔腹膜形成粘连包块。有时虽然卵管伞端暴露在腹腔内，但和卵巢隔绝，致碘油造影仍诊为通畅，但由于粘连形成盆腔分隔，伴有盆腔局限性腹水。

（3）粘连钙化型：较为常见。盆腔呈多层次网状、条索状粘连，盆腔封闭或半封闭；粘连带上见钙化点，输卵管僵硬，被周围粘连所固定，卵巢表面卵泡不可见。

（4）结节硬化型：轴卵管硬化，峡部可见串珠状改变，角部可见结节状改变。

以粘连包块型及粘连钙化型较多见。病理检查有的具典型的结核肉芽肿，有的未见典型结核结节，但管壁可见到陈旧玻璃样变及灶性干酪样坏死，管腔可见干酪样物质。

文献报道盆腔结核中输卵管结核占100%，子宫内膜结核占74%。如临床表现月经量变少或痛经，则需进一步检查，如阴道B超或宫腔镜检查。

3. 非特异性盆腔感染 引起输卵管病变占36.4%。患者过去曾有过宫腔、腹腔手术史者占66.4%，如化脓性阑尾炎手术、多次人工流产史等。北医三院分析了559例因输卵管不通行IVF - ET的患者，其中218例继发不孕中47.5%曾有过宫腔内妊娠，其中有过人工流产者占34.9%，中期引产史者1.8%。这些患者的输卵管病变较盆腔结核者为轻。有的输卵管外观正常，只是管腔内部梗阻，或输卵管卵巢性包块、输卵管伞端和周围组织粘连、输卵管积水等。

4. 输卵管结扎或绝育后 术后引起输卵管积水属常见，但浆膜下组织受损可能更严重，成为输卵管复通术后影响功能的因素。积水引起管腔黏膜变薄，皱襞间距增大，上皮细胞变短，纤毛减少、缺失；这些都可能是炎症的后果，非感染因子致成。绝育术后输卵管近端组织和细胞的病变与绝育时间长短有关，因此绝育术后时间越长，复通成功率越低。输卵管结核为输卵管复通手术的禁忌证，即使输卵管通后，其功能亦不能恢复。术后效果好的条件有：①输卵管壁薄；②输卵管内膜肉眼观察正常；③粘连少；④无固定的粘近。在考虑手术时应重视患者的年龄。

5. 异位妊娠术后 二次异位妊娠切除双侧输卵管的患者要求IVF - ET患者并不少见，一般曾有一侧输卵管妊娠史者，对侧输卵管也常不通。另外切除输卵管时应将全长切除，剩下一段还可致日后的输卵管妊娠。近年来提倡保守疗法，不切除输卵管并保持其通畅，效果尚有待继续观察。

三、子宫问题

先天性子宫缺如或发育异常、子宫内膜结核及宫腔粘连可致不孕。子宫黏膜下肌瘤、内膜息肉和某些子宫畸形有可能影响正常的生殖过程。

1. 子宫内膜息肉 月经正常的不孕妇女中，内膜息肉发生率为15.6%。临床观察发现，生育能力的恢复与摘除的息肉大小无关，即使摘除直径<10mm的小息肉，也可提高人工授精的妊娠率。息肉的存在可能对生殖带来以下不利影响：不规则的内膜局部出血；产生炎性内膜反应；宫内异物；阻挡精子运输；影响胚胎着床；增加内膜面积，导致妊娠相关蛋白分泌过多，抑制精子与透明带结合。

2. 子宫肌瘤 与生殖的关系并不确定，比较一致的观点认为，单单由于肌瘤导致的不孕仅占2%~3%。引起宫腔变形的肌瘤和黏膜下肌瘤对生殖有负面影响，肌瘤的药物治疗不提高生育力。应注意肌瘤剔除术后的盆腔粘连对生殖有潜在影响。由于安全性没有得到证实，不推荐不孕患者采用消融术和子宫动脉栓塞术治疗子宫肌瘤。

3. 宫腔粘连（Asherman综合征） 最常发生于妊娠内膜创伤。非妊娠内膜创伤见于诊刮、宫颈活检或息肉摘除术、取放环、放疗后、子宫动脉栓塞术后，子宫动脉结扎/切断术后、子宫内膜切除术后等，感染和某些先天异常也可以引起宫腔粘连。严重宫腔粘连的患者妊娠预后极差。

4. 先天性的子宫异常 包括子宫纵隔、双角子宫、单角子宫和双子宫。除了较大的子宫纵隔外，很难证实这些异常对妊娠的影响。因此尽管某些异常可能与妊娠并发症有关，子宫畸形不被视为不孕的原因进行评价。

5. 宫颈因素　子宫颈作为精子通过的门户在生殖过程中占据重要的一席之地。宫颈腺体分泌碱性黏液，阻碍下生殖道微生物上行感染。在排卵期，雌激素作用后的宫颈黏液还有几个作用：①形成管道系统，有利于精子通过并直接进入宫腔；②形成精子的储存池，将精子不断地向宫腔内释放，以保持精子的受精潜能；③将非精子物质和死精子过滤掉。宫颈的炎症或损伤有可能改变宫颈黏液的性状和（或）宫颈的解剖结构而不利于精子通过。

四、子宫内膜异位症

育龄妇女中子宫内膜异位症（endometriosis，EMT）的发病率约为 10%，EMT 患者中约有 50% 伴发不孕，而 35% 以上的不孕症是由 EMT 造成的。EMT 患者中不孕为非 EMT 人群的 20 倍。EMT 影响生殖的多个环节：①影响卵泡的质量、成熟及排卵：EMT 的患者合并排卵功能障碍约占 17%～27%。EMT 患者多合并泌乳激素升高，抑制甾体激素合成和分泌，降低 LH 受体的数量，使卵泡对 LH 不敏感，因此 LUFS 和黄体功能不足的发生率高。同时 EMT 患者卵泡发育潜能降低、颗粒细胞功能异常、卵泡微环境及内分泌发生改变，直接或间接对卵母细胞质量造成损害。②影响输卵管的通畅性及功能：EMT 的患者常常出现盆腔粘连、输卵管粘连和扭曲，对拾卵及配子/合子的运输不利。③影响受精过程。④改变腹腔液功能：活化巨噬细胞及肿瘤坏死因子等浓度升高，对配子造成不良影响。EMT 患者的腹腔微环境不同于生育力正常的女性，有证据显示，EMT 患者腹腔内活化巨噬细胞的水平升高。轻～中度 EMT 患者的腹腔液对输卵管纤毛的拍打频率有明显的抑制作用。⑤着床率降低：Ⅲ～Ⅳ期的患者子宫内膜整合素 av 的表达降低。⑥自身免疫因素的改变：EMT 患者常伴有局部及全身细胞免疫、体液免疫和分子免疫功能异常，改变腹腔内环境，干扰生殖过程。

五、男性问题

育龄夫妇未采用任何避孕措施同居生活 1 年以上，由于男方因素造成女方不孕者，称为男性不育症。通常分为睾丸前、睾丸和睾丸后三个环节，但是仍有高达 60%～75% 的患者找不到原因。

1. 睾丸前因素　该类患者生育功能的损害系继发于体内激素的失衡。包括下丘脑疾病、垂体疾病、内源性或外源性激素异常。

2. 睾丸性因素　涉及睾丸的先天性异常、生殖腺毒素、全身性疾病、感染、睾丸创伤和手术及免疫性因素。

3. 睾丸后因素　包括输精管道梗阻、精子功能或运动障碍、免疫性因素、感染、性交或射精功能障碍。

4. 特发性病因　是指男性不育症找不到明确病因者，其影响生殖的环节可能涉及睾丸前、睾丸本身、睾丸后的一个或多个环节。目前倾向与遗传或环境因素等相关。

六、免疫问题

体液免疫和局部细胞免疫影响配子的形成、滋养细胞的生长、胚胎植入和发育。妊娠是半同种移植过程，成功妊娠是免疫耐受的结果，一旦免疫功能异常，将导致受孕失败。由免疫引起的不孕症占不孕症的 10%～15%。许多免疫性疾病直接导致了受孕能力的降低，如抗磷脂抗体综合征、系统性红斑狼疮、1 型糖尿病等。

（一）男性免疫性不孕

主要涉及抗精子抗体（antisperm antibody，AsAb）的产生。精子有其特异抗原，可引起自身或同种的免疫反应。在正常情况下，精子被血睾屏障所分离，防止循环系统的免疫细胞与精子抗原接触，但一旦这一屏障受到破坏、如输精管的损伤，或睾丸、附睾的炎症等，即会引起精子的自身免疫产生 AsAb。AsAb 可导致精子的凝集和制动导致不孕。AsAb 的检测需采用 WHO 推荐的方法即新鲜精液行混合抗球蛋白反应（mixed antiglobulin reaction，MAR）试验或直接免疫球方法（immuno bead test，IBT）。阳性者可行子宫腔内人工授精（intrauterine insemination，IUI），洗涤上游法可将精液中抗体的有害作用减少到最低，但不可能去除结合在精子上的所有 AsAb。对 IUI 失败者采用体外受精和胚胎移植技术（in vitro fertilization and embryo transfer，IVFET）。小剂量口服泼尼松 5mg 每日 3 次，共 3 ~ 12 个月，用于 AsAb 阳性的少精症患者，但有不良反应。严重少弱精者需行卵胞浆内单精子注射（intracytoplasmic sperm injection，ICSI）。生殖道局部产生的 AsAb 能导致精子的凝集和制动，对生育力的影响较大。

（二）女性免疫性不孕

女性体内产生的自身抗体和局部免疫功能的异常可导致女性免疫性不孕。

1. 女方血清内及宫颈黏液中抗精子抗体　精子和精浆有许多抗原物质，阴道和子宫等可以吸收这些抗原并分泌抗体，性交后反复进入阴道的精子抗原却未产生抗体。原因可能是精浆内含有免疫抑制物，如果此抑制物受到破坏，或女性生殖道黏膜破损或出血时性交，则精子抗原通过上皮屏障进入上皮下的淋巴细胞产生抗精子抗体，从而导致不孕。AsAb 可阻止精子穿过宫颈黏液。随 AsAb 抗体滴度升高，精子穿透性下降。输卵管含免疫物质最多，并在此发生局部免疫作用，阻止精子的进入。在原因不明不孕症妇女中，约有 30% 在血清中检测到抗精子抗体。

可行性交后试验：近排卵期性交后卧床约 0.5 ~ 1 小时后来院查子宫颈黏液，检查子宫颈黏液中的精子是否存活。正常值为 10 ~ 15 活精子/HP，精子存活率受到子宫颈黏液性质、其中有无抗精子抗体及精液本身的影响。还可进行体外精子 – 宫颈黏液接触试验。

对 AsAb 阳性者在积极预防生殖道感染的同时可试用下列治疗方法：

（1）采用避孕套 6 ~ 12 个月：避免因性交而使精子抗原暴露于女性生殖道。这样可以使 AsAb 滴度下降。

（2）免疫抑制剂：局部用氢化可的松制剂置阴道内，用于子宫颈黏液中存在 AsAb 患者。小剂量口服泼尼松 5mg 每日 3 次，共 3 个月治疗血清 AsAb 阳性的患者。

（3）应用子宫腔内人工授精（intrauterine insemination，IUI）以避开子宫颈黏液，但由于整个生殖道可发生免疫作用，效果不理想。

（4）应用体外受精胚胎移植技术（in vitro fertilization and embryo transfer，IVF – ET）：由于 AsAb 阻碍精子在女性生殖道的运行，配子输卵管内移植（GIFT）及 IUI 用于治疗AsAb 的免疫性不育效果不好，IVF – ET 治疗 AsAb 阳性的女性不育者，无论受精率还是妊娠率和对照组无差异。即使精子表面结合 AsAb 阳性，IVF – ET 结果和对照组亦无差异。

2. 女方血清内抗磷脂抗体（antiphospholipid antibody）　抗磷脂抗体是一组自身免疫性

抗体，此类抗体多发生于组织炎症，损害及粘连后，带负电荷的磷脂是细胞膜的组成部分，可与之结合而产生一系列不良反应，主要是引起小血管内血栓形成倾向而引起蜕膜或胎盘血流不足，其机制是前列环素（PGI_2）受到抑制。

3. 抗子宫内膜抗体　子宫内膜抗体是以子宫内膜为靶抗原产生的自身抗体。子宫内膜抗体可在60%的子宫内膜异位症的患者血清中检出，而且患者常合并抗甲状腺、抗内皮、抗卵巢抗体。子宫内膜抗体和子宫内膜中抗原产生抗体反应，引起内膜损伤，干扰孕卵着床和胚胎发育。因此检测不孕症妇女血清中的抗子宫内膜抗体是诊断子宫内膜异位症和不孕症的方法。对抗子宫内膜抗体阳性者可采用皮质激素治疗，抑制抗体的形成和异常免疫反应。对抗子宫内膜抗体阳性的子宫内膜异位症患者行相应的治疗，积极助孕。

4. 系统性自身免疫性疾病与不孕症

（1）系统性红斑狼疮（systemic lupus erthematosus，SLE）：不孕症患者中有1%诊断为系统性红斑狼疮，较整个人群的发病率明显升高。在40岁以下的系统性红斑狼疮患者中53%合并月经不规律。狼疮性肾炎可导致闭经和卵巢功能低下，也可影响男性的阴茎勃起和精子的形成。SLE选择合适的时机怀孕很重要，建议SLE患者在疾病控制期或缓解期受孕，妊娠后由免疫医师和产科医师定期共同监测。孕前和孕后用羟氯喹、泼尼松和阿司匹林治疗。

（2）自身免疫性甲状腺疾病（autoimmune thyroid disease，AITD）：正常卵的形成依赖正常的甲状腺激素水平，自身免疫甲状腺疾病导致甲状腺功能减退，患者常合并月经不规律和不孕。AITD表现为血清中甲状腺球蛋白抗体、甲状腺微粒体抗体和甲状腺过氧化物酶抗体升高。甲状腺抗体升高的妇女孕早期甲状腺储备功能低下。大部分甲状腺球蛋白抗体阳性的患者存在轻微的TSH升高，因此在怀孕前和早孕期应用甲状腺激素补充疗法，另外还可应用免疫球蛋白治疗。

（3）1型糖尿病（type 1 diabetes mellitus，T1DM）：是胰岛细胞的免疫性病变，由于内分泌的异常而导致月经紊乱及生殖年限缩短如初潮延迟和早绝经。高的胰岛素血症和胰岛素抵抗与PCOS的发病相关。T1DM患者的生育力较整个人群降低20%。

5. 外周血和子宫内膜局部的免疫问题　正常月经周期及早孕期子宫内膜中，典型的$CD3^+$、$CD4^+$、$CD8^+$淋巴细胞分布较少，而以不典型淋巴细胞$CD56^+$较多（又称NK样细胞，自然杀伤细胞），并随月经周期和妊娠期而变化，而血中的NK细胞多数为CD56dim。动物实验表明，此细胞可能被着床前滋养层产生的α干扰素活化，杀伤子宫上皮细胞和基质细胞，协助滋养层细胞植入子宫内膜。同时NK样细胞产生的细胞因子$TNF\alpha$、$TGF\beta_2$可以抑制滋养层细胞的DNA合成，限制其无限增殖，因此起到了对滋养层细胞的免疫监视作用，维持滋养层细胞与子宫内膜之间的动态平衡，保证了胎儿的正常形成。当免疫失调时$CD56^+$细胞的功能减弱从而引起不孕和流产。有研究显示反复着床失败患者外周血CD56dim浓度和比率较怀孕妇女升高，应用免疫疗法可增加妊娠成功率。对外周血NK细胞升高的反复着床失败者应用泼尼松和免疫球蛋白治疗。黄体期内膜搔刮通过改变内膜局部的细胞和生长因子改善IVF着床率。

6. 卵巢早衰（POF）　POF患者常伴有其他自身免疫性疾病；患者血液循环中存在抗卵巢抗体、抗透明带抗体等；患者卵巢组织中有淋巴细胞和浆细胞浸润。有报道对POF患者雌激素治疗的同时联合应用糖皮质激素可提高排卵率和妊娠率。

七、原因不明

经过检查证实女方有排卵，输卵管通畅；男方精液正常方可考虑不明原因不孕，可能同时存在其他免疫问题或卵巢功能不正常未能查及。有时有些心理上存在某种障碍也可能造成不育。

（黄启玉）

第四节　不孕症检查

一、病史及妇科检查

（一）病史

主诉有闭经、稀发月经或少经、不规则阴道出血或单纯不育。婚育史应包括过去妊娠史、不育时间、性交频率、人工流产、中期引产、异位妊娠史。既往史应注意询问以往的手术史、结核及其他疾病史，特别是盆腹腔疾病和手术史，以及精神打击，生活方式改变，服用药物史等。

（二）体格检查和盆腔检查

体格检查特别要注意体型和体质指数（body mass index，BMI）即体重（kg）/身高^2（m^2），甲状腺、乳腺情况及患者的毛发分布，压挤乳房看有无乳汁分泌。盆腔检查包括子宫大小、位置，子宫颈有无糜烂，阴道感染，附件肿物、增厚及压痛。

（三）临床试验观察

包括基础体温、子宫颈黏液、阴道细胞学涂片及月经第 1 天（12～24 小时内）取内膜活体检查等，简易可行，但这些检查结果只能代表靶器官对雌、孕激素的生物学反应，还不能完全代表有无排卵。

1. 基础体温　正常月经周期大都为 28 天左右，月经周期长短的差别是由卵泡期的长短决定的。排卵一般在周期第 14 天，黄体期应持续（14±2）天。每日起床前在安静状态下测试体温，温度表置舌下 5～10 分钟，记录体温，将每日体温连线，如呈双相即排卵后受孕激素影响体温上升 0.3～0.6℃，月经来潮日，体温再下降。

2. 子宫内膜活体检查　月经来潮日 12～24 小时内取子宫内膜做组织学检查，应看出晚期分泌期变化，表明是雌、孕激素的影响，曾有过排卵。子宫内膜 Noyes 分期可见典型的组织学特点和月经周期日数的关系（图 15－6）。

Noyes 等对子宫内膜形态学变化和月经周期日数关系进行了仔细的观察，后人皆应用于衡量子宫内膜变化是否和月经周期日期相符合，此标准称之为 Noyes 子宫内膜日期。如在增殖期腺上皮及基质的核变化，分泌早期的腺上皮核下空泡，分泌晚期的腺腔内分泌物，基质水肿，假蜕膜反应等。

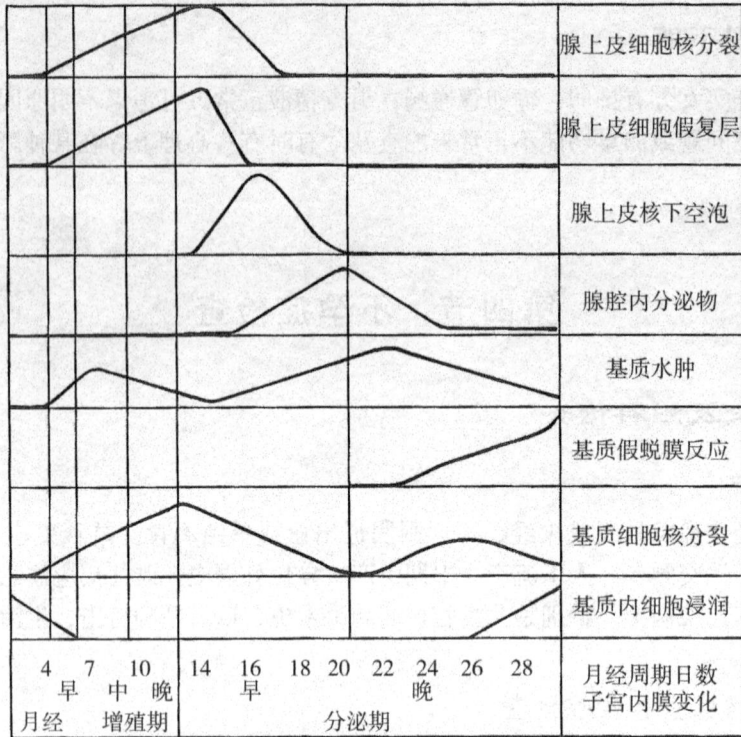

图 15 - 6 子宫内膜形态变化特点和月经周期日数关系（子宫内膜 Noyes' 分期）

3. 子宫颈黏液改变 子宫颈黏液主要由子宫颈腺体产生，少量来自子宫内膜和输卵管，含子宫腔与子宫颈上皮细胞碎屑和白细胞等。宫颈黏液每天的分泌量约 20 ~ 60ml，黏液呈碱性，pH 在 7 ~ 8.5，排卵期黏液清亮，有利于精子的穿透。

（1）标本的采取：用窥阴器暴露宫颈，将宫颈外口擦净，用干燥的长弯或直钳伸入宫颈内约 0.5cm 处取样，将取出的黏液顺一方向平铺在载玻片上，在室温下自然干燥。

（2）宫颈黏液结晶的分类：最典型的羊齿状结晶，主干粗，分支密而长。不典型的，分支少而短或树枝形象比较模糊，或黏液中只见到椭圆体。

（3）排卵前期的变化随雌激素的增加，宫颈外口逐渐开大可达 0.3cm 直径，呈瞳孔样，黏液量增多，质稀薄，拉丝性增加，可达阴道口，约 10cm 长。镜下呈典型羊齿状结晶。排卵后受孕激素影响，宫颈口逐渐关闭，黏液量减少，羊齿状结晶逐步为椭圆体代替。上述变化受到子宫颈炎、子宫颈糜烂和一些药物应用（如氯米芬）的影响。

（4）性交后试验：近排卵期性交后卧床约 0.5 ~ 1 小时后来院，查后穹隆和子宫颈黏液，首先检查后穹隆黏液中是否存在活动精子，确定性交是否成功，同时取子宫颈黏液，看是否有存活精子。正常值为 10 ~ 15 活精子/HP，精子存活率受到子宫颈黏液性质、有无抗精子抗体及精液本身的影响。

4. 阴道涂片 一般采取阴道上方侧壁的刮片，用 95% 乙醇固定，巴氏染色。观察阴道各层，包括底层、中层、表层的比例。表层有角化前及角化细胞。在轻度雌激素的影响下，角化细胞占 20% 以下；中度雌激素影响，角化细胞占 20% ~ 60%；高度雌激素影响，角化细胞占 60% 以上，已超过正常排卵期水平。一般按成熟指数 (MI) 报告即：底层细胞%/中层细胞%/表层细胞%，如左侧数字增大即"左移现象"，表明雌激素水平下降，如右侧数字增大即"右侧现象"，则表明雌激素水平增高。为了解体内雌激素变化可连续做阴道涂片观察。

5. 月经来潮 12~24 小时内取子宫内膜行组织学检查　可了解有无分泌期变化及异常增生、结核等器质性病变，如为分泌晚期改变，表明受雌、孕激素影响曾有过排卵。

6. 黄体酮试验　对闭经患者给予黄体酮 20mg，每日肌注 1 次，共 3~5 天，如子宫内膜已受到雌激素刺激的准备，撤退性出血多发生在 2 天后至 2 周内。试验阳性表明体内尚有一定量的雌激素产生，属 Ⅰ 度闭经，如为阴性，须再做人工周期试验。

7. 人工周期试验　先用雌激素，如每日口服乙底酚 0.5~1mg 或结合雌激素 0.625~1.25mg，连续 21 天，最后 7 天加用黄体酮，停药 2 天至 2 周内看有无撤退性出血，如有出血表明子宫内膜无问题，对雌、孕激素有反应，而是卵巢不能产生足量雌、孕激素，属 Ⅱ 度闭经。如无撤退性出血，提示内膜的问题，主要是发生在子宫内膜结核或多次刮宫后，内膜形成瘢痕或宫腔粘连 (Asherman 综合征)。

8. 垂体兴奋试验　可采用国产 GnRH-a 9 肽 - 阿拉瑞林 (alarelin) 25μg，静脉注射 15 分钟后 LH 升高 2.5 倍，60 分钟后升高 3.1 倍。如不正常可能表示垂体功能受到损害。

二、血液激素测定、染色体分析及免疫学

包括垂体卵泡刺激素 (FSH)、黄体生成激素 (LH)、雌二醇 (E_2)、孕酮 (P)、睾酮 (T)、催乳素 (PRL)，前四种激素水平的周期性变化明显，LH 及 FSH 峰在排卵前 24 小时出现，LH 峰前 24 小时有 E_2 峰。排卵后 P 值才有所增长，报告测定值时一定要标明月经周期的天数。要了解卵巢的基本状态或其储备能力，应当在月经周期第 3 天采血。对于原发性闭经或生殖器发育异常的患者，应做染色体核型检查。

女方抗精子抗体及抗心磷脂抗体检查，可应用酶联免疫吸附试验测定 (ELISA) 测血液中抗体，阳性对妊娠可能有不利影响，可能与免疫性不孕或复发性流产相关。

三、连续 B 超监测卵泡发育及排卵

阴道 B 超探头接近盆腔器官，不需充盈膀胱，可较准确地观察卵泡发育，子宫内膜厚度及特点。一般于月经周期第 8 天开始，优势卵泡直径接近 18~22mm 时排卵，卵泡消失，盆腔内出现液体。优势卵泡不破裂而突然增大，可能是 LUFS。如逐步缩小即是卵泡闭锁。

四、精液化验

(一) 精液分析

手淫取出精液放入消毒杯中，为了避免温度的变化应在医院取精液，标本在运输的过程中也会影响精子的活动度，如标本有污染对精液的颜色及气味会有影响。将精液杯子放置正常室温下，30 分钟应当液化。化验前，标本应混合好，计算前应注意有无凝集现象或显微镜下有无其他细胞。

1. 精子密度　用血球计数器，数 10 方格以百万/ml 计算。

2. 精子活动度 数 20 方格内的活动精子，如小于 1 000 万/ml，应数 100 方格，包括活动精子及精子总数，活动度 = 活动精子数（20 ~ 100 格内）×100/精子总数（20 ~ 100 格内同上）。

3. 精子形态 精液 1 滴加 PBS + 1% 甲醛（formaldehyde）。用 1% Eosin 染色，用 10% Nigrosin 复染，观察 200 个精子，分为精子头异常、精子尾异常、中段异常。

表 15 - 1 为《WHO 人类精液及精子 - 宫颈黏液相互作用实验室检验手册》第 5 版的精液特性参考值。

表 15 - 1 精液特性参考值

参数	参考值下限
精液体积（ml）	1.5（1.4 ~ 1.7）
精子总数（10^6/一次射精）	39（33 ~ 46）
精子密度（10^6/ml）	15（12 ~ 16）
总活力（PR + NP,%）	40（38 ~ 42）
前向运动（PR,%）	32（31 ~ 34）
存活率（活精子,%）	58（55 ~ 63）
精子形态学（正常形态,%）	4（3.0 ~ 4.0）
其他共识临界点	
pH	≥7.2
过氧化物酶阳性白细胞（10^6/ml）	<1.0
MAR 试验（与颗粒结合的活动精子,%）	<50
免疫珠试验（与免疫珠结合的活动精子,%）	<50
精浆锌（μmol/一次射精）	≥2.4
精浆果糖（μmol/一次射精）	≥13
精浆中性葡萄糖苷酶（mU/一次射精）	≥20

根据以上参数界定下列诊断，见表 15 - 2。

表 15 - 2 各种精液状态的诊断名称

无精液症（aspermia）	无精液（没有精液射出或逆行射精）
弱精子症（asthenozoospermia）	前向运动（PR）精子百分率低于参考值下限
畸形精子症（asthenoteratozoospermia）	正常形态精子百分率低于参考值下限
无精子症（azoospermia）	精液中无精子（本手册检测方法未检出）
隐匿精子症（cryptozoospermia）	新鲜精液制备的玻片中没有精子，但在离心沉淀团中可观察到精子
血精症（hemospermia）	精液中有红细胞
白细胞精液症（脓性精症）［leukospermia（pyospermia）］	精液中的白细胞数超出临界值
死精子症（necrozoospermia）	精液中活动精子百分率低，不活动精子百分率高
正常精子（normozoospermia）	精子总数（或浓度，取决于报告结果）*，前向运动（PR）精子百分率和正常形态精子百分率均等于或高于参考值下限

无精液症（aspermia）	无精液（没有精液射出或逆行射精）
少弱精子症（oligoasthenozoospermia）	精子总数（或浓度，取决于报告结果）*和前向运动（PR）精子百分率低于参考值下限
少弱畸精子症（oligoasthenoteratozoospermia）	精子总数（或浓度，取决于报告结果）*、前向运动（PR）精子百分率和正常形态精子百分率均低于参考值下限
少畸精子症（oligoteratozoospermia）	精子总数（或浓度，取决于报告结果）*和正常形态精子百分率低于参考值下限
少精子症（oligozoospermia）	精子总数（或浓度，取决于报告结果）*低于参考值下限
畸形精子症（teratozoospermia）	正常形态精子百分率低于参考值下限

注：＊应该总是优先考虑精子总数，因为精子总数优于精子浓度。

（二）抗精子抗体测定

1. 混合抗球蛋白反应（mixed antiglobulin reaction，MAR）试验　将精液与包被免疫球蛋白的乳胶颗粒混合，然后加抗血清，镜下观察精子附着颗粒百分率，进行表面抗原定位及定量。

试验＋　　为＜50%精子包被

试验＋＋　　为＝50%精子包被

试验＋＋＋　　为几乎所有精子被结合包被

2. 直接免疫球方法（immuno bead test，IBT）　10μl 免疫球悬液和10μl 精液混合，盖片后室温孵育10分钟，显微镜下，如≥20%活动精子和2个球相连为阳性，需检查100个活动精子。

正常精液化结果：计数＞2 000 万/ml，活动度（Ⅲ＋Ⅱ级）40%（2小时内），正常形态＞30%，抗精子抗体试验（－）。每一标本内至少含1 000 万活动精子，显微镜高倍镜下可见7~8个活动精子，且无凝集。精浆量≥2.0ml，pH7.2~7.8，白细胞＜$1×10^6$/ml，高倍镜下＜3~4个。

五、输卵管通畅试验

1. 子宫输卵管通气术　应用造影器，将头部置入子宫颈管内，后面的橡皮塞撑住子宫颈口，使气体或液体不流出。导管的后端一侧连压力管，一侧连注射器管或二氧化碳通气装置。通气的压力为 10.7~16kPa（80~120mmHg），不得超过 21.3~24.0kPa（160~180mmHg），通气速度30ml/min，时间为5分钟，如输卵管通畅，压力会逐渐下降，用听诊器在双侧下腹部，可听到气过水声或水泡声、嘶嘶声，结合患者主诉肩部酸痛，X线透视可见膈下游离气体，则可诊断为至少一侧输卵管通畅。

2. 子宫输卵管通液术　注入含庆大霉素8万单位，地塞米松5mg，2%普鲁卡因2ml及注射用水20~30ml。液体注入宫腔无明显阻力，很少液体漏出或回流，表明输卵管通畅。

近年来由于宫腔镜的大量使用，也可用于检测输卵管是否通畅，通过宫腔镜插导管入输卵管开口处将10ml生理盐水含2%利多卡因，25mg泼尼松及8万单位庆大霉素注入每侧输卵管，以5%葡萄糖作为膨宫介质。液体中加抗生素及地塞米松的意义在于预防感染，也有治疗的作用。

3. 子宫输卵管造影　造影时间选在月经干净后2~7天，造影后24小时避免剧烈活动，在X线荧屏监测下进行，可用40%碘化油10ml，或用水溶性造影剂（如泛影葡胺），造影剂注入量为5~10ml，在观察下看造影剂进入情况，是否进入盆腔，显影不良时可稍增加压力或纠正导管的位置方向，碘油造影在24小时后再拍片，看盆腔内造影剂的扩散，分布情况。泛影葡胺在注射后10~20分钟即需进行第二次摄片，看片时需注意输卵管的形态、弯曲度及通畅性，观看有无伞端粘连、水珠形成，子宫腔有无占位性病变，24小时后是否有造影剂弥散。如局部造影剂堆积，表明盆腔内有粘连。全身严重病患、子宫出血、刮宫术后是应用造影术的禁忌。造影前先做碘油滴眼过敏试验，对碘液敏感的患者，可采取过氧化氢溶液（H_2O_2）通液。

4. 腹腔镜诊断　在腹腔镜直视下观察盆腔，并经宫颈口注入稀释的亚甲蓝液20ml，行输卵管通液，通畅者注入亚甲蓝液无阻力，即见亚甲蓝液自伞端流出，通而不畅者推液时有轻度阻力，输卵管先膨大，屈曲，再见亚甲蓝液从伞端流出。不通者推液阻力大，未见亚甲蓝液自伞端流出，而从宫颈口漏出。盆腔内病变表明输卵管不通及通而不畅的原因为盆腔结核、子宫内膜异位症及各种原因引起的盆腔炎症。盆腔结核者输卵管肿胀，与周围组织广泛粘连，或将卵巢和输卵管包裹，盆腔呈全封闭或半封闭状态。其他结核特点如前述，有的还伴随输卵管瘘。子宫内膜异位症表现为盆腔腹膜内膜植入灶，卵巢巧克力囊肿，子宫后壁和直肠密切粘连。一般盆腔炎造成的输卵管不通或通而不畅者，输卵管外观正常，有的表现为输卵管卵巢炎性包块，输卵管伞部卷曲或与周围组织粘连，有输卵管积水者则输卵管增粗，管壁薄，管腔中有液体滞留，有的是单纯输卵管伞端粘连。

5. 各种检查的评价　通气不适合作为输卵管通畅性的确诊手段，现在已基本废弃不用，因为二氧化碳（CO_2）来源困难，而使用空气时有发生空气栓塞的可能性，准确率也只有50%，但有时也可起到轻度粘连疏通的作用，可以作为初筛。子宫输卵管碘油造影可显示子宫及输卵管内部结构、形态、结节串珠状，卷曲增粗、僵直、积水等。X线片还可供他人参考分析，如碘油最后虽有弥散，但弥散局限表明盆腔内有粘连，或伞端增大表明伞部有阻力粘连，水油珠表明输卵管内有积液。世界卫生组织认为腹腔镜可以观察盆腔内情况，有优越性。通液、通气及碘油造影都有假阴性和假阳性，但碘油造影和腹腔镜检查准确率都在90%以上。腹腔镜检查可以发现微小的盆腔疾患如子宫内膜异位症，进行病灶切除及粘连分离。输卵管通畅试验应当根据病情及初步治疗效果从简易的检查到较复杂的检查。通气试验不通的假阴性为63.0%，假阳性为26.7%，通液假阴性为6.3%，假阳性为27.7%。

（刘　青）

第五节　药物促排卵

促排卵治疗只应用于女方排卵障碍所致不孕症或用于正常排卵妇女在进行助孕技术超排卵刺激周期。在应用促排卵治疗前必须明确输卵管情况并除外男方因素。促排卵药物有多种，作用在下丘脑－垂体－卵巢轴的不同水平，并通过不同机制产生效应。必须严格观察患者的反应以调整剂量或改变方案。如应用不当不但效果不好，有时还会产生不良反应，如严重的卵巢过度刺激综合征、多胎妊娠导致的流产、早产、孕产期并发症。应用促排卵药必须有明确的适应证，首先要明确不排卵的原因，并进行必要的检查如第四节所述。

对先天性无卵巢，绝经后或卵巢功能已早衰竭的妇女，促排卵药物无效，只能应用雌激素及孕激素人工周期治疗，以解决围绝经期综合征，并预防骨质疏松症。若要生育只能采取赠卵体外受精、胚胎移植。促排卵前应了解男性的情况及输卵管是否通畅，促排卵药物一般用于下丘脑－垂体功能低下或不协调的情况下，药物选择应从简单到复杂。

一、枸橼酸氯米芬

枸橼酸氯米芬（clomiphene citrate，CC）为口服药，用法较简单，价格也便宜。CC结构上与己烯雌酚相似，有弱的雌激素活性，作用于下丘脑－垂体水平，和雌激素竞争结合受体，阻断内生雌激素的负反馈作用，使FSH，LH水平上升，刺激多个卵泡发育。排卵不是CC的直接作用，而是继发于卵泡发育所分泌的雌二醇对垂体LH分泌的正反馈。对于有内源性雌激素水平的无排卵者（如PCOS患者）、黄体功能不足者，CC仍是临床上的一线促排卵药物，但是对于雌激素水平低落、高泌乳素及高促性腺激素患者则基本无效。CC制剂片剂规格50mg/片。用法：于月经5~9天或3~7天给CC每日50~150mg共5天，可连用3~6个月看有无排卵或妊娠。用CC后观察如优势卵泡增大到直径18mm时加用绒毛膜促性腺激素（hCG）5 000~10 000IU诱发排卵。于hCG注射后34~36小时排卵，可指导同房或采用其他简单的助孕技术。应用CC后，总的排卵率约为70%~80%，妊娠率约30%~40%，双胎率约5%。其常见的不良反应主要有潮热（10%）、腹部不适（5.5%）、卵巢过度刺激（囊肿形成）。在有卵巢囊肿、肝脏疾病时忌用CC，妊娠时也忌用，否则有造成婴儿出生缺陷的个别报道。

采用CC诱发排卵连续3个周期失败，称"CC抵抗"。约20%~25%的PCOS患者耐CC，其常见原因有循环中LH和（或）雄激素过高、胰岛素抵抗、过度肥胖及CC的外周抗雌激素效应。CC的抗雌激素作用，使子宫颈黏液变为黏稠，精子不易穿入，也会降低子宫内膜甾体激素受体而影响子宫内膜发育，不利胚胎着床。对于高LH血症患者，可应用口服避孕药降低LH水平，再用CC常能获得成功排卵。对于过度肥胖患者，应首先指导控制饮食及运动，降低体重。此外，肾上腺来源雄激素过高患者，寝前可加用地塞米松0.375~0.75mg或泼尼松2.5~5mg，常可获得排卵；而对于合并胰岛素抵抗耐CC无排卵患者，常需合并或单独应用胰岛素增敏剂以促排卵。对于由于CC在子宫内膜及宫颈黏液水平抗雌激素效应所导致妊娠失败的患者，可采用芳香化酶抑制剂如来曲唑促排卵治疗。

二、芳香化酶抑制剂

来曲唑（letrozole，LE）是第3代非甾体类芳香化酶抑制剂（aromatase inhibitors，AIs），通常用于乳腺癌等雌激素依赖性肿瘤的治疗。1999年首次将LE用于不孕妇女的促排卵治疗。LE主要通过中枢和外周2种作用机制来达到促排卵目的。一方面，芳香化酶抑制剂抑制芳香化酶的活性，减少雌激素的生物合成，使血清雌激素水平下降，通过负反馈作用，使垂体分泌FSH增多，FSH作用于卵巢促使卵泡发育；另一方面，卵巢内雄激素水平增高可以促进卵泡 FSH 受体的表达，使卵泡对 FSH 的敏感性增强。另外，卵巢内雄激素水平增高还可以促进胰岛素样生长因子的分泌，与 FSH 产生协同作用，促进卵泡生长发育。用法为月经第 3~7 天或第 5~9 天，口服 LE 2.5~5.0mg/d。

三、溴隐亭

溴隐亭是（bromocryptine）麦角生物碱衍生物，药理作用包括：①抑制垂体催乳激素细胞分泌 PRL；②激动中枢神经系统的新纹状体中的多巴胺受体，降低多巴胺在体内的转化；③抑制生长激素的释放。溴隐亭可使血催乳素下降，恢复促性激素的分泌和卵巢功能从而促使排卵，对于高泌乳素引起的不排卵有良好的疗效。对垂体催乳素瘤治疗有效，不仅可降低血内 PRL 水平，还可使肿瘤缩小。口服溴隐亭使用剂量为 2.5~12.5mg/d，一般从小剂量开始，逐渐增加，监测泌乳素下降情况，调整到最佳维持剂量。溴隐亭常见的不良反应为胃肠道不适、恶心或轻度呕吐、便秘，头晕等。应用溴隐亭月经恢复率平均可达 95%，恢复排卵率平均 73%。

四、促性腺激素

1. 人绝经后促性腺激素（human menopausal gonadotropin，HMG） 每支含 75 单位 FSH 和 75 单位 LH，是从绝经后妇女尿中提取的，含尿其他杂质，肌肉注射有时引起局部刺激现象，有批间差异，如混有妊娠期尿中的 hCG，可严重影响药物的质量。低促性腺激素性性腺功能低落患者必须采用 HMG 作为促进卵泡生长发育制剂（因其同时含有 FSH 和 LH）。CC 抵抗的无排卵患者，可单独应用 HMG 或（和）CC 同用，在促进自然性交怀孕或在简单的助孕技术时多个卵泡发育导致多胎的可能性很大，只能用少量的 HMG。如在月经周期的第 3~7 天每日给 CC 100mg，在第 7 天及第 9 天给 HMG 2 支，或是从月经周期第 3 天，每日给予 1 支 HMG，当卵泡直径达 18mm 及子宫内膜厚度达到或超过 0.8cm 时，肌肉注射 hCG 5 000~10 000IU，36~38 小时后行较简单的助孕技术，如果此周期有 6 个卵泡直径超过 18mm 直径，应当采取 IVF-ET 以免发生多胎，或放弃此周期。对于低促性腺激素性患者，约有 25% 左右的妊娠率，连续应用 6 个周期后，其累计妊娠率可达 90% 左右。但在 CC 抵抗的无排卵患者，其妊娠率则明显降低，约为 5%~15%，累计妊娠率约为 30%~60% 左右。

2. 卵泡刺激素（follicle-stimulating hormone，FSH） FSH 在卵泡发生过程中有利于卵泡的募集，能刺激卵泡的生长和成熟，同时 FSH 还能促进颗粒细胞芳香化酶的活性，提高雌激素的水平。促卵泡激素的产品有尿高纯度的 FSH 的制剂和重组 FSH。每支剂量 75IU，由于费用较高主要适用于助孕技术，也可用于氯米芬无效的多囊卵巢综合征。应用于 IVF 超促排卵起始剂量常为 150~300IU，根据卵泡生长情况调整。

3. 人绒毛膜促性腺激素（human chorionic gonadotropin，hCG） 化学结构和生物活性与 LH 类似，从早孕妇女尿中提取，也有重组 hCG 产品为针剂，肌肉注射。在优势卵泡达成熟标准时应用，剂量一般采用 5 000~15 000U，1 次或分 2 次（每天 1 次）注射。临床主要应用于诱发排卵和维持黄体功能。卵母细胞的最后成熟特别是核的成熟和排卵的过程需要 LH 峰的激发。使用 hCG 正是模拟 LH 峰。正确掌握注射 hCG 的时机是获得高质量的卵子的关键。hCG 使用的时机主要参考卵泡直径的大小和外周血雌激素的水平以及卵泡的数目。

五、促性腺激素释放激素

促性腺激素释放激素（gonadotropin releasing hormone，GnRH）制剂与天然 GnRH 有相同的氨基酸组成，用药应模仿月经周期中下丘脑 GnRH 脉冲式分泌，促使垂体分泌 FSH 和 LH，从而使卵泡生长发育，直到成熟排卵。该方案应用指征中最合适的是低促性腺激素性月经失调。具体应用可静脉或皮下注射，但以静脉脉冲式注入效果较好，应用剂量为 5 ~ 20μg，每 90 ~ 120 分钟 1 次，故应用时需随身携带脉冲泵。

各种促排卵药物均有其适应证，应认真分析患者无排卵病因，合理选择药物。虽然现用的促排卵方法仍在临床工作中广泛使用，但也有很多新方法和新药物逐步在应用于促排卵治疗中。促排卵一定要严格掌握指征，即使对于同一种疾病，在不同的阶段和不同的周期时间应根据具体情况选择排卵方法，对治疗方法和药物剂量均应个体化，避免并发症的发生。

（叶青剑）

第六节　输卵管因素不孕的手术治疗

输卵管因素不孕占女性因素不孕症的 25% ~ 35%。造成输卵管因素不孕的主要原因是盆腔感染、子宫内膜异位症和既往的外科手术等造成的输卵管阻塞。其中感染因素占输卵管病变原因的 50%。输卵管的病变和阻塞可以是近端阻塞和远端阻塞，或是病变累及全段输卵管。手术治疗主要目的是恢复输卵管的通畅，使精子和卵子能够在输卵管相遇并受精。

一、输卵管因素不孕的手术方式

（一）输卵管插管术

输卵管近端阻塞约占输卵管病变的 10% ~ 25%。通常是由于粘液栓、非结晶性管型、输卵管间质部痉挛、膜性粘连、慢性输卵管炎、息肉，或是子宫内膜异位症病灶造成的梗阻。输卵管近端阻塞的病理组织学检查多表现为输卵管炎性结节（salpingitis isthmica nodosa）。这一病变大多局限在输卵管近端。输卵管的子宫内膜异位症病灶主要发生在间质部，约占输卵管近端阻塞的 7% ~ 14%。

输卵管近端阻塞可以采用输卵管插管术进一步明确诊断和治疗。输卵管插管术通常通过宫腹腔镜联合检查或是放射线引导下，应用同轴导管系统完成。如果输卵管近端梗阻是由严重的局部组织纤维化、子宫内膜异位症病灶或输卵管炎性结节造成，导丝插入会出现明显阻力，亚甲蓝或造影剂通过受阻。如果受阻部位在输卵管间质，应放弃手术，术后选择 IVF 治疗。如果受阻部位在输卵管峡部，可以考虑腹腔镜下切除阻塞部位，行输卵管吻合术。

输卵管插管术的主要并发症是输卵管穿孔。如果出现输卵管穿孔，出现局部出血，可在腹腔镜下进行止血处理。输卵管插管术穿孔的发生率为 3% ~ 11%。输卵管穿孔在宫腹腔镜联合手术中较少发生。

输卵管插管术在输卵管近端阻塞的手术治疗中的疗效是较好的。Honore 等的荟萃分析显示，85% 的双侧输卵管近端阻塞的患者经输卵管插管术后，输卵管获得了疏通，约 50% 获得了妊娠。

（二）粘连分解术

盆腔和输卵管卵巢周围的粘连有可能影响卵巢排卵、输卵管捡卵和卵子或胚胎的运输等功能。因此，分解盆腔和输卵管卵巢的粘连，恢复盆腔和卵巢输卵管周围以及卵巢和输卵管之间的正常解剖结构是输卵管不孕症手术的重要组成部分。

以往，粘连分解术通过开腹完成。目前，手术主要通过腹腔镜完成。粘连的分离可以采用剪刀、分离钳等腔镜器械，或是单极、双极电凝器械，也有采用激光器械完成。粘连的分离通常从子宫直肠间隙开始，然后分离输卵管、卵巢周围的粘连以及两者之间的粘连。操作时，注意粘连分离的平面、层次和位置，从简单、表浅的粘连开始分离。避免损伤血管、肠管等。特别是在分离卵巢下方、骶韧带附近时注意输尿管的走向，谨慎使用电器械，避免输尿管损伤出现。

输卵管伞端在捡获卵子中具有重要作用。输卵管伞端粘连和包裹的松解对于临床妊娠的成功是关键。有学者将输卵管伞端的粘连分解称为输卵管伞端成形术（fimbrioplasty）。分离输卵管伞端的粘连时，首先将覆盖在伞端表面的纤维组织粘连分离或切除，找到输卵管伞端开口，用精细的分离钳闭合轻柔穿过开口，到达输卵管管腔后轻轻张开，慢慢外撤。反复重复这一操作，伞端粘连就能顺利分离。

单纯粘连松解术的临床效果与粘连的程度相关。轻或中度粘连，手术后的临床妊娠率可以达到60%，活产率达到28%。而严重致密粘连患者的妊娠率则只有20%。

（三）输卵管吻合术

输卵管吻合术是输卵管两断端的吻合手术。主要应用于输卵管中段阻塞部分切除后的断端吻合，或是输卵管绝育术后的再通。手术可以采用开腹显微外科手术，或是腹腔镜手术完成。两者的手术步骤是相同的。首先，确认输卵管的阻塞部位。可以通过输卵管结扎的结扎线、金属夹等辨认阻塞部位。也可通过经宫颈通液或输卵管伞端插管通液判断阻塞部位。然后，将阻塞部位切除。切除时特别注意保护好输卵管系膜及位于输卵管管腔下方的血管。可以在切除部位下方注入生理盐水稀释的垂体后叶素溶液将输卵管管腔和浆膜分离，有助于输卵管阻塞部位的切除和对输卵管系膜血管的保护。阻塞部位切除后，通过通液确认输卵管近、远端的通畅。输卵管的吻合多采用6-0或8-0带针合成缝合线，常规缝合4针，分黏膜-肌层和浆膜两层缝合。输卵管峡部和峡部的吻合由于近、远端的管腔大小差别不大，吻合较容易。如果进行峡部和壶腹部吻合，两者的管腔直径差别可能较大，必要时可斜切峡部管壁，形成一个椭圆形的管腔；或在峡部管壁上做一个2~3mm的小切口，扩大峡部的管腔。涉及壶腹部的吻合，需要缝合5~6针。输卵管吻合术后是否安放支架，仍然存在争议。Duffy等的荟萃分析显示，采用含抗菌素输卵管通液增加了临床妊娠率、活产率，减少了感染风险。

输卵管近端阻塞可以采用输卵管-宫角吻合术治疗。但是这一手术成功率不高。这可能是由于手术本身的难度和输卵管病变严重程度所造成。输卵管-宫角吻合术通常通过开腹显微手术完成。也有腹腔镜输卵管-宫角吻合术的报告，但是病例数不多。

输卵管绝育术相距复通术的时间对输卵管吻合术的结局有影响。输卵管绝育时间超过10年以上，输卵管黏膜的受损程度增加，影响临床妊娠率，多不考虑行输卵管复通术。

近年来，一些新的技术应用于输卵管吻合术。有学者在腹腔镜下应用专用的精细器械、缝合针进行腹腔镜下显微输卵管吻合术，获得了良好的临床妊娠率。还有学者采用微型钛夹和纤维蛋白胶吻合输卵管。还有学者采用 da Vinci 机器人完成输卵管吻合术。

（四）输卵管造口术

输卵管远端病变主要是输卵管伞端闭锁和由此造成的输卵管积水。输卵管远端病变的主要原因包括盆腔炎性疾病（pelvic inflammatory disease）、既往异位妊娠手术、既往盆腔手术、子宫内膜异位症、结核性腹膜炎等。输卵管积水由正常或病理状态的输卵管黏膜分泌液积聚而成，造成输卵管膨大，管腔受损。约有 10% ~ 30% 的输卵管病变发展为输卵管积水。输卵管积水分为三种类型，第一种是单纯性输卵管积水（hydrosalpinx simplex）。其特点是输卵管管壁薄，透明，输卵管为单一管腔，管腔黏膜皱襞扁平、游离，无内膜粘连。第二种是囊性输卵管积水（hydrosalpinx follicularis）。其特点是输卵管管壁薄，输卵管黏膜存在局灶或广泛粘连。第三种是厚壁输卵管积水（thick - walled hydrosalpinx）。其特点是壶腹部输卵管壁厚度超过 2mm，无黏膜皱襞或是皱襞纤维化。

输卵管造口术是治疗输卵管伞端闭锁和输卵管积水的手术方法。手术可以通过开腹显微手术或腹腔镜手术完成。首先，分离输卵管与卵巢或盆腔之间的粘连，将输卵管暴露。通过经宫颈或宫腔镜下通液，清楚显示阻塞部位。选择原伞端开口部位，或是选择输卵管闭锁凹陷相对无血管区，做一个直径 1 ~ 2cm 十字放射状切口，从浆膜面至黏膜面全层切开。局部出血可用单极或双极电凝止血，尽量避免损伤输卵管黏膜。将切开的管壁外翻，可用 6 - 0或 8 - 0 带针合成线将外翻的管壁间断缝合于壶腹部的浆膜表面。也可以采用激光或是低功率双极电凝从及输卵管远端浆膜面向壶腹部方向照射或电凝，然后外翻。这一方法最早于1978 年由 Bruhat 描述。最后，用生理盐水充分冲洗盆腔。

输卵管造口术的临床效果主要取决于输卵管病变状况。输卵管积水薄壁病变患者的输卵管造口术的临床妊娠率可以达到 58% ~ 77%，异位妊娠率达 2% ~ 8%。输卵管积水厚壁病变患者的输卵管造口术的预后差，临床妊娠率 0% ~ 22%，异位妊娠率为 0% ~ 17%。因此，手术时必须充分评估输卵管的病变状况，结合患者年龄、不孕年限、卵巢储备功能等因素，决定是行输卵管造口术，还是行输卵管切除或近端结扎，术后 IVF。

二、输卵管因素不孕手术的影响因素

采用手术方式治疗输卵管因素不孕，必须考虑多方面的因素，包括年龄、卵巢功能、以往生育史、输卵管病变的部位和程度、手术医师的技巧及经验、是否存在其他不孕因素、患者的意愿等。必须综合考虑上述因素后决定是否手术、手术的方式、手术的途径等。

（1）年龄和卵巢的储备能力是必须考虑的首要因素。女性的生育力和卵巢的储备能力随年龄的增长而下降。Gomel 等的研究显示，年龄小于 35 岁的输卵管吻合术的临床妊娠率大于 70%，而年龄大于 35 岁的临床妊娠率降至 55%。Boeckxstaens 等的回顾性研究也显示，年龄大于 37 岁患者的术后临床妊娠率显著下降。此外，对于 35 岁输卵管因素不孕症患者选择手术治疗必须考虑到手术后获得自然妊娠所需要的时间，如果时间较长，超过 1 ~ 2 年，患者的卵巢功能也随之下降，这将显著影响患者的预后。因此，对于年龄大于 35 岁的患者选择输卵管手术时要综合考虑年龄、卵巢储备功能等因素。可以在术前通过 B 超窦卵泡数目、基础 FSH 水平等检测技术评估患者的卵巢储备功能。

（2）输卵管病变和粘连的程度和范围是影响输卵管不孕症手术治疗预后的重要因素。

我们必须了解，输卵管不单是精卵相遇的通道，还具有捡卵、运输配子和胚胎、维持受精和胚胎生长所需微环境的重要和复杂的生理功能。如果输卵管的组织学结构，特别是黏膜和肌层组织损伤严重，无法完成上述的生理功能，即使手术使输卵管通畅，仍然不能有好的临床结局。因此，对输卵管状况做全面和细致的评估是获得良好临床结局的重要环节。临床研究和经验显示，如果输卵管及卵巢的粘连范围大，粘连致密，输卵管管壁僵硬和明显增粗，输卵管黏膜损伤严重，皱襞消失或纤维化，手术后输卵管长度小于4cm，手术治疗输卵管因素不孕的临床结局差，通常应该考虑采用IVF。特别是当经阴道B超显示输卵管积水时，这反映输卵管病变的严重程度。在这样的情况下，多不考虑输卵管造口术。如果输卵管病变情况轻微，则可以考虑输卵管手术。

（3）输卵管手术方式的选择主要由输卵管病变的部位决定。正确手术方式的选择，与手术的效果密切相关。输卵管的近端阻塞可以首先尝试输卵管插管术，如果顺利疏通，患者可以术后期待自然受孕。如果无法疏通，阻塞部位位于输卵管间质部，停止手术，术后IVF治疗。如果输卵管插管发现阻塞部位位于峡部，可以考虑切除阻塞部位，行输卵管吻合术。输卵管远端阻塞和积水或是输卵管绝育术后的复通，评估病变的程度后，则可以考虑输卵管造口术。如果发现输卵管积水，同时合并输卵管近端阻塞，则不考虑输卵管手术。

（4）开腹显微外科手术和腹腔镜手术是目前输卵管手术的两个主要途径。相较开腹手术，腹腔镜手术的创伤较小，术后恢复更快。因此，英国皇家妇产科学会和美国生殖医学会均推荐腹腔镜输卵管手术。

（5）输卵管手术的临床效果很大程度上还取决于手术医师的技巧和经验。在选择输卵管因素不孕的手术治疗时，必须综合考虑医师的实际经验，并结合所在医疗机构开展IVF的情况和成功率。

（6）其他不孕因素在输卵管不孕症治疗的临床决策中也应予充分考虑。输卵管不孕的男女双方患者，要做规范和全面的不孕症相关检查，了解有无排卵障碍、子宫内膜异位症和男方因素不孕。如果药物治疗排卵障碍失败，存在中重度的子宫内膜异位症，或是合并男方因素不孕，均要慎重考虑输卵管手术，应该积极考虑采用IVF治疗。

三、输卵管手术与IVF

（一）输卵管手术和IVF在输卵管因素不孕处理中的作用和选择

输卵管因素不孕是临床常见的不孕症的主要原因。在辅助生殖技术开展之前的年代，输卵管手术是治疗输卵管因素不孕的主要方法。近三十年来，辅助生殖技术有了迅猛的发展和广泛的应用，IVF应用于输卵管因素不孕的治疗取得了良好的临床效果，逐渐成为了一种主要的治疗手段。同时，我们也看到各项手术新技术、新理念的应用，特别是腹腔镜技术的发展，使输卵管因素不孕的手术治疗也取得了进展。因此，在临床上对于输卵管因素不孕患者，是选择手术治疗，还是选择辅助生殖技术治疗？选择什么手术方法和途径？是临床医生必须做出的临床决策，其目的是获得最佳的临床效果。

目前，仍然没有比较IVF和手术治疗输卵管因素不孕的前瞻性、随机对照临床研究。因此，在临床决策上缺乏循证医学的依据。输卵管因素不孕手术的优势在于通过一次手术，患者有较多次自然妊娠的可能。避免了促性腺激素引起的卵巢过度刺激的风险和显著降低了多胎妊娠对母婴健康的风险。但是，输卵管手术的缺点在于可能存在的麻醉意外、手术并发症和较高的异位妊娠的风险。IVF 的主要优势在于避免了手术风险，有相对稳定和较高的临床妊娠率。IVF 的缺点是卵巢过度刺激和多胎妊娠的风险。因此，输卵管因素不孕治疗的临床决策需多方面因素的考虑。患者的年龄、卵巢储备功能、输卵管病变的范围和程度、是否合并其他不孕因素、医师掌握的技术和经验、患者本人的意愿等来最终确定输卵管不孕的治疗方法。

美国生殖医学会执行委员会 2012 年对输卵管因素不孕的手术治疗提出了以下结论性意见：①对于年轻的、无其他明显不孕因素的输卵管近端阻塞的患者，建议行输卵管插管术；②对于年轻的、无其他明显不孕因素的轻度输卵管积水患者，建议行输卵管伞整形术或输卵管造口术；③输卵管绝育术后的复通，建议行输卵管显微吻合术。

（二）IVF 前输卵管积水的手术处理

重度输卵管积水的手术治疗效果差，多采用 IVF 治疗。但是，以往的研究显示，输卵管积水患者的 IVF 临床妊娠率、胚胎种植率下降，异位妊娠率和流产率则增加。Zeyneloglu 等荟萃分析了 12 个临床研究报告，1 144 个输卵管积水患者的 IVF 周期，与 5 569 个非输卵管积水 IVF 周期比较后发现，输卵管积水的 IVF 临床妊娠率和胚胎种植率降低了 50%，而流产率增加了两倍。

2012 年，美国生殖医学会执行委员会发表的委员会建议，在 IVF 前积水输卵管切除或是近端阻断可改善输卵管积水患者 IVF 的临床结局。

目前，主要的方法有积水输卵管的切除、输卵管近端结扎或封堵以及 B 超引导下的输卵管积水抽吸。多个前瞻性、随机对照的临床研究显示，切除积水的输卵管，增加了 IVF 临床妊娠率和活产率。但是，有研究发现输卵管切除有可能影响卵巢的血供，造成卵巢的储备功能的下降，具体表现为被切除输卵管一侧的卵巢血流的下降和窦卵泡数的减少。在切除输卵管时，要紧贴输卵管切除，尽可能地保护输卵管系膜的血管，减少对卵巢血供的影响。

对于 IVF 前输卵管积水的处理，输卵管近端的结扎也获得了与输卵管切除相同的效果。结扎可以采用腹腔镜下双极电凝或是机械夹闭完成。也有采用经宫腔镜将螺旋状封堵器置入输卵管开口，封堵输卵管积液的方法。虽然，目前的报告显示输卵管近端阻断可以改善输卵管积水患者的 IVF 临床结局；但是，近端阻塞后积水有可能加重，即使通过打孔放出积水，术后仍有复发可能。

（黄晓梅）

参考文献

［1］NusralMahmud. 宫腔内人工授精手册［M］．李萍，沙艳伟，译．北京：世界图书出版公司，2015.

［2］张靖霄，王淑敏，段丽红. 不孕不育症诊断与治疗［M］．北京：人民军医出版社，2014.

［3］张玉泉，王华. 妇产科学［M］．北京：科学出版社，2016.

产科篇

第十六章　产前咨询与诊断

第一节　孕前咨询

预防出生缺陷、提高出生人口素质将是计划生育和生殖健康服务的重要内容。孕前－围孕保健就是为计划妊娠做好准备，使每一对夫妇以良好的健康状态孕育下一代，在孕前和围孕期主动消除和避免接触各种危险因素，为胎儿的生长发育和迎接新生命提供一个良好的内外部环境。由于接受婚前医学检查人数迅速下降，使出生缺陷预防工作失去了一个宣传咨询和检测感染性疾病、遗传性疾病的重要环节，因此孕前保健工作的实施对于弥补婚前检查的功能起到重要作用。

一、孕前卫生指导

（一）身体生理条件的准备计划

受孕应该在双方都处于精力旺盛、体格强壮、身心放松的条件下进行。疾病活动时期如患有活动性肝炎、活动性肺结核、急性肾炎、心肌炎，病情控制不稳定的甲状腺功能亢进症（甲亢）、糖尿病、高血压等疾病，应暂时避孕，待疾病治愈或稳定后，在专科医师指导下怀孕。心功能二级以上，慢性肾功能不全等不宜妊娠。对于患有性病未经过诊治或尚未治愈者，应该等待疾病治愈再受孕。月经不调者应监测有无正常排卵；对于有家族遗传病史者，应进一步进行遗传咨询。

（二）健康的生活方式

1. 重视合理营养、维持膳食平衡　对于体重指数低于正常标准的瘦弱女性，增加体重指数与胎儿出生体重的增加有明显的相关性。孕前就应养成良好的饮食习惯，合理搭配，注意蛋白质、维生素和微量元素的摄入，不偏食，食用加碘盐。孕前补充叶酸对预防神经管畸形有重要意义。培养良好的饮食习惯，注意饮食卫生，食物应洗净烹饪后食用，避免食用变质食物。

2. 戒烟戒酒　主动吸烟和被动吸烟都会影响胎儿的生长发育。烟草中含有尼古丁、氢氰酸、一氧化碳等有害物质，不仅危害身体健康，而且对生殖细胞和胚胎发育也有不良影响。被动吸烟也会危及生殖细胞的质量。有研究乙醇对生殖细胞也有不良影响，酒后受孕及男性大量饮酒，会增加胎儿乙醇综合征的发生率。

3. 猫狗可能传染弓形虫病 孕妇感染弓形虫病往往没有明显症状，可能会引起流产或严重的胎儿畸形，但是缺乏主动免疫方法及有效的治疗。因此应以预防为主。家有宠物者，在计划受孕时，应将宠物寄养出去。

4. 避免环境及职业暴露 对胎儿有害的污染物质包括：有机汞、铅、砷、镉等重金属；多环芳香烃、亚硝基、烷基、苯类、酚类、四氯乙烯等化合物；黄曲霉素；一氧化碳、高浓度二氧化碳等有害气体；有机磷等农药。高温作业环境及接触放射性核素环境亦可能对胎儿产生有害影响。计划怀孕的妇女应安排脱离有害的职业环境。计划做父亲的男子也应该避免接触环境致畸物质，戒烟酒。

5. 养成合理的作息制度、保持心情愉快 良好的生活习惯和心理状态对于生活节律的形成和维持有着非常密切的关系，正常而有规律的生活，对人体性激素的正常分泌有促进作用。较为理想的受孕时间应当选择男女双方，尤其是女方的身体、精神心理、社会环境等方面均最佳的时期。

（三）计划免疫

孕前检查 TORCH［toxoplasmosis，other（viruses），rubella cytomegalovirus，herpes（simplex viruses）］，没有感染过风疹病毒和乙肝病毒表面抗体阴性者，应在怀孕前 3 个月至半年接种风疹疫苗和乙肝疫苗。

（四）调整避孕方法

计划怀孕决定后，要调整避孕方法。如果用口服避孕药避孕的应停药；如用宫内节育器避孕的，应取出节育器。一般都要在停药和取器后半年再受孕。在此半年内需采用其他避孕方法，如屏障避孕法，避免使用紧急避孕药。剖宫产术后避孕两年，葡萄胎、侵蚀性葡萄胎患者应严格随访避孕。

（五）选择受孕年龄

要避免 18 岁以前及 35 岁以后的过早和过晚生育。过早生育，母体发育不成熟，妊娠并发症发病概率增加。妇女在 35 岁以后所生子女中先天愚型患儿明显增高。

（六）孕前实验室检查

（1）血常规及血型（ABO 及 Rh 系统），尿常规，全套生化（包括肝肾功能、血糖、脂代谢指标、电解质等），甲乙丙型肝抗原和抗体，人类免疫缺陷病毒（HIV），梅毒血清筛查（RPR），TORCH。

（2）性生殖道感染病原体，如滴虫、真菌、支原体、衣原体、细菌，可疑时查淋病双球菌。

（3）宫颈刮片组织细胞学检查。

（4）男性生殖道感染检查根据症状与体征而定。

（5）影像学检查，必要时做 B 超了解子宫及卵巢情况。

二、遗传咨询

在孕前卫生保健的基础上，孕前咨询的服务对象主要是针对曾经生育过出生缺陷或是有过异常妊娠史的家庭，目的是评估本次妊娠发生出生缺陷可能的风险。

（一）造成出生缺陷的因素

1. 遗传性因素

（1）染色体病：先天染色体数目异常或结构畸变而发生的疾病。可来自父母遗传或胚胎发育过程中发生突变。

1）染色体数目异常：①常染色体数目异常：包括三体综合征、单体综合征及多倍体、嵌和体。例如 21－三体综合征，核型包括典型型（游离型）即 47＋21 约占 95%；嵌合型即 46/47＋21 约占 1%～2%；易位型约占 3%～4%。游离型患者几乎都是新发生的，与父母核型无关，是减数分裂时不分离的结果。不分离常发生在母方生殖细胞，约占 95%，发生在父方生殖细胞约占 5%。游离型 21－三体仅有极少部分来源于遗传，例如母亲是表型正常的嵌合体，只是异常细胞的比例少或仅见于某些组织和卵巢。游离型再发风险与年龄特异风险相近，如果家庭中有多于一个以上的 21－三体出现，应警惕母亲为嵌合体。嵌合型 21－三体患者，是发生在合子后有丝分裂不分离的结果，复发的可能性很小。易位型 21－三体患者，在 Dq21q 易位中，55% 是新发生的，复发的可能性很小。45% 来源于双亲之一有平衡易位，理论上讲双亲之一为携带者，再发风险为 33.3%，但是实际风险要低于这个值，而且如果携带者是母亲则再发风险为 10%～15%，如果携带者是父亲，则再发风险为 5%。21qGq 几乎全部是新发生的，由遗传而来的仅占 4%，但是这种平衡易位携带者的后代几乎全是患者，不宜生育。②性染色体数目异常：如克氏综合征（先天性睾丸发育不全、原发小睾丸征），患者核型 47，XXY，但约有 15% 患者为两个或更多细胞系的嵌合体，常见的有 46，XY/47，XXY；46，XY/48，XXXY。克氏综合征多余的 X 染色体来源于亲代减数分裂时 X 染色体不分离。

2）染色体结构异常：包括染色体缺失，移位，倒位等。①常染色体结构异常：如猫叫综合征，患者染色体缺失片段大小不一，症状主要是由 5P15 的缺失引起的。染色体畸变大多是新发生的，由染色体片段单纯缺失约占 80%，不平衡易位引起的约占 10%，环状染色体或嵌合体则比较少见。②性染色体结构异常：如 X 染色体短臂缺失，远端缺失的患者，有诸如 Turner 综合征身材矮小的表现，但性腺功能正常；整个短臂缺失，则同时具有 Turner 综合征体征及性腺发育不全。X 染色体长臂等臂染色体因为也缺失了整个短臂，亦有此临床表现。③脆性 X 染色体综合征：在所有男性智力低下患者中约有 9%～20% 为本病引起，在 Xq27 处具有脆性部位的 X 染色体成为脆性染色体，X 脆性部位有致病基因 FMR－1，基因 5' 编码区含有（CGG）n 三核苷酸重复序列，在正常人约为 30 拷贝，而在男性传递者和女性携带者增多到 150～500bp，相邻的 CpG 岛未被甲基化，称为前突变（没有或仅有轻微临床症状）。女性 CGG 区不稳定，在向受累后代传递过程中扩增，以致男性患者和脆性部位高表达的女性达到 1 000～3 000bp，相邻的 CpG 岛被甲基化，从而出现临床症状。由前突变转化为完全突变，通常只发生在母亲向后代传递过程中。有研究发现叶酸对于治疗患者有效，但尚未得到认可。

（2）单基因病：符合孟德尔遗传规律。

1）常染色体显性遗传：致病基因在常染色体上，遗传与性别无关。患者双亲之一常常是患者，一般为杂合子发病。具有连续性，家族史中每代均可出现患者。再发风险为50%，如短指（趾）症，成人型多囊肾。

2）常染色体隐性遗传病：致病基因在常染色体上，遗传与性别无关。患者双亲往往表型正常，但是双亲均有致病基因携带，多为散发或隔代遗传，系谱中一般看不到连续传递。再发风险为25%，如苯丙酮尿症。

3）性染色体连锁遗传疾病：①X连锁隐性遗传病：群体中男性患者多于女性患者。②X连锁显性遗传病：女性患者多于男性患者，但女性患者病情常较轻；患者双亲中必有一方为本病患者；女性患者的子女中，50%发病概率；男性患者后代中，女儿都患病，儿子都正常。③Y连锁遗传病：可见明显男性到男性的遗传，所有女性均无症状。大多与睾丸形成性别分化有密切关系。④单基因病的遗传风险：首先要确定遗传方式，许多显性遗传病由于外显不全或发病较晚而不易致病基因携带者，隐性遗传病也常因表型正常而难以辨识，这些都是造成家系分析困难的原因。

即使已经确定遗传方式，按照孟德尔遗传规律计算出的前风险也常常偏离实际，因为有一些信息在依照孟德尔遗传规律计算时未被考虑在内，如：已出生患病子女数等，为了使计算更接近实际，把 Bayes 定理应用于风险率的计算，把孟德尔定律推演来的前风险与家系调查和临床检验所获的其他补充资料（即条件风险）结合起来，可以使风险估算更接近实际。

（3）多基因病：由遗传和环境多种因素共同决定。遗传基础不是一对等位基因，而是多对基因，各基因之间呈共显性并受环境因素影响，在疾病的发生过程中，环境因素通常具有重要意义。包括一些常见病和常见的先天畸形以及许多成年人常见的慢性病。如唇腭裂、神经管缺陷、高血压、糖尿病、胃溃疡、精神分裂症等。有一系列因素能影响多基因病风险率的大小，在估算多基因病的再发风险时应予以考虑。

1）遗传率：多基因疾病的特点是环境和遗传因素共同起作用，但针对不同的疾病，两种因素所起作用的大小是不同的。遗传因素在某一疾病发病中作用的大小称为该疾病的遗传率，以百分比表示。遗传率是决定多基因疾病风险大小的重要因素，在相同情况下，遗传率越高，风险率越大。例如：唇腭裂的遗传率高达87%，风湿病的遗传率55%，即唇腭裂的遗传风险大于风湿病。

2）与先症者的血缘关系：血缘关系越近，风险率越高。表16－1为神经管缺陷患者各级亲属的复发风险。

表 16－1　神经管缺陷患者各级亲属复发风险

与先症者血缘关系	风险率
一级亲属	5%
二级亲属	2%
三级亲属	1%

3）群体发病率：群体中该病的发病率是影响复发风险的因素之一，对于一些多基因疾

病，当没有经验风险可供参考时，可以用下面这种粗略的方法估算复发风险，该病在群体中发病率的平方根近似于一级亲属的复发风险率：$f = p^{1/2}$，f 为一级亲属的复发风险率，p 为该病在群体中的发病率。该公式适用于遗传率在 70% ~ 80% 之间的多基因病（表 16 – 2）。

表 16 – 2　多基因遗传病的复发风险

一般群体发病率%	遗传率%	双亲患病人数								
		0			1			2		
		同胞患病人数			同胞患病人数			同胞患病人数		
		0	1	2	0	1	2	0	1	2
1.0	80	1.0	6.5	14.2	8.3	18.3	27.8	40.9	46.6	57.6
	50	1.0	3.9	8.4	4.3	9.3	15.1	14.6	20.6	26.3
	20	1.0	2.0	3.3	2.0	3.3	4.8	3.7	5.3	7.1
0.1	80	0.1	2.5	8.2	2.9	9.8	17.8	31.7	37.4	42.4
	50	0.1	1.0	3.2	1.0	3.4	6.9	6.6	10.9	15.3
	20	0.1	0.3	0.7	0.3	0.7	1.3	0.8	1.4	2.3

4）疾病的严重程度：先症者病情越严重，复发风险率越高。病情重意味着先症者及其双亲携带的致病基因越多，因此复发风险越高。例如双侧唇裂并发腭裂的复发风险为 5.7%，一侧唇裂并发腭裂的复发风险为 4.2%，一侧单纯唇裂的复发风险为 2.56%。

5）家系中患病成员数：家庭中出现的患者越多，复发风险越高，这意味着携带更多致病基因或具有更多累计效应。

多基因疾病的一般风险估算：咨询医师可以依靠文献中的经验风险估算，但不是所有的疾病都有可以参考的资料，对于这样的多基因疾病提出理论模型（一般群体发病率和遗传率）来计算其复发风险。

2. 胚胎、胎儿期有害因素

（1）生物致畸：主要为 TORCH 感染。

（2）非生物因素：指一些理化因素，包括药物、电离辐射、射线、重金属、吸烟、乙醇等。

（二）造成自然流产的因素

1. 母体因素

（1）内分泌功能异常：如黄体功能不足、甲状腺功能亢进、甲状腺功能低下、糖尿病等都可影响蜕膜、胎盘甚至胎儿发育而导致流产。

（2）生殖器官疾病：如子宫畸形（双角子宫、纵隔子宫、子宫发育不良等），子宫颈内口松弛、宫颈深撕裂、盆腔肿瘤（子宫肌瘤、卵巢肿瘤等）。

（3）全身性疾病：孕妇患严重心脏病、严重贫血、高血压、肾炎等以及孕期患急性传染病均可危害胎儿导致流产。

2. 遗传因素　染色体异常是自然流产最常见的原因，包括胚胎染色体异常和流产夫妇的染色体异常。现有观点认为早期自然流产中约 50% 存在胚胎染色体异常，包括染色体数目及结构异常，习惯性自然流产与夫妇的染色体异常有关。常染色体平衡易位（包括罗伯逊易位），倒位，性染色体数目异常，小的衍生染色体。自然流产的风险率与受影响的具体染色体和涉及的部位多少有关。

3. 免疫因素 在自然流产中约有40%~80%临床上找不到明确病因，称为不明原因自然流产。近年研究主要与免疫因素有关，主要包括有：

（1）自身免疫因素：患者体内可能存在的自身免疫性抗体包括抗磷脂抗体（APA）、抗核抗体、抗精子抗体（AsAb）、抗卵巢抗体、抗子宫内膜抗体（EmAb）、抗人绒毛膜促性腺激素抗体、抗胚胎抗体等，导致流产的确切机制可能与影响受精卵着床、损伤血管内皮细胞、胎盘发生病理改变、引起内膜产生细胞毒作用等机制有关。

（2）封闭抗体（blocking antibody，BA）：最初发现于肿瘤免疫中，因血清中一种IgG成分能阻抑自身淋巴细胞对癌细胞的杀伤而得名。BA存在于正常孕产妇的血清中，主要作用是使胎儿免受母体免疫系统的攻击，妊娠得以维持。有研究发现复发性自然流产夫妇间缺乏适宜的同种免疫反应，产生封闭抗体少，从而胚胎组织难以逃避母体免疫系统的攻击。

（3）辅助性T细胞因子失衡：Th1型细胞因子具有胚胎毒作用，能妨碍早期胚胎的发育，而Th2型细胞因子对正常妊娠的维持起重要作用。正常妊娠Th1、Th2两型细胞因子互为抑制，处于动态平衡，维持正常的细胞免疫和体液免疫功能。但这种细胞因子的变化是导致流产的原因，还是流产导致的结果，其具体机制尚不清楚。

4. 环境因素 妊娠时机体对环境有害因素的敏感性增高，有害因素导致胎儿在关键发育时期受到物理或化学、生物因素刺激或损伤，可对机体产生持久的或终身的影响导致胚胎发育不良易发生流产。孕妇接触有毒有害物质有苯、镉、汞、铅、放射性物质等，自然环境的影响（地质条件缺碘）室内环境生活接触（装修材料不合格、甲醛超标材料的放射物质，长期工作在娱乐场所噪声超过70分贝），高温、电磁场、水源的污染、病原微生物感染、农药、重金属等。与自然流产相关的原因目前研究还有很多，包括X染色体非随机失活、遗传性血栓形成倾向、高同型半胱氨酸血症等，但是能作为临床开展的检查手段有限。

（张银娥）

第二节 孕期检查

妊娠是自然生理现象，孕期检查及时发现异常病理情况，对于降低母婴死亡率，改善妊娠结局有重要意义，因此孕期检查是产科咨询的重要环节。随着人们健康意识的提高、孕期保健模式的转变以及保健技术的不断改进，孕期检查的内容亦逐渐丰富。

一、产前保健的次数

传统的产前保健次数要求在孕28周之前每4周检查1次，28周之后每两周检查1次，36周之后每周检查1次。有系统评价对于早产、子痫前期、剖宫产、过期引产、产前出血、产后出血、低体重儿、小于孕龄儿、产后贫血、新生儿进监护室、胎儿宫内死亡、孕妇死亡、尿路感染以及对保健服务的满意度等方面进行比较分析，并不认为两组之间在病理生理结果上有显著差异，来自于发达国家的研究报告认为减少产检次数孕妇满意度下降。在发展中国家产检次数减少4~6次，并没有发现对母亲及胎儿负面的影响增加。在传统产前检查的次数上，适当减少产前检查的次数并不会增加妊娠的不良结局，对于没有妊娠并发症的孕妇可以适当减少产检次数。有经济效益评价对于没有妊娠特殊风险的孕妇，适当减少产前检查次数，不仅不会增加妊娠风险，还可以减少孕妇的费用支出。而且能使医务人员为有特殊风险的孕妇提供更多的服务。

在我国，尚没有在此方面的系统评价。回顾调查了 1999—2001 年广州市海珠区辖区内各产科医院上报《围产儿死亡评审报表》所提供的 265 例围产儿死亡情况及死亡原因，围产儿死亡率与产检次数关系的比较孕期产检次数≥3 次的围产儿死亡率明显低于产检次数 < 3 次组。我国目前研究并未对适当减少产前检查进行探讨，但是可以看出产前检查减少至 3 ~ 5 次以下，会增加不良妊娠结局。

英国皇家妇产医师学会（RCOG）推荐对于没有并发症的初产妇，10 次产前检查足够了。对于没有妊娠并发症的经产妇安排 7 次产前检查即可。早孕期间，孕妇应该了解孕期合适需要检查的次数、时间及产前检查内容，并给予机会与医师讨论安排孕期检查的日程。

由于我国目前尚无此方面的循证评价依据，可以参照 RCOG 的推荐意见。由于我国的特殊情况，针对农村条件相对局限，其产检次数应在 5 次以上，不应低于 3 次。其实关键的是并不在于检查次数的多少，而是告知妊娠保健程序的有效性及其应达到的效果，而产前检查的次数可以根据情况具体调节。

二、孕周的确定

传统的孕期保健根据末次月经推算孕周，但是受很多因素影响：孕妇回忆的正确性以及月经周期的规律性、周期长短等，有报道依据末次月经判断孕周有 11% ~ 42% 的不准确率。在 10 ~ 13 周超声检查是通过顶臀长来判断孕周，孕中期孕妇，可以通过双顶径、胸围。腹围来推断孕周。超声双顶径比末次月经确定预产期更准确。

在孕 24 周之前确定孕周减少了诊断为早产及过期妊娠的比率，减少了妊娠不恰当人为干预。而且可以早期发现多胎妊娠，目前研究没有认为孕期超声的暴露，会对胎儿神经生理功能造成负面影响，而且孕周的确定，有利于在最佳时机进行唐氏综合征筛查以及发现胎儿结构异常。有随机对照研究在早孕期做过超声检查的孕妇对妊娠更有信心。

孕妇应在早孕期做 1 次超声检查，以便结合末次月经核实孕周，诊断多胎妊娠。这有助于核实孕周以及确定唐氏综合征血清学筛查时间，理想的是，超声检查应该在孕 10 ~ 13 周进行，测量顶臀长了解孕周。超过 14 周的孕妇还应测量胎儿头围及腹围。

三、孕妇的临床检查

（一）心理筛查

最近值得注意，孕期的心理状态压抑，会对子代的性格、认知能力有影响，从 1997 年到 1999 年约有 640 000 名新生儿在英格兰和威尔士出生，在同一时期，有报道 11 名孕妇因为心理原因抑郁死亡。

有系统评价产后抑郁症的发生与孕期抑郁的关系，结论认为产后抑郁症的发生与产前经历的抑郁有显著关联，有研究表明产后抑郁症的发生与产科并发症无关，而早产的焦虑和产后抑郁症的发病有关。

孕期经历抑郁、情绪低落母亲的新生儿与未经历过抑郁的母亲的新生儿比较，评估测试反应不佳（包括定位、反射、应激性）等均较差。爱丁堡产后抑郁评分量表作为筛查产后抑郁症的工具。

产前抑郁与产后抑郁症的发生的关系在队列研究及病例对照研究均有报道，并且有大量的研究评估产前抑郁，以期预防产后抑郁症的发生。用产前筛查来预测产后抑郁症的发生，有系统评价包括 16 项研究，其中有两个较大的研究实验，分别预测有 16%、52% 的孕妇可能发生产后抑郁症，结果仅有 8%、35% 的孕妇在产后发生产后抑郁症。在一项随机对照实验中评估产前教育干预对于产后抑郁的影响，结论认为产前教育并不能减少产后抑郁症的发生率。在另一项随机对照研究了解"准备做好父母亲"的产前教育课程对产后抑郁症产生的影响，对 209 名有发生产后抑郁症的高危孕妇进行研究，发现干预组较对照组的产后抑郁症发生率并无减低，因此通过产前筛查来预测发生产后抑郁症敏感性不高，而且进行产前教育干预并不能减少产后抑郁症的发生。

然而虽然产前评估对于整体孕妇人群而言缺乏预测产后抑郁症的敏感性，但是对于在产褥期曾经有过心理障碍的孕妇，预测有 30%～50% 的再发可能性，并且有自杀的危险性。因此，对于曾经或现在有精神疾病的孕妇在产前进行问卷调查是有必要的。

在我国目前尚缺乏此方面研究，RCOG 不主张产前常规用爱丁堡量表等来预测产后抑郁症的发生，应该在早孕期询问孕妇是否有精神病患史，对于曾有过严重精神症状的孕妇应在产前提供精神状态评估。而且目前循证评价表明产前教育对于预防产后抑郁症并无疗效。

（二）胎儿生长及健康

1. 确定胎位 利用四部手法检查判断胎先露以及胎先露入盆、衔接情况，研究发现有 53% 的异常胎先露可以明确被发现。Leopold 四步手法判断胎先露的方法，其敏感性为 28%，特异性为 94%。有一项调查报告，孕妇对于触诊手法感到不适。

RCOG 推荐应在 36 周或以后通过四步手法了解胎儿先露，但是在 36 周以前不应做该检查，因为准确率不高，而且会令孕妇不适。如果对胎儿先露不确切，应做超声检查。美国妇产科学会（ACOG）传统推荐用 Leopold 四步手法了解胎儿先露，从中孕期当胎儿身体各部分可以较清楚区分时开始。Leopold 四步手法在我国目前的产前保健门诊，仍然是了解胎方位的主要手法，推荐在 30 周后进行。

2. 自数胎动 ACOG 数胎动长期以来被认为是了解胎儿宫内状况的可靠指标，胎动的急剧减少提示可能胎儿宫内窘迫而需要进一步的监护。许多门诊推荐常规计数胎动，尤其是有高危因素者。常用的方法是计数 1 小时胎动大于 10 次正常，如果小于 10 次，再数 1 小时，如果 2 小时胎动少于 10 次，应警惕。尽管有对照实验显示在低危人群中正式地自数胎动并没有显著统计学意义，另一项非同步对照研究提示在正规数胎动组胎儿死亡率降低，产科干预率增加。胎动计数是一种价格低廉的而且孕妇自身参与的方法，对于常规产前保健可能有一定价值。

我国目前认为孕妇自数胎动是最经济和简便的评价胎儿宫内情况的方法，是早期发现胎儿宫内窘迫的方法，晚孕期推荐孕妇自数胎动。

RCOG 认为，有研究认为母亲自数胎动的减少对于预测胎儿宫内窘迫的阳性预测值很低，只有 2%～7%。一项随机对照研究随机将 68 000 名孕妇分成两组评价自数胎动对于减少胎儿死亡率的意义，并未发现自数胎动可以减少胎儿宫内死亡的概率。因此 RCOG 不推荐常规正规地数胎动。

3. 听胎心 听诊胎心是传统标准产前检查的一个重要部分。RCOG 认为尽管胎心听诊可以证明胎儿存活，但是并没有其他临床意义或预测价值。因为胎心的变异或减速并不能通过听诊反映出来。有医师认为胎心听诊可以让孕妇愉快并确诊胎儿存活，因此认为胎心听诊是有必要的，但是并没有统计学依据来证实。RCOG 推荐孕期不常规推荐胎心听诊，但是如果孕妇要求，可以提供胎心听诊。RCOG 有研究报道部分孕妇在做胎心监护时，有腹部不适感。ACOG 及我国目前仍推荐产前检查常规听诊胎心。

对于胎心监护，ACOG 认为胎心监护是特别为有发生胎儿或新生儿疾病或死亡风险高的孕妇提供的，如内科并发症（糖尿病、慢性高血压、系统性红斑狼疮）Rh 溶血、胎儿生长迟缓妊娠并发症、多胎妊娠、羊水过少等。衡量胎心监护的有效性指标有：假阴性率（在监护正常，而一周内发生胎儿死亡的概率），最近有研究报道假阴性率为 0.4/1 000 ~ 1.9/1 000。另一个指标是假阳性率（胎心监护异常但是胎儿并无羊水粪染、胎儿宫内窘迫、Apgar 评分低、胎儿宫内发育迟缓等异常），有报道假阳性率为 30% ~ 90%。孕期胎心监护用于有可能增加胎儿宫内缺氧或窒息的高危妊娠，希望孕期胎心监护可以减少胎儿、新生儿的患病率或死亡率。但是开展胎心监护的合适孕周目前尚无研究，在美国大部分诊所在妊娠32 ~ 34 周开始。考虑到假阳性较高，太早开始胎心监护会增加不必要的干预以及医源性早产发生概率。

我国对高危妊娠者从 28 周起，正常妊娠者自 36 周始开始胎心监护的研究发现，妊娠期胎心监护具有简单经济、快捷方便、母儿无害的优势，能比较迅速准确地提供胎儿宫内健康状况的信息，及早发现胎儿缺氧情况并及时处理，改善围产儿预后，建议将其推广使用于妊娠期胎儿管理，以降低围产儿死亡率，并将高危妊娠者的胎儿管理作为其特别适应证。有研究发现临产胎心监护可以及早发现胎心异常，并早期予以高压氧预防治疗，新生儿缺血缺氧性脑病发生率明显降低。但是，对于何时进行胎心监护尚缺乏研究，是否应常规进行胎心监护尚无循证评价依据。

四、血液学状态筛查

（一）贫血

在全世界范围，孕期贫血的主要是缺铁性贫血，孕期母体的需要量增加。血红蛋白浓度是判断贫血的标准，孕期贫血的判断标准目前尚缺乏对照实验，因此存在争议。尽管大部分观点认同孕期平均血红蛋白浓度为 110 ~ 120g/L，但是随着孕周的不同血红蛋白浓度亦发生变化，因此判断孕期贫血的标准也应随之变化。贫血的原因除了缺铁性贫血，还有地中海贫血、巨幼红细胞贫血、镰状细胞性贫血，当诊断不确定时，可以做确诊实验诊断缺铁性贫血，如血清铁蛋白浓度等。

血红蛋白浓度在 85 ~ 105g/L 时，低体重儿和早产发生的危险性轻度增加，当孕妇血红蛋白浓度显著降低或明显升高时，胎儿结局不良的危险性明显增加。

贫血危害母儿健康，那是否应该对正常血红蛋白浓度的孕妇常规补铁呢？一项包括 20个随机对照研究的系统评价，对于血红蛋白大于 100g/L 的 28 周前的孕妇，常规铁剂补充，可以提高或保持血清铁蛋白浓度在 $10\mu g/dl$，晚孕期血红蛋白浓度小于 100 ~ 105g/L 的孕妇人数减少，但是并无证据证明对母体及胎儿结局利弊的影响。

另一项系统评价观察对于血红蛋白正常的孕妇常规补充铁剂和叶酸，有 8 个实验包括5 449名孕妇，常规补充铁剂和叶酸可以维持或升高血清铁蛋白浓度及红细胞叶酸水平，结果减少了晚孕期血红蛋白小于 100～105g/L 的孕妇。但是对于剖宫产、早产、低体重儿等的发生率并没有影响。

有研究比较不同的治疗方法，口服、肌肉注射、静脉给药对治疗孕期贫血的效果及对胎儿的影响。5 个实验包括 1 234 名孕妇，作者得出结论，目前因为缺乏缺铁性贫血治疗高质量的循证评价依据，对于治疗指征、治疗时间及治疗方式尚不明确。

因此孕期可以做贫血的筛查实验，应该在妊娠早期筛查，不推荐常规补充铁剂治疗，对于血红蛋白小于 110g/L，晚孕期小于 105g/L 可以予以铁剂治疗。

（二）地中海贫血筛查

地中海贫血是常染色体共显性遗传疾病，是导致新生儿贫血的主要原因，也是导致儿童死亡的重要原因。早期筛查地中海贫血的目的是尽早进行基因诊断，为孕妇提供是否继续妊娠的选择。

筛查实验应在高危人群中开展，流行病学调查加勒比及美洲黑人群患病率为 0.9%，印第安人为 3.5%，巴基斯坦人为 4.5%，塞浦路斯为 16%，北欧为 0.1%，中国人为 3.0%，在我国又以广西、广东为高发地区。广西地中海贫血的携带率为 17.9%。

由于筛查实验异常面临胎儿可能终止妊娠的影响，因此应尽快做基因诊断。

（三）血型及抗红细胞抗体筛查

确定 ABO 血型、Rh 血型以及红细胞抗体非常重要，对于预防新生儿溶血的发生非常重要，并且预测新生儿出生时换血的可能性。对于产前了解母亲的 Rh 血型是非常重要的，并在产前对 Rh 阴性的母亲采取特殊的保健及产后及时抗 D 免疫球蛋白治疗以预防在以后的妊娠发生 RHD 同种抗体反应。

其他红细胞抗体的检测可以预防新生儿溶血的发生，新生儿溶血会导致新生儿出现黄疸、严重贫血、心脏功能衰竭甚至死亡。在 RHD 阴性或 RHD 阳性均可能发生新生儿溶血。在英国有相当数量的妇女有红细胞抗体，可能导致严重胎儿同种免疫贫血的抗体有抗 D、抗 C、抗 Kell，相对较轻但是仍然可能导致新生儿溶血的红细胞抗体有抗 e、抗 Ce、抗 Fya、抗 jka、抗 Cw，有研究发现抗 Lea、抗 Leb、抗 Lua、抗 P、抗 N、抗 Xga 及抗 Kna 与新生儿溶血的发生无关。

孕妇应在早孕期（通常在孕 8～12 周）进行 ABO 血型及 Rh 血型筛查以及红细胞抗体的筛查，并且在妊娠 28 周对第 1 次没有发现红细胞抗体的孕妇再进行 1 次筛查。但是这种方法并没有循证评价依据。

在我国目前早孕期进行 ABO 血型及 Rh 血型筛查，在孕 16 周进行红细胞抗体筛查，到孕 28 周再次做红细胞抗体筛查。这种方法亦无询证评价。对于 RHD 阴性的孕妇，如果其配偶也是 RHD 阴性，则不需要用抗 D 球蛋白。如果配偶是 RHD 阳性，则需要用抗 D 球蛋白。

五、孕期感染筛查

（一）无症状性菌尿

无症状性菌尿是指泌尿道持续性有菌群存在，而无尿道症状。有报道在美国其在孕妇中发生率为 2%～10%，英国为 2%～5%，在经济不发达国家，其发生率更高。随机对照研究显示未经治疗的无症状性菌尿会增加孕妇及胎儿不良结局发生的概率，例如早产、肾盂肾炎、清洁中段尿尿培养是诊断无症状性的标准，但是尿培养作为无菌性尿道炎的筛查实验的主要缺点是时间较长。培养至少需要 24 小时，并且成本较高。但是其优点在于可以了解致病细菌并且做药敏实验。

1. 无症状性菌尿筛查方法　现在除了尿培养，还有一些快速实验用于评价无菌性尿道炎，包括：试剂条测试：亚硝酸盐、尿蛋白、血尿、白细胞酯酶；镜检尿液分析；尿液革兰染色分析；快速酶筛查实验（检测过氧化氢酶活性）及生物发光分析等。

（1）试剂条实验：其优点在于快速、价格便宜且不需要特别高的操作技能。有两种检测试剂条，一种包括两项，检测亚硝酸盐和白细胞酯酶，一种包括四项检测尿蛋白、血尿、亚硝酸盐和白细胞酯酶，对于试剂条实验的敏感性，如果两项或四项均为阳性，其诊断敏感性为 8.18% ~ 50.0%，如果以亚硝酸盐和白细胞酯酶其中任意一项阳性，敏感性为 45% ~ 50%，特异性为 92%，以尿蛋白为单独诊断依据，其敏感性为 50%，这提示试剂条筛查最多能检测出 50% 的无症状性菌尿。

我国有研究认为单纯革兰阳性细胞感染总体尿亚硝酸盐试验阳性比例为 11%，革兰阴性菌为 46%。单纯大肠杆菌感染时 49% 尿亚硝酸盐试验阳性，单纯肠球菌感染仅有 2.3%，但是肠球菌混合其他细菌感染时，可有 46% 的标本阳性，而且不同革兰阴性菌间的尿亚硝酸盐实验结果也不同，普罗威登斯菌及凝固酶阴性葡萄球菌尿亚硝酸盐试验阳性比例明显高于其他细菌。但是仍需进一步扩大样本量研究。

（2）显微镜检尿液分析：显微镜分析尿沉渣，每个高倍镜视野大于等于 10 个细胞诊断为脓尿，其敏感性为 25%，意味着有 75% 的无症状性菌尿会漏诊。

（3）尿液革兰染色分析：尿液革兰染色分析较尿液细菌培养而言，其特异性不高，约有 90% 没有无症状性菌尿的孕妇会误诊。

（4）我国有报道采用未离心尿液直接涂片，经自然干燥后要充分固定，再经革兰染色镜检，涂片镜检每个油镜视野菌数 ≥2 作为诊断有意义菌尿的标准。细菌培养的阳性标准定为 $\geq 10^5 \mathrm{cfu/ml}$，根据这个标准，涂片显微镜检查法的灵敏度为 98.10%，特异性为 99.14%。

（5）其他检测方法：尿液白介素 - 8 检测及快速过氧化氢酶检测，两者的敏感性为 70%，会有 30% 漏诊。生物发光分析敏感性为 93%，特异性为 78%。

2. 治疗　有一项包含 14 项随机对照研究的系统评价，认为孕期抗生素治疗可减少持续性的菌尿，减少了发生早产及低体重儿的风险，降低了发展为肾盂肾炎的风险。抗生素治疗 4 ~ 7 天有效，单次抗生素治疗无症状性菌尿对于早产及肾盂肾炎的发生无预防作用。而更长时间的用药，会增加药物不良反应的发生概率。

未经治疗的无症状性菌尿约有 25% 在孕期发展为急性泌尿系感染，由于无症状性菌尿，无症状，只有产前常规性尿培养才能筛出。但是首次尿培养阴性者仍有接近 1% 的机会发生感染，因此对于常规开展产前尿培养筛查无症状性菌尿尚存在争议。

推荐孕期应常规做无症状性菌尿的筛查，在早孕期间使用中段尿做尿培养，早期诊断和治疗无症状性菌尿可以减少早产及肾盂肾炎的发病风险。

（二）无症状性细菌性阴道病

妊娠期间有 50% 孕妇细菌性阴道病（bacterial vaginosis，BV）可以没有症状，阴道病发生的概率与种族以及筛查的频率时间有关，在美国白种人孕妇有 8.8% 患阴道病，黑人孕妇为 22.7%，西班牙孕妇为 15.9%，在伦敦西北地区，在孕 28 周前筛查，阴道病的患病率为

12%。我国妊娠合并 BV 的发病率为 17.16%。妊娠 20 周以前阳性率 18.12%，20~27 周孕妇 BV 阳性率 18.17%，28 周以上孕妇 BV 阳性率 16.10%。

细菌性阴道病与早产的发生有关，有病例对照研究和队列研究表明，有细菌性阴道炎的孕妇早产发生概率的较正常孕妇高 1.85 倍。我国有研究妊娠合并细菌性阴道病的孕妇，其胎膜早破、早产、产褥感染和新生儿感染的发生率分别为 13.51%、16.22%、10.81%、5.41%，均明显高于非细菌性阴道病合并妊娠者。

1. 诊断 细菌性阴道病的诊断可以采用 Amsel 标准。

（1）阴道分泌物增多、变稀薄、白灰色。

（2）阴道 pH 值 >4.5。

（3）阴道分泌物加入 10% 氢氧化钾出现氨味（即胺试验阳性）。

（4）阴道分泌物镜检可见线索细胞。凡同时具备第 4 项及前 3 项中任意两项，即可诊断 BV 感染。

近年有研究发现通过检测细菌的某些代谢产物来诊断 BV 更快速可靠，其中具有代表性的有唾液酸酶，Myziuk 等研究认为，唾液酸酶法与传统的 Amsel 标准相比，敏感性、特异性较高。唾液酸酶法已成为检测 BV 的常用方法。

以往有检测加德纳菌作为细菌性阴道病的诊断标准，但是加德纳菌属条件致病菌，且只是引起细菌性阴道病的厌氧菌中的一种。资料显示，40% 健康女性和 40% 治疗后的女性患者也可检出加德纳菌，因此加德纳菌检测对于 BV 诊断并非必要，并非细菌性阴道病就是阴道加德纳菌感染。

2. 治疗 有研究孕周在 12~22 周的 485 名孕妇诊断为细菌性阴道炎，口服克林霉素 300mg，每天两次，用药 5 天可以显著减少自发早产的风险。尽管口服克林霉素对妊娠造成的危害目前尚不明确，但是作为广谱抗生素有可能导致严重的不良反应，尤其是有可能会导致肠道菌群失调。

我国有研究显示用乳酸菌素阴道胶囊治疗细菌性阴道病有效率 86.10%，甲硝唑有效率 88.10%。一项包括 10 个随机对照研究的系统评价显示口服或阴道局部使用抗生素对于治疗细菌性阴道炎缓解症状有显著效果。抗生素的使用包括口服甲硝唑、甲硝唑加红霉素或阿莫西林、阴道使用甲硝唑或克林霉素膏剂等。

3. 筛查推荐 RCOG 认为治疗对于无症状性细菌性阴道炎对早产、死产的影响并无统计学意义，显示对于筛查无症状性的细菌性阴道病并不会降低早产、胎膜早破的发病风险。RCOG 不推荐没有症状的孕妇常规筛查细菌性阴道病。

ACOG 认为细菌性阴道病经常是无症状的，有研究显示筛查实验及治疗并不能降低早产发生率，所以不常规推荐筛查细菌性阴道病。对于有症状的孕妇，宫颈环扎术孕妇及在足月前有宫颈扩张的孕妇应进行筛查并治疗。筛查时间在中孕晚期，治疗可以使用甲硝唑或克林霉素。

但是我国有研究 358 例细菌性阴道病孕妇，其中 123 例治愈，产后 42 天内复查阴性；235 例整个围生期未治愈。未愈组胎膜早破发生率为 19.16%；治愈组胎膜早破发生率为 8.19%，无细菌性阴道病组胎膜早破发生率为 9.18%。细菌性阴道病可以导致胎膜早破，是早产的潜在危险因素，有效治疗可以降低胎膜早破的发生率。我国部分学者认为为了有效地减少并控制妊娠合并细菌性阴道病的发生，在孕期对孕妇进行常规细菌性阴道病筛查，细菌性阴道病阳性者及时给予有效治疗，降低妊娠不良结局的发生。

（三）衣原体

衣原体感染是常见的性传播疾病，现在英格兰、威尔士、北爱尔兰 16~24 岁人群中衣原体感染率较高。英联邦卫生部开始对 25 岁以下人群开展了普查，待普查结束就可以了解 25 岁以下孕妇的感染衣原体的比例。我国国内对于衣原体感染率缺乏大样本统计结果。

有研究母亲衣原体培养阳性，约有 25% 的新生儿衣原体培养为阳性，并且这些新生儿发生呼吸道感染、肺炎及新生儿结膜炎的发病概率增加。

但是目前尚无简单经济的检查方法诊断衣原体的存在，而且不同筛查实验需要取自不同解剖组织的标本。组织培养价格不菲，虽然有较好的特异性，但是其敏感性不高，范围 75%~85%。因为取材技术问题，例如取材时没有贴紧取材组织旋转 15~30 秒，从宫颈内口取走拭子时不能接触阴道分泌物，使用润滑剂会降低检出率。核酸扩增检测法敏感性 70%~95%，特异性 97%~99%，而且可用于检测侵入性标本及非侵入性标本，包括尿液。但是该方法价格贵，很难普遍推广。

有研究报道孕期衣原体感染与胎儿宫内发育迟缓及早产的发生有关，未经治疗还可以增加低体重儿发生率及胎儿发病率。另有研究认为使用抗生素治疗可以使衣原体培养阳性的孕妇减少约 90%，但是并不能改变早产发生率。治疗对于改善妊娠结局尚缺乏有效循证评价证据。RCOG 不推荐在孕期常规进行无症状性的衣原体筛查，因为该项检查价格贵，敏感性不高，目前尚无足够证据证明其性价比，不过随着新的价格适宜的检验方法的采用，可能会改变这个现状。

（四）巨细胞病毒

巨细胞病毒属于疱疹病毒类，在最初感染后，可在宿主体内潜伏，并且可以再次活跃，尤其是在免疫力降低时。孕妇 CMV 感染易复发，孕妇 CMV 复发率远较原发性感染高，为 1%~14%，但对胎儿、新生儿感染率低，为 0.2%~2%。我国 90% 以上成年人体内已有 CMV 抗体。妊娠期原发巨细胞病毒感染容易发生垂直传播，妊娠前 3 个月宫内感染率低，但严重；妊娠后期感染率高，但是对胎儿损害轻。

CMV 病毒培养是目前诊断 CMV 感染的最可靠方法，检测血清 CMV SIgM 抗体出现阳性，表明可能有 CMV 近期感染，体内有活动性感染。检测 CMV SIgG 抗体阳性，表明曾经感染过 CMV。但是妊娠期内 CMV SIgM 抗体、SIgG 抗体不是直接检测病毒的手段，不能用于确诊胎儿 CMV 感染。宫内感染的确诊，需在孕早期取绒毛或孕中期取羊水或脐血检测病原体，同时应结合超声检查。利用核酸扩增法检测羊水巨细胞病毒，应在妊娠 21 周之后。

CMV 感染后不能终身免疫，可以复发，绝大多数的母亲属于孕期复发感染，对胎儿感染率较低。外周血筛查巨细胞病毒抗体并不能证明胎儿发生了宫内感染，确诊巨细胞宫内感染价格较贵，羊水穿刺、脐带血穿刺亦增加流产概率。而且没有方法可以了解什么样的感染胎儿会产生严重影响的预后，而且目前没有疫苗可接种或者可以预防的治疗去阻止传播。因此不推荐孕期常规筛查。

（五）风疹病毒

具有局限性流行的特点，得过风疹的患者将终身免疫。日本在 1964—1982 年发生过 3 次风疹大流行，美国在 1963—1964 年发生风疹大流行，我国目前至今尚无风疹大流行的报道，1981年，有调查研究报道（20个省，1.7万人），育龄妇女的易感率平均为4.5%；1988年，吉林省长春市孕妇风疹易感率为8.89%。风疹感染临床表现为特征性的疹子，但是有20%~50%没有症状，妊娠期感染风疹没有治疗及减少母胎传播的方法。

孕妇血中检测出风疹SIgM抗体，可以确诊孕妇在近期患风疹，检测出SIgG抗体，提示孕妇对风疹病毒已有免疫力，孕妇血清中无SIgM抗体、SIgG抗体，提示孕妇对风疹病毒无免疫力，应为监视对象。

一项队列研究孕妇在不同的孕周确诊为风疹感染，在所产活婴中，有43%新生儿有先天畸形，母亲在12周前出现症状，胎儿先天感染率为80%，母亲在中孕后期出现症状的，胎儿的先天感染率降至25%。在早孕期感染风疹病毒的胎儿100%均合并风疹缺陷。

另一项研究发现在妊娠9~16周发生风疹感染的概率为57%~70%，孕17~20周为22%，孕21~24周为17%。母亲在孕17~24周感染风疹病毒的新生儿发生耳聋的风险性相对较小。风疹儿的发病率因孕妇患风疹的孕周有关，妊娠第一个月为11%~60%，第二个月为12%~81%，第三个月为8%~34%，第四个月为17%以下，第5个月以后仅偶有发生。三个月内感染可能致胎儿畸形。确诊胎儿是否发生风疹病毒宫内感染，需做宫内诊断，通过绒毛活检/抽取羊水脐带血分离病毒或者风疹SIgM抗体。

曾经孕期禁止接种风疹疫苗，因为担心有致畸可能性。但是在美国、英国、瑞士、德国的检测资料表明有680名孕妇在早孕期无意接种了风疹疫苗，没有一名新生儿有先天性风疹综合征。ACOG过去规定接种疫苗后3个月方可妊娠，目前已经将这一时间缩短为1个月。风疹病毒的易感性筛查应在早孕期筛查，风疹病毒的筛查并不是确诊是否现症感染，筛查风疹病毒的目的是筛查易感人群，在分娩之后进行预防接种，从而保护下次妊娠不受风疹病毒的威胁。对风疹病毒的检测，并不能预防母胎传播的发生，目的是保护避免下次妊娠可能感染风疹病毒而发生的母胎传播，减少因为风疹病毒感染导致的死胎、流产。

（六）乙肝病毒

对于e抗原阳性的母亲，约有85%的孩子会成为病毒携带者而且会成为慢性携带者，e抗原阴性的母亲概率为31%。

乙肝病毒的母胎传播可以通过乙肝疫苗接种及乙肝免疫球蛋白被动免疫减少95%，预防母胎的乙肝传播，应常规查乙肝表面抗原及e抗原，并决定对新生儿采用主动加被动免疫。因为大部分的母胎乙肝病毒传播可以通过主动加被动免疫明显减少，因此RCOG、ACOG及我国均推荐乙肝病毒的筛查应作为孕期检查常规。

（七）艾滋病病毒

人类免疫缺陷病毒感染之初并无症状，随着进行性的免疫功能下降，最终导致获得性免疫缺陷综合征。人类免疫缺陷病毒感染的潜伏期可以从数月至17年不等。到2001年，调查1036名艾滋病感染儿童，其中70%是因为母胎传播。

如果有干预措施，母胎传播发生率为25.5%，使用抗病毒药齐多夫定治疗后可以降低至8%，联合预防措施，包括抗病毒治疗、剖宫产、停止母乳喂养等可进一步将风险降至1%。

目前检测HIV抗体的检验方法敏感性超过99%，而且特异性高。包括EIA和WESTERN杂交以及two-ELISA法其敏感性及特异性均超过99%。最初用EIA法，如果阳性需做进一步检测，如果两项确诊实验均为阴性，则报告为阴性。如果确证试验为阳性需重新取标本再做 1 次检查，以避免误诊。

艾滋病的母胎传播的概率可以通过产前筛查并加以阻断措施，而明显降低。阻断干预措施包括抗病毒药物齐多夫定的使用，选择性剖宫产、产后避免哺乳等。齐多夫定治疗可以降低新生儿病率及母亲死亡率，但是对于死产、早产、低体重儿、对孕妇及胎儿的不良反应等方面的比较并没有统计学意义的差异。目前在发达国家一些新的抗病毒药物开始使用，但尚缺乏妊娠使用的循证依据。

抗病毒药物的使用可以降低母胎传播概率，但是可能导致耐药变异，随着使用时间的延长，其治疗作用下降。有研究报道，15% 的孕妇在分娩后 6 周出现 nevirapine 的耐药性。在另一项研究中，尽管有 17.3% 的孕妇和 8.3% 艾滋病感染新生儿出现齐多夫定或核苷酸逆转率酶抑制剂耐药突变，但是目前没有发现耐药突变的存在与母胎传播之间存在有统计学意义的差异。推荐应常规提供艾滋病的产前诊断，而且应在早孕期进行筛查，以便及时采取阻断措施。

（八）丙肝病毒

现在丙肝感染已越来越为社会重视，病毒可以通过输血、文身、注射、穿刺及母胎传播等途径感染。在英国伦敦丙肝的感染率为 0.8%。

大多数研究并未发现患丙肝的孕妇经阴道分娩与剖宫产的新生儿感染丙肝的机会有统计学差异。104 名通过母胎传播途径感染丙肝的胎儿，其中 2 名肝脏肿大，未出现丙肝感染的临床症状。而且有部分感染丙肝的儿童，可能丙肝 RNA 会转阴。一项研究包括 23 名胎儿，其中 5 名在出生 48 小时检测 HCV - RNA 阳性，但是 6 月后这 5 名新生儿 HCV - RNA 转阴，并且丙肝抗体消失。尽管丙肝在胎儿期感染可能是良性的。因为丙肝感染在成人潜伏期较长，亦有可能受感染的儿童在远期会表现出临床症状。RCOG 认为孕期不推荐常规筛查丙肝，因为目前没有疫苗以及阻断母胎传播的措施。

我国有研究认为无论怎样，抗 HCV 阳性的新生儿均属 HCV 感染的高危儿，将来的转归可能有：①婴儿肝炎发病率增高；②成为人群中重要的 HCV 传染源；③使肝硬化、肝癌的发生年龄提前。故从优生及提高人口素质的角度考虑，加强围生期保健，普及孕妇的 HCV 检测十分必要，发现抗体阳性者及时治疗以阻断母婴垂直传播。有人认为干扰素是当今治疗慢性 HCV 的有效药物，它具有抗病毒、防止病毒增殖及免疫调节作用，可减轻甚至消除孕妇病毒血症，降低母婴传播的危险性。但干扰素能否彻底阻断母婴垂直传播，尚有待于进一步探讨。

（九）B 族链球菌感染

在英国，B 族链球菌（group B streptococcus，GBS）是导致严重新生儿感染的主要原因。尽管 GBS 会影响孕妇及胎儿，但是它也可以存在于正常孕妇的生殖道、胃肠道，而不造成任何损害。

在美国约有 6.6% ~20% 的孕妇可发现 GBS，在英国，其发现率为 28%，与母亲年龄或是否有分娩史无关。母亲孕期 GBS 感染是新生儿发生早发疾病（出生 1 周内发生）的危险因素，可能导致包括脓血症、肺炎、脑膜炎。英格兰、威尔士活产新生儿 GBS 感染发生率为 0.4/1 000 ~1.4/1 000，约平均 340 名新生儿每年。2001 年英国监测中心调查发现在 376

名感染 GBS 的新生儿中，39 名死亡。

在孕 35~37 周进行细菌培养对于了解孕妇在分娩时 GBS 的寄居敏感性及特异性较高，同时取阴道和直肠棉拭子对于孕妇的 GBS 寄居预测价值较高。

随机对照研究的系统评价，孕期母亲使用抗生素可以减少新生儿 GBS 的寄居率以及新生儿感染 GBS 的概率，但是并没有减少死亡率。有两项研究报道在孕期使用抗生素，可以减少分娩时母体 GBS 的寄居率，有五项研究显示新生儿早发 GBS 的发生率可以降低 80%。

在关于 GBS 筛查的经济学评价的综述中，共 25 项研究均是在美国进行，但是其研究结果不能普遍适用，因为该病在美国的流行病学模式并不适用于其他国家。经济学评价模式主要是了解对 GBS 进行筛查的假阳性率、有多少需要治疗，有多少早发性 GBS 是通过筛查可以预防的，但是目前对于孕期进行 GBS 筛查尚缺乏经济学评价的证据。

RCOG 推荐孕期不常规进行 GBS 筛查，因为其临床效果与经济投入之间的关系尚缺乏证据。对于产前筛查 B 族链球菌的经济评价尚待进一步研究。

ACOG 观点，在正常情况下，约有 30% 正常妇女的阴道、泌尿道、直肠有 B 族链球菌寄居，但是在妊娠、分娩期间可能通过垂直传播引起羊膜炎、子宫内膜炎，而且分娩可能导致新生儿感染，新生儿死亡或增加新生儿病率。预防的关键在于检测出母亲的带菌状况，从而预防新生儿早发性 B 族链球菌感染。推荐在孕 30~37 周对所有孕妇常规进行 B 族链球菌培养，标本取材于阴道下 1/3 以及肛周。没有必要用窥器取宫颈分泌物。培养阳性的孕妇应在分娩时抗生素治疗预防新生儿 B 族链球菌感染。尿培养阳性的孕妇也应在分娩时使用抗生素，不用再进行阴道肛周的细菌培养。

我国目前 B 族链球菌研究尚少，尚缺乏相关保健意见。

（十）梅毒

梅毒是由于梅毒螺旋体感染所导致，机体的免疫反应产生非特异性梅毒抗体和特异性梅毒抗体。首先主要的反应是产生特异的抗梅毒螺旋体免疫球蛋白 M，在感染两周后就可以检测出来，当出现症状时大多数可以同时检测出 IgG 抗体和 IgM 抗体。梅毒也可以无症状潜伏很多年。在美国，先天性梅毒的发生率从 1982 年的 4.3/100 000 增加到 1992 年的 97.4/100 000。1994—1997 年，英格兰和威尔士先天性梅毒的发生率为 6.8/100 000，泰晤士东北区为 30/100 000。

早期梅毒未经治疗的孕妇，大部分会经胎盘传播感染胎儿，并且可能发生死胎或死产。

梅毒的母胎传播可以造成新生儿死亡、先天梅毒（可以导致远期的残疾）、死产或早产。实际上，自从 20 世纪 50 年代以来青霉素已经广泛使用，从美国观察性研究以及最近来自发展中国家的资料，早期未治疗的梅毒孕妇胎儿宫内死亡的发生率为 25%，新生儿死亡率为 14%，先天性缺陷率为 41%；而未患梅毒的孕妇上述概率分别为 3%、2.2%、0%。

梅毒血清学检查包括非特异性抗体检查，包括：性病研究实验室检测（venereal disease research laboratory，VDRL）和快速血浆反应素实验（rapid plasma regain tests，RPR）；特异性抗体检查，包括 EIAs，T. pallidum 血凝集反应分析（T. pallidum haemagglutination assay，TPHA）和荧光螺旋体抗体吸附实验（fluorescent treponemal antibody - absorbed test，FTA - abs），并不是筛查实验阳性的妇女都是梅毒患者，这些实验并不能区别梅毒螺旋体感染雅司病、品他病或是非性病梅毒，所以阳性结果需谨慎对待，需要进一步确诊实验。如果确证试验结果不同，还需进一步采用不同的方法进行实验。

EIA 实验检测 IgG、IgM 比较快速，因此英国在筛查实验中用 EIA 取代了 VDRL 和 TPHA 联合筛查。EIA 敏感性大于 98%，特异性大于 99%，但是非螺旋体实验，从另一个角度而言，可能导致假阴性率，尤其是极早期梅毒或晚期梅毒。在发病率较低的人群单独使用非螺旋体检测实验的阳性预测值较差。通常螺旋体实验在梅毒感染的任何阶段其敏感性为 98%（除早期梅毒以外），而且较非螺旋体检验其特异性更高。但是没有一种检验方法能在梅毒潜伏发育的阶段检测出来。

在南部非洲，142 名梅毒阳性孕妇，99 名足量苄星青霉素正规治疗，其死胎发生率为 4%，而 43 名使用苄星青霉素不足两针的孕妇其死胎发生率为 26%。孕期青霉素的使用可以有效预防梅毒的母胎传播，但是目前尚无证据证明现在英联邦所采用的治疗方案是最佳选择。在美国有研究认为孕期使用青霉素治疗对于预防先天性梅毒有 98.2% 的有效率。尽管对于非妊娠期梅毒妇女对青霉素过敏者采用红霉素治疗有效，但是对于妊娠期梅毒而言，部分病例使用红霉素治疗无效。

推荐在早孕期进行梅毒筛查实验，因为及早治疗对于母亲和胎儿均有益。

（十一）弓形虫

在德马克，有报道在活产新生儿中先天性弓形虫感染率为 0.3/1 000，先天性弓形虫感染的临床表现包括脑部和视网膜炎性溃疡，会导致永久的神经系统损害和视力障碍。当在妊娠初次感染弓形虫，发生弓形虫母胎传播的风险随着母亲弓形虫的孕周增加而增加。早孕期为 6%，到 15 周为 26%，到了 29～34 周感染，其发生母胎传播的风险增加到 32% 以上。

孕妇感染弓形虫通常是没有症状的，尽管 10%～20% 感染母亲有淋巴结病，感染还可以导致单核细胞增多样症状，倦怠无力。大多数急性感染弓形虫的孕妇是没有症状的，因为没有症状，妊娠弓形虫的诊断需依赖实验室的检查。妊娠期弓形虫原发感染的诊断需要在两个不同时间母体血浆中抗体滴度的明显升高或者特异性弓形虫 IgM 抗体的检测，成人首发感染弓形虫后两周可产生 IgG 抗体，6～8 周达高峰，在以后的数月逐渐下降并持续终身。感染后 10 天就可以产生弓形虫特异性 IgM 抗体，并且升高持续 6 个月或 6 年以上。有学者认为高浓度滴度的 IgG 抗体的存在提示 3 个月内的急性感染。因为 IgM 持续数月升高，因此，对于孕妇近期原发感染不能提供有用信息。酶联免疫吸附试验（ELISA）检测 IgM 抗体高浓度滴度可以持续数年，间接免疫荧光法（IFA）检测弓形虫特异性 IgM 抗体高浓度滴度仅持续至感染后 6 个月，而且随后迅速下降。因此对于判断远期还是近期感染，IFA 法较 ELISA 法更有意义。IgG 存在而 IgM 阴性提示弓形虫感染在一年以上，IgM 检测阳性需由专门实验室确诊。大约有 50% 先天感染弓形虫胎儿的胎盘组织病理切片可以发现弓形虫包囊，而且弓形虫包囊的出现可以诊断妊娠期母亲的急性感染。脐带血发现弓形虫包囊亦可诊断宫内感染。

胎儿弓形虫的诊断需要羊水培养或脐带血培养，培养技术的主要困难是一些分析需要花费数周时间，非常少的实验室可以做这项分析。弓形虫特异性 IgM 阳性脐带血，可以用于诊断胎儿产前感染。但是胎儿特异性弓形虫抗体直到妊娠 21～24 周才出现，而且只有 50% 的感染病例会出现，而且脐带血穿刺亦会带来一定风险。最近，PCR 技术有效运用于诊断胎儿宫内感染。在一项大型研究中，PCR 敏感性及特异性均高于传统检测方法（敏感性 97.4% 对 89.5%；特异性 99.7% 对 98.7%），PCR 检测胎儿弓形虫感染采用羊水标本即可，无需进行脐血穿刺。

对于急性弓形虫感染，主张进行治疗，大多数经过治疗的急性弓形虫感染的预后较好，除了严重免疫抑制患者。在妊娠期的治疗相对复杂，在欧洲，螺旋霉素是一线药，事实上该药不能穿透胎盘，如果宫内感染发生，还应加用乙胺嘧啶、叶酸、磺胺，尽管目前还不肯定这些治疗是否可以阻止母胎传播或者改善预后，来自法国的一项研究，163 名母亲在 28 周以前诊断患有弓形虫并且接受螺旋霉素治疗（23 名加用乙胺嘧啶和磺胺），3 名胎儿宫内死亡，27 名被诊断先天性弓形虫感染，全部 27 名新生儿没有症状，而且至 15 ~ 71 个月后神经系统发育正常。许多研究表明孕期治疗并不能显著改变胎盘传播概率，但是可以改善新生儿后遗症程度。标准治疗方案口服乙胺嘧啶 25mg 及口服磺胺 1g，每天四次，治疗一年。乙氨嘧啶是叶酸拮抗剂，因此在早孕期给药时应注意补充 6mg 叶酸隔天 1 次肌肉注射或口服。螺旋霉素治疗的疗效尚缺乏对照研究，目前在动物实验及人类尚未发现其致畸性。

在人类，弓形虫感染的主要途径有以下 4 种：①进食未经烹煮或没有煮熟的肉食中的能自己发育的组织囊孢子以及感染中间宿主的乳汁中的速殖子；②进食未经清洗的被猫粪便等排泄物污染的水果或蔬菜；③移植器官或血液制品被弓形虫污染；④当首发感染发生在妊娠期间，通过母胎传播，感染胎儿。对于弓形虫易感孕妇应避免食用生的或未经烹熟的肉类，水果应削皮吃，蔬菜要清洗干净。从事园艺工作时应戴手套。

在法国，因为弓形虫感染率高，进行常规血清学筛查诊断近期感染，并提供产前诊断。孕期治疗或终止妊娠。但是在发病率低的国家亦不推荐在孕期常规筛查弓形虫，要以宣传预防弓形虫感染为主。

六、内科并发症筛查

(一) 妊娠期糖尿病筛查

1. 概述　目前对于妊娠期糖尿病（gestational diabetes mellitus，GDM）的定义、治疗及管理尚无一致意见。按照 WHO 标准，GDM 的定义为在妊娠期间首次出现的碳水化合物耐量异常导致血糖升高。这种定义包括了在妊娠期诊断为糖尿病或者糖耐量受损的妇女，用与非妊娠期同样的界点值。在孕期，血糖水平通常较非孕期的正常水平高，因此，GDM 根据 WHO 定义，包括所有糖耐量受损的所有孕妇（按照非孕期标准没有考虑孕期血糖升高的生理因素）。这样的包括了一部分诊断为妊娠期糖尿病，但是与妊娠风险增加无关的孕妇，现在对于妊娠期糖尿病的定义仍存在争议，目前没有充足的证据证明诊断妊娠期糖尿病及糖耐量受损的界限值和标准。

妊娠期糖尿病的发生率随着诊断标准不同而变化，在发达国家其发生率为 3% ~ 10%，在英国约为 2%，有研究发现妊娠期糖尿病的孕妇有可能在以后发展为 Ⅱ 型糖尿病。事实上，尚无充足证据证明妊娠期糖尿病筛查对于延缓或预防继发糖尿病发生的关系以及糖筛查与产科干预等异常产科情况增加的关系。因此，RCOG 认为孕期糖筛查对母亲没有特殊的益处，妊娠期不是理想的时间进行人群糖筛查。

2. 诊断方法　全球糖筛查的方法：血液学检查包括血液或血浆中糖的测定，果糖胺及糖化血红蛋白浓度的测定。空腹血糖，口服糖后血糖，但是对于诊断的阈值水平尚有争议。

随机血糖，测定非空腹血糖水平，不需给负荷糖，没有餐后时间的限制，可用全血或血浆分析。有报道这种检查敏感性差异较大，与采血时间以及诊断阈值有关。有研究报道孕妇在进食两小时后抽取随机血糖，阈值采用 6.1mmol/L 敏感性为 46%，特异性为 86%，另有研究当阈值下调至 5.6mmol/L 敏感性为 29% ~ 80%，特异性为 74% ~ 80%；阈值为

6.1mmol/L 敏感性范围为 41% ~58%，特异性为 74% ~96%，这两种阈值标准在下午 3 点特异性最高。

空腹血糖应该在空腹一段时间后采血，通常是一晚，目前尚没有研究报道敏感性和特异性与禁食时间的关系。在巴西研究一系列阈值对于诊断糖尿病的敏感性特异性比较，阈值为 4.9mmol/L 时，诊断敏感性（88%）、特异性（78%）相对较高；在瑞士敏感性、特异性相对较高（敏感性 81%、特异性 76%）的诊断阈值为 4.8mmol/L。

糖筛查实验：口服 50g 葡萄糖 1 小时后抽血检查血糖浓度，通常在妊娠 24 ~28 周，敏感性为 79%，特异性为 87%。尽管通常糖筛查实验不要求禁食，有研究提示饭后时间可以影响血糖浓度。一项实验评价合并或不合并妊娠糖尿病的妇女，在三种情况下做糖耐量实验，一种在空腹时口服 50g 葡萄糖，一种在餐后 1 小时口服 50g 葡萄糖，一种在餐后 2 小时口服 50g 葡萄糖。在对照组空腹后糖筛查实验血糖浓度明显高于餐后 1 小时、2 小时做糖筛查实验的血糖浓度，空腹糖筛查实验会导致假阳性率增高。

有研究讨论关于何时是进行糖筛查最佳时机，有报道认为在晚孕期进行糖筛查是最佳时机。事实上有研究证明在晚孕期间重复筛查效果较好。仅在筛查实验阳性的孕妇需继续做确诊实验，妊娠期间可以做 3 次糖筛查。有研究认为，如果不在 28 周以后继续做糖筛查实验可能会漏诊 11%。另有研究认为如果不在妊娠 31 周后继续筛查，有 33% 的妊娠期糖尿病可能被漏诊。

筛查实验阳性以后，口服糖耐量实验被认为是诊断糖尿病的金标准，但是采用糖负荷量或诊断阈值仍缺乏一致统一的意见。

3. 治疗　对于妊娠期糖尿病首要的治疗措施是饮食控制，大部分仅需饮食控制，少数 15% ~20% 需要胰岛素治疗。虽然有报道加强血糖检测，并对血糖高的孕妇予以胰岛素治疗，可以使巨大儿的发生率从 24% 降至 9%。事实上，对于经过糖筛查发现妊娠期糖尿病孕妇而言，随机对照研究的系统评价并未发现接受饮食治疗在出生巨大儿、剖宫产率、早产、孕妇高血压发生率上存在统计学意义。有一项随机对照研究单纯饮食控制或饮食控制加胰岛素治疗，两组妊娠结局并未发现统计学差异，但是该实验其中 14% 孕妇是因为饮食控制不良改用胰岛素控制的，因此该项研究缺乏可靠性。另有研究发现经过糖筛查诊断为妊娠期糖尿病的妇女经治疗后，剖宫产率仍高于非糖尿病妇女。

4. 筛查意见　对于妊娠期糖尿病是否筛查或是采用何种标准筛查，不同国家有不同的意见，采用标准亦不同。

1998 年，第四届国际妊娠期糖尿病工作会议指出，有相当一部分属于糖尿病低危妇女（年龄小于 25 岁，一级亲属没有糖尿病，体重指数正常）而言，常规筛查妊娠期糖尿病是不必要的消费。由于缺少统一的诊断依据，而对妊娠期糖尿病的筛查造成困难。尽管据报道空腹血糖及糖筛查有较高的敏感性及特异性，但是现在对于采取什么样的筛查实验仍存在争议。RCOG 认为目前没有证据推荐在孕期常规进行糖筛查。

ACOG 观点妊娠期口服葡萄糖 50g 后 1 小时检测孕期糖耐量，如果异常还应做 OGTT 实验空腹血糖，口服 100g 葡萄糖后 3 小时血糖，两项或两项以上指标异常诊断为妊娠期糖尿病。但是目前常规筛查仍有争议，有观点推荐常规进行筛查高危人群：孕妇年龄大于 30 岁；巨大儿、畸形儿或胎死宫内的病史；妊娠期糖尿病史；家族有糖尿病史；肥胖孕妇；持续性尿糖阳性；长期使用 β 拟交感神经药或糖皮质激素。但是另有研究认为仅在高危因素人群中筛查只能检测出 50% 的糖耐量异常者，反对观点认为对于没有危险因素的人群进行这样复杂不方便的检查，而且需要花费财力，因为在这些人群众发病率低。由于尚存在争论，ACOG 没有推荐意见。如果选择常规筛查则需在妊娠 26～28 周进行，如果选择在高危人群中筛查需在早孕期进行，如果阴性则需要重复。需在空腹及不空腹两种状态下进行糖筛查。

我国中华医学会推荐，对有高危因素的非糖尿病孕妇进行糖筛查实验。高危因素包括：孕妇年龄大于 30 岁；肥胖孕妇；孕前患有多囊卵巢；家族有糖尿病史；孕早期空腹尿糖阳性；巨大儿分娩史；无原因反复自然流产史；死胎死产史；足月新生儿呼吸窘迫史；畸形儿或胎死宫内的病史；本次妊娠胎儿偏大或羊水过多。

（二）子痫前期筛查

子痫前期是导致母婴病率及死亡率的主要原因之一，子痫前期的发病率为 2%～10%。大部分妊娠期血压升高的孕妇并没有临床症状，血压是预测子痫前期的唯一早期征象，因此孕期应常规测量血压。原来水肿亦作为子痫前期的一个症状，但是在 80% 的孕妇均可发生水肿，因此现在已不再用做分类子痫前期的依据。有研究证明诊断界限值为 90mmHg 或升高 25mmHg，而不是 ACOG 曾经推荐的诊断标准（较早孕期，收缩压升高 30mmHg，舒张压升高 15mmHg），这个标准包含了不会增加妊娠不良结局的孕妇，随后的美国联邦卫生组织建议取消 ACOG 的诊断标准。

在正常妊娠早孕期血压会下降，以后至妊娠晚期会恢复至与正常非妊娠妇女相当水平，对于合并有慢性高血压的孕妇，在早孕 10～13 周时血压可能正常。传统的诊断妊娠期血压升高的指标是在间隔至少 4 小时，血压大于 140/90mmHg。当超过这个标准时围生期病率将升高。事实上在英国大约有 20% 的孕妇在妊娠 20 周后，会有 1 次或 1 次以上血压达到这个数值，这会导致对约 10% 的孕妇进行孕期干预，而子痫前期的发病率仅为 2%～4%。在妊娠 24～35 周按照收缩压大于 140mmHg 或舒张压大于 90mmHg 诊断为妊娠高血压的 748 名孕妇中，有 46% 至少两次蛋白尿（＋）或更高，9.6% 进展为重度子痫前期。一项大型队列研究（n＝14 833）发现在中孕期平均动脉压大于 85mmHg、晚孕期大于 95mmHg 的孕妇，发生胎死宫内、小于胎龄儿、新生儿病死率均升高。

评价子痫前期的高危因素，发生子痫前期的高危因素被认为有：高龄、初产妇、子痫前期病史、体重指数高、糖尿病、高血压。

血压检测的频率，目前尚无证据提示什么频率监测测量血压的合适。比较标准产前检查次数和减少产前检查次数，子痫前期的发生率并无统计学差异。

子痫前期的诊断依据包括蛋白尿以及升高的血压，利用试剂条检测尿蛋白，随机尿蛋白（＋）的假阳性率为 6%，因此只能作为筛查实验，蛋白尿（＋）应进一步检测 24 小时尿蛋白或尿蛋白/肌酐比值，24 小时蛋白尿大于 300mg 或尿蛋白/肌酐比值大于 30mg/mmol 即为阳性。但是 24 小时蛋白尿大于 500mg 对于妊娠不良结局具有预测性。

RCOG 推荐，在第 1 次就诊时需评价子痫前期的高危因素，每次产科检查均应检测血压及蛋白尿。血压检测的最佳时机及频率还需进一步的研究。

在过去的几十年，有许多研究寻找预防子痫前期的方法，包括低盐饮食、利尿剂、卧床休息、限制体重增长等，但是均未证明有效性，有研究使用小剂量阿司匹林，补充钙剂、镁剂以及鱼油等，均未发现可以降低子痫前期的发病率。有一项实验发现补充抗氧化剂，如维生素 C、维生素 E 有意义，但是需进一步大样本量研究。

（张银娥）

第三节　营养指导

在胎盘产生的激素参与下，孕妇体内各器官系统发生一系列适应性生理变化，对蛋白质和多种矿物质等需求量增高。孕妇在妊娠期间，不仅要维持自身的营养需要，还要保证胎儿的生长发育和乳房、子宫及胎盘等的发育需要，同时为分娩和产后哺乳做好营养储备，因此孕期有特殊的营养需要。妊娠期合理的营养对于孕妇健康和胎儿的生长发育是至关重要的，全面均衡摄入营养是保证胎儿正常生长的关键。有研究发现在孕期进食不规则与妊娠近期远期并发症有相关性，饮食对于预防和治疗妊娠期糖尿病、妊娠期高血压疾病有相关性，而且对于改善妊娠的预后是有必要的。应特别重视孕妇的营养补充，以保证胎儿的生长发育和母亲的健康。

一、能量

妊娠能量储备的消耗加大，而且器官组织（包括血液、子宫、胎盘及胎儿等）的质量增加，因此需要较非妊娠更多的能量摄入来满足身体变化得需要，达到适宜的体重增长，即使是孕前体重超重的妇女，亦需适当增加能量的摄入，以保证胎儿正常的体重增长。能量的增加主要依靠食物的摄入量的增加。

（一）碳水化合物

妊娠期空腹血糖降低，而且胰岛素分泌对于进食的反应波动更大。尤其在中孕期以后，表现为饥饿感更快，较非妊娠而言，空腹血糖浓度更低，而脂代谢产物 β-羟丁酸浓度升高，妊娠期在空腹时糖原储备的消耗加快从而导致脂肪分解代谢。有研究发现空腹尿酮体的出现与早产的发生有相关性，在动物试验发现在糖原耗竭饥饿状态下血清前列腺素浓度增加，而后者会诱发子宫收缩，亦会增加早产的危险。

由蛋白质类食物供能占总需能量的 30%，碳水化合物占总需能量的 40%、脂类占 30%，少食多餐（分为三正餐、三加餐），而且使用生糖指数较低的碳水化合物对于预防妊娠血糖指数的大幅度波动是有意义的。

（二）蛋白质

从母体获得充足的氨基酸对于胎儿的正常生长发育是至关重要的，氨基酸是通过主动转运从母体通过胎盘转运的，胎儿体内可以利用必需氨基酸合成非必需氨基酸。例如：丝氨酸是在胎儿肝脏利用谷氨酸盐、丙氨酸、甘氨酸等合成的。有研究报道母体优质蛋白摄入、热量摄入不足会影响胎盘的生长，胎盘转运功能下降，胎儿体内其他非必需氨基酸的合成及蛋白质合成所需的必需氨基酸供应不足，会影响胎儿体内的生化合成反应及胎儿正常的生长发育。

肉类、禽蛋类、牛奶含蛋白质丰富，是优质的蛋白质来源。鱼类及海产品不仅含蛋白质丰富而且含有必须不饱和脂肪酸，推荐在孕期多食用鱼类及海产品。有研究发现母亲在妊娠及母乳喂养期间食用鱼肉，可以减少婴儿过敏性疾病的发生率。但是有观点认为几乎所有的鱼类贝壳类等海产品含有甲基汞，对于胎儿神经系统发育存在影响，而由此造成的负面影响远大于使用这类产品带来的好处。FDA 意见海产品提供优质蛋白质及必须不饱和脂肪酸的作用不能忽视，推荐不要食用鲨鱼、箭鱼、青花鱼以及含甲基汞较高的鱼类。建议每周两次食用含汞量较低的海产品，如小虾、鳟鱼、鲶鱼、金枪鱼罐头，总量不超过 340g（或食用 1 次金枪鱼，总量不超过 170g）。应检测当地湖泊、池塘等养鱼场所含汞量，避免食用含汞量高的鱼。

（三）脂类

目前对于妊娠孕期脂类摄入推荐量尚无研究，理论上脂肪摄入量不超过总热量 30%。饱和脂肪应低于总脂肪摄入的 30% 应该是合理的。有研究认为妊娠期摄入过多高能量或高脂食物与增加婴儿过敏性疾病发生有关。

（四）必须不饱和脂肪酸

孕期对于必需不饱和脂肪酸的需要量增加，必需不饱和脂肪酸的缺乏，可能会影响胎儿神经功能及视觉的发育。含不饱和脂肪酸丰富的食物包括葵花子、坚果类、大豆油、谷物油、鱼虾、鸡蛋黄、肉等。不饱和脂肪酸在海鱼、橄榄油等中含量高，可以降低白细胞内皮黏附分子的表达，改善内皮依赖的血管舒张功能以及与内皮功能相关的血液流变学状态。

二、矿物质

（一）铁剂补充

铁缺乏会影响胎儿生长发育，并且新生儿发生早产风险亦增高。母亲缺铁性贫血与早产发生率呈正相关，孕期母体的铁营养状况与胎儿的生长发育及慢性疾病的发生有关，母体血红蛋白浓度低与发生巨大胎盘、胎盘重量/胎儿重量比例升高显著相关，而巨大胎盘、胎盘重量/胎儿重量比例升高的现象，与将来高血压或是心血管疾病的发生有相关性。含铁丰富的食物包括红色肉类、猪肉、家禽、鱼、蛋等，这些食物不仅含有丰富的血红素铁，易于吸收，可以提高非血红素铁的生物利用度，而且蛋白质含量高。另外含非血红素铁丰富的食物，如强化铁面包、蔬菜、坚果等亦鼓励食用。我国营养学会推荐早孕期铁摄入量不超过 25mg 每天，怀孕中晚期最大补充量 30mg/d。

（二）钙及维生素 D 的补充

孕期钙及维生素 D 需要量更高，补充钙剂可以降低早产发生率。但是维生素 D 属于脂溶性维生素，补充过量亦会导致中毒，我国营养协会推荐孕期维生素 D 最大补充剂量不超过 400IU/d，钙每天摄入量不超过 2g。

（三）锌的补充

锌对于维持血管内皮的完整性是必不可少的，锌缺乏会导致内皮屏障功能受损。有研究发现对于血中锌水平低于平均值的孕妇，补充锌可以增加新生儿体重。母体锌的营养状况与过期妊娠、胎膜早破、孕期感染的发生相关。有研究发现孕期锌摄入量不足（小于 6mg/d），与孕期母体体重增长不足、早产以及低体重儿发生相关。

三、维生素

（一）维生素C和维生素E

有维生素C和维生素E的补充，可以减少氧化应激、细胞黏附因子的表达及单核细胞黏附，改善内皮细胞和胎盘功能，降低子痫前期发病率。

（二）维生素A

维生素A及其活性代谢产物作为人类一种必需的营养物质，参与体内的许多生理过程，包括视力、生殖、生长、细胞分化、免疫功能以及胚胎发育等。维生素A类物质不足与过量具有致畸性已经得到认可。20世纪40年代起，大量动物实验（大鼠、猪）证明由于维生素A缺乏导致的先天畸形并且最终被描述为维生素A缺乏综合征。据统计这些畸形种类包括眼部畸形（75%）以及泌尿生殖道（42%）、肾脏（38%）、膈肌（31%）、肺脏（4%）、主动脉弓（9%）以及心脏（4%）等的畸形。过量维生素A刺激脉络膜分泌，脑脊液生成过多，同时还可刺激导水管上皮细胞增殖，使导水管狭窄，造成脑积水、脑室扩大而引起颅高压，可以造成自由基产生增加导致头痛、恶心、呕吐、烦躁或嗜睡、球结膜充血及视神经盘水肿等，可有低热表现。在动物试验中，孕期大剂量维生素A会使所有器官系统畸形，有研究发现过量维生素A可以致心脏发育畸形，可以致神经管畸形、肛门直肠畸形以及马蹄足。

在我国以素食为主，营养学会推荐孕妇维生素A摄入量每天不超过3300国际单位。

（三）叶酸

血清叶酸水平低会增加早产、低体重儿以及胎儿宫内生长受限的发病概率，研究发现叶酸可以降低血浆高半胱氨酸浓度，高半胱氨酸可以增加黏附因子的表达、血小板的聚集以及抑制一氧化氮的生成。妊娠期服用叶酸400μg/d。

四、水及纤维素

妊娠激素水平升高会导致肠道蠕动减慢，对水分的吸收增加，孕妇胃肠道功能亦发生改变。痔、便秘、肠胀气、肛裂等发生率增加，含纤维素丰富、水分充足的食物可以缓解这些消化道症状。健康组织（The Department of Health，DH）推荐成人每天最少摄入非淀粉多聚糖12g，平均18g，不超过24g。孕妇每天应摄入18~24g非淀粉多聚糖，但是过多的纤维素会影响钙、铁、锌的吸收。非淀粉多聚糖来源于全谷、水果（新鲜或干制品）、蔬菜、燕麦、豆科植物、扁豆、坚果等食物。由于妊娠期血容量增大，孕妇水分摄入量亦增加，推荐每天从食物和饮料摄入3 000ml水分。

五、孕妇体重增加

国内有推荐意见孕前体重指数<16.75的孕妇，孕期体重增加值应是8.07×（身高m）^{2}。体重指数在16.75~23.71者，孕期体重增加值5.37×（身高m）^{2}。体重指数>23.71者，孕期体重增加值3.82×（身高m）^{2}。美国妇产科学会有关孕期体重增加推荐：孕前体重指数<19的孕妇，孕期体重增加值应是12.5~18kg。孕前体重指数在19.8~26者，孕期体重增加11.5~16kg。孕前体重指数26~29者，孕期体重增加7~11.5kg值。孕前体重指数在>26

者，孕期体重增加 8~7kg。

（黄晓梅）

第四节 产前筛查和产前诊断

一、筛查及产前筛查的概念

疾病筛查是指通过对特定或普遍的人群开展一些简便、经济、无创伤性的检查，从而识别出罹患某一特定疾病的高危人群，再对这些高危人群进行后续的诊断性检查，最终使罹患这一疾病的人群得到早期诊断的过程。

适宜筛查的疾病需具备以下几个特征：

（1）危害严重。

（2）发病率较高，人群分布明确。

（3）筛查后高危人群有进一步明确诊断方法。

（4）筛查方法较简易、经济、无创或微创。

（5）筛查成本显著低于治疗成本。

胎儿常见染色体异常和开放性神经管缺陷的产前筛查是指通过经济、简便和无创的检测方法，从普通孕妇人群中发现怀有唐氏综合征（Down syndrome，DS）胎儿、18 - 三体综合征胎儿以及开放性神经管缺陷（neural tube defect，NTD）胎儿的高危孕妇，以便对其行进一步的产前诊断，最大限度地减少这些胎儿的出生。

二、常用产前筛查标志物

（1）甲胎蛋白（alpha - fetoprotein，AFP）中孕期筛查指标。

（2）人绒毛膜促性腺激素（human chorionic gonadotropin HCG）、β - HCG 和游离 β - HCG（Freeβ - HCG）早、中孕期筛查指标。

（3）非结合雌三醇（unconjugated estriol，uE3）中孕期筛查指标。

（4）胎儿颈后透明带（nuchal tranalucency，NT）是目前染色体异常产前超声筛查中唯一得到广泛认可的筛查指标。于孕 11~13 +6 周行超声检查。此时期正常胎儿的颈后透明带厚度为 0~3mm，染色体异常胎儿常常出现 NT 增厚。

三、常见胎儿染色体异常产前筛查方案的定义

（1）二联筛查（double test）指以中孕期（15~20 +6 周）血清 AFP + HCG（或游离 β - HCG）为指标，结合孕妇年龄等参数计算胎儿罹患 DS 和 18 - 三体综合征风险的联合筛查方案。

（2）三联筛查（triple test）指以中孕期（15~20 +6 周）血清 AFP + HCG（或游离 β - HCG）+ uE3 为指标，结合孕妇年龄等参数计算胎儿罹患 DS 和 18 - 三体综合征风险的联合筛查方案。

四、产前筛查的工作程序

（1）筛查对象：分娩年龄在 35 岁以下、单胎自然妊娠、自愿进行产前筛查的孕妇。

（2）知情同意原则：应按照知情选择、孕妇自愿的原则，医务人员应事先告知孕妇或其家属产前筛查的性质和目的，产前筛查与产前诊断相比存在的局限性。

（3）孕妇在申请单上签署知情同意书。

（4）门诊医生应详细询问病史、确认孕周。

（5）应在产前筛查申请单上准确填写下列资料：孕妇姓名、出生日期（公历），采血日期，采血当天的孕龄，体重，末次月经日期（公历）、月经周期，孕妇是否吸烟，本次妊娠是否为双胎或多胎，孕妇是否患有胰岛素依赖型糖尿病、既往是否有染色体异常或者神经管缺陷等异常妊娠史，孕妇的联系方式。

（6）筛查结果风险率表达方法：唐氏综合征、18 - 三体综合征的风险率以 $1/n$ 方式来表示，意味着出生某一患儿存在 $1/n$ 的可能性。

（7）筛查结果的判别：筛查结果分为高风险和低风险，DS 筛查结果采用 1/270 为阳性切割值，即筛查结果风险率≥1/270 者为高风险妊娠；18 - 三体综合征筛查结果采用 1/350 为阳性切割值，即筛查结果风险率≥1/350 者为高风险妊娠；NTD 宜以母血清 AFP≥2.0 ~ 2.5MOM 为阳性切割值，筛查结果 AFP≥2.0 ~ 2.5MOM 者为高风险妊娠。

（8）对筛查高风险孕妇的处理：应由产前咨询医师解释筛查结果，并向其介绍进一步检查或诊断的方法，由孕妇知情选择。对 DS 或 18 - 三体综合征高风险者，建议行介入性产前诊断，行胎儿染色体核型分析。对 NTD 高风险者，应行针对性超声检查，判断胎儿是否罹患 NTD。

（9）在未进行产前诊断之前，不应为孕妇做终止妊娠的处理。

（10）筛查的追踪随访：应对所有筛查对象进行妊娠结局的随访。

（黄晓梅）

第五节　妊娠期用药咨询

妊娠期用药是非常常见的现象，大多数处方药可以在妊娠期使用，并且相对安全。已知的或是可疑的致畸药物只是少数，对于那些被认为是致畸的药物，咨询时应强调相对风险。暴露于一个肯定的致畸因子，通常只将孕妇生育出生缺陷儿的风险增加了 1% ~ 2%。与暴露于药物所造成的致畸风险相比，一些疾病如果不经治疗，对孕妇和胎儿的威胁将更加严重。

由于临床医学的特殊性，受到医学伦理与道德限制，对人类妊娠期用药的分类研究存在着难以克服的困难。大多数药物的致畸作用尚不明确，为了提供治疗指导，美国 FDA 制定了妊娠期用药的安全性等级评定的分类系统。需要说明的是，分类可能是基于个案报道或有限的动物实验数据做出的，且更新时间较慢。

FDA 对药物的分类：

A 类：对照研究没有发现在妊娠期会对人类胎儿有风险，这类药物可能对胎儿影响甚微。

B 类：动物研究未发现对动物胎儿有风险，但无人类研究的对照组；或已在动物生殖研究显示有不良影响，但在很好的人类对照研究中未被证实有不良反应。

C 类：动物研究显示对胎儿有不良影响，但在人类没有对照研究；或者没有人类和动物研究的资料。只有当对胎儿潜在的益处大于潜在的风险时才可以使用该类药物。

D 类：有确切的证据表明对人类胎儿有风险，但为了孕妇的获益这些风险是可以接受的，例如在危及生命时，或是病情严重只用安全的药物无效时使用该类药物。

X 级：动物或人类的研究均证实可引起胎儿异常，或基于人类的经验显示其对胎儿有危险，或两者兼有，且其潜在风险明显大于其治疗益处。该类药物禁用于孕妇或可能已经怀孕的妇女。

常用药物中此类药物并不多，但因致畸率高，或对胎儿危害很大，孕期禁用。已知的致畸药物见表 16 - 3。

表 16 - 3 致畸药物

ACE 抑制剂	氯联苯	异维甲酸	苯妥英钠
酒精	环磷酰胺	锂	放射碘
雄激素	丹那唑	甲硫咪唑	四环素
马利兰（白消安）	乙蔗酚	氨甲蝶呤	丙戊酸
卡马西平	视黄醇类	青霉胺	三甲双酮

（黄晓梅）

参考文献

[1] 李颖川，黄亚绢．产科危重症监护及处理［M］．北京：科学出版社，2014.

[2] 朱晶萍．实用妇产科疾病诊疗常规［M］．西安：西安交通大学出版社，2014.

[3] 张玉泉，王华．妇产科学［M］．北京：科学出版社，2016.

第十七章 异常妊娠

第一节 妊娠剧吐

一、概述

半数以上的孕妇自停经 6 周左右开始出现倦怠、择食、食欲下降、恶心、呕吐等早孕反应的症状，持续 2~3 个月左右自行缓解，一般对营养状况和生活影响不大。研究报道症状持续至妊娠 14 周缓解者达 50%，至妊娠 22 周缓解者达到 90%。妊娠期出现的这种恶心和呕吐也称为晨吐（morning sickness），但其实可出现于一日之中的任意时间，研究报道仅 1.8% 的孕妇表现为晨吐，而 80% 的孕妇一日之中有持续的恶心症状。

妊娠剧吐（hyperemesis gravidarum）是指妊娠早期孕妇反应严重，恶心呕吐频繁，不能进食，以致影响身体健康，甚至威胁生命的一种病理状态。发病率为 0.3%~10%，常持续至妊娠 20 周之后。导致机体营养状况紊乱，主要表现为电解质平衡失调、体重减轻超过 5%、酮症以及尿酮体阳性，严重时出现肝、肾损害及视网膜出血；维生素 B_1 缺乏可诱发妊娠期（wernicke encephalopathy），出现神经精神症状，病情危重时出现意识模糊、谵妄或昏迷、眼肌麻痹等。若病变累及红核及其联系的纤维，则可出现震颤、强直及共济失调，病死率极高。

二、诊断

若孕妇出现持续而严重的恶心和呕吐，需要首先确定为早期妊娠，并排除多胎妊娠、葡萄胎及甲状腺功能亢进；出现妊娠剧吐的营养状况紊乱征象时，需排除阑尾炎、肾盂肾炎、肝炎、胆囊炎、胰腺炎、消化性溃疡病、脑肿瘤等疾病。

检测到尿酮体阳性即可诊断妊娠剧吐，进一步进行血尿常规、血生化和肝肾功能检查，可发现血细胞比容升高，尿比重升高，低血钠、低血钾、低氯性碱中毒，肝酶 AST、ALT 升高至正常值的 1~2 倍或以上等实验室指标的异常。部分妊娠剧吐的患者会出现暂时性甲状腺功能亢进的生化改变——游离 T_3、T_4 升高、TSH 降低，但通常至 18 周缓解，无需治疗，也不影响妊娠结局。出现神经精神症状时要警惕 Wernicke 综合征。

三、治疗

对于妊娠剧吐患者最重要的是摄入足够的液体以防止脱水，因为脱水会加重恶心症状。不耐受口服液体的患者，必须入院进行静脉补液和止吐治疗。尿酮体超过 ++ 的患者，亦应住院治疗。最初几天禁食，精确记录出入液体量。

（一）心理治疗

对早孕期呕吐的患者，注意患者的精神状态，给予精神安慰和鼓励，可能会对其他治疗手段起辅助作用。

（二）饮食治疗和生活方式调整

合理指导饮食，建议患者少量多次饮水或其他液体如放掉气体的柠檬水、稀释的果汁、淡茶及清汤等；少量多次进食，避免一次大量进食；避免空腹，在两餐之间少量加一些清淡的点心；晨起呕吐者在起床前进食一些饼干可能有效；咸味的食物可能有帮助，如炸薯条或者咸味饼干；避免油腻、辛辣的食物或其气味；睡觉前进食一些含碳水化合物的干燥的易于消化的低脂食物及含蛋白质的点心；进餐时不同时饮用液体。

生活方式方面的建议包括：充分利用一日之中感觉良好的时间，在感觉最好或饥饿时合理进食；如果不耐受热的食物的气味，可以待食物冷却后进餐；出现恶心症状时避免突然活动；避免应激事件等措施。

（三）补液及药物治疗

（1）静脉补液：静脉补液以纠正脱水、酸碱平衡及电解质紊乱是妊娠剧吐的初治方案。每天应给予足量液体和热量，可给予生理盐水及10%葡萄糖液静滴，总液体输入量不低于3 000ml，并需要对患者脱水的严重程度进行评估后决定具体输液总量。每天输入最少9g氯化钠、氯化钾6g，保证尿量每天不低于1 000ml。静脉补液时应避免过快补足平衡钠盐液体，尤其是存在低钠血症的患者。经研究已证实静脉补液过快可能导致严重并发症——中央脑桥脱髓鞘病变，严重者可导致死亡。

（2）止吐剂一线用药为维生素 B_6 或维生素 B_6 - 多西拉敏复合制剂：对并发有代谢性酸中毒者，可给予碳酸氢钠或乳酸钠纠正。营养不良者，静脉补充必需氨基酸、脂肪乳。一般经上述治疗2~3日后，病情多可好转。若患者体重减轻大于5%~10%，不能进食，可选择鼻饲管或中心静脉全胃肠外营养。孕妇可在呕吐停止后，试进少量流质饮食，可逐渐增加进食量，同时调整补液量。

（3）经治疗后多数病情好转可继续妊娠，若出现下列情况危及孕妇生命时，需考虑终止妊娠：①持续黄疸。②持续蛋白尿。③体温升高，持续在38℃以上。④心动过速（≥120次/分）。⑤伴发 Wernicke 综合征等。

（4）生姜治疗：可尝试生姜疗法作为辅助手段。350mg 口服，一日3次或250mg，一日4次。或补充含有生姜的点心。

（5）全胃肠外营养治疗：需要进行 TPN 治疗时，应与胃肠外科医师协作。TPN 方案需要个体化，根据每例患者对热量、流质、三大营养物质及微量营养物等的增长的需要进行制定。推荐流质摄入量30ml/（kg·d）以上。TPN 液体中的葡萄糖为主要功能物质，为防止高血糖症的发生，应监测血糖浓度在3.89~6.66mmol/L之间。注意预防导管相关性血栓栓塞症、导管闭塞、气栓及感染等 TPN 并发症的发生。

（四）中医治疗

中医对孕妇呕吐严重，甚至不能进食者称为"妊娠呕吐"或妊娠恶阻，认为怀孕后阴血聚以养胎，冲脉之气上逆，胃气下降，升降失调所致。治法以调气和胃，降逆止呕为主，佐以安胎和血。

处方：陈皮、竹茹各9g，枳壳6g，麦冬9g，川贝、生姜各3g（调气和胃，降逆止呕），砂仁、厚朴各9g，白术15g，杜仲12g（理气健脾安胎），柴胡3g，黄芩6g（清解少阳），当归3g，川芎9g（养血和血）。水煎服，少量多次。

用针灸治疗妊娠呕吐者，穴位：中脘、内关、建里、幽门、足三里、三阴交。每日1次，3~5d后隔日1次。

经治疗多数孕妇症状改善后可下床活动，但不宜过早出院，否则常可复发，等恢复日常活动量后可出院。

（五）终止妊娠

经以上治疗5~7d后病情仍不能改善，仍持续频繁呕吐，特别是体温增高达38℃以上，心率持续超过120次/min，或出现黄疸、谵妄或昏迷、视网膜出血、多发性神经炎时应考虑终止妊娠。妊娠剧吐的预后一般较好，但必须采取积极治疗方能阻止病情的发展。目前已很少有发展到极严重阶段而需终止妊娠者。

（王　敏）

第二节　异位妊娠

一、概述

凡受精卵囊胚在子宫腔以外的部位着床种植发育者，称异位妊娠（ectopic pregnancy）。异位妊娠包括输卵管妊娠、腹腔妊娠、卵巢妊娠、宫颈妊娠及残角子宫妊娠等，是妇产科常见急腹症之一。异位妊娠的发生率在2%左右，其中输卵管妊娠约占95%，腹腔妊娠占1%~2%，卵巢妊娠占0.2%~1%，宫颈妊娠占0.2%左右。而在输卵管妊娠中，壶腹部妊娠发生率约为78%，峡部妊娠约为12%，伞部妊娠约为5%，另外1%~3%为子宫残角妊娠。本节主要讨论输卵管妊娠。

输卵管妊娠的病因主要包括慢性输卵管炎、输卵管发育或功能异常、输卵管手术后、盆腔子宫内膜异位症以及孕卵游走，其中慢性输卵管炎为输卵管妊娠的最常见原因。

二、诊断

早期输卵管妊娠症状不明显，诊断较为困难。发生急性破裂或流产时症状体征明显，多数患者能够及时做出诊断。陈旧性异位妊娠往往就诊较晚，症状和体征不典型，容易误诊。对诊断有困难的患者，应行辅助检查以明确诊断。

（一）输卵管妊娠流产或破裂的临床表现

1. 症状

（1）停经史：除间质部妊娠外，患者多停经6~8周。但少数患者主诉无停经史，可能由于停经时间较短，或将阴道流血当作月经。

（2）腹痛：常为就诊的主要症状。发生流产或破裂时为一侧下腹撕裂样疼痛，常伴恶心、呕吐。可有肛门坠胀感。当腹腔内血液增加时，疼痛向全腹扩散。血液刺激膈肌，可引起肩胛部放射痛。

（3）阴道流血：当胚胎受损或死亡后，可有不规则阴道流血，色暗，一般不超过月经量，常淋漓不尽。随同阴道流血可排出蜕膜管型或碎片。

（4）晕厥与休克：急性出血和剧烈腹痛，轻者造成晕厥，严重时引起休克，休克程度取决于内出血量和速度。

2. 体征

（1）一般情况：急性大量出血时，可有贫血貌，患者面色苍白、脉快而细弱，血压下降。体温一般正常。

（2）腹部检查：下腹压痛及反跳痛明显，以患侧为重，出血较多时有移动性浊音，有些患者下腹部可触及包块。

（3）盆腔检查：阴道后穹隆饱满，触痛。宫颈举痛明显。子宫稍大，有内出血时，子宫有漂浮感。子宫一侧或后方可及肿块，质软边界不清，触痛明显。间质部妊娠时，子宫大小与停经月份相符，但子宫轮廓不相称，患侧宫角部突出。

（二）陈旧性异位妊娠

输卵管妊娠流产或破裂后，内出血逐渐停止，时间久之，胚胎多死亡或吸收。但长期反复的内出血所形成的盆腔血肿若不消散，血肿机化变硬并与周围组织粘连可形成陈旧性异位妊娠。患者可有停经史，阴道不规则出血，阵发性腹痛、附件肿块及低热。

（三）辅助检查

1. 阴道后穹隆穿刺　用16～18号长针自后穹隆穿刺入子宫直肠陷凹，抽出红色不凝血为阳性结果，说明有腹腔内出血。如抽不出血液，也不能否定输卵管妊娠，可能有血肿形成或粘连。

2. 妊娠试验　由于异位妊娠患者体内血 β – HCG 水平较正常水平低，倍增时间较长。β – HCG 阴性者不能完全排除宫外孕，阳性者应连续测定以明确是宫内或宫外妊娠。

3. 超声检查　超声诊断异位妊娠准确率为70%～94%。异位妊娠时宫腔内不见妊娠囊，子宫旁见到混合回声包块，包块内可有妊娠囊或胎心搏动。有时宫内宫外可同时见到妊娠囊及胎心搏动，说明为宫内宫外同时妊娠。但超声在诊断早期宫外孕时不如 β – HCG 敏感。

4. 腹腔镜检查　适用于早期病例及诊断困难者，腹腔内出血量多及休克情况下则禁忌作腹腔镜检查。

输卵管妊娠应与宫内妊娠流产、急性阑尾炎、黄体破裂及卵巢肿瘤体蒂扭转进行鉴别诊断。

三、治疗

输卵管妊娠的治疗原则是出血量多特别是伴有休克的患者，应当在补充血容量的同时及时手术。出血量少或无出血的患者可行药物或期待治疗。

（一）手术治疗

手术的一般指征包括：有腹腔内出血征象或生命体征不稳定；诊断不明确；异位妊娠继续进展，如附件区包块增大或血 β – HCG 水平升高；随访不可靠；有保守治疗禁忌证。手术方式大致分为两种，一是患侧输卵管根治性手术，另一种是患侧输卵管保守性手术。严重出血伴休克的患者应在积极纠正休克、补充血容量的同时进行手术抢救。其中自体输血是抢救的有效措施之一，回收腹腔血液需符合以下条件：妊娠＜12周、胎膜未破、出血时间＜24h、血液未受污染，镜下红细胞破坏率＜30%。另外，患者若有绝育要求者可行对侧输卵管结扎；有生育要求，或对侧输卵管有明显病变或已切除者，可行保留患侧输卵管的保守性手术。目前多使用腹腔镜进行手术治疗。

1. 输卵管造口术 指征为直径小于 2cm 的位于输卵管远端 1/3 的未破裂输卵管妊娠。术中在异位妊娠包块表面的输卵管浆膜面做≤2cm 的直线切口后，仔细清除异位妊娠包块，切口不缝合，二期愈合。

2. 输卵管切开术 用于治疗输卵管壶腹部妊娠，尤其是直径 <5cm 的未破裂异位妊娠。在异位妊娠包块表面的输卵管浆膜面纵行切开，用止血钳或吸引器除去妊娠物，用乳酸林格液（不用等张盐水）冲洗打开的输卵管，以确定出血部位并止血。切口用 7 - 0 可吸收缝线单层间断缝合。

3. 输卵管分段切除吻合术 适用于未破裂的输卵管峡部妊娠。暴露该段输卵管后，切开输卵管下方的输卵管系膜，切除包含异位妊娠包块的输卵管峡部，缝合系膜，输卵管两端用 7 - 0 可吸收缝线间断对接缝合，肌层缝合 3 针，浆膜层缝 3 针。

4. 输卵管切除术 对于早期诊断的输卵管妊娠采用保守性输卵管手术多可获得满意的效果，输卵管切除术作为治疗输卵管妊娠的经典术式，现主要用于输卵管广泛破坏时或者同侧输卵管再次异位妊娠者。

（二）药物治疗

1. 化学药物治疗 目前公认的主要的异位妊娠化疗药物为甲氨蝶呤（MTX）。推荐适用于下列情况：血流动力学稳定；输卵管妊娠未破裂；能够通过非侵入性手段确诊的输卵管妊娠；无活动性出血的征象；血 β - HCG 浓度较低；已确切告知患者各种供选治疗方案的利与弊之后。绝对禁忌证包括血流动力学不稳定、活动性腹腔内出血以及肝功能不全。相对禁忌证包括：hCG≥10 000U/L；异位妊娠包块内已出现胎心搏动；异位妊娠包块 >3.5cm；AST >50U 或高于正常的 2 倍；肌酐 >115μmol/L；白细胞 <3×10⁹/L；血小板 <100×10⁹/L；HCG 滴度正在逐渐降低；盆腔痛。

单次剂量 MTX 全身用药方案：治疗前应检测血 β - HCG、全血细胞计数及白细胞分类、血小板计数、AST、肌酐、血型（包括 Rh），如果 HCG 水平尚不到可检测到的水平，则考虑行刮宫术。用药第 1d 测定血清 HCG，给予甲氨蝶呤 50mg/m² 肌肉注射，Rh 血型阴性者应给予抗 Rhγ 球蛋白；在治疗第 4d 和第 7d 测血清 HCG 水平，如果治疗后第 4 ~7d 间 HCG 下降小于 15%，应重复 50mg/m² 肌肉注射；如果治疗后第 4 ~7d 间 HCG 下降大于 15%，则每周检测 HCG 直至 HCG 阴性，若中间出现 HCG 下降平台，应重复给予甲氨蝶呤 50mg/m² 肌肉注射。33% ~58% 的患者反映在治疗的 6 ~7d 出现暂时性腹痛，较难与异位妊娠破裂的腹痛区分。发生急性腹痛或输卵管破裂症状，则应立即进行手术治疗。

局部用药：选择对象应为未破裂型，输卵管妊娠包块直径≤3cm，输卵管浆膜完整，无活动性出血，盆腔视野清楚者。可在超声引导下经阴道穿刺，穿入子宫直肠窝，然后刺入羊膜囊。首先从输卵管妊娠囊中抽出羊水，再将甲氨蝶呤直接注入输卵管的妊娠囊内。也可通过腹腔镜手术操作，经第二穿刺点用无损伤钳夹住患侧输卵管，将 MTX 注入羊膜囊或输卵管腔。治疗量通常选择 12.5 ~50mg 单剂量。术后 48h 内注意生命体征，每天测血 β - HCG，直至其连续 2 次下降或降至 10mU/ml 时方可出院。

2. 中药治疗 选用活血化瘀的药物，以丹参、赤芍、桃仁为主方，随症加减。但目前对于中医中药治疗异位妊娠的评估的证据尚不充分。

（三）期待治疗

预计异位妊娠可能自然流产或被吸收者，可采取期待治疗。尚未明确期待治疗的标准适应证，下列情况可酌情：输卵管妊娠包块＜4cm，血 β－HCG＜1 000U/L 且逐渐下降或 2d 内升高＜50%，明确为输卵管妊娠，症状较轻，无输卵管妊娠破裂的症状或体征，经阴道超声提示无腹腔内出血的征象。但由于存在不可预知的异位妊娠破裂的风险，采用期待疗法时应严密随访，定期超声检查，监测血清 β－HCG 水平观察变化趋势。出现腹痛等异常情况时及时手术干预。

（王　敏）

第三节　母儿血型不合

母儿血型不合（maternofetal blood group incompatibility）是指孕妇和胎儿之间血型不合而产生的同族血型免疫疾病，可发病于胎儿和新生儿的早期。当胎儿从父方遗传下来的显性抗原恰为母亲所缺少时，通过妊娠、分娩，此抗原可进入母体，刺激母体产生免疫抗体。当此抗体又通过胎盘进入胎儿的血液循环时，可使其红细胞凝集破坏，引起胎儿或新生儿的免疫性溶血症。这对孕妇无影响，但病儿可因严重贫血、心衰而死亡，或因大量胆红素渗入脑细胞引起核黄疸而死亡，严重影响胎儿及新生儿生命。

一、类型

（一）ABO 血型不合（ABO blood type incompatibility）

ABO 血型系统中，孕妇多为 O 型，父亲及胎儿则为 A、B 或 AB 型。胎儿的 A、B 抗原即为致敏源。由于自然界中广泛存在 A、B 血型物质，因此，O 型血妇女通常在孕前早已接触过 A、B，故约 50% 的 ABO 血型不合者在第一胎即可发病。

（二）Rh 型血型不合（Rh blood type incompatibility）

Rh 血型中有 6 个抗原，分别为 C、c、D、d、E、e，其中以 D 抗原性较强，致溶血率最高。临床上把凡具 D 抗原者称 Rh 阳性，反之为阴性。我国汉族人大多为 Rh 阳性，仅 0.34% 为 Rh 阴性。母体初次致敏，免疫反应发展缓慢且产生的是 IgM 型弱抗体，并不能通过胎盘，因此，Rh 溶血病一般不会在第 1 胎发生。当发生初次反应后的母亲再次怀孕时，即使分娩时进入母体的胎儿血量很少（0.01~0.1ml），亦能很快地发生免疫，产生大量 IgG 型抗体，通过胎盘进入胎儿体内引起溶血。因此 Rh 溶血病症状随胎次增多而越来越严重。极少数未输过血的母亲在怀第 1 胎时就发生 Rh 溶血病，这可能与产妇是 Rh 阴性而产妇的母亲为 Rh 阳性有关。Rh 血型不合溶血病主要发生在 Rh 阴性孕妇和 Rh 阳性胎儿，但也可发生在母婴均为阳性时，这主要是由抗 E、抗 C 或抗 e、抗 c 等引起。其中以抗 E 较多见。

（三）其他

MN 系统、P 血型系统：也可引起本病，但极少见。

二、临床表现

症状的轻重和母亲产生的 IgG 型抗体量、抗体与胎儿红细胞结合程度及胎儿代偿能力有

·543·

关。ANO 溶血病临床差异很大，Rh 溶血症常比 ABO 溶血者严重。

（一）胎儿水肿

患儿出生时全身水肿，皮肤苍白，常有胸、腹腔积液，肝脾肿大及贫血性心力衰竭，如不及时抢救大多死亡，严重者为死胎。

（二）黄疸

Rh 溶血者大多在 24h 内出现黄疸，ABO 溶血病大多在出生后 2~3d 出现，黄疸发展迅速。

（三）贫血

Rh 溶血者，一般贫血出现早且重；ABO 溶血者贫血少，一般到新生儿后期才出现。重症贫血易发生贫血性心力衰竭。

（四）胆红素脑病（bilirubin encephalopathy）

是指游离胆红素通过血-脑屏障引起脑组织的病理性损害，又称核黄疸。一般发生在生后 2~7d，早产儿尤易发生，当血清胆红素 >342μmol/L（20mg/dl）易引起核黄疸，需积极处理。

三、治疗

（一）妊娠期

孕妇产前应常规查血型，如孕妇为 O 型，而其夫为 A、B、AB 型者应作特异性抗 A（B）IgG 检查，若孕妇为 Rh 阴性，其丈夫为 Rh 阳性，检测 Rh 血型不合抗体抗 D IgG。第 1 次在孕 16 周进行，以后每 2~4 周检查 1 次。Rh 血型不合抗体效价 >1：8，ABO 血型不合抗体效价 >1：32 者提示胎儿有溶血损害，需采取早期治疗。

1. 西药综合治疗　吸氧，每次 20~30min，每天 2 次；维生素 C 1g 加 25% 葡萄糖 40ml 每天静脉注射 1 次；维生素 E 30mg 每天 2 次。

2. 中药　方剂 1：茵陈蒿汤（茵陈 9g、制大黄 4.5g、黄芩 9g、甘草 6g）每日 1 剂煎服，至分娩；方剂 2：益母草 500g，当归 250g，白芍 300g，广木香 12g，共研成细末，炼蜜成丸，每丸重 9g，孕期中每日服 1~3 次，每次 1 丸，直至分娩。

3. 免疫球蛋白治疗　孕妇静脉注射丙种球蛋白，400~5 000mg/kg，每天 1 次，4~5 天为 1 个疗程，每 2~3 周重复 1 个疗程，2 周前开始效果最好，28 周后效果较 28 周前差；也有用 80mg/kg 每天 1 次，滴速 0.75ml/min，3d 为 1 个疗程。对 Rh 阴性孕妇若第二次怀孕，29 周时常规肌注 Rh-DIgG 300μg。

4. 血浆置换术　一般分娩过 Rh 溶血病（重症）的产妇，再次怀孕后要监测抗体效价，若抗人球蛋白法测定抗体效价高于 1：64，有胎儿腹水、肝脾肿大等症，应考虑作血浆置换术在妊娠 20 周后开始，采用血液成分分离机，对孕妇的血液作间断流动离心分离，用 ACD-A 抗凝液每次采出 1~1.5L，血浆，每周 1~2 次。孕妇的浓缩血细胞以生理盐水悬浮后当即输回，用新鲜冷冻血浆或清蛋白作置换剂。为保持抗体低于治疗前效价常需作多次血浆置换术。

5. 宫内输血　胎儿血细胞比容 <30% 是宫内输血的指征，宫内输血有脐静脉输血和胎儿腹腔内输血两种方法。脐静脉穿刺需在超声引导下进行，技术难度较大，但效果最好。脐

静脉穿刺困难时采用胎儿腹腔内输血，在输血过程中应多次测胎儿腹腔内压力，若压力超过输血前 1.33kPa（10mmHg）应停止输血，以免压力过高压迫脐静脉使流入胎儿的血供被阻断引起死亡。输入的浓缩红细胞液，血红蛋白 220~250g/L 或血细胞比容 0.8。初次对胎儿抗原致敏者可选择在妊娠 26 周行脐带穿刺确定胎儿血型和血细胞比容后决定进行 IUT，如过去已有胎儿溶血的病史，选择脐带穿刺的时间应在先前胎儿受损的时间之前，可早在妊娠 16~18 周，根据胎儿的贫血程度、血细胞比容决定是否重复输注，通常情况每隔 2~4 周可进行 1 次 IUT 直到 34~36 周，但亦有学者认为妊娠后期（34~36 周）进行 IUT 并发症和难度均有增加，主张 IUT 至妊娠 32 周止。待检测羊水 L/S 比例说明胎儿肺已成熟则可让小儿提早娩出。具体方案：①输血量根据胎儿体重及胎儿血细胞比容来计算，输血量 =（HCT1 － HCT2）/HCT3 ×150ml/kg（HCT1）为输血前胎儿血细胞比容，HCT2 为输血后胎儿血细胞比容，HCT3 为输入的浓缩血细胞比容，输血速度为 2~5ml/min。②输血量根据孕周而定，20~22 周输入 20ml，24 周 40ml，32 周 100ml。每 1.5~3 周输血 1 次。③在 B 超引导下用特制的长针穿刺胎儿脐带或肝脏内血管采血定血型，测血红蛋白及血细胞比积，若血红蛋白 <60g/L 应立即输血，60~70g/L 酌情决定，5~10ml/次，使胎儿血细胞比容≥0.35 并随访，若未达到此数值，一周后再输血。④每次输入 20~120ml，速度大约为 1~5ml/(kg·min)，2~4 周 1 次。⑤21 周起进行宫内输血，输血量 =（孕周－20）×10ml，每 2 周 1 次，以后每 3~4 周 1 次。

6. 终止妊娠　妊娠 36 周以后，遇下列情况可考虑引产：①抗体效价：Rh 血型不合抗体效价 >1∶32，ABO 血型不合抗体效价 >1∶512。②有过死胎史，尤其因溶血病致死者。③胎动、胎心率有改变，提示继续妊娠对胎儿已不安全。④羊水呈深黄色或胆红素含量升高。孕周满 33 周至不足 36 周者，若测羊水 L/S >1.5 为防止胎儿病情进一步加重，发展成胎儿水肿或死胎，也可考虑提前分娩。⑤行胎儿宫内输血（IUT）治疗者妊娠后期（34~36 周）进行 IUT 并发症和难度均有增加，主张 IUT 治疗应在妊娠 32 周前进行，待检测羊水 L/S 比例说明胎儿肺已成熟则可让小儿提早娩出。若宜继续妊娠者，孕妇在预产期前 1~2 周可口服苯巴比妥 90mg/d，以诱导胎儿的葡萄糖醛酸转移酶，使胎儿肝内转化胆红素功能增强。

（二）临产时的处理

ABO 血型不合以足月自然产为好，Rh 不合需提早终止妊娠者可作剖宫产。尽可能做好换血及新生儿抢救准备，避免使用镇静、麻醉剂，以免增加胎儿窒息机会。胎儿出生后，立即从脐静脉注入 25% 葡萄糖 10ml、维生素 C 100mg、尼可刹米 125mg 及（或）氢化可的松 25mg。Rh 阴性孕妇在娩出 Rh 阳性婴儿 72h 内，尽早肌肉注射 Rh－DIgG 300mg。胎儿娩出应即钳住脐带，以免脐血流入胎儿体过多，加重病情。断脐时残端留 10cm，远端结扎，裹以无菌纱布，滴上 1∶5 000 呋喃西林液，保持湿润，以备换血。胎盘端的脐带揩清表面母血后，任脐带血自动流入消毒试管 3~5ml，作特异性抗体及血清胆红素测定，同时作血常规、血型、有核红细胞计数，挤勒脐带会使胶质混入血中，可影响抗人球蛋白试验的正确性。胎盘需测重后送病理检验。胎盘越重，病变越重。

（三）新生儿治疗

1. 药物疗法

（1）激素、血浆、葡萄糖综合疗法：泼尼松 2.5mg，每日 3 次口服，或氢化可的松 10~20mg

静滴；25%清蛋白20ml或血浆25～30ml静滴；10%葡萄糖500ml加维生素C 2g，每次口服10～20ml或20～30ml静滴，有解毒利胆作用。

（2）苯巴比妥：5mg/kg每日3次口服，连续5～7d。

（3）中药三黄汤：茵陈9g，制大黄1.5g，黄芩4.5g，黄柏4.5g，栀子3g，煎服。

（4）其他药物治疗：10%药用炭溶液5ml，每小时服1次；琼脂125～250mg，每日4～6次口服。但此法仅能作为一种辅助治疗，临床较少应用。20世纪80年代末，美国食品药物管理局批准用于临床的有锡-中卟啉（snMP）、锡-原卟啉（sprotoporptlyrin，SnPP）。于生后5.5h用SnPP 0.5μmol/kg（0.25ml/kg），24h再给0.75μmol/kg，可降低血清胆红素达20%。

2. 光照疗法

（1）方法：有单面光和双面光两种，双面光优于单面光。单面光疗是用6～8只20～40W蓝荧光灯，排列在婴儿上方，呈弧形，灯管间距2.5cm，灯管距婴儿正面皮肤40cm，温度要根据季节进行调节，使婴儿周围温度在35℃左右。双面光疗则患儿上下皆有蓝色，距离20cm，婴儿裸体睡在床中央透明的玻璃上，以便透光。

（2）疗程：连续24～48h，或每天1次，每次8h，连续3d。

（3）注意：瘦小患儿、早产儿皮下脂肪少或特别好动婴儿易摩擦者，可用单光。对于特别好动者，可肌注苯巴比妥；光疗时水的需要量增加15%～20%，特别是1.25kg以下的早产儿，可以多喂些糖水，脱水则需补液；光照时，婴儿两眼应用黑色眼罩保护，以免视网膜受损；除会阴、肛门部用尿布外，其余均裸露；如出现肝脏增大，血清结合胆红素增加（>68.4μmol/L），皮肤呈青铜色，宜停止光疗，青铜症将自行消退。

3. 换血疗法

（1）换血指征：①产前已经确诊为新生儿溶血病，出生时有贫血、水肿、肝脾肿大及心力衰竭，脐血血红蛋白<120g/L。②脐血胆红素>59.84～68.4μmol/L（3.5～4mg/dl），或生后6h达102.6μmol/L（6mg/dl），12h达205.2μmol/L（13mg/dl）。③生后胆红素已达307.8～342μmol/L（18～20mg/dl）、早产儿胆红素达273.6μmol/L（16mg/dl）者。④已有早期胆红素脑病症状者。换血前1h注入清蛋白1g/kg，可使胆红素换出量增加40%。

抗凝剂如下。①肝素：每100ml血只需加3～4mg肝素，另外肝素血血糖很低，换血时可发生低血糖，每换100ml血可通过脐静脉给50%葡萄糖5～10ml。②枸橼酸右旋葡萄糖保养液，保养液占血量的1/5。高葡萄糖浓度的血有刺激胰岛素分泌的作用，导致低血糖，应注意。

（2）换血途径

1）单血管输血：抽血和输血均经一根血管，常用脐静脉插管或切开。脐静脉插管时，脐带剪剩3～5cm。导管插入脐轮5cm左右，边插边抽血，血流顺利抽出，通常已达门静脉左支，即可扎紧脐带线固定导管。脐带脱落断面愈合不能利用者，则在腹壁上作腹膜外脐静脉切开。在脐孔上1cm处，局麻后作1.5cm长的横的半圆形切口，在正中线稍偏右处找灰白色脐静脉，按静脉切开插管法操作进行脐静脉插管。如导管不能插入脐静脉时，可采用肘前中心静脉，这条途径可留做再换血时用，而中心静脉导管的位置应用X线定位。必要时也可用大隐静脉切开，导管向上通过股静脉进入下腔静脉，但此静脉靠近会阴部，容易污染而感染，且不像脐静脉可以反复多次应用。

2）双血管同步换血法：经桡动脉抽血，每次10～20ml，注射部位肝素抗凝，每5～

8 分钟 1 次，输血用周围静脉均匀输入，输液泵控制速度。除此之外有用脐静脉和周边静脉、两侧周边静脉等，效果均不如用桡动脉好。

（3）注意事项

1）选用新鲜血：先置室内预热，使与体温接近。应急时可用冻血，冷冻血中 2，3 - 磷酸甘油酸不像储存 72h 的新鲜血一样降低，而它的含量与新鲜血相当，具有较强的携氧能力。但有堵管的问题，须加少量肝素，同时冷冻血经 20% ACD 液的稀释，易造成贫血。可用 3 份洗涤浓缩红细胞加 2 份血浆纠正。

2）输血时检测新生儿静脉压：正常新生儿静脉压在 8cmH$_2$O 时，要考虑有血量过多的充血性心力衰竭的可能，宜多抽少注，以降低静脉压。静脉压低时说明血容量不足，宜少抽多注，一般出入量差额不超过 70ml。待静脉压恢复正常后，如有缺额再行补上。

3）换血开始及终止时各采血标本 1 次：分别留送血清胆红素、红细胞计数及血红蛋白、血糖等化验。了解换血效果以及预防低血糖。必要时可加做红细胞比积、血小板、血浆总蛋白、血清电解质（钾、钠、氯、钙）和留一管抗凝血放入冰箱备查。

4）换血量及速度：换血总量通常为新生儿全部血容量的 2 倍。每次开始量 10ml，换血过程中每次更换血量为 10 ～ 20ml，新生儿体重大于 2kg 者，以后每次可交换 20ml，换血时间为 1.5 ～ 2h。

5）换血后脐上切口要注意预防伤口感染，脐带包以无菌纱布。病儿送新生儿室重点监护血糖、血清胆红素、血常规，出现异常及时处理。必要时根据指征再次换血。

（黄启玉）

第四节 胎儿宫内生长受限

一、ICD 编码

ICD - 9：764.901，ICD - 10：P05.901。

二、定义

胎儿宫内生长受限（fetal growth restriction，FGR）是指胎儿受各种不利因素影响，未能达到其应有的生长速率。表现为胎儿体重低于同孕龄平均体重的 2 个标准差或低于同孕龄正常体重的 10%，又称胎儿宫内生长迟缓（intrauterlne growth retardation，IUGR）。

三、病因

FGR 的病因复杂且尚不明确，目前认为主要有以下 4 类因素可能影响胎儿宫内生长发育。

（一）孕妇因素

最常见，占 50% ～60%。

（1）营养因素：孕妇偏食、妊娠剧吐及摄入蛋白质、维生素及微量元素不足。

（2）妊娠并发症与并发症：并发症如妊娠高血压疾病、多胎妊娠、前置胎盘、胎盘早剥、过期妊娠、妊娠期肝内胆汁淤积症等；并发症如心脏病、慢性高血压、肾炎、贫血、抗磷脂抗体综合征等，均可使胎盘血流量减少，灌注下降。

（3）其他：孕妇年龄、地区、体重、身高、经济状况、子宫发育畸形、吸烟、吸毒、宫内感染、母体接触放射线或有毒物质等。

（二）胎儿因素

研究证明，生长激素、胰岛素样生长因子等调节胎儿生长的物质在脐血中降低，可能会影响胎儿内分泌和代谢。胎儿基因或染色体异常、先天发育异常时，也常伴有胎儿生长受限，以21、18或13三体综合征，三倍体畸形，Turner综合征（45，XO）等较常见。细菌、病毒等病原微生物感染时，如胎儿感染风疹病毒、巨细胞病毒、弓形虫、梅毒螺旋体时可导致FGR。此外，双胎妊娠也可导致FGR。

（三）胎盘因素

胎盘各种病变，如胎盘梗死、炎症、功能不全等导致子宫胎盘血流量减少，胎儿血供不足。

（四）脐带因素

脐带过短、脐带过长、脐带过细、脐带扭转、脐带打结等均不利于胎儿获得营养，亦可导致FGR。

四、诊断

（一）病史

（1）详细、认真询问孕产史，了解本次妊娠过程中是否存在导致FGR的危险因素，应特别关注既往妊娠史中是否有胎儿生长受限儿出生及慢性高血压、慢性肾病、严重贫血、营养不良等疾病；有无不良生活嗜好，如吸烟、酗酒、滥用药物等；工作或生活中是否接触有害物理、化学因素。

（2）准确判断孕龄。

（二）体征

（1）宫高、腹围及孕妇体重的变化常常能反映出胎儿宫内发育状况。大小与孕周不符是FGR最明显、最容易识别的体征，动态观察宫底高度增长曲线的变化，若低于正常宫高平均值2个标准差，则考虑FGR；妊娠晚期孕妇体重每周增加0.5kg，若体重增加缓慢或停滞则有FGR可能。

（2）胎儿发育指数。胎儿发育指数 = 宫高（cm） - 3 × （月份 + 1），如指数在 - 3 与 + 3 之间为正常儿，低于 - 3 则提示有FGR可能。

（三）辅助检查

（1）B超检测评估胎儿生长发育：①顶臀径（CRL）：孕早期反映胎儿生长发育的敏感指标。10 ~ 12周以后由于胎儿俯屈，脊柱向前弯曲，准确性受到影响。②双顶径（BPD）：正常妊娠24周前，双顶径每周增加约3mm，25 ~ 32周每周增加约2mm，33 ~ 38周每周增加约1mm。38周后胎儿生长速度明显减慢，甚至可能停止生长。单次测定不可靠，需连续测定动态观察其变化。对疑有胎儿生长受限者，应进行系统地超声测量胎头双顶径，每2周1次，观察胎头双顶径增长情况。③股骨长度（FL）：有报道股骨长度低值仅表现在均称型

FGR，不均称型 FGR 则不受影响。④腹围（AC）和头围（HC）：妊娠 36 周以前腹围增长速度较快，36 周之后开始减慢，最初腹围值小于头围值，36 周时两者相等，此后腹围值大于头围值。可计算头围与腹围、股骨长与腹围的比值，评价胎儿生长发育是否协调，以了解 FGR 的类型。

（2）多普勒超声技术：多普勒超声技术通过脐动脉的收缩（S）与舒张（D）血流峰值 S/D 比值，可以观察胎儿胎盘血管动力学的情况。S/D 比值随胎龄增高逐渐下降，表示胎儿发育良好。如果比值上升表示胎盘血流阻力升高，说明胎儿发育不良，可以预测 FGR。此外，舒张期反流、胎儿静脉导管反流、主动脉流量降低等也可辅助判断 FGR。

（3）胎儿宫内情况的评估：①羊水量：30% 的 FGR 可出现羊水量减少。当胎儿血流重新分布以保障重要脏器血流灌注时，肾血流量不足，肾功能减退，胎尿生成减少导致羊水量减少。②胎心电子监护及 B 超联合监测进行胎儿生物物理评分：FGR 时，B 超检测可以显示胎儿呼吸运动减弱、肌张力下降、胎动减少、羊水量少，胎心监护 NST 可出现异常。通过以上 5 项指标监测结果，进行胎儿生物物理评分。③胎盘成熟度及胎盘功能检查：B 超检查可观察胎盘结构变化，35 周以前出现Ⅲ级胎盘，为病理性成熟图像，应警惕有无 FGR。测定孕妇 E_3 和 E/C 比值、血胎盘生乳素值判断胎盘功能。

五、鉴别诊断

主要是 FGR 儿与早产儿的鉴别，一般根据胎龄与体重即可区别，对于胎龄未明的低体重儿则可从神态、皮肤、耳郭、乳腺、跖纹、外生殖器等方面加以鉴定是 FGR 儿还是早产儿。临床上往往可以发现一些低体重儿肢体无水肿，躯体缺毳毛，但耳郭软而不成形，乳房结节和大阴唇发育差的矛盾现象，则提示为早产 FGR 儿的可能。

六、治疗

（一）一般治疗

（1）纠正不良生活习惯，如吸烟、酗酒、滥用药物及接触有害物质等，加强营养，并注意营养均衡。

（2）卧床休息，取左侧卧位，可纠正右旋，增加胎盘血流量，有效地增加不匀称型 FGR 的体重，但对均称型 FGR 的效果不佳。

（二）对症治疗

（1）增加血氧浓度，给予孕妇面罩吸氧每日 2～3 次，每次 20～30min，可改善围生儿结局，但胎儿生长模式不能纠正。

（2）改善胎盘绒毛间隙的供血，可用低分子右旋糖酐和丹参注射液静脉滴注。将丹参注射液 4～6ml 加于 500ml 低右分子右旋糖酐溶液，1/d，7～10d 为 1 个疗程，可疏通微循环，降低血液黏稠度，改善胎盘血液供应。有眼底出血、溃疡病出血或其他出血倾向者禁用。

（3）补充铁、锌、钙、维生素 E 及叶酸，静脉滴注复方氨基酸，改善胎儿营养供应。但通常在孕 38 周以后胎盘绒毛间隙的血管逐渐关闭，已无法通过改善胎盘传递营养物质的途径来纠正 FGR，宜及早治疗。

（4）口服小剂量阿司匹林抑制血栓素 A_2 的合成，提高前列环素与血栓素 A_2 的比值，扩张血管、促进胎盘循环，但不能提高出生体重，且有发生胎盘早剥的风险。孕期长期服用可能增加产后出血的发生率，因此，孕期服药不宜超过 6 周。

（三）对因治疗

行产前诊断及遗传咨询，应积极治疗引起 FGR 的原发病，消除病因，如避免毒物接触、戒烟、戒酒、防治母体并发症及产科并发症、防治感染等。对于染色体病变引起胎儿畸形所致的胎儿宫内发育受限，无宫内治疗的必要，须及时终止妊娠。行 TORCH 感染检查、抗磷脂抗体测定，必要时脐血穿刺行染色体分析。

（四）产科处理

（1）于妊娠早期或中期已发现的 FGR 多因染色体异常遗传病或严重先天性畸形所致，经产前诊断明确者，应尽早终止妊娠。

（2）对 FGR 妊娠经过积极治疗及系统监测，胎头（BPD）、胎盘功能（尿或血 E_3 及血 HPL）等指标恢复正常，胎儿生长发育得到纠正，则可继续妊娠，直至临产分娩。

（3）对 FGR 胎儿经治疗后，效果不太满意，胎儿胎盘功能仍未恢复正常，于妊娠晚期每周应做一次无负荷实验（NST），若为无反应型，胎心监测发现在 20min 内胎动不足 3 次时，胎心未见有 2 次或 2 次以上的心率增快达 15/min，持续 15s 的现象，则意味着胎儿在宫内有一定的损害，需进一步做催产素激惹试验（OCT），即静脉滴注稀释的催产药，直到 10min 内有 3 次宫缩，每次收缩 40s，观察宫缩时胎心的改变。如宫缩时胎心出现晚期减速则意味胎盘宫内不良，应立即让患者左侧卧位，停止滴注催产药，吸氧，若仍不恢复，则应尽快终止妊娠。

（4）适时终止妊娠：对 FGR 伴妊娠并发症或并发症治疗效果不佳，胎盘功能仍低下者，或有内科并发症，虽妊娠未达 37 周，需终止妊娠时，应先做胎儿成熟度监测，如羊膜腔穿刺术，抽羊水测卵磷脂/鞘磷脂（L/S）比值，观察胎肺是否成熟。若胎肺成熟，可以羊膜腔内注射地塞米松促使胎肺成熟，避免出生后发生新生儿呼吸窘迫综合征。经过治疗若效果不佳，胎盘功能继续降低，估计继续妊娠较危险，可考虑剖宫产终止妊娠，但手术前要排除胎儿畸形。

（5）分娩方式选择：FGR 不是剖宫产的指征。对于分娩方式的选择将很大程度上取决于胎儿的状况。胎儿低氧血症和酸血症越严重，则阴道试产的风险将越大。在 FGR 并发脐动脉血流异常的病例中，即使在严密的监测下，阴道试产的成功率也只有 24% 或 40%。因此，考虑到 FGR 胎儿对缺氧耐受力差，胎儿胎盘贮备能力不足，难以耐受分娩过程子宫收缩时的缺氧状态，应适当放宽剖宫产指征。①阴道产：胎儿状况良好，胎盘功能正常，胎儿成熟，羊水量及胎位正常，无其他禁忌证者，可经阴道分娩。②剖宫产：胎儿病情危重，产道条件欠佳，阴道分娩对胎儿不利均应行剖宫产结束分娩。

（五）预防

（1）建立健全三级围生期保健，定期产前检查，早发现、早诊断、早治疗。

（2）加强妊娠期卫生宣传，注意营养，减少疾病，避免接触有毒有害物质，禁止烟酒，孕妇需在医师指导下用药，注意 FGR 的诱发因素，积极防治妊娠并发症与并发症。

（3）在孕 16 周时进行 B 超检测胎儿各种径线，作为胎儿生长发育的基线，若发现外因性不匀称型 FGR，可以早诊断、早干涉，减少后遗症的发生。

（4）小剂量阿司匹林有抗血小板聚集的作用，可以用来预防反复发作的 FGR。

七、疾病分级及诊疗指引

胎儿宫内生长受限的分级评估及诊治指引见表 17 – 1。

表 17 – 1 胎儿宫内生长受限的分级诊治指引

负责医师	评估	生理评估指标		
		脐血流指标	胎儿生物物理评分（羊水量、呼吸、肌张力、胎动、胎监）	母胎并发症
三线医师 （主任医师或科主任＋新生儿科高年资医师）	Ⅰ级	舒张期反流	≤5 分	有
三线医师 （值班主任或主任医师＋新生儿科医师）	Ⅱ级	舒张期缺失	6～7 分	有
二线医师 （高年资住院总或主治医师）	Ⅲ级	正常	6～7 分	无
一线医师 （住院或产科专责医师）Ⅳ级	正常	≥8 分	无	

八、入院标准

FGR 孕妇如出现下列情况之一者须住院治疗。

（1）妊娠早期或中期发现的 FGR，经产前诊断明确因染色体异常遗传病或严重先天性畸形所致者，应尽早入院终止妊娠。

（2）产检发现胎儿宫内生长受限，未足月，拟入院行对症支持治疗者。

（3）出现胎盘功能低下或胎儿窘迫征象，如胎监反应差、胎动减少、羊水过少、脐动脉 S/D 比值升高、胎盘功能异常等。

九、危急值报告

危急值一经相关检查或检验科室确认后，应立即通报患者所在科室并登记在专用记录本，患者所在病区工作人员接到危急值报告后，应立即记录报告的危急值内容、复读得到对方确认后记录在专用登记本，及时转告患者的主管医师，及时分析、处理、记录、复查。危急值包括：①胎儿生物物理评分≤7 分。②脐动脉血流舒张期反流。③羊水 AFV≤30mm，AFI≤80mm。

十、会诊标准

（1）对不排除染色体异常、胎儿畸形引起的 FGR，需遗传科或影像科会诊。

（2）对因孕妇营养引起的 FGR 及饮食有特殊要求患者，请营养科会诊。

（3）存在内、外科并发症，需相关专科协助诊治。

（4）存在可能影响麻醉因素，术前需麻醉科评估。

（5）以下情况需请儿科会诊

1）胎儿窘迫：胎心持续≥180/min 或≤100/min，或胎监提示反复晚期减速；脐血流指标异常；胎儿生物物理评分 <7 分；羊水三度浑浊等。

2) 母体存在高危因素，需提早终止妊娠者。

3) 发生各种新生儿并发症，如新生儿窒息、胎粪吸入综合征、新生儿红细胞增多症、新生儿低血糖等。

十一、入出 ICU 标准

（一）入 ICU 标准

（1）严重心、肺疾病。

（2）产后大出血或休克。

（3）麻醉意外抢救成功后。

（4）术后麻醉需要辅助机械通气。

（5）任何一个或多个重要脏器衰竭。

（6）败血症、感染性休克。

（7）术后水、电解质紊乱。

（二）出 ICU 标准

（1）心率在正常年龄组范围内。

（2）血流动力学稳定。

（3）呼吸频率在正常年龄组范围内，呼吸功能障碍已获纠治，血气分析结果正常。

（4）主要脏器功能稳定。

（5）吸氧下无发绀、血氧饱和度 $> 90\%$；或 $P/F > 300$；或 $PCO_2 < 50mmHg$；或 pH > 7.35；或不需机械通气、不需给氧。

十二、术前谈话要点

（1）麻醉意外，呼吸、心搏骤停；麻醉药物反应；过敏反应，毒性反应，神经阻滞并发症；术中因手术需要更改麻醉方法。

（2）术中、术后或晚期出血。

（3）术中、术后有可能发生羊水栓塞，一旦发生可危及孕产妇生命。

（4）剖宫产儿综合征。

十三、常见并发症及处理

（1）胎儿宫内窘迫：胎儿宫内生长受限的胎儿更易发生胎儿窘迫，选择适当时机终止妊娠，做好新生儿复苏准备。

（2）新生儿窒息：早预测，早准备，及时复苏；复苏后进行支持疗法，控制惊厥，治疗脑水肿。

（3）胎粪吸入综合征：如发现羊水中有胎粪污染，于胎头娩出时，应立即插管吸出呼吸道中的胎粪性羊水。胎儿全部娩出后，若处于乏氧抑制状态，应进一步气管插管，尽量吸出羊水、行人工呼吸、给氧、心脏按压、给药等复苏处理。

（4）新生儿红细胞增多症：胎儿娩出后应立即断脐带，避免气血入新生儿，必要时补液或适量地静脉放血。

（5）新生儿低血症：及早监测胎儿血糖水平，以便早期治疗低血糖症。如血糖低于 2.24mmol/L，则应注射葡萄糖。

十四、出院标准

（1）对 FGR 妊娠经过积极治疗及系统监测后，包括胎儿生长指标、胎儿生物物理评分、脐血流、胎监、羊水量、胎盘功能（尿或血 E_3 及血 HPL）等指标恢复正常，出院后依从性好，可严格随访，规律产检者，则可出院继续妊娠。

（2）已终止妊娠，产后恢复佳，无产褥期感染等并发症者。

（3）没有需要住院处理的并发症和（或）并发症。

十五、随访指导

（1）未分娩者，嘱出院后定期产检门诊随访。第一次回院门诊应在 7d 内，随访内容包括宫高腹围测量、胎心监测、多普勒超声检查，随访频率同产科处理。

（2）纳入高危产检门诊系统管理，建立高危产检卡，在高危产检门诊专科随访产检。

（3）出现胎动减少或胎动频繁、胎膜早破等紧急情况须及时返院或到当地医院治疗。

十六、门急诊标准流程

胎儿宫内生长受限的门急诊标准流程见图 17-1。

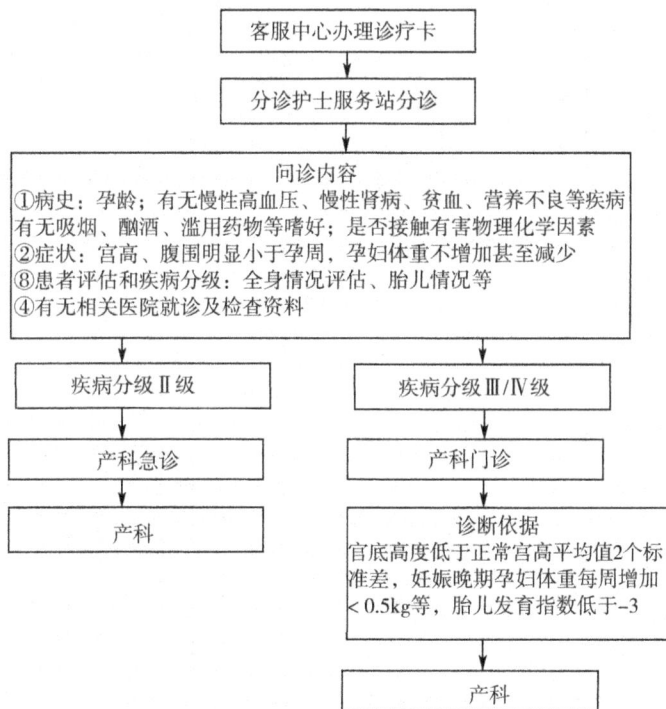

图 17-1 胎儿宫内生长受限的门急诊标准流程

十七、住院标准流程

胎儿宫内生长受限的住院标准流程见图 17-2。

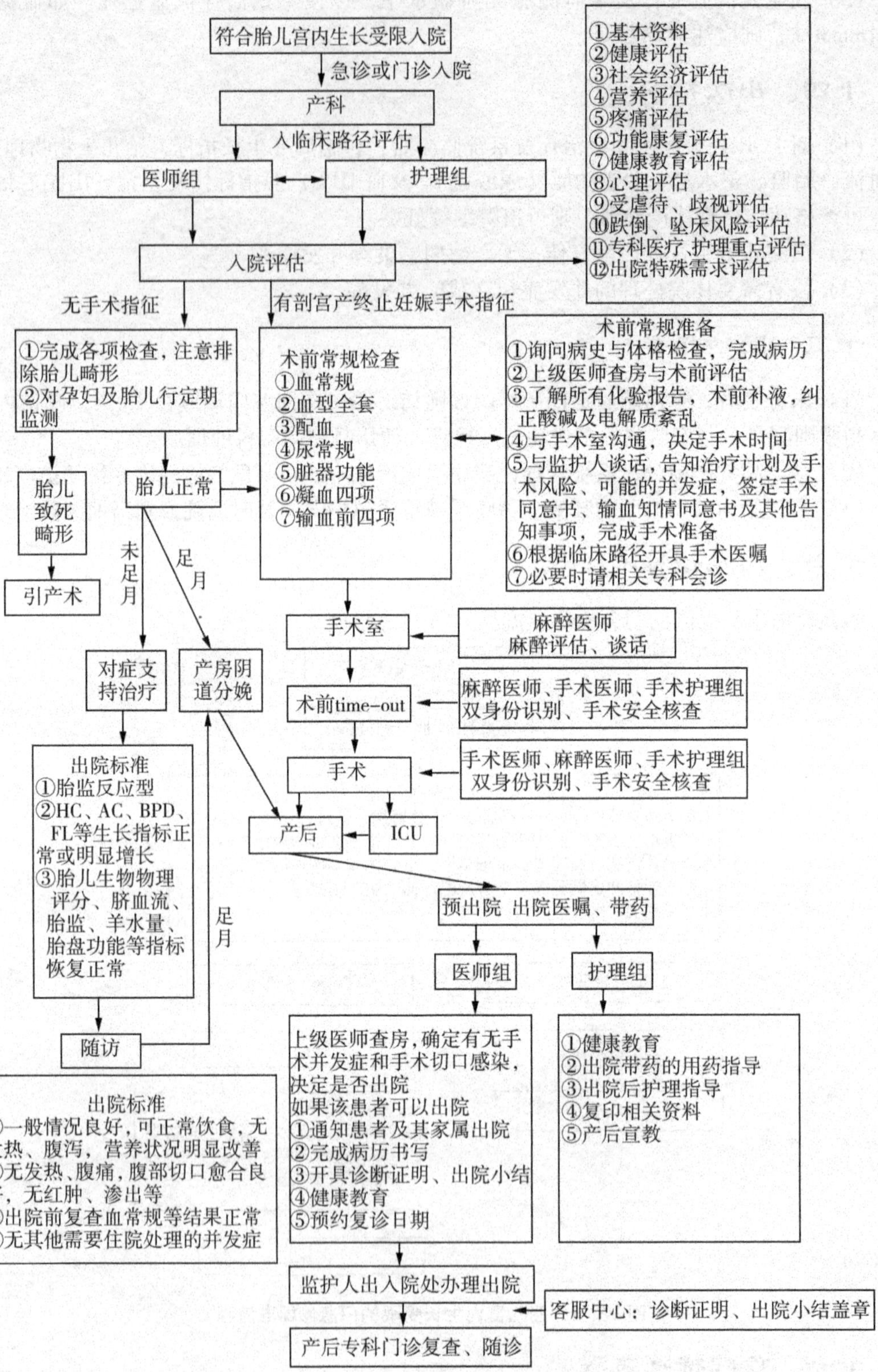

符合胎儿宫内生长受限入院

急诊或门诊入院

产科

入临床路径评估

医师组 ⟷ 护理组

入院评估

①基本资料
②健康评估
③社会经济评估
④营养评估
⑤疼痛评估
⑥功能康复评估
⑦健康教育评估
⑧心理评估
⑨受虐待、歧视评估
⑩跌倒、坠床风险评估
⑪专科医疗、护理重点评估
⑫出院特殊需求评估

无手术指征 | 有剖宫产终止妊娠手术指征

①完成各项检查，注意排除胎儿畸形
②对孕妇及胎儿行定期监测

术前常规检查
①血常规
②血型全套
③配血
④尿常规
⑤脏器功能
⑥凝血四项
⑦输血前四项

术前常规准备
①询问病史与体格检查，完成病历
②上级医师查房与术前评估
③了解所有化验报告，术前补液，纠正酸碱及电解质紊乱
④与手术室沟通，决定手术时间
⑤与监护人谈话，告知治疗计划及手术风险、可能的并发症，签定手术同意书、输血知情同意书及其他告知事项，完成手术准备
⑥根据临床路径开具手术医嘱
⑦必要时请相关专科会诊

胎儿致死畸形

引产术

胎儿正常

未足月 | 足月

对症支持治疗

产房阴道分娩

手术室 ⟷ 麻醉医师 麻醉评估、谈话

术前time-out ⟷ 麻醉医师、手术医师、手术护理组 双身份识别、手术安全核查

手术 ⟷ 手术医师、麻醉医师、手术护理组 双身份识别、手术安全核查

产后 | ICU

出院标准
①胎监反应型
②HC、AC、BPD、FL等生长指标正常或明显增长
③胎儿生物物理评分、脐血流、胎监、羊水量、胎盘功能等指标恢复正常

预出院 出院医嘱、带药

医师组 | 护理组

随访

足月

出院标准
①一般情况良好，可正常饮食，无发热、腹泻，营养状况明显改善
②无发热、腹痛，腹部切口愈合良好，无红肿、渗出等
③出院前复查血常规等结果正常
④无其他需要住院处理的并发症

上级医师查房，确定有无手术并发症和手术切口感染，决定是否出院
如果该患者可以出院
①通知患者及其家属出院
②完成病历书写
③开具诊断证明、出院小结
④健康教育
⑤预约复诊日期

①健康教育
②出院带药的用药指导
③出院后护理指导
④复印相关资料
⑤产后宣教

监护人出入院处办理出院

客服中心：诊断证明、出院小结盖章

产后专科门诊复查、随诊

图17-2 胎儿宫内生长受限的住院标准流程

十八、疾病诊疗路径图

胎儿宫内生长受限的诊疗流程见图 17 - 3。

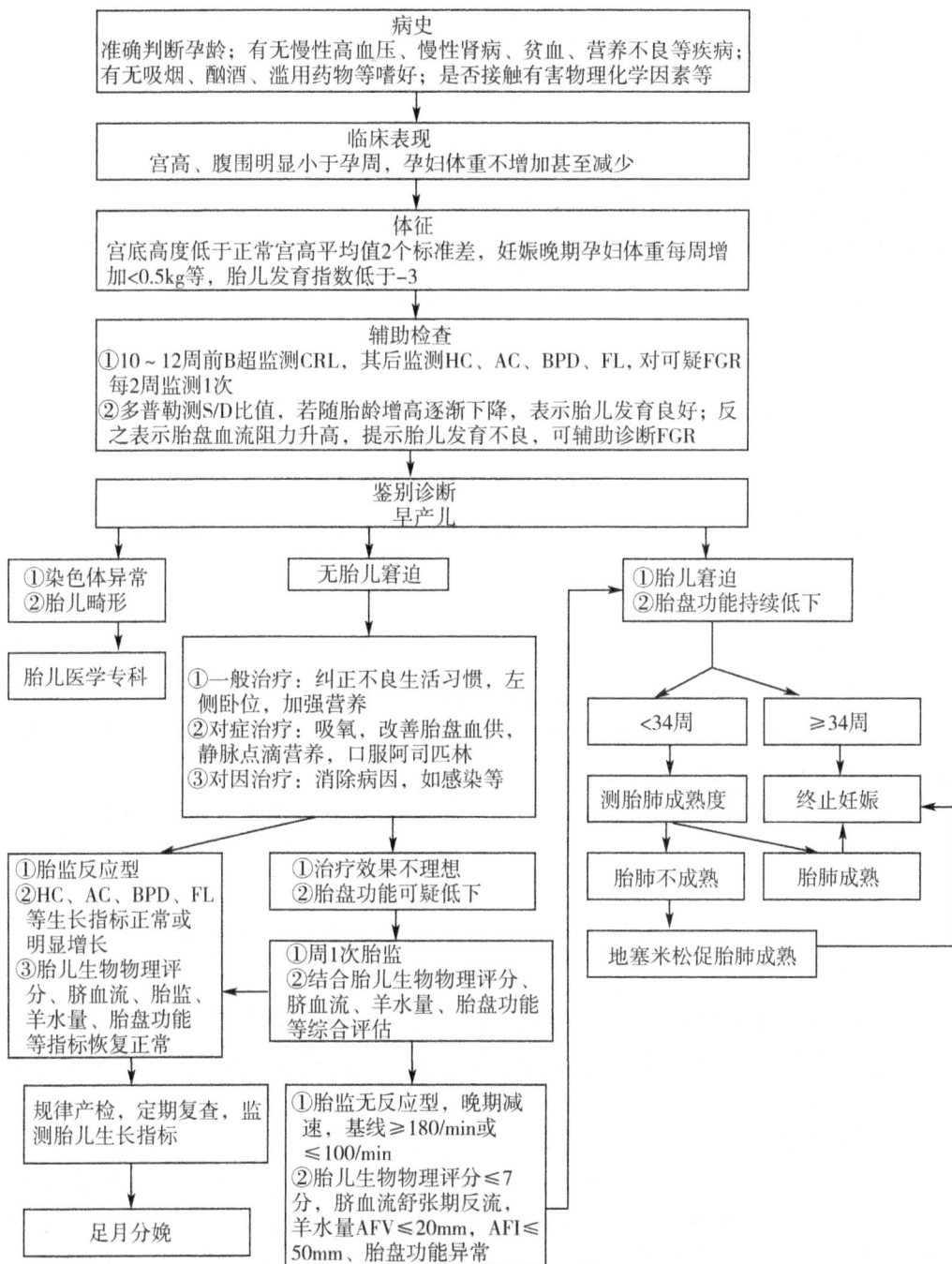

```
┌─────────────────────────────────────────────────────────┐
│                          病史                             │
│ 准确判断孕龄；有无慢性高血压、慢性肾病、贫血、营养不良等疾病；│
│ 有无吸烟、酗酒、滥用药物等嗜好；是否接触有害物理化学因素等    │
└─────────────────────────────────────────────────────────┘
                            │
┌─────────────────────────────────────────────────────────┐
│                        临床表现                           │
│    宫高、腹围明显小于孕周，孕妇体重不增加甚至减少           │
└─────────────────────────────────────────────────────────┘
                            │
┌─────────────────────────────────────────────────────────┐
│                          体征                             │
│  宫底高度低于正常宫高平均值2个标准差，妊娠晚期孕妇体重每周增 │
│  加<0.5kg等，胎儿发育指数低于-3                            │
└─────────────────────────────────────────────────────────┘
                            │
┌─────────────────────────────────────────────────────────┐
│                        辅助检查                           │
│ ①10～12周前B超监测CRL，其后监测HC、AC、BPD、FL，对可疑FGR  │
│   每2周监测1次                                            │
│ ②多普勒测S/D比值，若随胎龄增高逐渐下降，表示胎儿发育良好；反│
│   之表示胎盘血流阻力升高，提示胎儿发育不良，可辅助诊断FGR   │
└─────────────────────────────────────────────────────────┘
                            │
┌─────────────────────────────────────────────────────────┐
│                        鉴别诊断                           │
│                         早产儿                            │
└─────────────────────────────────────────────────────────┘
```

①染色体异常
②胎儿畸形
→ 胎儿医学专科

无胎儿窘迫
- ①一般治疗：纠正不良生活习惯，左侧卧位，加强营养
- ②对症治疗：吸氧，改善胎盘血供，静脉点滴营养，口服阿司匹林
- ③对因治疗：消除病因，如感染等

①胎儿窘迫
②胎盘功能持续低下

<34周 → 测胎肺成熟度 → 胎肺不成熟 → 地塞米松促胎肺成熟

≥34周 → 终止妊娠

胎肺成熟 → 终止妊娠

①胎监反应型
②HC、AC、BPD、FL等生长指标正常或明显增长
③胎儿生物物理评分、脐血流、胎监、羊水量、胎盘功能等指标恢复正常
→ 规律产检，定期复查，监测胎儿生长指标 → 足月分娩

①治疗效果不理想
②胎盘功能可疑低下
→
①周1次胎监
②结合胎儿生物物理评分、脐血流、羊水量、胎盘功能等综合评估
→
①胎监无反应型、晚期减速，基线≥180/min或≤100/min
②胎儿生物物理评分≤7分，脐血流舒张期反流，羊水量AFV≤20mm，AFI≤50mm、胎盘功能异常

图 17 - 3　胎儿宫内生长受限的诊疗流程

（张银娥）

第五节　妊娠期高血压疾病

一、ICD 编码

ICD - 10：K52.90 014.901。

二、定义

妊娠期高血压疾病是妊娠期特有的疾病，是严重的妊娠并发症之一，多数病例在妊娠期出现高血压、蛋白尿等症状，分娩结束即随之消失。

三、病因

（1）滋养细胞浸润能力异常。
（2）免疫调节功能异常。
（3）遗传因素。
（4）氧化应激反应。
（5）饮食和营养。

四、诊断

（一）临床表现

（1）高血压：同一手臂至少2次测量的收缩压≥140mmHg 和（或）舒张压≥90mmHg。对首次发现血压升高者，应间隔4h 或以上复测血压，如2次测量均为收缩压≥140mmHg 和（或）舒张压≥90mmHg 诊断为高血压。

（2）蛋白尿：高危孕妇每次产检均应检测尿蛋白。尿蛋白检查应选用中段尿。对可疑子痫前期孕妇应进行24h 尿蛋白定量检查。

（3）水肿。

（4）头痛、眼花、恶心、呕吐、持续性右上腹疼痛，严重时可抽搐或昏迷。

（二）辅助检查

（1）妊娠期高血压应进行以下常规检查：①血常规；②尿常规；③肝功能、血脂；④肾功能、尿酸；⑤凝血功能；⑥心电图；⑦胎心监测；⑧超声检查胎儿、胎盘、羊水情况。

（2）子痫前期、子痫：①凝血酶原国际标准化比率；②纤维蛋白（原）降解产物、D - 二聚体、3P 试验、AT - Ⅲ；③血电解质；④动脉血气分析；⑤超声等影像学检查肝、胆、胰、脾、肾等腹腔脏器；⑥心脏彩超及心功能测定；⑦脐动脉血流、子宫动脉等脏器血流；⑧头颅 CT 或 MRI 检查。

五、鉴别诊断

（1）妊娠并发原发性高血压：非妊娠时有高血压史，妊娠前或妊娠早期发病，多为年龄较大的初产妇，血压较高（＞200/120mmHg）而无自觉症状，无蛋白或管型尿，常无水肿，眼底为动脉硬化改变，有动、静脉压迹等，产后症状减轻至孕前水平。

（2）妊娠并发慢性肾炎：非妊娠时有急性肾炎史，妊娠前或妊娠早期发病，疾病早期可有或无高血压，晚期多有高血压，水肿及尿蛋白明显，可有红细胞尿，常有各种管型，眼底为动脉硬化表现，血浆蛋白低、尿素氮增高，产后可减轻至孕前状态。

此外，子痫应与癫痫、脑炎、脑肿瘤、脑血管畸形破裂出血、糖尿病高渗性昏迷、低血糖昏迷等鉴别。

六、治疗

（一）治疗目的

延缓病情进展、预防严重并发症的发生，降低母胎围生期患病率和病死率，改善母婴预后。

（二）治疗基本原则

休息、镇静、解痉，有指征的降压、补充胶体、利尿，密切监测及评估母胎情况，适时终止妊娠。应根据病情轻重分类，进行个体化治疗，母体监测包括各脏器受损的动态评估、胎儿监测包括胎儿生长情况及宫内安危等评估。

（1）妊娠期高血压：休息、镇静、动态监测母胎情况，酌情降压治疗。

（2）子痫前期：镇静、解痉，有指征的降压、补充胶体、利尿，密切动态监测母胎情况，适时终止妊娠。

（3）子痫：控制抽搐，原则上病情稳定后2h终止妊娠。

（4）妊娠并发慢性高血压：以降压治疗为主，注意子痫前期的并发、胎盘早剥的发生等。

（5）慢性高血压并发子痫前期：同时兼顾慢性高血压和子痫前期的治疗，按重度子痫前期管理。

（三）一般治疗

（1）妊娠期高血压患者可在家或住院治疗，轻度子痫前期应住院评估，决定是否院内治疗，重度子痫前期及子痫患者应住院治疗。

（2）休息：应注意休息，并取左侧卧位。但子痫前期患者住院期间不建议绝对卧床休息。

（3）饮食：正常孕妇饮食，保证充足的蛋白质和热量。但不建议限制食盐摄入。

（4）镇静：为保证充足睡眠，必要时可睡前口服地西泮2.5～5mg。

（四）对症治疗

（1）降压

1）降压治疗的目的：预防子痫、心脑血管意外和胎盘早剥等严重母胎并发症。收缩压≥160mmHg和（或）舒张压≥110mmHg的重度高血压孕妇应降压治疗；收缩压≥140mmHg和（或）舒张压≥90mmHg的非重度高血压患者可使用降压治疗。

2）目标血压：孕妇无并发脏器功能损伤，收缩压应控制在130～155mmHg，舒张压应控制在80～105mmHg；孕妇并发脏器功能损伤，则收缩压应控制在130～139mmHg，舒张压应控制在 80 ~ 89mmHg。降压过程力求下降平稳，不可波动过大，且血压不可低于 130/80mmHg，以保证子宫胎盘血流灌注。

（2）降压药物常用口服有：拉贝洛尔、硝苯地平短效或缓释片。

（3）口服药物血压控制不理想，可使用静脉用药，常用的有：拉贝洛尔、尼卡地平、尼莫地平、酚妥拉明。

1）拉贝洛尔：α、β 肾上腺素能受体阻滞药。用法：50 ~ 150mg，口服，3 ~ 4/d。静脉注射：初始剂量 20mg，10min 后如未有效降压则剂量加倍，最大单次剂量 80mg，直至血压被控制，每天最大总剂量 220mg。静脉滴注：50 ~ 100mg 加入 5% 葡萄糖注射液 250 ~ 500ml，根据血压调整滴速，待血压稳定后改口服。

2）硝苯地平：二氢吡啶类钙离子通道阻滞药。用法：5 ~ 10mg，口服，3 ~ 4 次/d，24h 总量不超过 60mg。紧急时舌下含服 10mg，起效快，但不推荐常规使用。

3）尼莫地平：二氢吡啶类钙离子通道阻滞药，可选择性扩张脑血管。用法：20 ~ 60mg，口服，2 ~ 3/d；静脉滴注：20 ~ 40mg 加入 5% 葡萄糖注射液 250ml，每日总量不超过 360mg。

4）尼卡地平：二氢吡啶类钙离子通道阻滞药。用法：口服初始剂量 20 ~ 40mg，每日 3 次。静脉滴注：1mg/h 起，根据血压变化每 10min 调整剂量。

5）酚妥拉明：α 肾上腺素能受体阻滞药。用法：10 ~ 20mg 溶入 5% 葡萄糖注射液 100 ~ 200ml，以 10μg/min 静脉滴注。必要时根据降压效果调整。

6）甲基多巴：中枢性肾上腺素能神经阻滞药。用法：250mg，口服，每日 3 次，以后根据病情酌情增减，最高不超过 2g/d。

7）硝酸甘油：作用于氧化亚氮合酶，可同时扩张动脉和静脉，降低前后负荷，主要用于并发心力衰竭和急性冠状动脉综合征时高血压急症的降压治疗。用法：起始剂量 5 ~ 10μg/min 静脉滴注，每 5 ~ 10min 增加滴速至维持剂量 20 ~ 50μg/min。

8）硝普钠：强效血管扩张药。用法：50mg 加入 5% 葡萄糖注射液 500ml 按 0.5 ~ 0.8μg/（kg·min）静脉缓滴。妊娠期仅适用于其他降压药物应用无效的高血压危象孕妇。产前应用不超过 4h。

（4）硫酸镁防治子痫：硫酸镁是子痫治疗的一线药物，也是重度子痫前期预防子痫发作的预防用药；对于非重度子痫前期患者也可考虑应用硫酸镁；硫酸镁控制子痫再次发作的效果优于地西泮、苯巴比妥和冬眠合剂等镇静药物。除非存在硫酸镁应用禁忌或硫酸镁治疗效果不佳，否则不推荐将苯妥英钠和苯二氮䓬类（如地西泮）用于子痫的预防或治疗。

1）控制子痫：静脉用药，负荷剂量硫酸镁 2.5 ~ 5g，溶于 10% 葡萄糖注射液 20ml 静脉注射（15 ~ 20min），或 5% 葡萄糖注射液 100ml 快速静脉滴注，继而 1 ~ 2g/h 静脉滴注维持。或夜间睡眠前停用静脉给药，改为 25% 硫酸镁 20ml + 2% 利多卡因 2ml 臀部肌内注射。24h 硫酸镁总量 25 ~ 30g（I - A）。

2）预防子痫发作（适用于子痫前期和子痫发作后）：负荷和维持剂量同控制子痫处理。用药时间长短根据病情需要掌握，一般每天静脉滴注 6 ~ 12h，24h 总量不超过 25g。用药期间每日评估病情变化，决定是否继续用药。

3）注意事项：血清镁离子有效治疗浓度为 1.8 ~ 3.0mmol/L，超过 3.5mmol/L 即可出现中毒症状。使用硫酸镁的必备条件包括膝跳反射存在；呼吸 ≥16/min；尿量 ≥25ml/h

或≥600ml/d；备有10%葡萄糖酸钙。镁离子中毒时停用硫酸镁并静脉缓慢注射（5～10min）10%葡萄糖酸钙10ml。如患者同时并发肾功能不全、心肌病、重症肌无力等，则硫酸镁应慎用或减量使用。条件许可时，用药期间应监测血清镁离子浓度。

（5）补充胶体：可增加血管外液体量，导致一些严重并发症的发生，如肺水肿、脑水肿等。因此，除非有严重的液体丢失（如呕吐、腹泻、分娩失血），一般不推荐扩容治疗。对于存在严重低蛋白血症者，酌情补充白蛋白或血浆。

（6）镇静药物的应用：目的：缓解孕产妇精神紧张、焦虑症状，改善睡眠，预防并控制子痫。

1）地西泮：口服2.5～5.0mg，2～3次/d，或睡前服用，可缓解患者的精神紧张、失眠等症状，保证患者获得足够的休息。地西泮10mg肌内注射或静脉注射（>2min）可用于控制子痫发作和再次抽搐。

2）苯巴比妥：镇静时口服剂量为30mg/次，3/d。控制子痫时肌内注射0.1g。

3）冬眠合剂：冬眠合剂由氯丙嗪（50mg）、哌替啶（100mg）和异丙嗪（50mg）三种药物组成，可抑制中枢神经系统，有助于解痉、降压、控制子痫抽搐。通常以1/3～1/2量肌内注射，或以1/2加入5%葡萄糖溶液250ml，静脉滴注。由于氯丙嗪可使血压急剧下降，导致肾及胎盘血流量降低，而且对母胎肝有一定损害，故仅应用于硫酸镁治疗效果不佳者。

（7）促胎肺成熟：孕周<34周的子痫前期患者产前均应接受糖皮质激素促胎肺成熟治疗。孕周不足34周，预计1周内可能分娩的妊娠期高血压患者也应接受促胎肺成熟治疗。

（五）对因治疗

终止妊娠（方式及时机）。子痫前期患者经积极治疗母胎状况无改善或病情持续进展的情况下，终止妊娠是唯一有效的治疗措施。

（1）终止妊娠时机：①小于孕26周的重度子痫前期经治疗病情不稳定者建议终止妊娠。②孕26～28周的重度子痫前期，根据母胎情况及当地围生期母儿诊治能力决定是否可以行期待治疗。③孕28～34周的重度子痫前期，如病情不稳定，经积极治疗24～48h病情仍加重，应终止妊娠；如病情稳定，可以考虑期待治疗，并建议转至具备早产儿救治能力的医疗机构。④孕34周后的重度子痫前期患者，胎儿成熟后可考虑终止妊娠。⑤孕34～36周的轻度子痫前期患者，期待治疗的益处尚无定论。⑥孕37周后的子痫前期可考虑终止妊娠。⑦子痫控制2h后可考虑终止妊娠。

（2）终止妊娠的方式：妊娠期高血压疾病患者，如无产科剖宫产指征，原则上考虑阴道试产。但如果不能短时间内阴道分娩、病情有可能加重，可考虑放宽剖宫产指征。

（六）预防

目前尚无证据表明能在一般人群中预防妊娠期高血压疾病的发生。以下措施对高危人群的预防可能有效。①适度锻炼：妊娠期应适度锻炼以保持妊娠期身体健康。②合理饮食：妊娠期不推荐严格限制盐的摄入，也不推荐肥胖孕妇限制热量摄入。③补钙：低钙饮食（摄入量<600mg/d）的孕妇建议补钙。正常钙摄入的高危孕妇推荐预防性补钙，口服至少1g/d。④预防性抗凝血治疗：高凝血倾向的孕妇妊娠前或妊娠后每天睡前口服低剂量阿司匹林（25～75mg/d）直至分娩。

七、常见并发症及处理

（一）子痫

控制抽搐和防止抽搐复发；预防并发症和损伤发生；及时终止妊娠。子痫一旦发生则需要紧急处理，包括①防止受伤：患者抽搐时神志不清，需要专人护理。应固定患者身体，放置床栏和开口器，避免摔伤和咬伤。②保证呼吸循环畅通：应取左侧卧位，并吸氧，防止呕吐误吸窒息。必要时人工辅助机械通气。③减少刺激：病室应保持安静避光，治疗操作应轻柔并相对集中，以尽量减少刺激诱发子痫发作。④控制抽搐。⑤控制高血压。⑥严密监测，减少并发症的发生。⑦必要时促胎肺成熟治疗。

（二）脑血管意外

脑血管意外包括脑出血、脑血栓和蛛网膜下腔出血，为妊高征较少见的并发症。妊高征并发脑出血的治疗：保持安静，绝对卧床，不宜用呼吸抑制药。

（三）HELLP 综合征

（1）诊断标准

1）血管内溶血：外周血涂片见破碎红细胞、球形红细胞，胆红素 $\geq 20.5\mu mol/L$（即 $1.2mg/dl$），血清结合珠蛋白 $<250mg/L$。

2）肝酶升高：$ALT\geq 40U/L$ 或 $AST\geq 70U/L$，LDH 水平升高。

3）血小板减少：血小板计数 $<100\times 10^9/L$。LDH 升高和血清结合珠蛋白降低是诊断 HELLP 综合征的敏感指标，常在血清未结合胆红素升高和血红蛋白降低前出现。HELLP 综合征应注意与血栓性疾病、血小板减少性紫癜、溶血性尿毒症性综合征、妊娠急性脂肪肝等鉴别。

（2）治疗：HELLP 综合征必须住院治疗。在按重度子痫前期治疗的基础上，采用其他治疗措施。

1）有指征的输注血小板和使用肾上腺皮质激素。血小板计数 $>50\times 10^9/L$ 且不存在过度失血或血小板功能异常时不建议预防性输注血小板或剖宫产术前输注血小板；$<50\times 10^9/L$ 可考虑肾上腺皮质激素治疗；$<50\times 10^9/L$ 且血小板数量迅速下降或存在凝血功能障碍时应考虑备血，包括血小板；$<20\times 10^9/L$ 时阴道分娩前强烈建议输注血小板，剖宫产前建议输注血小板。

2）适时终止妊娠：时机：绝大多数 HELLP 综合征患者应在积极治疗后终止妊娠。只有当胎儿不成熟且母胎病情稳定的情况下方可在三级医疗单位进行期待治疗。分娩方式：HELLP 综合征患者可酌情放宽剖宫产指征。麻醉：血小板计数 $>75\times 10^9/L$，如无凝血功能紊乱和进行性血小板下降，首选区域麻醉。

3）其他治疗：目前尚无足够证据评估血浆置换或者血液透析在 HELLP 综合征治疗中的价值。在重度妊娠高血压综合征特别是血液黏稠度增加、微循环灌注受损者，可并发 HELLP 综合征，仍以解痉、镇静、降压及合理的扩容、必要时利尿为治疗原则。应用皮质激素可使血小板计数、乳酸脱氢酶、肝功能等各项参数改善，尿量增加，平均动脉压下降，并可促使胎肺成熟，妊娠期每 12h 静脉滴注地塞米松 10mg，产后应继续应用，以免出现血小板再次降低、肝功能恶化、少尿等危险。控制出血、输注血小板，血小板 $>40\times 10^9/L$ 时不易出血，$<20 \times 10^9/L$ 或有出血时应输注浓缩血小板、新鲜冻干血浆，但预防性输注血小板并不能预防产后出血的发生。用新鲜冷冻血浆置换患者血浆，去除毒素、免疫复合物、血小板聚集抑制因子的危害，降低血液黏稠度，补充缺乏的血浆因子等。

八、疾病分级及诊治指引

鉴于妊娠期高血压疾病本身进展迅速，妊娠期高血压患者依照病情及脏器功能损害程度可分为Ⅰ级、Ⅱ级和Ⅲ级（表 17 - 2）。

表 17 - 2　妊娠期高血压疾病的分级诊治指引

分级	负责医师	病情	
		母体	胎儿
Ⅰ级	MICU、产科副主任医师以上内科医师、麻醉科医师新生儿科医师	昏迷、反复抽搐发作高血压危象、MODSDIC、失血性休克	急性宫内窘迫
Ⅱ级	产科副主任医师	重度子痫前期HELLP 综合征高血压并发子痫前期	慢性胎儿窘迫FGR
Ⅲ级	产科主治医师	妊娠期高血压或轻度子痫前期	

Ⅰ级：患者昏迷、反复抽搐发作、高血压危象（尤其是伴脑出血）、MODS、弥散性血管内凝血、失血性休克，急性胎儿窘迫危及生命，立即召集 MICU 医师、产科副主任以上医师、内科医师、麻醉科医师、新生儿科医师紧急会诊，并通知医务科，评估后按相应原则处理。如胎儿原因需剖宫产终止妊娠，需产科副主任以上医师担任主刀。

Ⅱ级：重度子痫前期，尤其是早发型重度子痫前期、HELLP 综合征、高血压并发子痫前期，需产科副主任医师进行初步评估，并根据初步评估情况进行下一步处理。如胎儿原因需剖宫产终止妊娠，需产科副主任医师担任主刀。

Ⅲ级：妊娠期高血压或轻度子痫前期，胎儿无宫内缺氧证据，需产科主治医师进行评估处理。如胎儿原因需剖宫产终止妊娠，需产科主治及以上医师担任主刀。

九、入院标准

（1）妊娠期高血压孕周≥38 周。

（2）妊娠期高血压孕周≤38 周，但血压波动较大。

（3）轻度子痫前期孕周≥37 周。

（4）重度子痫前期。

（5）妊娠期高血压伴头晕、头痛、眼花、右上腹痛等自觉症状。

（6）门诊血压控制不佳。

（7）并发胎盘功能低下或胎儿宫内储备能力降低。

十、疾病特殊危急值

（1）Hb $<60g/L$。

（2）PLT $< 50 \times 10^9 / L$。

（3）ALT $> 300 U / L$。

（4）AST $> 300 U / L$。

（5）Cr $> 442 \mu mol / L$。

（6）Mg $> 3.5 mmol / L$。

（7）FIB $< 1 g / L$。

（8）B超提示肝包膜下血肿。

（9）B超提示胎盘早剥。

（10）CT提示颅内出血。

十一、会诊标准

（1）血压控制不良，需请内科协助调节控制血压。

（2）脏器功能损害严重，需要请ICU医师会诊协助诊治。

（3）早发性重度子痫前期或严重FGR需要遗传科会诊。

（4）反复抽搐、惊厥或昏迷、嗜睡需请神经外科及神经内科会诊排除脑出血及脑栓塞。

（5）如果术前PLT $< 50 \times 10^9 / L$，需请麻醉科会诊决定麻醉方式和围术期管理。

（6）胎儿孕周较小且需要终止者，请新生儿科会诊。

十二、入出ICU标准

（一）入ICU标准

（1）昏迷。

（2）DIC。

（3）失血性休克。

（4）脑血管意外。

（5）严重产后出血子宫切除后。

（6）子痫。

（7）高血压危象。

（8）肺水肿。

（9）心力衰竭。

（二）出ICU标准

收入ICU的患者经过严密监护和治疗后，病情趋于稳定且转入ICU的指征已消除后，可转出ICU返回普通病房继续进行专科治疗。标准如下。

（1）心率在正常范围内。

（2）血流动力学稳定。

（3）呼吸频率在正常年龄组范围内，呼吸功能障碍已获纠治，血气分析结果正常。

（4）主要脏器功能基本恢复正常。

（5）吸氧下无发绀、血氧饱和度 $> 90\%$；或 P/F > 300；或 $PCO_2 < 50 mmHg$；或 pH > 7.35；或不需机械通气、不需给氧。

十三、谈话要点

（1）慢性高血压并发子痫前期，孕期可发生包括脑血管意外、肝肾功能损害、心肺功能受损、HELLP 综合征、凝血功能障碍等全身性疾病及子痫、胎儿生长受限、羊水过少、胎盘功能低下、胎儿窘迫、胎盘早剥、宫缩乏力、产后出血、产褥感染等产科并发症。

（2）部分患者病情进展迅速，为治疗母体疾病，不排除终止妊娠可能。

（3）胎儿发育异常风险增加，目前未能完全排除。

十四、出院标准

（1）妊娠已终止，患者症状解除，血压控制佳。

（2）患者各脏器功能恢复佳。

（3）患者各脏器功能恢复不佳，需到专科医院进一步治疗。

（4）没有需要住院处理的并发症和（或）并发症。

十五、随访指导

（一）产褥期处理（产后 6 周内）

（1）重度子痫前期产后应继续使用硫酸镁 24~48h 预防产后子痫。

（2）子痫前期患者产后 3~6d 是产褥期高血压高峰期，高血压、蛋白尿等症状仍可能反复出现甚至加剧，因此，这期间仍应每天监测血压及尿蛋白。如血压 ≥160/110mmHg 应继续给予降压治疗。哺乳期可继续应用产前使用的降压药物，仍禁用 ACEI 和 ARB 类（卡托普利、依那普利除外）。

（3）子痫前期患者产后应注意有无血管栓塞。子痫前期患者产前卧床休息时间超过 4d 或剖宫产术后 24h，可酌情使用阿司匹林、低分子肝素或中药，如丹参等抗凝血药物以预防血栓形成。

出现以下紧急情况需及时返院或到当地医院治疗：①血压 ≥160/110mmHg；②少尿；③肌酐升高（≥106μmol/L）；④血小板计数 <50×10⁹/L。

（二）远期随访（产后 6 周后）

患者产后 6 周血压仍未恢复正常应于产后 12 周再次复查血压排除慢性高血压。妊娠期高血压疾病特别是重度子痫前期患者，远期罹患高血压、肾病、血栓形成的风险增大。计划再生育者，如距本次妊娠间隔时间小于 2 年或大于 10 年，子痫前期复发风险增大。应充分告知患者上述风险，加强筛查与自我健康管理。建议进行如下检查：尿液分析、血电解质、肌酐、空腹血糖、血脂及标准 12 导联心电图。鼓励妊娠期高血压疾病患者采用健康的饮食和生活习惯，如规律体育锻炼、控制酒精和食盐摄入（<6g/d）、戒烟等。鼓励超重患者控制体重（BMI：18.5~25，腹围 <88cm），以减少再次妊娠时发病风险并利于长期健康。

十六、门急诊标准流程

妊娠期高血压疾病门急诊标准流程见图 17-4。

```
              ┌─────────────────────┐
              │ 客服中心办理诊疗卡    │
              └──────────┬──────────┘
                         ↓
              ┌─────────────────────┐
              │ 分诊护士服务站分诊    │
              └──────────┬──────────┘
                         ↓
      ┌──────────────────────────────────────┐
      │            问诊内容                    │
      │ ①症状：头晕、眼花、胸闷、上腹痛、胎    │
      │ 动情况，有无产兆                       │
      │ ②患者评估和疾病分级：全身情况评估、    │
      │ 生命体征、全身水肿、胎儿宫内情况等     │
      │ ③有无相关医院就诊及检查资料           │
      └──────────────────────────────────────┘
```

疾病分级 I / II 级	疾病分级 III 级
产科急诊	产科门诊
产科ICU病房	诊断依据 病史、血压、尿蛋白
	产科病房

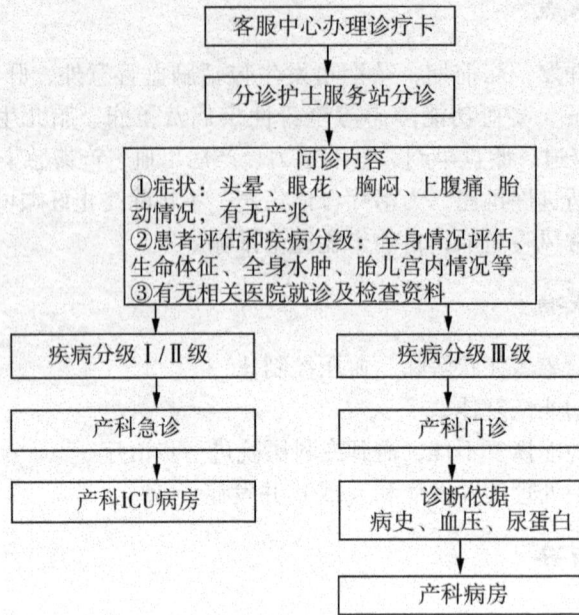

图 17 - 4　妊娠期高血压疾病门急诊标准流程

十七、住院标准流程

妊娠期高血压疾病的住院标准流程见图 17 - 5。

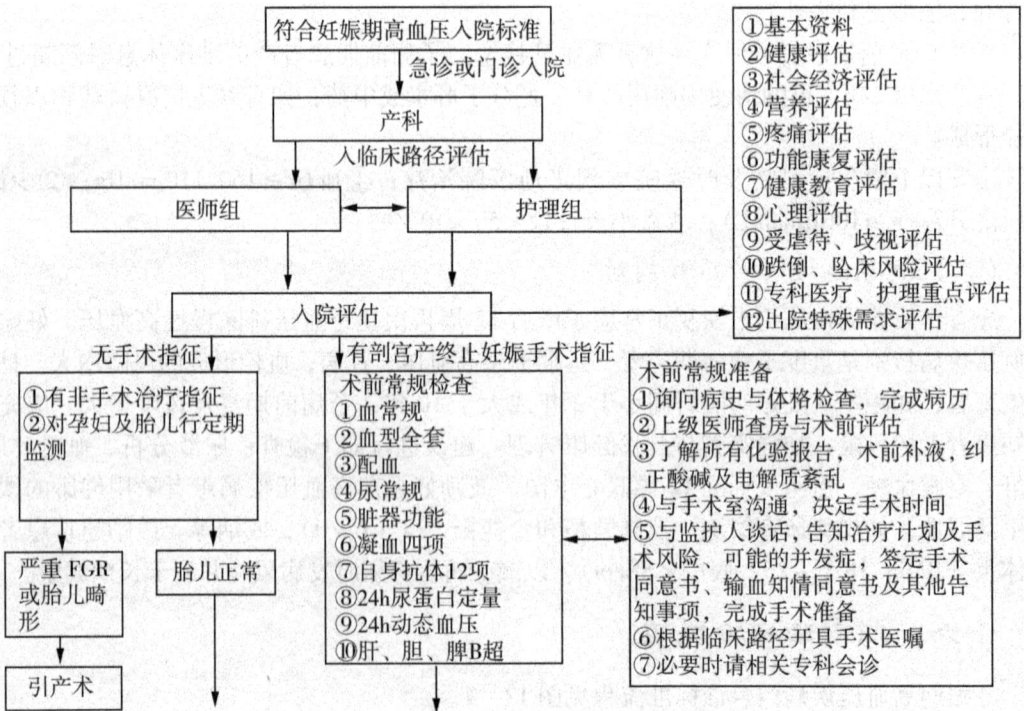

```
┌──────────────────────────┐      ┌──────────────────┐
│ 符合妊娠期高血压入院标准   │      │ ①基本资料         │
│   急诊或门诊入院           │      │ ②健康评估         │
└────────────┬─────────────┘      │ ③社会经济评估     │
             ↓                     │ ④营养评估         │
        ┌─────────┐               │ ⑤疼痛评估         │
        │  产科    │               │ ⑥功能康复评估     │
        └────┬────┘               │ ⑦健康教育评估     │
      入临床路径评估               │ ⑧心理评估         │
   ┌─────────┐  ┌─────────┐       │ ⑨受虐待、歧视评估  │
   │ 医师组   │←→│ 护理组   │       │ ⑩跌倒、坠床风险评估 │
   └────┬────┘  └────┬────┘       │ ⑪专科医疗、护理重点评估│
        │            │            │ ⑫出院特殊需求评估  │
        └─────┬──────┘            └──────────────────┘
         ┌─────────┐
         │ 入院评估  │
         └─────────┘
```

术前常规准备
①询问病史与体格检查，完成病历
②上级医师查房与术前评估
③了解所有化验报告，术前补液，纠正酸碱及电解质紊乱
④与手术室沟通，决定手术时间
⑤与监护人谈话，告知治疗计划及手术风险、可能的并发症，签定手术同意书、输血知情同意书及其他告知事项，完成手术准备
⑥根据临床路径开具手术医嘱
⑦必要时请相关专科会诊

无手术指征
①有非手术治疗指征
②对孕妇及胎儿行定期监测

有剖宫产终止妊娠手术指征
术前常规检查
①血常规
②血型全套
③配血
④尿常规
⑤脏器功能
⑥凝血四项
⑦自身抗体12项
⑧24h尿蛋白定量
⑨24h动态血压
⑩肝、胆、脾B超

严重 FGR 或胎儿畸形 → 引产术

胎儿正常

```
产房阴道分娩          手术室  ←──  麻醉医师
                                  麻醉评估、谈话

                    术前time-out  ←──  麻醉医师、手术医师、手术护理组
                                        双身份识别、手术安全核查

                      手术  ←──  手术医师、麻醉医师、手术护理组
                                  双身份识别、手术安全核查

              产后    ICU

        预出院   出院医嘱、带药

        医师组              护理组

出院标准          上级医师查房，确定有无手术      ①健康教育
①一般情况良好，可正常饮食，无发    并发症和手术切口感染，患者    ②出院带药的用药指导
  热、血压基本恢复正常          心功能恢复正常，决定是否出    ③出院后护理指导
②无发热、腹痛，腹部切口愈合良好，  院如果该患者可以出院        ④复印相关资料
  无红肿、渗出等              ①通知患者及其家属出院      ⑤产后宣教
③出院前复查血常规、肝肾功能、凝    ②完成病历书写
  血等结果正常              ③开具诊断证明、出院小结
④无其他需要住院处理的并发症      ④健康教育
                          ⑤预约复诊日期

                    监护人出入院处办理出院  ←──  客服中心：诊断证明、出院小结盖章

                    产后专科门诊复查、随诊
```

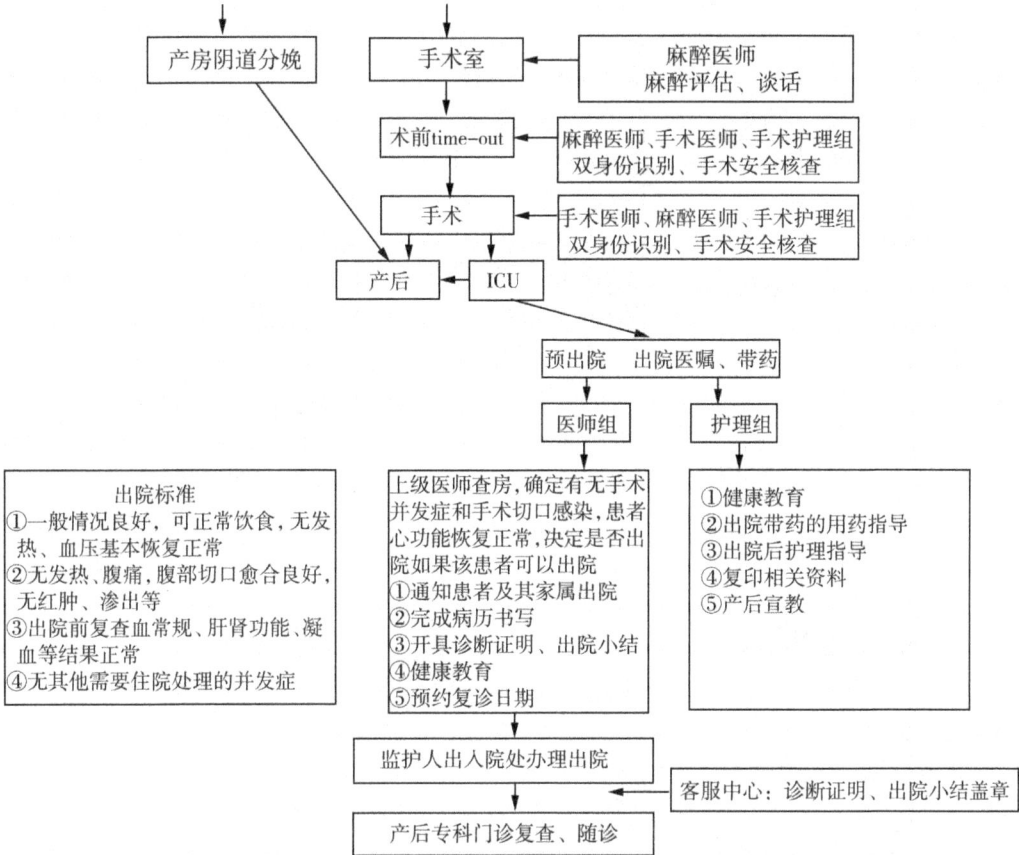

图 17 – 5 妊娠期高血压疾病的住院标准流程

十八、疾病诊疗路径图

妊娠期高血压疾病的诊疗流程见图 17 – 6。

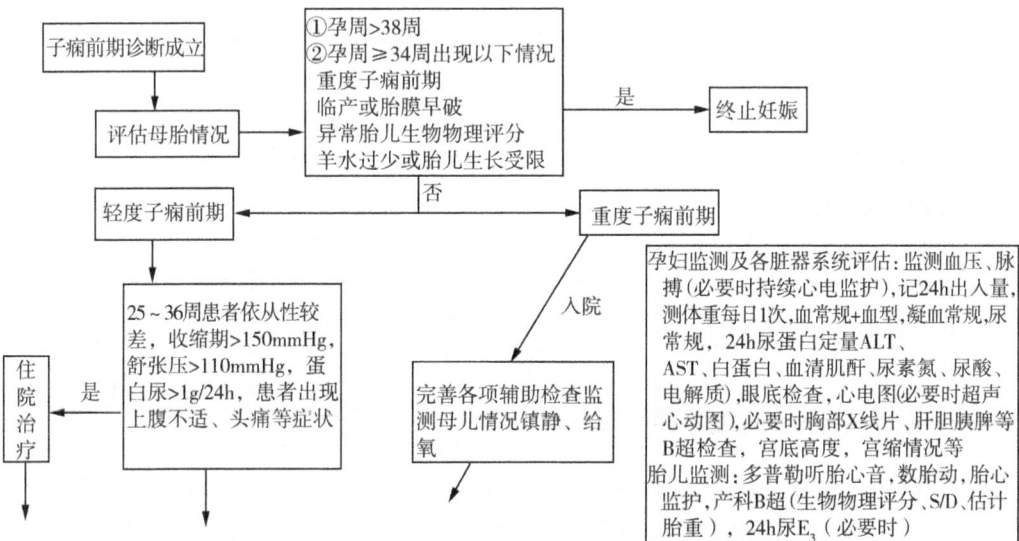

```
子痫前期诊断成立        ①孕周>38周
                      ②孕周≥34周出现以下情况
                        重度子痫前期
  评估母胎情况            临产或胎膜早破        ──是──→  终止妊娠
                        异常胎儿生物物理评分
                        羊水过少或胎儿生长受限
                              │否
  轻度子痫前期                        重度子痫前期

                                    孕妇监测及各脏器系统评估：监测血压、脉
                              入院    搏(必要时持续心电监护)，记24h出入量，
  25～36周患者依从性较              测体重每日1次，血常规+血型，凝血常规，尿
  差，收缩期>150mmHg，            常规，24h尿蛋白定量ALT、
  舒张压>110mmHg，蛋            AST、白蛋白、血清肌酐、尿素氮、尿酸、
  白尿>1g/24h，患者出现  完善各项辅助检查监  电解质)，眼底检查，心电图(必要时超声
住院  上腹不适、头痛等症状  测母儿情况镇静、给  心动图)，必要时胸部X线片、肝胆胰脾等
治疗                  氧          B超检查，宫底高度，宫缩情况等
  是│                          胎儿监测：多普勒听胎心音，数胎动，胎心
  │                            监护，产科B超(生物物理评分、S/D、估计
  ↓                  ↓          胎重)，24h尿E₃(必要时)
```

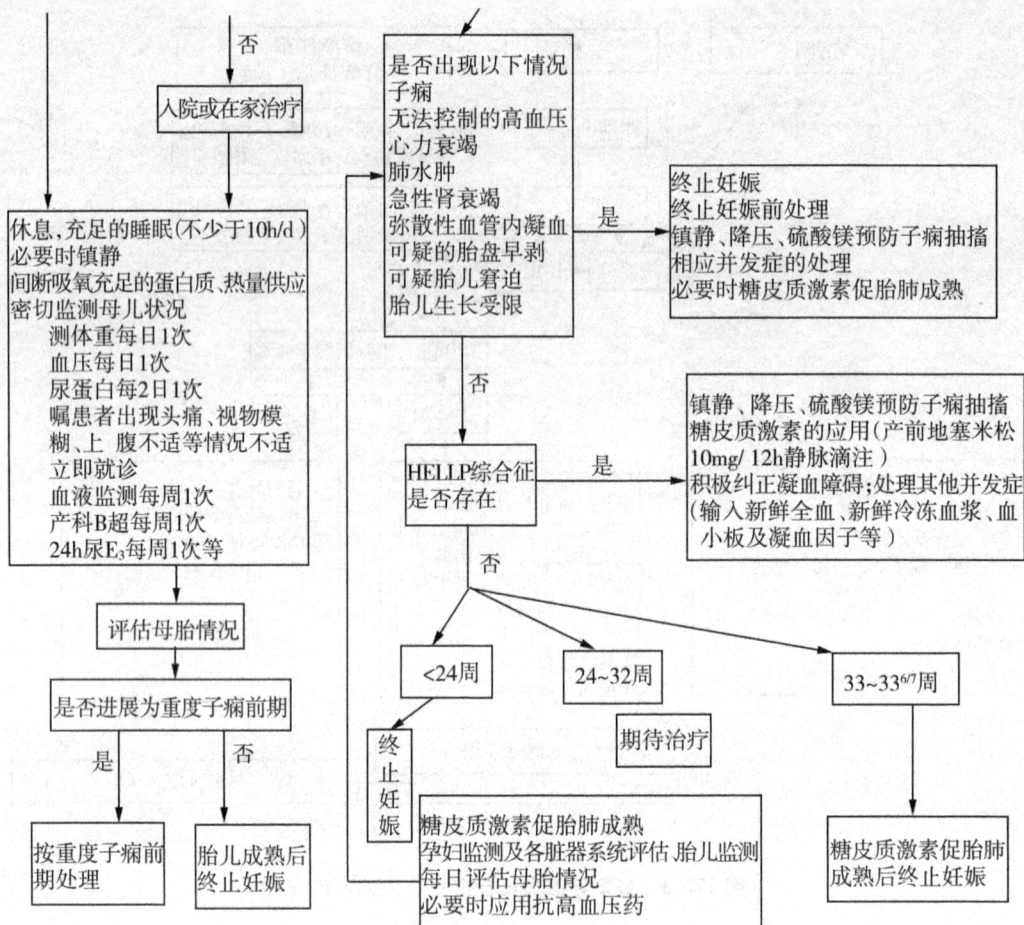

图 17 - 6　妊娠期高血压的诊疗流程

（张银娥）

第六节　妊娠期肝内胆汁淤积症

一、ICD 编码

ICD - 10：O26.6003。

二、定义

妊娠期肝内胆汁淤积症是妊娠中、晚期特有的并发症，临床上以皮肤瘙痒和黄疸为特征，主要危害胎儿，使围生儿患病率和病死率增高。本病具有复发性，本次分娩后可迅速消失，再次妊娠或口服雌激素避孕药时常会复发。

三、病因

目前尚不清楚，可能与雌激素、遗传及环境等因素有关。其中遗传因素决定患者的易患性,而非遗传性因素决定 ICP 的严重程度。

1. 激素因素 妊娠期胎盘合成雌激素,孕妇体内雌激素水平大幅增加,雌激素可使 $Na^+ - K^+ - ATP$ 酶活性下降,能量提供减少,导致胆酸代谢障碍;雌激素可使肝细胞膜中胆固醇与磷脂比例上升,流动性降低,影响对胆酸的通透性,使胆汁流出受阻;雌激素作用于肝细胞表现的雌激素受体,改变肝细胞蛋白质合成,导致胆汁回流增加。上述因素综合作用可能导致 ICP 的发生。此外,雌激素代谢异常及肝对妊娠性生理性增加的雌激素高敏感性也是导致 ICP 的可能因素。

2. 遗传与环境因素 ICP 患病率冬季高于夏季;世界各地 ICP 患病率明显不同;母亲或姐妹中有 ICP 病史的妇女 ICP 发生率明显增高,其完全外显及母婴垂直传播的特性符合孟德尔优势遗传规律。

3. 药物 一些减少胆小管转运胆汁的药物,如肾移植后服用的硫唑嘌呤可引起 ICP。

四、诊断

1. 临床表现

(1)瘙痒:几乎所有患者首发症状为妊娠晚期发生无皮肤损伤的瘙痒,约 80% 的患者在 30 周后出现,有的甚至更早。瘙痒程度不一,常呈持续性,白昼轻,夜间加剧。瘙痒一般先从手掌和脚掌开始,然后逐渐向肢体近端延伸甚至可发展到面部,但极少侵及黏膜,这种瘙痒症状常出现在实验室检查结果之前,平均约 3 周,亦有达数月者,于分娩时或数日内迅速消失。

(2)其他症状:严重瘙痒时引起失眠、疲劳、恶心、呕吐、食欲减退及脂肪痢。

(3)体征:四肢皮肤可见抓痕;20% ~ 50% 患者在瘙痒发生数日至数周内出现轻度黄疸,部分病例黄疸与瘙痒同时发生,于分娩后数日内消退,同时伴尿色加深等高胆红素症表现。无急慢性肝病体征,肝大但质地软,有轻压痛。

(4)疾病严重程度分度

1)轻度:生化指标:血清总胆汁酸 $10 \sim 39 \mu mol/L$,甘胆酸(CG) $10.75 \sim 43 \mu mol/L$,总胆红素 $< 21 \mu mol/L$,直接胆红素 $< 6 \mu mol/L$,丙氨酸氨基转移酶 $< 200 U/L$。临床症状:瘙痒为主,无其他症状。

2)重度:生化指标:血清总胆汁酸 $\geq 40 \mu mol/L$,甘胆酸 $\geq 43 \mu mol/L$,总胆红素 $\geq 21 \mu mol/L$,直接胆红素 $\geq 6 \mu mol/1$,丙氨酸氨基转移酶 $\geq 200 U/L$。

2. 辅助检查

(1)实验室检查

1)血清胆酸测定:测定母血胆酸是早期诊断 ICP 最敏感方法,在瘙痒症状出现或转氨酶升高前几周胆酸就已升高。其水平越高,病情越重,出现瘙痒越早。ICP 患者血甘胆酸(CG)浓度在 30 周时突然升高至正常水平的 100 倍左右,并持续至产后下降,5 ~ 8 周后恢复正常。

2)肝功能测定:大多数 ICP 患者的 AST、ALT 轻至中度升高,为正常水平的 2 ~ 10 倍,ALT 较 AST 更敏感;部分患者血清胆红素轻至中度升高,很少超过 $85.5 \mu mol/L$。

(2)病理检查:ICP 患者肝组织活检见肝细胞无明显炎症或变性表现,仅肝小叶区胆红素轻度淤积,毛细胆管胆汁淤积及胆栓形成。电镜切片发现毛细胆管扩张并发微绒毛水肿或消失。

3. 鉴别诊断　需排除其他能引起瘙痒、黄疸和肝功能异常的疾病。ICP 患者无发热、急性上腹痛等肝炎表现，其症状和实验室检查异常在分娩后很快消失。

（1）妊娠并发病毒性肝炎：常并发恶心、呕吐、腹胀等消化道症状；血清 ALT、AST 及胆红素明显上升，ALT 可增高数倍至数十倍；病原学检查发现肝炎病毒标志物阳性；病程不会在妊娠终止后迅速好转或恢复。

（2）妊娠期急性脂肪肝：该病多发生于妊娠晚期，可伴有妊娠高血压疾病；病情进展迅速，黄疸进行性加重；消化道症状明显，上腹痛，有剧烈呕吐，母体一般情况差；B 超可见典型脂肪肝声像。肝活检可明确诊断。

五、治疗

治疗原则是缓解瘙痒症状，恢复肝功能，降低血胆酸水平，注意胎儿宫内情况的监护，及时发现胎儿缺氧并采取相应措施，以改善妊娠结局。

1. 一般治疗　适当卧床休息，取左侧卧位以增加胎盘血流量，给予吸氧、高渗葡萄糖、维生素类及能量，既可保肝又可提高胎儿对缺氧的耐受性。定期复检肝功能、血胆酸，了解病情。

2. 药物治疗　改善孕妇临床症状，改善围生儿预后。

（1）熊去氧胆酸（ursodesoxycholic acid, UDCA）：作为一线用药，抑制肠道对胆酸的重吸收，降低血胆酸水平。剂量15mg/（kg·d），分 3 次口服，常规剂量疗效不佳，而又未出现明显不良反应时，可加大剂量为每日 1.5～2.0g。

（2）腺苷蛋氨酸（S-ademetionine SAMe）：灭活雌激素的代谢产物，增加膜的通透性，防止雌激素升高引起的胆汁淤积。每日 500～1 000mg 静脉滴注或肌内注射，2 周后可改口服，500mg 每日 2 次。病情较轻者口服为主。

（3）地塞米松：降低雌激素的产生，减轻胆汁淤积；使皮肤瘙痒症状改善；促进胎肺成熟，避免早产儿出现呼吸窘迫综合征。主要应用在妊娠 34 周之前，估计 7d 之内可能发生早产的患者，或疾病严重需计划终止妊娠者的促胎肺成熟。剂量为 6mg，肌内注射，每 12h 1 次，共 4 次。

（4）联合治疗：重症、进展性、难治性 ICP 患者可考虑两者联合治疗，如 UDCA 250mg，每日 3 次口服，联合 SAMe，500mg，每日 2 次静脉滴注。

（5）辅助治疗

1）改善瘙痒症状：薄荷类、抗组胺药物、苯二氮䓬类药物对瘙痒有缓解作用，以薄荷类药物较为安全。

2）护肝治：对于血清肝酶水平升高而其他指标未见明显异常者，在降胆酸治疗基础上使用护肝药物，不宜同时应用多种抗炎、护肝药物，以免加重肝负担及因药物间相互作用而引起的不良反应。

3）血浆置换：用于治疗 ICP 和其他妊娠并发胆汁淤积性疾病，昂贵且存在血制品不良反应问题，不列入诊疗常规。

4）维生素 K 的应用：产前使用，以减少出血风险。

3. 预防　加深对 ICP 的认识，加强对既往患 ICP 再次妊娠孕妇或服用避孕药等高危人群的管理，完善产前监护，积极内科治疗与产科处理。

六、常见并发症及处理

ICP 主要危害胎儿，使围生儿患病率和病死率增高。

1. 产前监护

（1）从妊娠 34 周开始每周行 NST 试验，必要时行胎儿生物物理评分，以便及早发现隐性胎儿缺氧。NST 基线胎心率变异消失可作为预测 ICP 胎儿缺氧的指标。

（2）每日测胎动，若 12h 内胎动少于 10 次，则应考虑胎儿有宫内窘迫。

（3）每周复查 B 超，警惕羊水过少的发生。

2. 适时终止妊娠

（1）指征：①孕妇出现黄疸，胎龄 >36 周；②无黄疸，足月或胎肺已成熟；③胎盘功能明显减退或胎儿窘迫者；④羊水量逐渐减少。

（2）终止妊娠方式：以剖宫产终止妊娠为宜。

3. 预防产后出血　ICP 孕妇由于维生素 K 吸收减少，使肝合成凝血因子亦减少，产后出血风险较正常产妇高，产时、产后要注意加强子宫收缩与产后出血量的观察。

七、疾病分级及诊治指引

1. 疾病分级　妊娠期肝内胆汁淤积症的分级评估及诊治指引见表 17-3。

表 17-3　妊娠期肝内胆汁淤积症的分级诊治指引

负责医师	评估	生化指标		临床症状
		TBA	ALT	
胎儿医学专科三线医师	I 级	10~39	≥200	<34 周发生 ICP、并发多胎妊娠、妊娠期高血压疾病、复发性 ICP、曾因 ICP 致围生儿死亡者
三线医师（副主任或主任医师）	II 级	≥40	≥200	瘙痒严重，伴有其他症状
二线医师（主治或副主任医师）	III 级	10~39	<200	瘙痒为主，无明显其他症状
一线医师（住院或主治医师）	IV 级	10~39	正常范围	瘙痒为主，无明显其他症状

2. 分娩方式的选择

（1）阴道分娩指征：①轻度 ICP；②无产科其他剖宫产指征；③孕周 <40 周。

（2）剖宫产指征：①重度 ICP；②既往死胎死产、新生儿窒息或死亡史；③胎盘功能严重下降或高度怀疑胎儿窘迫；④并发双胎或多胎、重度子痫前期等；⑤存在其他阴道分娩禁忌证者。

八、入院标准

第一诊断为妊娠期肝内胆汁淤积症。

（1）门诊治疗无效者。

（2）伴其他情况且需立即终止妊娠者。

（3）孕周在 28～32 周后者。

（4）瘙痒严重者。

（5）血甘氨酸≥21.5μmol/L 或总胆汁酸≥20μmol/L 和（或）出现黄疸者。

（6）出现规律宫缩者。

九、疾病特殊危急值

生化指标：血清总胆汁酸≥40μmol/L，甘胆酸≥43μmol/L，总胆红素≥21μmol/L，直接胆红素≥6μmol/L，丙氨酸氨基转移酶≥300U/L。

十、会诊标准

（1）一旦确诊 ICP，新生儿科即需参与评估胎儿宫内情况，并与家属进行相关谈话；分娩过程中参与新生儿的抢救及转科事宜。

（2）对于重度患者或不典型患者需请内、外科联合会诊，以排除并发其他病症可能，并指导进一步诊治。

十一、入出 ICU 标准

1. 入 ICU 标准

（1）术中出血 1 000ml 以上，经输血纠正休克。

（2）凝血功能障碍。

（3）术中止血困难，子宫切除者。

（4）手术操作时间长，导致①术中长期气管插管和机械通气后，刚拔除气管插管或拔管困难；②需要面罩式持续正压通气或无创性通气治疗；③需插管以保持气道通畅，但不需要通气治疗，且其他状况尚稳定。

2. 出 ICU 标准　收入 ICU 的患者经过严密监护和治疗后，病情趋于稳定且转入 ICU 的指征已消除后，可转出 ICU 返回普通病房继续进行专科治疗。标准如下。

（1）心率在正常年龄组范围内。

（2）血流动力学稳定。

（3）呼吸频率在正常年龄组范围内，呼吸功能障碍已获纠治，血气分析结果正常。

（4）主要脏器功能稳定。

（5）吸氧下无发绀、血氧饱和度＞90％；或 P/F＞300；或 PCO_2＜50mmHg；或 pH＞7.35；或不需机械通气、不需给氧。

（6）专科指征：①宫缩好，阴道出血少；②无内出血征象。

十二、谈话要点

1. 对孕妇影响　可导致孕妇肝功能及凝血功能障碍，增加产后出血、糖、脂代谢异常等风险。

2. 对胎儿影响　胎儿患病率及病死率升高，可能发生胎儿缺氧、宫内窘迫、不能预测的胎儿死亡等，阴道分娩会加重胎儿缺氧，甚至死亡。

十三、出院标准

1. 符合以下标准者，可出院并继续妊娠、定期门诊复查　①症状消失或症状较轻，CG<21.5μmol/L 或 TBA<20μmol/L，ALT<100U/L，且无规律宫缩者；②孕周<32周，尽可能延长孕周；③随诊便利。

2. 已终止妊娠者达到如下指标者，可出院　①产后瘙痒等症状消失，黄疸减轻或消失；②生化指标较产前明显好转，接近正常水平；③产妇一般情况好，切口愈合好，无感染等迹象。

十四、随访指导

1. 产前随访指导　注意休息，缩短产前检查间隔，重点监测 CG 及 TBA 指标，加强胎儿电子监护，如病情无好转，则需住院治疗。出现胎动异常、瘙痒复发、黄疸等随诊，孕周≥32周入院待产。

2. 一般产后随访指导　注意休息，产后42d门诊复查，发热、腹痛明显、阴道出血多等不适时随诊。

十五、门急诊标准流程

妊娠期肝内胆汁淤积症的门急诊标准流程见图17-7。

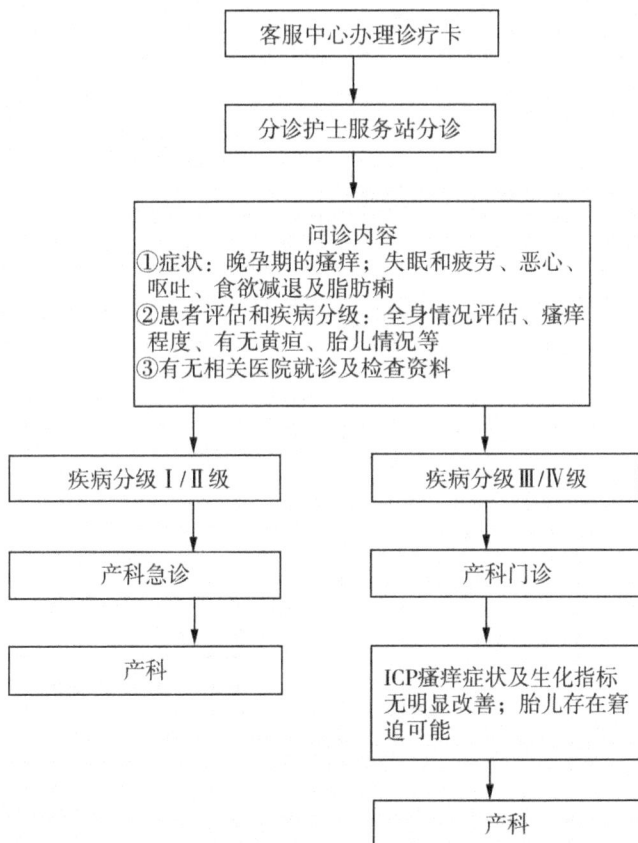

图 17-7　妊娠期肝内胆汁淤积症的门急诊标准流程

十六、住院标准流程

妊娠期肝内胆汁淤积症的住院标准流程见图 17 - 8。

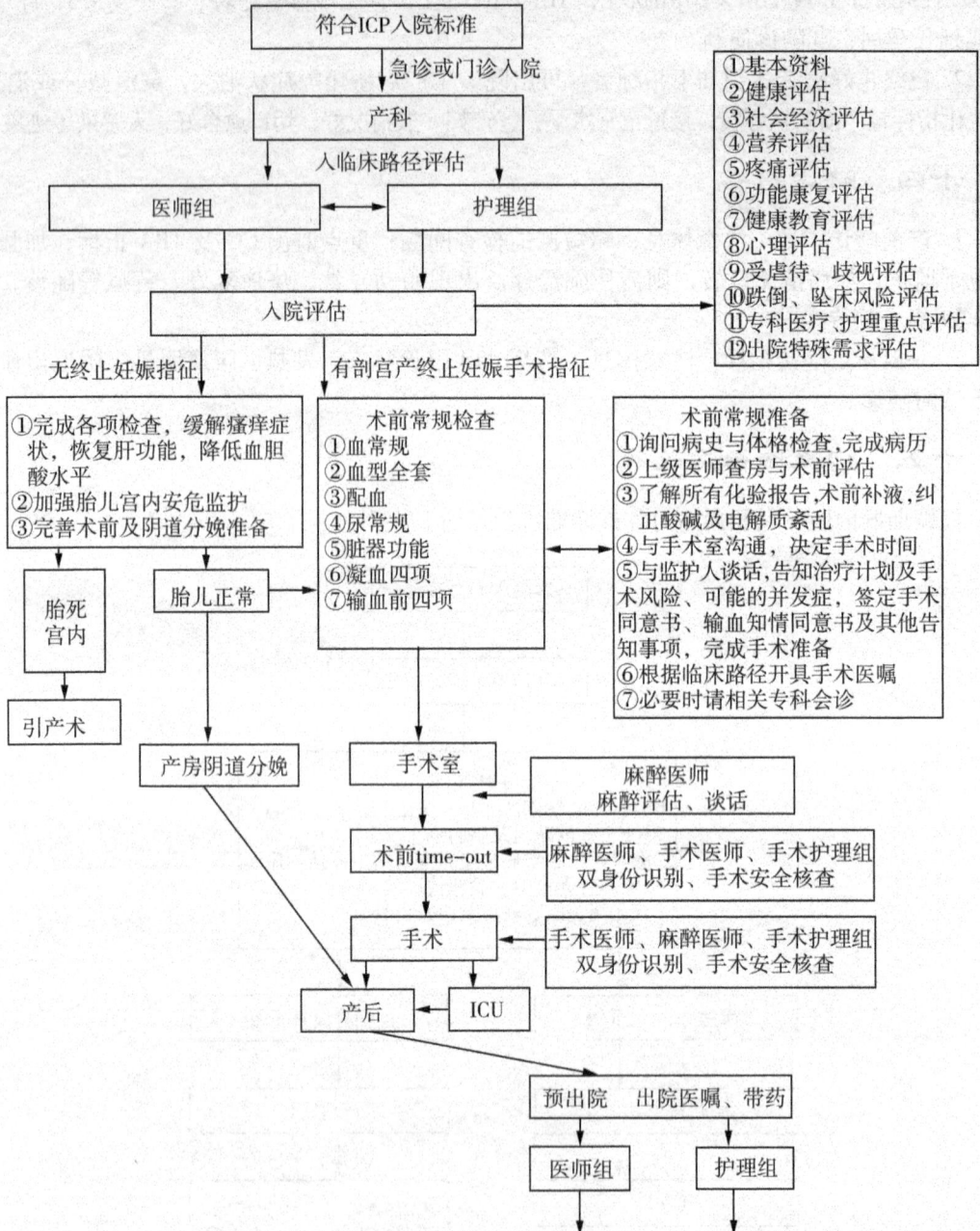

```
                    ┌──────────────────────┐
                    │    符合ICP入院标准     │
                    └──────────────────────┘
                              │ 急诊或门诊入院
                    ┌──────────────────────┐
                    │         产科          │
                    └──────────────────────┘
                              │ 入临床路径评估
          ┌──────────┐              ┌──────────┐
          │  医师组   │◄────────────►│  护理组   │
          └──────────┘              └──────────┘
                    ┌──────────────────────┐
                    │       入院评估         │
                    └──────────────────────┘
```

①基本资料
②健康评估
③社会经济评估
④营养评估
⑤疼痛评估
⑥功能康复评估
⑦健康教育评估
⑧心理评估
⑨受虐待、歧视评估
⑩跌倒、坠床风险评估
⑪专科医疗、护理重点评估
⑫出院特殊需求评估

无终止妊娠指征

①完成各项检查，缓解瘙痒症状，恢复肝功能，降低血胆酸水平
②加强胎儿宫内安危监护
③完善术前及阴道分娩准备

有剖宫产终止妊娠手术指征

术前常规检查
①血常规
②血型全套
③配血
④尿常规
⑤脏器功能
⑥凝血四项
⑦输血前四项

术前常规准备
①询问病史与体格检查，完成病历
②上级医师查房与术前评估
③了解所有化验报告，术前补液，纠正酸碱及电解质紊乱
④与手术室沟通，决定手术时间
⑤与监护人谈话，告知治疗计划及手术风险、可能的并发症，签定手术同意书、输血知情同意书及其他告知事项，完成手术准备
⑥根据临床路径开具手术医嘱
⑦必要时请相关专科会诊

胎死宫内 → 引产术

胎儿正常 → 产房阴道分娩

手术室

麻醉医师 麻醉评估、谈话

术前time-out — 麻醉医师、手术医师、手术护理组 双身份识别、手术安全核查

手术 — 手术医师、麻醉医师、手术护理组 双身份识别、手术安全核查

产后 — ICU

预出院　出院医嘱、带药

医师组　　护理组

图 17-8 上方流程图内容：

出院标准
①一般情况良好，可正常饮食，无发热、腹泻，营养状况明显改善
②无发热、腹痛，腹部切口愈合良好，无红肿、渗出等
③出院前复查血常规、肝功生化指标等结果正常
④无其他需要住院处理的并发症

上级医师查房,确定有无手术并发症和手术切口感染,决定是否出院
如果该患者可以出院
①通知患者及其家属出院
②完成病历书写
③开具诊断证明、出院小结
④健康教育
⑤预约复诊日期

①健康教育
②出院带药的用药指导
③出院后护理指导
④复印相关资料
⑤产后宣教

监护人出入院处办理出院

客服中心:诊断证明、出院小结盖章

产后专科门诊复查、随诊

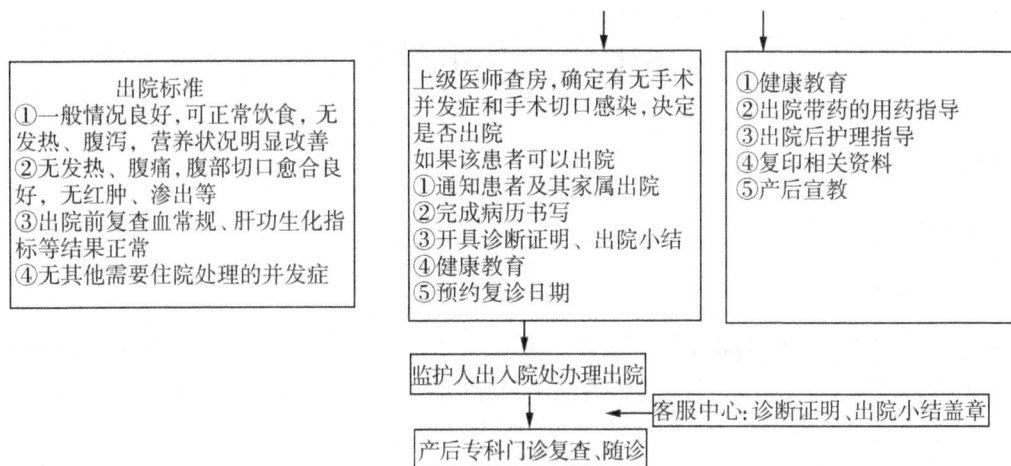

图 17-8　妊娠期肝内胆汁淤积症的住院标准流程

十七、疾病诊疗路径图

妊娠期肝内胆汁淤积症的诊疗流程见图 17-9。

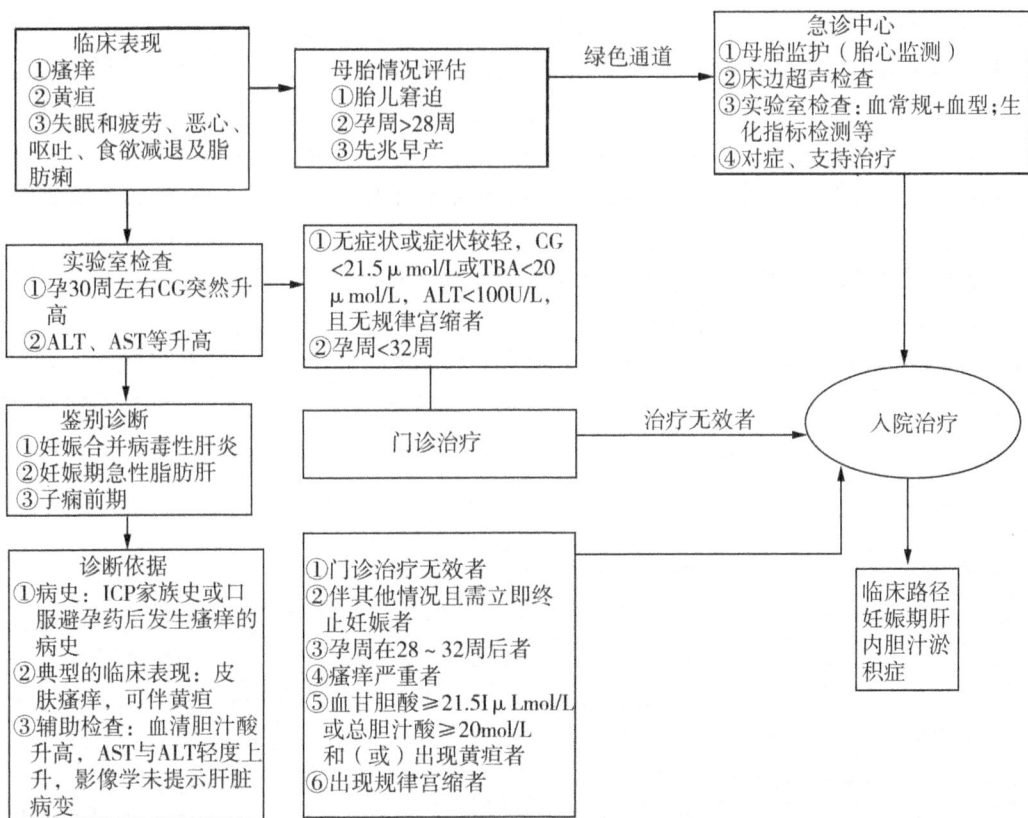

图 17-9 流程图内容：

临床表现
①瘙痒
②黄疸
③失眠和疲劳、恶心、呕吐、食欲减退及脂肪痢

母胎情况评估
①胎儿窘迫
②孕周>28周
③先兆早产

绿色通道

急诊中心
①母胎监护（胎心监测）
②床边超声检查
③实验室检查:血常规+血型;生化指标检测等
④对症、支持治疗

实验室检查
①孕30周左右CG突然升高
②ALT、AST等升高

①无症状或症状较轻，CG<21.5 μmol/L或TBA<20 μmol/L，ALT<100U/L，且无规律宫缩者
②孕周<32周

鉴别诊断
①妊娠合并病毒性肝炎
②妊娠期急性脂肪肝
③子痫前期

门诊治疗

治疗无效者

入院治疗

诊断依据
①病史：ICP家族史或口服避孕药后发生瘙痒的病史
②典型的临床表现：皮肤瘙痒，可伴黄疸
③辅助检查：血清胆汁酸升高，AST与ALT轻度上升，影像学未提示肝脏病变

①门诊治疗无效者
②伴其他情况且需立即终止妊娠者
③孕周在28～32周后者
④瘙痒严重者
⑤血甘胆酸≥21.5IμLmol/L或总胆汁酸≥20mol/L和（或）出现黄疸者
⑥出现规律宫缩者

临床路径妊娠期肝内胆汁淤积症

图 17-9　妊娠期肝内胆汁淤积症的诊疗流程

（张银娥）

第七节 羊水过多

一、ICD 编码

ICD - 10: O40.01。

二、定义

羊水过多是指在妊娠期间羊水量超过 2 000ml。发生率为 1% ~ 3%。正常妊娠时羊水的产生与吸收处于动态平衡中。任何引起羊水产生和吸收失衡的因素均可造成羊水量异常，出现羊水过多或过少。到目前为止，羊水过多的确切原因还不十分清楚。

羊水过多病因复杂，其中约 60% 为原因不明的特发性羊水过多。特发性羊水过多中大部分羊水量增加非常轻微，没有胎儿畸形和母体并发症。随着胎儿发育而发生功能性的改变是出现羊水过多的原因之一。

三、病因

1. 胎儿因素　胎儿畸形研究发现，12% ~ 30% 的羊水过多并发胎儿畸形。消化道畸形主要是上消化道闭锁，如食管闭锁、十二指肠闭锁、十二指肠狭窄、先天性巨结肠、先天性幽门狭窄等。中枢神经系统疾病主要以神经管缺陷性疾病多见，腹壁缺陷、膈疝、颌面部发育不全综合征、无心畸形、遗传性假性醛固酮减少症均可导致羊水过多。

双胎妊娠中并发羊水过多约占 10%，尤以单卵双胎居多，且常发生在双胎输血综合征中。

羊水过多是染色体异常胎儿的一个重要征象，18 - 三体、21 - 三体、13 - 三体等核型异常，因胎儿吞咽羊水障碍引起羊水过多。

2. 孕妇因素　35 岁或 35 岁以上的孕妇发生羊水过多的危险性增高。母亲吸烟、妊娠期糖尿病、母亲滥用毒品、ABO 或 RH 血型不合均可导致羊水过多。此外，胎盘、脐带病变、巨大胎盘、胎盘绒毛血管瘤、脐带帆状附着、环状胎盘也可引起羊水过多。

四、诊断

1. 临床表现　通常羊水量超过 3 000ml 时才出现症状。

(1) 急性羊水过多：多发生在妊娠 20 ~ 24 周，由于羊水急剧增多，数日内子宫迅速增大，似妊娠足月或双胎妊娠大小，在短时间内由于子宫极度增大，横膈上抬，出现呼吸困难，不能平卧，甚至出现发绀，孕妇表情痛苦，腹部张力过大感到疼痛与食量减少，发生便秘。由于胀大的子宫压迫下腔静脉，影响静脉回流，引起下肢、外阴部水肿及静脉曲张。孕妇行走不便而且只能侧卧。

(2) 慢性羊水过多：约占 98%，而且多发生在妊娠 28 ~ 32 周，羊水可在数周内逐渐增多，属中等量缓慢增长，多数孕妇能适应，常在产前检查时，发现宫高、腹围均大于同期孕妇。羊水过多孕妇在体检时，见腹部膨隆大于妊娠月份，妊娠图可见宫高曲线超出正常百分位数，腹壁皮肤发亮、变薄，触诊时感到皮肤张力大，有液体震颤感，胎位不清，有时扪及胎儿部分有浮沉感，胎心遥远或听不到。羊水过多孕妇容易并发妊高征、胎位异常、早产。破膜后因子宫骤然缩小，可以引起胎盘早剥，破膜时脐带可随羊水滑出造成脐带脱垂。产后因子宫过大容易引起子宫收缩乏力导致产后出血。

2. 辅助检查

（1）B超检查：以单一羊水最大暗区垂直深度（羊水池）（amniotic fluid volume，AFV）测定表示羊水量的方法显示胎儿与子宫壁间的距离增大，超过7cm即可考虑为羊水过多（也有学者认为超过8cm方能诊断羊水过多）。若用羊水指数法（AFI），即孕妇头高30°平卧，以脐与腹白线为标志点，将腹分为4部分，测定各象限最大羊水暗区相加而得，国内资料AFI＞18cm为羊水过多，而Phelan则认为AFI＞20cm方可诊断。经比较，AFI显著优于AFV法。

（2）羊膜囊造影及胎儿造影：为了解胎儿有无消化道畸形，先将76%泛影葡胺20～40ml注入羊膜腔内，3h后摄片，羊水中的造影剂减少，胎儿肠道内出现造影剂。接着再将40%碘化油20～40ml（应视羊水多少而定）注入羊膜腔，左右翻身数次，因脂溶性造影剂与胎脂有高度亲和力，注药后0.5h、1h、24h分别摄片，胎儿的体表，包括头、躯干、四肢及外生殖器均可显影。羊膜囊造影可能引起早产、宫腔内感染，且造影剂、放射线对胎儿有一定损害，应慎用。

（3）神经管缺陷胎儿的检测：该类胎儿畸形容易并发羊水过多。除B超之外，还有以下几种检测方法。①羊水及母血甲胎蛋白（α-FP）含量测定：开放性神经管缺损的胎儿，α-FP随脑脊液渗入羊膜腔，当妊娠并发神经管缺损胎儿时，羊水α-FP值超过同期正常妊娠平均值3个标准差以上。而母血清α-FP值超过同期正常妊娠平均值2个标准差以上。②母尿雌激素/肌酐（E/C）比值测定：当并发神经管缺损胎儿时，E/C比值比同期正常妊娠的均值低1个标准差以上。③羊水快速贴壁细胞、羊水乙酰胆碱酯酶凝胶圆盘电泳、羊水刀豆素A及抗α-FP单克隆抗体三位夹心固相免疫放射法，均可检测神经管缺损，数种方法同时检测，可以弥补B超与α-FP法的不足。

五、鉴别诊断

应注意与葡萄胎、双胎妊娠、巨大儿相鉴别，还应排除糖尿病、母婴血型不合所致的胎儿水肿及染色体异常。

六、治疗

羊水过多胎儿妊娠结局的结果显示：79%胎儿结局无明显异常，21%胎儿有并发症。羊水过多的孕妇应加强孕期监测和出生后的系统追踪观察。羊水过多的严重程度与剖宫产、围生期患病率和病死率密切相关。羊水过多的处理原则主要取决于胎儿有无畸形、孕周、羊水过多和孕妇症状的严重程度等。

羊水过多并发胎儿畸形处理原则为及时终止妊娠。终止妊娠的方法应根据具体情况加以选择。

羊水过多孕妇的一般情况尚好，无明显心肺压迫症状，采用经腹羊膜腔穿刺，放出适量羊水后注入依沙吖啶引产。

对较严重的羊水过多采用高位破膜器，自宫颈口沿胎膜向上送15～16cm刺破胎膜，使羊水以每小时 500ml 的速度缓慢流出。破膜放羊水过程中注意血压、脉搏及阴道出血情况。放羊水后，腹部放置砂袋或加腹带包扎以防休克。破膜后 12h 无宫缩，需用抗生素。若 24h 仍无宫缩，适当应用促宫颈成熟的药物，或用催产药、前列腺素等引产。

先经腹部穿刺放出部分羊水，使压力减低后再做人工破膜，可避免胎盘早剥。

羊水过多并发正常胎儿由于羊水量的调控机制尚不清楚，要有效治疗羊水过多还有困难。应根据羊水过多的程度与胎龄而决定处理方法。

一般治疗尽量取左侧卧位，改善子宫胎盘循环，预防早产。低盐饮食，减少孕妇饮水量。注意监测胎儿宫内情况，对胎肺不成熟者，尽可能延长孕周，每周复查羊水指数及胎儿生长情况。同时，要针对导致羊水过多的病因进行有效的治疗。

症状严重，孕妇无法忍受（胎龄不足 36 周），应在 B 超监测下行羊膜腔穿刺放羊水，以每小时 500ml 的速度放出羊水，1 次不超过 1 500ml，以孕妇症状缓解为度。严格消毒防止感染，酌情用镇静保胎药物以防早产。3～4 周后可重复以减低宫腔内压力。

前列腺素合成酶抑制药常用吲哚美辛（消炎痛）治疗，研究认为吲哚美辛治疗羊水过多是有效的，其作用机制可能是降低胎儿肾功能，减少胎儿尿液生成和促进羊水经肺部重吸收。吲哚美辛有使动脉导管提前闭合的不良反应，动脉导管收缩主要发生在妊娠 32 周以后，故不宜广泛应用，主张在妊娠 32 周之前应用。羊水再次增加可重复应用。用药期间，应密切 B 超监测羊水量，发现羊水量明显减少或动脉导管狭窄，立即停药。

对症状严重、孕周小、胎肺不成熟者，经腹羊膜腔穿刺放液，以缓解症状，延长孕周。这种治疗方法简单、有效、相对安全，其并发症发生率约为 3.1%。

自然临产后应尽早人工破膜，注意防止脐带脱垂，密切观察胎儿宫内情况及产程进展。胎儿娩出后及时应用催产药，预防产后出血。

七、疾病分级及诊治指引

羊水过多的分级评估及诊治指引见表 17－4。

表 17－4　羊水过多的分级诊治指引

负责医师	评估	生理指标		
		羊水量	压迫症状	胎儿畸形或生长受限
胎儿医专科三线医师	Ⅰ级	18cm≤AFI	有或无	有
三线医师（副主任或主任医师）	Ⅱ级	18cm≤AFI	显著	无
二线医师（主治或副主任医师）	Ⅲ级	18cm≤AFI	轻微	无
一线医师（住院或主治医师）	Ⅳ级	18cm≤AFI	无	无

八、入院标准

（1）羊水过多并发胎儿畸形。

（2）羊水过多并发正常胎儿，但压迫症状严重孕妇无法忍受。

（3）羊水过多，有早产可能或足月临产可能，如胎膜早破、规律或不规律下腹痛。

（4）羊水过多，不能明确胎儿是否畸形，门诊追踪不方便时。

九、疾病特殊危急值

B 超提示羊水指数 300ml 以上。

十、会诊标准

（1）羊水过多并发胎儿畸形，需要胎儿医学会诊。

（2）糖尿病血糖控制不良引起的羊水过多，请营养科会诊调整饮食。

（3）患者压迫症状明显，呼吸功能严重受损者请内科会诊。

十一、入出 ICU 标准

1. 入 ICU 标准　出现下列情况，可转入 ICU 监护：患者不能平卧，心率 >120/min，呼吸 >20/min，血氧饱和度 <90%。

2. 出 ICU 标准　收入 ICU 的患者经过严密监护和治疗后，病情趋于稳定且转入 ICU 的指征已消除后，可转出 ICU 返回普通病房继续进行专科治疗，标准如下。

（1）心率在正常范围内。

（2）血流动力学稳定。

（3）呼吸频率在正常年龄组范围内，呼吸功能障碍已获纠治，血气分析结果正常。

（4）主要脏器功能稳定。

（5）吸氧下无发绀、血氧饱和度 >90%；或 P/F>300；或 PCO_2<50mmHg；或 pH>7.35；或不需机械通气、不需给氧。

十二、谈话要点

（1）羊水过多可引起胎膜早破、脐带脱垂、胎盘早剥、子宫收缩乏力、产后出血等情况，且不排除胎儿发育情况，尤其泌尿系统及神经系统畸形。

（2）分娩过程中有可能发生羊水栓塞，一旦发生可危及孕产妇生命。

十三、常见并发症及处理

急性羊水过多患者因腹腔压力高、静脉回流受阻，出现外阴及下肢水肿、静脉曲张。因子宫张力过高，容易发生早产。胎膜破裂时，大量羊水迅速流出，子宫骤然缩小，易引起胎盘早剥。

十四、出院标准

（1）羊水过多并发胎儿畸形，引产后，子宫收缩好，阴道出血少。

（2）羊水过多并发正常胎儿，羊水量得到控制，压迫症状消失，胎儿评估无异常，分娩后，子宫收缩好，阴道出血少。

（3）没有需要住院处理的并发症。

十五、随访指导

出院后 1 周定期产检门诊随访。随访内容包括营养评估、B 超评估等。

十六、门急诊标准流程

羊水过多的门急诊标准流程见图 17 - 10。

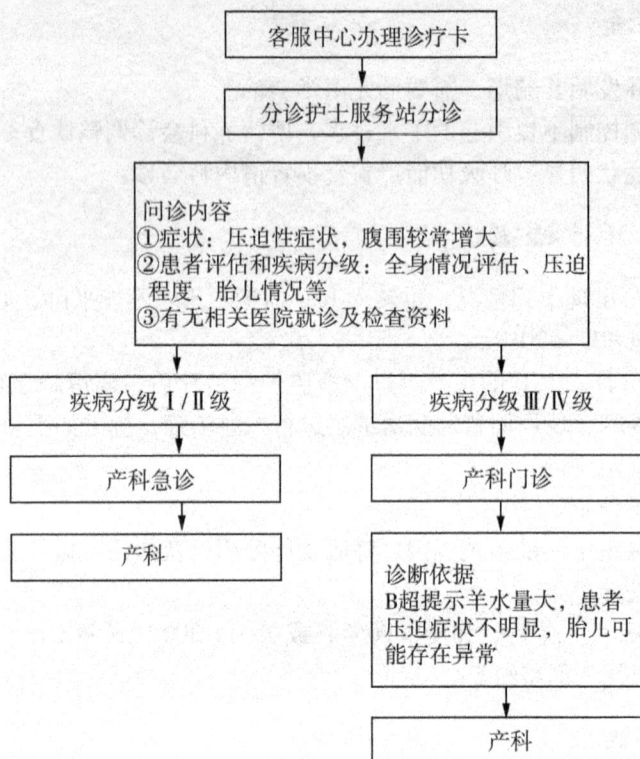

```
          ┌─────────────────────────┐
          │      客服中心办理诊疗卡      │
          └─────────────────────────┘
                      │
          ┌─────────────────────────┐
          │      分诊护士服务站分诊       │
          └─────────────────────────┘
                      │
   ┌──────────────────────────────────────┐
   │ 问诊内容                                │
   │ ①症状：压迫性症状，腹围较常增大            │
   │ ②患者评估和疾病分级：全身情况评估、压迫     │
   │   程度、胎儿情况等                       │
   │ ③有无相关医院就诊及检查资料              │
   └──────────────────────────────────────┘
         │                        │
┌──────────────────┐    ┌──────────────────┐
│  疾病分级 I / II 级  │    │ 疾病分级 III/IV 级  │
└──────────────────┘    └──────────────────┘
         │                        │
┌──────────────────┐    ┌──────────────────┐
│      产科急诊       │    │      产科门诊       │
└──────────────────┘    └──────────────────┘
         │                        │
┌──────────────────┐    ┌──────────────────────┐
│       产科        │    │ 诊断依据              │
└──────────────────┘    │ B超提示羊水量大，患者   │
                        │ 压迫症状不明显，胎儿可   │
                        │ 能存在异常            │
                        └──────────────────────┘
                                  │
                        ┌──────────────────┐
                        │       产科        │
                        └──────────────────┘
```

图 17 - 10　羊水过多的门急诊标准流程

十七、住院标准流程

羊水过多的住院标准流程见图 17 - 11。

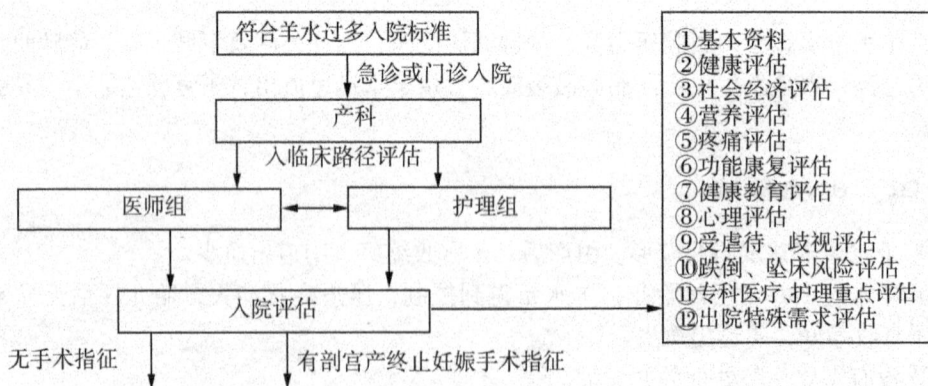

```
┌──────────────────────┐      ┌──────────────────────┐
│   符合羊水过多入院标准     │      │ ①基本资料             │
└──────────────────────┘      │ ②健康评估             │
      │ 急诊或门诊入院            │ ③社会经济评估          │
┌──────────────────────┐      │ ④营养评估             │
│         产科          │      │ ⑤疼痛评估             │
└──────────────────────┘      │ ⑥功能康复评估          │
      │ 入临床路径评估            │ ⑦健康教育评估          │
┌──────────┐    ┌──────────┐  │ ⑧心理评估             │
│  医师组   │◄──►│  护理组   │  │ ⑨受虐待、歧视评估        │
└──────────┘    └──────────┘  │ ⑩跌倒、坠床风险评估      │
      │              │        │ ⑪专科医疗·护理重点评估    │
    ┌──────────────────┐      │ ⑫出院特殊需求评估        │
    │      入院评估       │─────►└──────────────────────┘
    └──────────────────┘
   无手术指征      有剖宫产终止妊娠手术指征
      │                │
```

无手术指征

①完成各项检查,完善术前及阴道分娩准备,注意排除胎儿畸形
②对孕妇及胎儿行定期监测

有剖宫产终止妊娠手术指征

术前常规检查
①血常规
②血型全套
③配血
④尿常规
⑤脏器功能
⑥凝血四项
⑦输血前四项

术前常规准备
①询问病史与体格检查,完成病历
②上级医师查房与术前评估
③了解所有化验报告,术前补液,纠正酸碱及电解质紊乱
④与手术室沟通,决定手术时间
⑤与监护人谈话,告知治疗计划及手术风险、可能的并发症,签定手术同意书,输血知情同意书及其他告知事项,完成手术准备
⑥根据临床路径开具手术医嘱
⑦必要时请相关专科会诊

胎儿致死畸形

胎儿正常

引产术

产房阴道分娩

手术室

麻醉医师 麻醉评估、谈话

术前time-out

麻醉医师、手术医师、手术护理组双身份识别、手术安全核查

手术

手术医师、麻醉医师、手术护理组双身份识别、手术安全核查

产后 ICU

预出院 出院医嘱、带药

医师组 护理组

出院标准
①一般情况良好,可正常饮食,无发热、腹泻,营养状况明显改善
②无发热、腹痛,腹部切口愈合良好,无红肿、渗出等
③出院前复查血常规等结果正常
④无其他需要住院处理的并发症

上级医师查房,确定有无手术并发症和手术切口感染,决定是否出院
如果该患者可以出院
①通知患者及其家属出院
②完成病历书写
③开具诊断证明、出院小结
④健康教育
⑤预约复诊日期

①健康教育
②出院带药的用药指导
③出院后护理指导
④复印相关资料
⑤产后宣教

监护人出入院处办理出院

客服中心:诊断证明、出院小结盖章

产后专科门诊复查、随诊

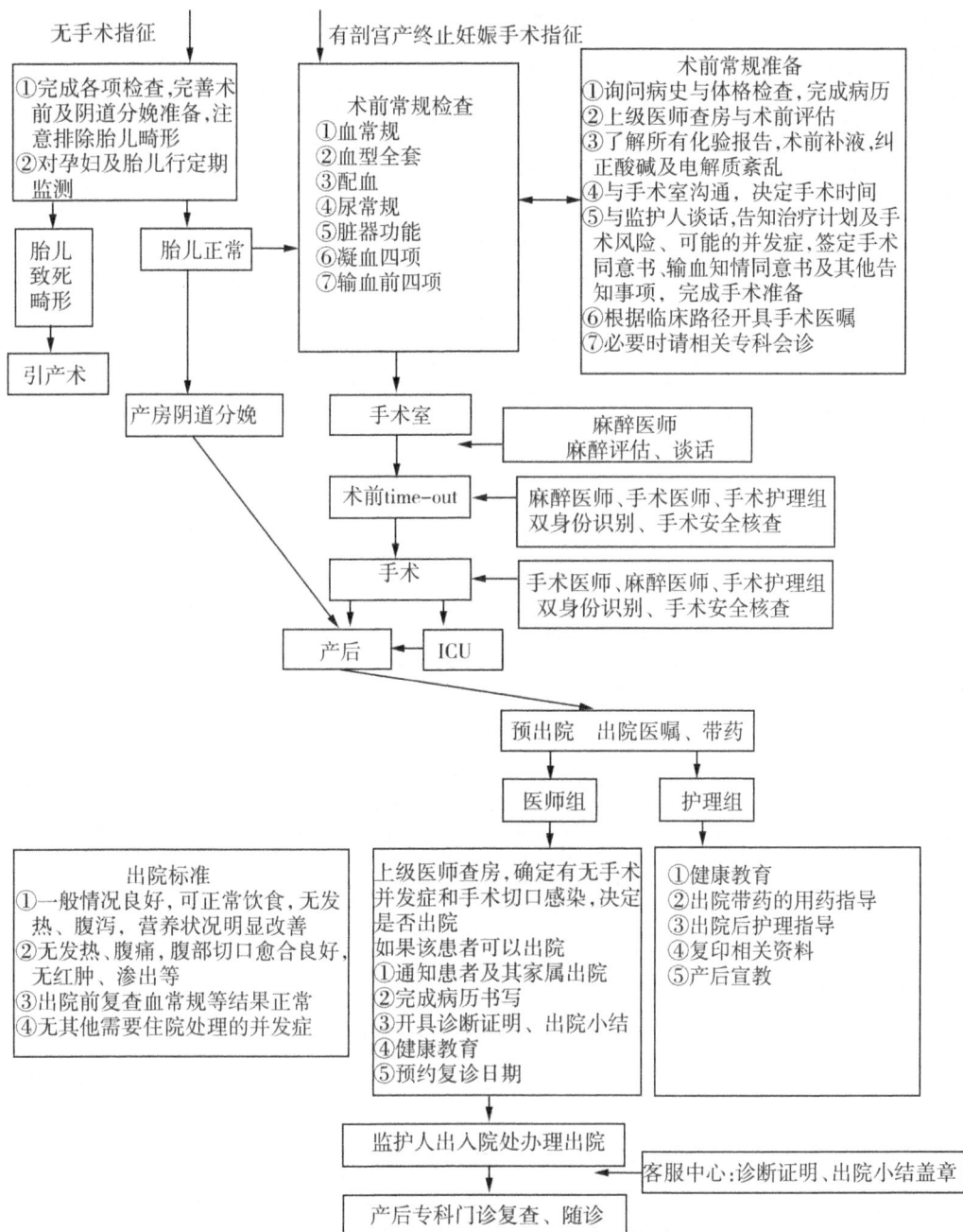

图 17－11　羊水过多的住院标准流程

十八、疾病诊疗路径图

羊水过多的诊疗流程见图 17－12。

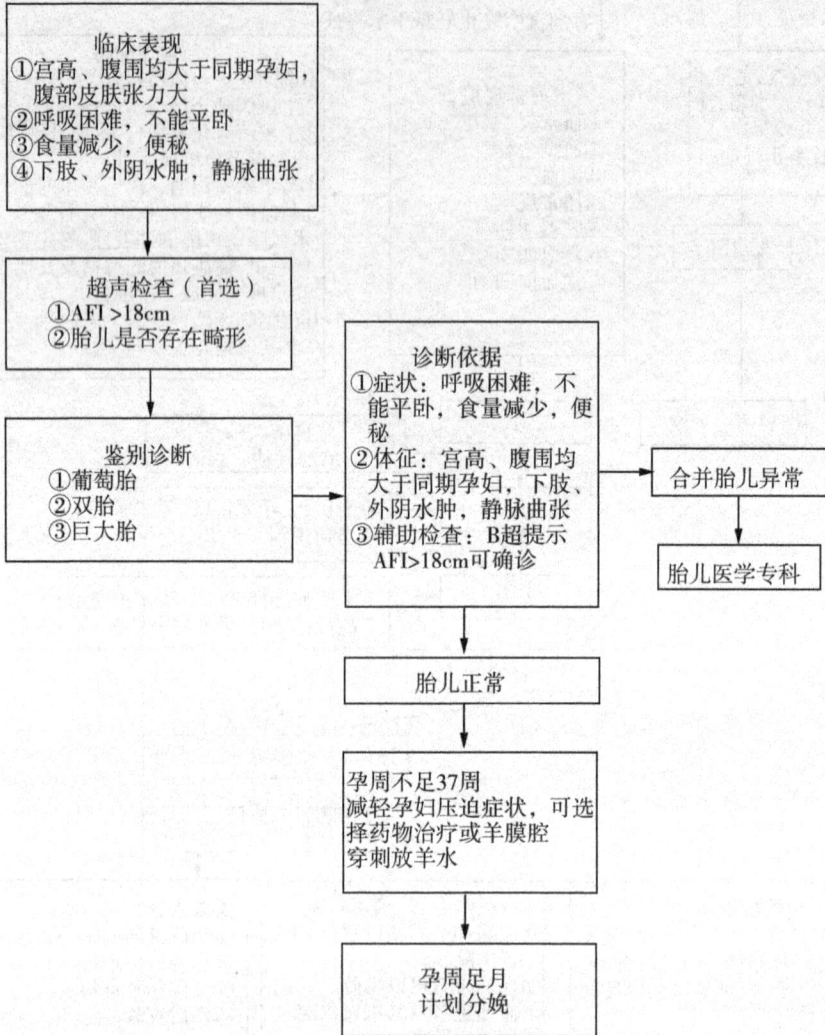

图 17-12　羊水过多的诊疗流程

（郝玉萍）

第八节　羊水过少

一、ICD 编码

ICD-10：041.001。

二、定义

羊水过少是指足月时羊水量少于 300ml。目前，对于羊水过少的着重点已经不仅仅局限在接近足月时期的晚发型，有学者采用羊水指数小于相应孕龄的第 5 百分位数来诊断羊水过少。目前被国际上普遍采纳的标准是羊水指数（AFI）≤5cm 或最大羊水暗区垂直深度

（AFV）≤3cm。羊水指数≤8cm是临床警示指标和进行监测及干预的指标。也有诊断标准采用最大羊水暗区垂直深度≤2cm或≤1cm，即中度和重度羊水过少。

三、病因

目前研究显示羊水过少的病因大致有胎儿因素、胎盘因素、母体因素和药物因素。

1. 胎儿因素　胎儿畸形与发育不全是除胎膜早破外导致早中期妊娠羊水过少的常见原因，常常与不良结局有关，多见于染色体异常、胎儿畸形及胎儿生长受限等。在胎儿畸形中以泌尿生殖系统畸形和发育不良最为多见，包括肾缺如、肾发育不全、输尿管或尿道狭窄、膀胱出口梗阻等，也有胎儿多囊肾致羊水过少的报道。

2. 胎盘因素　近年对于发生在中晚期的单纯型羊水过少更偏重于胎盘因素方面的研究，胎盘微血栓形成可以导致胎盘灌注不良，包括绒毛间血栓、绒毛间纤维蛋白样物质沉积等。

3. 母体因素　妊娠期高血压疾病、过期妊娠等存在胎盘功能障碍的病理妊娠均可致羊水过少。母体低血容量也是发生羊水过少原因之一。

4. 药物因素　母体妊娠期药物暴露发生的羊水过少越来越受到关注。吲哚美辛为前列腺素合成酶抑制药，其导致的羊水过少已引起人们的重视。其他，如布洛芬、尼氟酸、尼美舒利及血管紧张素转化酶抑制药，如卡托普利和依那普利也有发生羊水过少的报道。

四、诊断

1. 临床表现　孕妇经常因胎动而感疼痛，腹围及子宫底高度均小于妊娠月份，胎儿活动受限，自然回转不易，故臀先露多见。妊娠时间延长，常超过预产期2~3周，分娩过程中常出现原发性宫缩乏力或不协调性宫缩，宫口扩张缓慢，易发生第一产程延长。羊水极少，黏稠，多呈黄绿色，导致胎儿缺氧。由于羊水缺乏造成种种发育畸形，如羊水过少发生于妊娠早期，部分胎儿体表可与羊膜粘连或形成羊膜带，使手指或肢体离断；如羊水过少发生于妊娠晚期，则胎儿皮肤干燥，如羊皮纸状。因羊水少，胎儿在子宫内处于强制性体位，易受压迫而引起特殊的肌肉骨骼畸形。

2. 辅助检查　根据病情选择做血、尿、粪常规检查及生化，肝肾功能检查。

3. 影像学检查

（1）B超检查是诊断羊水过少的主要方法，包括定性诊断和半定量诊断。B超下发现羊水量明显减少、羊水和胎儿界面不清、胎儿肢体明显聚集重叠，即可以做出羊水过少的定性诊断。定性诊断后通过进一步测量羊水池的深度，可对羊水过少做出半定量诊断。妊娠28~40周，B超测定最大羊水池径线稳定在（5.1±2.0）cm范围。

（2）磁共振成像技术是近些年发展起来的一项可以于产科应用的新的影像学技术，磁共振成像技术除可以准确判断羊水池的深度外，还可以利用三维成像技术和体积计算技术对羊水总量进行估计，是诊断羊水过少的重要方法。

对于羊水过少患者，通过影像学技术判断羊水量固然重要，影像学技术更大的作用是对胎儿畸形的诊断，明确有无胎儿畸形是制订治疗方案的关键。对于宫内诊断胎儿畸形，B超技术已经是一个里程碑，与新兴的磁共振成像技术比较，B超技术有更大的优点。

五、鉴别诊断

羊水过少时，子宫低高度及腹围均小于同期妊娠月份，应与下列疾病相鉴别。

1. 胎儿生长受限　子宫高度小于同孕周正常高度的第 10 百分数，妊娠 36 周前 B 超测胎头双顶径小于同孕周的第 5 百分数，检查子宫内羊水振波感一般较明显，无羊水过少的"实感"，B 超检查羊水量在正常范围，破膜时羊水量 >300ml，足月分娩时新生儿体重 < 2 500g。羊水过少者子宫紧裹胎体，B 超检查测羊水暗区 <2cm，甚至 <1cm，足月新生儿体重往往 >2 500g，但胎儿生长受限常并发羊水过少。

2. 早产　子宫底高度虽小，符合孕周。子宫内羊水振波感明显，子宫不紧裹胎体。B 超检查羊水量在正常范围内，胎头双顶径值符合孕周，破膜时水量 >300ml。出生新生儿体重及特征均符合早产儿。

六、治疗

羊水过少的处理应包括致病因素探查、母儿影响程度和严重性评估、治疗措施实施及监测和反应评估。涉及产前诊断内容的是胎儿染色体检查和结构检查、胎盘脐带检查和母体因素的探查。针对性干预是处理羊水过少的原则，系统监测并施以妥善处理是改善结局、提高出生人口素质的关键。

1. 早发羊水过少的处理　早发羊水过少多由于胎儿因素，首先应通过超声检查排除胎儿畸形，必要时进行羊水细胞染色体核型分析或胎儿血染色体核型分析。磁共振成像作为超声以外的非侵入性检查手段越来越受到关注，被用于超声检查有局限的胎儿泌尿系统和肺发育的检查。当发现羊水过少并发有胎儿畸形时，须征得家属同意（除发现于较晚期的妊娠阶段、生育不易和儿外科有救治可能者）考虑终止妊娠。宫内治疗在我国尚不普遍，但必要时可请儿外科协助进行出生后救治评估。

2. 孕中期羊水过少的处理　对于胎盘功能障碍引发的晚期羊水过少已经引起临床的普遍重视，但不能忽视胎盘循环障碍引发的中晚期羊水过少。对于中晚期单纯羊水过少者（已经排除胎儿畸形和感染因素存在）进行血脂水平、凝血功能状况及抗心磷脂抗体等实验室检查，超声检查胎盘回声、厚度、大小和脐血流。对于存在血脂水平异常、凝血异常、抗心磷脂抗体阳性和（或）高凝状态的病例可考虑低分子肝素注射、阿司匹林口服和静脉滴注等治疗及羊膜腔灌注。

3. 晚期羊水过少的处理　对于晚期羊水过少的临床研究报道不少，治疗目的主要是避免胎儿窘迫，减少围生儿并发症和降低剖宫产率。对于晚发型或已经足月的羊水过少病例，羊水指数 ≤8cm 但 >5cm 可以考虑严密监测下进行引产，此时不能忽视胎心动态监测、产程进展及羊水性状等指标的综合评估；羊水指数 ≤5cm 大多数考虑剖宫产终止妊娠或进行人工破膜了解羊水量和性状，存在羊水污染者考虑剖宫产终止妊娠，无羊水污染可在严密监护下进行阴道试产，一旦存在危险征象立即剖宫产终止妊娠。

七、疾病分级及诊治指引

羊水过少的分级评估及诊治指引见表 17 - 5。

表 17 - 5 羊水过少的分级诊治指引

负责医师	评估	生理指标		
		羊水量	胎心率	胎儿畸形或生长受限
胎儿医学专科三线医师	Ⅰ级	AFI≤8cm	正常或异常	有
三线医师 (副主任或主任医师)	Ⅱ级	AFI≤5cm	异常	无
二线医师 (主治或副主任医师)	Ⅲ级	AFI≤5cm	正常范围	无
一线医师 (住院或主治医师)	Ⅳ级	5cm≤AFI≤8cm	正常范围	无

八、入院标准

羊水过少一经诊断须入院治疗。

九、疾病特殊危急值

B 超提示羊水指数 < 50mm。

十、会诊标准

（1）羊水过少由胎儿发育异常引起，由胎儿医学会诊。凡遇疑难病例，院内或科内诊治困难者。

（2）羊水过少伴 FGR 者请遗传科会诊。本科首诊他科患者或待查患者确诊为他科疾病者。

十一、谈话要点

（1）羊水过少的原因复杂，可能与胎盘功能低下、胎儿发育异常等有关。现不能完全排除胎儿发育异常，尤其泌尿系统异常。

（2）胎盘功能低下，可能导致胎儿宫内缺氧，甚至胎死宫内。

（3）现予监测胎心、胎盘功能，水化治疗。

（4）严重的羊水过少可引胎儿畸形、胎肺发育不良、肢体畸形。其治疗过程中如发现胎儿宫内缺氧表现则随时终止妊娠，早产儿各器官发育未成熟，并发症多，治疗费用大，产后需转新生儿科。

十二、常见并发症及处理

早发性羊水过少指在妊娠中期和中期以前发生的羊水过少，比较少见，常见原因是胎儿畸形和胎儿生长受限，妊娠结局很差。晚发性羊水过少的常见原因是过期妊娠、胎膜早破、胎儿生长受限、胎儿窘迫、孕妇血容量低、孕妇应用吲哚美辛保胎和应用卡托普利治疗妊娠高血压综合征等。妊娠期间羊水过少通常会出现胎儿畸形，这种胎儿畸形指继发于羊水过少的胎儿畸形，即所谓的羊水过少四联症。由于羊水过少，子宫紧裹胎体，导致胎儿生长和运动受限，进而器官生长发育和功能异常，最后出现典型的羊水过少四联症。羊水过少四联症包括肺发育不全、特殊面容、四肢畸形和生长迟缓。分娩过程中羊水过少通常出现不协调宫缩、子宫颈扩张缓慢、脐带受压、胎儿窘迫等情况，所以，剖宫产率增高。即使阴道分娩，也相对困难，容易出现产伤。胎儿出生后容易出现新生儿窒息和其他新生儿疾病，新生儿死亡率明显增加。

十三、出院标准

（1）分娩或引产后，子宫收缩好，阴道出血少。

（2）治疗后羊水量正常范围，胎儿评估无异常。

（3）没有需要住院处理的并发症。

十四、随访指导

出院后 3d 产检专科门诊随访。随访内容包括营养评估、B 超检查羊水量等。

十五、门急诊标准流程

羊水过少的门急诊标准流程见图 17 - 13。

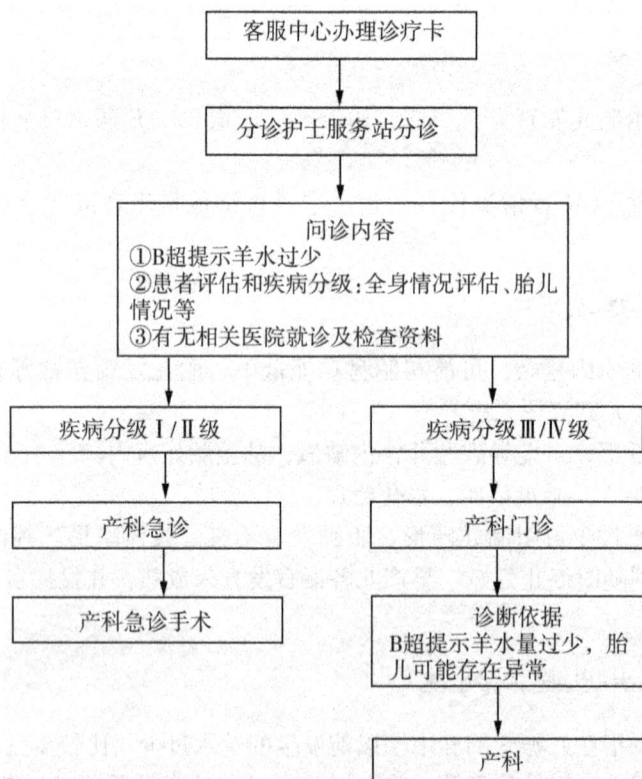

图 17 - 13　羊水过少的门急诊标准流程

十六、住院标准流程

羊水过少的住院标准流程见图 17 - 14。

符合羊水过多入院标准

急诊或门诊入院

产科

入临床路径评估

医师组 ←→ 护理组

入院评估

①基本资料
②健康评估
③社会经济评估
④营养评估
⑤疼痛评估
⑥功能康复评估
⑦健康教育评估
⑧心理评估
⑨受虐待、歧视评估
⑩跌倒、坠床风险评估
⑪专科医疗、护理重点评估
⑫出院特殊需求评估

无手术指征

①完成各项检查,完善术前及阴道分娩准备,注意除胎儿畸形
②对孕妇及胎儿行定期监测

胎儿致死畸形

引产术

胎儿正常

产房阴道分娩

有剖宫产终止妊娠手术指征

术前常规检查
①血常规
②血型全套
③配血
④尿常规
⑤脏器功能
⑥凝血四项
⑦输血前四项

术前常规准备
①询问病史与体格检查,完成病历
②上级医师查房与术前评估
③了解所有化验报告,术前补液,纠正酸碱及电解质紊乱
④与手术室沟通,决定手术时间
⑤与监护人谈话,告知治疗计划及手术风险、可能的并发症,签定手术同意书,输血知情同意书及其他告知事项,完成手术准备
⑥根据临床路径开具手术医嘱
⑦必要时请相关专科会诊

手术室

麻醉医师
麻醉评估、谈话

术前time-out

麻醉医师、手术医师、手术护理组
双身份识别、手术安全核查

手术

手术医师、麻醉医师、手术护理组
双身份识别、手术安全核查

产后 → ICU

预出院 出院医嘱、带药

医师组 护理组

出院标准
①一般情况良好,可正常饮食,无发热、腹泻,营养状况明显改善
②无发热、腹痛,腹部切口愈合良好,无红肿、渗出等
③出院前复查血常规等结果正常
④无其他需要住院处理的并发症

上级医师查房,确定有无手术并发症和手术切口感染,决定是否出院
如果该患者可以出院
①通知患者及其家属出院
②完成病历书写
③开具诊断证明、出院小结
④健康教育
⑤预约复诊日期

①健康教育
②出院带药的用药指导
③出院后护理指导
④复印相关资料
⑤产后宣教

监护人出入院处办理出院

客服中心:诊断证明、出院小结盖章

产后专科门诊复查、随诊

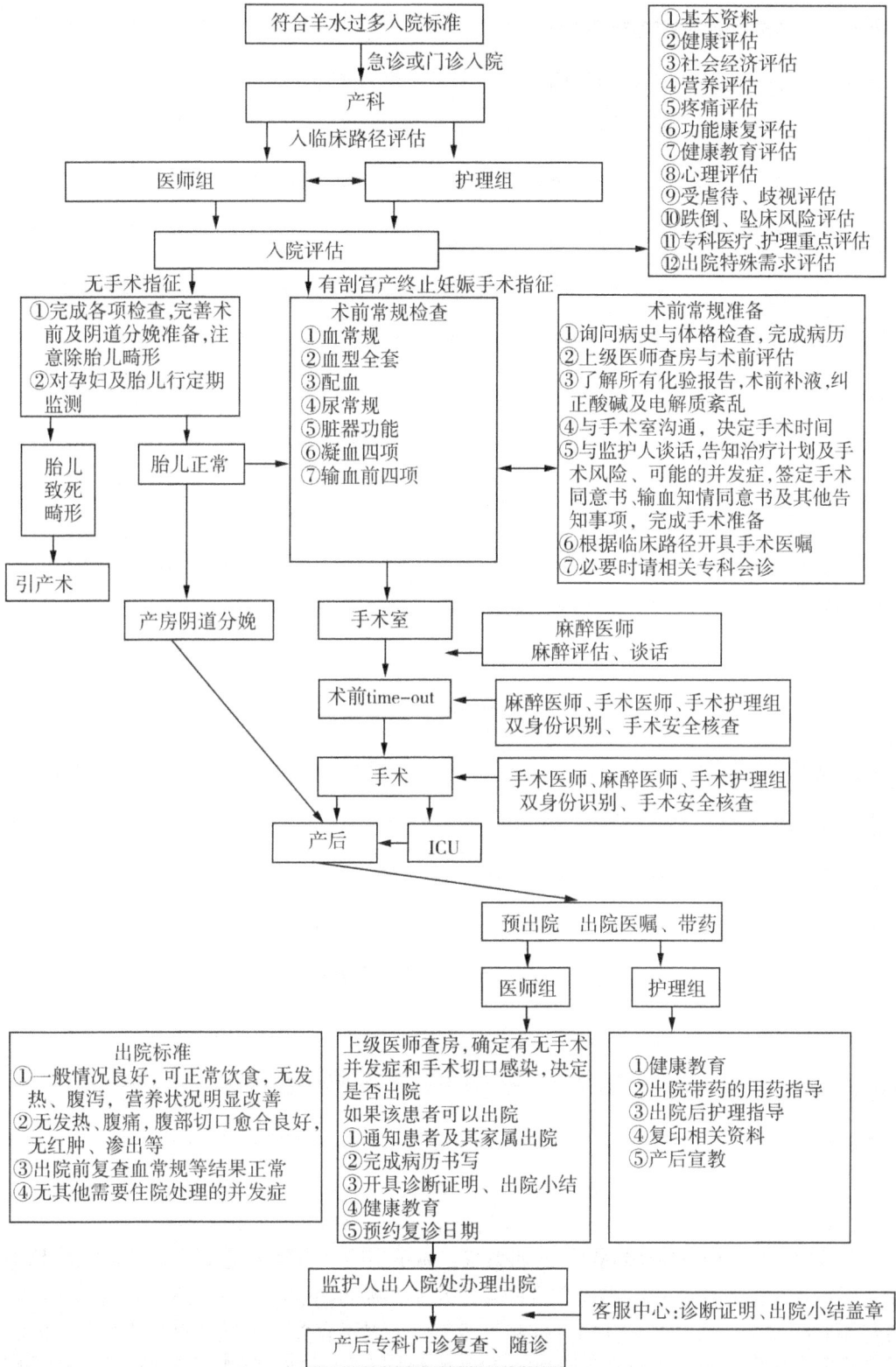

图 17-14 羊水过少的住院标准流程

十七、疾病诊疗路径图

羊水过少的诊疗流程见图 17 - 15。

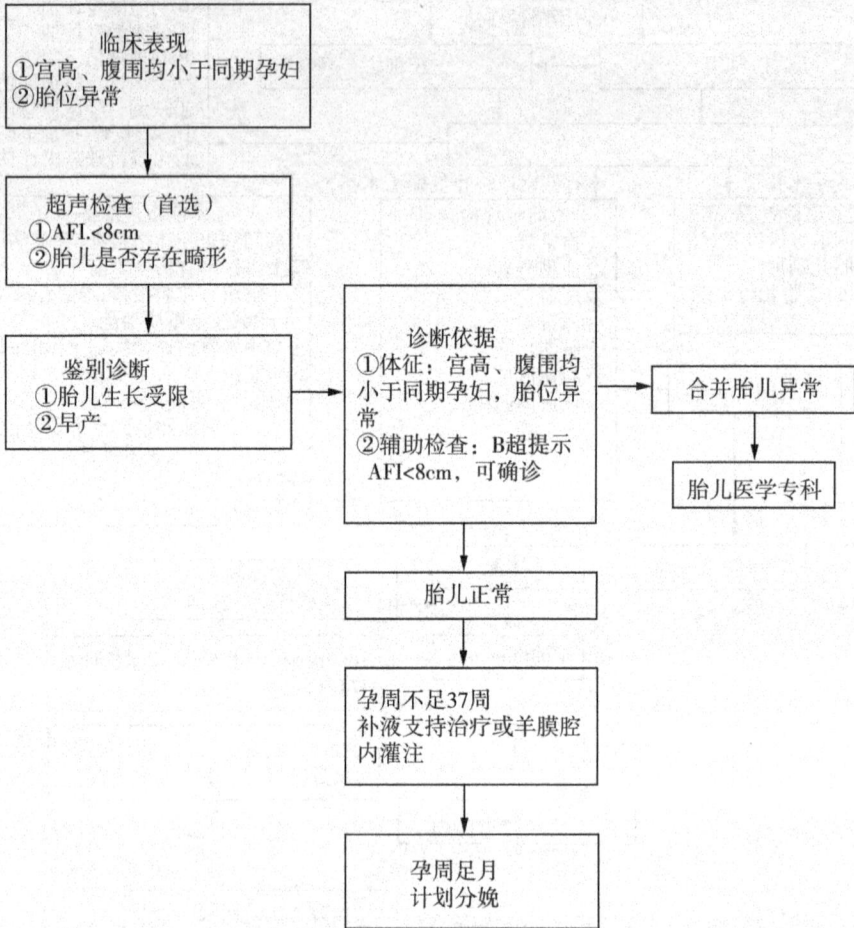

图 17 - 15　羊水过少的诊疗流程

（崔　瑜）

第九节　妊娠期急性脂肪肝

一、概述

妊娠期急性脂肪肝（acute fatty liver of pregrnancy，AFLP）是妊娠晚期特发的严重肝脏损害，发生率 1/15 000 ～ 1/10 000。起病急骤，病情凶险，母婴死亡率达 75% 以上。其主要病变为肝脏脂肪变性，常伴有多种严重肝外并发症。确切的病因尚不甚清楚，因病死者肝内的游离脂肪酸比正常人高 8 ～ 10 倍，推测可能与以下因素有关：①妊娠引起的激素变化使脂肪酸代谢发生障碍，导致非酯化脂肪酸堆积在肝细胞和肾、胰、脑等多脏器。②遗传因素，如长链 - 3 - 水化羟基 - CoA 脱氧酶（LCHAD）的缺乏。③感染、中毒、营养不良、妊娠期高血压等因素对线粒体脂肪酸氧化的损害作用。

二、诊断

(一) 病史要点

（1）本病与年龄无关，好发于妊娠 35 周左右，初产妇、双胎和男胎妊娠较易发生。以往无肝病史，无肝炎接触史，常伴发妊娠期高血压疾病。发病后胎儿很快死亡，多在患病后 5～10 天娩出死胎；胎儿娩出后，病情并不缓解，常随之出现严重肝肾衰竭，DIC 及休克。

（2）起病急骤，表现不典型：恶心、呕吐、黄疸可能是仅有的主诉。黄疸见于超过 90% 的病例，其他常见的症状还包括上腹痛、腹水、发热、头痛。

（3）早期症状：乏力、纳差、恶心、反复呕吐、上腹痛等。

（4）黄疸：早期症状持续一周左右出现黄疸，进行性加深。常伴有高血压、水肿、蛋白尿等症状，部分病例可有发热。

（5）继而出现上消化道出血、腹水。

（6）肝性脑病表现（出血倾向、意识障碍、淡漠、嗜睡、昏迷等）。

（7）肝肾综合征表现（肝功能不全，同时肾衰竭致少尿、无尿）。

（8）其他：低血糖、酸中毒、DIC、死胎、早产、死产等。

(二) 查体要点

无特异性，与疾病进展和并发症有关。绝大多数患者会出现进行性皮肤巩膜黄染，可有上腹部压痛和反跳痛，双下肢水肿，严重者常伴有腹水征和全身水肿。出现肝性脑病时可有相应的神经系统体征。

(三) 辅助检查

1. 常规检查

（1）白细胞计数升高（$\geqslant 15 \times 10^9/L$），血小板计数下降（$< 100 \times 10^9/L$），外周血涂片可见肥大血小板、幼红细胞、嗜碱点彩红细胞。

（2）血清转氨酶轻度或中度升高（一般 ALT 不超过 300U/L），血清碱性磷酸酶明显升高，血清胆红素升高（但很少 $> 200\mu mol/L$），严重的低蛋白血症。

（3）血糖降低，血氨升高：持续性重度低血糖是本病的一个显著特征，常可降到正常值的 1/3～1/2。血氨在早期即可升高，昏迷者则高于正常值的 10 倍。

（4）凝血因子指标异常，以下列指标为主：凝血酶原时间延长，部分凝血活酶时间延长，血浆抗凝血酶Ⅲ减少，纤维蛋白原减少。

（5）血尿酸、肌酐和尿素氮均升高：高血尿酸与肌酐、尿素氮不成比例。高尿酸血症可先于临床表现，有助于早期诊断。

（6）尿蛋白阴性，尿胆红素阴性：尿胆红素阴性是重要的诊断依据之一（但尿胆红素阳性也不能排除本病）。

（7）B 超检查显示肝肿大或肝萎缩，主要表现为肝区弥散的回声细密、均匀、增强，呈雪花状；而肝实质远场回声衰减，呈脂肪肝特有的前强后弱的回声特点。有较高的假阴性率。

2. 其他检查

（1）当高度怀疑妊娠急性脂肪肝时，应尽早在 DIC 发生前做肝穿刺活组织检查。肝穿刺标本必须用冰冻油红（oilred）脂肪染色，镜检视典型病理变化为肝细胞弥漫性、微滴性脂肪变性，即肝细胞胞质内充满微小脂肪滴，呈蜂窝状，细胞核位于中央，肝小叶结构基本正常，脂肪染色阳性。微血管内脂肪堆积和浸润、脂肪空泡形成。一般无肝细胞坏死和炎症细胞浸润。

（2）CT 检查见不同程度肝密度减低，严重者肝实质密度低于肝血管密度。

（3）血清免疫学检测：排除 HAV、HBV、HCV、HEV、CMV、EBV 等感染。

（四）诊断标准

（1）肝组织学检查是确诊的唯一方法。

（2）依据病史、临床表现、实验室检查指标，结合影像学检查进行初步诊断，并排除急性病毒性肝炎、肝内胆汁淤积症、HELLP 综合征及药物性或中毒性肝损害等疾病。

凡妊娠晚期急骤起病，出现胃肠道症状、腹痛、进行性黄疸，尤其出现意识障碍、少尿、DIC 等肝肾衰竭表现者都要考虑到本病。若实验室检查显示除肝肾功能指标受损外，有持续重度低血糖，血胆红素高而尿胆红素阴性等特点者，更要高度怀疑妊娠急性脂肪肝，B 型超声检查和 CT 对及早期诊断脂肪肝很有意义，一旦临床高度疑诊或初步诊断本病，立即积极治疗并迅速终止妊娠。有条件者，争取在凝血功能尚正常时行肝穿刺活组织检查以便确诊（但此点在大多数病例中做不到）。迄今为止绝大多数本病病例均为死亡后方得以做病理检查而确诊，因而临床诊断虽非确诊，但对治疗起决定作用。

（五）鉴别诊断

1. 暴发性病毒性肝炎　血清免疫学检查 HBsAg 等两对半阳性，血清转氨酶显著升高（可达 1 000U/L），尿三胆阳性，血尿酸不高，白细胞计数正常，肾衰竭出现比较晚等可与妊娠急性脂肪肝鉴别。组织学特点也不一样，肝细胞广泛坏死，肝小叶结构被破坏。

2. HELLP 综合征　是妊娠期高血压疾病发展过程中一个特殊的严重类型，主要表现为溶血、肝酶升高和血小板减少。有血压升高等妊娠期高血压疾病表现。无低血糖症，这是 HELLP 综合征与 AFLP 之间一个很重要的鉴别要点。

3. 妊娠期肝内胆汁淤积症　瘙痒症状先于黄疸且重于黄疸，肝损害较轻。无神经系统症状和凝血功能障碍，一般健康状况良好，无明显呕吐及其他消化道症状，血清胆红素多在 82mol/L 以下。血清转氨酶轻度上升，很少超过 200U/L，肝活检见肝实质和间质结构正常，而胆小管有胆酸形成等可资鉴别。

三、治疗

（一）一般治疗

给予低脂肪、低蛋白、高糖类饮食，保证足够的热量。同时注意水电解质平衡，纠正酸中毒。给予静脉点滴葡萄糖纠正低血糖。根据情况选择红细胞、血小板、白蛋白、冰冻血浆及新鲜全血等以维持血容量。

（二）药物治疗

1. 控制出血，补充凝血因子　给予大量新鲜冰冻血浆、新鲜血液、血小板、冷沉淀、纤维蛋白原和凝血酶原复合物等，控制 DIC 的发展，防止终止妊娠术中与术后的创面渗血和产后出血。

2. 保肝等支持疗法　给予高糖类、复合氨基酸与大量维生素 C、ATP、辅酶 A，肝细胞因子等以保护肝脏，促进肝细胞再生；输注白蛋白纠正低蛋白血症；同时给予思美泰、熊去氧胆酸、苦黄等利胆降黄治疗。

3. 应用肾上腺皮质激素或地塞米松　短期大剂量使用可解除血管痉挛，促进 ATP 合成并保护肾小管上皮，每天静脉点滴氢化可的松 200～300mg。

4. 应用抗凝剂与 H_2 受体阻滞剂　根据病情选择使用，维持胃酸 pH > 5，以尽量防止胃部发生应激性溃疡等。

5. 预防感染　选择对肝功能影响小的抗生素预防感染，如头孢曲松、泰能等。

6. 去氨去脂药的应用　酪氨酸或精氨酸等谷氨酸类药，可降低血氨；蛋氨酸、肌醇、二异丙胺等可去脂；维生素 B_{12} 是机体生长发育、造血功能、上皮细胞生长及维护神经鞘完整的必需维生素；葡醛内酯则能与体内的有害物质结合，变成无毒的葡萄糖醛酸结合物，故有护肝和解毒作用，以上诸药均可酌情选用。

7. 免疫促进剂的应用　胸腺素（日达仙）加强免疫功能，随着全身氧供需平衡和脏器功能的恢复，促进免疫机能逐步恢复正常，对后期的恢复起到了重要作用。

8. 积极治疗并发症　一旦出现少尿、无尿、血尿素氮与肌酐上升等肾衰竭征象时，及时予以透析治疗；若发生 DIC，则及早用肝素治疗，根据病情适当补充凝血因子、纤维蛋白原和凝血酶原复合物，控制 DIC 的发展。

（三）手术治疗

尽早终止妊娠是治疗 AFLP 的关键。

AFLP 系妊娠特发性疾病，到目前为止，尚未见在终止妊娠之前治愈的病例报道。早期诊断、及时终止妊娠是改善 AFLP 预后的关键。一旦确诊或高度怀疑 AFLP，均应尽快终止妊娠，不但可以减轻肝脏负荷，而且可以制止病情的进一步发展，使母婴存活率明显提高。

关于分娩方式的选择，一般认为宫颈条件差或胎位异常者，多采用剖宫产，术中采用局麻或硬膜外麻醉，不用全麻以免加重肝损害。若胎死宫内，宫颈条件差，短期不能经阴道分娩者也应行剖宫产终止妊娠。如果宫颈条件好，且病情还不甚危重，未并发凝血功能障碍时，可考虑引产，经阴道分娩。术前应尽可能改善低血糖和凝血功能障碍，术后要注意防治产后出血，若出血量多，不能用常规注射宫缩剂和按摩子宫等方法控制时，可以考虑髂内动脉结扎、介入治疗止血或子宫切除术。

（四）新型技术

1. 人工肝替代治疗　人工肝替代治疗是终止妊娠后肝功能恢复期治疗的关键。国内外报道显示，AFLP 患者在终止妊娠后临床症状及各项生化检查指标均迅速恶化，经过约 1 周的危重期后，各项生化指标开始好转。这与手术或分娩加重了心、肝、肾等重要脏器的负担有关。故此期的综合治疗非常重要。因为 AFLP 患者病理基础在肝脏，所以除了对症处理、预防感染、营养支持等综合治疗以外，有效的人工肝脏支持系统是改善患者预后的重要措施。人工肝脏支持系统是指通过体外的机械或理化装置，担负起暂时辅助或完全代替严重病变肝脏的功能，清除各种有害物质，代偿肝脏的代谢功能，直至自体肝脏功能恢复或进行肝脏移植，简称人工肝脏。1~2周的"人工肝"治疗，可以为肝细胞再生修复赢得时间，使重症AFLP患者度过危险期。合并多脏器功能障碍时，通过血浆置换清除循环中有害物质也是抢救的重要手段。

2. 肝移植　应用肝移植治疗AFLP目前仍然存在很多争议。目前已有人类胚胎肝细胞腹膜移植治疗AFLP成功病例报道，但AFLP患者肝脏具有潜在逆转能力，肝移植并不适用于大部分病例，因此，不应过早考虑肝移植。只有经各种方法治疗，病情仍继续恶化，造成不可逆性肝损害者才考虑肝移植。有人建议肝移植适用于CT提示暴发型肝坏死，出现肝性脑病、严重代谢性酸中毒、合并凝血功能恶化和（或）新鲜冰冻血浆需求不断增加的患者。

四、预后评价

强调早期诊断和识别轻型病例是改善AFLP预后的关键。近年来由于早期诊断，积极有效的综合治疗，在肝外并发症发生前终止妊娠，AFLP的预后有了明显改善，母婴病死率由原先的75%~80%降至15%~20%。

该病是自限性的，一般认为分娩可阻止迅速的肝功能衰竭。在恢复期，常见短暂的糖尿病和急性胰腺炎。据报道孕产妇死亡多由于败血症、出血、吸入、肾衰竭、胰腺炎和消化道出血所致。一般来说，及早诊断、及早治疗与终止妊娠，多可在产后一个月内康复，母婴预后良好。它是一种可逆性疾病，一旦康复，不留遗患，再次妊娠无本病复发。

目前资料显示AFLP与胎儿长链-3-水化羟基-CoA脱氧酶（LCHAD）缺乏有关。因此，新生儿应进行基因筛查，帮助早期诊断治疗，预防因LCHAD缺乏所致的并发症发生。

五、最新进展

（一）AFLP与长链-3-水化羟基-CoA脱氧酶（LCHAD）

存在LCHAD基因突变胎儿的孕妇易患AFLP，其可能的原因为胎儿或胎盘产生长链3-羟酰代谢产物堆积在母体内，对肝脏产生高毒性，且由于妊娠期脂肪酸代谢利用降低而加重毒性。另有研究显示胎盘组织合体滋养细胞β氧化酶妊娠早期明显增高，近分娩期略低，胎盘能量很大部分通过脂肪氧化获得，脂肪酸β-氧化的损害，可引起微血管脂肪酸代谢紊乱，使三酰甘油在肝细胞及其他脏器内迅速堆积，为胎儿LCHAD缺乏导致AFLP发生提供证据。

（二）AFLP与多胎妊娠

AFLP患者中双胎、多胎更为常见。双胎、多胎母亲血小板计数下降及抗凝血酶活性增高明显，二者均有肝酶升高危险倾向，故更易于发生HELLP综合征、AFLP等病。三胎妊娠比双胎妊娠更容易显示出妊娠诱导的抗纤维蛋白酶活性不足，妊娠期的血小板减少，围生期AST增高等情况。

（三）AFLP与其他因素

有学者认为妊娠期高血压疾病，HELLP综合征和AFLP可能为疾病从轻微到严重以致威胁生命的多系统功能障碍的谱系改变，似乎可以解释AFLP患者何以并发妊娠期高血压疾病较多。而且既往研究也显示HELLP综合征与AFLP在病因、临床表现和治疗等方面有很多共同之处。AFLP还与急性期肝酯酶缺陷有一定关系。AFLP急性期肝酯酶缺陷导致脂质代谢异常，进而损伤内皮系统，导致 AFLP。妊娠期服用某些药物也可能导致 AFLP，有报道因腹痛服用阿司匹林后出现 AFLP，考虑非甾体类抗炎药抑制 MTP，阻碍线粒体及整个细胞脂肪酸氧化，故而易发生 AFLP。

（四）AFLP 的产前诊断

目前资料显示 AFLP 与 LCHAD 缺乏有关，为隐性遗传。LCHAD 缺乏胎儿孕妇 AFLP 发病率为 15% ~ 25%。所有的 LCHAD 缺乏患者至少有 LCHAD 基因区域的一个 474Q 等位基因突变，且该病与子代脂肪酸代谢障碍有关，提示 AFLP 高危患者及子代进行基因检测及随访十分必要。故所有妊娠期曾患 AFLP 或亲代谱系中有患 AFLP 及 LCHAD 缺乏儿童的妇女均应行生物分子学诊断检测，包括绒毛标本 DNA 分子学诊断及羊水细胞酶系分析等，有助于产前诊断。

由于有些妊娠妇女尤其是双胎妊娠或多胎妊娠者有渐进的血小板减少和抗凝血酶活性增高，二者均提示肝酶升高风险，容易形成 AFLP，因此妊娠期检测血小板计数和抗凝血酶活性对预测 AFLP 有一定临床价值。

（王　颖）

参考文献

[1] 俞钢. 临床胎儿学 ［M］. 北京：人民卫生出版社，2016.

[2] 张玉泉，王华. 妇产科学 ［M］. 北京：科学出版社，2016.

[3] 李颖川，黄亚绢. 产科危重症监护及处理 ［M］. 北京：科学出版社，2014.

[4] 朱晶萍. 实用妇产科疾病诊疗常规 ［M］. 西安：西安交通大学出版社，2014.

第十八章 异常分娩

第一节 流产

流产（abortion）是指妊娠不满 28 周和（或）胎儿体重 ≤1 000g 终止者，发生在妊娠 12 周前者称早期流产，发生在 12～28 周者称晚期流产。本节讲述的是自然发生的非意愿性流产，意愿性流产（患者自愿或医疗诱导）不在本节探讨的范围内。自然流产绝大多数为早期流产，流产的原因包括染色体异常所致受精卵或胚胎发育异常、母体内分泌失调、子宫病变、全身性疾病、手术创伤、母儿血型不合、免疫因素及外界环境因素等。流产的主要症状有阴道流血及腹痛。根据流产的发展过程及临床表现可分为先兆流产、难免流产、不全流产、完全流产、稽留流产、感染流产及反复性流产。

一、流产的急症发病特点

1. 发生率高，并发症多　至今为止，还没有权威性的流产发病率数据。在流行病调查中，有学者认为仅包括早产、足月产，也有学者认为应包括所有妊娠，即早产、足月产、人工流产、异位妊娠、葡萄胎等，故所得到的数据分歧较大。根据既往的临床观察，一般认为 1 次自然流产发病率为 10%～18%，连续发生 2 次自然流产的发病率为 5%，连续 3 次自然流产的发病率为 0.4%～1.0%。但近年较大规模的流行病学研究显示，自然流产发病率远高于 15%。有学者应用敏感的放射免疫法在月经后半周期检测已婚妇女的血清 β - HCG 发现，约 30%～40% 的受精卵在着床后月经前发生流产，称为隐性流产。这类患者仅表现为月经稍延迟，月经量稍多或正常。目前比较一致的看法为，自然流产的发病率在 50%～60%。随着人们生活方式的改变和环境因素的重大变化，反复性自然流产的实际发病率也远高于上述数字。流产是育龄期妇女最常见的需手术干预的原因或病症，未及时就诊或处理不当会引起失血性休克、附件炎、继发性不孕症、子宫内膜异位症等严重并发症，需引起育龄期妇女及妇产科医务工作者的高度重视，并给予及时、正确地处理。

2. 对患者及其家人的身心打击较大　绝大多数的流产并非是患者或其家人的主动意愿，因此他们往往在流产发生前后出现紧张、烦躁、焦虑和抑郁等一系列身心应激症状。他们除了因流产导致的胎儿丢失而感觉悲伤外，还会相当担心医疗干预带来的身体痛苦和经济压力，此外，许多患者会对再次妊娠产生恐惧和不安。在经历了流产的痛苦以后，女性会产生抑郁、沮丧、哭泣、烦躁、失眠等一系列精神症状。因此，医务人员除做好流产常规治疗和护理外，还要做到以下几点：①建立良好的医患关系，要尽可能认真地倾听患者的倾诉，并给予必要的理解和安慰。②让患者了解流产的可能病因和防治方法，减轻其焦虑和恐惧。③在保障手术安全的前提下，遵从患者主观意愿，详细说明各种流产方式的利弊，让患者自行选择流产方式。④积极提高护理水平，给予患者充分的心理支持。⑤对于明显存在心理障碍的患者，必要时请心理咨询专家进行身心护理。

3. 病因往往难以确定　事实上，流产只是导致胚胎脱离母体适宜环境的众多病因的结果，除少数遗传学异常和内分泌疾病外，绝大多数的流产病因无法确定。即使是较为常见的染色体异常，若未获得流产胚胎的存活绒毛细胞并进行分析，亦无法得知。而且，由于技术要求较高或条件限制，不可能对每一例流产胚胎均进行染色体分析；另外，许多病因的检测方法还处于实验研究阶段，距离真正应用于临床还需要相当长的探索，这一点需向患者明确交代。

4. 确定性的治疗手段匮乏　病因确定的复杂性为治疗带来了较大困难。目前的处理手段基本还处于对症治疗上，针对性的治疗方法相当匮乏。当前较为合理的治疗方案应根据流产类型、可能病因，结合经验进行制定与选择。

二、各种流产类型的临床特点与鉴别诊断（表18-1）

表18-1　各种流产鉴别表

类型	出血量	下腹痛	组织物排出	官颈口	子宫大小
先兆	少	轻或无	无	闭合	与妊娠周数相符
难免	中~多	加剧	无	扩张	相符或略小
不全	少~多	减轻	部分排出	扩张，或有组织物堵塞，或闭合	小于妊娠周数
完全	少或无	无	全排出	闭合	相符或略大
稽留	少或无	轻或无	无	闭合	相符或略小
感染	中~多	加剧，伴发热	部分排出	扩张，或有组织物堵塞，或闭合	略大，多有盆腔包块
反复	根据具体情况，可能出现上述任何一种表现				

三、先兆流产的诊断与紧急处理

（一）早期先兆流产

1. 诊断

（1）停经后少量阴道流血，偶有下腹隐痛及腰酸痛，早孕反应仍存在。

（2）妇科检查。宫口未开，宫体大小与停经时间相符。

（3）B超检查。子宫大小符合孕龄，宫腔有球形胚囊。停经7~8周可见胎心跳动；停经10周以上100%看到胎心搏动，并初具人形。

（4）人绒毛膜促性腺激素（HCG）。囊胚植入后8~9天可于尿或血中测得。正常状态下，停经33天时尿HCG应>312U/L，停经40天>2 500U/L，60~90天为高峰期，可达8万~32万U/L，随后逐渐下降。如动态监测早期HCG处于低水平或有下降趋势，提示有流产倾向。但需注意，仅单次血HCG监测对于预测流产预后并无价值。

（5）血孕激素。≤25ng/ml提示异常妊娠的可能性，包括异位妊娠或宫内妊娠胚胎发育不良；≤5ng/ml提示妊娠物死亡。与血HCG一样，需做动态监测。

（6）人胎盘泌乳素（HPL）测定。孕妇血中HPL的生理水平可作为胎盘功能的标志：正常妊娠6~7周HPL应为0.02mg/L，8~9周为0.04mg/L。低于正常水平是早期流产的先兆。

2. 鉴别诊断　见表 18 -1。

3. 紧急处理　如先兆流产不是由于孕卵或胚胎异常引起，可行保胎治疗，但治疗前必须行 B 超检查和动态血 HCG 测定，以判断胚胎是否存活。

（1）卧床休息，禁止性生活，尽量减少不必要的阴道检查。

（2）药物治疗：可用一般镇静剂，如苯巴比妥 0.06g，每日 3 次。应用维生素 E（50mg，每日 3 次）和叶酸（5mg，每日 3 次口服）有利于受精卵发育。

（3）黄体酮应用：适用于黄体功能不全者。剂量为 20mg，肌内注射，每日 1 次；流血停止后，可改为隔日 1 次，逐渐停止使用。特别要指出的是，对于非黄体功能不全所致的流产，黄体酮并无治疗作用，且会影响已死亡的胚胎排出，而形成稽留流产。

（4）HCG：1 000 ~ 3 000U 肌内注射，每天 1 次；流血停止后，可改为每 2 ~ 3 天 1 次，逐渐减量；或使用至停经 3 个月。

（5）甲状腺功能低下者可口服甲状腺素 30 ~ 60mg，每日 1 ~ 2 次。

（6）中药辨证施治。

（7）给予精神安慰，解除顾虑。

（8）进食营养丰富、易消化的食物。

（9）定期行 B 超及尿 HCG 检测，监测胚胎是否继续发育，如发现胎儿死亡，应在无禁忌证的情况下及时清宫。

（二）晚期先兆流产

1. 诊断　妊娠 12 周至不足 28 周出现流产先兆，少量阴道流血伴下腹隐痛，胎动存在，宫口未开，子宫大小与停经月份相符。此症常见于子宫发育畸形、宫颈功能不全、合并内外科疾病、羊水过多、绒毛膜羊膜炎、外伤、吸烟、酗酒等。

2. 鉴别诊断　一般诊断较明确，需注意合并胎盘早剥等隐匿性疾病导致的先兆流产症状。

3. 预防

（1）孕前及早期诊治并发症，如高血压、糖尿病、贫血、甲状腺功能亢进等。

（2）有反复自然流产或早产史者，行子宫碘油造影。如发现先天发育异常（如双角子宫），有学者建议行子宫整形术，但暂无循证医学证据支持。

（3）宫颈功能不全者，可于妊娠 14 ~ 16 周行宫颈内口环扎术。

（4）如有泌尿生殖道感染，应于孕前及时治疗。

（5）避免吸烟、过量饮酒、性生活及外伤。

4. 紧急处理

（1）卧床休息。

（2）25% 硫酸镁 10ml + 10% 葡萄糖溶液 20ml 静脉推注；继之，以 25% 硫酸镁 40 ~ 60ml + 5% 葡萄糖 1 000ml，约每小时 1g 硫酸镁的速度静脉滴注，维持血镁浓度在治疗范围内。使用时需监测膝反射、呼吸及尿量。

（3）使用 β 受体兴奋剂。常用硫酸沙丁胺醇 2.4 ~ 4.8mg，每天 3 ~ 4 次口服。但因目前药品说明书上将孕期使用列为禁忌，故不建议应用。

（4）可用前列腺素抑制剂。消炎痛 25mg，每天 3 次口服；或阿司匹林 0.5 ~ 1g，每天 3

次口服。

（5）治疗过程中，严密观察胎动、胎心、阴道流血或流液等情况，定期行 B 超复查，避免漏诊重要并发症或并发症。

四、难免流产的诊断与紧急处理

1. 诊断 难免流产意味着流产必定发生，表现为阴道出血增多或有血块，可超过月经量，下腹阵发性隐痛逐渐加剧。妇科检宫口示逐步开大，胎膜已破或宫口可见胚胎组织堵塞，子宫大小与停经月份相符或小于停经月份。B 超检查无胎心搏动或胎动，或胚囊下移至子宫内口。

2. 鉴别诊断 见表 18－1。

3. 紧急处理 以及时使妊娠物完全排出为原则，并防止出血和感染。

（1）子宫小于 12 周妊娠者可行吸宫术；在有条件的医疗机构，也可在患者知情同意并住院的情况下行药物流产，我国学者应用后成功率可达 92% 以上。药物流产方法：第 1～2 天，分别分次口服米非司酮 150mg 或 20mg；第 3 天，口服米索前列醇 600μg，4 小时后无论胚囊是否排出，均加服米索前列醇 400μg，若不成功及时清宫。

（2）子宫大小超过 12 周妊娠者，可用宫缩素静脉点滴，以促进子宫收缩，排出胎儿及胎盘。子宫口已开大者，可行钳刮术；还可试用药物引产。出血不多者还可试用中药：当归 9g、川芎 6g、红花 9g、牛膝 9g、车前子 12g、益母草 30g，煎服。

（3）手术前后均应给予抗生素预防感染。出血过多或休克者应立即输血、输液抢救。

（4）清宫所得组织均需送病理检查。有感染迹象者，可行宫腔或阴道分泌物细菌培养，必要时送血培养。

五、不全流产的诊断与紧急处理

1. 诊断 妊娠物部分排出，部分残留于宫腔，子宫收缩不良，出血不止，甚至发生严重失血性贫血或休克。妇科检查：宫口已张开，见多量血液自宫口流出，有胎盘组织物堵塞宫口，或部分组织已排至阴道内。子宫常小于停经月份，但有因宫腔积血而使子宫大小仍如停经月份，此症常发生于妊娠 8 周后，可借助 B 超检查协助诊断。

2. 鉴别诊断 见表 18－1。

3. 紧急处理 立即清出宫内残留组织，出血多者应在静脉点滴宫缩素或输血下进行。围术期口服或静脉用抗生素预防感染。

六、完全流产的诊断与紧急处理

完全流产指在短时间内胎儿、胎盘完全排出，阴道出血逐渐停止，腹痛随之消失。妇科检查示宫口已闭，子宫接近正常大小，常发生于妊娠 8 周之前或妊娠 4～6 个月。此型流产一般不需特殊处理，但需注意追踪血 HCG 的动态变化，直至正常。

七、稽留流产的诊断与处理

1. 原因 胚胎或胎儿死亡后未及时排出，而较长期存留子宫腔内，称为稽留流产。造成稽留流产的原因尚不清楚，可能与体内内分泌水平及子宫敏感性有关，但盲目保胎为重要原因之一，并可导致一些并发症。

2. 诊断

（1）曾有先兆流产症状。

（2）妇科检查：子宫不增大或小于停经时间，宫口闭，可有少许阴道流血。

（3）如发生于妊娠中期，孕妇自觉腹部无增大，胎动消失。

（4）借助 B 超检查可进一步确诊。

3. 鉴别诊断　见表 18 - 1。

4. 紧急处理

（1）确诊后及时处理，并检查血常规及凝血功能，做好输血准备。

（2）发生于中期妊娠的过期流产，胚胎死亡后无阴道流血，且估计死亡已近 1 个月，唯恐组织机化。手术前给予己烯雌酚 5mg，每日 1 次肌内注射，连用 3 天，用以提高子宫敏感性，便于手术，减少术中出血。

（3）停经 < 12 周者，可行扩宫和刮宫术，术中使用宫缩素，减少出血。由于胚胎组织可能与宫壁粘连，手术时动作应轻柔。如一次不能彻底刮净，不可勉强追求完全清宫，可在 5 ~ 7 天后行第 2 次刮宫。注意，术前需做到患者知情同意，并签署同意书。

（4）如为中期妊娠胎儿死亡，可用静脉点滴小剂量宫缩素，诱发宫缩，排出宫腔内容物。若 B 超检查示宫腔内仍有一定量羊水，可行羊膜腔内注射利凡诺引产，也可用 $PGF_{2\alpha}$。羊膜腔外用药，效果良好。羊膜腔外给药方法：消毒阴道、宫颈后，用 Foley 导尿管经宫颈置于羊膜腔外，充盈气囊，用 $PGF_{2\alpha}$ 7.5mg + 生理盐水 20ml，首先注入 Foley 导尿管 3ml，以后每 30 分钟注入 1ml，直至流产成功，一般应用总量不超过 15mg；也有人将 $PGF_{2\alpha}$ 500 ~ 800μg 一次性注入羊膜腔外，80% 于 24 小时内流产。

八、感染性流产的诊断与紧急处理

感染性流产是指流产合并生殖器感染，多发生于不全流产、手术时无菌操作不严或非法堕胎者。

1. 诊断　有不全流产或人工流产史及感染表现。

（1）体温升高，脉搏增快，发冷，寒战。

（2）下腹疼痛，盆腔检查宫颈举痛，子宫及附件有明显触压痛。严重者可并发腹膜炎、败血症或感染性休克。

（3）白细胞升高，核左移。

2. 鉴别诊断　见表 18 - 1。

3. 紧急处理

（1）抗菌药物：感染性流产的病原菌常不是单一的，是多种厌氧菌及需氧菌的混合感染。常见的厌氧菌有链球菌，需氧菌以大肠杆菌、假单胞菌为多。在细菌培养及药敏试验未明确前，选用革兰阳性菌、阴性菌、厌氧菌，以及需氧菌均有效的广谱抗生素，常用药物有以下几种。

1）每日青霉素 G480 万 ~ 800 万 U + 庆大霉素 16 万 ~ 24 万 U，分别加入 5% 葡萄糖溶液静脉点滴。

2）每日氨苄青霉素 4 ~ 6g + 甲硝唑 2g，静脉点滴。

3）每日头孢拉定（先锋Ⅵ）4～6g＋甲硝唑2g，静脉点滴。

4）红霉素＋氯霉素每日各2g，静脉点滴（慎用）。

（2）手术治疗

1）刮宫术：在静脉滴注抗生素4～6小时后进行，以防感染扩散。可先用卵圆钳将宫腔内大块组织钳出，用大刮匙轻轻搔刮宫壁。术中肌注或静脉滴注宫缩素，以减少出血及避免子宫穿孔。术后继续使用抗生素，待感染控制后，行第2次刮宫，彻底清除宫腔内残留组织。术前必须告知患者及家属手术风险和再次手术的可能性，并签署知情同意书。

2）子宫切除术：个别病例宫腔感染严重、难以控制或合并感染性休克，经积极抢救6小时病情仍无转归趋势，可行子宫切除以挽救患者生命。手术前后必须加强抗感染。

（3）支持疗法。输血、输液纠正水、电解质平衡紊乱，补充热量及维生素，改善患者一般情况，以增强抗病能力及手术耐受能力。

九、反复流产的病因、诊断及其相应处理

最新的国际专家共识确定：同一性伴、连续自然流产发生3次或以上称为反复流产（recurrent spontaneous abortion，RSA）。曾有学者将2次自然流产发生亦列为RSA，但目前的研究已经不支持这一观点。RSA病因和治疗是近10多年来的研究重点。RSA的发生率随着流产次数的增加而上升，影响复发的因素包括：①孕妇年龄＞35岁，复发率明显增加。②流产的胚胎核型正常，无大体畸形的复发率较核型异常或有畸形者高。③有活产史者，复发率低＜30%。④流产发生越晚，复发率越高。⑤月经稀发者，复发率高；⑥紧张型夫妇，容易复发。

以往曾经认为，同一患者多次流产的病因常常是相同的，但国际上并未就此达成一致意见。RSA的病因十分复杂，有遗传性、内分泌性、解剖性、感染性和免疫性等多种因素，病因往往混杂共存。由于RSA是一组病因极其复杂的临床综合征，只有明确病因，才能制定针对性的治疗策略，因此全面的筛查病因极为必要。在全面检查前，需要向患者说明上述情况，取得理解与支持。需要强调的是，大样本的资料显示，不完善的检查和治疗只会导致过度治疗或治疗不足，最终导致治疗失败，甚至促进病情发展。

（一）遗传因素

此因素占3%～8%，包括夫妇染色体异常以及胚胎染色体异常、基因异常等。夫妇染色体异常者，目前尚无有效的治疗方法，可通过遗传咨询、孕早期绒毛或羊水染色体检查等判断胎儿有无异常，必要时进行选择性人工流产，其预后最差，再次妊娠成功率为20%。有些夫妇双方表型及染色体核型均正常，只是在妊娠过程中受某些因素如X线、化学试剂、药物、病毒等影响，导致胎儿染色体出现断裂、缺失、环形或易位等结构变化，使其发育终止而流产。若再妊娠，尤其早期应避免再遭受同样不良因素的影响，预后较人工流产好。需要重点指出的是，与单次自然流产遗传物质异常占绝大多数（有报道称高达70%～85%）的情况不同。如果夫妇双方外周血染色体核型正常，其RSA的胚胎核型随流产次数的增加而更趋向正常。

（二）内分泌因素

此因素占10%～20%，包括黄体功能不全、多囊卵巢综合征、高泌乳素血症、甲状腺疾病和糖尿病等，以黄体功能缺陷多见。

1. 诊断

（1）基础体温（basal bodytemperature，BBT）：有双相体温，但高温相 < 11 天提示黄体过早萎缩，或体温上升幅度不足 0.4℃ 提示黄体发育不良。

（2）子宫内膜活检：在行经 6 小时内刮取子宫内膜进行病程检查，了解有无分泌期改变。若分泌不良，提示黄体功能不足。

（3）尿孕二醇测定：于排卵后 6～8 天测定 24 小时尿孕二醇值，如 < 20mg，则提示黄体功能不足。

（4）孕酮测定：于 BBT 升高后第 4、6、8 天，各抽血 1 次，取其 3 次平均值，< 48mmol/L 为异常；或自妊娠后即开始测定，可发现低于正常。由于妊娠血清孕激素水平个体差异较大，即使同一患者在不同时间测定也有较大波动。因为单次测定很难决定是否属孕激素过低，应每周测 2 次。在同一时间抽血，同一时间检测，以防出现误差。

（5）怀疑有甲状腺疾病或糖尿病者，应测定血清 T_3、T_4、TSH（促甲状腺激素刺激激素），行空腹血糖及糖耐量试验。

2. 处理

（1）氯米芬 + HCG：于月经第 3 天开始，给予氯米芬 50～100mg，每日 1 次口服，连用 5 天；再于月经周期第 14 天及第 19 天各加用 HCG5 000U，肌注。

（2）孕激素治疗：补充黄体功能不足、有受孕可能者，自 BBT 升高第 10 天开始，给予黄体酮 20mg，隔天 1 次，肌内注射；经查尿 HCG 阳性后，改为每周 2 次，直至妊娠 12 周。

（3）HCG 治疗：HCG 有延长和促进黄体功能的作用。当尿 HCG 阳性后，可肌注 HCG3 000U，隔日 1 次，视病情逐渐延长间隔时间，至妊娠 12 周。

（4）甲状腺功能低下合并黄体功能不足者，可补充甲状腺素 30mg，每日 2～3 次口服。

（5）B 超监测：了解孕囊及胚胎情况，如发现孕囊枯萎或胎心消失，应立即停药。

（三）解剖因素

此因素占 12%～15%，包括先天性子宫发育异常，如子宫中隔、双子宫、单角或双角子宫等；宫腔粘连，可因多次人工流产过度刮宫、宫腔内有妊娠物残留或产褥期宫腔手术引起损伤或感染导致宫腔粘连；子宫肌瘤；子宫腺肌病，如黏膜下子宫肌瘤致宫腔变形、内膜环境不良或机械性梗阻不利胚胎发育而致流产；宫颈机能不全，少数因先天发育不良，多由于分娩时宫颈裂伤所致。刮宫或人流过度扩张宫口、损伤宫颈软组织或宫颈锥形切除后，均可导致宫颈机能不全。

1. 诊断　上述各种类型的子宫病变均可通过子宫输卵管碘油造影、宫腔镜、腹腔镜及三维 B 超检查协助诊断。宫颈功能不全的诊断可在非孕期通过 8 号 Hegar 扩张器检查宫内口得出。

2. 治疗

（1）子宫发育异常：有学者建议经腹部行子宫整形术进行矫治，在宫腔镜下行中隔切除术。但新近的循证医学证据并未证明行子宫整形术有助于改善 RSA 患者预后。

（2）宫腔粘连：在宫腔镜下分离粘连，放入宫内节育器，同时给予抗生素及雌孕激素序贯人工周期 3～6 个月，月经正常后取出宫内节育器。

（3）子宫肌瘤：行肌瘤剔出术，术中操作轻柔，缝合细致，层次对合整齐，术后按肌瘤大小及生长部位决定避孕时间。

（4）宫颈功能不全：于妊娠 13~16 周或既往流产期限前 2~3 周行宫颈环扎术，术后卧床休息，禁止性生活及负重，也可给予硫酸镁抑制子宫收缩。

（四）感染因素

流产与孕前及孕期微生物感染有关，既往的研究指出引起流产的病原体可能有病毒（有风疹病毒、巨细胞病毒、单纯疱疹病毒等）、弓形体、支原体等。但最近的研究资料显示，除风疹病毒外，其他微生物感染与 RSA 无关，不建议进行相关检查。美国儿科学会已经颁布临床指引，不再鼓励对孕妇进行常规的 TORCH 筛查。

1. 感染途径　病毒感染主要有呼吸道、性接触、输血、人工授精等；弓形体感染途径是由于进食了含有弓形体的未煮熟的肉或被猫狗粪便污染的食物。病原微生物可经胎盘及产道垂直传播进入胎儿体内。

2. 诊断

（1）病毒感染：用血清学方法进行检测，应在孕早期检查，以便发现易感者。目前多用酶联免疫吸附法检查血清病毒 IgG 滴度，若异常增高及病毒 IgM 阳性，提示有新近感染。

（2）弓形体感染：从羊水、体液和淋巴结穿刺活检中分离弓形体可确诊，但较准确的诊断方法是血清学检查，其中有间接血凝试验、间接荧光抗体试验。以酶联免疫吸附试验灵敏度高、特异性强，尤其是对 IgM 的测定，有助于临床诊断及处理。

（3）支原体感染：可有尿频、尿痛症状。宫颈分泌物培养或多聚酶联反应可确诊。

3. 治疗

（1）病毒感染：目前尚无满意的预防及治疗方法，可在妊娠早期进行病毒监测，如风疹病毒 IgG 和 IgM 测定。如 IgG 滴度异常升高或 IgM 阳性，为新近感染或复发感染，有引起胎儿畸形、听力损害、智力低下等危险，应行早期人工流产并及时接种疫苗。

（2）弓形体感染：应在孕前进行检查及治疗。方法有：①乙胺嘧啶：25mg，每日 2 次，7 天为一疗程，隔 10 天再行第二疗程，与磺胺合用能提高疗效。②磺胺嘧啶 1g，每日 3~4 次，可与乙胺嘧啶同时口服，7 天为一疗程。③复方磺胺对甲氧嘧啶 1g，每日 2 次，连用 10~14 天为一疗程，隔 10 天后再行第二疗程。

孕期如发现有弓形体感染，可用螺旋霉素 0.4~0.6g，每日 4 次，10~14 日为一疗程，可间断重复应用 2~3 个疗程。

（3）支原体感染：可引起不孕，有学者认为确诊后应及早治疗。①强力霉素 200mg，每日 2 次，连服 14 天。②罗红霉素 150mg，每日 2 次，连服 14 天。③美满霉素 100mg，每日 2 次，连服 10 天。④红霉素 500mg，每日 4 次，连服 14 天。⑤如已妊娠，暂不予药物治疗，可于妊娠晚期服用红霉素或罗红霉素。对于是否应对无症状的支原体感染进行治疗，目前依然存在较大争议，但越来越多的证据表明，支原体是构成女性生殖道的正常微生物群之一，对无症状者似乎无需特殊处理。

（五）免疫因素

20 世纪 80 年代以来，随着生殖免疫学的进展，许多原因不明的 RSA 已经可用免疫学因素解释，研究最多的因素包括组织相容性抗原、滋养细胞抗原、保护性抗体、ABO 血型抗原、抗精子抗体、自身抗体等。有研究认为，上述某些抗体的异常可导致胚胎死亡而流产。

1. 检查　根据欧洲人类生殖与胚胎学会和美国生殖医学会最近共同颁布的《反复流产

诊治专家共识》，南方医科大学南方医院生殖医学中心对 RSA 夫妇制定了病因筛查的全套检查。

（1）双方外周血染色体核型分析。如有妊娠产物，有必要行胚胎染色体核型分析。

（2）女方对男方血清中混合淋巴细胞培养封闭抗体分析。

（3）女方宫颈黏液及男方精浆中抗精子抗体，包括 IgG、IgM 和 IgA。

（4）女方抗磷脂抗体谱（需隔 3~6 周复查一次）、抗双链 DNA 抗体、抗 Smith 抗体、抗核抗体、快速血浆反应素试验、抗子宫内膜抗体、抗卵巢抗体、抗 HCG 抗体、抗 β_2 - 糖蛋白 I 抗体、T 细胞亚群与 NK 细胞亚群检测。

（5）女方狼疮抗凝物（需隔 3~6 周复查一次）、部分活化凝血酶原时间、血浆蛋白 C 系统活性、血浆蛋白 S 系统活性、血浆抗凝血酶Ⅲ活性、血浆 D - 二聚体定量检测。

（6）女方早卵泡期性激素检查和黄体中期孕激素检查，必要时行糖耐量检查。

（7）女方甲状腺功能检查。

（8）男方精液常规检查。

（9）女方血清风疹病毒抗体检查，包括 IgG、IgM。

2. 治疗　RSA 的处理必须针对患者的情况进行个体化治疗，否则极易带来对患者和胚胎的不利影响。

（1）主动免疫治疗：主要是通过输入同种异体白细胞增加相容抗原或次要组织相容抗原的不相容性，以刺激母体对相容抗原及滋养层淋巴细胞交叉反应抗原的适当免疫反应，产生保护性抗体，从而维持妊娠，保护胎儿。目前应用较多的是丈夫/第三者外周血淋巴细胞注射，每 2~4 周一次，妊娠前应用 2~4 次，妊娠后应用 2~3 次。尽管循证医学的证据指出，对所有不区分病因的患者进行主动免疫治疗无效，甚至有害；但我们的经验证明，经检查确定为夫妇间相容性过高且排除其他病因的 RSA 经过治疗后可获得满意的治疗结局。

（2）被动免疫治疗：主要是通过静脉输注免疫球蛋白，以降低患者血中自身抗体滴度、调整独特型 - 抗独特型免疫网络、降低局部内膜 NK 细胞毒性等诸多环节，获得妊娠成功。但是，应用前应注意向患者交待费用昂贵和导致血源性疾病传播的可能性，并签署知情同意书。

（3）抗精子抗体阳性：如双方或一方抗精子凝抗体或制动抗体阳性（抗体滴度 > 1 : 32），可用避孕套避孕半年至 1 年，使抗体含量减低或消失。如抗体滴度持续不降，应采用小剂量免疫制剂，如泼尼松 5mg，每日 2 次口服。此外，某些中药效果也不错。

（4）抗自身抗体谱阳性：自身抗体（如抗心磷脂抗体、狼疮抗凝抗体）阳性者，从妊娠初期即应开始使用泼尼松及小剂量阿司匹林治疗，均有改善胎盘功能的作用。泼尼松每日 30~60mg 口服；阿司匹林每日 75~225mg 口服。需要指出的是，自身抗体阳性的患者不应进行主动免疫治疗。

（5）血栓前状态：血栓前状态是最近发现的导致 RSA 的主要病因之一，我们的资料显示占华南地区 RSA 患者病因的 27%~39%。对此类患者应用阿司匹林、普通肝素或者低分子肝素治疗有确切的疗效，有利于滋养细胞的生长发育和有节制侵入。

到目前为止，学者们对免疫因素与 RSA 的相互影响及其发病机理、患者的全身免疫状况如何等问题尚存在许多不同看法，治疗方法存在很多不明确之处，治疗条件及技术要求高、不易推广、治疗方案的个体化要求高，治疗对机体的免疫防御功能及稳定性是否有远期效果亦未能确定，这些均有待深入研究。

（郝玉萍）

第二节　早产

早产（premature delivery）指妊娠满 28 周至不满 37 足周间分娩者，分自发性早产和治疗性早产。自发性早产包括未足月分娩和未足月胎膜早破；治疗性早产指因妊娠并发症或合并症而需要提前终止妊娠者。早产发病原因复杂，约 30% 的早产无明显原因。世界范围内早产发生率约 12.5%，且有不断上升趋势。早产娩出的新生儿称早产儿，胎龄越小、体重越低，病死率越高。早产是新生儿死亡的主要原因之一，占围产儿死亡的 60%。早产儿并发症发生率较高，前 3 位并发症为呼吸系统疾病、中枢神经系统疾病、高胆红素血症。早产对社会及家庭造成巨大的物质、精神负担。随着胎龄增加，并发症总体发生率有下降趋势，因此防治早产是降低围生儿病死率和提高新生儿素质的主要措施之一。

一、急症发病特点

1. 发生率高　1981 年，世界范围内早产的发病率为 9.4%；时至今日，早产的发病率上升 30%，达 12.5% 左右。早产发病率与种族、文化、社会经济状况有关，在贫穷和文化水平低的地方（例如非洲），发病率达 17.8%。2002—2003 年 6 179 名早产儿的流行病学初步调查显示，我国产科出生的新生儿中早产儿发生率为 7.8%，新生儿科住院患者中早产儿占 19.7%。

2. 病死率和并发症发生率高　早产是新生儿死亡和发病的主要原因之一。据统计，早产儿中有 2% 死亡，24% 严重残疾，24% 残疾但不严重，仅有 49% 无残疾。早产儿即使存活，也存在各种并发症，如各器官发育不成熟、出生缺陷、脑瘫、智力迟延发育、视力缺损、听觉缺失、肺支气管病变以及其他不易察觉的病变。随着糖皮质激素和肺表面活性物质的应用，新生儿的病死率降低，但是社会和医疗机构依然需要投入大量资金治疗和照顾有并发症的存活者。在美国，平均每年花费 260 亿美元治疗早产儿并发症，平均每个早产儿花费 51 600 美元，其中包括医疗费用、特殊教育费用、家庭生产力的损失费用等。早产儿对社会、家庭均是沉重的负担。

3. 无明确的一线治疗方法　有文献称，宫缩抑制药物能有效治疗先兆早产，延长妊娠时间，目前主要应用治疗药物为宫缩素受体拮抗剂、β肾上腺素能受体激动剂、硫酸镁、非甾体类抗炎药、钙离子阻滞剂。此类药物对母体、胎儿的副作用大，所以目前尚无明确的一线治疗药物，需要个体化治疗，根据孕妇的身体状况、孕周及药物潜在副作用选择最佳治疗方案：

4. 用药指征不明确　80% 有先兆早产症状的孕妇不会发展为早产。病情的发展、孕周与药物的应用相关。当保守治疗不能缓解宫缩、宫颈管缩短、宫颈口扩张等情况时，临床上一般使用药物治疗。然而，诊断早产的方法有很多，只有 B 超和胎儿纤维连结蛋白（fFN）有诊断意义，两者的意义主要在于其阴性预测值。宫缩抑制剂可以延长孕周，有利于糖皮质激素的应用及转运，其他作用尚不清楚。

二、诊断

在妊娠 28 周到 37 周之间出现规律宫缩和宫颈进行性改变是早产的主要临床表现。宫缩的频率在不同的孕妇中变化较大，而且不同的孕妇对宫缩的感知能力不同，因此早产的诊断较困难，临床很难区分真的早产和假的早产。同时，早产治疗药物的不良反应较大，临床必须根据孕周、宫缩、胎膜完整性以及宫颈的改变情况综合分析。

1. 孕周　当月经周期不规则、末次月经不明确或胎儿偏小时，一定要尽快明确孕周，确定是否早产。尤其当胎儿偏小时，判别早产和宫内发育迟缓与后续治疗方案的制定有很大的关系。月经周期、末次月经、早孕反应、首次妊娠试验、首次胎动时间、孕早期的超声检查胎儿头臀长、超声检查胎盘分级和羊水量等，对正确判断孕周均有帮助。必要时，行各项生化检测，以判断胎儿胎盘的成熟度。

2. 子宫收缩　宫缩出现时，孕妇可能感到疼痛或腰酸，早期可无明显的感觉。但是，宫缩必须是持续存在的，并且为进行性加重。一般认为，1 小时内有 4~5 次以上的宫缩时，早产的可能性明显增加。当孕妇 1 小时内出现 4 次宫缩，重复监测再次出现 1 小时 4 次以上的宫缩时，诊断为早产，结果发现诊断的准确性为 70%，敏感性为 57%，特异性为 80%，阳性预测值为 72%，阴性预测值为 68%。另一方面，宫缩的强度和表现形式也十分重要，如是否疼痛或腰酸、是否规则等。当存在规律宫缩和宫颈改变时，早产的诊断明确；但是当规则性宫缩存在，但宫颈无明显扩张或容受时，早产的诊断较困难。

3. 胎膜状态　胎膜早破后，紧接着出现宫缩，则早产的诊断即可成立。当胎膜完整时，早产的诊断必须是规则的宫缩和宫颈的改变同时存在。

4. 宫颈改变　宫颈的改变是早产的另一重要临床表现。妊娠 37 周前，宫口扩张 2cm 则发生早产的可能性增大。有文献称，宫口扩张 2cm，预测早产的敏感性为 57%，特异性为 94%，阳性预测值为 27%，阴性预测值为 94%。因此，当胎膜完整、宫颈扩张 2cm 或容受 80% 以上时，临床上诊断为早产，同时应继续动态监测宫颈的变化。

5. 辅助诊断　超声提出了早产的征象：①宫颈长度≤2cm。②宫颈内口扩张 >1cm。③羊膜囊向颈管内突入。④子宫下段 <6cm，具备其中 1 项即可诊断为早产。胎儿纤维连结蛋白（fFN）是目前研究较多的指标，胎膜早破前宫颈阴道分泌物 fFN 含量≥50μg/L（ELISA 法），其临床优势主要在于阴性预测价值。fFN 检验加超声检查宫颈长度对于确诊早产高危孕妇有效。此外，唾液雌三醇、胰岛素样生长因子结合蛋白 -1、基质金属蛋白酶及白介素 -6 等一系列因子也均有作为早产的预测及诊断指标的报道。

三、鉴别诊断

1. 生理性宫缩　妊娠晚期，孕妇子宫敏感度、收缩性逐渐增高，常在劳累、多行走后发生收缩，但稍事休息即可消失。

2. 假阵缩　难免早产需与假阵缩相鉴别。假阵缩的特点是宫缩间歇时间长且不规则，持续时间短且不恒定，宫缩强度不增加，常在夜间出现而于清晨消失。此种宫缩仅引起下腹部轻微胀痛，子宫颈管长度不短缩，子宫颈口无明显扩张，可被镇静剂抑制。

四、紧急处理和确定性治疗

（一）先兆早产的处理

（1）行左侧卧位，给予低流量吸氧，行胎心电子监护。

（2）行阴道检查，以了解子宫颈容受及扩张情况。观察 1～2 小时后，如宫缩变少、消失，则不再复查。

（3）若情况无明显改善，应再次行肛查或阴道检查，以明确是否进展至难免早产而给予相应处理。

（二）难免早产的处理

1. 紧急处理

（1）若孕周 >34 周，确诊为难免早产，停用一切宫缩素抑制剂，严密监护母儿情况，积极与新生儿科医师联系，做好新生儿抢救准备。

（2）若孕周 <34 周、无宫内感染情况，可予以抑制宫缩，延缓分娩，为胎儿宫内转运和糖皮质激素的应用争取时间。

1）药物抑制宫缩：硫酸镁，用法为 25% 硫酸镁 20ml + 5% GS 100ml，30 分钟内滴完；吲哚美辛，用法为 150～300mg/d，首负荷量为 100～200mg 直肠给药或 50～100mg 口服；硝苯地平，用法为 30mg 口服或 10mg 舌下含服，每隔 20 分钟服 1 次，连续 4 次；利托君，用法为 100mg + 葡萄糖盐水 500ml，以 0.05mg/min 开始静脉滴注，每隔 10～15 分钟增加 0.05mg，至 0.35mg/min，心率≥140 次/min 应停用；阿托西班，紧急时给药方案为 1 分钟内注射 0.9ml 依保。

2）药物促胎肺成熟：估计早产已难以避免，应在给予产妇宫缩抑制剂的同时肌内注射、静脉滴注或羊膜腔内注射肾上腺糖皮质激素，以促胎肺成熟，预防早产儿出现呼吸窘迫综合征，提高早产儿生存率。单胎常用方法：地塞米松 5mg，肌内注射，12 小时应用 1 次，连用 2 天；倍他米松 12mg，肌内注射，每天应用 1 次，连用 2 天；地塞米松 10mg，羊膜腔内注射 1 次，此法适用于妊娠合并糖尿病患者。多胎常用方法：地塞米松 5mg，肌内注射，8 小时应用 1 次，连用 2 天。倍他米松 12mg，肌内注射，18 小时应用 1 次，连用 3 天。

2. 确定性治疗

（1）药物抑制宫缩

1）硫酸镁：硫酸镁在延缓分娩或早产发动后预防自发性早产方面无效，而且其会提高婴儿病死率。我国、美国及其他一些国家使用此药，但在欧洲很少应用。用法：25% 硫酸镁 30ml + 5% 葡萄糖 500ml，静脉滴注，1～2g/h。用药过程中注意患者的呼吸、膝反射及尿量。

2）吲哚美辛：为非甾体类抗炎药，前列腺素合成酶抑制剂，孕期用药属于 B 类。用法：每 4～6 小时应用 25～50mg。副作用：孕妇出现消化道反应，阴道出血时间延长，分娩时出血增加；妊娠 34 周后使用，PG 水平下降使动脉导管收缩、狭窄，出现心衰、肢体水肿、肾血流减少、羊水过少等，进而影响胎儿。禁忌证有消化道溃疡、吲哚美辛过敏，凝血功能障碍，肝肾疾病。

3）硝苯地平：为钙离子阻滞剂，孕期用药属于 C 类，药物的安全性质并不完善，使用前应充分考虑，避免合并使用硫酸镁和硝苯地平。钙通道阻滞剂可以促进对孕妇心血管平衡的负性作用，在多胎妊娠时禁用。用法：每4～6小时口服10～20mg或舌下含服10mg。副作用有血压下降、心悸、胎盘血流减少、胎心率减慢。禁忌证有心脏病、低血压和肾脏病。

4）利托君：为β肾上腺素能受体激动剂，孕期用药属于B类。用法：利托君100mg＋葡萄糖盐水500ml，以0.05mg/min开始静脉滴注，每隔10～15分钟增加0.05mg，至0.35mg/min，至宫缩停止后维持12小时；逐渐减量后改为每4～6小时口服1～2片（10～20mg），根据宫缩情况给药，每天常用维持剂量在80～120mg，平均分次给药；如有必要延长妊娠时间，可继续口服用药。

5）阿托西班：为宫缩素受体拮抗剂，与宫缩素竞争受体而起到抑制宫缩的作用。与其他三种不同的β拟交感神经药物相比，阿托西班的副反应发生率低，但仍有待进一步评估。固定给药方案：按溶液配制方法配100ml依保静脉滴注液，高速滴注3小时（24ml/h）；余下28ml及再配制的100ml依保静脉滴注溶液，低速率继续滴注15小时。

（2）抗感染：早产的主要原因之一是感染，但抗生素并不能延长孕周及降低早产率。有早产史者或其他早产高危孕妇可结合病情个体化应用。对于胎膜早破的先兆早产，建议常规应用。

（3）镇静：若孕妇情绪紧张，可酌情给予镇静药物治疗。

（三）分娩的处理

有的学者认为选择性剖宫产可降低胎儿或新生儿的病死率，但也有学者认为选择性剖宫产并不能降低胎儿的病死率及并发症发生率。目前，对于早产分娩方式的选择尚无定论。早产分娩方式的选择应充分考虑胎儿及母体两方面，应与孕妇及家属充分沟通。有剖宫产指征者可考虑行剖宫产结束分娩，但应在估计早产儿有存活可能性的基础上实施。对于胎膜早破时间长、疑有绒毛膜炎的患者，在行剖宫产时，最好行腹膜外剖宫产，以减少感染的机会。早产臀位分娩时，应选择剖宫产。

早产儿对缺氧的耐受性差，临产后注意给产妇吸氧，慎用抑制新生儿呼吸中枢的药物（如吗啡、哌替啶等），同时应该避免创伤性分娩。分娩时，认真做好产时监护，缩短听诊胎心的间隔时间；进入第二产程后，适时在阴部神经阻滞麻醉下行会阴切开术，以减少盆底组织对胎头的阻力，必要时可行预防性产钳助产术，但操作需轻柔，以防损伤胎头。产科、新生儿科和麻醉科医师均应在场协助抢救。

（四）早产儿的处理

1. 清理呼吸道　将新生儿面朝下或取头偏向一侧的仰卧位，用盐水纱布轻轻挤捏鼻腔，促使咽喉部的黏液、血液和羊水排出；使新生儿的头部伸展，用电动负压或口衔导管吸净咽喉部液体，然后轻击足底，刺激啼哭。如出生前胎盘功能良好，出生时多数能适应新环境而在娩出后1～2分钟内开始自然呼吸。呈苍白窒息者，应迅速行气管插管，吸出气管内液体后，输氧，给予加压呼吸。出生后肺呼吸的转换越迟，遗留永久性中枢神经系统障碍的可能性越大。

2. 断脐　在清理呼吸道、复苏的同时，立即断脐，以减少高胆红素血症的发生，避免增加肝脏负担。

3. 保温　断脐后，迅速擦干全身，但不必擦去皮肤表面起保温作用的胎脂，以暖干布包裹躯体，避免散热过多。

4. 其他 出生后即送新生儿科。

（黄晓梅）

第三节 前置胎盘

胎盘在正常情况下附着于子宫体部的后壁、前壁或侧壁。妊娠 28 周后，若胎盘附着于子宫下段，甚至胎盘下缘达到或覆盖宫颈内口，其位置低于胎先露部，称前置胎盘（placenta previa）。18 世纪以前，人们相信胎盘总是正常地位于胎儿上方；1877 年，Bagby 才首先指出胎盘早期剥离所造成的出血与前置胎盘所造成的不同，并将前者称为"意外出血"，将后者称为"不可避免出血"。前置胎盘是妊娠中期至妊娠晚期的严重并发症，也是最常见的妊娠晚期出血原因，是最常见的产前出血疾病，处理不当会危及母儿生命。所以，它是引起孕产妇和围生儿死亡的重要原因之一。

一、急症发病特点

1. 发生率不高 前置胎盘的发生率因不同历史时期、各地的生活习俗等因素而有所不同，主要与妇女年龄、妊娠次数和分娩方式有关，近年发现其与吸烟史亦有关联。在国外，其发生率约在 0.20% ~ 1.0%。1997 年，Ananth 等人对 1950—1996 年有关前置胎盘的英文文献中有关剖宫产及流产与前置胎盘发生率关系的问题进行了荟萃分析，在 36 篇文献中的 360 万名孕妇中，有 13 992 例前置胎盘，其发生率为 0.280% ~ 2.0%。国内报道在 0.24% ~ 1.57%。近几年来，前次剖宫产史对前置胎盘的影响是研究的热点之一。

2. 并发症多孕产妇风险大

（1）出血：前置胎盘可以引起产前出血，严重的出血可导致孕妇贫血，继而影响胎儿的发育。产后由于子宫下段肌组织菲薄，肌层收缩力较差，既不能使附着于此处的胎盘完全剥离，又不能有效收缩压迫血窦而闭合止血，故常发生产后出血，出血量多且难于控制。在前置胎盘患者中，约有 10% 合并胎盘粘连，从而使产后出血发生率增高。

（2）胎盘植入：在前置胎盘患者中，有 1% ~ 5% 同时并发胎盘植入，极少数还可能侵犯膀胱。胎盘全部植入者少见，在胎儿娩出前后出血均不多，但部分植入者可发生致命性产后出血。胎盘植入，尤其伴有膀胱侵犯时，子宫切除率明显增高。

（3）产褥感染：前置胎盘的胎盘剥离面位于子宫下段接近宫颈外口处，使细菌易于从阴道上行侵入胎盘剥离面，加之多数产妇因反复失血而致贫血、体质虚弱、免疫力差，易于发生产褥感染。

3. 早产及围生儿病死率高 前置胎盘致胎儿并发症增加，主要包括早产（约 46.56%）、先天性疾病、呼吸窘迫综合征和贫血。与正常妊娠相比，胎儿生长受限的发生率明显增加，且新生儿出生体重多与其孕龄相符。由于早产发生率高，早产儿成活率低，使新生儿病死率增加。此外，妊娠晚期孕妇大量出血，生前供氧不足，出生时手术操作可能损伤胎盘小叶而发生新生儿失血，均可致新生儿死亡。综上所述，前置胎盘早产率高，围生儿病死率也高。

· 605 ·

二、分类

前置胎盘的分类有 2 种。

1. 四级分类法　完全性前置胎盘（complete placenta previa），又称中央性前置胎盘（central placenta previa），子宫颈内口完全为胎盘组织所覆盖；部分性前置胎盘（partial placental previa），子宫颈内口部分为胎盘组织所覆盖；边缘性前置胎盘（marginal placental previa），胎盘的边缘恰位于子宫颈内口旁；胎盘低置（low-lying plaecenta），胎盘种植于子宫下段，其边缘虽未达子宫颈内口，但与其相靠近。

2. 三级分类法　完全性前置胎盘（complete placenta previa），又称中央性前置胎盘（central placenta previa），胎盘组织完全覆盖宫颈内口；部分性前置胎盘（partial placental previa），胎盘组织部分覆盖宫颈内口；边缘性前置胎盘（marginal placental previa），胎盘附着于子宫下段，边缘到达宫颈内口，未覆盖宫颈内口。

因胎盘低置在临床上影响较小，且易与边缘性前置胎盘混淆，因此目前常用三级分类法。由于晚期妊娠临产后宫颈口的扩张可以使宫颈口与胎盘的关系发生改变，例如临产前的边缘性前置胎盘于临产后宫颈口扩大而成为部分性前置胎盘，因此其分类应根据处理前的最后一次检查而定。

三、诊断

近 40 年来，前置胎盘的诊断有了极大的进步。B 超的临床应用能及早诊断出前置胎盘，使患者得到及时处理。

1. 病史　对既往有多次刮宫、分娩史、子宫手术史、吸烟或滥用麻醉药物史或高龄孕妇、双胎等病史的患者，如出现相应临床症状及体征，可对前置胎盘的类型做出初步判断。

2. 阴道检查　对于已明确诊断的前置胎盘患者，不必做阴道检查。如果没有可以确诊的仪器而必须通过阴道检查，仅适用于终止妊娠前为明确诊断并决定分娩方式的情况，且必须在有输液、输血及手术的条件下方可进行。若诊断已明确或流血过多，不应再行阴道检查。

严格消毒外阴后，用阴道窥器检查，排除阴道壁静脉曲张、宫颈息肉、宫颈糜烂、宫颈癌等出血。窥诊后再行扪诊，但不宜行颈管内指诊，以防附着于宫颈内口处的胎盘进一步剥离大出血，应以一手食、中两指在宫颈周围的阴道穹窿部轻轻触诊。若感觉在手指与胎先露部之间有较厚软组织（胎盘），应考虑为前置胎盘；如可清楚扪及先露，可排除前置胎盘。如宫口已部分扩张，无活动性出血，可将示指轻轻伸入宫颈，检查有无海绵样组织（胎盘）。若为血块，触之易碎，可判断与宫颈的关系，以确定前置胎盘类型；若触及胎膜并决定破膜，则行人工刺破胎膜，观察羊水性状，并使先露部下降，压迫止血。

阴道检查切忌粗暴或将胎盘附着处进一步分离。如在检查过程中发生大出血，应立即停止阴道检查，并行手术结束分娩。

3. 辅助检查　B 超检查可清楚显示子宫壁、胎盘、胎先露部及宫颈的位置，并可根据胎盘下缘与宫颈内口的关系确定前置胎盘的类型。操作应轻柔，避免出血，并预防感染。B超检查诊断前置胎盘时必须注意妊娠周数。妊娠中期胎盘占据宫壁一半面积，因此胎盘贴近或覆盖宫颈内口的机会较多；妊娠晚期胎盘占据宫壁面积减少到 1/3 或 1/4，子宫下段的形成及伸展增加了宫颈内口与胎盘边缘之间的距离，故原似在子宫下段的胎盘可随宫体上移而改变成正常位置胎盘。所以许多学者认为，若妊娠中期 B 超检查发现胎盘前置者，不宜诊断为前置胎盘，而应称胎盘前置状态。膀胱过度充盈可压迫子宫下段，子宫下段收缩可造成"前置胎盘"的假象。

国内有报道称，超声是目前胎盘定位的首选方法，超声诊断的关键是清晰显示子宫壁、胎盘、胎先露部及宫颈内口的关系。当胎盘附着在前壁或侧壁偏前时，在适当充盈膀胱后，经腹探查能显示子宫颈内口与胎盘的关系；但胎盘附着于后壁或侧后壁时，胎盘常被胎体掩盖，胎盘下缘往往显示模糊，尤其是边缘性前置胎盘和低置性前置胎盘，不易清晰显示胎盘下缘位置。经阴道检查能显示宫颈内口与胎盘关系，但易导致出血，应尽量避免应用。经阴道探查不仅能避开胎体的掩盖，清晰显示宫颈内口、内口周边各侧宫壁及前置胎盘下缘的位置，而且能避开经阴道检查导致的损害，能准确及时诊断后壁、侧后壁前置胎盘。

在下列情况经腹超声检查后，还应行阴道超声检查：①中晚期妊娠，临床有阴道大出血或反复多次阴道无痛性出血，经腹探查未发现有前置胎盘者。②中期妊娠要求引产者，经腹超声显示胎盘位置较低，但不能清晰显示宫颈内口。③低位帆状胎盘或胎盘位于子宫下段扩张处，有副胎盘时脐带或联结主胎盘与副胎盘间的血管可能横越子宫颈内口而形成血管前置者，应用彩色多普勒超声经会阴部检查，在子宫颈内口上方可显示横越的血管并可记录到血流信号。

4. 产后检查胎盘和胎膜 对产前出血患者，产后应仔细检查胎盘，以明确诊断。胎盘前置部分有黑紫色陈旧血块附着。如胎膜破口距胎盘边缘距离 <7cm，则为前置胎盘。如行剖宫产，则术中即可了解胎盘位置，此时胎膜破口失去诊断意义。

多数学者认为，在孕 28 周后，经 B 超检查、阴道检查、剖宫产或经阴道产后确定胎盘附着部位异常者，方可诊断为前置胎盘；孕 28 周前属流产范畴，通常不诊断前置胎盘，但在孕中期引产者，要注意胎盘位置不正常的问题。

四、鉴别诊断

前置胎盘主要应与轻型胎盘早剥、脐带帆状附着、前置血管破裂、胎盘边缘血窦破裂、宫颈病变产前出血相鉴别。结合病史，通过 B 超检查及分娩后胎盘检查，一般不难鉴别。

五、紧急处理和确定性治疗

前置胎盘病情变化多端，产前难以估计其结局，处理原则是抑制宫缩、止血、纠正贫血和预防感染，根据阴道流血量、有无休克、妊娠周数、产次、胎位、胎儿是否存活、是否临产及前置胎盘的类型等综合做出决定。

1. 及早确诊和转诊 对未明确诊断的妊娠晚期出血患者，应在有输血、抢救、剖宫产条件的医院进行确诊性检查和处理。在患者阴道大量流血而当地无条件处理时，应在输液、输血的条件下，消毒外阴，以无菌纱布条填塞阴道以压迫止血，迅速护送至上级医院。

2. 期待疗法 目的是在保证母体安全的情况下，通过积极治疗等待胎儿生长、延长孕龄、提高围生儿存活率，适用于妊娠 <36 周、胎儿体重 <2 300g、胎儿存活、阴道流血不多、一般情况良好而无需紧急分娩的孕妇。期待治疗时，应住院观察以备随时应付紧急情况。尽管国外有资料证明，住院与门诊治疗对前置胎盘孕妇的妊娠结局并无明显影响，但我

国仍强调应住院治疗。

（1）一般处理：患者应绝对卧床休息，取左侧卧位，以改善子宫胎盘循环，增加胎儿氧供。同时注意阴道流血情况。禁止灌肠及肛查。如孕妇血红蛋白≤80g/L，或红细胞压积<30%，或心率>110次/min，或收缩压下降15～20mmHg，应输血维持正常血容量。孕妇应间断吸氧，每次1小时，每日3次。常规对胎儿进行监护，包括胎心率、胎动计数、NST。

在期待治疗过程中，对于出现宫缩者，为防止胎盘进一步剥离，使胎儿宫内生长的时间延长，或为促胎肺成熟，可酌情使用宫缩抑制剂，常用的药物有利托君、硫酸镁、舒喘灵；估计孕妇近日需终止妊娠者，若胎龄<34周，应促胎肺成熟。地塞米松5～10mg/次，每日2次，连用2～3天，有利于减少产后新生儿呼吸窘迫综合征的发生。情况紧急时，可在羊膜腔内注入地塞米松10mg。期待过程中可使用B超监测胎盘与宫颈内口的关系。

35周以后，子宫生理性收缩频率增加，前置胎盘的出血率随之上升，因此，期待治疗至36周，且各项指标均说明胎儿已成熟者，可适时终止妊娠。资料表明36周以后主动结束妊娠的围生儿结局要明显好于等待至36周以上自然临产者。

（2）宫颈环扎术：Tessarolo曾报道，对其管理的6例前置胎盘患者在孕24～30周实行宫颈环扎术，使孕龄平均延长8.2周，以剖宫产结束妊娠，未发现胎儿新生儿并发症，无一例孕妇需要输血，从而又一次说明妊娠中期的宫颈环扎术可能对某些前置胎盘病例是可靠和实用的。但是，对患者缝扎时间、剖宫产手术时机的选择仍有待于大量资料分析确定。山东省立医院从1987年开展改良宫颈环扎术治疗中央性前置胎盘20多例，使平均胎龄达37周，无围生儿死亡。

3. 终止妊娠 如保守治疗成功，仍应适时终止妊娠，与自然分娩及大出血紧急手术时处理相比，此时围生儿病死率明显下降。

（1）终止妊娠指征：一般认为完全性前置胎盘应在妊娠34～35周时处理；边缘性前置胎盘应在妊娠37周时考虑结束妊娠；而部分性前置胎盘可根据胎盘覆盖宫颈内口的面积，适时终止妊娠。但如果孕妇阴道出血量多或有休克征象时，无需顾虑孕龄大小，为保证母体安全，应果断终止妊娠。此外，胎龄达36周以后，胎儿成熟度检查提示胎儿肺成熟者，胎龄未达36周而出现胎儿窘迫征象或胎儿电子监护发现胎心异常者，也应终止妊娠。

（2）剖宫产：剖宫产可在短时间内娩出胎儿，迅速结束分娩，对母儿相对安全，是目前处理前置胎盘的急救措施和适时分娩的主要手段。剖宫产的指征应包括：①完全性前置胎盘，持续大量阴道流血。②部分性和边缘性前置胎盘，出血量较多，先露高浮，短时间内不能结束分娩。③胎心异常等。

术前应积极纠正贫血，预防感染、备血，做好处理产后出血和抢救新生儿的准备。子宫切口的选择应避开胎盘，可参考产前B超检查的胎盘定位。若胎盘附着于子宫后壁，选子宫下段横切口；附着于侧壁，可选择偏向对侧的子宫下段横切口；附着于前壁，则根据胎盘边缘所在，选择子宫体部纵切口、子宫下段纵切口娩出胎儿。

胎儿娩出后立即于子宫肌壁注射宫缩剂，如麦角新碱（0.2～0.4mg）、宫缩素（10～20U），迅速徒手剥离胎盘，并配以按摩子宫，以减少子宫止血。宫缩剂不能奏效时，可选用前列腺素$F_{2\alpha}$ 600mg子宫肌壁注射，亦可采用以下方法：在吸收性明胶海绵上放凝血酶或巴曲酶，快速置胎盘附着部位，再加湿热纱布垫压迫，应持续10分钟；用可吸收线局部

"8"字缝合开放血窦；宫腔及下段填纱条压迫，24 小时后经阴道取出。上述方法无效时，可行子宫动脉、髂内动脉结扎术；经上述处理胎盘剥离面仍出血不止，应考虑行子宫切除术。行剖宫产开腹后，注意检查子宫下段，若有局限性怒张血管，应高度怀疑植入性前置胎盘。此时不应急于切开宫壁，应备好大量血液和液体，做好一切抢救产妇和新生儿的准备，再次向家属交代病情，选子宫体部纵切口取出胎儿，仔细检查胎盘是否植入。若为部分植入可行梭形切口切除部分子宫肌组织，用可吸收线缝合止血；若大部分植入、活动性出血无法纠正时，应行子宫次全或全切术。同时，应积极抢救出血与休克，并以中心静脉压监测血容量，注意纠正心衰、酸中毒，并给予抗生素预防感染。

（3）阴道分娩：边缘性前置胎盘、枕先露、阴道流血不多、估计在短时间内能结束分娩者，可予试产。人工破膜后，胎头下降压迫胎盘前置部位而止血，并可促进子宫收缩，加快产程。若破膜后胎先露部下降不理想，仍有出血或分娩进展不顺利，应立即改行剖宫产术。

（4）紧急转送的处理：患者大量阴道流血而当地没有条件处理者，先输液、输血，在消毒条件下用无菌纱布进行阴道填塞、腹部加压包扎，以暂时压迫止血，并迅速转送到上级医院治疗。

（王　颖）

第四节　胎盘早剥

妊娠 20 周以后或分娩期正常位置的胎盘在胎儿娩出前，部分或全部从子宫壁剥离，称胎盘早剥。胎盘早剥是妊娠晚期严重并发症，具有起病急、发展快的特点，若处理不及时，可危及母儿生命。胎盘早剥的发病率：国外平均为 1% ~ 2%，国内平均为 0.46% ~ 2.1%。其确切的病因及发病机制不清，可能与以下因素有关：

1. 孕妇血管病变　孕妇患重度子痫前期、慢性高血压、慢性肾脏疾病或全身血管病变时，胎盘早剥的发生率增高。妊娠合并上述疾病时，当底蜕膜螺旋小动脉痉挛或硬化，引起远端毛细血管变性坏死甚至破裂出血，血液流至底蜕膜层与胎盘之间形成血肿，致使胎盘与子宫分离。

2. 机械性因素　外伤，尤其是腹部直接受到撞击或挤压；脐带过短（＜30cm）或因脐带绕颈、绕体等相对过短时，分娩过程中胎儿下降牵拉脐带造成胎盘剥离；羊膜腔穿刺时，刺破前壁胎盘附着处，血管破裂出血，引起胎盘剥离。

3. 宫腔内压力骤减　双胎分娩时第一胎娩出过速、羊水过多时人工破膜后羊水流出过快，均使宫腔内压力骤减，子宫骤然收缩，胎盘与子宫壁发生错位剥离。

4. 子宫静脉压突然升高　妊娠晚期或临产后孕妇长时间取仰卧位，巨大妊娠子宫压迫下腔静脉，回心血量减少，血压下降，此时静脉瘀血，静脉压升高，蜕膜静脉床瘀血或破裂，形成胎盘后血肿，导致部分或全部胎盘剥离。除上述因素外，近年发现一些高危因素，如吸烟、可卡因滥用、孕妇代谢异常、孕妇有血栓形成倾向、子宫肌瘤（尤其是胎盘附着部位）等，与胎盘早剥发生有关。有胎盘早剥史的孕妇再次发生胎盘早剥的危险性比无胎盘早剥史者高 10 倍。

一、急症发病特点

1. 起病急，严重威胁母儿健康　胎盘早剥对母儿预后影响极大，使剖宫产率、贫血、产后出血率、DIC 发生率均升高。由于胎盘早剥出血引起胎儿急性缺氧，新生儿窒息率、早产率明显升高，围生儿病死率约为 25%，是无胎盘早剥者的 15 倍。

2. 积极预防、早期治疗处理可降低发生率和母儿病死率　建立健全的孕产妇三级保健制度，积极防治妊娠期高血压疾病、慢性高血压、肾脏疾病；行外转胎位术纠正胎位时，动作应轻柔；羊膜腔穿刺应在 B 超引导下进行，以免误穿胎盘；妊娠晚期或分娩期，应鼓励孕妇进行适当的活动，避免长时间仰卧；避免腹部外伤等。

二、诊断与鉴别诊断

根据病情严重程度，Sher 将胎盘早剥分为 3 度（表 18 – 2）。

表 18 – 2　胎盘早剥分度

	I 度	II 度	III 度
出血	外出血为主	内出血和混合性出血为主	内出血和混合性出血为主
剥离面	<1/3	1/3 ~ 1/2	>1/2
阴道流血	较多	少或无	少或无
腹痛	轻或无	持续性加重	持续性加重
子宫	软，宫缩有间歇	较硬，宫缩有间歇	硬板状，宫缩无间歇
胎位及胎心	清楚	胎位可扪及	不清

1. B 超检查　典型声像图显示胎盘与子宫壁之间出现边缘不清楚的液性低回声区，胎盘异常增厚或胎盘边缘"圆形"裂开，同时可见胎儿的宫内状况（有无胎动或胎心搏动），并可排除前置胎盘；I 度胎盘早剥者若血液已流出而未形成血肿，则见不到上述典型图像。

2. 实验室检查　包括全血细胞计数及凝血功能检查。II 度及 III 度患者应检测肾功能及二氧化碳结合力，若并发 DIC，应行筛选试验（血小板计数、凝血酶原时间、血纤维蛋白原测定）。结果可疑者，可做纤溶确诊试验（凝血酶时间、优球蛋白溶解时间和血浆鱼精蛋白副凝试验），以期及时发现，积极治疗。血纤维蛋白原 <250mg/L 为异常，如果 <150mg/L，对凝血功能障碍有诊断意义。情况紧急时，可抽取肘静脉血于一试管中，轻叩管壁，7 ~ 10 分钟后观察是否有血块形成。若无血块或血块质量差，说明有凝血障碍。

依据病史、症状、体征，结合实验室检查结果，做出临床诊断并不困难。I 度临床表现不典型，主要与前置胎盘相鉴别，依据 B 型超声检查可确诊（见表 18 – 3）。II 度及 III 度胎盘早剥症状与体征比较典型，诊断多无困难，主要与先兆子宫破裂相鉴别（见表 18 – 4）。

表 18 – 3　前置胎盘与胎盘早剥的鉴别

	重型胎盘早剥	胎盘早剥
诱因	无原因	有
胎盘位置	产宫下段	宫体
阴道出血	显性	有或无

续　表

	重型胎盘早剥	胎盘早剥
临床表现	无腹痛，腹部张力不高；胎位清楚，先露高浮；贫血与外出血符合	突发持续腹痛，腹部呈板状，压痛；胎位不清；贫血与外出血不符
治疗	可期待	立即终止妊娠
B超	附着于子官下段	胎盘后血肿

表18-4　先兆子宫破裂与胎盘早剥的鉴别

	重型胎盘早剥	先兆子宫破裂
诱因	妊娠高血压疾病史	梗阻性分娩及剖官产史
腹痛	发病急，剧烈	强烈宫缩，阵发性腹痛
出血	隐性或阵发性出血，贫血程度与出向量不成正比	少量阴道出血，出现血尿
子宫	硬如板状，有压痛，较孕周大，宫底持续升高	下段有压痛，出现病理缩复环
胎儿	出现窘迫或死亡	多有窘迫
胎盘	胎盘母体面有凝血块及压迹	无特殊变化
化验	血红蛋白进行性降低	无特殊变化
B超	胎盘位置正常，有胎盘后血肿	无特殊变化

3. 并发症

（1）DIC 和凝血机制障碍：胎盘早剥是妊娠期发生凝血功能障碍最常见的原因，伴有死胎时，约 1/3 的患者可发生。患者临床表现为皮肤、黏膜及注射部位出血，子宫出血不凝或凝血块较软，甚至发生血尿、咯血和呕血。一旦发生 DIC，病死率较高，应积极预防。

（2）产后出血：胎盘早剥发生子宫胎盘卒中时，可影响子宫肌层收缩，致产后出血，经治疗多可好转。若并发 DIC，产后出血的可能性更大，且难以纠正。

（3）急性肾功能衰竭：胎盘早剥多伴发妊娠期高血压疾病、慢性高血压、慢性肾脏疾病等，加之失血过多、DIC 等因素，严重影响肾血流量，导致肾皮质或肾小管缺血坏死，出现急性肾功能衰竭。

（4）羊水栓塞：胎盘早剥时，羊水可经剥离面开放的子宫血管进入母体血循环，羊水中的有形成分形成栓子栓塞肺血管，致羊水栓塞。

三、紧急处理和确定性治疗

若胎盘早剥处理不及时，会严重危及母儿生命，故应及时诊断，积极治疗。

1. 纠正休克　对处于休克状态的危重患者，应积极开放静脉通道，迅速补充血容量，改善血液循环。休克抢救成功与否取决于补液量和速度，最好输新鲜血液，既可补充血容量，又能补充凝血因子，使血细胞比容提高到 0.30 以上，使尿量 >30ml/h。

2. 及时终止妊娠　胎儿娩出前胎盘剥离有可能继续加重，因此，一旦确诊重型胎盘早剥，应及时终止妊娠。根据孕妇病情轻重、胎儿宫内状况、产程进展、胎产式等因素，决定终止妊娠的方式。

（1）阴道分娩：Ⅰ度患者，以外出血为主，一般情况良好，宫口已扩张，估计短时间内能结束分娩，则可经阴道分娩。人工破膜使羊水缓慢流出，缩小子宫容积，用腹带裹紧腹部，压迫胎盘，使其不再继续剥离，必要时静脉滴注宫缩素以缩短第二产程。产程中应密切观察心率、血压、宫底高度、阴道流血量以及胎儿宫内情况，一旦发现病情加重或出现胎儿窘迫征象，应行剖宫产结束分娩。

（2）剖宫产：适用于：①Ⅰ度胎盘早剥，出现胎儿窘迫征象，必须抢救胎儿者适用。②Ⅱ度胎盘早剥，特别是初产妇，不能在短时间内结束分娩者适用。③Ⅲ度胎盘早剥，产妇病情恶化，胎儿已死，不能立即分娩者适用。④破膜后产程无进展者适用。剖宫产取出胎儿与胎盘后，立即注射宫缩剂并按摩子宫。如发现有子宫胎盘卒中，配以按摩子宫和热盐水纱垫湿热敷子宫，多数子宫收缩可转佳。若发生难以控制的大量出血，可在输新鲜血、新鲜冰冻血浆及血小板的同时行子宫次全切除术。

3. 并发症的处理

（1）凝血功能障碍：必须在迅速终止妊娠、阻断促凝物质继续进入母体血循环的基础上，纠正凝血机制障碍。

1）补充凝血因子：及时、足量输入新鲜血及血小板是补充血容量和凝血因子的有效措施；输纤维蛋白原更佳，补充4g可使患者血浆纤维蛋白原浓度提高1g。1L新鲜冰冻血浆含纤维蛋白原3g。

2）肝素的应用：DIC高凝阶段主张及早应用肝素。禁止在有显著出血倾向或纤溶亢进阶段应用。

3）抗纤溶药物的应用：应在肝素化和补充凝血因子的基础上，应用抗纤溶药物。常用的药物有氨基己酸、氨甲环酸、氨甲苯酸等。

（2）肾功能衰竭：若尿量<30ml/h，提示血容量不足，应及时补充血容量；若血容量已补足而尿量<17ml/h，可给予20%的甘露醇500ml快速静脉滴注，若呋塞米20~40mg静脉推注，必要时可重复用药，通常应用1~2日尿量可以恢复。若短期内尿量不增，血清尿素氮、肌酐、血钾进行性升高，并且二氧化碳结合力下降，提示肾功能衰竭。出现尿毒症时，应及时行透析治疗，以挽救孕妇生命。

（3）产后出血：胎儿娩出后，立即给予子宫收缩药物，如宫缩素、麦角新碱、米索前列醇等。胎儿娩出后，行人工剥离胎盘，持续子宫按摩等。若仍有不能控制的子宫出血或血不凝、凝血块较软，应快速输入新鲜血以补充凝血因子，同时行子宫次全切除术。

（王　颖）

第五节　胎膜早破

胎膜早破（premature rupture of membranes，PROM）是指临产前发生的胎膜破裂，其发生率报道不一，占分娩总数的2.7%~17%。早产者胎膜早破的发生率为足月产者的2.5~3倍。胎膜早破往往是多因素作用的结果，例如：创伤；宫颈内口关闭不全；妊娠后期性交；下生殖道感染，可由细菌、病毒、弓形虫、衣原体或支原体等引起；羊膜腔内压力升高，如多胎妊娠、羊水过多；胎儿先露部与骨盆入口衔接不好，如头盆不称、胎位异常。胎膜发育不良等。也有报道称微量元素锌、铜的缺乏可引起胎膜早破。

一、发病特点

胎膜早破可引起绒毛膜羊膜炎，增加产褥感染率；严重者可影响子宫收缩，导致产后出血；胎膜早破还是羊水栓塞的高危因素，尤其当宫缩素使用不当时更易发生。胎膜早破可诱发早产，使围产儿病死率明显升高。胎儿吸入感染的羊水可发生肺炎、败血症。胎膜早破引起的羊水过少易导致胎儿宫内窘迫。胎膜早破还可增加脐带脱垂的机会。

二、诊断与鉴别诊断

1. 诊断

（1）重点询问停经周数，阴道流液开始的时间、流液量及液体的颜色，是否合并阴道出血、阵发性腹痛等临产的症状，注意是否有感染及脐带脱垂的发生，如下腹痛、发热、组织物（如脐带）的脱出。

（2）病程：足月妊娠胎膜早破者，通常于破膜后 12 小时内自然临产。

（3）症状：孕妇突感较多液体自阴道排出，继而少量间断流出，腹压增加（如咳嗽、打喷嚏）时有羊水流出，有时仅感到阴道较平时湿润。孕妇可无阵发性的腹痛或仅有不规则的下腹阵痛。

（4）体格检查：一般胎膜早破无明显的体征，仅见液体自阴道口流出，注意观察液体中有无胎脂等羊水成分以及液体的量、液体性状（如颜色）；注意有无阵发性子宫收缩、宫口逐渐开大、胎头缓慢下降等临产的体征。

视诊：可见较多量液体自阴道口流出，有时可见胎脂等羊水成分。

触诊：腹部触诊无明显的子宫收缩，肛诊水囊感消失，上推胎头见流液量增加，即可确诊；注意了解胎位及胎头是否已入盆，排除异常胎先露。破水时间长者，要注意有无下腹部压痛等感染的征象。

听诊：注意监测胎心搏动，排除胎儿窘迫或合并有隐性脐带脱垂的可能。

2. 鉴别诊断　必要时可行下列检查帮助诊断：阴道液酸碱度检查，pH > 6.5 为阳性，即胎膜早破的可能性极大；阴道液涂片检查是否见羊水成分，如羊齿植物叶状结晶、胎儿上皮细胞、毳毛、脂肪小粒等；涂片加热法（宫颈管吸出液涂于玻片上，酒精灯加热 10 分钟），液体变成白色为羊水，褐色为宫颈黏液。

3. 确诊依据　羊膜镜检查可直视胎先露者即可确诊胎膜早破。

三、治疗

1. 期待疗法　适用于孕龄 <35 周不伴感染的孕妇。绝对卧床，避免不必要的肛诊及阴道检查，胎心监护；破膜 12 小时以上，预防使用抗生素；可选用硫酸镁、沙丁胺醇、利托君等药物抑制子宫收缩；促胎肺成熟，肌内注射地塞米松 6mg，每天 2 次，共 4 次；注意早期诊断绒毛膜羊膜炎，如血 C 反应蛋白的检测；羊水过少时，可通过羊膜腔内羊水输注，使 B 超下羊膜池维持一定深度。

2. 终止妊娠　适用于孕龄 >35 周或有宫内感染体征者。孕龄 >35 周、宫颈成熟者，可等待自然临产；宫颈不成熟者，破膜后 12 小时可用前列腺素 E_2（PGE_2）引产。早产阴道分娩者，初产妇应行会阴切开以减少阻力，慎用出口产钳，不宜用胎头吸引器。有剖宫产指征者，行剖宫产结束分娩。

四、预防

积极预防和治疗下生殖道感染，重视孕期卫生指导；妊娠后期禁止性交；避免负重及腹部撞击；宫颈内口松弛者，可于妊娠 14 周左右行宫颈环扎术。

（黄启玉）

第六节 产力异常

产力包括子宫收缩力、腹壁肌和膈肌收缩力以及肛提肌收缩力，其中以子宫收缩力为主，贯穿分娩的全过程。子宫收缩的节律性、对称性及极性不正常或强度、频率有改变，称子宫收缩力异常，简称产力异常（abnormal uterine action）。

一、子宫收缩乏力

引起子宫收缩乏力的常见原因有头盆不称或胎位异常、子宫局部因素、精神因素、内分泌失调、药物影响等；根据发生时间可分为原发性和继发性；临床上根据子宫收缩乏力的性质又分为协调性和不协调性两种。

（一）诊断

（1）协调性子宫收缩乏力（低张性子宫收缩乏力）：子宫收缩具有正常的节律性、对称性和极性，但收缩力弱，宫腔压力低（<15mmHg），持续时间短，间歇期长且不规律，多属于继发性宫缩乏力。

（2）不协调性子宫收缩乏力（高张性子宫收缩乏力）：子宫收缩的极性倒置，节律不协调，宫腔内压力达 20mmHg，宫缩时子宫下段收缩力强，间歇期子宫壁不能完全松弛，收缩不协调，属无效宫缩。此种收缩乏力多为原发性宫缩乏力，需与假临产鉴别。鉴别方法为肌注哌替啶 100mg，休息后宫缩停止者为假临产，不能使宫缩停止者为原发性宫缩乏力。这种不协调性子宫收缩乏力可使产妇体力消耗，继而出现水电解质平衡失调，胎儿－胎盘循环障碍而出现胎儿窘迫。

（3）产程图曲线异常（图 18－1）。

潜伏期延长：初产妇潜伏期正常约需 8 小时，最大时限 16 小时，超过 16 小时称为潜伏期延长。

活跃期延长：初产妇活跃期正常约需 4 小时，最大时限 8 小时，超过 8 小时称为活跃期延长。

活跃期停滞：进入活跃期后，宫颈口不再扩张达 2 小时以上。

第二产程延长：第二产程初产妇超过 2 小时，经产妇超过 1 小时尚未分娩。

第二产程停滞：第二产程达 1 小时胎头下降无进展。

胎头下降延缓：活跃晚期至宫口扩张 9～10cm，胎头下降速度每小时少于 1cm。

胎头下降停滞：活跃晚期胎头停留在原处不下降达 1 小时以上。

滞产：总产程超过 24 小时。

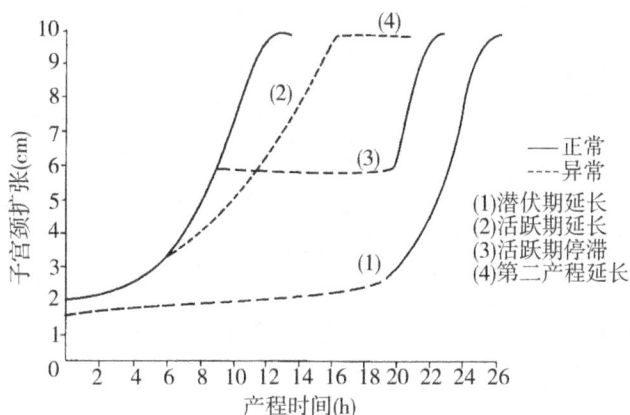

图 18-1　产程曲线异常

（二）治疗原则

不论原发还是继发子宫收缩乏力，首先应寻找原因，阴道检查了解宫颈扩张、胎先露下降、头盆比例等情况。若发现有头盆不称，估计不能阴道分娩者，应及时行剖宫产；若无头盆不称或胎位异常，估计能阴道分娩者应采取措施加强宫缩，继续试产。

不协调性子宫收缩乏力者，应调节子宫收缩，使之恢复正常节律性及极性。在未恢复协调性宫缩之前，禁用催产素加强宫缩。

（三）治疗

1. 协调性子宫收缩乏力

（1）第一产程

1）一般处理：消除精神紧张，多休息，多进食，补充营养和水分，及时排空膀胱等。

2）加强子宫收缩：经一般处理无效，确诊为协调性子宫收缩乏力，可选用下列方法加强宫缩：①人工破膜：宫颈扩张 3cm 或以上，无头盆不称，无脐带先露，胎头已衔接者，可行人工破膜；②缩宫素静脉滴注：适用于协调性宫缩乏力，宫口扩张 3cm，胎心良好，胎位正常，头盆相称者。将缩宫素 2.5U 加入 5% 葡萄糖溶液 500ml 内，从 4～5 滴/min 开始，根据宫缩调整。应有专人观察产程进展，监测宫缩、胎心等情况；③地西泮静脉推注：该药有松弛宫颈平滑肌、软化宫颈、促宫口扩张作用。适于宫口扩张缓慢或宫颈水肿时。常用剂量为 10mg 静注，与缩宫素联合应用效果更好。

经上述处理，若产程仍无进展或出现胎儿窘迫，应及时行剖宫产。

（2）第二产程：若无头盆不称，出现宫缩乏力时，应使用缩宫素加强宫缩；若胎头双顶径已过坐骨棘平面，应等待自然分娩或会阴侧切助产；若胎头未衔接或伴胎儿窘迫，应行剖宫产术。

（3）第三产程：为预防产后出血，应使用宫缩剂加强宫缩。

2. 不协调性子宫收缩乏力　可给予强镇静剂哌替啶 100mg 肌注或地西泮 10mg 静注，使产妇充分休息，醒后多数恢复为协调性子宫收缩；若经以上处理无效或出现胎儿窘迫、头盆不称情况，应及时剖宫产；若已变为协调性子宫收缩乏力则按加强宫缩处理。

二、子宫收缩过强

（一）协调性子宫收缩过强

1. 诊断　子宫收缩的节律性、对称性和极性均正常，仅子宫收缩力过强、过频，宫腔内压力 >50mmHg。若产道无阻力，宫口迅速开全，分娩在短期内结束，宫口扩张速度 >5cm/h（初产妇）或10cm/h（经产妇），总产程不足 3 小时称为急产。由于产程过快，产妇易发生软产道裂伤和产后出血；胎儿易发生宫内窘迫；新生儿容易出现颅内出血。

2. 治疗　有急产史者需提前住院待产，提前作好接产及抢救新生儿窒息准备；产后及时检查、缝合软产道裂伤；新生儿肌注维生素 K_1 预防颅内出血。

（二）不协调性子宫收缩过强

1. 强直性子宫收缩

（1）诊断：大部分由外界因素造成，如临产后不适当使用缩宫素、胎盘早剥等。产妇表现为烦躁不安、持续性腹痛、拒按；胎位触不清，胎心听不清；甚至出现病理性缩复环、血尿等先兆子宫破裂征象。

（2）治疗：一经确诊，应给予宫缩抑制剂，如 25% 硫酸镁 20ml 加入 25% 葡萄糖 20ml 静脉缓慢注射；若处理无效或为梗阻性难产、重型胎盘早剥，应马上行剖宫产术。

2. 子宫痉挛性狭窄环（constriction ring）　子宫壁局部肌肉呈痉挛性不协调性收缩所形成的环状狭窄，持续不放松，称为子宫痉挛性狭窄环。多在子宫上下段交界处，也可在胎体某一狭窄部，以胎颈、胎腰处常见。与产妇精神紧张、过度疲劳和粗暴的产科操作有关。

（1）诊断：持续性腹痛、烦躁不安，宫颈扩张缓慢，胎先露部下降停滞，阴道检查有时可触及狭窄环。此环和病理性缩复环不同，特点是不随宫缩而上升。

（2）治疗：积极寻找原因，及时纠正。如停止阴道内操作、停用缩宫素。如无胎儿宫内窘迫，可给予镇静剂或宫缩抑制剂，待宫缩恢复正常时等待阴道自然分娩或助产。若经处理无好转，或伴胎儿窘迫征象，应立即行剖宫产术。

（郝玉萍）

第七节　产道异常

产道包括骨产道及软产道是胎儿经阴道娩出的通道，临床以骨产道异常多见。

一、骨产道异常

骨盆径线过短或形态异常，致使骨盆腔小于胎先露部可以通过的限度，阻碍胎先露下降，影响产程顺利进展，称为狭窄骨盆。狭窄骨盆对产妇易发生继发性宫缩乏力、生殖道瘘、产褥感染、先兆子宫破裂及子宫破裂；对胎儿及新生儿易出现胎儿窘迫、胎死宫内、颅内出血、新生儿产伤、新生儿感染。

根据狭窄部位的不同，分为以下几种：

（一）骨盆入口平面狭窄

我国妇女常见为单纯性扁平骨盆和佝偻病性扁平骨盆，由于骨盆入口平面狭窄，胎头矢状缝只能衔接于骨盆入口横径上。胎头侧屈使两顶骨先后依次入盆，呈倾势不均嵌入骨盆入口。若前顶骨先嵌入，矢状缝偏后，称前不均称；若后顶骨先嵌入，矢状缝偏前，称后不均称；只有胎头双顶骨均通过骨盆入口平面时，才能经阴道分娩。

1. **扁平骨盆**　骨盆入口呈横椭圆形，骶岬向下突出，使骨盆入口前后径缩短而横径正常。

2. **佝偻病性扁平骨盆**　幼年时患佝偻病，骨骼软化使骨盆变形，骶岬被压向前，骨盆入口前后径缩短，使骨盆入口呈横的肾形，骶骨下段后移变直向后，尾骨呈钩状突向骨盆入口平面。

（二）中骨盆及骨盆出口平面狭窄

我国妇女以漏斗骨盆、横径狭窄骨盆多见。

1. **漏斗骨盆**　骨盆入口各径线正常，两侧骨盆壁向内倾斜，如漏斗状。特点是中骨盆及骨盆出口平面均明显狭窄，坐骨棘间径、坐骨结节间径缩短，耻骨弓 <80°，坐骨结节间径与出口后矢状径之和常 <15cm。

2. **横径狭窄骨盆**　骶耻外径值正常，但髂棘间径及髂嵴间径均缩短，使骨盆入口、中骨盆及骨盆出口横径均缩短，前后径稍长，坐骨切迹宽。当胎头下降至中骨盆或骨盆出口时，常不能顺利地转成枕前位，形成持续性枕横位或枕后位。

（三）骨盆三个平面狭窄

均小骨盆指骨盆外形属女性骨盆，但骨盆入口、中骨盆及骨盆出口平面均狭窄，每个平面径线均小于正常值2cm或更多。多见于身材矮小、体型匀称的妇女。

（四）畸形骨盆

骨盆失去正常形态称为畸形骨盆，如骨软化症骨盆、偏斜骨盆。

（五）骨盆狭窄诊断

1. **病史采集要点**　询问孕妇幼年发育情况，有无佝偻病、脊髓灰质炎、脊柱和髋关节结核以及外伤史。有无难产史及其发生原因，新生儿有无产伤等。

2. **体格检查要点**

（1）一般检查：身高小于145cm、身体粗壮、颈短；步态呈"X"或"O"跛形；腹部形态呈尖腹、悬垂腹；米氏（Michaelis）菱形窝不对称等骨盆异常发生率增高。

（2）腹部检查：注意腹部形态、宫高、腹围、胎位是否正常，骨盆入口狭窄往往因头盆不称，胎头不易入盆导致胎位异常，如臀先露、肩先露。中骨盆狭窄影响已入盆的胎头内旋转，导致持续性枕横位、枕后位等。

3. **超声显像检查**　可观察胎先露与骨盆的关系，还可测量胎头双顶径、胸径、腹径、股骨长度，预测胎儿体重，对判断能否顺利通过骨产道有意义。

4. **估计头盆关系**　检查跨耻征可了解胎头衔接与否，具体方法：孕妇排空膀胱、仰卧，检查者将手放在耻骨联合上方，将浮动的胎头向骨盆腔方向压。若胎头低于耻骨联合前表面，则跨耻征阴性；若胎头平耻骨联合前表面，则跨耻征可疑阳性；若胎头高于耻骨联合前表面，则跨耻征阳性。出现跨耻征阳性的孕妇，应让其两腿曲起半卧位，再次检查胎头跨耻征，若转为阴性，则不是头盆不称，而是骨盆倾斜度异常。

5. 骨盆测量

（1）骨盆外测量：可间接反映真骨盆的大小。骶耻外径＜18cm为扁平骨盆；坐骨结节间径＜8cm，为漏斗骨盆；各径线＜正常值2cm或以上为均小骨盆；两侧斜径及同侧直径相差＞1cm为偏斜骨盆。

（2）骨盆内测量：骨盆外测量异常者应作骨盆内测量。若对角径＜11.5cm，骶岬突出为扁平骨盆；若坐骨棘间径＜10cm，坐骨切迹宽度＜2横指，则为中骨盆平面狭窄；若坐骨结节间径与出口后矢状径之和＜15cm，则为骨盆出口平面狭窄。

（六）治疗

明确狭窄骨盆的类别和程度，了解胎位、胎儿大小、胎心、宫缩强度、宫颈扩张程度、破膜与否，结合年龄、产次、既往分娩史综合判断，决定分娩方式。

1. 骨盆入口平面狭窄的处理

（1）明显头盆不称（绝对性骨盆狭窄）：足月活胎不能经阴道分娩，临产后行剖宫产术结束分娩。

（2）轻度头盆不称（相对性骨盆狭窄）：严密监护下可试产2～4小时，产程进展不顺利或伴胎儿窘迫，应及时行剖宫产术结束分娩。

2. 中骨盆平面狭窄的处理　胎头在中骨盆完成俯屈及内旋转动作，若中骨盆平面狭窄胎头俯屈及内旋转受阻，易发生持续性枕横位或枕后位。临床表现为活跃期或第二产程延长及停滞、继发宫缩乏力。若宫口已开全、双顶径达坐骨棘水平以下、无明显头盆不称，可徒手回转胎头等待自然分娩或助产；若有明显头盆不称或出现胎儿窘迫征象，短时间又不能阴道分娩者，应马上行剖宫产术。

3. 骨盆出口平面狭窄的处理　临产前对胎儿大小、头盆关系做充分估计，决定能否经阴道分娩。出口横径与后矢状径相加＞15cm，多数可经阴道分娩。如需助产时，应做较大的会阴切开，以免会阴严重撕裂；坐骨结节间径与出口后矢状径之和＜15cm，足月活胎不易经阴道分娩，应作剖宫产术。

4. 骨盆三个平面狭窄的处理　均小骨盆若胎儿估计不大，胎位正常，头盆相称，宫缩好，可以试产。若胎儿较大，有头盆不称应尽早行剖宫产术。

5. 畸形骨盆的处理　根据畸形骨盆种类、狭窄程度、胎儿大小等综合分析，若畸形严重、明显头盆不称，宜及时剖宫产术。

二、软产道异常

软产道包括子宫下段、宫颈、阴道及骨盆底软组织构成的弯曲管道。软产道异常所致的难产少见，易被忽视。

诊断及治疗：

1. 外阴异常　外阴肿瘤可致难产，外阴脓肿在阴道分娩时切开引流。

（1）外阴水肿：严重贫血、重度子痫前期、慢性肾炎、心脏病等孕妇，在有全身水肿的同时，常有外阴严重水肿。分娩时阻碍胎先露下降，易造成组织损伤和愈合不良。产前要做综合处理，会阴部可用50%硫酸镁湿敷；产时需作预防性的会阴切开；产后加强局部护理。

（2）外阴瘢痕：外伤或炎症后瘢痕挛缩，导致外阴及阴道口狭小，影响胎先露下降。

若瘢痕范围小，分娩时可作会阴切开；若瘢痕范围大，难以扩张者，应行剖宫产术。

（3）外阴静脉曲张：轻者可阴道分娩，严重的可行剖宫产分娩。

2. 阴道异常

（1）阴道横膈：横膈多位于阴道上、中段，局部较坚韧，产时阻碍胎先露下降。分娩时，若横膈低且薄，可直视下白小孔处作 X 形切开，胎儿娩出后再切除剩余的膈，残端用肠线连续或扣锁缝合；若横膈高且厚，则需剖宫产术分娩。

（2）阴道纵隔：阴道纵隔若伴有双子宫、双宫颈，位于一侧子宫内的胎儿，通过该侧阴道分娩时，纵隔被推向对侧，分娩多无影响；阴道纵隔发生于单宫颈时，若纵隔薄，胎先露下降时自行断裂，分娩无阻碍；若纵隔厚阻碍胎先露下降时，须在纵隔中间剪开，分娩结束后再切除剩余的隔，残端用肠线连续或扣锁缝合。

（3）阴道狭窄：药物腐蚀、手术感染导致阴道瘢痕挛缩形成阴道狭窄者，若狭窄位置低、程度轻，可作较大的会阴切开后经阴道分娩；若狭窄位置高、范围广，应行剖宫产术。

（4）阴道尖锐湿疣：妊娠期尖锐湿疣生长迅速，宜早期治疗。若病变范围广、体积大，可阻碍胎先露下降，且容易发生出血和感染。为预防新生儿患喉乳头状瘤宜行剖宫产术。

（5）阴道囊肿或肿瘤：阴道壁囊肿较大时，可阻碍胎先露下降，产时可先行囊肿穿刺抽出囊液，待产后再择期处理原有病变；若阴道壁肿瘤阻碍胎先露下降，又不能经阴道切除者，应行剖宫产术。

3. 宫颈异常

（1）宫颈外口黏合：临床较少见，多在分娩受阻时发现。若宫口为一小薄孔状，可用手指轻轻分离黏合处，宫口即可迅速开大；若黏合处厚且韧，需作宫颈切开术或选择剖宫产。

（2）宫颈水肿：多见于胎位或骨盆异常，宫口未开全过早用腹压，使宫颈前唇受压水肿。轻者可抬高产妇臀部或宫颈两侧注入 0.5% 利多卡因 5~10ml，待宫口近开全时，用手将宫颈前唇上推越过胎头，即可经阴道分娩；若经以上处理无效或水肿严重，可行剖宫产术。

（3）宫颈坚韧：多见于高龄初产妇，宫颈弹性差或精神过度紧张使宫颈挛缩，临产后宫颈不易扩张。此时可静脉推注地西泮 10mg 或宫颈两侧注入 0.5% 利多卡因 5~10ml，若无效应行剖宫产术。

（4）宫颈瘢痕：多见于宫颈锥切术后、宫颈裂伤修补术后感染等，导致宫颈瘢痕形成。临产后虽宫缩很强，但宫口不扩张，此时不宜试产过久，应行剖宫产术。

（5）子宫颈癌：因宫颈变硬而脆、弹性差，临产后不易扩张，若经阴道分娩有发生裂伤大出血及扩散等风险。故不宜阴道分娩，而应行剖宫产术，术后行放疗。如为早期浸润癌，可先行剖宫产术，随即行广泛性子宫切除及盆腔淋巴结清扫术。

（6）宫颈肌瘤：位于子宫下段或宫颈的较大肌瘤，因阻碍胎先露下降需行剖宫产术；若肌瘤不阻塞产道可经阴道分娩，肌瘤待产后再作处理。

（郝玉萍）

第八节　胎位异常

分娩时枕前位（正常胎位）约占90%，胎位异常仅占10%左右，其中胎头位置异常占6%~7%，是造成难产的常见因素之一。

一、持续性枕后位、枕横位

在分娩过程中，胎头以枕后位或枕横位衔接，在下降过程中，胎头枕部因强有力的宫缩绝大多数向前转135°或90°，转为枕前位而自然分娩。仅有5%～10%胎头枕骨持续不能转向前方，直至分娩后期仍然立于母体骨盆的后方或侧方，致使分娩发生困难者，称为持续性枕后位（persistent occiput posterior position）或持续性枕横位（persistent occiput transverse position）（图18－2）。发生原因与骨盆异常、胎头俯屈不良、子宫收缩乏力、头盆不称等有关。

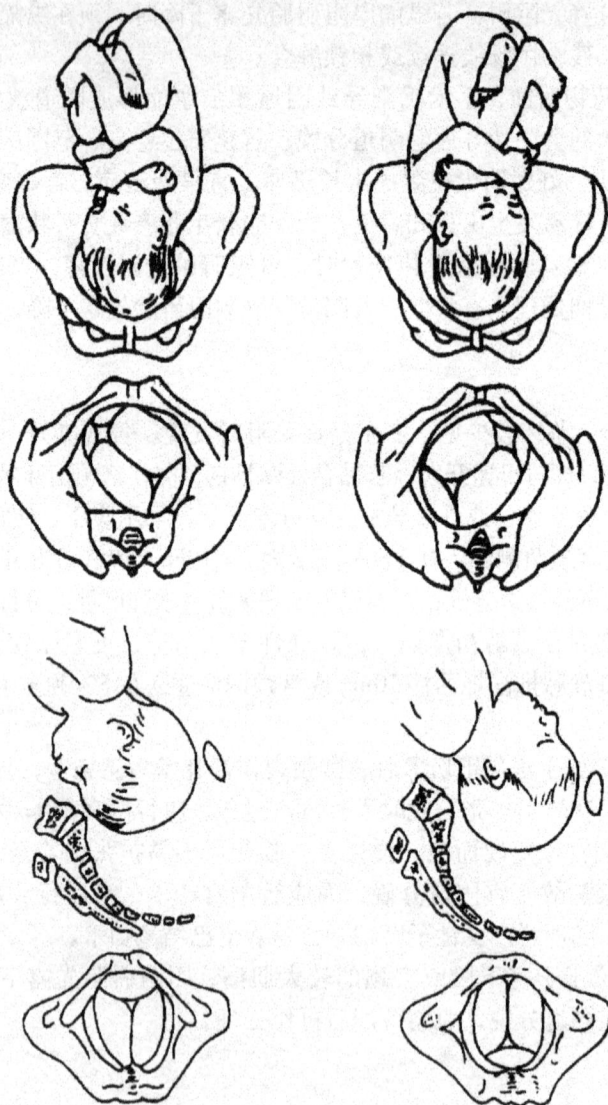

图18－2　持续性枕后位、枕横位

（一）诊断

1. 临床表现　临产后胎头衔接较晚，因胎先露部不能紧贴子宫下段及宫颈，常出现协调性子宫收缩乏力及宫颈扩张缓慢。枕后位时，因枕部压迫直肠，产妇自觉肛门坠胀及排便感，过早使用腹压导致宫颈前唇水肿和产妇疲劳，影响产程进展。持续性枕后位或持续性枕横位常出现活跃期延缓或第二产程延长。

2. 腹部检查　胎背偏向母体后方或侧方，对侧可明显触及胎儿肢体，胎心在脐下一侧偏外方。

3. 肛门检查或阴道检查　若为枕后位，检查时感到盆腔后部空虚，矢状缝位于骨盆斜径上；若为枕横位，则矢状缝位于骨盆横径上；根据前囟、后囟的方向和位置可判断胎方位。当胎头水肿、颅骨重叠、囟门触不清时，需行阴道检查胎儿耳郭和耳屏位置及方向确定胎位。如耳郭朝向骨盆后方则为枕后位；耳郭朝向骨盆侧方则为枕横位。阴道检查是确诊胎位异常必要的手段，其确定胎方位的准确率达80%～90%。

4. 超声显像检查　根据胎头颜面及枕部位置，能准确探清胎头位置以明确诊断。

（二）治疗

持续性枕后位或持续性枕横位如无头盆不称时可以试产，但要密切观察胎头下降、宫口开张及胎心变化。

1. 第一产程

（1）潜伏期：保证产妇足够的营养和休息，如精神紧张、休息不好可肌注哌替啶100mg或地西泮10mg，对纠正不协调宫缩有良好效果。嘱产妇向胎腹方向侧卧，有利于胎头枕部转向前方。若宫缩欠佳，宜尽早静滴缩宫素。

（2）活跃期：宫口开大3～4cm产程停滞，排除头盆不称可行人工破膜，使胎头下一降压迫宫颈，起增强宫缩、促进胎头内旋转作用。若宫缩乏力，可静滴缩宫素。经以上处理产程有进展则继续试产；若进展不理想（每小时宫口开大＜1cm）或无进展时，应行剖宫产术。在试产中如出现胎儿宫内窘迫征象也应行剖宫产分娩。

2. 第二产程　产程进展缓慢，初产妇宫口开全近2小时、经产妇已近1小时，应行阴道检查了解骨盆及胎头情况。若胎头双顶径已达坐骨棘水平或更低时，可徒手转胎头至枕前位，从阴道自然分娩或阴道助产；如转枕前位困难可转为正枕后位，以产钳助产，此时需作较大的会阴切口，以免发生严重裂伤；若胎头位置较高，疑有头盆不称，需行剖宫产术，禁止使用中位产钳。

3. 第三产程　为防止发生产后出血，胎儿娩出后应立即静注或肌注宫缩剂。有软产道裂伤者，应及时修补。凡行手术助产及有软产道裂伤者，产后应给予抗生素预防感染。新生儿应按高危儿处理。

二、胎头高直位

胎头呈不屈不仰姿势衔接于骨盆入口，其矢状缝与骨盆入口前后径一致，称高直位（sincipital presentation）。胎头枕骨靠近耻骨联合者为胎头高直前位；靠近骶岬者为胎头高直后位（图18-3）。头盆不称是发生胎头高直位的最常见原因。

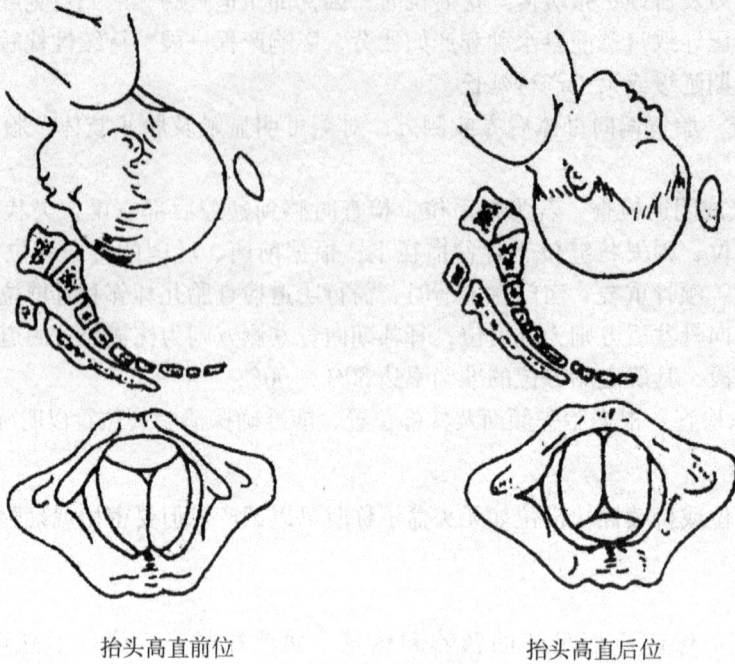

抬头高直前位　　　　　　　　　　　　　　抬头高直后位

图 18 - 3　胎头高直位

（一）诊断

1. 临床表现　由于临产后胎头不俯屈，进入骨盆入口的胎头径线增大，使胎头迟迟不能衔接，导致宫口开张及先露下降缓慢，产程延长。表现为活跃期延缓或停滞，胎头下降受阻。高直前位胎头入盆困难，一旦入盆后，产程进展顺利。高直后位胎头不能入盆，先露难以下降，即使宫口能开全，先露部仍停留在坐骨棘水平或以上。

2. 腹部检查　胎头高直前位时，胎背靠近腹前壁，不易触及胎儿肢体，胎心位置稍高，在近腹中线听得最清楚。胎头高直后位时，胎儿肢体靠近腹前壁，有时在耻骨联合上方可触及胎儿下颏。

3. 阴道检查　因胎头位置高，肛查不易查清，应作阴道检查。如发现胎头矢状缝与骨盆入口前后径一致，后囟在耻骨联合后，前囟在骶骨前，即为胎头高直前位；反之为胎头高直后位。前者产瘤在枕骨正中，后者产瘤在两顶骨之间。

4. 超声显像检查　可探清胎头双顶径与骨盆入口横径一致，胎头矢状缝与骨盆入口前后径一致。

（二）治疗

胎头高直前位时，若骨盆正常、胎儿不大、产力强，应给予充分试产机会。加强宫缩促使胎头俯屈，胎头转为枕前位后可经阴道自然分娩或阴道助产，若试产失败再行剖宫产术结束分娩。胎头高直后位因很难经阴道分娩，一经确诊应行剖宫产术。

三、前不均倾位

胎头以枕横位入盆时，胎头侧屈，以前顶骨先下降，矢状缝靠近骶岬为前不均倾位

（anterior asynclitism）（图 18 - 4）。发生前不均倾位的原因尚不清楚，可能与头盆不称、扁平骨盆及腹壁松弛有关。

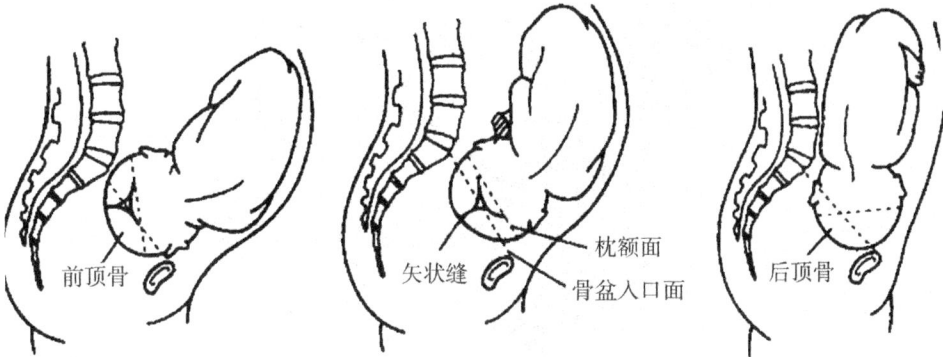

图 18 - 4　前不均倾位

（一）诊断

1. 临床表现　常发生胎膜早破，胎头迟迟不衔接，因后顶骨被阻于骶岬之上，胎头难以衔接和下降，导致继发性宫缩乏力、活跃期停滞或产程延长，甚至出现血尿、宫颈水肿或先兆子宫破裂。由于胎头受压过久可出现产瘤和胎儿宫内窘迫。

2. 腹部检查　临产早期，在耻骨联合上方可扪到胎头前顶部。随着产程进展，胎头继续侧屈使胎头与胎肩折叠于骨盆入口处，因胎头折叠于胎肩之后使胎肩高于耻骨联合平面，于耻骨联合上方只能触到一侧胎肩而触不到胎头，易误认为胎头已入盆。

3. 阴道检查　胎头矢状缝在骨盆入口横径上，向后移靠近骶岬。前顶骨紧嵌于耻骨联合后方，产瘤大部分位于前顶骨，因后顶骨的大部分尚在骶岬之上，致使盆腔后半部空虚。

（二）治疗

一旦确诊为前不均称，应尽快以剖宫产结束分娩。手术切开子宫下段时，应用力将胎肩往子宫方向推送，使胎头侧屈得到纠正，防止前臂脱出。极个别情况因胎儿小、骨盆宽大、宫缩强者，可通过前顶骨降至耻骨联合后，经侧屈后顶骨能滑过而入盆。

四、面先露

胎头枕部与背部接触，胎头呈极度仰伸姿势通过产道，以面部为先露时称为面先露（face presentation）（图 18 - 5）。

面先露以颏骨为指示点，有颏左前、颏左横、颏左后、颏右前、颏右横、颏右后六种胎方位。其中以颏左前、颏右后多见，且经产妇多于初产妇。发病原因与骨盆狭窄、头盆不称、腹壁松弛、胎儿畸形等有关。

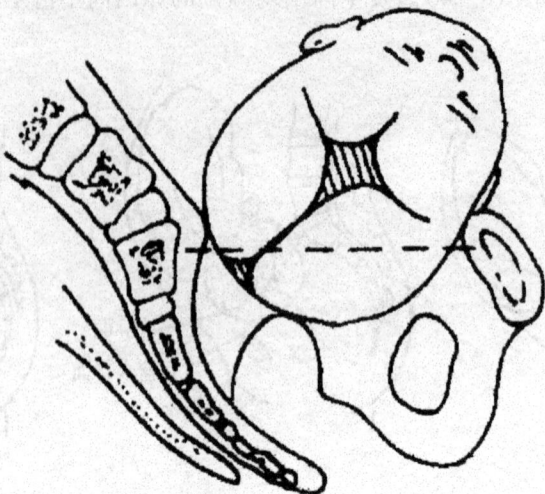

图 18-5 面先露

（一）诊断

1. 临床表现 胎头迟迟不能入盆，先露部不能紧贴子宫下段及宫颈，常引起继发性宫缩乏力，导致产程延长。可表现为潜伏期延长、活跃期延长或停滞。颏后位导致梗阻性难产，可出现子宫破裂征象。由于胎头受压过久，可引起胎儿宫内窘迫。

2. 腹部检查 因胎头极度仰伸入盆受阻，胎体伸直，宫底位置较高。颏前位时，胎头轮廓不清；在孕妇腹前壁容易扪及胎儿肢体，胎心在胎儿肢体侧的下腹部听得清楚。颏后位时，于耻骨联合上方可触及胎儿枕骨隆突与胎背之间有明显凹沟，胎心较遥远而弱。

3. 肛门检查或阴道检查 可触到高低不平、软硬不均的颜面部，若宫口开大时可触及胎儿口、鼻、颧骨及眼眶，并依据颏部所在位置确定其胎位。阴道检查确定面先露时须与臀先露、无脑儿相鉴别。

4. 超声显像检查 可以明确面先露并能探清胎位。

（二）治疗

颏前位时，若无头盆不称，产力良好，有可能自然分娩；若出现继发性宫缩乏力，第二产程延长，可用产钳助产，但会阴切开要足够大。若有头盆不称或出现胎儿窘迫征象，应行剖宫产术。持续性颏后位时，难以经阴道分娩，应行剖宫产术结束分娩。若胎儿畸形，无论颏前位或颏后位，均应在宫口开全后行穿颅术结束分娩。颏横位若能转成颏前位，可以经阴道分娩；持续性颏横位应行剖宫产结束分娩。由于头、面部受压过久，新生儿可出现颅内出血、颜面部肿胀，需加强护理，保持仰伸姿势数日之久。

五、臀位

臀位（breech presentation）是最常见的异常胎位，占妊娠足月分娩总数的 3%～4%，经产妇多见。臀位易并发胎膜早破、脐带脱垂、分娩时后出胎头困难，导致围生儿死亡率较高，是枕先露的 3～8 倍。臀先露以骶骨为指示点，分骶左前、骶左横、骶左后、骶右前、骶右横、骶右后六种胎方位。根据两下肢所取的姿势又分为：

单臀先露或腿直臀先露：胎儿双髋关节屈曲，双膝关节伸直，以臀部为先露，最多见。

完全臀先露或混合臀先露：胎儿双髋及膝关节均屈曲，以臀部和双足为先露，较多见。

不完全臀先露：以一足或双足、一膝或双膝或一足一膝为先露，较少见。

臀先露对产妇易引起胎膜早破或继发性宫缩乏力，使产后出血与产褥感染的机会增多，若宫口未开全而强行牵拉，容易造成宫颈撕裂甚至延及子宫下段；对胎儿易致脐带脱垂、胎儿窘迫或死产；新生儿窒息、臂丛神经损伤及颅内出血发生率增加。

（一）诊断

1. 临床表现　腹部检查在孕妇肋下触及圆而硬的胎头；因宫缩乏力致宫颈扩张缓慢，产程延长。

2. 腹部检查　子宫呈横椭圆形，宫底部可触及圆而硬、有浮球感的胎头，耻骨联合上方可触到圆而软，形状不规则的胎臀，胎心在脐左（右）上方最清楚。

3. 肛门及阴道检查　可触及胎臀或胎足，应与颜面部、胎手相鉴别。注意有无脐带脱垂。

4. 超声显像检查　能准确探清臀先露类型以及胎儿大小、胎头姿势等。

（二）治疗

1. 妊娠期　妊娠30周前，多能自行转为头先露；30周后仍为臀先露应予矫正。常用方法有胸膝卧位、激光照射或艾灸至阴穴，外倒转术慎用。

2. 分娩期　剖宫产指征：狭窄骨盆、软产道异常、胎儿体重大于3 500g、胎儿窘迫、胎膜早破、脐带脱垂、妊娠并发症、高龄初产、有难产史、不完全臀先露等。

决定经阴道分娩的处理：

（1）第一产程：产妇侧卧，少做肛查，不灌肠。一旦破膜，立即听胎心，了解有无脐带脱垂，监测胎心。当宫口开大4~5cm时，使用"堵"外阴方法，待宫口及阴道充分扩张后才让胎臀娩出。在"堵"的过程中，每隔10~15分钟听胎心一次，并注意宫口是否开全。宫口已开全再堵易引起胎儿窘迫或子宫破裂。宫口近开全时，要做好接产和抢救新生儿窒息的准备。

（2）第二产程：初产妇做会阴侧切术。分娩方式有3种：①自然分娩：胎儿自然娩出，不作任何牵拉，极少见。②臀助产术：当胎臀自然娩出至脐部后，胎肩及后出胎头由接产者协助娩出。脐部娩出后，一般应在2~3分钟娩出胎头，最长不能超过8分钟。③臀牵引术：胎儿全部由接产者牵拉娩出，此种手术对胎儿损伤大（图18-6）。

（3）第三产程：使用缩宫素，防止产后出血。有软产道损伤者，应及时检查并缝合，予抗生素预防感染。

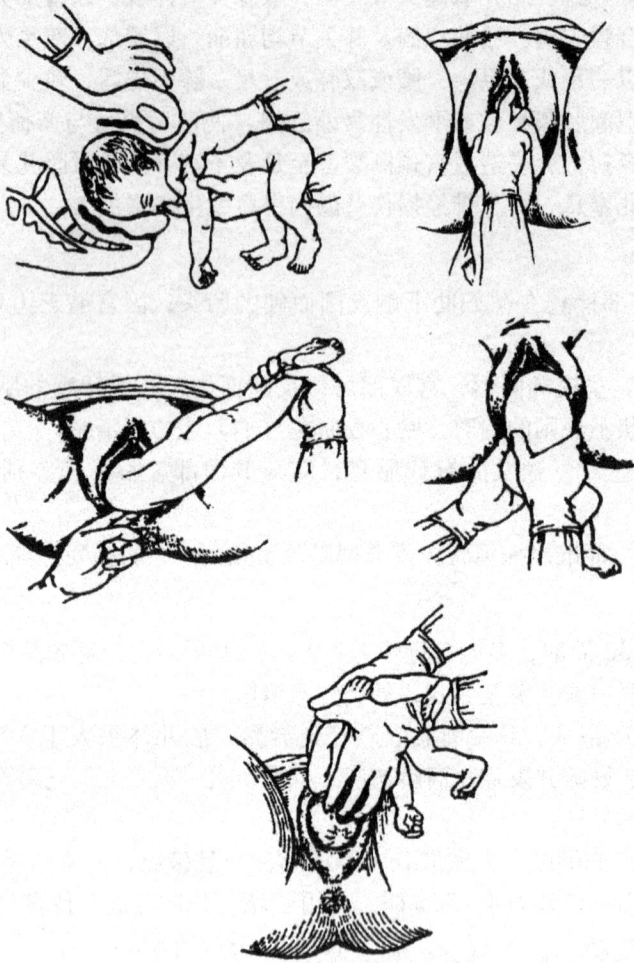

图 18-6　臀牵引术

六、肩先露

胎体横卧于骨盆入口之上，先露部为肩，称为肩先露（shoulder presentation）（图 18-7）。是对母儿最不利的胎位。除死胎或早产儿胎体可折叠娩出外，足月活胎不能经阴道娩出。若处理不当，易造成子宫破裂，甚至危及母儿生命。

（一）诊断

1. 临床表现　易发生宫缩乏力、胎膜早破。破膜后容易发生脐带脱垂和胎儿上肢脱出，导致胎儿窘迫甚至死亡。随着子宫收缩增强，子宫上段越来越厚，下段被动扩张越来越薄，上下段肌壁厚薄相差悬殊，形成环状凹陷，出现病理性缩复环，是子宫破裂的先兆，若不及时处理，将发生子宫破裂。

2. 腹部检查　子宫呈横椭圆形，耻联上方较空虚，在母体一侧触及胎头。胎心在脐周两侧最清楚。

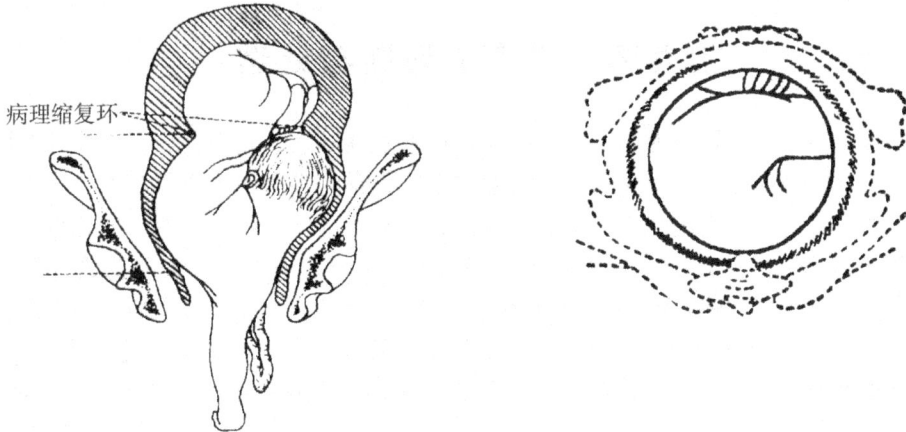

图 18-7　肩先露

3. 肛门或阴道检查　胎膜未破、先露高浮者，肛查不易触及先露部；若胎膜已破、宫口已开张，阴道检查可触及胎肩锁骨、腋窝或肋骨，腋窝尖指向胎肩及胎头位置，据此决定胎头在母体左侧或右侧。若胎手已脱出阴道口外，可用握手法鉴别是胎儿左手或右手。

4. 超声显像检查　能清楚地确定肩先露及具体胎方位。

（二）治疗

1. 妊娠期　妊娠后期发现肩先露应予及时矫正，常用方法有胸膝卧位、激光照射或艾灸至阴穴。上述方法无效可试行外倒转术，转成头位后，包腹固定胎头。

2. 分娩期　①足月活胎，应于临产前行剖宫产术；②经产妇，足月活胎，宫口开大5cm 以上，胎膜已破羊水未流尽，可全麻下行内倒转术，待宫口开全助产；③出现先兆子宫破裂或子宫破裂征象，无论胎儿死活均应立即剖宫产术；④胎儿已死，无先兆子宫破裂征象，若宫口近开全，可全麻下行断头术或碎胎术。术后常规检查子宫下段、宫颈及阴道有无裂伤，若有裂伤应及时缝合，注意产后出血及感染。

七、复合先露

胎先露部（胎头或胎臀）伴有肢体同时进入骨盆入口，称为复合先露（compound presentation）。临床以一手或一前臂随胎头脱出常见。发生原因与胎先露部不能完全填充骨盆入口，先露部周围有空隙有关。

（一）诊断

产程进展缓慢，阴道检查发现胎先露旁有肢体而确诊。

（二）治疗

首先应检查有无头盆不称。如无头盆不称，可让产妇向肢体脱出的对侧侧卧，有利于肢体自然回缩。若脱出肢体与胎头已入盆，可待宫口近开全或开全后上推肢体，使胎头下降后自然分娩或产钳助产。如有头盆不称或伴有胎儿窘迫征象，应尽快行剖宫产术。

（王　颖）

第九节　难产的诊断与处理

决定分娩的四大因素是产力、产道、胎儿及精神心理因素，其中任何一个或几个因素异常即可能导致分娩进程受阻而发生难产。常发生于头先露的难产称为头位难产。随着妇幼保健工作的开展，臀先露、横位的发生率大大减少，致头位难产在难产中所占的比例增加。据1980年全国15各单位协作调查，头位难产占分娩总数的12.56%，占难产总数的69.12%，周溶等报道，1987年至1997年头位分娩占分娩总数的97.02%，头位难产占分娩总数的15.70%，占难产总数的83.62%。难产尤其头位难产若处理不当，可给母儿带来严重危害。因此，产科工作者应当综合分析分娩的四大因素，及时正确地诊断难产并给予恰当的处理，防止母儿并发症的发生。

一、难产的因素及其相互间的关系

导致难产的因素虽不外影响分娩的产力、产道与胎儿三方面的异常，但此三方面又各有不同情况所造成的不同影响，如产力异常方面有原发性子宫收缩乏力与继发性子宫收缩乏力，产道方面有骨产道与软产道的异常，胎儿方面不仅有发育方面的异常（包括过度发育与畸形），还有胎位方面的异常。所有这些异常既可以单独存在，又可以相互影响，其影响不仅可以发生于异常者之间，如胎儿发育异常与骨盆异常等，亦可发生于正常与异常之间，如胎儿发育正常与重度骨盆狭窄等。更值得注意的是有些异常并不明显，如轻度骨盆狭窄、头位异常等，其诊断与处理之正确与否，往往建立于医生对此类情况之基本要领与定义的认识与熟悉，如必须了解轻、中、重度骨盆狭窄的区分标准，枕后位之不同于持续性枕后位等。临床上由于医、护、助产士不能明辨影响分娩因素之正常与异常界限而诊治失当者，主要即在于对所遇情况的基本概念与定义认识与熟悉不足，此在难产因素及其间关系的判断上尤为重要。

二、头位难产的诊断

明显的胎儿发育异常、胎头位置异常及骨盆狭窄常在临产前容易发现，而临界性异常（如骨盆临界狭窄）及产力异常往往在临产后出现分娩受阻，需要耐心细致地观察产程。善于发现早期异常表现，才能得到及时的诊断及正确的处理。头位难产的诊断应注意以下方面：

1. 病史　仔细询问产妇既往内科、外科病史，以及是否有佝偻病、骨质软化症、脊髓灰质炎、严重的胸廓或脊柱变形、骨盆骨折病史，曾有剖宫产、阴道手术助产、反复发生臀先露或横位的经产妇、死胎、死产、新生儿产伤等病史。

2. 全面检查产妇情况　了解产妇思想状态，对妊娠及分娩的认识。全身体检特别要注意心、肺、肝、肾等重要器官情况，测量血压、脉搏、呼吸、体温，了解有无妊娠并发症和内、外科并发症，有无脱水、酸中毒，以及排尿、排便情况。若仅注意产科情况而忽略产妇全身情况常会造成诊断和处理上的重大失误，给母儿带来严重危害，故应引起产科医务人员的高度重视。

3. 仔细检查产科情况

（1）产道：临产前应仔细检查孕妇产道包括骨产道和软产道是否有明显异常，以决定行选择性剖宫产或阴道试产。凌萝达等按骨盆狭窄程度进行评分，临界性骨盆狭窄可经阴道试产，但应严密观察在良好宫缩情况下的产程进展，根据分娩进展情况决定处理措施。

（2）胎儿：临产前应尽量准确估计胎儿体重，除了测量宫高、腹围外，还应做 B 超测量胎儿径线（如双顶径、头围、腹围、股骨长、肱骨软组织厚度等），尽量使估计的胎儿体重相对较准确些。产程中注意观察胎头下降情况及胎方位情况，还应加强胎儿监护，及时正确诊断胎儿窘迫。

（3）产力：分娩中产力多数表现正常。但若有胎头位置异常、胎儿过大、羊水过多及骨盆异常，以及某些软产道异常也可影响子宫收缩力。此外，精神因素的影响也不容忽视。

子宫收缩力可借腹部扪诊或宫缩检测仪了解宫缩频率、持续时间、强弱及宫缩的有效强度而分为强、中、弱三等，"强"指正常的强宫缩，为有效宫缩，与宫缩虽强而无效的强直性宫缩不同；"中"为一般正常宫缩；"弱"指微弱宫缩，包括原发性、继发性宫缩乏力及宫缩不协调等效能差或无效的子宫收缩。

4. 头位分娩评分的临床应用 1978 年，凌萝达提出头位分娩评分法，系将骨盆大小、胎儿体重、胎头位置及产力强弱四项评分相加综合判断，以帮助助产者决定处理时参考。四项评分总和≥13 分者为正常，≥10 分者可以试产。

凌萝达的研究表明：头位分娩评分总分 10 分为头位难产分娩方式的一个分界线。10 分中剖宫产占 59.5%，11 分中剖宫产只有 6.1%，12 分以上基本都可阴道分娩。可见 10 分及以下者多考虑剖宫产分娩。

若产妇尚未临产，则根据骨盆大小及胎儿体重两项评分之和（头盆评分）进行判断，头盆评分≥8 分者为头盆相称，6~7 分为轻微头盆不称，≤5 分为严重头盆不称。头盆评分≥6 分可以试产，评分 5 分者若系骨盆入口问题可予以短期试产，否则以剖宫产为宜。

5. 产程图监测分娩进展 20 世纪 50 年代 Friedman 提出以产程图监护产程，70 年代末国内开始应用简易产程图监测分娩进展。产程图可直接及时反映产程进展情况，适用于每位产妇的产程监测。当出现产程图异常如宫颈扩张或胎头下降延缓或停滞时，应做进一步检查并进行综合分析，及时诊断头位难产。

三、处理

1. 选择性剖宫产头位分娩 在临产前决定做选择性剖宫产者不甚容易，只有符合以下条件者予以考虑：

（1）足月妊娠具有绝对性狭窄骨盆或明显畸形、歪斜骨盆。

（2）胎头高直后位、颏后位、额先露等。

（3）头盆明显不称，头盆评分≤5 分者需做选择性剖宫产。然入口面头盆评分 5 分者、枕前位、产力正常或强、总分仍可达到 10 分，有阴道分娩的可能，可以短期试产。但出口面若总评分为 10 分者，最好还是实行剖宫产。

（4）联体双胎、双头畸形在临产前即可经 X 线摄片或超声显像做出诊断，此类无存活可能的畸形即使予以毁胎也难经阴道娩出，且可并发母体软产道严重损伤，多选择剖宫产，其目的是保护母体。若畸胎有存活可能者更应经剖宫产娩出。

2. 临产过程中考虑做剖宫产

（1）严重胎头位置异常如高直后位、枕横位中的前不均倾势、额位及颏后位。这些胎位往往在宫颈口扩张 3~5cm 后，经阴道检查证实。高直后位体征明确，一旦证实即可做剖宫产；但枕横位中的前不均倾势体征不如高直后位明确，有怀疑时尚需要观察一段时间，随着胎头继续侧屈，矢状缝继续后移，体征逐渐明确，诊断方能成立并选择剖宫产结束分娩；额位时也可观察一段时间，因额位有向面位及枕先露转化的可能，可短期试产。若持续于额位则需考虑剖宫产；额后位时除非胎儿较小，产力强，胎头达盆底后有可能转成额前位娩出，如持续于额后位则需做剖宫产术。

（2）临产后产程停止进展，检查有明显头盆不称。

（3）经过积极处理宫颈始终未能开全。

（4）胎头始终未能衔接者，特别要警惕由于颅骨过分重叠及严重胎头水肿所造成的胎头业已衔接的假象。

（5）子宫收缩乏力，经积极治疗后仍无进展。

3. 试产　除因绝对指征选择性剖宫产者外，头先露的初产妇一般均应试产，尤其骨盆入口面临界性或轻度狭窄更应给予充分试产的机会。试产过程中应有专人守护，严密观察产程进展。试产过程中严格按照产程图进行观察和处理非常重要。中骨盆－出口狭窄试产应特别慎重，若产程中处理不当，勉强经阴道助产分娩或阴道助产失败后再做剖宫产对母儿均极为不利，容易发生分娩并发症。因此，若发现中骨盆－出口狭窄，剖宫产指征应当适当放松。

（1）一般处理：应给产妇提供舒适的待产环境，减少对分娩的恐惧心理，消除精神紧张。注意改善产妇全身情况，对疲乏不能进食者，可静滴 5%~10% 葡萄糖液、维生素 B_6、维生素 C 或（和）电解质。产妇宜左侧卧位，以改善胎儿、胎盘循环，防止仰卧位低血压。产程中应随时排空膀胱，若出现尿潴留，应给予导尿并警惕发生滞产。

（2）产程图异常的处理。

1）潜伏期异常：有潜伏期延长倾向（超过正常平均值即 ≥8 小时）时应处理。首先应除外假临产，若确已临产可予以哌替啶 100mg 或地西泮 10mg 肌内注射，纠正不协调性子宫收缩，当宫缩协调后常可很快进入活跃期。若用镇静剂后宫缩无改善，可加用缩宫素，观察 2~4 小时仍无进展，则应重新评估头盆关系，若有头盆不称应行剖宫产，以免延误处理导致滞产，危害母儿安全。

2）活跃期宫颈扩张延缓或停滞：首先应做阴道检查了解骨盆情况及胎方位，若无明显头盆不称，可行人工破膜加强产力，促进产程进展。严重的胎头位置异常，如高直后位、前不均倾位、额位及额后位等应立即行剖宫产术。若无头盆不称及无严重胎位异常，可用缩宫素加强宫缩，观察 2~4 小时产程仍无进展，或进展欠满意（宫颈扩张率 <1cm/h）应行剖宫产。

3）胎头下降延缓或停滞：第一产程末或第二产程胎头下降延缓或停滞，提示胎头在中骨盆遇到阻力，也应及时做阴道检查，了解中骨盆及出口情况，有无宫颈水肿，胎方位及胎头下降水平，胎头水肿及颅骨重叠情况，若无头盆不称或严重胎位异常，可用缩宫素加强宫缩；若为枕横位或枕后位可试行徒手将胎头转为枕前位，待胎头下降至 ≥+3，宫颈开全后行产钳或胎头吸引器助产，若徒手转胎方位失败，胎头仍持续在 +2 以上，应行剖宫产术。

（黄晓梅）

参考文献

［1］黎梅，周惠珍．妇产科疾病防治［M］．北京：人民卫生出版社，2015.

［2］冯力民，廖秦平．妇产科疾病学［M］．北京：高等教育出版社，2014.

［3］张艳玲．现代妇产科疾病治疗学［M］．西安：西安交通大学出版社，2014.

第十九章　妊娠合并疾病

第一节　妊娠合并心脏病

妊娠合并心脏病是孕产妇死亡的重要原因。在我国孕产妇死因顺位中高居第 2 位，占非直接产科死因的首位。妊娠合并心脏病的发病率各国报道为 1% ~ 4%，我国 1992 年报道为 1.06%。

一、妊娠合并心脏病的种类及其对妊娠的影响

在妊娠合并心脏病的患者中，先天性心脏病占 35% ~ 50%，位居第一。随着广谱抗生素的应用，以往发病率较高的风湿性心脏病的发病率逐年下降。妊娠高血压性心脏病、围生期心肌病、心肌炎、各种心律失常、贫血性心脏病等在妊娠合并心脏病中也占有一定比例。而二尖瓣脱垂、慢性高血压性心脏病、甲状腺功能亢进性心脏病等较少见。不同类型心脏病的发病率随不同国家及地区的经济发展水平差异较大。在发达国家及我国沿海经济发展较快的地区，风湿热已较少见。而在发展中国家及贫困、落后的边远地区仍未摆脱风湿病的困扰，风湿性心脏病合并妊娠者仍很多见。

1. 先天性心脏病

（1）左向右分流型先天性心脏病

1）房间隔缺损：是最常见的先天性心脏病。对妊娠的影响取决于缺损的大小。缺损面积 <1cm^2 者多无症状，仅在体检时被发现，多能耐受妊娠及分娩。若缺损面积较大，在左向右分流基础上合并肺动脉高压，右心房压力增加，可引起右至左分流出现发绀，有发生心衰的可能。房间隔缺损 >2cm^2 者，最好在孕前手术矫治后再妊娠。

2）室间隔缺损：对于小型缺损（缺损面积 ≤1cm^2），若既往无心衰史，也无其他并发症者，妊娠期很少发生心衰，一般能顺利度过妊娠与分娩。室间隔缺损较大，常伴有肺动脉高压，妊娠期发展为右向左分流，出现发绀和心衰。后者妊娠期危险性大，于孕早期宜行人工流产终止妊娠。

3）动脉导管未闭：较多见，在先心病中占 20% ~ 50%，由于儿童期可手术治愈，故妊娠合并动脉导管未闭者并不多见。若较大分流的动脉导管未闭，孕前未行手术矫治者，由于大量动脉血流向肺动脉，肺动脉高压使血流逆转出现发绀诱发心衰。若孕早期已有肺动脉高压或有右向左分流者，宜人工终止妊娠。未闭动脉导管口径较小，肺动脉压正常者，妊娠期一般无症状，可继续妊娠至足月。

（2）右向左分流型先天性心脏病：临床上最常见的有法洛四联症及艾森曼格综合征等。一般多有复杂的心血管畸形，未行手术矫治者很少存活至生育年龄。此类患者对妊娠期血容量增加和血流动力学改变的耐受力极差，妊娠时母体和胎儿死亡率可高达 30% ~ 50%。若

发绀严重，自然流产率可高达80%。这类心脏病妇女不宜妊娠，若已妊娠也应尽早终止。经手术治疗后心功能为Ⅰ～Ⅱ级者，可在严密观察下继续妊娠。

（3）无分流型先天性心脏病

1）肺动脉口狭窄：单纯肺动脉口狭窄的预后较好，多数能存活到生育期。轻度狭窄者能渡过妊娠及分娩期。重度狭窄（瓣口面积减少60%以上）宜于妊娠前行手术矫治。

2）主动脉缩窄：妊娠者合并主动脉缩窄较少见。此病预后较差，合并妊娠时20%会发生各种并发症，死亡率为3.5%～9.0%。围生儿预后也较差，胎儿死亡率为10%～20%。轻度主动脉缩窄，心脏代偿功能良好，患者可在严密观察下继续妊娠。中、重度狭窄者即使经手术矫治，也应劝告避孕或在孕早期终止妊娠。

3）马方（Marfan）综合征：表现为主动脉中层囊性退变。一旦妊娠，死亡率为4%～50%，多因血管破裂。胎儿死亡率超过10%。患本病的妇女应劝其避孕，已妊娠者若超声心动图见主动脉根部直径>40mm时，应劝其终止妊娠。本病于妊娠期间应严格限制活动，控制血压，必要时使用β受体阻滞剂以降低心肌收缩力。

2. 风湿性心脏病　以单纯性二尖瓣狭窄最多见，占2/3～3/4。部分为二尖瓣狭窄合并关闭不全。主动脉瓣病变少见。心功能Ⅰ～Ⅱ级，从未发生过心衰及并发症的轻度二尖瓣狭窄孕妇，无明显血流动力学改变，孕期进行严密监护，可耐受妊娠。二尖瓣狭窄越严重，血流动力学改变越明显，妊娠的危险性越大，肺水肿和低排量性心衰的发生率越高，母体与胎儿的死亡率越高。尤其在分娩和产后死亡率更高。病变严重伴有肺动脉高压的患者，应在妊娠前纠正二尖瓣狭窄，已妊娠者宜在孕早期终止。

3. 妊娠高血压性心脏病　指既往无心脏疾病史，在妊娠期高血压疾病的基础上，突然发生以左心衰竭为主的全心衰竭者。妊娠期高血压疾病并发肺水肿的发生率为3%，这是由于冠状动脉痉挛，心肌缺血，周围小动脉阻力增加，水、钠潴留及血黏度增加等，加重了心脏负担而诱发急性心力衰竭。妊娠期高血压疾病合并中、重度贫血时更易引起心肌受累。这类心脏病在发生心衰之前，常有干咳，夜间更明显，易被误诊为上呼吸道感染或支气管炎而延误诊疗时机，产后病因消除，病情会逐渐缓解，多不遗留器质性心脏病变。

4. 围生期心肌病（peripartum cardiomyopathy，PPCM）指既往无心血管系统疾病史，于妊娠期最后3个月至产后6个月内发生的扩张型心肌病。这种特定的发病时间是与非特异性扩张型心肌病的区别点。确定围生期心肌病必须排除其他任何原因的左室扩张和收缩功能失常。确切病因还不十分清楚，可能与病毒感染、自身免疫因素、多胎妊娠、多产、高血压、营养不良及遗传等因素有关。与非特异性扩张型心肌病的不同点在于发病较年轻，发病与妊娠有关，再次妊娠可复发，50%的病例于产后6个月内完全或接近完全恢复。围生期心肌病对母儿均不利，胎儿死亡率可达10%～30%。临床表现不尽相同，主要表现为呼吸困难、心悸、咳嗽、咯血、端坐呼吸、胸痛、肝大、水肿等心力衰竭的症状。25%～40%的患者出现相应器官栓塞症状；轻者仅有心电图的T波改变而无症状。胸部X线摄片见心脏普遍增大、心脏搏动减弱，肺淤血。心电图示左室肥大、ST段及T波异常改变，常伴有各种心律失常。超声心动图显示心腔扩大、搏动普遍减弱、左室射血分数减低。一部分患者可因心衰、肺梗死或心律失常而死亡。治疗宜在安静、增加营养和低盐饮食的同时，针对心衰可给强心利尿剂及血管扩张剂，有栓塞征象可以适当应用肝素。曾患围生期心肌病、心力衰竭且遗留心脏扩大者，应避免再次妊娠。

5. 心肌炎（myocarditis） 近年病毒性心肌炎呈增多趋势，急慢性心肌炎合并妊娠的比例在增加。妊娠期合并心肌炎的诊断较困难。主要表现为既往无心瓣膜病、冠心病或先心病，在病毒感染后 1～3 周内出现乏力、心悸、呼吸困难和心前区不适。检查可见心脏扩大，持续性心动过速、心律失常和心电图 ST 段及 T 波异常改变等。急性心肌炎病情控制良好者，可在密切监护下继续妊娠。

二、妊娠合并心脏病对孕妇的影响

妊娠期子宫增大、胎盘循环建立、母体代谢率增高，母体对氧及循环血液的需求量增加。妊娠期血容量增加可达30%，致心率加快，心排出量增加，32～34 周时最为明显。分娩期子宫收缩，产妇屏气用力及胎儿娩出后子宫突然收缩，腹腔内压骤减，大量血液向内脏灌注，进一步加重心脏负担。产褥期组织间潴留的液体也开始回到体循环，血流动力学发生一系列急剧变化。因此，在妊娠 32～34 周、分娩期及产后 3 日内是血液循环变化最大、心脏负担最重的时期，有器质性心脏病的孕产妇常在此时因心脏负担加重，极易诱发心力衰竭，临床上应给予高度重视。

三、妊娠合并心脏病对胎儿的影响

不宜妊娠的心脏病患者一旦妊娠，或妊娠后心功能恶化者，流产、早产、死胎、胎儿生长受限、胎儿窘迫及新生儿窒息的发生率均明显增高。心脏病孕妇心功能良好者，胎儿相对安全，但剖宫产几率增加。某些治疗心脏病的药物对胎儿也存在潜在的毒性反应，如地高辛可以自由通过胎盘到达胎儿体内。一部分先天性心脏病与遗传因素有关，国外报道，双亲中任何一方患有先天性心脏病，其后代先心病及其他畸形的发生机会较对照组增加 5 倍，如室间隔缺损、肥厚性心肌病、马方综合征等均有较高的遗传性。

四、妊娠合并心脏病的诊断

由于妊娠期生理性血流动力学的改变、血容量及氧交换量增加，可以出现一系列酷似心脏病的症状和体征，如心悸、气短、踝部水肿、乏力、心动过速等。心脏检查可以有轻度心界扩大、心脏杂音。妊娠还可使原有心脏病的某些体征发生变化，如二尖瓣或主动脉瓣关闭不全的患者，妊娠期周围血管阻力降低，杂音可以减轻甚至不易听到；妊娠血容量增加可使轻度二尖瓣狭窄或三尖瓣狭窄的杂音增强，以致过高估计病情的严重程度，增加明确诊断的难度。因此妊娠期心脏病和心力衰竭的诊断必须结合妊娠期解剖和生理改变仔细分析，再做出正确判断。以下为有意义的诊断依据：

（1）妊娠前有心悸、气急或心力衰竭史，或体检曾被诊断有器质性心脏病，或曾有风湿热病史。

（2）有劳力性呼吸困难、经常性夜间端坐呼吸、咯血、经常性胸闷胸痛等临床症状。

（3）有发绀、杵状指、持续性颈静脉怒张，心脏听诊有舒张期杂音或粗糙的Ⅲ级以上全收缩期杂音。有心包摩擦音、舒张期奔马律、交替脉。

（4）心电图有严重的心律失常，如心房颤动、心房扑动、三度房室传导阻滞、ST 段及 T 波异常改变等。

（5）超声心动图检查显示心腔扩大、心肌肥厚、瓣膜运动异常、心脏结构异常。

（6）X 线检查心脏显著扩大，尤其个别心腔扩大者。

五、心功能分级

衡量心脏病患者的心功能状态，纽约心脏病协会（NYHA）1994 年开始采用两种并行的心功能分级方案。

一种是依据患者对一般体力活动的耐受程度，将心脏病患者心功能分为Ⅰ～Ⅳ级：

Ⅰ级：进行一般体力活动不受限制。

Ⅱ级：进行一般体力活动稍受限制，活动后心悸、轻度气短，休息时无症状。

Ⅲ级：一般体力活动显著受限制，休息时无不适，轻微日常工作即感不适、难，或既往有心力衰竭史。

Ⅳ级：不能进行任何体力活动，休息时仍有心悸、呼吸困难等心力衰竭表现。

此方案的优点是简便易行，不依赖任何器械检查来衡量患者的主观心功能量，因此多年来一直应用于临床。其不足之处是，主观症状和客观检查不一定一致，有时甚至差距很大。

第二种是根据心电图、负荷试验、X 线、超声心动图等客观检查结果评估心脏病的严重程度。此方案将心脏功能分为 A～D 级：

A 级：无心血管病的客观依据。

B 级：客观检查表明属于轻度心血管病患者。

C 级：属于中度心血管病患者。

D 级：属于重度心血管病患者。

其中轻、中、重没有做出明确规定，由医生根据检查进行判断。两种方案可单独应用，也可联合应用，如心功能Ⅱ级 C、Ⅰ级 B 等。

六、妊娠合并心脏病的主要并发症

1. 心力衰竭　原有心功能受损的心脏病患者，妊娠后可因不能耐受妊娠各期的血流动力学变化而发生心力衰竭。风湿性心脏病二尖瓣狭窄的孕产妇，由于心排血量增加，心率加快或生理性贫血，增加了左房的负担而使心房纤颤的发生率增加，心房纤颤伴心率明显加快使左室舒张期充盈时间缩短，引起肺血容量及肺动脉压增加，而发生急性肺水肿和心力衰竭。先天性心脏病心力衰竭多见于较严重的病例，由于心脏畸形种类的不同，心力衰竭的发生机制及表现也不同。

2. 亚急性感染性心内膜炎　妊娠各时期发生菌血症的危险性增加，如泌尿道或生殖道感染，此时已有缺损的心脏则易发生亚急性感染性心内膜炎。是心脏病诱发心力衰竭的原因之一。

3. 缺氧和发绀　发绀型先心病平时已有缺氧和发绀，妊娠期周围循环阻力下降，可使发绀加重。左至右分流的无发绀型先心病，如合并肺动脉高压，分娩时失血等原因引起血压下降，可发生暂时性右至左分流，引起缺氧和发绀。

4. 静脉栓塞和肺栓塞　妊娠时血液呈高凝状态，心脏病患者静脉压增高及静脉血液淤积易引起栓塞。静脉血栓形成和肺栓塞发生率较非孕妇女高 5 倍。是孕产妇死亡的主要原因之一。

七、心力衰竭的早期诊断

心脏病孕产妇的主要死亡原因是心力衰竭，早期发现心力衰竭和及时做出诊断极为重要。若出现下述症状与体征，应考虑为早期心力衰竭：①轻微活动后即出现胸闷、心悸、气短；②休息时心率每分钟超过 110 次，呼吸每分钟超过 20 次；③夜间常因胸闷而坐起呼吸，或到窗口呼吸新鲜空气；④肺底部出现少量持续性湿啰音，咳嗽后不消失。

八、心脏病患者对妊娠耐受能力的判断

能否安全渡过妊娠期、分娩期及产褥期，取决于心脏病的种类、病变程度、是否手术矫治、心功能级别及具体医疗条件等因素。

1. 可以妊娠　心脏病变较轻，心功能 I ~ II 级，既往无心力衰竭史，亦无其他并发症者，妊娠后经密切监护，适当治疗多能耐受妊娠和分娩。

2. 不宜妊娠　心脏病变较重、心功能 III ~ IV 级、既往有心力衰竭史、有肺动脉高压、左室射血分数 ≤ 0.6、心搏量指数每分钟 ≤ 3.0L/m^2、右向左分流型先心病、严重心律失常、活动风湿热、联合瓣膜病、心脏病并发细菌性心内膜炎、急性心肌炎的患者，孕期极易发生心力衰竭，不宜妊娠。年龄在 35 岁以上，发生心脏病病程较长者，发生心力衰竭的可能性极大，不宜妊娠；若已妊娠，应在妊娠早期行治疗性人工流产。

九、妊娠合并心脏病的围生期监护

心脏病孕产妇的主要死亡原因是心力衰竭和感染。心脏病育龄妇女应行孕前咨询，明确心脏病类型、程度、心功能状态，并确定能否妊娠。允许妊娠者一定要从早孕期开始，定期进行产前检查。未经系统产前检查的心脏病孕产妇心力衰竭发生率和孕产妇死亡率，较经产前检查者约高出 10 倍。在心力衰竭易发的三段时期（妊娠 32 ~ 34 周、分娩期及产后 3 日内）须重点监护。

1. 妊娠期

（1）终止妊娠：凡不宜妊娠的心脏病孕妇，应在孕 12 周前行人工流产。若妊娠已超过 12 周，终止妊娠需行较复杂手术，其危险性不亚于继续妊娠和分娩，应积极治疗心衰，使之渡过妊娠与分娩为宜。对顽固性心衰病例，为减轻心脏负荷，应与内科、麻醉医生配合，严格监护下行剖宫取胎术。

（2）定期产前检查：能及早发现心衰的早期征象。在妊娠 20 周前，应每 2 周行产前检查 1 次。20 周后，尤其是 32 周以后，发生心衰的机会增加，产前检查应每周 1 次。发现早期心衰征象应立即住院治疗。孕期经过顺利者，亦应在孕 36 ~ 38 周提前住院待产。

（3）防治心力衰竭

1）避免过劳及情绪激动，保证充分休息，每日至少睡眠 10 小时。

2）孕期应适当控制体重，整个孕期体重增加不宜超过 10kg，以免加重心脏负担。高蛋白、高维生素、低盐、低脂肪饮食。孕 16 周后，每日食盐量不超过 4 ~ 5g。

3）治疗各种引起心衰的诱因：预防感染，尤其是上呼吸道感染；纠正贫血；治疗心律失常，孕妇心律失常发病率较高，对频发的室性期前收缩或快速室性心率，须用药物治疗；防治妊娠期高血压疾病和其他并发症。

4）心力衰竭的治疗：与未孕者基本相同。但孕妇对洋地黄类药物的耐受性较差，需注意毒性反应。为防止产褥期组织内水分与强心药同时回流入体循环引起毒性反应，常选用作用和排泄较快的制剂，如地高辛 0.25mg，每日 2 次口服，2～3 日后可根据临床效果改为每日 1 次。妊娠晚期心衰的患者，原则是待心衰控制后再行产科处理，应放宽剖宫产指征。如为严重心衰，经内科各种措施均未能奏效，若继续发展将导致母儿死亡时，也可边控制心衰边紧急剖宫产，取出胎儿，减轻心脏负担，以挽救孕妇生命。

2. 分娩期　妊娠晚期应提前选择好适宜的分娩方式。

（1）分娩方式的选择：心功能Ⅰ～Ⅱ级，胎儿不大，胎位正常，宫颈条件良好者，可考虑在严密监护下经阴道分娩。胎儿偏大，产道条件不佳及心功能Ⅲ～Ⅳ级者，均应择期剖宫产。剖宫产可减少产妇因长时间宫缩所引起的血流动力学改变，减轻心脏负担。由于手术及麻醉技术的提高，术中监护措施的完善及高效广谱抗生素的应用，剖宫产已比较安全，故应放宽剖宫产指征。以选择连续硬膜外阻滞麻醉为宜，麻醉剂中不应加肾上腺素，麻醉平面不宜过高。为防止仰卧位低血压综合征，可采取左侧卧位 15°，上半身抬高 30°。术中、术后应严格限制输液量。不宜再妊娠者，应建议同时行输卵管结扎术。

（2）分娩期处理

1）第一产程：安慰及鼓励产妇，消除紧张情绪。适当应用地西泮、哌替啶等镇静剂。密切注意血压、脉搏、呼吸、心率。一旦发现心衰征象，应取半卧位，高浓度面罩吸氧，并给毛花苷丙 0.4mg 加 25% 葡萄糖液 20ml 缓慢静脉注射，必要时 4～6 小时重复给药 0.2mg。产程开始后即应给予抗生素预防感染。

2）第二产程：要避免屏气增加腹压，应行会阴后一侧切开、抬头吸引或产钳助产术，尽可能缩短第二产程。

3）第三产程：胎儿娩出后，产妇腹部放置砂袋，以防腹压骤降而诱发心衰。要防止产后出血过多而加重心肌缺血，诱发先心病发生发绀及心衰。可静注或肌注缩宫素 10～20U，禁用麦角新碱，以防静脉压增高。产后出血过多者，应适当输血、输液，但需注意输液速度。

3. 产褥期　产后 3 日内，尤其 24 小时内仍是发生心衰的危险时期，产妇须充分休息并密切监护。应用广谱抗生素预防感染，直至产后 1 周左右，无感染征象时停药。心功能Ⅲ级以上者不宜哺乳。

4. 心脏手术的指征　妊娠期血流动力学的改变使心脏储备能力下降，影响心脏手术后的恢复，加之术中用药及体外循环对胎儿的影响，一般不主张在孕期手术，尽可能在幼年、孕前或延至分娩后再行心脏手术。如果妊娠早期出现循环障碍症状，孕妇不愿做人工流产，内科治疗效果又不佳且手术操作不复杂，可考虑手术治疗。手术时期宜在妊娠 12 周以前进行，手术前注意保胎及预防感染。

（郝玉萍）

第二节　妊娠合并病毒性肝炎

病毒性肝炎是孕妇并发的最常见的肝脏疾病，妊娠期感染可严重地危害孕妇及胎儿，病原发病率约为非妊娠期妇女的 6～9 倍，急性重型肝炎发生率为非孕期妇女的 65.5 倍。常见的病原体有甲型（HAV）、乙型（HBV）、丙型（HCV）、丁型（HDV）、戊型（HEV）等肝炎病毒。近年来还提出乙型（HFV）、庚型病毒性肝炎（HGV），以及输血传播病毒（TTV）感染等。这些病毒在一定条件下都可造成严重肝功能损害甚至肝功能衰竭。对病毒性肝炎孕妇的孕期保健及阻止肝炎病毒的母儿传播已成为围生医学研究的重要课题。

一、病因和分类

1. 甲型病毒性肝炎（viral hepatitis A） 由甲型肝炎病毒（HAV）引起，HAV 是一种直径 27~28nm、20 面立体对称的微小核糖核酸病毒，病毒表面无包膜，外层为壳蛋白，内部含有单链 RNA。病毒基因组由 7 478 个核苷酸组成，分子量为 2.25×10^8。病毒耐酸、耐碱、耐热、耐寒能力强，经高热 100℃，5 分钟、紫外线照射 1 小时、1：400，37℃甲醛浸泡 72 小时等均可灭活。

甲型肝炎主要经粪－口直接传播，病毒存在于受感染的人或动物的肝细胞浆、血清、胆汁和粪便中。在甲型肝炎流行地区，绝大多数成人血清中都有甲肝病毒，因此，婴儿在出生后 6 个月内，由于血清中有来自母体的抗－HAV 而不易感染甲型肝炎。

2. 乙型病毒性肝炎（viral hepatitis B） 由乙型肝炎病毒（HBV）引起，孕妇中 HBsAg 的携带率为 5%~10%。妊娠合并乙型肝炎的发病率为 0.025%~1.6%，70.3% 产科肝病是乙型肝炎，乙型肝炎表面抗原携带孕妇的胎儿宫内感染率为 5%~15%。

乙型肝炎病毒又称 Dane 颗粒，因系 Prince 1968 年在澳大利亚发现，也称澳大利亚抗原。乙型肝炎病毒是一种直径 42nm、双层结构的嗜肝 DNA 病毒，由外壳蛋白和核心成分组成。外壳蛋白含有表面抗原（HBsAg）和前 S 基因的产物；核心部分主要包括核心抗原（HBcAg）、e 抗原（HBeAg）、DNA 及 DNA 多聚酶，是乙型肝炎病毒复制部分。

乙型肝炎的传播途径主要有血液传播、唾液传播和母婴垂直传播等。人群中 40%~50% 的慢性 HBsAg 携带者是由母婴传播造成的。母婴垂直传播的主要方式有：宫内感染、产时传播和产后传播。

3. 丙型病毒性肝炎（viral hepatitis C） 由丙型肝炎病毒（HCV）引起，HCV 与乙肝病毒的流行病学相似，感染者半数以上发展成为慢性，可能是肝硬化和肝癌的原因。HCV 属披盖病毒科，有包膜，基因组 9.5kb，是单股正链 RNA 病毒。

HCV 经血液和血液制品传播是我国丙型肝炎的主要传播途径，据国外报道，90% 以上的输血后肝炎是丙型肝炎，吸毒、性混乱、肾透析和医源性接触都是高危人群，除此之外，仍有 40%~50% 的 HCV 感染无明显的血液及血液制品暴露史，其中母婴传播是研究的热点。

4. 丁型病毒性肝炎（viral hepatitis D） 是一种缺陷的嗜肝 R、A 病毒。病毒直径 38nm，含 1 678 个核苷酸。HDV 需依赖 HBV 才能复制，常与 HBV 同时感染或在 HBV 携带情况下重叠发生，导致病情加重或慢性化。国内各地的检出率为 1.73%~25.66%。

HDV 主要经输血和血制品、注射和性传播，也存在母婴垂直传播，研究发现，HBV 标记物阴性，HDV 阳性母亲的新生儿也可能有 HDV 感染。

5. 戊型病毒性肝炎（viral hepatitis E） 又称流行性或肠道传播的非甲非乙型肝炎。戊型肝炎病毒（HEV）直径 23~37nm，病毒基因组为正链单股 RNA。

戊肝主要通过粪－口途径传播，输血可能也是一种潜在的传播途径，目前尚未见母婴垂直传播的报道。

6. 其他病毒性肝炎　除以上所列各种病毒性肝炎外，还有 10% ~ 20% 的肝炎患者病原不清，这些肝炎主要有乙型病毒性肝炎、庚型病毒性肝炎、单纯疱疹病毒性肝炎和巨细胞病毒性肝炎等。乙型病毒性肝炎病情和慢性化程度均不如输血后肝炎严重，目前缺少特异性诊断方法。庚型病毒性肝炎主要通过输血等肠道外途径传播，也可能经母婴和性传播，有待进一步证实。单纯疱疹病毒性肝炎和巨细胞病毒性肝炎文献报道少见。

二、病毒性肝炎对妊娠的影响

1. 对母体的影响　妊娠早期发生病毒性肝炎可使妊娠反应如厌食、恶心、呕吐等症状加重。妊娠晚期由于肝病使醛固酮灭活能力下降，较易发生妊娠高血压综合征，发生率可达 30%。分娩时，由于肝功能受损，凝血因子合成功能减退，易发生产后出血。如为重症肝炎，极易并发 DIC，导致孕产妇死亡。HCV 感染较少增加产科并发症的危险，戊型肝炎暴发流行时，孕妇感染后，可导致流产、死胎、产后出血。妊娠后期易发展为重症肝炎、肝功能衰竭，病死率可达 30%。

妊娠合并病毒性肝炎孕产妇病死率各地报道不同，上海地区为 1.7% ~ 8.1%；武汉地区为 18.3%；欧洲仅 1.8%；北非则高达 50%。

2. 对胎儿的影响　目前尚无 HAV 致畸的报道。

妊娠早期患病毒性肝炎，胎儿畸形率约增高 2 倍。患乙型肝炎和慢性无症状 HBV 携带者的孕妇，均可能导致胎儿畸形、流产、死胎、死产，新生儿窒息率、病死率明显增加，也可能使新生儿成为 HBV 携带者，部分导致慢性肝炎、肝硬化和肝癌。妊娠晚期合并病毒性肝炎时，早产率和围生儿死亡率亦明显增高。

3. 母婴传播

(1) 甲型肝炎：无宫内传播的可能性，分娩时由于吸入羊水可引起新生儿感染及新生儿监护室甲型肝炎的暴发流行。

(2) 乙型肝炎：乙型肝炎母婴传播可分为宫内感染、产时传播、产后传播。

1) 宫内感染：主要是子宫内经胎盘传播，是母婴传播中重要的途径。脐血 HBV 抗原标志物阳性则表示可能有宫内感染。Shaima 等报道单纯 HBsAg 阳性的孕妇胎儿受感染率约 50% ~ 60%；合并 HBeAg 阳性和抗 HBc 阳性孕妇宫内感染率可达 88% ~ 90%。

HBV 经胎盘感染胎儿的机制可能有：①HBV 使胎盘屏障受损或通透性改变，通过细胞与细胞间的传递方式实现的母血 HBV 经蜕膜毛细血管内皮细胞和蜕膜细胞及绒毛间隙直接感染绒毛滋养层细胞，然后进一步感染绒毛间质细胞，最终感染绒毛毛细血管内皮细胞而造成胎儿宫内感染的发生。②HBV 先感染并复制于胎盘组织。③HBV 患者精子中存在 HBV DNA，提示 HBV 有可能通过生殖细胞垂直传播，父系传播不容忽视。

2) 产时传播：是 HBV 母婴传播的主要途径，约占 50%。其机制可能是分娩时胎儿通过产道吞咽或接触了含有 HBV 的母血、羊水和阴道分泌物，也有学者认为分娩过程中，胎盘绒毛血管破裂，少量血渗透入胎儿血中，引起产时传播。

3) 产后传播：主要与接触母亲唾液、汗液和乳汁有关。HBV 可侵犯淋巴细胞和精细胞等，而早期母乳中有大量淋巴细胞，所以不能排除 HBV DNA 在母乳中整合和复制成 HBV 的可能。当新生儿消化道任何一处黏膜因炎症发生水肿、渗出，导致通透性增加或黏膜直接受损时，母乳中该物质就可能通过毛细血管网进入血液循环而引起乙肝感染。研究发现，当HBsAg阳性母亲唾液中HBsAg也阳性时，其婴儿的感染率为22%。母血中乙肝三项阳性者和HBeAg及抗-HBc阳性者因其初乳中HBV DNA的阳性率为100%，故不宜哺乳；血中HBsAg及HBeAg、HBsAg及抗-HBc和HBeAg阳性者其初乳中排毒率达75%以上，所以应谨慎哺乳。如果初乳中单纯抗-HBs和（或）抗-HBe阳性者，因其排毒率为零，可以哺乳。

（3）丙型肝炎：有关HCV母婴传播的感染率各家报道不一（0~100%），可能与母体血中HCV RNA水平不同、研究方法不同、婴儿追踪观察的时间不同等有关。研究证实，孕妇的抗HCV可通过胎盘到达婴儿体内，母婴感染的传播可发生于产前妊娠期，即HCV感染子宫内胎儿，并定位于胎儿肝脏。白钢钻等研究发现，抗HCV或HCV RNA任意一项阳性孕妇所分娩的新生儿HCV感染率极高，有输血史和丙型肝炎病史者，发生宫内传播的危险性更大。HCV可能通过宫内感染、分娩过程中感染，也可于产后母乳喂养的过程中感染。

（4）其他类型的肝炎：HDV存在母婴传播，其传播机制可能是经宫内感染，也有可能类似某些RNA病毒经生殖细胞传播。目前尚未见HEV母婴传播的报道。庚型病毒性肝炎可经母婴传播和性传播，其途径可能是分娩过程或产后哺乳。

三、妊娠对病毒性肝炎的影响

肝脏代谢在妊娠期有别于非妊娠期，一旦受到肝炎病毒侵袭，其损害就较为严重，原因是：①妊娠期新陈代谢旺盛，胎儿的呼吸排泄等功能均需母体完成；②肝脏是性激素代谢及灭活的主要场所，孕期内分泌变化所产生的大量性激素需在肝内代谢和灭活，加重肝脏的负担；③妊娠期机体所需热量较非妊娠期高20%，铁、钙、各种维生素和蛋白质需求量大大增加，若孕妇原有营养不良，则肝功能减退，加重病情；④妊娠期高血压疾病可引起小血管痉挛，使肝、肾血流减少，而肾功能损害，代谢产物排泄受阻，可进一步加重肝损害，若合并肝炎，易致肝细胞大量坏死，诱发重症肝炎；⑤由于妊娠期的生理变化和分娩、手术创伤、麻醉影响、上行感染等因素，不可避免地对已经不健康的肝脏造成再损伤，使孕妇患肝炎较普通人更易发生严重变化；⑥为了适应妊娠的需要，循环系统血液再分配使孕期的肝脏处于相对缺血状态，使原本不健康的肝脏更加雪上加霜甚至不堪重负。所以，肝炎产妇更易加重肝损害，甚至诱发重症肝炎。国内外的资料显示，约8%的妊娠肝炎患者发展为重症肝炎，大大高于非孕人群乙型肝炎诱发重症肝炎的发生率（1%~5%）。

四、临床表现

甲型肝炎临床表现均为急性，好发于秋冬季，潜伏期为2~6周。前期症状可有发热、厌油、食欲下降、恶心呕吐、乏力、腹胀和肝区疼痛等，一般于3周内好转。此后出现黄疸、皮肤瘙痒、肝脏肿大，大约持续2~6周或更长。多数病例症状轻且无黄疸。

乙型肝炎分急性乙型肝炎、慢性乙型肝炎、重症肝炎和HBsAg病毒携带者。潜伏期一般为1~6个月。

急性期妊娠合并乙肝的临床表现出现不能用妊娠反应或其他原因解释的消化道症状，与甲肝类似，但起病更隐匿，前驱症状可能有急性免疫复合物样表现，如皮疹、关节痛等，黄疸出现后症状可缓解。乙型肝炎病程长，5%左右的患者转为慢性。极少数患者起病急，伴高热、寒战、黄疸等，如病情进行性加重，演变为重症肝炎则黄疸迅速加深，出现肝性脑病症状，凝血机制障碍，危及生命。妊娠时更易发生重症肝炎，尤其是妊娠晚期多见。

其他类型的肝炎临床表现与乙型肝炎类似，症状或轻或重。丙型肝炎的潜伏期为 2~26 周，输血引起者为 2~16 周。丁型肝炎的潜伏期为 4~20 周，多与乙型肝炎同时感染或重叠感染。戊型肝炎与甲肝症状相似，暴发流行时，易感染孕妇，妊娠后期发展为重症肝炎，导致肝功能衰竭，病死率可达 30%。有学者报道散发性戊型肝炎合并妊娠，起病急，症状轻，临床预后较好，不必因此终止妊娠。

五、诊断

妊娠合并病毒性肝炎的前驱症状与妊娠反应类似，容易被忽视，诊断需要根据病史、症状、体征和实验室检查等综合分析。

1. 病史　要详细了解患者是否有与肝炎患者密切接触史；是否接受输血、血液制品、凝血因子等治疗；是否有吸毒史。

2. 症状和体征　近期内有无其他原因解释的消化道症状、低热、肝区疼痛、不明原因的黄疸。体格检查肝脏肿大、压痛，部分患者可有脾大。重症肝炎出现高热、烦躁、谵妄等症状，黄疸迅速加深，伴有肝性脑病，可危及生命。查体肝浊音界明显减小，有腹水形成。

3. 实验室检查

（1）周围血象：急性期白细胞多减低，淋巴细胞相对增多，异常淋巴细胞不超过 10%。急性重型肝炎白细胞总数及中性粒细胞百分比均可显著增多。合并弥漫性血管内凝血时，血小板急骤减少，血涂片中可发现形态异常的红细胞。

（2）肝功能检查

1）血清酶活力测定：血清丙氨酸氨基转移酶（ALT），即谷丙转氨酶（GPT）及血清羧门冬氨酸氨基转移酶（AST），即谷草转氨酶（GOT）是临床上常用的检测指标。肝细胞有损害时，ALT 增高，为急性肝炎早期诊断的敏感指标之一，其值可高于正常十倍至数十倍，一般于 3~4 周下降至正常。若 ALT 持续数月不降，可能发展为慢性肝炎。急性重型肝炎 ALT 轻度升高，但血清胆红素明显上升，为酶胆分离现象，提示有大量肝细胞坏死。当肝细胞损害时 AST 亦增高，急性肝炎升高显著，慢性肝炎及肝硬化中等升高。急性黄疸出现后很快下降，持续时间不超过 3 周，乙肝则持续较长。AST/ALT 的比值对判断肝细胞损伤有较重要意义。急性重型肝炎时 AST/ALT < 1，提示肝细胞有严重坏死。

2）胆色素代谢功能测定：各类型黄疸时血清胆红素增高，正常时 < 17μmol/L，重型肝炎、淤胆型肝炎均明显增高 > 170μmol/L，以直接胆红素为主，黄疸消退时胆红素降低。急性肝炎时尿胆红素先于黄疸出现阳性，在黄疸消失前转阴。尿胆原在黄疸前期增加，黄疸出现后因肝内胆红素排出受阻，尿胆原则上减少。

3）慢性肝炎时白/球比例倒置或丙种球蛋白增高。麝香草酚浊度及絮状试验，锌浊度试验反应肝实质病变，重症肝炎时氨基酸酶谱中支链氨基酸/芳香族氨基酸克分子比值降至 1.0~1.5 以下。病毒性肝炎合并胆汁淤积时碱性磷酸酶（AKP）及胆固醇测定明显升高。有肝细胞再生时甲胎球蛋白（AFP）增高。

（3）病原学检查：对临床诊断、治疗、预后及预防等方面有重要意义。最常用且敏感的为酶联免疫法（EIA）及放射免疫法（RIA）检测抗原和抗体。

1）甲型肝炎：急性期抗 – HAVIgM 阳性，抗 HAVIgG 阳性表示既往感染。一般发病第 1 周抗 – HAV IgM 阳性，1～2 个月后抗体滴度下降，3～6 个月后消失。感染者粪便免疫电镜可检出 HAV 颗粒。

2）乙型肝炎：有多种抗原抗体系统。临床常用有乙型肝炎表面抗原 HBsAg、e 抗原 HBeAg 和核心抗原 HBcAg 及其抗体系统。HBsAg 阳性是乙型肝炎的特异性标志，急性期其滴度随病情恢复而下降，慢性及无症状携带者 HBsAg 可长期阳性。HBeAg 阳性表示 HBV 复制，这类患者临床有传染性，抗 HBe 出现则表示 HBV 复制停止。HBcAg 阳性也表示 HBV 复制，慢性 HBV 感染者，抗 HbcAg 可持续阳性。有条件者测前 S_1、前 S_2 和抗前 S_1、抗前 S_2，对早期诊断乙型肝炎和判断转归有重要意义。

3）丙型肝炎：抗 – HCV 阳性出现于感染后期，即使抗体阳性也无法说明现症感染还是既往感染，需结合临床。判断困难时可用反转录聚合酶链反应（RT – PCR）检测 HCV – RNA。

4）丁型肝炎：血清抗 – HD 或抗 – HD IgM 阳性，或 HDAg 阳性，一般出现在肝炎潜伏期后期和急性期早期；亦可测 HDV RNA，均为 HDV 感染的标志。

5）戊型肝炎：急性期血清抗 – HEV IgM 阳性；或发病早期抗 – HEV 阴性，恢复期转为阳性。患者粪便内免疫电镜可检出 HEV 颗粒。

（4）其他检测方法：B 型超声诊断对判断肝硬化、胆管异常、肝内外占位性病变有参考价值；肝活检对确定弥漫性肝病变及区别慢性肝炎临床类型有重要意义。

六、鉴别诊断

1. 妊娠剧吐引起的肝损害　妊娠剧吐多发生在妊娠早期，由于反复呕吐，可造成脱水、尿少、酸碱失衡、电解质失调、消瘦和黄疸等。实验室检查血胆红素和转氨酶轻度升高、尿酮体阳性。与病毒性肝炎相比，妊娠剧吐引起的黄疸较轻，经过治疗如补足液体、纠正电解质紊乱和酸中毒后，症状迅速好转。

2. 妊娠高血压综合征引起的肝损害　重度妊高征子痫和先兆子痫常合并肝功能损害，恶心、呕吐、肝区疼痛等临床症状与病毒性肝炎相似。但妊高征症状典型，除有高血压、水肿、蛋白尿和肾损害及眼底小动脉痉挛外，还可有头痛、头晕、视物模糊与典型子痫抽搐等，部分患者转氨酶升高，但妊娠结束后可迅速恢复。如合并 HELLP 综合征，应伴有溶血、肝酶升高及血小板减少。妊娠期肝炎合并妊高征时，两者易混淆，可检测肝炎病毒抗原抗体帮助鉴别诊断。

3. 妊娠期急性脂肪肝　临床罕见，多发生于妊娠 28～40 周，妊娠高血压综合征、双胎等多见。起病急，以忽然剧烈、持续的呕吐开始，有时伴上腹疼痛及黄疸。1～2 周后，病情迅速恶化，出现弥漫性血管内凝血、肾衰竭、低血糖、代谢性酸中毒、肝性脑病、休克等。其主要病理变化为肝小叶弥漫性脂肪变性，但无肝细胞广泛坏死，可与病毒性肝炎鉴别。实验室检查转氨酶轻度升高，血清尿酸、尿素氮增高，直接胆红素明显升高，尿胆红素阴性。B 超为典型的脂肪肝表现，肝区内弥漫的密度增高区，呈雪花状，强弱不均；CT 为肝实质呈均匀一致的密度减低。

4. 妊娠期肝内胆汁淤积综合征　又称妊娠期特发性黄疸、妊娠瘙痒症等，是发生于妊娠中、晚期，以瘙痒和黄疸为特征的疾病。其临床特点为先有皮肤瘙痒，进行性加重，黄疸一般为轻度。分娩后 1~3 天黄疸消退，症状缓解。患者一般情况好，无病毒性肝炎的前驱症状。实验室检查转氨酶正常或轻度升高，血胆红素轻度增加。肝组织活检无明显的实质性肝损害。

5. 药物性肝炎　妊娠期易引起肝损害的药物主要有氯丙嗪、异烟肼、利福平、对氨基水杨酸钠、呋喃妥因、磺胺类、四环素、红霉素、安定和巴比妥类药物等。酒精中毒、氟烷、氯仿等吸入也可能引起药物性肝炎。有时起病急，轻度黄疸和转氨酶升高，可伴有皮疹、皮肤瘙痒、蛋白尿、关节痛和嗜酸性粒细胞增多等，停药后可自行消失。诊断时应详细询问病史，尤其是用药史。妊娠期禁用四环素，因其可引起肝脏急性脂肪变，出现恶心呕吐、黄疸、肌肉酸痛、肝肾功能衰竭，并可致死胎、早产等。

七、治疗

原则上与非孕期病毒性肝炎治疗相同，目前尚缺乏特效治疗，治疗应以中西医药结合为主，对没有肯定疗效的药物，应慎重使用，尽量少用药物，以防增加肝脏负担。

1. 一般处理　急性期应充分卧床休息，减轻肝脏负担，以利于肝细胞的修复。黄疸消退症状开始减轻后，逐渐增加活动。合理安排饮食，以高糖、高蛋白和高维生素"三高饮食"为主，对有胆汁淤积或肝性脑病者应限制脂肪和蛋白质。禁用可能造成肝功能损害的药物。

2. 保肝治疗　以对症治疗和辅助恢复肝功能为原则。给予大量的维生素和葡萄糖，口服维生素以维生素 C、复合维生素 B 或酵母为主。如黄疸较重、凝血酶原时间延长或有出血倾向，可给予维生素 K；黄疸持续时间较长者还应增加维生素 A。病情较重、食欲较差或有呕吐不能进食者，可以静脉滴注葡萄糖、维生素 C、三磷酸腺苷（ATP）、辅酶 A 和细胞色素等可促进肝细胞的代谢，新鲜血、血浆和人体白蛋白等可改善凝血功能，纠正低蛋白血症起到保肝作用。另外，一些药物如肝乐、肝宁、肌苷等也有保肝作用。

3. 免疫调节药物　免疫调节药物糖皮质激素目前仅用于急性重型肝炎、淤胆型肝炎及慢性活动性肝炎。常用药物为泼尼松、泼尼松龙及氟美松（地塞米松）。疗程不宜过长，急性者约 1~2 周；慢性肝炎疗程较长，用药过程中应注意防止并发感染或骨质疏松等，停药时需逐渐减量。转移因子、左旋咪唑、白细胞介素－2（IL－2）、干扰素及干扰素诱导剂等免疫促进剂，效果均不肯定。

4. 抗病毒制剂　近年国外应用白细胞干扰素或基因重组 α，β 或 γ 干扰素或阿糖腺苷或单磷酸阿糖腺苷、无环鸟苷或去氧无环鸟苷，单独或与干扰素合用，可使血清 HBV－DNA 及 HBeAg 缓慢下降，同时肝内 DNA 形成及 HBeAg 减少，病毒停止复制，肝功渐趋正常。

5. 中医治疗　根据症状辨证施治，以疏肝理气、清热解毒、健脾利湿、活血化瘀的重要治疗为主。黄疸型肝炎需清热、佐以利湿者，可用茵陈蒿汤加味。需利湿佐以清热者可用茵陈五苓散加减。如慢性肝炎、胆汁淤积型肝炎后期等，应以温阳去寒，健脾利湿，用茵陈术附汤。如急性、亚急性重型肝炎应以清热解毒，凉血养阴为主，用犀角地黄汤加味等。另外，联苯双酯、强力宁、香菇多糖等中成药也有改善肝细胞功能的作用。

6. 产科处理

（1）妊娠期：早期妊娠合并急性甲型肝炎，因 HAV 无致畸依据，也没有宫内传播的可能性，如病程短、预后好，则原则上可继续妊娠，但有些学者考虑到提高母婴体质，建议人工流产终止妊娠。合并乙型肝炎者，尤其是慢性活动性肝炎，妊娠可使肝脏负担加重，应积极治疗，病情好转后行人工流产。中晚期妊娠合并肝炎则不主张终止妊娠，因终止妊娠时创伤、出血等可加重肝脏负担，使病情恶化，可加强孕期监护，防止妊娠高血压综合征。对个别重症患者，经各种保守治疗无效，病情继续发展时，可考虑终止妊娠。

（2）分娩期及产褥期：重点是防治出血和感染。可于妊娠近预产期前一周左右，每日肌内注射维生素 K 20～40mg，临产后再加用 20mg 静脉注射。产前应配好新鲜血，做好抢救休克及新生儿窒息的准备，如可经阴分娩，应尽量缩短第二产程，必要时可行产钳或胎头吸引助产。产后要防止胎盘剥离面严重出血，及时使用宫缩剂，必要时给予补液和输血。产时应留脐血做肝功能及抗原的测定。如有产科指征需要行剖宫产时，要做好输血准备。选用大剂量静脉滴注对肝脏影响小的广谱抗生素如氨苄西林、三代头孢类抗生素等防止感染，以免病情恶化。产褥期应密切检测肝功变化，给予相应的治疗。

（3）新生儿的处理：新生儿出生后应隔离 4 周，产妇为甲型肝炎传染期的新生儿，可于出生时及出生后 1 周内各接受 1 次丙种球蛋白注射。急性期禁止哺乳。乙肝等存在垂直传播的肝炎不宜哺乳。

7. 急性重型肝炎的治疗

（1）限制蛋白质，尤其是动物蛋白摄入，每日蛋白质摄入量限制在 0.5g/（kg·d）以下。给予大量葡萄糖和适量维生素 B 族、维生素 C、维生素 K、维生素 D、维生素 E 及 ATP、辅酶 A 等。口服新霉素、庆大霉素、头孢菌素类抗生素或甲硝唑抑制肠道内细菌，盐水清洁灌肠和食醋保留灌肠清除肠道内积存的蛋白质或血液，减少氨的吸收。

（2）促进肝细胞再生，保护肝脏

1）人血白蛋白或血浆：有助于肝细胞再生，提高血浆胶体渗透压，减轻腹水和脑水肿，白蛋白还可结合胆红素，减轻黄疸。每次 5～10g，每周 2～3 次。输新鲜血浆可补充调理素、补体及多种凝血因子，增强抗感染能力，可与白蛋白交替，每日或隔日 1 次。

2）胰高血糖素－胰岛素疗法：有防止肝细胞坏死，促进肝细胞再生，改善高氨血症和调整氨基酸代谢失衡的作用。用法：胰高血糖素 1～2mg 加胰岛素 6～12 个单位，溶于 5% 或 10% 葡萄糖溶液 250～500ml 中静脉滴注，2～3 周为一疗程。

3）其他：近年国内有些医院用新鲜制备的人胎肝细胞悬液治疗重症肝炎，有一定效果。选用精氨酸或天门冬氨酸钾镁，可促进肝细胞再生，控制高胆红素血症。剂量 400ml 的天门冬氨酸钾镁溶液，加入葡萄糖液中静滴，每日 1～2 次。

（3）控制脑水肿、降低颅内压、治疗肝性脑病：糖皮质激素应用可降低颅内压，改善脑水肿。用 20% 甘露醇或 25% 山梨醇静脉滴注，脱水效果好。应用以支链氨基酸为主要成分的复合氨基酸液可防止肝性脑病，提供肝细胞的营养素。如 6 氨基酸－520 250ml 与等量 10% 葡萄糖液，内加 L－乙酰谷氨酰胺 500mg，缓慢滴注，5～7 天为一疗程，主要用于急性重型肝炎肝性脑病。14 氨基酸－800 500ml 每天应用可预防肝性脑病。左旋多巴可通过血脑屏障，进入脑组织内衍化为多巴胺，提供正常的神经传递介质，改善神经细胞的功能，促进意识障碍的恢复。可用左旋多巴 100mg 加多巴脱羧酶抑制剂卡比多巴 20mg，静脉滴注，每天 1～2 次。

（4）出血及 DIC 的治疗：出血常因多种凝血因子合成减少；或 DIC 凝血因子消耗过多

所致。可输新鲜血液、血浆；给予维生素 K_1、凝血酶复合因子注射。一旦发生 DIC，应用肝素要慎重，用量一般为 25mg 静脉点滴，根据患者病情及凝血功能再调整剂量，使用过程应加强凝血时间监测，以防肝素过量出血加剧。临产期间及产后 12 小时内不宜应用肝素，以免发生致命的创面出血。有消化道出血时可对症服云南白药或西咪替丁（甲氰咪胍）、洛赛克等。

（5）改善微循环，防止肾衰竭：可用肝素、654 – 2 等，能明显改善微循环，减轻肝细胞损伤。川芎嗪注射液有抑制血小板聚集，扩张小血管及增强纤维蛋白溶解等作用；双嘧达莫可抑制血小板聚集及抑制免疫复合物形成的作用；低分子右旋糖酐可改善微循环。

八、预防

病毒性肝炎尚无特异性治疗方法，除乙肝外其他型肝炎也尚无有效主动免疫制剂，故采取以切断传播途径为主的综合防治措施极为重要。

1. 加强宣教和围生期保健　急性期患者应隔离治疗。应特别重视防止医源性传播及医院内感染，产房应将 HBsAg 阳性者床位、产房、产床及器械等严格分开；肝炎流行区孕妇应加强营养，增加抵抗力预防肝炎的发生。对最近接触过甲型肝炎的孕妇应给予丙种球蛋白。患肝炎妇女应于肝炎痊愈后半年、最好 2 年后怀孕。HBsAg 及 HBeAg 阳性孕妇分娩时应严格实行消毒隔离制度，缩短产程、防止胎儿窘迫、羊水吸入及软产道裂伤。

2. 免疫预防　甲型肝炎灭毒活疫苗可对 1 岁以上的儿童或成人预防接种，如注射过丙种球蛋白，应于 8 周后再注射。

乙型肝炎免疫球蛋白（HBIG）是高效价的抗 HBV 免疫球蛋白，可使母亲或新生儿获得被动免疫，是预防乙肝感染有效的措施。产前 3 个月每月给 HBsAg 携带孕妇肌肉注射 HBIG，可使其新生儿的官内感染明显减少，随访无不良反应。新生儿注射时间最好在生后 24 小时以内，一般不超过 48 小时。注射次数多效果好，可每月注射一次，共 2～3 次，剂量每次 0.5ml/kg，或每次 1～2ml。意外暴露者应急注射一般为 1～2ml。最后 1 次同时开始注射乙肝疫苗。乙肝疫苗有血源疫苗及基因重组疫苗两种。基因重组疫苗免疫原性优于血源性疫苗。两种疫苗的安全性、免疫原性、保护性及产生抗体持久性相似。疫苗的免疫对象以 HBV 携带者、已暴露于 HBV 的易感者及其新生儿为主，保护率可达 80%。对 HBsAg 及 HBeAg 均阳性母亲的新生儿联合使用 HBIG 可提高保护率达 95%。全程免疫后抗体生成不好者可再加强免疫一次。HCV DNA 疫苗的研制尚停留在动物实验基础上，但可用来源安全可靠的丙种球蛋白对抗 – HCV 阳性母亲的婴儿在 1 岁前进行被动免疫。丁、戊等型肝炎尚无疫苗。

（郝玉萍）

第三节　妊娠合并糖尿病

妊娠期间的糖尿病包括两种情况：一种妊娠前已有糖尿病的患者妊娠，称为糖尿病合并妊娠；另一种为妊娠后首次发现或发病的糖尿病，又称妊娠期糖尿病（gestational diabetes mellitus，GDM）。糖尿病孕妇中 80% 以上为 GDM。GDM 的发生率因种族和地区差异较大，近年有发病率增高趋势，我国 1997 年报道为 2.9%。大多数 GDM 患者产后糖代谢异常能恢复正常，但将来患糖尿病的机会增加。孕妇糖尿病的临床经过复杂，对母儿均有较大危害，应引起重视。GDM 的研究已经有 40 余年的历史，期间各国学者对 GDM 的诊断方法和标准、应对哪些人群进行干预、对何种程度的糖代谢异常进行管理等问题争议不断。为此，美国国立卫生研究院（National Institutes of Health，NIH）组织进行了全球多中心、前瞻性关于高血糖与妊娠不良结局的关系的研究（the hyperglycemia and add adverse pregnancy outcomestudy，HAPOS），已解决 GDM 诊疗标准中长期以来的争议，并探讨孕妇不同血糖水平对妊娠结局的影响。2010 年国际妊娠合并糖尿病研究组织（International Association of Diabetic Pregnancy Study Group，IADPSG）推荐的 75g 糖耐量试验（oral glucose tolerance test，OGTT）成为最新的研究成果，2011 年美国糖尿病协会（American diabetes association，ADA）修改了 GDM 的诊治指南。

一、妊娠对糖尿病的影响

妊娠后，母体糖代谢的主要变化是葡萄糖需要量增加、胰岛素抵抗和分泌相对不足。妊娠期糖代谢的复杂变化使无糖尿病者发生 GDM、隐性糖尿病呈显性或原有糖尿病的患者病情加重。

1. 葡萄糖需要量增加　胎儿能量的主要来源是通过胎盘从母体获取葡萄糖；妊娠时母体适应性改变，如雌、孕激素增加母体对葡萄糖的利用、肾血流量及肾小球滤过率增加，而肾小管对糖的再吸收率不能相应增加，都可使孕妇空腹血糖比非孕时偏低。在妊娠早期，由于妊娠反应、进食减少，严重者甚至导致饥饿性酮症酸中毒或低血糖昏迷等。

2. 胰岛素抵抗和分泌相对不足　胎盘合成的胎盘生乳素、雌激素、孕激素、胎盘胰岛素酶以及母体肾上腺皮质激素都具有拮抗胰岛素的功能，使孕妇体内组织对胰岛素的敏感性下降。妊娠期胰腺功能亢进，特别表现为胰腺 β 细胞功能亢进，增加胰岛素分泌，维持体内糖代谢。这种作用随孕期进展而增加。应用胰岛素治疗的孕妇如果未及时调整胰岛素用量，部分患者可能会出现血糖异常。产后随胎盘排出体外，胎盘所分泌的抗胰岛素物质迅速消失，胰岛素用量应立即减少。

二、糖尿病对妊娠的影响

取决于血糖量、血糖控制情况、糖尿病的严重程度及有无并发症。

1. 对孕妇的影响

（1）孕早期自然流产发生率增加，达 15% ~ 30%。多见于血糖未及时控制的患者。高血糖可使胚胎发育异常甚至死亡，所以糖尿病妇女宜在血糖控制正常后再怀孕。

（2）易并发妊娠期高血压疾病，为正常妇女的 3 ~ 5 倍。糖尿病患者可导致血管广泛病变，使小血管内皮细胞增厚及管腔变窄，组织供血不足。尤其糖尿病并发肾病变时，妊娠期高血压病的发生率高达 50% 以上。糖尿病一旦并发妊娠期高血压，病情极复杂，临床较难控制，对母儿极为不利。

（3）糖尿病患者抵抗力下降，易合并感染，以泌尿系感染最常见。

（4）羊水过多的发生率较非糖尿病孕妇多 10 倍。其发生与胎儿畸形无关，原因不明，可能与胎儿高血糖，高渗性利尿致胎尿排出增多有关。

（5）因巨大儿发生率明显增高，难产、产道损伤、手术产的几率高。产程长易发生产后出血。

（6）易发生糖尿病酮症酸中毒：由于妊娠期复杂的代谢变化，加之高血糖及胰岛素相对或绝对不足，代谢紊乱进一步发展到脂肪分解加速，血清酮体急剧升高。在孕早期血糖下降，胰岛素未及时减量也可引起饥饿性酮症。酮酸堆积导致代谢性酸中毒。糖尿病酮症酸中毒对母儿危害较大，不仅是糖尿病孕产妇死亡的主要原因，酮症酸中毒发生在孕早期还有致畸作用，发生在妊娠中晚期易导致胎儿窘迫及胎死宫内。

2. 对胎儿的影响

（1）巨大胎儿发生率高达 25% ~ 40%：由于孕妇血糖高，通过胎盘转运，而胰岛素不能通过胎盘，使胎儿长期处于高血糖状态，刺激胎儿胰岛 β 细胞增生，产生大量胰岛素，活化氨基酸转移系统，促进蛋白、脂肪合成和抑制脂解作用，使胎儿巨大。

（2）胎儿宫内生长受限发生率为 21%：见于严重糖尿病伴有血管病变时，如肾脏、视网膜血管病变。

（3）早产发生率为 10% ~ 25%：早产的原因有羊水过多、妊娠期高血压、胎儿窘迫以及其他严重并发症，常需提前终止妊娠。

（4）胎儿畸形率为 6% ~ 8%，高于非糖尿病孕妇：主要原因是孕妇代谢紊乱，尤其是高血糖与胎儿畸形有关。其他因素有酮症、低血糖、缺氧及糖尿病治疗药物等。

3. 对新生儿的影响

（1）新生儿呼吸窘迫综合征发生率增加：孕妇高血糖持续经胎盘到达胎儿体内，刺激胎儿胰岛素分泌增加，形成高胰岛素血症。后者具有拮抗糖皮质激素促进肺泡 Ⅱ 型细胞表面活性物质合成及释放的作用，使胎儿肺表面活性物质产生及分泌减少，胎儿肺成熟延迟。

（2）新生儿低血糖：新生儿脱离母体高血糖环境后，高胰岛素血症仍存在，若不及时补充糖，易发生低血糖，严重时危及新生儿生命。

（3）低钙血症和低镁血症：正常新生儿血钙为 2 ~ 2.5mmol/L，生后 72 小时血钙 < 1.75mmol/L 为低钙血症。出生后 24 ~ 72 小时血钙水平最低。糖尿病母亲的新生儿低钙血症的发生率为 10% ~ 15%。一部分新生儿还同时合并低镁血症（正常新生儿血镁为 0.6 ~ 0.8mmol/L，生后 72 小时血镁 < 0.48mmol/L 为低镁血症）。

（4）其他：高胆红素血症、红细胞增多症等的发生率均较正常妊娠的新生儿高。

三、诊断

孕前糖尿病已经确诊或有典型的糖尿病"三多一少"症状的孕妇，于孕期较易确诊。但 GDM 孕妇常无明显症状，有时空腹血糖可能正常，容易漏诊、延误治疗。

1. GDM 的诊断　根据 2011 年 ADA 的 GDM 诊断指南，妊娠 24 ~ 28 周直接进行 75g OG-TT，不需要先进行 50g 葡萄糖筛查试验（glucose challenge test，GCT）。判断标准：空腹血糖 5.1mmol/L，餐后 1 小时为 10.0mmol/L，餐后 2 小时为 8.5mmol/L。三项中任何一项升高诊断为 GDM。

2. 糖尿病合并妊娠的诊断　具有 DM 高危因素者，需在确诊妊娠后的第一次孕期保健时进行孕前糖尿病的筛查。高危因素包括：肥胖（尤其高度肥胖）；一级亲属患 2 型糖尿病；GDM 史或大于胎龄儿分娩史；PCOS；反复尿糖阳性。

符合下列条件之一者诊断为妊娠合并糖尿病：

（1）GHbAlc≥6.5%（采用 NGSP DCCT 标化的方法）。

（2）FPG≥7.0mmol/L（126mg/dl）。

（3）OGTT2 小时血糖或随机血糖≥11.1mmol/L（200mg/dl）；

（4）伴有典型的高血糖或高血糖危象症状，同时任意血糖≥11.1mmol/L（200mg/dl）。

如果没有明确的高血糖症状，第 1~3 项需要在另一天进行复测核实。

四、妊娠合并糖尿病的分期

目前，国内外学者比较认同的是修正的 White 分级法，影响母婴安全的主要因素是糖尿病的发病年龄及血管并发症，有助于估计病情的严重程度及预后。

A 级：妊娠期出现或发现的糖尿病。

A1 级：经饮食控制，空腹血糖<5.8mmol/L，餐后 2 小时血糖<6.7mmol/L。

A2 级：经饮食控制，空腹血糖≥5.8mmol/L，餐后 2 小时血糖≥6.7mmol/L。

B 级：显性糖尿病，20 岁以后发病，病程<10 年。

C 级：发病年龄在 10~19 岁，或病程达 10~19 年。

D 级：10 岁以前发病，或病程≥20 年，或合并单纯性视网膜病。

F 级：糖尿病性肾病。

R 级：眼底有增生性视网膜病变或玻璃体出血。

H 级：冠状动脉粥样硬化性心脏病。

T 级：有肾移植史。

五、处理

维持血糖正常范围，减少母儿并发症，降低围生儿死亡率。

1. 妊娠期处理　包括血糖控制及母儿安危监护。

（1）血糖控制：妊娠期血糖控制目标：

GDM：餐前血糖 5.3mmol/L；餐后 1 小时血糖 7.8mmol/L；餐后 2 小时血糖 6.7mmol/L。

糖尿病合并妊娠患者：餐前、睡前及夜间血糖 3.3~5.6mmol/L；餐后血糖峰值 5.4~7.8mmol/L；糖化血红蛋白 6.0%。

1）饮食治疗

GDM：75%~80% 的 GDM 患者仅需要控制饮食量与种类即能维持血糖在正常范围。根据体重计算每日需要的热量：体重为标准体重 80%~120% 患者需 30kcal/（kg·d），120%~150% 标准体重的为 24kcal/（kg·d），>150% 的为 12~15kcal/（kg·d）。热量分配：①碳水化合物占 50%~60%，蛋白质 15%~20%，脂肪 25%~30%；②早餐摄入 10% 的热量，午餐和晚餐各 30%，点心为 30%。

糖尿病合并妊娠：体重≤标准体重 10% 者需 36~40kcal/（kg·d），标准体重者 30kcal/（k·d），120%~150% 标准体重者 24kcal/（kg·d），>150% 标准体重者 12~18kcal/（kg·d）。热卡分配：①碳水化合物 40%~50%，蛋白质 20%，脂肪 30%~40%；②早餐摄入 10% 的热量，午餐和晚餐各 30%，点心（3 次）为 30%。

2）胰岛素治疗：一般饮食调整 1~2 周后，在孕妇不感到饥饿的情况下，测定孕妇 24 小时的血糖及相应的尿酮体。如果夜间血糖 1>6.7mmol/L，餐前血糖≥5.1mmol/L 或者餐后 2 小时血糖＞6.7mmol/L 应及时加用胰岛素治疗；以超过正常的血糖值计算，每 4g 葡萄糖需 1 单位胰岛素估计，力求控制血糖达到上述水平。

孕早期由于早孕反应，可产生低血糖，胰岛素有时需减量。随孕周增加，体内抗胰岛素物质产生增加，胰岛素用量应不断增加，可比非孕期增加 50% ~ 100% 甚至更高。胰岛素用量高峰时间在孕 32 ~ 33 周，一部分患者孕晚期胰岛素用量减少。产程中孕妇血糖波动很大，由于体力消耗大，进食少，易发生低血糖；同时由于疼痛及精神紧张可导致血糖过高，从而引起胎儿耗氧增加、宫内窘迫及出生后低血糖等。因此产程中停用所有皮下注射胰岛素，每 1 ~ 2 小时监测一次血糖，依据血糖水平维持小剂量胰岛素静滴。产褥期随着胎盘排出，体内抗胰岛素物质急骤减少，胰岛素所需量明显下降。胰岛素用量应减少至产前的 1/3 ~ 1/2，并根据产后空腹血糖调整用量。多在产后 1 ~ 2 周胰岛素用量逐渐恢复至孕前水平。

糖尿病合并酮症酸中毒时，主张小剂量胰岛素持续静滴，血糖＞13.9mmol/L 应将胰岛素加入生理盐水，每小时 5U 静滴；血糖≤13.9mmol/L，开始用 5% 葡萄糖盐水加入胰岛素，酮体转阴后可改为皮下注射。

2004 年美国妇产科医师学会（ACOG）关于 GDM 和糖尿病合并妊娠的胰岛素治疗指南较为具体，可供参考：①GDM：经饮食治疗后，若间隔 2 周≥2 次空腹血糖≥90mg/dl、餐后 1 小时血糖≥120mg/dl，可启动胰岛素治疗。常采用速效胰岛素，如低精蛋白（NPH）胰岛素，睡前注射。常用剂量：初次剂量 0.15U/kg；仅餐后血糖高者：早餐前 1.5U/10g 碳水化合物，中餐和晚餐前 1U/10g 碳水化合物；餐前和餐后血糖都高者：孕 6 ~ 18 周者 0.7U/（kg·d）分四次注射，孕 19 ~ 26 周者 0.8U/（kg·d）分四次注射，孕 27 ~ 36 周者 0.9U/（kg·d）分四次注射，孕≥37 周者 1.0U/（kg·d）分四次注射。可联合应用不同胰岛素制剂，如 NPH 胰岛素（45%，其中 30% 早餐前、15% 睡前）和普通胰岛素（55%，其中 22% 早餐前、16.5% 午餐前、16.5% 晚餐前）合用。②糖尿病合并妊娠：1 型糖尿病：孕早期 0.7U/（kg·d）；孕 12 ~ 26 周 0.8U/（kg·d）；孕 27 ~ 36 周 0.9U/（kg·d）；≥37 周 1.0U/（kg·d）。2 型糖尿病：孕早中期同 1 型，孕晚期需要量增加。联合应用不同胰岛素制剂：NPH 胰岛素（45%，早餐前）和普通胰岛素（用法同 GDM）。

（2）孕妇监护：除注意一般情况外，一些辅助检查有利于孕妇安危的判断，如血、尿糖及酮体测定，眼底检查，肾功能、糖化血红蛋白等测定。

（3）胎儿监护：孕早、中期采用 B 型超声或血清甲胎蛋白测定了解胎儿是否畸形。孕 32 周起可采用 NST（2 次/周）、脐动脉血流测定及胎动计数等判断胎儿宫内安危。

2. 产时处理 包括分娩时机选择及分娩方式的决定。

（1）分娩时机：原则上在加强母儿监护、控制血糖的同时，尽量在 38 周后分娩。有下列情况应提前终止妊娠：糖尿病血糖控制不满意，伴血管病变，合并重度子痫前期，严重感染，胎儿宫内生长受限，胎儿窘迫等。胎肺尚未成熟者静脉应用地塞米松促胎肺成熟需慎重，因后者可干扰糖代谢。可行羊膜腔穿刺，了解胎肺成熟情况并同时注入地塞米松 10mg 促进胎儿肺成熟，必要时每 3 ~ 5 天可重复一次。

（2）分娩方式：妊娠合并糖尿病本身不是剖宫产指征。有巨大儿、胎盘功能不良、胎位异常或其他产科指征者，应行剖宫产。糖尿病并发血管病变等，多需提前终止妊娠，并常需剖宫产术前 3 小时停用胰岛素。连续硬膜外麻醉和局部浸润麻醉对糖代谢影响小。乙醚麻醉可加重高血糖，应慎用。

阴道分娩时，产程中应密切监测宫缩、胎心变化，避免产程延长，应在 12 小时内结束分娩，产程 >16 小时易发生酮症酸中毒。产程中血糖不低于 5.6mmol/L（100mg/dl）以防发生低血糖，也可按每 4g 糖加 1U 胰岛素比例给予补液。

3. 新生儿处理　新生儿出生时应留脐血检查血糖。无论体重大小均按早产儿处理。注意保温、吸氧，提早喂糖水，早开奶。新生儿娩出后 30 分钟开始定时滴服 25% 葡萄糖液。注意防止低血糖、低血钙、高胆红素血症及 NRDS 发生。

六、预后

妊娠期糖尿病患者在分娩后一定时期血糖可能恢复正常。但 GDM 患者中一半以上将在未来的 20 年内最终成为 2 型糖尿病患者，而且有越来越多的证据表明其子代有发生肥胖与糖尿病的可能。

（郝玉萍）

第四节　妊娠合并贫血

一、概述

外周血血红蛋白（Hb）浓度因性别、居住地区、怀孕与非孕或怀孕时服用与未服用铁剂的不同而有差异，因此，妊娠期贫血的定义很难简单地加以界定。

在孕妇可观察到血红蛋白略有下降，妊娠的早期及接近足月时，血红蛋白浓度通常为 110g/L 或更高，而妊娠中期血容量增加更快，故血红蛋白浓度较低，但没有铁和叶酸的下降，是因为自妊娠第 6 周起，由于胎盘分泌催乳素，促使醛固酮增加，加之胎盘组织类似动静脉瘘，使血容量逐步增加，到妊娠 32～34 周血容量扩充达高峰，可增加 40%～50%，为 1 200～1 800ml，而红细胞容量仅增加 18%～20%，两者不相平衡，形成血液相对稀释。此种红细胞与血浆在血液循环中增加量不成比例，特别是妊娠中期使血液稀释以及血容量的增加，可降低周围循环的阻力，改善微循环，增加子宫胎盘的灌注，无疑有利于妊娠和胎儿的发育。但此生理过程常与病理性贫血的诊断容易混淆。由于妊娠期间血液被稀释，单位体积内的红细胞、血色素下降，实际上绝对值不但不减，反而增加，所以对铁剂和叶酸治疗也无明显反应，尤其妊娠末期血浆容量的增加停止而血红蛋白量继续增加，产后血红蛋白可迅速回升，因此，根据世界卫生组织的标准，妊娠期贫血的标准定为 Hb <110g/L 或血细胞比容 <30%。美国疾病控制中心（1990）定的贫血标准为妊娠早期或晚期 Hb <110g/L，中期 Hb <105g/L。国内一般主张以 Hb <110g/L 或血细胞比容 <30% 为妊娠贫血。

正常情况下，产后血红蛋白浓度与分娩前比较没有明显下降。分娩后血红蛋白浓度可适度地波动几天，然后恢复到未孕时浓度。产后血红蛋白浓度主要是由怀孕时血红蛋白增加量、分娩时血液丢失量和分娩后血浆容量下降情况来决定。

（一）发生率及分度

贫血是妊娠期常见的并发症，多见于贫困地区的妊娠妇女。妊娠期贫血发生率差异相当大，主要取决于妊娠期是否补充铁剂。世界卫生组织九十年代公布的资料表明，妊娠妇女贫血发生率为 60%。国内统计妊娠合并及并发贫血的发生率约为 10%～20%。根据贫血不同程度划分轻、中、重度和极重度。

（二）病因

在生育期妇女的贫血性疾病均可使妊娠复杂性，构成高危妊娠。贫血主要依据病因学分类。

1. 后天性（获得性）

（1）缺铁性贫血。

（2）急性失血性贫血。

（3）感染或恶性肿瘤引起贫血。

（4）巨幼红细胞贫血。

（5）获得性溶血性贫血。

（6）再生障碍性贫血。

2. 遗传性

（1）海洋性贫血。

（2）镰状细胞血红蛋白病。

（3）其他血红蛋白病。

（4）遗传性溶血性贫血。

（三）对妊娠的影响

轻度贫血对妊娠和分娩的影响不大。重度贫血对孕妇及胎婴儿均有明显的影响，妊娠期孕妇患有贫血，可使早产的危险性增加。妊娠中、晚期出现的一些轻度的贫血，反应了母体血容量预期的（和必要的）扩增，通常不伴有早产危险性。但是，妊娠晚期血红蛋白浓度、血细胞比容和血清铁蛋白水平的增加反应了母体血容量没有足量地增加，因而对胎盘的血液供应减少，反而可致胎儿发育受限、供氧不足或早产等。根据 WHO 统计在发展中国家因贫血所致的孕产妇死亡可达到 40%。孕产妇在分娩或产褥早期 Hb < 60g/L 时，死亡率为12.8%，而 Hb 升至 60～80g/L 时，死亡率降至 2.9%。

1. 对孕妇的影响

（1）贫血孕妇发生妊娠高血压综合征的比例较高：据报道妊高征发生于贫血者较正常孕产妇高 2 倍；另有作者报道，给予贫血妇女铁剂及维生素治疗后，妊高征发生率显著下降（由 14.6% 降至 4.8%）。贫血与妊高征的关系尚不清楚。但妊高征的发病机制中子宫缺血起重要作用，而贫血病员引起子宫缺血的机会较正常孕产妇多。也有认为两者可能同时存在，或同时由某一病因引起，如营养不良，我们也发现，妊高征患者合并重度贫血往往与低蛋白血症有关。

（2）重度贫血使心肌供氧不足而导致心力衰竭：当血红蛋白下降时，为了维持周围组织的氧供应，机体产生一系列代偿性改变，当超过一定的时限与程度时，则机体可失去代偿而引起心力衰竭，当 Hb 降至 40～50g/L 时常可并发贫血性心脏病，也有可能出现心力衰竭；如同时合并感染、产时过度劳累等因素，则导致心衰机会更多。目前，据 WHO 统计，在世界上某些地区贫血仍是引起孕产妇死亡的主要原因之一。

（3）贫血患者对出血的耐受性差：贫血者血液的氧合能力本已降低，如再失去一部分血液，则更减少了对周围组织氧的供应而使休克发生率较正常孕妇升高。在临床上常见到贫血产妇，在失血量尚未达到产后出血标准时却已出现休克症状，甚至导致心衰、死亡。

（4）贫血与感染：贫血患者的抵抗力低下，容易发生产褥感染。有研究发现，Hb < 90g/L 者较 Hb > 106g/L 者的感染发生率要高 5 ~ 6 倍，Hb < 80g/L 者则发生感染的几率更高，轻度贫血孕妇与正常孕妇的感染发生率相比差别不大。

（5）贫血对孕产妇生活工作能力的影响：严重贫血和缺铁的孕妇不仅影响红细胞生成，且影响淋巴细胞内锌的含量，进而降低机体免疫功能。此外，贫血本身的症状可明显影响孕、产妇的工作能力和生活能力。

2. 对胎、婴儿的影响　过去研究认为，孕妇的铁营养状况不影响胎儿按其自身需要从母体摄取铁，但近年的研究有较大不同。在对胎盘转铁蛋白的研究显示，无论是足月妊娠胎盘还是中孕期胎盘，其转铁蛋白受体在轻度缺铁性贫血时均明显增高，重度贫血时则降至正常水平。对胎盘铁蛋白受体的研究也有相似的改变。表明母胎间的铁转运在孕妇严重缺铁性贫血时会受到影响，使供给胎儿的铁减少。但在隐性缺铁及轻度缺铁性贫血时，由于胎盘转铁蛋白受体、铁蛋白受体数量明显的优势，可保证胎儿铁代谢不受母体铁状况的影响。国外研究发现，贫血孕妇足月分娩时其脐带血中血红蛋白、血清铁、转铁蛋白饱和度、铁蛋白均低于正常，提示胎儿铁供应下降，并且胎儿铁吸收与母体可利用铁成正比。

大量贫血病例对妊娠的影响分析表明，妊娠期中、重度贫血孕妇导致的子宫缺血缺氧，胎盘灌注及氧供应不足引起死胎、死产、早产、低出生体重儿及新生儿病率均明显增加。如及时纠正贫血，则胎婴儿的预后会有明显改善。

妊娠期贫血中以缺铁性贫血最常见，巨幼红细胞性贫血较少见，再生障碍性贫血更少见。

二、妊娠合并缺铁性贫血

缺铁性贫血（iron deficiency anemia，IDA）占妊娠期贫血的 95%，发展中国家更为多见。妊娠期对铁的需要量增加、胎儿的生长发育也需要铁，因此在摄取不足或患慢性疾病、妊娠期高血压病、肝肾等疾病导致吸收不良时出现贫血。一般在妊娠 20 周前发生率不高，在妊娠中后期发生率明显增加。

（一）妊娠期缺铁的发生机制

由于妊娠期对铁的需求增加而摄入不足或妊娠期疾病致吸收障碍时可导致贫血。妊娠期因血容量增加而需要的铁为 650 ~ 700mg，胎儿的生长发育需要铁约 250 ~ 350mg，妊娠期总需求铁约 1 000mg。食物中铁的吸收有限，仅为 5% ~ 10%，在妊娠末期对铁的需求达高峰，虽然吸收率增加至 40%，但仍不能满足需求，在孕期如不及时补充可以出现缺铁性贫血。

（二）缺铁性贫血对妊娠的影响

1. 对孕妇的影响　贫血对孕妇的影响取决于贫血的严重程度、孕妇的基础状况，轻度贫血影响不大，重度贫血（红细胞计数小于 1.5×10^{12}/L、血红蛋白低于 60g/L，血细胞比容小于 0.13）因心肌缺氧导致贫血性心脏病；胎盘缺氧导致妊娠期高血压疾病，产时、产后出现失血性休克、产褥期感染等，危及母婴安全。

2. 对胎儿的影响　由于胎儿具有自我调节和通过胎盘单向从母体主动摄取铁的能力，一般情况下，胎儿缺铁程度不会严重，但可以因为严重贫血使胎盘的氧分和营养物质不足以补充胎儿生长所需，造成胎儿宫内生长受限、胎儿窘迫、早产或死胎。

（三）诊断

1. 病史　既往有月经过多等慢性失血性疾病史；或长期偏食、妊吐、胃肠功能紊乱导致的营养不良等病史。

2. 临床表现　轻者无明显症状，可有皮肤、口唇、睑结膜苍白。重者可有乏力、头晕、心悸、气短、食欲缺乏、腹胀腹泻。

3. 实验室检查

（1）外周血象：为小细胞低血红蛋白性贫血：血红蛋白低于100g/L；红细胞计数小于3.5×10^{12}/L；血细胞比容小于0.30；红细胞平均体积（MCV）小于80fl，红细胞平均血红蛋白浓度（MCHC）小于0.32。白细胞计数及血小板计数均在正常范围。

（2）铁代谢检查：血清铁小于5.37μmol/L，总铁结合力大于64.44μmol/L，转铁蛋白饱和度小于15%。血清铁下降在血红蛋白下降之前出现，是缺铁性贫血的早期表现。

（3）骨髓检查：诊断困难时通过骨髓穿刺，骨髓象为红细胞系统增生活跃，中、晚幼红细胞增多。

（四）治疗

1. 补充铁剂　血红蛋白高于60g/L以上者，可以口服给药，硫酸亚铁0.3g，每日3次，服后口服维生素C 0.3g，以保护铁不被氧化，胃酸缺乏的孕妇可同时口服10%稀盐酸0.5～2ml，使铁稳定在亚铁状态，促进铁的吸收。力蜚能不良反应少，150mg，每日1～2次口服。对于妊娠后期重度贫血或因严重胃肠道反应不能口服铁剂者，可用右旋糖酐铁或山梨醇铁，深部肌注，使用后吸收较好，但注射部位疼痛，首次肌注50mg，如无反应增加至100mg，每日一次，15～20天为一疗程，至血红蛋白恢复正常，每注射300mg后，血红蛋白可提高10g/L。为预防复发，须补足储备铁，继续服用铁剂治疗3～6个月。如血红蛋白无明显提高时，应考虑以下因素：药量不足、吸收不良、继续有铁的丢失等。

2. 输血　当血红蛋白低于60g/L、接近预产期或短期内需行剖宫产者，应少量多次输血，警惕发现左心衰竭，有条件者输浓缩红细胞。

3. 预防产时并发症

（1）临床后备血，酌情给予维生素K_1、卡巴克络、维生素C等。

（2）严密监护产程，防止产程过长，阴道助产以缩短第二产程。

（3）当胎儿前肩娩出后，肌注或静注缩宫素，或当胎儿娩出后阴道或肛门置入卡前列甲酯栓1mg，以防产后出血。

（4）产程中严格无菌操作，产后给予广谱抗生素预防感染。

（五）预防

（1）妊娠前积极治疗失血性疾病如月经过多等，增加铁的储备。

（2）孕期加强营养，鼓励进食含铁丰富的食物，如猪肝、鸡血、豆类等。

（3）妊娠4个月起常规补充铁剂，每日口服硫酸亚铁0.3g。

（4）加强产前检查，适时检查血常规。

三、妊娠合并急性失血性贫血

妊娠期的急性失血性贫血多由产科出血性因素引起，出现明显贫血。

（一）病因

（1）胎盘早期剥离及前置胎盘引起产前产后大出血。

（2）妊娠早期急性失血性所造成的贫血通常由不完全流产、输卵管妊娠、葡萄胎引起。

（3）羊水栓塞、重度妊娠期高血压疾病、死胎、感染性流产及羊水感染综合征等可并发 DIC 和纤溶活力亢进，造成急性大出血而引起贫血。

（4）因产后子宫收缩乏力、软产道裂伤、胎盘胎膜残留及子宫内翻后凝血功能障碍可引起急性失血性贫血。

（二）治疗

严重的急性失血需要明确病因对症处理，及时娩出妊娠组织、胎盘组织、纠正 DIC、抗感染等，并立即补充血液，以恢复并维持主要器官的灌注，之后的贫血需要以铁剂来纠正。

四、妊娠合并巨幼红细胞性贫血

巨幼红细胞性贫血（megaloblastic anemia）又称为营养性巨幼红细胞性贫血，较为少见，占所有贫血的 7%~8%，是由于叶酸或维生素 B_{12} 缺乏引起 DNA 合成障碍所致的贫血，可累及神经、消化、循环、免疫及内分泌系统，表现为全身性疾病。外周血呈大细胞高血红蛋白性贫血。发病率国外为 0.5%~2.6%，国内报道为 0.7%。

（一）病因

妊娠期本病有 95% 是由于叶酸缺乏，维生素 B_{12} 缺乏较为少见。主要原因有：

1. 摄入不足或吸收不良　人体不能合成叶酸，必须从食物中供给，叶酸和维生素 B_{12} 存在于植物或动物性食物中，绿叶蔬菜中含量较多，此外，肝脏、肉类、酵母、豆类、花生中含量也较多。长期偏食、营养不良等可发病。孕妇有慢性消化道疾病可影响吸收加重贫血。

2. 妊娠期需要量增加　正常成年妇女每日需叶酸 50~100μg，而孕妇每日需要食物叶酸 500~600μg 以供给胎儿需求和保持母体正常的叶酸储存，双胎的需求量更多。但胎儿和胎盘可以从母体获取较多叶酸，即使母亲缺乏叶酸有严重贫血时，其胎儿却不贫血。有报道新生儿的血红蛋白 18g/L 后更高，而母亲的血红蛋白却低于 36g/L。

3. 排泄增加　孕妇肾脏血流量增加，加快了叶酸的代谢，重吸收减少。

（二）对孕妇及胎儿的影响

轻度贫血影响不大，严重贫血时可出现贫血性心脏病、妊娠期高血压性疾病、胎盘早剥、早产、产褥感染。

叶酸缺乏可导致胎儿神经管缺陷、胎儿生长受限、死胎。

（三）临床表现与诊断

该病多发生于妊娠中、晚期，以产前 4 周及产褥感染最为多见。发生于妊娠 30 周前的贫血，多与双胎、感染、摄入不足或应用影响叶酸吸收的药物造成叶酸缺乏有关。叶酸和（或）维生素 B_{12} 缺乏的临床症状、骨髓象及血象的改变均相似，但维生素 B_{12} 缺乏常有神经系统症状，而叶酸缺乏无神经系统症状。

1. 血液系统表现　贫血起病较急，多为中重度贫血。表现有乏力、头晕心悸、气短、皮肤黏膜苍白等。部分患者因同时有白细胞及血小板的减少，出现感染或明显的出血倾向。

2. 消化系统表现　食欲缺乏、恶心、呕吐、腹泻腹胀、舌炎、舌乳头萎缩等。

3. 神经系统表现　末梢神经炎常见，出现手足麻木、针刺、冰冷等感觉异常，少数病例可出现锥体束征、共济失调及行走困难等。

4. 其他　低热、水肿、脾大等，严重者出现腹腔积液或多浆膜腔积液。

5. 实验室检查

（1）外周血象：大细胞性贫血，血细胞比容下降，MCV 大于 100fl，MCH 大于 32pg，大卵圆形红细胞增多，中性粒细胞核分叶过多，网织红细胞大多减少，约 20% 的患者同时伴有白细胞和血小板的减少。

（2）骨髓象：红细胞系统呈巨幼细胞增多，巨幼细胞系列占骨髓总数的 30%～50%，核染色质疏松，可见核分裂。

（3）叶酸和维生素 B_{12} 的测定：血清叶酸值小于 6.8mmol/L，红细胞叶酸值小于 227nmo/L 提示叶酸缺乏；若叶酸值正常，应测孕妇血清维生素 B_{12} 如小于 74pmol/L 提示维生素 B_{12} 缺乏。

（四）治疗

（1）叶酸 10～20mg 口服，每日 3 次，吸收不良者每日肌注叶酸 10～30mg，至症状消失血象恢复正常，改用预防性治疗量维持疗效。如治疗效果不显著，应检查有无缺铁，并同时补给铁剂。有神经系统症状者，单独用叶酸有可能使神经系统症状加重，应及时补充维生素 B_{12}。

（2）维生素 B_{12} 100μg 每日一次肌注，连用 14 天，以后每周 2 次。

（3）血红蛋白小于 60g/L 时，可间断输血或浓缩红细胞。

（4）分娩时避免产程延长，预防产后出血，预防感染。

（五）预防

（1）加强孕期指导：改变不良饮食习惯，多食用新鲜蔬菜、水果、瓜豆类、肉类、动物肝肾等。

（2）对有高危因素的孕妇，从妊娠 3 个月起每日口服叶酸 5～10mg，连续 8～12 周。

（3）预防性叶酸治疗：妊娠 20 周每日起给予叶酸 5mg，如为双胎等消耗增加者，给予 5mg/d。

（郝玉萍）

第五节　妊娠合并急性胰腺炎

妊娠合并急性胰腺炎（acute pancreatitis）是常见的外科急腹症之一，国内外报道其发生率约为 1/1 000～1/12 000，与非孕期相同，妊娠的各个时期均可发生，以晚期妊娠和产褥期多见。妊娠合并急性胰腺炎分为轻型和重型，轻型容易治疗，但重型患者病情凶险，孕产妇病死率和围生儿病死率高达 20%～50%，严重威胁母儿健康。

一、病因和发病机制

急性胰腺炎是胰腺的消化酶被异常激活后，对胰腺及其周围器官产生消化作用导致的炎症性疾病。机体正常状态下，胰腺通过一系列的保护机制使其腺细胞中的大部分消化酶以未活化的酶原形式存在。若任何原因造成酶原的提前激活即可诱发急性胰腺炎。其高危因素主要包括以下方面。

1. 胆道结石导致胆汁反流　妊娠期雌孕激素的变化对胆囊的功能有很大的影响。孕激素的增加使得胆囊的收缩力和活动性降低，造成胆囊空腹时的容量和排空后的残余容量增加；此外，受雌激素的影响，妊娠期胆固醇浓度增高，胆汁的分泌受抑制，胆石病的发生率增加。国内外研究表明妊娠合并急性胰腺炎的病因中胆道疾病最为多见，约占50%，其中胆石病占67%～100%。78%的正常人群中，胰管与胆总管进入十二指肠降段之前，先形成共同通道。当胆道结石阻塞共同通道远端时，造成胆汁反流入胰管，由于细菌的作用使得胆汁中的结合胆汁酸转化为游离胆汁酸，对胰腺有很强的损伤作用，并可激活胰酶中的磷脂酶原A，产生激活状态的磷脂酶 A_2，反作用于胆汁中的卵磷脂，使其转化为有细菌毒性的溶血卵磷脂，导致胰腺组织的坏死。有些患者急性胰腺炎的发生与十二指肠液返流入胰管有关。

2. 高脂血症　高脂血症诱发急性胰腺炎的机制尚不十分明确。最有可能的是在胰脂酶的作用下甘油三酯变成游离脂肪酸，直接损伤胰腺所致。在妊娠早、中期，大量的孕激素、皮质醇及胰岛素促进脂肪生成和储存，抑制其降解利用；而至妊娠晚期，受胎盘生乳素升高的影响，脂肪分解增加，释放过量的游离脂肪酸，导致胰腺的腺泡直接损伤，并加速胰蛋白酶的激活，引起胰腺细胞急性脂肪浸润，并可引起胰腺毛细血管内皮损伤，甚至形成微血栓，严重破坏胰腺微循环，导致胰腺缺血、坏死。

3. 机械压迫　妊娠期高血脂、高蛋白饮食可使胆汁和胰液分泌增加，同时孕激素增加能导致胆道平滑肌松弛，Oddis括约肌痉挛，使胰液反流。随着孕周增大的子宫可机械性压迫胆管和胰管，使胆汁和胰液排出受阻，还可与肠液反流进入胰腺，除了直接作用于胰腺外，还可激活胰蛋白酶。胰腺在上述各种病因作用下，产生自溶，胰管内压力亦增高，胰腺组织发生充血、水肿和渗出。

4. 其他因素　妊娠期甲状旁腺功能增强，甲状旁腺激素分泌增加，对胰腺有直接的毒性作用，还可引起高钙血症刺激胰酶分泌，活化胰蛋白酶，增加胰管结石的形成机会。妊娠高血压疾病子痫前期时，胰腺血管长期痉挛、感染也可诱发胰腺炎的发生。酒精对胰腺有直接的损伤作用，但我国孕妇大多数并不酗酒。

二、临床病理分型

急性胰腺炎可分为急性水肿性胰腺炎（轻型）、急性坏死性胰腺炎（重型），但两者不能截然分开。

1. 轻型　主要表现为胰腺水肿、肿胀，光镜下可见腺泡及间质水肿，炎性细胞浸润，可有散在出血坏死灶，此型预后良好，约占88%～97%。

2. 重型　外观上胰腺腺体增大、高度水肿，呈暗紫色。灰黑色坏死灶散在或片状分布，坏疽时为黑色。镜下可见胰腺组织结构被破坏，大量炎性细胞浸润，大片坏死灶。患者腹腔内有血性渗液，液体内有大量淀粉酶。网膜和肠系膜上可见小片皂化斑。急性胰腺炎继发感染可形成脓肿，导致全身脓毒血症。

三、妊娠合并急性胰腺炎对母儿的影响

1. 妊娠合并急性胰腺炎对母亲的影响　急性水肿型胰腺炎病情平稳，死亡率低；急性坏死性胰腺炎患者病情凶险，可出现全身各系统的损害，出现多器官功能衰竭，尤其以心血管、肺、肾脏、肝脏更为明显，患者出现水电解质代谢紊乱、休克、DIC、腹膜炎、败血症，甚至发病数小时之内死亡。

2. 妊娠合并急性胰腺炎对胎儿的影响　孕早期发病可导致流产、胎儿畸形；孕中晚期可发生流产、胎儿窘迫、死胎、胎儿生长受限及早产等。

四、临床表现

恶心、呕吐伴上腹疼痛为妊娠合并急性胰腺炎的三大典型症状，可有发热、黄疸、消化道出血、肠梗阻和休克等表现。

1. 急性腹痛　为急性胰腺炎的主要症状，表现为突发性上腹部剧烈疼痛，持续性，阵发性加重，多为饱餐或进食油腻食物后发作，但有的患者无明显诱因。疼痛多位于上腹部偏左，向左肩部和左腰部放射，严重时双侧腰背部均有放射痛。弯腰时减轻，进食后加重。

2. 恶心、呕吐　发病早，呕吐频繁，呕吐后不能缓解腹痛。

3. 腹胀　为大多数患者的共同症状，腹胀一般都极严重。

4. 发热　在妊娠合并急性胰腺炎的早期，只有中度发热，体温不超过38℃；胰腺有坏死时，则出现高热；有胆道梗阻时，表现为高热、寒战。

5. 其他症状　部分患者可有黄疸，但一般较轻。重症急性胰腺炎时患者可能出现休克和多器官功能衰竭等症状。

体格检查时患者中上腹压痛，肌紧张，反跳痛不明显。并发弥漫性腹膜炎时患者腹部胀气、膨隆，听诊肠鸣音减弱或消失。重症患者可有板状腹，患者腰部水肿，皮肤呈青紫色改变，脐周部皮肤也呈青紫色改变，这种改变是由于胰液外溢至皮下组织间隙，溶解皮下脂肪及毛细血管破裂出血引起。但妊娠晚期时由于子宫增大，腹部膨隆，胰腺位置较深，体征可不明显。

五、诊断和鉴别诊断

1. 详细询问病史　了解有无诱因，根据恶心、呕吐、上腹部疼痛典型症状，结合查体可初步诊断。

2. 实验室和其他检查

（1）实验室检查

1）血、尿淀粉酶测定：尽管特异性差，但仍不失为诊断急性胰腺炎的主要手段之一。血清淀粉酶一般在发病后2小时开始升高，24小时达高峰，持续4~5天，尿淀粉酶在发病24小时后开始升高，下降缓慢，可持续1~2周。其他疾病如胃十二指肠穿孔、小肠穿孔、肠梗阻、胆石病、病毒性肝炎、急性肠系膜血栓形成等疾病也可导致淀粉酶升高，但一般不超过正常值2倍。因而，当血、尿淀粉酶升高明显，通常认为超过正常值上限的3倍才有诊断价值，测定值越高越有意义。必要时可行腹腔穿刺检测腹水中的淀粉酶，简单、快速且准确率更高。

2）血清脂肪酶的测定：胰管阻塞可致血清脂肪酶升高，发生后 4～8 小时开始升高，24小时达峰值，持续 10～15 天，升高的程度可达参考值的 2～40 倍。脂肪酶联合淀粉酶的检测，可大大提高急性胰腺炎的诊断准确率。

3）血钙测定：发病后 2～3 天血钙开始降低，若血钙明显降低，低于 2mmol/L（8mg/dl）提示病情严重。血钙降低与脂肪组织坏死、组织内钙皂沉积有关。

4）血糖测定：早期血糖轻度升高，系肾上腺皮质应激反应所致。后期则因胰岛细胞破坏，导致胰岛素分泌不足引起。若长期禁食，血糖仍超过 11mmol/L（200mg/dl），提示胰腺坏死严重，预后不良。

5）动脉血气分析：是目前急性胰腺炎治疗过程中一个很重要的观察指标，但需动态观察，当 PaO_2，降至 60mmHg 以下时，预示可能发生急性呼吸窘迫综合征（ARDS）。

6）其他检查：血清三酰甘油、白细胞计数、血细胞比容、血清胆红素、血脂、乳酸脱氢酶等均可升高。最近有学者提出巨噬细胞移动抑制因子（MIF）有诊断价值。

（2）影像学检查

1）B 超检查：可显示胰腺弥漫性肿大，实质结构不均匀。可了解胆囊及胆道的情况，对胆石症诊断明确，也有利于胰腺脓肿及假性囊肿的诊断。由于 B 超检查受肠胀气的影响，对胰腺坏死感染的诊断价值差。

2）CT 和 MRI 检查：CT 增强检查有利于判断急性胰腺炎的严重程度、是否累及周围器官。轻型胰腺炎表现为胰腺弥漫性增大，密度不均，边界模糊，包膜被掀起和胰周渗出。重型胰腺炎在肿大的胰腺内出现肥皂泡状的密度减低区，伴不同程度的胰腺坏死。MRI 有助于鉴别胰腺坏死液化、胰腺假性囊肿和胰腺脓肿等。尽管 CT 增强扫描使胎儿暴露在 X 线下，但病情危重时仍需进行。

3. 鉴别诊断　妊娠早期的急性胰腺炎有 1/3 常被误认为妊娠剧吐。此外尚需与其他产科并发症如流产、早产临产、胎盘早剥及重度子痫前期并发 HELLP 综合征鉴别。本病还需与急性胆囊炎、消化性溃疡穿孔、肠梗阻、肠系膜血管栓塞等外科急腹症鉴别。

六、治疗

妊娠合并急性胰腺炎的治疗原则与非孕期基本相似。制订治疗方案时要考虑轻型和重型胰腺炎的不同；对妊娠合并重症胰腺炎还要区分急性胆源性胰腺炎和急性非胆源性胰腺炎。根据分型和病情的不同制订个体化治疗方案。处理及时、正确可使母儿获得良好结局。

1. 妊娠合并轻型急性胰腺炎的治疗　以保守治疗为主，减少胰腺分泌，防止感染，防止向重症发展。

（1）禁食和胃肠减压：可减少胰腺分泌，亦可减轻肠胀气和肠麻痹。

（2）抑制胰腺分泌和抗胰酶药物的应用：生长抑素可显著减少胰液分泌，但对胎儿的潜在影响目前尚不明确。抗胰酶药物最常用抑肽酶，第 1、2 天每天给予 8 万～12 万 KIU 缓慢静脉注射（每分钟不超过 2ml），以后每天 2 万～4 万 KIU 静脉滴注，病情好转后减量，维持 10 天。同时给予 H_2 受体阻滞剂以抑制胃酸的分泌，进而抑制胰酶的分泌，最常用西咪替丁口服或静脉滴注。

（3）抗休克和纠正水电解质失衡：应根据每日液体出入量及热量需求计算输液量，一般每日补液 3 000～4 000ml，其中 1/4～1/3 采用胶体液。积极补充液体和电解质可恢复有效循环血量，从而改善胰腺循环和维持胎盘灌注。

（4）镇痛和解痉：首选盐酸哌替啶，给予 50～100mg，2～6 小时肌肉注射 1 次，必要时还可静脉滴注。盐酸哌替啶导致 Oddis 括约肌痉挛的副反应比吗啡要轻，但吗啡止痛效果好。如果选用吗啡，则需联合应用阿托品或山莨菪碱（654－2）解痉。

（5）抗生素的应用：有感染征象是使用抗生素的重要依据，急性胰腺炎感染最常见的病原菌是革兰阴性杆菌、厌氧菌和真菌。应采用广谱、高效、易通过血胰屏障的抗生素，同时还要考虑对胎儿的影响。一般选用第三代头孢菌素，加用甲硝唑，或用亚胺培南 0.5g，每 8 小时 1 次。

（6）营养支持：非手术治疗同时，应尽早给予静脉营养支持，满足母胎需要。对高脂血症者应给予特殊的支持治疗。

（7）中药治疗：目前国内已经将中药治疗广泛用于非妊娠期急性胰腺炎的治疗，并取得了很好的疗效。四川大学华西医院和华西第二医院采用中药灌肠治疗了 48 例妊娠合并急性胰腺炎患者，其中包括 18 例重症，均取得了良好的疗效，但例数较少，需进一步研究。

2. 妊娠合并重症胰腺炎的治疗

（1）妊娠合并重症急性胆源性胰腺炎：治疗以妊娠合并轻型急性胰腺炎为基础，根据临床表现以胆道疾病为主还是胰腺疾病为主而不同：①胆道无梗阻并以胆道疾病为主时主要采用保守治疗，同急性轻型胰腺炎的治疗；②胆道有梗阻并以胆道疾病为主时，应尽早手术解除胆道梗阻，如有条件可经内镜治疗；③临床症状以胰腺炎为主时，患者往往属于妊娠合并重症急性胰腺炎并发感染，需要手术治疗，在处理胰腺病变后，应探查胆总管，做胆道引流。

（2）妊娠合并重症急性非胆源性急性胰腺炎的治疗：在非手术治疗的基础上，根据病情不同而采取相应治疗措施。

1）急性反应期：先行保守治疗，密切监护血循环及各器官的功能变化，纠正血流动力学的异常，积极防止休克、肺水肿、ARDS、急性肾脏功能障碍及脑病等严重并发症。如 72 小时内出现多器官功能衰竭，应重症监护的同时，进行手术引流。

2）全身感染期：首先选择广谱、高效、能通过血胰屏障的抗生素，动态 CT 加强扫描监测，对感染灶行手术处理，同时加强全身营养支持。

七、预后

妊娠合并急性胰腺炎的预后与病情轻重有关，20 世纪 70 年代初文献报道产妇死亡率高达 37.0%，围产儿死亡率达 37.7%。近年来，随着诊断及技术水平的提高，母儿死亡率明显下降，但死亡率仍高于一般产科人群，早期诊断和及时治疗是改善妊娠期急性胰腺炎孕妇及围产儿结局的基础。

（晁利娜）

第六节　妊娠合并支气管哮喘

一、概述

妊娠合并哮喘的发病率为 0.4%～1.3%。轻者或控制理想者不影响妊娠，重者尤其是哮喘持续状态或不适当中断治疗引起的病情恶化，可导致低氧血症，导致流产、早产、FGR、胎儿缺氧等，围产儿死亡率及患病率增加。

二、诊断要点

（一）病史

有哮喘反复发作史，常与季节、接触致敏原、上呼吸道感染、情绪激动有关。

（二）临床表现

（1）咳嗽、气喘、呼气性呼吸困难、不能平卧、两肺满布哮鸣音。

（2）口唇青紫、脸色青紫灰暗。

（3）如伴发热，提示合并呼吸道感染。

（4）胸部有过度充气的表现。

（三）辅助检查

（1）血嗜酸性粒细胞增多，血免疫抗体检测如 IgE 水平高低与病情也有关。

（2）哮喘发作时，喷二次 β-受体兴奋剂吸入后，1 分钟用力呼气量增加≥15%可确诊。

（3）肺功能检查和血气分析：可判断缺氧程度和肺功能状况，肺活量和最大呼气速度意义较大。以下指标提示肺功能衰竭：

1）氧饱和度 $SaO_2 < 70\%$。

2）$PO_2 < 8.13kPa$（60mmHg）。

3）$PCO_2 > 6.67kPa$（50mmHg）。

4）pH < 7.32。

三、治疗原则

（一）预防发作

妊娠期哮喘处理的重点是预防发作而非发作时的治疗。孕期哮喘的治疗目标是预防母体哮喘发作导致的低氧血症，从而防止胎儿缺氧。药物的副作用远远小于哮喘发作本身的危害。

1. 避免刺激物　避免接触过敏原和烟草等刺激物，并防止呼吸道感染。

2. 患者教育　自我监测病情和自我治疗的技巧，并对患者进行宣教药物孕期使用是安全的。

3. 根据哮喘的严重程度，用最小有效剂量控制哮喘。随着哮喘严重程度增加，逐级增加治疗的强度，并由呼吸内科医生协助诊治。常用药物包括：

（1）吸入性 $β_2$ 受体兴奋剂：如沙丁胺醇、特布他林、沙美特罗，这些药物很少进入血循环，孕期使用是安全的，产程中也可使用。

（2）吸入性甾体激素：如倍氯米松（必可酮）、氟替卡松、布得松（丁地去炎松）。

（3）吸入性色甘酸钠和抗胆碱能药物：孕期使用是安全的。

（4）口服皮质类固醇：如泼尼松，多数药物被胎盘代谢，故对胎儿的影响小。

（二）孕期监测

1. 监测孕妇症状

2. 长期哮喘者应做心肺功能监测　包括肺活量、最大呼气速度和 1 秒用力呼气量。

（三）孕期哮喘发作的处理

同非孕期哮喘发作的治疗：吸入性糖皮质激素是一线用药。

（四）分娩及产褥期

（1）病情稳定，近期无哮喘发作，肺功能正常者，可阴道分娩，缩短第二产程，并放宽助产。

（2）若哮喘严重频繁发作，或肺功能障碍者，选择性剖宫产。

（3）吸氧，适当应用镇静剂（如地西泮）。

（4）需麻醉者麻醉科会诊，麻醉止疼剂、硬膜外麻醉、NO 是安全的，慎用全身麻醉，禁用前列腺素制剂和吗啡类以免呼吸抑制。

（5）产后抗生素预防感染，并维持原有哮喘的治疗。

（6）有肺功能衰竭者及时用呼吸机纠正呼吸衰竭及酸中毒。

（7）哺乳药物通过胎盘浓度很低，因此可以哺乳。

（晁利娜）

第七节　妊娠合并泌尿系统感染

一、妊娠合并无症状菌尿症

（一）概述

当细菌在泌尿系统持续滋生繁殖，临床却无泌尿系统感染症状者，称为无症状菌尿症。发病率在妊娠期与非妊娠期相似，为 2%～10%，但妊娠期多数患者不会自然消失，如不治疗 20%～40% 将发展为急性泌尿系统感染，是早产和低出生体重儿的高危因素。

（二）诊断要点

1. 清洁中段尿培养细菌计数 $\geqslant 10^5/ml$

2. 无临床感染症状

（三）治疗原则

1. 抗生素治疗　选用细菌敏感药物，并注意对母儿的安全性，首选青霉素类或头孢菌素类药物口服。

（1）单次治疗：阿莫西林 2～3g、头孢菌素 2g、呋喃妥因 200mg。

（2）3 日疗法：阿莫西林 0.5tid 或 0.25qid、头孢菌素 0.25qid、呋喃妥因 50～100mg qid 或 100mg bid。

（3）其他：呋喃妥因 100mg bid～qid×7～10 天或 100mg qn×10 天。

2. 治疗后 1～2 周复查尿培养

二、妊娠合并急性膀胱炎

（一）概述

急性膀胱炎在孕妇中的发病率为1%，可由无症状性菌尿发展而来，如有导尿操作更易发生。

（二）诊断要点

（1）临床表现为膀胱刺激征（尿频、尿急、尿痛），尤以排尿终末时明显，下腹不适，偶有血尿，多无全身症状。

（2）清洁中段尿白细胞增多，可有红细胞，尿培养细菌数超过正常值。

（3）脓尿，但尿培养阴性者，可能为衣原体感染，常合并宫颈脓性分泌物。

（三）治疗原则

（1）同无症状菌尿，首选三日疗法，单次疗法效果稍差。

（2）衣原体感染者可采用红霉素治疗。

三、妊娠合并急性肾盂肾炎

（一）概述

急性肾盂肾炎是产科常见的泌尿系统并发症，妊娠期子宫增大及胎盘分泌激素的影响常导致输尿管扩张，肾盂积尿易由细菌感染导致急性肾盂肾炎。其导致的高热可引起流产、早产、胎死宫内，少数患者可能发展为中毒性休克和急性肾衰竭。

（二）诊断要点

1. 症状

（1）常于妊娠后半期及产褥期发病，病情轻微者可能感觉全身不适和尿频，病情严重者起病急骤，寒战高热，可伴有头痛、周身酸痛、恶心呕吐等。

（2）膀胱刺激症状：尿频尿急尿痛、排尿不尽感。

（3）腰酸腰痛、肋腰点压痛及肾区叩痛阳性。

2. 辅助检查

（1）血常规：白细胞增多。

（2）尿常规或沉渣：可见大量白细胞，尿蛋白可为阳性（＋／－~＋＋）。

（3）中段尿细菌培养：阳性。

（4）血培养：可能阳性。

（5）血生化检查肾功能。

（6）双肾超声：了解肾盂输尿管梗阻情况和有无肾脏结构异常。

（三）治疗原则

（1）住院治疗：卧床休息，对症处理。

（2）进行血及尿培养。

（3）评估肾功能：肌酐尿素氮、电解质、肾脏超声，注意有无泌尿道结石。

（4）密切监测生命体征，包括尿量。

（5）大量补液使每日尿量大于 2 000ml。

（6）静脉抗生素，并注意对母儿的安全性。先经验性用药，选用对革兰氏阴性菌敏感的抗生素或广谱抗生素，以后可根据药敏结果选择适当药物。

（7）体温正常后可改为口服用药，并继续用药共 10～14 天。

（8）停药后 1～2 周复查尿培养，以后也要定期（每 2 周）复查中段尿培养。

（9）反复感染的治疗：约 30% 的妇女可发生反复感染，或 15% 持续尿培养阳性，需要长期服用小剂量抗生素，首选青霉素类或头孢类抗生素。

（晁利娜）

第八节　妊娠合并特发性血小板减少性紫癜

一、概述

特发性血小板减少性紫癜（ITP）是一种常见的免疫性血小板减少症，妊娠期发病率为 1‰～3‰，由于存在血小板相关免疫球蛋白（PAIg）与血小板表面结合，引起血小板在网状内皮系统内破坏减少。ITP 可导致母婴出血而危及生命。成人多为慢性 ITP，部分可治愈但可能在孕期复发。抗体可通过胎盘导致胎儿、新生儿血小板减少。

二、诊断

（一）病史

有血小板减少的病史，或有月经过多、牙龈出血等出血倾向病史。

（二）临床表现

1. 出血倾向　表现为皮肤瘀点瘀斑、齿龈出血、鼻出血、血尿、血便、手术出血等，通常仅当血小板 $< 50 \times 10^9/L$ 时才会有手术出血，血小板 $< 20 \times 10^9/L$ 时才会有自发出血。

2. 脾脏可有增大

（三）辅助检查

1. 血常规　血小板 $< 100 \times 10^9/L$，红细胞和血红蛋白可轻微下降。

2. 骨髓象　巨核细胞正常或增多。

3. 血小板抗体　60%～80% 患者可有血小板抗体（+）。

三、鉴别诊断

1. 妊娠期血小板减少症　在妊娠晚期约 1% 的妇女血小板 $< 100 \times 10^9/L$，与妊娠相关，无导致血小板减少的其他原因，多为轻中度血小板减少（$> 50 \times 10^9/L$），无出血倾向，对妊娠及新生儿无不良影响。

2. 血栓性血小板减少性紫癜（TTP）　以血栓形成、血小板减少、微血管病性溶血为主要特征，并涉及多系统（包括肾脏、神经系统等）的严重疾病。

3. 系统性疾病导致的血小板减少　如重度子痫前期、HELLP 综合征、DIC、SLE、抗磷脂抗体综合征等。

四、治疗

应与血液科共同管理患者，监测血小板变化及出血倾向，适时治疗。

（一）孕期治疗

1. 期待观察　血小板 $>20 \sim 50 \times 10^9$/L，无明显出血倾向时，可观察。

2. 药物治疗　当血小板 $<20 \times 10^9$/L，或有出血倾向时，需要提高血小板水平。

（1）糖皮质激素：有效率约70%，用药2天后起效，高峰在 $10 \sim 14$ 天。可先静脉再改口服（起效较快），也可直接口服。静脉甲强龙 $1 \sim 1.5$ mg/kg，效果满意后改口服泼尼松。直接口服泼尼松 $1 \sim 2$ mg/（kg·d），待病情明显缓解后逐渐减量，每周减 10% ~ 20%，维持量为 $10 \sim 20$ mg/d，直至分娩。用药 $2 \sim 3$ 周后患者有肾上腺抑制，分娩期需要增加剂量。

（2）丙种球蛋白：用于激素治疗无效，或需要快速提高血小板计数的患者，可在计划分娩前 $5 \sim 8$ 天开始用药，$0.4 \sim 1$ g/（kg·d），共 $2 \sim 5$ 天，多数患者在 $2 \sim 5$ 日血小板出现上升，5天达高峰，并可维持 $10 \sim 14$ 日。

（3）输血小板：尽量不用，只有在血小板 $<10 \sim 20 \times 10^9$/L 或有明显出血倾向时，为了防止重要脏器出血，或在手术中病情需要时，方可应用。

3. 脾切除　药物治疗无效，有严重出血倾向，在孕6个月之前可考虑脾切除。

4. 密切监护母儿情况

（二）分娩期

（1）除非有产科指征，以阴道分娩为宜，适当放宽剖宫产指征。

（2）做好计划分娩，阴道分娩时血小板不宜低于 20×10^9/L，剖宫产时血小板不宜低于 50×10^9/L，但硬膜外麻醉需要的血小板计数应不低于 $80 \sim 100 \times 10^9$/L。

（3）分娩或手术时备血小板和红细胞。

（4）剖宫产术前如需输血小板，由于血小板破坏，其半衰期极短，可在切皮时开始输血小板以起到止血作用。

（5）防止产程过长，缩短第二产程，避免吸引器助产，并避免组织损伤和切开。

（6）积极防治产后出血。

（7）由于严重的新生儿血小板减少症的发生率及患病率低，且与病情不平行，目前也没有很好的检测手段，因此不建议常规行剖宫产或产前检测胎儿血小板。

（三）产褥期

（1）孕期应用糖皮质激素者产后继续使用，待血小板上升后减量。

（2）抗生素预防感染。

（3）新生儿出生后动态监测血小板。

（4）ITP 不是母乳喂养的禁忌证。

（王　颖）

第九节　妊娠合并阑尾炎

阑尾炎尤其急性阑尾炎（acute appendicitis）是妊娠期最常见的外科并发症，可发生于妊娠的各个时期。文献报道，妊娠期急性阑尾炎的发病率为 0.05% ~0.10% ，但80%以上发病于中晚孕期。由于孕妇的特殊生理和解剖改变，使妊娠中晚期阑尾炎的诊断增加了困难，故这个时期阑尾炎并发穿孔率较非孕期高 1.5 ~3.5 倍，炎症的发展易导致流产或早产，误诊率较高，孕妇死亡率亦高达 4.3% 。因此妊娠合并急性阑尾炎是一种较严重的并发症，应早期诊断和及时处理以改善母儿预后。

一、妊娠期阑尾炎的特点

1. 妊娠期阑尾位置的变化　妊娠初期阑尾的位置与非孕期相似。妊娠中期子宫增大较快，盲肠和阑尾被增大的子宫推挤而向上、向外、向后移位。妊娠 3 个月末时其基底部位于髂嵴下 2 横指处，5 个月末达髂嵴水平，8 个月末则上升到髂嵴上 2 横指处，妊娠接近足月时可达右肾上极或胆囊处，分娩 10 ~12 天后可恢复到原来的正常位置。随着盲肠的向上移位，阑尾呈逆时针旋转被子宫推到外、上、后方而被增大的子宫覆盖。

2. 妊娠期阑尾炎体征常不典型　由于阑尾位置的升高，妊娠子宫覆盖病变，腹壁被抬高，炎症阑尾刺激不到壁层腹膜，腹痛部位和压痛点不在传统的麦氏点而相应地移到右上腹或后腰部，有时甚至达右肋下胆囊区，所以使压痛、肌紧张及反跳痛都不明显，查体时常无肌紧张和反跳痛。文献报道仅有 50% ~60% 的患者有典型的转移性腹痛。

3. 妊娠期阑尾炎炎症易扩散　由于妊娠期盆腔血液和淋巴循环较旺盛，毛细血管通透性也增强，组织蛋白溶解能力增加，易发生阑尾坏死和穿孔；增大的子宫将腹壁与阑尾分开，使壁层腹膜防卫功能减退；增大的子宫将大网膜推移向上，使之不能到达感染部位包围感染灶，炎症不易局限而易在上腹部扩散，常导致弥漫性腹膜炎，患者预后不良。

4. 妊娠期阑尾炎后果较严重　妊娠期阑尾炎易波及子宫浆膜层甚至通过血液侵入子宫、胎盘，常引起子宫收缩，诱发流产或早产；细菌毒素可导致胎儿缺氧、死亡。另外产后子宫的迅速恢复，可使已经局限的阑尾脓肿破溃发生急性弥漫性腹膜炎，病情加重危及产妇生命。

二、临床病理分型

根据急性阑尾炎的临床过程和病理改变将其分为四种病理类型。

1. 急性单纯性阑尾炎　病变只局限于阑尾的黏膜和黏膜下层，阑尾轻度充血肿胀，表面有少许纤维素样渗出物。本型为轻型阑尾炎或病变早期，临床症状和体征都较轻。

2. 急性化脓性阑尾炎　病变累及阑尾的全层，阑尾明显肿胀充血，表面覆盖脓性分泌物，阑尾腔可见溃疡及黏膜坏死。此时阑尾周围的腹腔内已有稀薄脓液，形成了局限性腹膜炎。本型常由单纯性阑尾炎发展而来，临床症状和体征都较重。

3. 坏疽性和穿孔性阑尾炎　阑尾管壁全层或部分坏死，呈暗红色或黑色。阑尾管腔内积脓，压力较高。发生穿孔的部位多在阑尾近端的对侧系膜缘或阑尾根部。若穿孔的过程较快，穿孔口未被包裹，则积脓可进入腹腔，导致急性弥漫性腹膜炎。本型属重型阑尾炎。

4. 阑尾周围脓肿　急性阑尾炎坏疽或穿孔时如果过程较慢，穿孔的阑尾可被大网膜和周围的肠管包裹，形成炎性肿块及阑尾周围脓肿。由于阑尾位置的改变，脓肿可发生在盆腔、肝下或膈下。

三、临床表现

1. **症状** 早期妊娠阑尾炎症状与非孕期相似，大多数孕妇都有转移性腹痛，起病时腹痛先从剑突下开始，后延及脐周，渐渐转移至右下腹。但妊娠中晚期由于子宫的增大，阑尾位置发生改变，疼痛部位可达右肋下肝区。当阑尾位于子宫背面时，可表现为右侧腰痛。孕妇可有恶心、呕吐、腹泻、发热或全身无力等症状。急性阑尾炎早期大多数孕妇体温正常或低于38℃，阑尾穿孔、坏死或出现腹膜炎时，体温明显升高。

2. **体征** 妊娠各期表现不同。妊娠早期阑尾炎时，右下腹麦氏点处有压痛、反跳痛及肌紧张。当阑尾发生坏疽或穿孔，形成阑尾周围脓肿或弥漫性化脓性腹膜炎时，即出现相应体征。妊娠中晚期因子宫的增大阑尾不断向上、向外移位，压痛点常偏高。但因增大的子宫将腹壁腹膜顶起，炎症阑尾刺激不到壁层腹膜，所以腹部压痛、反跳痛及肌紧张常不明显。下列方法有助于诊断：

（1）Bryan 试验：嘱患者采取右侧卧位，使妊娠子宫移向右侧，如出现疼痛可提示妊娠期阑尾炎。

（2）Alder 试验：先嘱患者平卧，检查者将手指放在阑尾区最明显的压痛点上，再嘱患者左侧卧位，使子宫倾向左侧，如压痛减轻或消失，说明疼痛来自子宫；如压痛较仰卧位时更明显，提示阑尾病变可能性大。

四、诊断和鉴别诊断

1. **首先应详细询问病史** 文献报道妊娠期急性阑尾炎患者中，20%～40%有慢性阑尾炎病史。结合妊娠期阑尾炎的临床症状和体征，参考辅助检查指标，做到早确诊、早治疗，以改善母儿预后。

2. **实验室和其他检查**

（1）血白细胞计数：正常妊娠期白细胞计数呈生理性增加，至孕晚期可达（12～15）×10^9/L，分娩应激时可达（20～30）×10^9/L，因此单次白细胞计数对诊断帮助不大。如白细胞计数短期内升高 > 18×10^9/L，或分类有核左移，中性粒细胞超过80%则有临床意义。

（2）影像学检查：B超是安全简单的检查方法。急性阑尾炎时，可见阑尾呈低回声管状结构，僵硬，压之不变形，横切面呈同心圆似的靶向图像，直径≥7mm，但晚期妊娠时肠管的移位和增大的子宫会影响阑尾炎的超声诊断。Rao 等（1998）对100例怀疑阑尾炎的非孕期妇女进行了 CT 检查，发现诊断正确率98%。但 CT 在孕妇中的应用有待于观察。

3. **本病应与下列疾病鉴别**

（1）妇产科疾病：主要包括异位妊娠破裂、卵巢肿瘤蒂扭转、急性输卵管炎和盆腔炎及胎盘早剥等疾病。

1）异位妊娠破裂：异位妊娠破裂的患者停经后多有少量阴道流血，腹痛从下腹开始，有急性失血和腹腔内出血的症状和体征。妇科检查宫颈举痛明显，阴道后穹隆饱满、触痛。若发生于右侧附件区，可触及包块。B超检查显示盆腹腔有液性暗区。行后穹隆穿刺抽出不凝血即可确诊。

2）卵巢肿瘤蒂扭转：多发生于妊娠早中期及产后，常有附件区包块史。临床表现为突发性、持续性下腹痛。若肿瘤坏死，则有局限性腹膜炎表现。妇科检查可触及触痛性囊性或囊实性包块。B超可确诊。

3）急性输卵管炎和盆腔炎：患者多有脓性白带，查体盆腔双侧对称性压痛，行阴道后穹隆穿刺可抽出脓液，涂片检查可查见 G⁻球菌。B超有助于鉴别诊断。

4）胎盘早剥：应与妊娠中晚期急性阑尾炎鉴别。胎盘早剥患者常有妊娠期高血压疾病史和外伤史，腹痛剧烈。查体子宫僵硬，呈强直性收缩，胎心听诊变慢或消失，产妇可有急性失血及休克症状。腹部 B超提示胎盘后血肿，可明确诊断。

（2）胃十二指肠溃疡穿孔：患者常有消化性溃疡史，查体时除右下腹压痛外，上腹也有压痛和疼痛，板状腹和肠鸣音消失，腹膜刺激症状明显。立位腹部平片膈下有游离气体可帮助鉴别诊断。

（3）右侧急性肾盂肾炎和右侧输尿管结石：急性肾盂肾炎起病急，患者寒战、高热，疼痛始于腰肋部，沿着输尿管向膀胱部位放射，伴有尿急、尿频、尿痛等膀胱刺激症状。查体时右侧肾区叩击痛明显，上输尿管点和肋腰点有压痛，但无腹膜刺激症状。尿常规检查可见大量白细胞和脓细胞。输尿管结石患者绞痛剧烈，疼痛部位自腰肋部向大腿内侧和外生殖器放射。尿常规检查可见红细胞，X 线或 B超显示尿路结石。

（4）胆绞痛：常见于急性胆囊炎和胆石症。患者阵发性绞痛，夜间多发，疼痛开始于右上腹肋缘下，向右肩部、右肩胛下角或右腰部放射。大多数患者有寒战、发热、恶心、呕吐，亦可有阻塞性黄疸。B超、X 线或胆囊造影可明确诊断。

（5）其他：妊娠期急性阑尾炎尚需与急性胰腺炎、右侧肺炎、胸膜炎、HELLP 综合征、产褥感染等疾病鉴别。

五、治疗

1. 治疗原则　妊娠期急性阑尾炎的治疗原则是早期诊断和及时手术治疗。一旦高度怀疑急性阑尾炎，无论妊娠时期，均应及时手术。因早期手术既简单又安全，还可降低近期或远期并发症的发生。

2. 手术注意事项

（1）麻醉选择：应以连续硬膜外麻醉或腰－硬联合麻醉为宜；若患者病情危重合并休克时，宜选用全身麻醉。

（2）手术切口：早期妊娠时可采取麦氏切口；妊娠中、晚期应选择高于麦氏点的右侧腹直肌旁切口为宜（相当于宫体上 1/3 部位）。同时应将右侧臀部垫高 30°～45°或将手术床向左倾斜 30°，使子宫左移，便于暴露阑尾。

（3）操作要点：基本术式是切除阑尾。手术操作要轻柔，保护好切口，尽量避免刺激子宫。阑尾切除后应尽量吸净腹腔内脓液，不放置引流，以免诱发宫缩导致流产和早产。但阑尾坏死形成脓肿时，局部清除阑尾病灶后应放置腹腔引流。

（4）术后处理：术后继续应用广谱抗生素。因阑尾炎中 75%～90% 为厌氧菌感染，需继续妊娠者，应选择对胎儿影响较小的青霉素类或头孢类抗生素，并联合应用甲硝唑。同时，术后 3～4 日内应给予保胎治疗。

（5）终止妊娠的时机：原则上处理阑尾不必同时行剖宫取胎术，除非有产科指征。当出现下列情况时可考虑先行剖宫产术，再切除阑尾：①阑尾炎穿孔并发弥漫性腹膜炎，盆腹腔感染严重，或子宫胎盘已有感染征象者；②胎儿基本成熟，具备体外生存能力或妊娠已近预产期；③术中阑尾暴露困难。以上情况建议先施行腹膜外剖宫产后，再打开腹腔进行阑尾手术。如患者妊娠已近足月且临产，阑尾炎症状较轻，无剖宫产指征时，可先经阴分娩，再行阑尾切除术。

六、预后

妊娠期急性阑尾炎的预后与妊娠时期和阑尾的病变程度有关。早期妊娠诊断容易，手术及时方便，预后较好。中晚期妊娠诊断较困难，易延误病情，阑尾发生坏死、穿孔，甚至导致弥漫性腹膜炎，故流产率和早产率均增加。总之，妊娠期急性阑尾炎的临床表现不典型，病情多较重，早期诊断、及时治疗可改善预后。

（王　颖）

第十节　妊娠合并胆囊炎和胆石病

妊娠期急性胆囊炎（acute cholecystitis）和胆石病（cholelithiasis）是仅次于急性阑尾炎的外科急腹症，发生率为 1/16 000 ~ 1/10 000，可发生于妊娠各期，但以妊娠晚期和产褥期多见。70% ~ 80% 的急性胆囊炎患者合并胆石症，急性胆囊炎的发病多因胆囊结石堵塞胆道，胆汁排出不畅和细菌感染有关。

一、急性胆囊炎

（一）病因和发病机制

急性胆囊炎是胆囊结石最常见的并发症，其病因主要有：

1. 妊娠的影响　孕妇胆囊动力学有所改变，早期妊娠时胆囊排空率轻度下降；中孕后胆囊空腹容积及残余增大，排空率亦明显下降。妊娠期胆囊的变化与雌孕激素的改变有关，由于雌、孕激素大量增加，胆囊平滑肌松弛，胆囊壁肌层肥厚，胆囊收缩力从而下降、排空延迟；在孕激素作用下，血液及胆汁内胆固醇浓度增高，胆盐和胆固醇的比例改变，胆汁黏稠度增加导致胆囊炎。妊娠子宫增大压迫胆囊也可诱发胆囊炎。

2. 胆囊管梗阻　其中 80% 的患者是由于胆囊结石引起的，尤其小的结石嵌顿在胆囊颈部导致梗阻，使胆汁排出受阻；梗阻后胆囊内压增加，胆囊局部释放炎症因子溶血卵磷脂、磷脂酶 A 和前列腺素等，加之胰液反流、胰消化酶侵蚀胆囊壁导致急性胆囊炎。

3. 细菌入侵　当胆汁排出不畅或梗阻时，则胆囊的内环境有利于细菌的生长和繁殖。大多数细菌经胆道逆行入胆囊，也可通过血液或淋巴入侵。病原菌以革兰阴性杆菌为主，70% 为大肠杆菌，其次为葡萄球菌、链球菌及厌氧菌等。

（二）临床病理分型

分为四种病理类型：

1. 急性单纯性胆囊炎　为急性胆囊炎起始阶段。由于胆囊管出口梗阻，胆囊内压增加，出现黏膜出血、水肿、渗出。

2. 急性化脓性胆囊炎　若病因未除，炎症进一步发展，炎性病变可累及胆囊壁全层，浆膜层也覆盖有纤维性和脓性分泌物，则为急性化脓性胆囊炎，还可造成胆囊积脓。

3. 急性坏疽性胆囊炎　胆囊内压继续升高，囊壁血运不良，导致胆囊壁缺血坏死，成为急性坏疽性胆囊炎，坏疽穿孔的部位经常在胆囊的颈部和底部，若穿孔发生很快会引起胆汁性腹膜炎。

4. 胆囊周围脓肿　若胆囊坏疽穿孔发生缓慢，可被周围器官（十二指肠、大网膜、横结肠）包裹，从而形成胆囊周围脓肿。

（三）临床表现

妊娠期急性胆囊炎多在饱餐后或夜间发作，突发上腹绞痛或钝痛，阵发性加重，以右上腹多见，也可见于上腹部正中或剑突下。疼痛可向右肩部、右肩胛下角或右腰部放射，有少数患者可放射到左肩部，经常伴恶心、呕吐，合并感染化脓时出现寒战和高热，有时体温高达40℃。有少数患者因胆囊结石压迫胆总管引起堵塞，或结石嵌于胆总管引起胆囊炎、胆管炎或梗阻性黄疸。严重感染时患者可出现休克。

早期患者右上腹有压痛，胆囊出现化脓坏疽时右季肋下可触及肿大的胆囊，压痛范围增大，发生腹膜炎时可有腹肌紧张和反跳痛。部分患者 Murphy 征阳性，即检查者将右手压于患者右上腹肋缘下，嘱其腹式呼吸，若出现突然吸气暂停，则为阳性。但妊娠晚期由于子宫增大掩盖，腹部体征多不明显。

（四）诊断和鉴别诊断

1. 病史　突发性右上腹绞痛，并且阵发性加重，右上腹胆囊区压痛、肌紧张和反跳痛，体温升高即可初步诊断。

2. 实验室和其他检查

（1）实验室检查：血白细胞总数和中性粒细胞升高，可达 $20 \times 10^9/L$，伴核左移；血清丙氨酸氨基转移酶（ALT）与天门冬氨酸氨基转移酶（AST）轻度升高；胆总管有梗阻时血清总胆红素和直接胆红素升高，尿胆红素阳性；血或胆道穿刺液细菌培养阳性。

（2）B 超：是妊娠期诊断急性胆囊炎的首选方法，简单、无创，以空腹 12 小时检查为宜。超声显示胆囊增大、囊壁增厚，大部分患者还可探及囊内结石影像。

（3）其他：逆行胰胆管造影、经皮肝穿刺胆道造影术、CT 等诊断率虽高，由于存在射线的危害，故应慎用。

3. 鉴别诊断　妊娠期急性胆囊炎应与 HELLP 综合征、妊娠期急性脂肪肝、急性阑尾炎、心肌梗死、急性胰腺炎、右侧急性肾盂肾炎等疾病鉴别。

（五）处理

1. 治疗原则　对妊娠期急性单纯性胆囊炎主张保守治疗，采用控制饮食或禁食、解痉、输液，以及应用抗生素等方法；如保守治疗病情无缓解，或已经明确为化脓性或坏疽穿孔性胆囊炎，则应尽早手术治疗。

2. 保守治疗

（1）控制饮食：重症患者应禁食，轻症患者在症状发作期禁脂肪饮食。症状缓解后给予高糖、高蛋白、低脂肪和低胆固醇饮食。静脉输液纠正水电解质紊乱，补充维生素，出现黄疸时须用大剂量维生素 K 注射。

（2）解痉治疗：发作期可用解痉镇痛剂如阿托品 0.5～1mg 肌肉注射或盐酸哌替啶 50～

100mg 肌肉注射。可适当选用硝酸甘油、美沙酮、吲哚美辛（消炎痛）等药物。缓解期可选用利胆药去氧胆酸、熊去氧胆酸、利胆素等。

（3）抗感染治疗：应选用广谱抗生素，首选头孢菌素类抗生素，联合应用抗厌氧菌的甲硝唑。

3. 手术治疗

（1）手术指征：①保守治疗期间患者病情加重，保守治疗无效；②合并阻塞性黄疸、胆总管结石；③妊娠期间胆绞痛发作次数大于 3 次；④出现严重的并发症如坏疽性胆囊炎、胆囊穿孔、胆囊积脓、胆囊周围脓肿并弥漫性腹膜炎等。

（2）手术时机：一般认为手术选择在妊娠中期最安全，术后应保胎治疗。妊娠晚期时可先行剖宫产，再行胆囊手术。

（3）手术方式：包括开腹或腹腔镜手术行胆囊切除或胆囊造口术，内镜下逆行胰胆管造影术（ERCP），内镜下 Oddis 括约肌切开术（EST）。近年来国内外关于妊娠期腹腔镜下胆囊切除术（LC）的报道很多，多数文献认为妊娠任何时期均可施行手术，且对母儿均较安全。但 Kuy（2009）通过大样本的对照分析提出，腹腔镜胆囊切除术比开腹手术母儿并发症多、手术并发症高，住院日期长且花费高。急性单纯性胆囊炎可采用腹腔镜胆囊切除术，但胆囊急性化脓、坏疽时应行开腹胆囊切除术（OC），OC 分为顺行性和逆行性切除法，其中逆行性切除法较为安全。胆囊造口术仅适用于患者病情危重不能耐受长时间手术，或术中粘连严重，解剖关系不清时，应待病情好转后再行胆囊切除术。目前还有小切口胆囊切除术，创伤小，直视下操作，安全可靠。术后常规应用抗生素。

二、胆石病

胆石病是指包括胆囊和胆管的胆道系统发生结石的疾病，是最常见的胆道疾病。我国胆结石发病率为 0.9% ~ 10.1%，平均 5.6%，以女性多见。胆结石以胆囊胆固醇结石为主，下面主要介绍胆囊胆固醇结石。

（一）病因

胆固醇结石均发生在胆囊内，目前认为成因如下：

（1）胆汁中胆固醇浓度过高，卵磷脂和胆汁酸盐含量减少，不能充分转运胆汁中的胆固醇，形成胆固醇过饱和胆汁，称为石胆汁。

（2）胆汁中的胆固醇成核过程异常。

（3）胆囊功能异常，包括胆囊收缩力减弱，使胆汁淤积于胆囊内；胆囊吸收水和电解质的功能增加，造成胆汁浓缩；成石胆汁刺激胆囊导致黏糖蛋白分泌增加等原因。

（二）临床表现

胆石病的临床表现决定于胆结石的部位，以及是否有胆道梗阻和感染等并发症。

胆石病早期常无临床症状或伴轻微不适，个别体检时才发现，称为无症状胆结石。当胆石嵌顿于胆囊颈部造成急性梗阻，使胆囊内压增加，胆汁排出受阻引起临床症状。典型的症状为胆绞痛，呈右上腹持续性绞痛，阵发性加重，向右肩背部放射，伴恶心、呕吐。如胆囊结石较小，可排入胆总管，以上症状几小时后可自行缓解。当嵌顿的胆囊结石不能缓解，则可发展为急性胆囊炎，出现急性胆囊炎的一系列临床表现。

查体体征不明显，有时右上腹胆囊区有压痛，可触及肿大的胆囊。

（三）诊断

根据病史和体检发现，结合 B 超检查可发现胆囊内有结石光团和声影，且随着体位的改变而移动可确诊。

（四）治疗

保守治疗和手术治疗方法基本同急性胆囊炎患者。

（王　颖）

第十一节　妊娠合并甲状腺疾病

一、妊娠合并甲状腺功能亢进

（一）概述

妊娠合并甲状腺功能亢进（甲亢）多为 Grave′s 病，临床型甲亢的发病率约为 0.1%，较非孕期难以诊断，治疗因涉及母体与胎儿的特殊情况，与非孕期也不尽相同。轻症和治疗后较好控制者对妊娠影响不大，重症者，可引起流产、早产和死胎，甚至诱发甲状腺危象，危及母儿生命。

（二）诊断

1. 病史　既往有甲亢病史。

2. 临床表现

（1）症状：心悸、多汗、食欲亢进、消瘦、情绪急躁、夜寐不安、怕热、乏力，有时有腹泻。

（2）检查：突眼、甲状腺肿大并可有血管杂音、双手震颤，休息时心率 >100 次/分，脉压差增大 >50mmHg。

（3）甲状腺危象：甲亢孕妇在手术、分娩、感染等应激情况下，或不适当停药，有发生甲状腺危象的可能，表现为：高热 39 度以上、脉率 >140 次/分、脉压差增大、焦虑烦躁、大汗淋漓、恶心、厌食、呕吐、腹泻等，可伴脱水、休克、心律失常及心衰和肺水肿，需及时处理。

3. 实验室检查

（1）基础代谢率：>30%。

（2）甲状腺功能测定：FT_3 或 FT_4 增高，TSH 下降。孕期 TT_3 和 TT_4 生理性升高，不作为诊断依据。

（3）甲状腺抗体测定：可有 TRAb（＋），部分有 TPO – Ab 或 TG – Ab（＋）。

（三）治疗

1. 孕期处理一般原则　与内分泌科共同管理患者，以药物治疗为主，禁用放射性碘治疗，可疑恶性或药物控制不佳者，孕中期手术治疗。治疗期间定期检测甲功。随着孕周增大，甲亢有自然缓解的趋势，到孕末期甚至可停药，但产后有可能反弹。

2. 抗甲状腺药物

（1）丙硫氧嘧啶（PTU）：首选，剂量每日 100 ~ 150mg，重症时每日 200 ~ 300mg，分 3 ~ 4 次口服。症状改善后逐渐减量，维持量每日 25 ~ 50mg。注意监测血常规和肝功能。

（2）他巴唑：每日 15mg，重症者每日 20 ~ 30mg 分 2 ~ 4 次口服，症状改善后逐渐减量，维持量每日 2.5 ~ 5mg。

3. 产科处理

（1）孕前咨询：甲亢者孕前应先治疗，待疾病痊愈后方可妊娠。放射线碘治疗后应避孕半年再怀孕。

（2）孕期加强监护，监测胎儿生长发育及妊娠并发症，避免感染、情绪波动、精神刺激，避免甲状腺危象发生。

（3）分娩方式：取决于产科因素和甲亢病情。病情稳定者，等待自然临产，或满 40 周后住院引产。分娩时应预防感染，预防甲状腺危象。

1）阴道分娩：临产后给予精神安慰，减轻疼痛，吸氧，补充能量，加强母儿监护，缩短第二产程。

2）剖宫产：病情控制不满意或未治疗者，可放宽剖宫产指征。

4. 产后　药物通过母乳量很少，可以母乳喂养，如能定期监测新生儿甲功则更佳。产后注意母亲甲亢复发或加重的倾向。

5. 新生儿处理

（1）出生时留脐带血查甲功。

（2）新生儿查体注意甲状腺大小，有无杂音，有无甲亢或甲减症状或体征。

（3）新生儿监测甲功。

6. 甲状腺危象的抢救措施

（1）丙硫氧嘧啶：加倍，以阻断甲状腺激素的合成及 T_4 向 T_3 的转化，一旦症状缓解应及时减量。

（2）碘溶液：可抑制与球蛋白结合的甲状腺激素水解，减少甲状腺激素的释放。在予 PTU 后 1 小时，开始口服饱和碘化钾，5 滴/次，q6h，每日 20 ~ 30 滴；或碘化钠溶液 0.5 ~ 1.0g + 10% GS 500ml 静脉点滴。病情好转后减量。

（3）普萘洛尔：控制心率，口服 10 ~ 20mg tid。

（4）糖皮质激素：地塞米松 10 ~ 30mg 或氢可的松 200 ~ 400mg 静脉滴注。

（5）对症治疗：降温，纠正水电解质紊乱及酸碱失衡，必要时人工冬眠。

（6）分娩前发病者：待病情稳定 2 ~ 4h 结束分娩，以 CS 为宜。术后抗生素预防感染。

二、妊娠期甲状腺功能减低

（一）概述

甲状腺功能减低（甲减）月经紊乱、影响生育，能妊娠者多病情轻，妊娠期甲减的发病率约为 2.5%，其中以亚临床甲减为主。症状无特异性，但可造成流产、早产、胎盘早剥、并发妊娠高血压、并可影响胎儿的神经精神发育。因此，妊娠期甲减需要治疗。

（二）诊断

1. 病史　妊娠前有甲状腺疾病史，如慢甲炎、甲状腺手术史或放射性碘治疗史等。

2. 临床表现　无特异性，可表现为疲乏、畏寒、便秘、眼睑肿胀、语言缓慢、精神活动迟钝等。甲状腺可肿大或正常。

3. 实验室检查　TSH 升高，FT_3、FT_4 正常（亚临床甲减）或降低（临床甲减）。可伴有甲状腺抗体 TPO - Ab 或 TC - Ab（+）。

（三）治疗

1. 孕前咨询　有甲减的孕妇，孕前服用左旋甲状腺素片，维持甲功至正常：TSH < 2.5μIU/ml。

2. 孕期治疗

（1）孕期：左旋甲状腺素片应加量 25% ~ 50%，早孕期维持 TSH < 2.5μIU/ml，中晚孕期维持 TSH < 3μIU/ml。

（2）有甲减高危因素的妇女，孕期首诊应行甲状腺功能检测，以发现潜在的甲减，并进行治疗。这些高危因素包括：孕前甲减史、自身免疫性甲状腺疾病史及家族史、1 型糖尿病、其他自身免疫性疾病、可能导致甲状腺功能贮备降低的情况（如颈部放疗史、甲状腺部分切除史）等。

（3）产科处理：无特殊，一般能耐受分娩。新生儿出生后查脐带血甲功，检测新生儿甲状腺功能。

（黄启玉）

第十二节　妊娠合并生殖道感染

孕妇的阴道黏膜变软，组织充血水肿，脱落细胞增多，分泌物增多。加上孕妇机体抵抗力低，生殖道内容易发生各种病原体的感染。

一、细菌性阴道病

细菌性阴道病（bacterial vaginosis）是育龄妇女最常见的阴道感染性疾病，它是一种以加德菌、各种厌氧菌、Mobiluncus 菌及支原体等引起的混合性感染。

（一）临床表现

（1）阴道分泌物增多并有难闻的臭味或鱼腥味。

（2）妇科检查阴道内见均质分泌物，用拭子易从阴道壁擦去，而阴道黏膜无充血或水肿。

（二）治疗

由于妊娠期细菌性阴道病与不良妊娠结局如流产、胎膜早破、早产、羊膜绒毛膜炎、产后子宫内膜炎、剖宫产后切口感染等有关，因此任何有症状的细菌性阴道病孕妇及无症状的高危孕妇（有胎膜早破、早产史）均需治疗。但是对于抗生素治疗细菌性阴道病能否阻止不良妊娠结局发生，各地学者尚有争议。McDonald HM 等曾对包括 5 888 名妇女的 15 个实验结果进行分析总结，发现抗生素可以根治妊娠细菌性阴道病，但几乎没有证据表明，筛查治疗无症状的妊娠细菌性阴道病可以阻止早产发生；然而，另外一些证据又表明妊娠 20 周前治疗可以降低早产风险。Okun N 等研究针对妊娠期细菌性阴道病的治疗，没有证据表明可减少早产及相关疾病风险。另一方面，KEKKI 等指出通过筛查和治疗细菌性阴道病能大幅降低早产所带来的相关费用。因此对于抗生素治疗对妊娠结局的影响，以及妊娠期细菌性阴道病筛查治疗的必要性，尚需进一步的前瞻性研究证实。

1. 全身用药　由于本病在妊娠期有合并上生殖道感染的可能，多选择口服用药。CDC推荐对妊娠期患者进行规范化治疗：口服甲硝唑250mg，每天3次，连续7天。另外单次口服甲硝唑2g，或口服克林霉素300mg，每天两次，连续7天，同样有效。

2. 局部用药　克林霉素软膏或甲硝唑片0.2g阴道内用药，每晚1次，7次为一疗程。但1998年美国疾病控制中心（CDC）对STD治疗方案已不推荐克林霉素阴道用药，以避免早产。

3. 生物治疗　最近，生物治疗越来越受到重视，REID等认为一定的乳酸杆菌能安全地黏附于阴道壁，经口服或阴道给药能取代或杀死致病菌，包括加德纳杆菌、大肠杆菌，恢复阴道正常菌群及酸性环境，从而治愈细菌性阴道病。目前此种方法正试用于临床。

4. 预防及随访　本病虽与多个性伴侣有关，但对性伴侣给予治疗并未改善治疗效果及降低其复发，因此，性伴侣不需常规治疗。

二、滴虫阴道炎

滴虫阴道炎（trichomonal vaginitis）是最常见的妇产科疾病，由阴道毛滴虫感染引起，可由性交直接传染，也可经浴池、浴具、游泳池、衣物及污染的器械间接传播。妊娠期滴虫阴道炎的患病率约在1.2%~2.1%。孕中期以后感染增加早产、胎膜早破和产褥感染的发生。新生儿经产道感染后的几个月中，有发生新生儿外阴炎、阴道炎的可能。女婴感染后，滴虫可呈潜伏寄生状态，到青春期时因受雌激素分泌增加的影响出现症状。

（一）临床表现

（1）白带增多，呈黄白稀薄液体，常呈泡沫状。

（2）外阴瘙痒、灼热感。

（3）感染尿道时，可有尿频、尿痛甚至血尿。

（4）妇科检查：阴道及宫颈黏膜红肿，常有散在红色斑点或草莓状突起，后穹隆有多量液性或脓性泡沫状分泌物。

（二）治疗

妊娠期滴虫阴道炎是否用甲硝唑治疗，目前尚存在争议，部分研究认为甲硝唑治疗滴虫阴道炎可能增加早产风险。因甲硝唑能通过胎盘到胎儿循环，国内药物学界仍将甲硝唑作为妊娠期禁用药物。美国FDA已将甲硝唑归为妊娠期用药的B类药物。甲硝唑的用法以口服较阴道上药较好。美国CDC 2002年推荐甲硝唑2g，单次剂量口服；美国FDA推荐甲硝唑250mg，每日3次，连服7日；疗效分别为96%与92%，同时应治疗性伴侣以减少复发。

1. 全身用药　甲硝唑片250mg，口服，每日3次，7日为一疗程；或2g顿服。

2. 预防

（1）尽量在孕前治好滴虫性阴道炎。

（2）滴虫可通过性交直接传染，故夫妇双方应同时服药。

（3）注意防止厕所、盆具、浴室、衣物等交叉感染。

（4）为避免重复感染，内裤及洗涤用的毛巾，应煮沸 5～10 分钟以消灭病原体。

3. 治疗中的注意事项　服用甲硝唑后 48 小时内禁酒。

三、外阴阴道假丝酵母菌病

外阴阴道假丝酵母菌病（vulvovaginal candidiasis，VVC）80%～90% 是由白假丝酵母菌感染引起，10%～20% 为光滑假丝酵母菌、近平滑假丝酵母菌、热带假丝酵母菌等引起。妊娠期阴道上皮细胞含糖原增加，乳酸含量增加，使阴道分泌物 pH 值降低，有利于假丝酵母菌的繁殖。大量假丝酵母菌繁殖，加之孕妇机体抵抗力低，易导致外阴阴道假丝酵母菌病。妊娠期发病率约为 9.4%～18.5%。孕期感染可导致流产、早产、羊膜炎及胎膜早破；分娩时胎儿通过念珠菌感染的产道可导致多部位的念珠菌感染，如鹅口疮、真菌性皮炎等；生后护理时的密切接触也会使新生儿出现皮肤、肠道、阴道的感染。

（一）临床表现

（1）外阴痒，可伴外阴、阴道烧灼感。

（2）白带增多，呈白色豆渣样或凝乳样。

（3）妇科检查外阴局部充血、肿胀，小阴唇内侧及阴道黏膜表面有白色片状薄膜或凝乳状物覆盖。

（二）治疗

无症状的外阴阴道假丝酵母菌病不需要治疗；如出现外阴瘙痒、灼痛，白带增多呈白色稠厚豆腐渣样，则应治疗。妊娠期念珠菌外阴阴道炎的治疗必须权衡利弊，以局部用药为宜，禁用口服唑类药物。

1. 一般处理

（1）2%～3% 碳酸氢钠溶液冲洗外阴及阴道或坐浴，每日 1 次。

（2）如合并糖尿病，应积极治疗。

2. 抗真菌治疗

（1）制霉菌素栓剂，每粒 10 万单位，每晚 1 粒，塞入阴道，共 7～10 日。

（2）克霉唑栓剂，100mg，每晚 1 粒，塞入阴道，共 7 日。

（3）硝酸咪康唑（达克宁）栓剂，200mg，每晚 1 粒，塞入阴道，共 7 日。

3. 预防

（1）外阴阴道假丝酵母菌病可通过性交传染，应夫妇双方同时治疗。

（2）避免厕所、盆具、毛巾、浴室交叉感染。

4. 预后　妊娠期外阴阴道假丝酵母菌病治疗后易复发，所以须反复治疗，绝大多数在产后自然停止发作。

四、支原体感染

支原体（mycoplasma）是一群能自行复制、能在无活细胞培养基中生长、体积小、结构简单的原核细胞型微生物，因其形态常为分枝丝状而得名。值得注意的是孕妇患生殖道支原体感染能波及胎儿，母儿间垂直传播受到极大关注。

（一）临床表现

多数无明显自觉症状，少数重症患者有阴道坠感，若感染局限在子宫颈，表现为白带增多、混浊、子宫颈水肿、充血或表面糜烂。当感染扩及尿道时，尿频、尿急是引起患者注意的主要症状，表现为尿道口潮红、充血、挤压尿道可有少量分泌物外溢，但少有压痛。

（二）治疗

除卧床休息、加强营养和护理外，由于支原体无细胞壁，故对作用于细胞壁的抗生素不敏感。对影响支原体胞浆蛋白合成的抗生素敏感，如四环素类和大环类酯类。首选药物为红霉素 500mg，每日 4 次口服，2 周为一疗程；或阿奇霉素 1g，单剂量口服，半衰期长达 60 小时，1 次口服，可维持有效浓度 5 天。新生儿感染，常选用乙酰红霉素 30mg/（kg·d），分 2~3 次点眼用，2 周为一疗程。

五、沙眼衣原体感染

沙眼衣原体感染是常见的生殖道感染之一。病原体沙眼衣原体（chlamydia trachomatis）是一种寄生在细胞内的微生物。它的大小介于细菌和病毒之间。

（一）临床表现

多数为无症状的沙眼衣原体感染者，约 10% 以上孕妇可有临床症状。

（1）沙眼衣原体宫颈炎：白带脓性，检查见宫颈充血、接触性出血、糜烂及水肿，有黄色或脓性分泌物从颈管流出。

（2）胎膜早破、早产等。

（3）流产或产后子宫内膜炎。

（4）泌尿系感染：孕妇有尿频、尿痛等泌尿系症状。

（5）新生儿沙眼衣原体感染。

（二）治疗

我国目前尚无统一对沙眼衣原体感染的孕妇处理方案，参考美国 CDC 方案如下：红霉素 500mg 口服，每日 4 次，共 7 日。如孕妇因副作用不能坚持时，可减量至 250mg，每日 4 次，共 14 日，或改用阿莫西林 500mg，每日 3 次，共 7 日。对于新生儿沙眼衣原体结膜炎可局部用红霉素眼膏治疗。

六、单纯疱疹病毒感染

单纯疱疹病毒（herpes simplex virus，HSV）感染是人类最常见的病毒性疾病，孕妇处于免疫抑制状态，易受 HSV 感染，可引起母儿间垂直传播，导致流产和畸形。

（一）临床表现

孕妇疲乏无力、低热、腹股沟淋巴结肿大、压痛。外阴、肛周及外生殖器见典型疱疹，融合成片，呈丛簇状或表浅溃疡性病灶，局部痒痛。

新生儿眼、口腔、皮肤出现疱疹，并伴有神经系统症状，昏睡、呕吐、发热。

（二）治疗

治疗原则为抑制 HSV 增殖和控制局部感染。通常用解热镇痛药、抗生素或清热解毒中药控制、预防感染，并服多种维生素，保持外阴清洁、干燥。

药物治疗选用抑制 HSV 增殖和控制局部感染的药物。目前治疗 HSV 感染最有效的药物是阿昔洛韦（acyclovir，ACV），但因其能通过胎盘，孕妇应慎用，用药后乳汁亦含少量 ACV，故哺乳妇女亦应慎用。

对于已感染胎儿终止妊娠，未感染胎儿需切断传播途径。原则上分娩时对产道有病变孕妇行剖宫产，即使病变已愈，初次感染发病不足 1 个月者，仍应以剖宫产结束分娩为宜。复发型是否需行剖宫产尚有争议。

七、人乳头瘤病毒感染

由人乳头瘤病毒（human papillomavirus，HPV）感染引起而造成生殖器尖锐湿疣。尖锐湿疣易与多种性传播疾病如淋球菌、滴虫、白色念珠菌、衣原体、梅毒螺旋体等并存。HPV 还可能与生殖道的癌前病变有关。

（一）临床表现

可无症状，或有瘙痒、灼痛，主要侵犯外阴、阴道、肛周皮肤，初起为微小散在的乳头状疣，渐增大，增多，融合成鸡冠状或菜花样，质软、色灰。宫颈病灶多为扁平状疣或菜花状。

胎儿感染 HPV 可引起幼儿喉乳头瘤，表现为声音嘶哑、发声困难、呼吸不畅、甚至呼吸困难，严重的呼吸道梗阻可以致命。

（二）治疗

目前一致认为无症状与无病灶的 HPV 亚临床感染不需要治疗。但妊娠期生殖道尖锐湿疣仍应积极治疗。

1. 一般治疗　禁止性交，保持外阴清洁，大小便后冲洗阴部，每日换内裤。

2. 药物治疗　选用抗 HPV 药物，全身用药与局部用药相结合，如三氯醋酸（trichloroacetic acid，TCA），它不被机体吸收，极少引起局部反应，故对胎儿无不良影响。

3. 手术治疗　对药物治疗无效者可选用下列一种方法手术：冷冻治疗、CO_2 激光治疗、高频电灼或手术切除。

对于分娩方式的选择尚有争议，部分学者认为，剖宫产不能防止胎儿宫内感染，故只有当生殖道巨型疣梗阻产道时，才有剖宫产指征；但另有学者认为，妊娠期间由于胎盘激素和机体免疫功能变化，尖锐湿疣倾向于恶化，应积极治疗，分娩时无论湿疣是否阻产，均以剖宫产为宜。

（黄启玉）

参考文献

[1] 张玉泉，王华. 妇产科学 [M]. 北京：科学出版社，2016.

[2] 司徒仪. 中西医结合妇产科学妇产科疾病诊疗程序 [M]. 北京：科学出版社，2016

[3] 朱晶萍. 实用妇产科疾病诊疗常规 [M]. 西安：西安交通大学出版社，2014.

第二十章　异常产褥疾病

第一节　产褥感染

一、概述

产褥感染（puerperal infection）是指产妇分娩时及产褥期（产后6周），由于致病菌侵入生殖道，发生局部和全身的炎症性变化，又称为产褥热。发病率为1.0%~7.2%，每年由产褥感染导致的产妇死亡占产妇死亡总数的8%。绝大部分发生在产后10天之内，少数发生在产褥末期，在社会经济状况较差、有手术产、胎膜早破、宫缩时间过长、出血过多、羊水胎粪污染、产道损伤和盆腔多次检查的妇女中较常见。常见的病原体有：需氧性链球菌、大肠杆菌、葡萄球菌、厌氧性链球菌、厌氧类杆菌、梭状芽孢杆菌、衣原体、支原体及淋病双球菌等。

产褥病率（puerperal morbidity）是指分娩24小时以后的10日内，每日测量4次体温，凡体温有两次达到或超过38℃者。其中包括产褥感染、上呼吸道感染、急性泌尿系感染及急性乳腺炎等。

产褥感染一旦发生可引起产妇出现高热、头痛、腹痛、厌食、心动过速、白细胞增高、子宫体增大及压痛、恶露大量增加，伴异味等一系列临床表现，并有可能引起急性子宫内膜炎、急性盆腔炎、急性盆腔腹膜炎和弥漫性腹膜炎，以及血栓性静脉炎等并发症，病情严重时甚至还可因脓毒败血症及败血症危及产妇的生命，能引起不育，如附件粘连，偶尔严重产后或手术后感染还需行子宫切除术。

在我国，新中国成立前产褥感染发病率很高，产妇死亡中约半数系由产褥感染引起。新中国成立后推广新法接产，特别是抗生素的广泛使用及无菌观念的加强，使发病率明显下降，但产褥感染和产后出血、妊娠合并心脏病、重度妊娠期高血压疾病仍是孕产妇死亡的四大主要原因。

二、诊断

（一）临床症状和体征

了解妊娠、分娩及产后经过等产科病史，注意有无发生产褥感染的危险因素。产褥感染的主要临床表现为发热、腹痛和异常恶露。发热是多数产褥感染的基本症状，疼痛（下腹部、盆腔、下肢等），阴道分泌物或恶露增多，呈血性或脓性、有臭味，子宫大、软、有压痛等也是产褥感染所特有的。根据感染发生的部位将其分为以下几种类型。

1. 急性外阴、阴道、宫颈炎　分娩时由于会阴部损伤或手术产而招致感染，表面为局部灼热、红肿、疼痛、下坠，有压痛、拒按，炎性分泌物刺激尿道可出现尿痛、尿频、尿急；伤口边缘可有坏死、流液或流脓、切口裂开、组织不新鲜。阴道与宫颈感染表现为黏膜充血、溃疡、化脓，日久可致阴道粘连甚至闭锁。如阴道前壁黏膜受压严重过久伴有感染，可使组织大片坏死脱落，形成膀胱阴道瘘或尿道阴道瘘。病变局限者，一般体温不超过38℃，病情发展可向上或宫旁组织，导致盆腔结缔组织炎。

2. 急性子宫内膜炎、子宫肌炎　为产褥感染最常见的类型，病原体经胎盘剥离面侵入。产后发热迅速而显著，常为低热，有臭味的血性恶露。由于炎症的作用，使子宫缩复不佳，宫体较大而软，下腹不适并有子宫压痛。当发展为子宫肌层炎时，发热可持续至产后1周以上，子宫压痛更为明显。

3. 急性盆腔结缔组织炎、急性输卵管炎　多于产后1周以后发生，患者症状加重，可有高热、寒战、下腹坠胀和疼痛，并伴膀胱和直肠刺激症状。检查子宫有举痛，宫旁增厚或有肿物，触痛明显。淋病双球菌沿生殖道黏膜上行感染，达输卵管与盆腹腔，形成脓肿后，可以高热不退。

4. 急性盆腔腹膜炎及弥漫性腹膜炎　炎症扩散至子宫浆膜层，形成盆腔腹膜炎，继续发展为弥漫性腹膜炎，出现全身中毒症状：高热、寒战、呼吸心跳加快、恶心、呕吐、腹胀，高热时可有意识不清、谵妄等神经症状。检查时下腹部有明显压痛、反跳痛。由于产妇腹壁松弛，腹肌紧张多不明显。因腹膜面炎性渗出、纤维素覆盖引起肠粘连，也可在直肠子宫陷凹形成局限性脓肿。若脓肿波及肠管与膀胱，可出现腹泻、里急后重与排尿困难。急性期治疗不彻底可发展成慢性盆腔炎而导致不孕。

5. 盆腔及下肢血栓性静脉炎　盆腔血栓性静脉炎可累及卵巢静脉、子宫静脉、髂内静脉、髂总静脉及下腔静脉，病变常为单侧性。患者多于产后1～2周，继子宫内膜炎之后出现寒战、高热，反复发作，持续数周，虽已用抗生素但无理想效果，不易与盆腔结缔组织炎鉴别。下肢血栓性静脉炎病变多在股静脉、腘静脉及大隐静脉。出现弛张热、下肢持续性疼痛、局部静脉压痛或触及硬索状，并由于血液回流受阻，引起下肢水肿、皮肤发白，习称"股白肿"。下肢血栓性静脉炎多继发于盆腔静脉炎或周围结缔组织炎。

6. 脓毒血症及败血症　当感染血栓脱落进入血液循环，可引起脓毒血症，出现肺、脑、肾脓肿或肺栓塞而致死。若细菌大量进入血液循环并繁殖形成败血症，表现为寒战、高热，重者谵语、昏迷，危及生命。

7. 剖宫产腹部切口、子宫切口感染　剖宫产术后腹部切口的感染多发生于术后3～5天，局部红肿、触痛、组织侵入有明显硬结，并有浑浊液体渗出，伴有脂肪液化者其渗出液可呈黄色浮油状，严重患者组织坏死、切口部分或全层裂开，伴有体温明显升高，超过38℃。

（二）实验室检查

1. 血常规　血白细胞计数升高，且有核左移。

2. 血清 C - 反应蛋白测定　对可疑感染病例，可在亚临床期发现感染，有助于感染的早期诊断。

3. 病原体确定

（1）病原体培养和药敏感试验：伤口局部、阴道拭子、阴道分泌物、宫腔分泌物培养均有意义。如体温 >38℃以上并伴有寒战者，应做血培养，阳性则是菌血症的佐证。

（2）分泌物涂片检查，对淋球菌或厌氧菌感染有一定的参考意义。

（3）病原体抗原抗体检测：可采用相应免疫试剂盒进行快速检测。

4. B 超　可对产褥感染形成的炎性包块、脓肿做出诊断。

5. 彩超 可确定有无静脉血栓及血栓的部位、大小、弥漫性还是局限性，了解静脉血流是否通畅。

三、治疗纵观

应积极处理，切勿耽搁时机，否则病情加剧随时可致患者因中毒性休克、多脏器功能衰竭而死亡。治疗原则是控制感染，辅以整体护理、清理感染灶、手术或中药等综合治疗。清除感染灶是治疗的关键，伤口和切口感染应及时给予清洗，热敷，消炎或切开引流等酌情处理，抗感染治疗非常重要。最好根据细菌培养和药敏试验选择细菌敏感的抗生素。

四、治疗措施

（一）一般治疗

产妇取半卧位，以利恶露排出和炎症局限于盆腔内。进食高蛋白、易消化的食物，多饮水，补充维生素，必要时补液。注意纠正酸中毒及电解质紊乱，贫血者应予补血。发热者以物理退热方法为主，高热者酌情给予 50～100mg 双氯芬酸栓塞肛门退热。重症患者应少量多次输新鲜血或血浆、清蛋白，以提高机体免疫力。

（二）药物治疗

对发生产褥感染的患者，除应进行一般性的支持治疗外，抗生素的合理应用成为治疗产褥感染的关键。抗生素的合理选用与及时的病原学诊断有很大关系，为寻找病原菌需作病灶分泌物（主要是宫腔）细菌培养及药物敏感性试验。然而治疗往往需在得到细菌培养结果之前即开始，因此必须根据临床症状及临床经验选用抗生素。

鉴于产褥感染多为混合菌感染，因此应联合使用抗生素，一般以青霉素和氨基糖苷类抗生素合用作为首选，亦可选用氨苄西林或青霉素或头孢菌素Ⅱ加庆大霉素或卡那霉素，也可并用甲硝唑。如青霉素过敏可改用红霉素。以后视病情变化，细菌培养及敏感试验选用其他抗生素。青霉素对革兰阳性细菌和除脆弱类杆菌以外的厌氧菌有效；氨基糖苷类抗生素，如庆大霉素对大多数革兰阴性杆菌有效，但氨基糖苷类抗生素对少数孕妇在乳汁中有分泌，对新生儿听神经有影响，故需慎用；头孢菌素：第一代头孢菌素对革兰阳性菌如金黄色葡萄球菌、链球菌作用强，对肠球菌无效；对革兰阴性菌的作用较第二、三代弱；对肾脏有一定损害。第二代头孢菌素对革兰阴性菌作用优于第一代，不及第三代，对革兰阳性菌作用优于第一代，次于第三代；肾毒性较第一代弱。第三代头孢菌素对 β_2 内酰胺酶稳定，抗菌谱广而强，对肾基本无害，其抗菌谱广，长效，半衰期约 7～8 小时，对革兰阴性及阳性菌均有抗菌作用，不易透过血—胎盘屏障，对母婴不良反应小。

肝功能不全者忌用四环素、红霉素、氯霉素。肾功能不全者忌用庆大霉素，四环素及头孢来星，但可使用红霉素及氯霉素。林可霉素虽对厌氧菌感染有效，但有可能引起假膜性肠炎。氯霉素对产褥感染疗效虽好，但偶可引起再生障碍性贫血，故除病情严重者外，使用较少。

使用抗生素的原则是：①剂量要足，时间要够，且以静脉给药为主，持续到临床治愈后3 天再停药，以彻底控制感染，勿使其迁延为慢性。②严重感染时应使用杀菌剂，常用二联。③注意对乳儿的影响：抗菌药物在乳汁中浓度高，且对乳儿有影响的药物有：磺胺类药、氯霉素、红霉素、四环素、甲氧苄啶（TMP）、异烟肼类，孕妇应用时，应暂停哺乳。④经足量抗生素治疗，体温仍持续不降者，应考虑有无盆腔脓肿，有无盆腔血栓性静脉炎，以及是否耐药等。必要时可结扎卵巢静脉。高热不退者，在应用抗生素的同时，可酌情加用氢化可的松或地塞米松，也可使用物理降温。

（三）手术治疗

子宫内膜炎、子宫肌炎注意清除宫腔残留物。外阴或腹壁切口感染者可采用物理治疗，如红外线或超短波局部照射，有脓肿者应切开引流。会阴伤口感染时也可局部湿热敷，如化脓应提前拆线，并扩创引流，也可用 1∶5 000 高锰酸钾坐浴。盆腔脓肿突入阴道后穹隆者，可行后穹隆切开引流。盆腔脓肿出现于腹股沟韧带上方者，可经腹壁切开引流，附件脓肿须剖腹探查切除脓肿。当感染灶来自子宫而出现严重败血症或中毒性休克不能控制时，应考虑子宫切除，以清除感染灶。

（四）宫缩剂

可适当用子宫收缩剂，如益母草，催产素及麦角新碱等，以促进子宫收缩，并有利于感染性分泌物的排出。

（五）盆腔血栓性静脉炎

对深部的血栓性静脉炎，除用抗生素外，尚应采用抗凝物，以控制血栓进一步发展和防止新血栓形成：①肝素 1mg/（kg·d）加入 5% 葡萄糖液 500ml 中，静脉滴注，每 6 小时 1 次，连用 4～7 日。②尿激酶 40 万 U 加入 0.9% 氯化钠液或 5% 葡萄糖液 500ml 中，静脉滴注 10 日，用药期间检测凝血功能。③同时可口服双香豆素、阿司匹林或双嘧达莫。若化脓性血栓不断扩散，可考虑结扎卵巢静脉、髂内静脉等，或切开病变静脉直接取栓。下肢血栓静脉炎应抬高患肢，局部热敷，待疼痛消失，体温正常后方可下床活动。

（六）中毒性休克

应大力抢救，除吸氧，给大剂量抗生素外，尚需补充血容量，使用低分子、右旋糖酐、羟甲淀粉及糖盐水等。同时纠正酸中毒及电解质平衡紊乱，应用血管舒张药及肾上腺皮质激素等。发生弥散性血管内凝血时应及早应用肝素及其他有关治疗。

（七）中药治疗

中药治疗则为清热解毒、凉血化瘀，可用五味消毒饮和失笑散加丹皮、赤芍、鱼腥草、益母草。

（八）预防

1. 加强孕期卫生宣教　临产前一个月避免性生活和盆浴，加强营养，纠正贫血，及时治疗外阴阴道炎、宫颈炎，避免胎膜早破。

2. 产程中　避免滞产、严格无菌操作、正确掌握手术指征，及时防治产道损伤及产后出血，必要时应用抗生素预防感染。

3. 产后　剖宫产者术后预防性给予抗生素，鼓励产妇早下床活动，不能离床活动者应在床上多活动下肢。

（古少华）

第二节　晚期产后出血

分娩24小时后，在产褥期内发生的子宫大量出血，称为晚期产后出血（late puerperal hemorrhage）。其发生率为0.3%~0.7%，以产后1~2周发病者居多，也有产后6~8周发病者，更有时间长达产后6个月者。子宫出血呈持续性或间歇性，也可表现为急骤大量出血，同时有凝血块排出，产妇常伴寒战、低热，失血过多导致重度贫血甚至发生失血性休克。晚期产后出血是产科重要的并发症之一，若处理不及时可危及产妇生命。

一、病因

1. 子宫复旧不全

（1）胎盘、胎膜残留：为最常见的原因，残留组织发生变性、机化，可形成胎盘息肉。坏死脱落、暴露基底部血管引起出血。

（2）蜕膜残留：蜕膜多在产后一周内脱落并随恶露排出，若大面积蜕膜长时间残留影响子宫复旧，继发子宫内膜炎，引起晚期产后出血。多见于双子宫、双角子宫等先天畸形的产妇。

（3）胎盘附着部位发生感染：影响修复，血栓脱落，血窦重新开放而出血，主要原因是胎盘过大、多胎妊娠、羊水过多、子宫内膜炎等。

2. 剖宫产后出血　随着剖宫产率的上升，尤其是近年来子宫下段横切口剖宫产的广泛开展，子宫切口感染、裂开也成为晚期产后出血的重要原因之一。

（1）解剖因素：子宫横切口靠近子宫血管分支（子宫动脉分支），术中常因下段横切口撕裂而行多次缝扎，造成切口愈合不良。同时因子宫右旋，故易损伤子宫右侧血管分支。子宫峡部的弓形动脉较体部短而小，分支少。下段横切口时，容易切断下行的子宫动脉分支，而此处血供相对较体部差，致使切口供血不足。

（2）切口位置不当：子宫颈部主要由结缔组织构成，肌纤维少，血管少，若产程较长，子宫下段明显扩张，变长、变薄，而切口过低，则会因此处愈合能力差，易缺血坏死。

（3）感染因素：术前多次阴道检查、肛查，或第二产程剖宫产易诱发切口感染，子宫下段横切口距阴道很近，产程延长、术中出血过多易导致切口感染。

（4）缝合技术：子宫切口撕裂、出血时切忌反复盲目缝扎止血，局部供血不足，而缝合过松易形成血肿亦使切口愈合不良。

3. 其他　产妇患重度贫血（Hb<60g/L）重度营养不良、子宫黏膜下肌瘤，产后滋养细胞疾病例如绒毛膜癌、超常胎盘部位反应，性病及TORCH感染因素。

二、诊断

（一）病史

常有第三产程或产后2小时内阴道流血量较多或曾怀疑有胎盘残留及剖宫产史，产后恶露不净，有臭味。

（二）临床表现

反复阴道出血或大出血，阴道流血时间、流血形式和流血量因病因而异。胎盘、蜕膜残留大量出血通常在产后 10 天左右为多次反复阴道少量流血，也可突然阴道大量出血；子宫复旧不良多发生在产后 2 周左右，多为突然大量流血且持续不断；剖宫产子宫切口裂开所致阴道出血多发生于术后 2 ~ 3 周突然、大量出血，可在短时间内处于失血性休克。有感染时可出现下腹痛、体温升高，若出血时间长可出现贫血。

（三）妇科检查

发现子宫复旧不良，子宫大且软，宫口松弛，宫腔内有或无残留组织。若伴有感染，子宫有压痛。对有子宫下端剖宫产时，可用阴道内的手指轻触切口部位有无裂口协助确诊。

（四）辅助检查

1. 血常规检查　贫血，血白细胞总数及分类有助于感染的诊断。

2. B 超检查　可以发现胎盘胎膜残留，在剖宫产患者可能有子宫切口愈合不良的情况。

3. 宫腔分泌物　涂片、培养及药敏，有助于确定病原微生物的种类及选用有效的抗生素。

4. 尿妊娠试验　有助于诊断胎盘残留及除外绒毛膜癌。

5. 病理检查　宫腔刮出物镜下见到变性绒毛或混有新鲜绒毛。遇有晚期产后出血患者，排除常见出血原因后应想到超常胎盘部位反应，绒毛膜癌等少见疾病的可能，刮宫标本及时送检以明确诊断。

三、治疗纵观

晚期产后出血治疗原则：抗感染、促进宫缩、刮宫、清创、瘢痕修补、髂内动脉结扎乃至子宫切除。

胎盘、蜕膜残留所致晚期产后出血的治疗，目前有两种基本观点：一是刮宫多能奏效，操作应轻柔，备血并做好开腹手术的准备，认为刮宫可达到止血和进行病理检查的双重目的，还能排除子宫绒毛膜癌。另一观点认为，刮宫通常刮不出明显的胎盘组织，且可使出血更加重。刮宫，与其是在减少出血，却更像损伤胎盘附着处而引起出血。目前育龄妇女引、流产手术增多，子宫内膜受损程度重，胎盘残留的发生率随之增加，因此产后应仔细检查胎盘、胎膜，如有残缺，应及时取出；在不能排除胎盘残留时，应探查宫腔。杜绝胎盘残留致晚期产后出血和不良状态下的清宫，关键是把握清宫的时机，对产后出血和疑有胎盘残留者在分娩后立即行清宫术；对阴道分娩疑有胎盘残留大量出血者，在排除产道损伤后，在抗感染、抗休克的同时行清宫术；对于出血不多者可先抗感染，止血及宫缩剂应用 3 ~ 5 天后行清宫术，组织送病理检查；对胎盘胎膜粘连较紧疑有胎盘植入者，可先予 5 – FU 治疗 5 天，使胎盘滋养叶细胞变性坏死脱落，然后再行清宫术，近年来国内外有用甲氨蝶呤（MTX）为抗代谢药二氢叶酸还原酶抑制剂，其化学结构与叶酸相似，可使 DNA 合成受阻，抑制肿瘤细胞增殖，也可抑制胚胎组织和胎盘绒毛的生长，使其死亡，故近几年用于异位妊娠的保守治疗。将其用于部分植入性胎盘残留，疗效满意；子宫复旧不良用宫缩剂及米索前列醇治疗，有感染者加强抗感染，并予中药生化汤服用。出院前可对患者 B 超检查，并给以复方生化合剂、勤哺乳等措施，可有效预防晚期产后出血。

剖宫产术后晚期产后出血，如考虑子宫复旧不全或合并感染，首次应用一种或多种缩宫素及抗生素等保守治疗。出血多者同时输液以维持血容量，并注意凝血功能障碍；如剖宫产组织残留行操作一定要慎之又慎，因剖宫产组织残留机会极罕见，且刮宫还可能造成原切口再损伤而致出血量增多或致子宫穿孔加重出血；如术中夹取组织困难，又有活动性出血，可能有胎膜粘连，此时要开腹在直视下从原切口进入清理宫腔；宫腔积血可行清宫术，应首先排除切口感染、裂开后方可施术，需在 B 超监测下，操作应轻柔不仅能清除宫腔内的残留胎盘，还能刺激子宫平滑肌引起收缩，减少出血量。术中注意勿伤子宫前壁切口，术后注意抗感染治疗。如患者少量反复出血，B 超检查排除宫腔内残留或子宫切口裂开，可在手术准备条件下行药物保守治疗，术后 22 天以后仍淋漓出血者，同时给予己烯雌酚治疗。对于大量出血者，尤其是反复大量出血者，过去常需切除子宫。髂内动脉结扎术是一种安全可靠的妇产科大出血急救方法。在无法控制的严重盆腔出血时能迅速有效止血。但有研究发现结扎髂内动脉后，远端末梢动脉压最多下降 84%，平均动脉压下降 24%，血液减少 48%，不能有效的控制出血。由于髂内动脉远端宫腔结扎后并没有闭锁，血流可以通过其余交通支进入子宫动脉，故有再次发生出血的可能。近年来介入性放射医学快速发展，1979 年，Brown 首先报道髂内动脉栓塞治疗产后出血，选择性动脉造影栓塞术已取代髂内动脉结扎术。此方法有选择的栓塞出血动脉，完全闭锁整个动脉腔，从而有效的控制出血，在不开腹的情况下迅速而准确地做出诊断和实施治疗，为患者保留子宫又避免了二次开腹手术之痛。

四、治疗

（一）保守治疗

少量或中等量阴道出血，一般情况好者，可应用足量抗生素、缩宫素及支持疗法。

（二）诊断性刮宫术

疑有胎盘、胎膜、蜕膜残留或胎盘附着部位复旧不全者，在补液、备血情况下刮宫多能起效，术后继续给予抗生素、缩宫素。刮出物应送病理检查。

（三）剖宫产术后切口愈合不良的处理

1. 保守治疗　应用抗生素，纠正贫血，改善全身状况，部分裂开的伤口有可能再次愈合。

2. 手术　对疑有宫腔内容物者行清宫术。必须在 B 超监视下进行，操作手法轻巧，避免搔刮子宫切口，以防子宫穿孔。如裂开的切口周围组织血运好，可行扩创清除坏死组织，形成新鲜创面，用肠线重新缝合以及子宫动脉或髂内动脉结扎止血而保留子宫。有条件的医院行髂内动脉栓塞治疗。如无上述条件则抗感染，输血，纠正休克的同时果断行子宫切除术。

（四）若确诊为绒毛膜癌

进行化疗。

（五）超常胎盘部位反应

反复刮宫、加强宫缩、抗感染等保守治疗无效者可考虑切除子宫以去除出血灶、根治疾病。此外，应随访血 β - HCG、临床表现及影像学检查。

（六）若发生失血性休克

应立即抢救和积极纠正休克。

（古少华）

第三节　产褥中暑

一、概述

产褥中暑（puerperal heat stroke）指产褥期产妇在高温、高湿和通风不良的环境中体内余热不能及时散发，引起以中枢性体温调节功能障碍为特征的高热、水电解质平衡紊乱、循环衰竭与神经系统功能损害。产后皮肤汗腺排泄功能旺盛，产妇借此排出体内潴留的水分，因此有显著的利尿现象，出汗也特别多，可以经常见到产妇衣、被为汗水浸湿，以夜间睡眠和初醒时更明显，夜间尤甚。出汗也是一种散热方式，当环境温度超过35℃时，机体依靠大量汗液蒸发进行散热。在汗液、尿液、乳汁、恶露的排出过程中，大量水分、电解质等随之丢失，需及时补充。重度产褥中暑是孕产妇死亡的原因之一。在怀孕以及产后阶段孕产妇在生理上和心理上都有着较大的变化，有调查表明：400名孕妇在怀孕阶段所受的关注度要明显高于产后，焦虑，燥热等多见于年轻产妇，厌食，失眠则在年纪稍大产妇中比较常见。因此不应该忽视产后阶段对产妇的关心和合理照料。

随着全球气候变暖，高温气候持续时间延长，产褥中暑成为产科的常见病。产褥中暑是可以预防的，关键是做好卫生宣教、围生期保健工作，告诫产妇必须破除旧风俗习惯，居室要通风，衣着要适宜并及时补充钠盐。作为医护人员动态观察病情变化，积极采取相应的治疗与护理措施，有效地控制病情的发展，使受累器官避免进一步损伤，此外，还要预防和积极治疗产褥感染，让患者得到尽快的恢复。

二、诊断

（一）中暑前兆

口渴、多汗、四肢乏力、恶心、呕吐、头晕、眼花、胸闷心悸；体温轻、中度增高。若能及时将产妇移至通风处，减少衣着，补充盐水，可很快好转。

（二）轻度中暑

产妇体温增高达38.5℃以上，剧烈头痛，恶心，胸闷加重，脉搏、呼吸加快，无汗，尿少，全身可满布汗疹。此时如能得到适当治疗，多能恢复。

（三）重度中暑

体温达40℃以上，出现中枢神经系统症状，如嗜睡、谵妄、抽搐、昏迷等，可有呕吐、腹泻及多部位出血。体检发现：面色苍白、心率快、呼吸急促、血压下降、对光反射，神经生理性反射减弱或消失，脉搏细数，继而进入昏迷状态。持续谵语、惊厥，血压下降，面色苍白、瞳孔缩小，对光反射、膝反射减弱或消失是危急症候，如抢救不及时，可于数小时内因呼吸循环衰竭、脑水肿而死亡。夏天高温季节多见发病。夏季天气炎热，但是一些旧风俗习惯却要求产家紧闭门窗，产妇深居室内，包头盖被，穿长袖衣、长裤，紧扎袖口、裤脚。且滴盐不进，只进食一些红糖伴稀饭、干苋菜等。当夏季气温骤升，住房矮小，室温过高，湿度很大，产妇出汗散热又受到严重障碍时，将导致体温中枢调节失常，结合产妇居住环境不通风及衣着过多，出现上述典型临床表现多能诊断。应注意与产后子痫和产褥感染、败血症等相鉴别。产褥感染产妇可以发生产褥中暑，产褥中暑患者又可以并发产褥感染。

三、治疗纵观

产褥期的体温多数在正常范围内，若产程延长致过度疲劳时，体温可以在产后最初24小时内略升高，一般不超过38℃。由于产褥期是指从胎盘娩出至产妇全身各器官除乳腺外恢复或接近正常未孕状态所需的一段时期，因此在这一时期，母体发生着一系列的变化，首先，心理上的，Noble RE 的文章指出流行病学调查显示女性（21.3%）产生情绪低落的百分比几乎是男性（12.7%）的两倍。MosesKolko EL，Roth EK 的研究更加明确地指出产后抑郁的发生率在10%~15%，产前抑郁的患病率在城市里的贫穷人群中占到26%，同时指出，母亲的情绪低落直接影响着胚胎及婴儿的发育生长。因此产褥期对产妇的合理健康照料是十分重要的。Ward KA，Adams JE，Mughal MZ 的研究指出了不同阶段骨骼系统的变化。产褥中暑大都系人们受旧风俗习惯影响，缺乏卫生知识，误认为产妇怕风，所以让产妇穿很多衣服，门窗关严，使产妇生活在高温、高湿的不良环境中。出汗也是一种散热方式，气温超过皮肤温度（32~34℃）时，人体散热功能受到影响，使传导、辐射停止而靠蒸发，机体依靠大量汗液蒸发进行散热。在汗液、尿液、乳汁、恶露的排出过程中，大量水分、电解质等随之丢失，需及时补充。但是旧风俗习惯怕产妇受风而要求关闭门窗，产妇深居室内，包头盖被，穿长袖衣、长裤、紧扎袖口、裤脚，使居室和身体小环境处在高温，高湿状态，严重影响产妇出汗散热，导致体温调节中枢功能衰竭而出现高热，意识丧失和呼吸循环功能衰竭。当人体处于超过散热机制能力的极度热负荷时，这样超量热积于体内引起调节及水、钠代谢障碍，从而导致前述诸症状。Haas JS，Jackson RA，nlentes – Afflick E，Stewart AL 等人对妇女从怀孕到产后的健康情况做了一项调查，显示：妇女的健康状况在怀孕到产后有着实质性的变化，比如说，身体功能的下降，怀孕前身体功能较好，孕期有所下降，产后则又有所提高。这对给予孕产妇合理健康的照料有很好的指导意义。DaviesGAL 及 Wolfe LA 等通过大量的文献分析指出在怀孕期间和产后应进行符合生理变化需要的适当锻炼（加拿大妇产科协会的临床实践的指导方针）。而不应该受旧风俗习惯的影响关门闭户，深居室内。

产褥中暑的治疗原则是立即改变高温和不通气环境，迅速降温，纠正水、电解质与酸碱紊乱，积极防治休克，补充水分及氯化钠。同时采用物理降温。首先将患者移置凉爽通风的地方，全身用冰水或乙醇擦浴，在头、颈、腋下、腹股沟、腘窝部浅表大血管分布区放置冰袋，并用力按摩四肢，促进肢体血液循环，以防止周围血液循环的淤滞，已发生循环衰竭者慎用物理降温，以避免血管收缩加重循环衰竭。在采用物理降温的同时，应用药物降温，以氯丙嗪为最常用。其主要作用是抑制体温调节中枢，扩张血管，加速散热，松弛肌肉，减少震颤，降低器官的代谢和氧消耗量，防止身体产热过多。重视纠正脑水肿，可用20%甘露醇或25%山梨醇250ml 快速静滴。采用药物降温，当血压下降时，停用氯丙嗪改用地塞米松。药物降温的用法是将氯丙嗪25~50mg 溶于生理盐水500ml 中静脉滴注，在1~2小时内滴完。如情况紧急，可用氯丙嗪25mg 或异丙嗪25mg 溶于5%葡萄糖溶液生理盐水100~200ml 中静脉滴注，在10~20分钟内注完。若在2小时内体温并无下降趋势，可重复给药。降温过程中应加强护理，注意体温、血压、心脏情况，待肛温降至38℃左右时，应即刻停止降温。在降温的同时，应积极纠正水、电解质紊乱，24小时补液量控制在2 000~3 000ml，并注意补充钾、钠盐。加强护理注意体温、血压、心脏及肾脏情况。对抽搐患者可用地西泮、硫酸镁等抗惊厥、解痉，也可用地西泮 10mg 肌肉注射，同时用抗生素预防感染。出现心、脑、肾并发症时，应积极对症处理。呼吸衰竭用尼可刹米、洛贝林对症治疗。心力衰竭可给予洋地黄类制剂，如毛花苷 C 0.2~0.4mg 缓慢静注，必要时 4~6 小时重复。

产褥中暑的关键在预防，做好卫生宣教，能识别产褥中暑的先兆症状。破除旧风俗习惯，居室保持通风，避免室温过高，产妇衣着应宽大透气，有利于散热，以舒适为度。

四、治疗

原则是迅速改变高温、高湿和通风不良的环境，降低患者的体温，及时纠正脱水、电解质紊乱及酸中毒，积极防治休克。

（一）降温

1. 环境降温　将患者移置凉爽通风的地方，脱去产妇过多衣着，室内温度宜降至 25℃。

2. 物理降温　全身用冰水或酒精擦浴，在头、颈、腋下、腹股沟、腋窝部浅表大血管分布区放置冰袋，并用力按摩四肢，促进肢体血液循环，加速散热，若产妇神志清楚，应鼓励产妇喝冷开水或冰水。

3. 药物降温　用氯丙嗪 25~50mg 加入生理盐水 500ml，静脉滴注，1~2 小时内滴完，1~6 小时可重复 1 次，高热昏迷抽搐危重患者或物理降温后体温复升者可用冬眠疗法，常用冬眠 1 号（哌替啶 100mg，异丙嗪 50mg，氯丙嗪 50mg）。每 30 分钟测体温 1 次，用退热药物后密切观察患者出汗情况，及时更换衣服、被褥，并温水擦浴保持皮肤清洁。使用药物降温时需监测血压、心率、呼吸等生命征，注意体温、血压、心脏及肾脏情况，降温过程中应加强护理。如血压过低，不能用氯丙嗪，可用氢化可的松 100~200mg 加入 5% 葡萄糖氯化钠注射液 500ml 静脉滴注，同时可用解热镇痛药物。一旦肛温降至 38℃ 左右时，应停止降温。

（二）保持呼吸道通畅

给予氧气吸入，密切观察患者的呼吸频率、深浅、血氧饱和度（SPO_2）和血气分析值以判断呼吸窘迫的程度。$SPO_2 < 90\%$、血氧分压 $PaO_2 < 60mmHg$ 应予以机械通气。若通过氧疗、吸痰等措施，SPO_2 保持在 94% 以上者，可不给予机械通气治疗。

（三）周围循环衰竭者

应补液，维持水、电解质及酸碱平衡。纠正水、电解质紊乱小时补液量控制在 2 000~3 000ml 并注意补充钾、钠盐，输液速度宜缓慢，16 滴/min，以免引起肺水肿。用 5% 碳酸氢钠纠正酸中毒。

（四）脑水肿

可用 20% 甘露醇或 25% 山梨醇快速静脉滴注。

（五）抽搐患者

应于患者口腔内置牙垫于上下齿之间防止舌咬伤，适当约束患者四肢，加床档以防坠床。同时可用地西泮 10mg 肌肉注射、或用 10% 水合氯醛 10~20ml 保留灌肠，以此来抗惊厥、解痉。

（六）重度患者

重度患者有时合并口鼻出血、呕血，应立即经口气管插管，防止呕吐物吸入引起窒息，必要时准备呼吸机治疗，每 2 小时向气管内滴入 1 次生理盐水与糜蛋白酶等组成的气滴液 5ml，并翻身拍背、吸痰。

（七）给予抗生素预防感染

观察患者子宫下降情况，恶露的量、色、味，会阴切口或腹部切口愈合情况。用1/1 000 呋喃西林液进行会阴擦洗，2 次/d，保持局部清洁，预防会阴切口感染和逆行感染，剖宫产患者注意及时换药，促进伤口愈合。患者意识尚未完全清醒前应留置导尿管，记录 24 小时出入量，应用生理盐水 200ml 膀胱冲洗必要时加抗生素，2 次/d，防止尿液中的血凝块阻塞导尿管和预防尿路感染。

（刘巧方）

第四节　产后尿潴留

一、概述

产后尿潴留（postpartum urinary retention）即产后不能自行排尿，导致尿潴留称为产后尿潴留。2003 年，GlaVindK 及 Bjork J 在一项临床研究中调查显示：需要通过器械助产分娩，括约肌断裂以及会阴严重撕裂伤在尿潴留观察组的发生率要明显增加。在一项国外临床研究中调查显示：通过器械助产分娩，括约肌断裂以及会阴严重撕裂伤在尿潴留观察组的发生率要明显高于对照组。并指出产后尿潴留的发生率大概为 0.7%。多数产妇于分娩后 4~6 小时内可以自行排尿，但有些产妇产后长时间（>8h）膀胱充盈，而不能自行排尿，若产后 6~8 小时排尿困难，尿液点滴而下或完全闭塞不通，伴有小腹胀急疼痛，或产后多日小便不能排尽，膀胱内残留尿超过 100ml，这种现象称之为产后尿潴留。多见于初产妇，特别是手术产及行会阴切开者占多数。产后尿潴留是产科的常见并发症，大多发生在第二产程滞产时。由于胎先露，胎头对膀胱及骨盆底长时间的压迫，产程过长，造成暂时性神经支配障碍，特别是引起了膀胱三角区组织水肿，以及会阴部侧切口的疼痛反射性的盆底肌肉痉挛，或因产后腹肌松弛排尿无力，或精神因素、惧怕疼痛、不习惯卧床排尿等所引起。孕期体内潴留多量水分，需在产褥早期主要经肾脏排出，故产后最初 5 日尿量明显增多。但在分娩过程中，膀胱受压、黏膜水肿充血，肌张力降低使正常排尿反射异常、再加上会阴伤口疼痛、不习惯于卧位排尿等原因，容易发生尿潴留。

如尿液完全潴留膀胱，称为完全性尿潴留；如排尿后仍有残余尿液，称为不完全性尿潴留。急性发作者称为急性尿潴留；缓慢发生者为慢性尿潴留。

二、诊断

（一）病史

应询问是否有难产、手术产（如会阴侧切、胎头吸引术）史。

（二）临床表现

一般产后经过4～6小时，或剖宫产保留尿管，除去后4～6小时难以自行排尿，小便不通或点滴而下，或见有血尿，可伴有小腹胀急疼痛，或尿意频频。小腹部可扪及高度充盈的膀胱，行导尿术可有小便排出，尿常规一般无异常。急性尿潴留者，下腹部膨隆，触扪膀胱区产妇有尿意、压痛，叩诊呈浊音；慢性尿潴留者，部分患者膀胱极度扩张，充满盆腔甚至达脐上，腹部压痛不明显。

（三）辅助检查

1. 实验室检查　急性尿潴留者，尿常规正常；慢性尿潴留者，常尿液浓缩，尿比重增加，尿液中可有红、白细胞和少量的蛋白质。应与产后尿道感染相鉴别（表20－1）。

表20－1　产后尿潴留与产后尿道感染的鉴别

病　名	病　史	症　状	实验室检查
产后尿潴留	有滞产及手术产史	小便困难，点滴而下或无尿，伴有小腹胀急，下腹部膨隆，叩诊呈实音	急性尿潴留，尿常规正常；慢性尿潴留，尿液浓缩，尿比重增加
产后尿道感染	无滞产、无手术产史，有尿道感染史	尿频、尿急、尿液淋漓，伴有排尿痛、发热或腰痛，尿总量正常或超正常	尿常规有较多的红、白细胞

2. B超检查　小便后，膀胱内残余尿高于100ml即可诊断为尿潴留。应与产后小便生产障碍相鉴别（表20－2）。

表20－2　产后尿潴留与产后小便生产障碍的鉴别

病　名	病　史	症　状	实验室检查
产后尿潴留	滞产、手术产史	无尿或点滴而下，伴有下腹急痛，下腹部膨隆，有压痛	B超有尿液高于100ml
产后小便生产障碍	无滞产、手术产史	无尿，但腹软，无胀急疼痛感	B超无尿液，或有心肾衰竭指征

三、治疗纵观

尿潴留是孕妇在产后阶段常见且让产妇十分痛苦的并发症，在孕期的妇女，因其膀胱发生生理的改变，而更加易于使其在分娩后几小时至数天内发生尿潴留的症状。Saultz JW 等对产后尿潴留的发生率和发病特征进行研究调查和分析得出：产后尿潴留的发生率为1.7%～17.9%，与产后尿潴留发生的相关因素包括：①初次经阴道分娩（first vaginal delivery）。②硬膜外镇痛（epidural anesthesia）。③剖宫术（cesarean section）。最初的治疗多采用支持疗法来促进增强自主排尿的可能性，如心理疏导，早期下床活动，给其相对私人安静的环境，温水冲洗外阴等，如果都没有明显作用，则可给予其留置导尿管，当膀胱充盈超过700ml时，由于此时很有可能反复留置导尿管或延长放置时间，因此可以预防性地使用抗生素来防止感染。

尿潴留原因分两类：①尿道梗阻：尿潴留可由于尿道炎症水肿或结石、尿道狭窄、尿道外伤、前列腺肥大或肿瘤、急性前列腺炎或脓肿、膀胱肿瘤等阻塞尿道而引起。②神经因素：各种原因所致的中枢神经疾患以及糖尿病等所致自主神经损害都可引起尿潴留。尿潴留可继发其他疾病，主要在于如下。①继发尿路感染：因尿潴留有利于细菌繁殖，容易并发尿路感染，感染后难以治愈，且易复发，加速肾功能恶化，例如，男性前列腺肥大和女性尿道狭窄患者，常出现部分尿潴留，但其无自觉排尿障碍，对这类患者需及早诊治，清除残留尿，有效控制尿路感染，保护肾功能。②继发反流性肾病：因尿潴留使膀胱内压升高，尿液沿输尿管反流，造成肾盂积液，继之肾实质受压、缺血，甚至坏死，最后导致慢性肾衰竭。

产后尿潴留是产科的常见并发症，大多发生在第二产程滞产时，多因第二产程延长，胎先露，长时间持续压迫膀胱，使膀胱底部充血水肿，膀胱肌麻痹，尿道水肿，尿道口闭塞。产后盆腔内压力突然下降，引起盆腔内淤血；产后腹壁松弛，盆腔空间增大，膀胱的容量也增大，膀胱对内压增高不敏感，当尿液过多时，膀胱的张力更下降，感觉性也更低，尿潴留时没有尿意，加上产程过长引起体力的大量消耗，而导致排尿困难；产前或产程中应用大剂量的解痉镇静药，如妊娠期高血压疾病应用硫酸镁，莨菪类等药物降低膀胱的张力而致尿潴留；或因会阴切口疼痛，或精神紧张不敢努力自行排尿，反射引起盆底肌肉痉挛。产前膀胱过度充盈，未注意护理，使膀胱紧张度及感受性降低，甚至神经麻痹，或由产科麻醉所引起。妊娠期为适应妊娠的需要，肾集合系统、输尿管均有生理性扩张。生产后体内潴留的大量水分均在产后数天经肾脏排出，故尿量明显增加。急性尿潴留，因膀胱极度扩张，如处理不及时，脊髓及排尿中枢失调，膀胱肌失去正常收缩功能。慢性尿潴留时，除排尿中枢失调外，因膀胱肌肉为克服尿道阻力，持续收缩，久之膀胱壁肌纤维增生变厚，残余尿增多，可引起膀胱输尿管反流和肾盂积水，导致肾功能损害。

由于产时及产后会应用大剂量的解痉镇痛药，那么由此而引起的是否由于这些镇痛药物的使用而增加了产后尿潴留的发生率的争论也引起了众多学者的关注。2002 年 Liang CC，Tsay PT 等人进行的一项调查研究：搜集了 110 名为减轻分娩时疼痛而使用硬膜外镇痛泵的经阴道分娩的初产孕妇作为一组；100 名相同情况下未使用硬膜外镇痛泵的初产妇作为对照组，发现：使用了镇痛泵的一组，特别是膀胱充盈超过 500ml 的，与对照组比较都有明显的产程延长，高百分比的机械助产，以及广泛的阴道或会阴部的撕裂伤。只有极少的产妇在产后 6 个月依然有排尿问题。2006 年，Evron S 等比较产妇分娩时使用罗哌卡因和芬太尼混合罗哌卡因患者自控硬膜外镇痛（PCEA）对产后尿潴留的影响，采用随机双盲法，将 198 例要求用硬膜外自控镇痛泵的产妇分为罗哌卡因组（R 组 $n = 100$）和芬太尼混合罗哌卡因组（RF 组 7，$n = 98$），分别用 0.2% 罗哌卡因和 0.2% 罗哌卡因加上 $2\mu g/ml$ 芬太尼，临床上每小时估算一下膀胱的充盈程度，用 B 超来监测残尿量，结果显示：加了芬太尼的一组并没有增加产后尿潴留的风险并可提供良好的镇痛效果。Beilin 指出硬膜外腔分娩镇痛存在三方面争议问题：①剖宫产率是否会增加，少数人认为可能增加，但多数人认为与其他分娩镇痛方法并无差别。②母乳喂养困难问题，多数人认为分娩镇痛好，产妇心情也好，母亲与新生儿接触提前，这样有助于顺利哺乳成功。③是否会引起并发症，有人报告产妇体温上升 0.07℃/h，多数人认为体温的变化微小，无显著性差异。

由于尿潴留不仅可以导致尿路感染，膀胱麻痹，体内代谢废物积聚，也影响产后子宫的恢复，致阴道出血量增多，易导致产后泌尿道感染，它增加了产妇的痛苦，故应及时处理。Zaki MM 等曾报道，在产后尿潴留的诊断标准上并没有统一意见，但在分娩期和产后对膀胱的护理很重要，要密切观察并及时给予处理。其治疗原则为：为防止尿潴留发生，应鼓励产妇尽早自解小便。产后 3~4 小时即应让产妇排尿。若排尿困难，应解除怕排尿引起疼痛的顾虑，鼓励产妇坐起排尿，用热水熏洗外阴，用温开水冲洗尿道口周围，或按摩膀胱，诱导排尿。下腹置热水袋，针灸以及肌肉注射新斯的明均可起到促使排尿的作用。若使用上述方法均无效时应予导尿，必要时留置导尿管 1~2 日，因导尿法可能造成尿路感染，因此一般不要轻易导尿，如膀胱充盈超过 700ml 时可用此法，并留置导尿管，24 小时后多能自行排尿。注意产褥期会阴伤口处理，避免伤口水肿、感染而刺激尿道。饮食宜清淡且富于营养，忌食生冷寒凉及辛辣香燥之品，产后短时间内多饮汤水，从而引起尿意。

四、治疗

（一）心理疏导

解除产妇的紧张心理，让产妇树立信心，用温水冲洗外阴，按摩腹部膀胱膨隆部，以推压手法环形按摩 5 分钟左右，此方法简便易行，无不适感，同时还可促进子宫收缩，减少产后出血。可让产妇听到流水声刺激其尿意而促进排尿；让产妇精神放松，采取自己习惯的排尿体位；产后要尽早鼓励产妇多饮水，及时下床解小便。

（二）热敷疗法

用消毒的湿热巾敷于肿胀的尿道口及下腹部，促使尽快消肿，按摩膀胱，诱导排尿。或将热水倒入便盆内，令产妇坐其上，利用湿热蒸汽的熏蒸可使尿道口痉挛缓解而排尿，也可给予肛门注入开塞露后刺激排大便，借腹肌力量促进膀胱排尿。

（三）红外灯或周林频谱仪照射排尿法

用红外线或周林频谱仪在产生尿潴留的膀胱区照射 15~20 分钟，效果良好，电磁波本身具有解除平滑肌痉挛的作用，并能促进神经传导的功能恢复，红外线的主要生物学效应是热，热能进入人体组织后亦具有松弛平滑肌的作用，两者均可解除膀胱括约肌的痉挛，促进尿液排出，其优点是操作简便，患者无任何痛苦。

（四）低压灌肠法

肛门括约肌与膀胱括约肌有协同作用，当排出灌肠液同时，尿液也随之排出。

（五）开塞露纳肛法

柯国琼等利用排便促使排尿的神经反射原理，采用开塞露纳肛，促使逼尿肌收缩，内括约肌松弛而导致排尿。

（六）药物治疗

1. 卡巴胆碱　0.25mg 肌注，促使膀胱平滑肌收缩而排尿。必要时给予抗生素以防尿路感染。

2. 溴新斯的明（neostigmine）　有抗胆碱酯酶的作用而起到刺激胆碱能神经的兴奋作用，对膀胱过度充盈而麻痹者有效。口服片剂 1 次 15mg，针剂为 0.5mg/ml 或 1mg/2ml，肌肉注射，或双侧足三里穴位封闭，促使排尿，或加兰他敏 2.5mg 肌肉注射促进排尿。

3. 安贝氯铵（ambenonium） 又称美斯的明，作用也是抗胆碱酯酶，类似新斯的明，为片剂，每次服 5~25mg，每日 3 次。

（七）导尿法

在诱导排尿无效时，临床上常采用无菌导尿术留置导尿管导尿，应在严格无菌操作下放置导尿管，排空膀胱并保留尿管开放 24 小时，使膀胱充分休息，然后每 2~4 小时开放尿管 1 次，以锻炼膀胱肌肉的收缩功能，1~2 天后撤除尿管多能自行恢复排尿功能。然而有报道在对 120 例尿路医院感染的发生及其相关因素进行调查时，发现导尿所致的尿路感染是最直接、最严重的相关因素。近几年来，Foley 管由于其易固定、便于清洁而在临床上广泛应用，但由此引发的问题如拔尿管困难致尿道损伤往往在解除尿潴留的同时，又额外地增加了患者的痛苦和经济负担，如果反复插导尿管，应给予抗生素治疗，防止感染。

（刘巧方）

第五节 子宫复旧不良

一、概述

产褥期间变化最大的是子宫体。正常情况下，分娩后，由于子宫体肌纤维收缩及缩复作用，肌层内的血管管腔狭窄甚至栓塞，使局部血液供应明显减少，子宫肌细胞缺血发生自溶而逐渐缩小，胞浆减少，因而子宫体积明显缩小，子宫腔内胎盘剥离面随着子宫的逐渐缩小，加之子宫内膜的再生使得剥离面的修复，子宫通常在产后 5~6 周时恢复到接近非孕时状态，这个过程称为子宫复旧（involution of uterus）。当上述复旧功能受到阻碍时，即发生子宫复旧不全（subinvolution of uterus）。导致子宫复旧不全的主要原因有胎盘、胎膜残留、蜕膜脱落不完全；子宫内膜炎、子宫肌炎或盆腔感染；子宫肌瘤；子宫过度后屈或侧屈致使恶露排出不畅，而滞留宫腔；胎盘面积过大影响子宫复旧；多产妇因多次分娩使子宫纤维组织相对增多，影响子宫收缩；膀胱过度充盈。

二、诊断

1. 临床表现 血性恶露持续时间长，从正常的仅为 3 天，延长至 7~10 天，甚至更长。若病因为胎盘残留，则血性恶露持续时间长，而且血量也明显增多，此时恶露常混浊或伴有臭味，有时能见到坏死的残留胎盘组织和（或）胎膜组织随恶露一起排出。在血性恶露停止后，若有脓性分泌物流出，提示伴有子宫内膜炎症。患者在这段期间常有腰痛及下腹坠胀感，但也有少数患者血性恶露极少，而主要是下腹部出现剧烈的腹痛。

2. 妇科检查 双合诊检查，发现宫颈较软，宫颈外口至少能通过一指，子宫较同时期正常产褥子宫稍大稍软，多数子宫呈后倾后屈，并有轻压痛。若因子宫内膜炎，子宫肌炎或盆腔感染所致的子宫复旧不良时，子宫压痛更明显，甚至附件区也有不同程度的压痛。

3. 影像学检查 子宫较大，子宫腔内有残留胎盘或胎膜影像，则可通过 B 型超声检查确诊为胎盘残留或胎膜残留所致的子宫复旧不全；当怀疑有胎盘植入时，使用 MRI 更有利于诊断；若见到子宫肌壁间肌瘤或子宫腺肌瘤影像，即可确诊子宫复旧不全的病因。

4. 诊断性刮宫　确诊方法，如有炎症，首先应用广谱抗生素 1～2 天后刮宫，刮出物送病理检查。

三、治疗纵观

为预防子宫复旧不全的发生，应注意预防措施。包括在妊娠期间，重视能够增强孕妇体质的一切措施。临产后，正确处理胎盘及胎膜的娩出，认真检查娩出的胎盘胎膜是否完整，并注意检查胎盘胎儿面边缘有无断裂血管，以便能够及时发现副胎盘。若怀疑有副胎盘，部分胎盘残留或大部分胎膜残留，应在严密的无菌操作下伸手入子宫腔内取出全部残留组织。若检查胎膜后确定仅有少许胎膜残留，产后可及时应用子宫收缩剂和抗生素，等待其自然排出及预防感染。为了避免产后尿潴留，嘱产妇于胎盘娩出后 4 小时内及时排尿。若产后 6 小时仍不能自行排尿诊断为尿潴留时，应及时处理，必要时导尿。嘱产妇避免长时间仰卧位，并鼓励产妇早期下床活动。若确诊为子宫后倾后屈位，每天应行胸膝卧位 2 次，每次 15～20 分钟予以纠正。

随着超声技术在妇产科的广泛应用，更加有利于子宫复旧不全确诊病因，如发现确有子宫复旧不良，可以使用宫缩剂促其恢复；当发现有胎盘胎膜残留可以抗感染后行刮宫术；如发现有子宫肌瘤，可以促宫缩处理，如无效则可考虑手术切除子宫。广谱抗生素及长效促子宫收缩制剂的应用，为子宫复旧不良的治疗提供了有效的保证。

四、治疗措施

（1）促进子宫收缩发现子宫复旧不全时，应给予子宫收缩剂治疗：最常用的药物有：麦角新碱（ergometrine）0.2～0.4mg，每天 2 次肌注；缩宫素（oxytocin）10～20U，每天 2 次肌注；麦角流浸膏 2ml，每天 3 次口服；益母草颗粒剂 2g，每天 3 次冲服；生化汤 25ml，每天 2～3 次口服；产妇康冲剂 20g，每天 3 次冲服。以上各药至少应连续用 2～3 天。长效缩宫素制剂：卡贝缩宫素（巧特欣）是一种合成的具有激动剂性质的长效催产素九肽类似物。其临床和药理特性与天然产生的催产素类似。卡贝缩宫素与子宫平滑肌的催产素受体结合，引起子宫的节律性收缩，在原有的收缩基础上，增加其频率和增加子宫张力，促进子宫的复旧，用法 100μg 加入莫菲管滴注。前列腺素制剂：卡前列素氨丁三醇（欣母沛）是含有天然前列腺素 $F_{2\alpha}$ 的（15S）-15 甲基衍生物的氨丁三醇盐溶液，适用于肌肉注射及子宫肌注射，可以取得良好的促子宫收缩效果。

（2）确诊为胎盘胎膜残留所致的子宫复旧不全时，应首先使用抗感染治疗后再行刮宫术，以免发生感染扩散。应全面彻底地刮除残留组织及子宫蜕膜，以达到止血和进行病理检查的双重目的，还应注意排除子宫绒毛膜癌。术后给予子宫收缩剂促进子宫收缩，并继续应用广谱抗生素 1～2 天。针对植入性胎盘、胎盘粘连患者，在刮宫前服用米非司酮 75mg/d，连用 7 天，再行刮宫，具有安全、简便、止血效果好、不易形成胎盘残留等优点。

（3）若确诊子宫复旧不良的病因为子宫肌瘤，治疗方法主要是应用子宫收缩剂，促进子宫收缩减少出血。如治疗无明显效果，阴道流血仍多，则应考虑行子宫切除。

（王　颖）

第六节　产后抑郁症

一、概述

产褥期妇女精神疾病的发病率明显高于妇女的其他时期，尤其以产褥期抑郁症较常见。1968 年 Pitt 首次提出产后抑郁症（postpartum depression）的概念，他描述产后抑郁症是分娩后不典型抑郁，病程较产后忧郁长，出现较晚，但严重程度不及产后精神病的情感性障碍，属于神经症性抑郁，但有别于常说的精神病。目前国内外学者普遍认为产后抑郁症多在产后 2 周发病，4～6 周症状明显，一般在产后 6 个月开始症状逐渐缓解，预后良好，约 2/3 患者可在一年内康复，如再次妊娠则有 50% 的复发率。产妇的抑郁发病率是非孕妇的抑郁发病率的 200 倍。50%～75% 的女性都随着孩子的出生经历过一段产后忧郁。1987 年英国学者 J. Cox 教授 EPDS 产后抑郁问卷，平均产后抑郁症发病率达到 15.01%。

二、诊断

（一）临床表现

多在产后 2 周内发病，产后 4～6 周症状明显。产妇主要表现为：心情压抑、沮丧、感情淡漠、不愿与人交流、甚至与丈夫也会产生隔阂。有的产妇还可表现为对生活、对家庭缺乏信心、主动性下降，流露出对生活的厌倦，平时对事物反应迟钝、注意力不易集中，食欲、性欲明显减退。产褥期抑郁症患者亦可伴有头晕、头痛、胃部不适、心率加快、呼吸增加、便秘等症状，有的产妇有思维障碍、迫害妄想，甚至出现伤婴或自杀行为。其过程为产后前 3 天，可无明显症状——潜伏期（latency）；产后第 10 天出现产后心境低落（postpartum blues）的前兆症状：失眠、烦躁、疲劳但不能安心休息、情绪不稳定、莫名哭泣；之后出现产后抑郁症表现：精神压抑感、兴趣丧失、害羞、不愿见人、人际关系协调障碍，头痛、胃部烧灼感；当出现对婴儿健康过分关注，自以为照顾不周而自责，对婴儿回避，产生幻觉以为婴儿已死或有缺陷，甚至有弑夫杀婴的行为提示有重症抑郁（major depression）。

（二）诊断标准

本病至今尚无统一的诊断标准。

多采用美国精神病学会 1994 年制定的产褥期抑郁症的诊断标准。

（1）在产后 4 周内出现下列 5 条或 5 条以上的症状，必须具备①②两条：①情绪抑郁。②对全部或多数活动明显缺乏兴趣或愉悦感。③体重显著下降或增加。④失眠或睡眠过度。⑤精神运动性兴奋或阻滞。⑥疲劳或乏力。⑦遇事皆感毫无意义或有自罪感。⑧思维能力减退或注意力涣散。⑨反复出现死亡想法。

（2）在产后 4 周内发病对产褥期抑郁症的诊断，许多指标具有一定的主观性，因此目前的诊断多以 Cox 等设立的 Edinburgh 产后抑郁量表（Edinburgh postnatal depression scale, EPDS）为标准（表 20－3）。包括 10 项内容，于产后 6 周进行调查。每项内容分 4 级评分（0～3 分），总分相加 ≥13 分者可诊断为产褥期抑郁症。

表 20 - 3　Edinburgh 产后抑郁量表

在过去的 7 日			
1. 我能够笑并观看事情有趣的方面			
如我总能做到那样多	0 分	现在不是那样多	1 分
现在肯定不多	2 分	根本不	3 分
2. 我期待着享受事态			
如我总做到那样多	0 分	较我原来做得少	1 分
肯定较原来做得少	2 分	全然难得有	3 分
3. 当事情做错，我过多的责备自己			
是，大多时间如此	0 分	是，有时如此	1 分
并不经常	2 分	不，永远不	3 分
4. 没有充分的原因我会焦虑或苦恼			
不，总不	0 分	极难得	1 分
是，有时	2 分	是，非常多	3 分
5. 没有充分的理由我感到惊吓或恐慌			
是，相当多	3 分	是，有时	2 分
不，不多	1 分	不，总不	0 分
6. 事情对我来说总是发展到顶点			
是，在大多数情况下我全然不能应付	3 分	不，大多数时间我应付得相当好	1 分
是，有时我不能像平时那样应付	2 分	我应付得与过去一样好	0 分
7. 我难以入睡，很不愉快			
是，大多数时间如此	3 分	是，有时	2 分
并不经常	1 分	不，全然不	0 分
8. 我感到悲伤或痛苦			
是，大多数时间如此	3 分	是，相当经常	2 分
并不经常	1 分	不，根本不	0 分
9. 我很不愉快，我哭泣			
是，大多数时间	3 分	是，相当常见	2 分
偶然有	1 分	不，绝不	0 分
10. 出现自杀想法			
是，相当经常	3 分	有时	2 分
极难得	1 分	永不	0 分

三、治疗纵观

据统计，我国有 50% ~70% 的初产妇在产后变得情绪低落、容易焦虑、注意力难以集中、健忘、悲伤、失眠、对婴儿过于担心，严重者可出现抑郁症。但是这种变化容易被周围的人忽视，甚至丈夫、亲人。以往，产后抑郁症并不为人们所重视，认为这仅是一般的表现，很快即会好转。随着心理医学，产妇心理卫生健康以及产科学等学科的发展，产后抑郁症作为疾病被愈来愈重视。它所造成的危害如产妇自身的负性心理，伤及婴儿及他人，对家庭及社会造成的不良影响被更多地关注。针对产后抑郁症的发生，其预防及治疗也被更广泛地研究。

其治疗与一般抑郁症无显著差异，产后抑郁症的治疗包括心理和药物治疗。心理治疗此项治疗很有必要，能增强患者的自信心，提高患者的自我价值感。同时，医师可以根据患者的个性特征、心理状态和发病原因，给予个体化的心理疏导，解除心理致病因素。药物治疗通常选用抗抑郁症的药物。约70%的患者可在1年内治愈。

四、治疗措施

（一）治疗原则

预防为主，治疗包括心理治疗和药物治疗。

（二）预防

产褥期抑郁症的发生，受到许多社会因素、心理因素及妊娠因素的影响。因此，加强对孕妇的精神关怀，了解孕妇的生理特点和性格特点，运用医学心理学、社会学知识，及时解除治病的心理因素、社会因素，在孕期和分娩过程中，多给一点关心、爱护，对于预防产褥期抑郁症具有积极意义。

（1）加强围生期保健，利用孕妇学校等多种渠道普及有关妊娠、分娩常识，减轻孕妇对妊娠、分娩的紧张、恐惧心情，完善自我保健。

（2）对有精神疾患家族史的孕妇，应定期密切观察，避免一切不良刺激，给予更多的关爱、指导。

（3）在分娩过程中，医护人员要充满爱心和耐心，尤其对产程长、精神压力大的产妇，更需要耐心解释分娩过程。

（4）对于有不良分娩史、死胎、畸形胎儿的产妇，应向她们说明产生的原因，用友善、亲切、温和的语言，给予她们更多的关心，鼓励她们增加自信心。

（三）治疗

1. 心理治疗 心理治疗对产褥期抑郁症非常重要。通过心理治疗增强患者的自信心，对产妇给以关心和无微不至的照顾，尽量调整好家庭成员之间的各种关系，指导其养成良好的睡眠习惯，对产后抑郁症患者的康复是非常有利的。目标：①增强患者的自信心，提高患者的自我价值意识。②根据患者的个性特征、心理状态、发病原因给予个体化的心理辅导，解除致病的心理因素。

2. 药物治疗 哺乳期妇女使用药物应慎重，选用的抗抑郁症药物以不进入乳汁为佳。常用药物有：

（1）氟西汀：选择性抑制中枢神经系统5-羟色胺的再摄取，延长和增加5-羟色胺的作用，从而产生抗抑郁作用，每日20mg，分1~2次口服，根据病情可增加至每日80mg。

（2）帕罗西汀：通过阻止5-羟色胺的再吸收而提高神经突触间隙内5-羟色胺的浓度，从而产生抗抑郁的作用。每日20mg，1次口服，连续用药3周后，根据病情增减剂量，1次增减10mg，间隔不得少于1周。

（3）舍曲林：作用机制同帕罗西汀，每日 50mg，1 次口服，数周后增加至每日 100～200mg。

（4）阿米替林：为常用的三环类抗抑郁药，每日 50mg，分 2 次口服，渐增至每日150～300mg，分 2～3 次服用。维持量每日 50～150mg。

（王　颖）

参考文献

［1］闫金凤，韦秀宜．助产技术［M］．北京：人民卫生出版社，2015．

［2］孔玲芳，张素莉，刘军敏，李季滨．妇产科疾病诊疗程序［M］．北京：科学出版社，2015．

［3］彭燕，王君洁．实用助产技术［M］．上海：上海第二军医大学出版社，2015．

第二十一章　助产手术及并发症处理

第一节　会阴切开术

一、手术概述

会阴切开术是产科最常施行的手术。在我国很多大医院对初产妇几乎都会采用会阴切开术，该手术被普遍使用的观点很明确，它以一个整齐的外科切口代替了经常发生的不整齐的撕裂，伤口更容易修复。另一个被普遍认可的理由是常规会阴切开术可以防止盆底组织过度被压受损，避免日后盆底组织松弛，发生膀胱膨出及张力性尿失禁、直肠膨出等。

二、手术要点与难点

在临床实际工作中，将会阴切开术和外阴切开术视为同一概念。切口可以是会阴正中切开和会阴后侧切开。

会阴切开术一般采用阴部神经阻滞及局部浸润麻醉。常用的术式为：①会阴左侧后切开术：术者在宫缩时以左手的食中两指伸入阴道内，撑起左侧阴道壁，右手用钝头剪刀自会阴后联合中线向左侧45°处剪开会阴，长约3~5cm。②会阴正中切开术：术者在宫缩时同样以左手的食中两指伸入阴道内，沿后联合正中垂直剪开1.5~2cm。

会阴的缝合一般在胎盘娩出后，这样，缝合会阴时不会受胎盘娩出的干扰，尤其是需要徒手剥离胎盘时，可避免手取胎盘时又损伤了已缝合的伤口。

三、手术主要并发症的预防

施行会阴切开术的时机非常重要，如果过早进行会阴切开，在切开后至胎儿分娩的这段时间内，切口可能大量出血；如果切开过晚，盆底的组织可能已经过度受压、甚至已发生撕裂，也就失去了手术切开保护会阴的这一目的。有经验的做法是当宫缩时胎头拨露直径达3~4cm，估计再经过2~3次宫缩胎头即可娩出时切开为宜。

选择会阴切开的类型同样非常重要。手术的并发症主要为伤口的撕裂。如果有可能发生Ⅲ或Ⅳ度撕裂时，如初产妇而胎儿又偏大，或有肩难产、臀位分娩、第二产程延长、持续性枕后（横）位或将采用产钳或胎头吸引器助产时等，应该施行会阴侧切术，否则，可行会阴正中切开术。

四、手术并发症的处理

成功修复切开伤口的关键是彻底的止血、重建解剖结构和尽量少用缝线。目前我国大部分医院都使用合成的可吸收缝线，一般对于无延裂的伤口，通常采用皮内缝合，优点是免除日后拆线时引起的疼痛，且瘢痕较小；缺点是有时存在个体差异，对可吸收线的反应不同，缝线吸收时间较长，容易引起疼痛。

会阴切开术后的疼痛常常使产妇难以忍受，国外推荐使用聚羟基乙酸衍生物制成的缝线可以明显地减少术后疼痛，但国内尚未推广使用。给予冰袋冷敷伤口可以减轻局部肿胀，减轻不适，但在我国很难被产妇接受。由于疼痛可能是一个很大的外阴、阴道旁或坐骨直肠血肿或会阴蜂窝组织炎的征象，所以，当有严重而又持续的疼痛时，一定要仔细检查这些部位，不要一概认为是会阴侧切伤口引起的疼痛，从而延误感染的诊断。

（张银娥）

第二节　产时外阴阴道损伤修补术

一、手术概述

外阴、会阴和阴道撕裂是分娩中最常见的并发症，轻者只限于皮肤、黏膜；重者可累及盆底肌肉和筋膜，甚至伤及肛门外括约肌和直肠，阴道的上、中、下段也可能发生裂伤，给产妇造成疼痛、出血以及盆底松弛、大便失禁等远期不良后果。

位于阴道下段的裂伤多发生在阴道后壁，常与会阴Ⅱ度裂伤同时存在，有时还可沿两侧阴道侧沟上延，使阴道后壁黏膜呈舌状裂伤；或裂伤向上延伸达阴道上段甚至穹隆部。很少发生与会阴或宫颈裂伤无关的单纯的阴道孤立的裂伤。这种撕裂常是纵行的，多仅限于黏膜损伤。位于阴道上段或穹隆部的裂伤往往较深，出血较多。单纯的阴道裂伤很容易被忽略，往往是在为寻找出血的原因而仔细检查产道时方被发现。所以，产后应常规仔细检查软产道，同时强调必须在良好的照明下进行，发现阴道撕裂应及时给予修补缝合止血。

有时分娩过程中，可能造成产道深部血管的断裂、出血，而该处的皮肤、黏膜仍完整，血液不能外流，逐渐胀大形成外阴血肿、阴道壁血肿、甚至阔韧带血肿。后者可延至直肠后间隙和腹膜后间隙的疏松组织扩展而形成巨大的盆腔血肿。因其部位较深，且疼痛症状有时不明显，早期常不易被发现、诊断，待患者因大量出血而致严重贫血，甚至发生休克时，方被检查发现。外阴部的血肿症状较明显，常在产后数小时内出现进行性加重的、难以忍受的会阴部剧烈疼痛及坠胀。较小的阴道血肿可无明显症状，血肿增大时，疼痛、坠胀感则较明显。

二、手术要点与难点

血肿的处理：一旦发现血肿，处理的原则为及时清除血块，彻底止血，关闭无效腔，纠正贫血，抗休克及预防感染。除小的血肿且不再继续出血者可以保守治疗外，一般均应立即手术治疗。首先，确定血肿范围，在血肿最突起的部位切开，然后进入血肿腔，清除血块。这时需要仔细寻找出血部位，给予缝扎止血。如果找不到具体的出血点，而只是表现为大片的渗血，则应按层次关闭血肿腔以达到止血目的。但是，若缝合不当或止血不彻底则可再次形成阴道血肿（多在侧壁），发现后应立即清除血肿并再次缝合。对于较大的血肿，在清除血肿后应注意彻底止血，并在缝合后放置橡皮引流条，用纱条填塞压迫。若血肿上延至阔韧带或腹膜后时，单纯经阴道处理往往难以奏效。或阴道的穹隆部有撕裂伤（特别是侧穹隆处撕裂伤）经阴道修补多次失败，应考虑裂伤可能已延伸至宫颈或子宫下段，此时不要再尝试经阴道缝合，而应果断行开腹探查。酌情行裂伤修补术或子宫切除术，以便及时止血、抢救患者生命，术后盆腹腔应留置引流。

在阴道裂伤的缝合时，第一针缝线应超越伤口顶端以上 0.5cm 处，以确保可以缝扎住可能回缩的血管。如果撕裂处较深，伤口顶端不易暴露时，可在接近顶端处先缝合一针，向下、向外牵引，从而暴露出裂伤的顶端，然后，向内再补缝至顶端上方 0.5cm 处。

缝合中缝线不能太松、太稀以免使出血部位溃漏未予缝扎，不能保证有效止血；也不能太浅，以免留有无效腔造成血肿。缝线不宜过紧、过密，以免影响组织血液供应，或遗留过多缝线异物，导致日后愈合不良；亦不宜缝合过深而将缝线穿过直肠黏膜，使得日后发生感染或引起肠瘘。

（张银娥）

第三节 宫颈裂伤修补术

一、手术概述

超过半数的阴道分娩都会有不可避免的宫颈裂伤，特别是初产妇。裂伤一般多发生在宫颈的 3 点、9 点钟处，绝大多数其深度不超过 0.5 ~ 1cm，且多无明显的出血，是无需处理的。但有时发生的宫颈裂伤较深并可引起不同程度的出血。较多见的裂伤类型是以宫颈的全层纵行裂伤为主，在宫颈的两侧，3 点、9 点钟处。裂伤可以是单侧、双侧或多处的撕裂。裂伤的程度也不等，严重的裂伤可延及穹隆部，甚至子宫下段、子宫动脉及其主要分支乃至穿透腹膜。这样的裂伤可造成严重的出血，危及产妇生命。

宫颈裂伤的另外一种类型是宫颈阴道部的环行撕脱，由于这种撕裂很少伤及较大的血管，而且造成这种裂伤的原因多是因为先露部的长时间压迫，发生宫颈水肿，局部缺血，血管栓塞而致。出血一般不多。

二、手术要点与难点

当产后出现阴道流血多且流血呈持续性，但检查发现子宫收缩良好时，应考虑产道裂伤的可能。对产程进展不顺利的分娩或有手术助产者应常规检查宫颈。检查一定要在良好的照明下，用阴道拉钩充分暴露宫颈，然后用 4 把无齿卵圆钳夹住扩张的宫颈，依次顺序检查宫颈一周。如果检查中发现宫颈有裂伤，则应用两把卵圆钳分别夹住宫颈裂伤的两缘，向下、向外牵拉，要求应观察到裂伤的全貌，尤其一定要清晰地看到裂伤的顶端。有时因为患者疼痛而影响暴露时，可适当应用止痛剂，如哌替啶 100mg 肌肉注射，或 50mg 静脉注射、50mg 肌肉注射。

三、手术并发症的处理

在处理宫颈裂伤缝合时应注意在越过宫颈裂伤顶端外 0.5 ~ 1cm 处缝合第一针。因为这样才能有效地缝扎住裂伤处已回缩的血管，达到确切的止血目的，这一点是缝合宫颈裂伤的关键。最好采用间断缝合，不宜采用连续缝合，最外一针应缝至距宫颈外缘 0.5cm 处，不要缝到宫颈口的边缘，以免以后造成宫颈口狭窄。缝线一般用可吸收的合成线。

如果宫颈撕裂向阴道深处延伸，检查时不能清楚地找到裂伤的顶端，尤其是发生了阔韧带血肿或可疑延及子宫下段时，则需开腹探查，并进行相应处理。

宫颈阴道部环形撕脱时，因此时多为宫颈长时间受压，组织缺血坏死，故有学者认为如不出血则无须处理，但也有学者主张给予可吸收线间断缝合，恢复其原解剖结构应在修整创缘后。

（张银娥）

第四节　急性子宫内翻复位术

一、手术概述

子宫内翻是一种罕见的产后并发症。子宫内翻即子宫内面向外翻出，可分为不完全、完全及内翻子宫脱垂三种。不完全子宫内翻为子宫底向宫腔内凹陷，其程度不一，严重者内陷部分可接近或甚至超越宫颈口，但仍存在部分子宫腔。完全子宫内翻为子宫体已全部翻出，子宫底下降至宫颈外，但仍在阴道内。内翻子宫脱垂为内翻的子宫脱垂于阴道口外。

子宫内翻的发病率很难有精确的报道。此病的发生与分娩处理技术密切相关，多数病例发生在缺乏经验的助产者手中；许多病例也未准确诊断，特别是较轻的不完全子宫内翻。在目前规范的助产技术严格培训后，此病的发生已极其罕见了。75%的子宫内翻发生在第三产程，15%发生在产后24h内，分娩24h后发生者极少。

子宫肌壁松弛与宫颈扩张为子宫内翻的主要因素，再加之下列情况，便能促成此病：胎盘尚未剥离前，助产者用力压迫子宫底或过分用力牵拉脐带，强行分离胎盘；脐带过短或脐带缠绕胎儿颈部或躯体，胎儿娩出时，脐带被过度牵引。很少见的是产妇过度用力屏气或打喷嚏，使腹压瞬间突然增加所致。

症状：一般为子宫内翻后立即表现为严重的休克，其休克程度往往与失血量不成正比。休克的原因，最初可能是因为子宫内翻时，腹膜被牵拉或盆腔神经受压，引起剧烈疼痛所致。除休克外，可有出血，出血量的多少不定，如全部胎盘与子宫壁粘连尚未剥离，出血量可能不多。出血量多者，休克更严重。一部分患者的症状可能很轻，有时仅感下腹疼痛，或略感下腹坠胀，或排尿困难；有时甚至无任何异常不适，以致未引起注意，更未得到诊断。未经诊断的患者以及诊断后未立即施行整复手术者，数日后可能有下列变化：①宫颈环缩紧，子宫体被压迫，发生坏死。②局部严重感染，引起败血症。③子宫渐渐复旧成为慢性子宫内翻。慢性子宫内翻者的预后较急性者为好。

诊断：凡产妇在分娩后突然出现不可解释的休克时，必须想到有子宫内翻的可能性。如内翻子宫已脱垂于阴道口外，则诊断很容易。如胎盘尚粘连于脱垂的子宫壁上，可以将子宫壁全部遮盖，此时有可能被误认为是正常娩出的胎盘。如阴道口无凸出肿块，应迅速行阴道腹部检查，如检查腹部，发现耻上空虚，触不到子宫体时，应考虑子宫内翻。

二、手术要点和难点

(一) 子宫内翻的还纳术

子宫内翻虽然发生率很低，但一旦发生，常病情凶险，如不及时处理，患者生命常受到威胁。

当发生急性子宫内翻时，子宫及宫颈一定是处于松弛状态的，如果此时及时作出诊断，立即手法复位往往即可奏效。但是，当内翻的子宫被嵌顿在宫颈或子宫下段的时间超过 1 ~ 2min 时，内翻的子宫很快发生充血、水肿、肌肉紧张，仅靠单独的手法复位很难成功，必须通知麻醉师到场，给予适当的麻醉，肌肉充分松弛是复位成功的关键。因为疼痛，反射性的宫颈紧缩，往往使还纳术失败。如果全麻仍无法使子宫松弛时，必要时需使用宫缩抑制剂。迅速开放 2 条静脉通路。因为尽管初始阶段出现的休克常常是剧烈疼痛引起的神经性休克，但随即便会出现大量出血，故应做好相应的纠正低血容量休克准备，迅速输入 1 000 ~ 2 000ml 晶体液，并立即配血。留置尿管，保证膀胱处于空虚状。

(二) 子宫内翻的复位方法

1. 经阴道徒手还纳术　应在全麻 (如静脉麻醉) 下或在有效的镇痛后施行，至少也应给予哌替啶100mg 后进行。1：1 000 肾上腺素 0.3mg 或阿托品 0.5mg 皮下注射，可暂时松解已形成的宫颈紧缩环。一手托住翻出的子宫底部，同时手指分开扩张宫颈环，沿产道轴的方向徐徐上推，先还纳接近宫颈部分的宫体，最后还纳子宫底，另一手置于腹部耻上，触摸着凹陷的子宫底，双手相互配合使子宫复位。子宫还纳复位后，置于宫腔内的手握成拳状，抵住宫底，同时注射缩宫剂，可以感觉到子宫明显收缩变硬，然后慢慢将手退出，以防再次子宫内翻；并继续给予缩宫素 20 单位，持续静脉点滴 8h，保持子宫处于较良好的收缩状态。出血不多时，可不需要填塞宫腔。子宫内翻及时发现，宫颈尚未收缩时，很容易将内翻的子宫徒手复位。经阴道徒手还纳术的成功率可达 75% ~ 80%。越早实施手法复位，成功率越高。

胎盘未剥离时，原则上应先还纳子宫，然后再行胎盘剥离，以免剥离胎盘时子宫壁血窦大量出血。但在以下情况时宜先剥离胎盘：①宫颈已紧缩，含有胎盘的内翻子宫体积过大，难以通过宫颈，必须减小体积方能还纳。②胎盘大部分已剥离者。

手术过程要求敏捷轻柔，以防损伤子宫及增加感染。如果错过手法复位的时机或手法复位失败，可试用 O'Sullivan 水压复位法。术前应仔细检查，子宫及宫颈完好无缺。其主要原理为向阴道内注入大量液体，使阴道上段及穹窿部扩张，从而使宫颈环扩大，内翻的子宫得以通过环口，复位成功。具体方法是一手伸入阴道托住宫底，将一导管置于后穹窿处，向导管内注入温生理盐水 1 000ml，用另一手堵住阴道口，防止盐水溢出。通过此法有时可收到满意的效果。

2. 经腹还纳术　如急性子宫内翻经阴道徒手还纳术失败，可选择经腹手术。

(1) Huntington 还纳法：开腹暴露内翻子宫的凹陷部，用手指先轻轻向两侧扩大凹陷部，然后用 2 把 Allis 钳钳夹凹陷的两侧子宫壁，向上牵拉；拉出一部分后，再向身处钳夹，继续牵拉，直至整个子宫底完全被拉出，立即注射缩宫素，使子宫收缩变硬。此术优点是无须切开子宫，较简单且恢复快，有利于下次妊娠。但仅适于急性部分性子宫内翻患者，此类患者大多采用经阴道还纳术即可奏效。

（2）Hunltain 手术：当整个宫颈环太紧，强行使用 Huntington 手术有可能使整个肌肉撕裂且又无法复位时，可采用此方法。将宫颈环后方切开，用 2 把 Allis 钳钳夹宫底，进行复位，然后用可吸收线间断或连续缝合切口。

三、手术主要并发症预防

（1）无论应用哪种复位方法复位后，都应持续使用缩宫素，保证子宫良好收缩达 12h 以上。

（2）因子宫表面暴露于阴道内，术后应给予广谱抗生素 5 天。

（3）急性子宫内翻可以导致孕产妇严重出血甚至死亡，规范操作、正确处理第三产程、预防子宫内翻则是至关重要的。

（刘　萍）

第五节　产钳助产术

一、手术概述

产钳是为了牵引胎儿设计的。产钳出现于 16 世纪晚期或 17 世纪初期，远远较剖宫产术的历史悠久，且至今仍在临床使用，足见其有不可替代的优势。产钳术为一助产手术，胎头越低，胎头转为枕前位的可能性也越大，产钳术的应用也越合乎生理性，故骨盆出口产钳和低位产钳的应用也最为广泛，技术操作也较简单容易。而中位产钳术和高位产钳术则因其对母儿的危害均较大，早已被剖宫产术所替代了。出口产钳是指胎头的先露部之最低平面已下降至会阴部，并在阴道口即可窥见时，胎头的矢状缝旋转至骨盆出口的前后径上不超过 45°而施行的产钳术。低位产钳术是指胎头的最低先露部已下降至坐骨棘下 2 ~ 3cm，但未达盆底；胎头矢状缝旋转至骨盆出口的前后径上可超过 45°。切记，先露部的最低水平是指胎头的骨质部位的水平，而非胎头之产瘤部位。

目前，尽管不时有要求建议取消阴道产钳助产，但临床经验不断证明，分娩仅仅凭借自然力量或手术刀是不行的。如果胎心率异常，而有使用出口产钳指征时，显然进行阴道产钳助产术仍是明智的举措。

二、手术要点与难点

（一）产钳成功施行的先决条件

（1）胎头必须衔接：由于头部产瘤的形成和胎头塑形，有时很难查清胎头的方位，此时一定要再次确定胎头大小与骨盆入口和中骨盆有无不相称。首先是在下腹耻骨联合的上方已不再能触及胎头隆突部，随后做阴道检查，可清楚地触到胎儿耳郭的上缘，表明胎头的骨质部分已达盆底，先露已达 S + 3cm 以上，便可以施行产钳助产术。反之，如不能触到胎儿耳郭上缘，应意识到可能有相对头盆不称，在胎头没有降低到保障操作安全的位置前，就不应该施行产钳助产，而应改行剖宫产术。应提醒的是我国大多产程中没有采用硬膜外麻醉止痛，而且绝大部分孕妇是初产妇，所以做此检查时只能仅用两个手指伸入阴道，不要将整个手指全部伸入阴道做检查，孕妇将不堪忍受疼痛，同时也会损伤生殖道，更重要的是，如果需手掌全部伸进阴道方能触摸到胎耳，说明胎头的骨质部位尚未降到盆底，不能施行产钳术。

（2）宫颈内口已完全开大。

（3）胎儿必须是顶先露或颏前位的面先露。

（4）胎膜必须已破，产钳叶才能牢固地夹持住胎头。

（5）胎儿必须是存活的，如果胎心已消失，则应改用穿颅术，以避免产道不必要的损伤。

（二）产钳助产具体操作要点

（1）一般应行比自然分娩稍大一些的会阴侧切开，且角度最好是大于45°，甚至呈60°，以减少或避免会阴Ⅲ度裂伤的发生。

（2）放置产钳时，产钳叶一定要由骨盆的后方进入，钳柄和钳叶呈垂直状，先沿骶骨凹曲面向前、向上至中骨盆平面时再旋转钳柄，将产钳叶滑向骨盆的侧壁，由在阴道内的手指指引，徐徐将产钳的匙部置于胎头两侧胎耳的前方。放置产钳时切忌将产钳叶横置妄图直接将产钳叶置于胎头两侧，这样操作的后果是容易损伤产道，同时也并不能将产钳安放到与胎头相适应的部位。

（3）牵引时，由于产钳在安置时已将胎头上推至骨盆的上方，所以牵引时的用力应先向下、向前，然后牵引至骨盆底时再向前、向上用力，一定要顺着产轴的方向牵引，并非单纯地向前拉出。

（4）及时取出产钳。如果胎头为枕前位，当胎头着冠时应先撤出右叶产钳，然后在撤出左叶产钳时稍向上、向前用力，顺势协助胎头娩出，以减小体积，减轻损伤。

三、手术主要并发症

（一）产妇并发症

1. 会阴撕裂　与自然分娩相比，产钳助产时会阴撕裂伤明显增加。国外 Hagadam Freathy 报道发生会阴Ⅲ度、Ⅳ度裂伤，出口产钳为13%，低位产钳、胎头旋转 <45°时为22%，胎头旋转大于45°时的低位产钳高达44%。但国内尚无有关此方面的具体报道，经验中似乎我国的产钳助产导致的会阴Ⅲ度以上的撕裂并不多见，可能与我们施行产钳术前常规先行会阴侧切开术，而不是会阴正中切开有关；另一方面，我国推行助产的方法之一是在协助胎头娩出的同时必须进行会阴保护，而国外多仅协助胎头娩出，并不对会阴进行保护，从而致使会阴发生严重撕裂。

2. 排尿和排便失禁　目前多认为阴道器械助产是会阴撕裂、盆底肌肉、神经损伤导致尿道和直肠功能失调的致病原因。有学者报道，产钳术后有38%发生排便障碍，胎吸助产为12%，而对照组仅4%。有学者报道，通过肛门内超声检查发现，肛门括约肌发生缺陷者在施行产钳术后可高达80%，吸引器助产者达20%，对照组也可达35%。产后发生肛门括约肌缺陷的具体病因目前并不很确切。这种和分娩相关的功能失调是否能预防也不太清楚。因为除了阴道手术助产外，其他因素（如年龄、绝经、肠易激惹综合征等）也与大便失禁有关。产后出现尿潴留和膀胱功能的失调，在经过留置尿管使膀胱充分休息、监测和治疗泌尿系感染、适当膀胱训练后，一般数日后可恢复正常功能。

（二）新生儿并发症

1. 面部压痕或损伤，面神经麻痹　产钳助产时新生儿最容易出现的有面部压痕，一般发生在面颊两侧，系产钳牵拉所致，数天后即可自行消退，罕见留下瘢痕。有时偶尔也会引起皮肤破损，一般预后良好。但也有个案，产钳的交合位置极其不当，产钳叶的空圈正好扣在胎儿的眼眶上，用力交合、牵引以致使胎儿眼球翻出、甚至眼球破裂的惨案发生。

2. 头颅血肿　产钳及胎头吸引器对新生儿的头部损害还在于其可损伤脑部。胎吸术中头皮血肿的发生率较产钳助产者高。大多数头皮血肿结局良好，在数周内消失；偶尔会出现血肿机化，导致该处硬肿，需数月后才能消退。帽状腱膜下出血是新生儿最严重的一种并发症，有综述报道在胎吸助产中帽状腱膜下出血的发生率可达 1/150～1/200，明显高于自然分娩者。在足月新生儿腱膜下的空隙可以容纳 250ml 液体，因此可以导致新生儿的出血性休克而有生命危险。帽状腱膜下出血的表现为可通过颅缝弥散的坚韧而有波动感的肿块，并可随胎头的转动而移动。它通常在分娩后 12h 内被发现，在 48～72h 内可隐匿性或迅速进展，出现贫血和失血性休克症状。早期发现、及时输血，特别是补充凝血因子是治疗的关键。因产钳的加压及吸引器的负压都可施力于胎儿颅骨，可以发生硬脑膜外血肿、蛛网膜下出血及脑室出血，经脑脊液检查及 CT 摄片予以证实，甚至还可发生颅骨骨折。

3. 神经损伤　面神经可能被产钳或骨质骨盆压迫受损。胎吸助产中的发生率为 1/1 000，产钳助产中为 1/200。面神经麻痹多为一过性的神经受压或因周围软组织水肿压迫神经所致，多可恢复，遗留永久的后遗症者罕见。

四、手术并发症的预防

产钳助产对孕妇及胎儿的损伤远比自然分娩要大，但目前施行的低位产钳与出口产钳所致的损伤，不少学者报道两者几乎无显著差异。关键在于以下几点。

（1）胎头位置够低：产程中，有时胎头的位置较低，坐骨棘往往不能触摸清晰，有学者报道可用胎头的骨质部距阴道口的位置来判断胎头入盆程度。如食指进入 1～2cm 即可触到胎头骨质部位，则为低位产钳；如伸入 3cm 以上方能触及胎头骨质部，则为中位产钳，应改行剖宫产术结束分娩。另外，胎头的产瘤越大，表示胎头受压时间越长，头盆不称的可能性越大。应强调的是一定要以胎头的骨质部位判断胎头在骨盆内的位置。

（2）正确放置产钳：正确放置产钳对减少胎儿及孕妇的损伤均很重要，而正确放置产钳则是基于准确地触清胎位。在分娩过程中，胎儿颅骨常有重叠，再加之产瘤形成，不容易摸清囟门及颅缝。一定要以摸清耳廓为准。用食指及中指分别放在耳朵的两侧，仔细辨认耳廓后方的乳突与耳朵前方的耳屏之不同，准确确定胎耳的位置及方位，然后正确安放产钳。

（3）当胎头着冠后，即可撤下产钳之右叶，随后，边撤边轻轻向外、向上用力带出左叶产钳，这样可以减小径线，减轻对软产道的损伤。

（刘　萍）

第六节 胎头负压吸引术

一、手术概述

胎头负压吸引器助产是用一个杯状的吸引器放置在胎头上，连接产生一个小的负压，使吸引器牢牢地把持胎头并牵引。它无须将金属制作的产钳叶置入阴道，吸引器的杯也不用非常精确地放置在胎头的特定部位上，牵引的过程中压力较小，所以使用相对容易，特别是在基层医院的使用，远比产钳助产术广泛。现在多使用硅化橡胶杯，此为软杯，可以重复使用。与金属杯相比，使用硅化橡胶杯头皮损伤、血肿及由此导致的新生儿高胆红素血症等的发生率则相对较低。

二、手术要点与难点

总的原则，使用吸引器的适应证和先决条件与产钳相同，应该注意的是，当胎头的位置较高时，企图用胎头吸引器来牵引胎头下降后再施行产钳助产是错误的，因为这样的做法对胎儿不安全，极易造成胎儿颅内出血，导致严重的神经系统后遗症，甚至早期新生儿死亡。所以应该切记如果胎头位置不够低时，禁忌使用胎头吸引器助产。胎吸助产的禁忌证也与产钳助产相同，此外胎吸助产的相对禁忌证还包括：面先露或其他非顶先露（臀位分娩时不能使用胎吸助产）、极度早产、胎儿凝血功能异常等。

正确放置真空杯是吸引器助产成功最重要的决定因素。真空杯一般放置于矢状缝、后囟门前3cm处，如果放置部位过于靠前囟门，则会影响胎头的俯屈；同样，相对于矢状缝放置不对称将会加重胎头不均倾，使分娩发生困难。

牵引时需要在宫缩时进行，并嘱孕妇屏气使用腹压。牵引中非常重要的是牵引轴的方向应与杯子垂直。如果牵拉力与垂直方向有一偏角，作用在杯缘的力将相应减弱，故牵引轴幅度不宜超过杯子的周边。

反复的无效牵引会增加头皮血肿和颅内出血的机会。可将左手的食指和拇指帮助杯子吸附在头皮表面，对抗牵拉以减少杯子的脱落，并用食指来评价头皮是否与杯子分离，胎头是否下降；右手则保持沿着杯的垂直平面牵引。两手和手指联合操作，可评估是否是有效牵引。

在放置部位满意且真空压力维持良好的情况下，如果发生滑脱，则高度提示相对或绝对头盆不称或倾势不均，此时应重新评估是否可阴道分娩，切忌盲目一味地增加吸引力，从而增加对胎儿的损伤。建议胎吸助产时如胎头牵引不顺利或滑脱2次以上，应放弃胎吸助产术。

三、手术主要并发症

并发症基本同产钳助产术，对产妇阴道损伤的概率比产钳时低，但新生儿头皮水肿和头颅血肿的发生概率比产钳术高。

四、手术并发症的预防

（1）负压牵引时间与对新生儿头颅损伤呈正比，故也与产钳术相同，一定要确定胎头的骨质部位已达坐骨棘下 3cm。在一次宫缩间期里的牵拉称为一次"牵拉"，在三次牵引后结束分娩或胎头到达会阴，此时的分娩为安全的。最好牵引时间不宜超过 3min。

（2）避免吸引器滑脱，滑脱后切忌盲目再次牵引，应该寻找原因（是胎头位置不够低或胎位是否为枕前位），并再次确认负压在 300mmHg 至 350mmHg。如再次失败，则应果断放弃，改为剖宫产结束分娩。

（3）注意保护会阴　一项随机对照临床试验发现产钳助产和胎头吸引术后发生显性会阴Ⅲ度裂伤的发生率分别为 16% 和 7%，当器械助产联合会阴正中切时，发生肛门括约肌损伤的风险又增加一倍。一般我国在施行会阴切开术时均采用侧切开，相对发生会阴Ⅲ度裂伤的概率较小。

（刘　萍）

第七节　臀位牵引术和臀位助产术

一、手术概述

（一）臀位阴道分娩的适应证

单胎、单臀，孕龄≥36 周，胎儿体重 2 500～3 500g，无胎头仰伸，骨盆无异常，估计胎儿能顺利通过，无其他剖宫产指征。

（二）臀位阴道分娩的禁忌证

胎儿足先露，过期妊娠，母体有并发症，初产妇第一胎体重估计超过 3 500g，骨盆任何一个平面狭窄，高龄初产，臀位分娩不良史，胎头仰伸，脐带先露或隐形脐带脱垂，脐带绕颈，早产或小于胎龄儿应慎重。

（三）臀位阴道分娩的类型

1. 臀助产术　是指当胎臀自然娩出至脐部后，胎肩及后出胎头由助产者协助产出。脐部娩出后，一般应在 2～3min 内娩出胎头，最长不能超过 8mm。

2. 臀牵引术　是指胎儿全部由助产者牵拉娩出，是臀位的手术助产术。臀牵引术的适应证：凡胎儿自然分娩至脐显露于阴道口而停止不下降者应牵引；宫缩间歇期胎心 >160 次/min 或 <120 次/min 者；第二产程超过 2h 无进展者；横位或其他异常胎位行内倒转术，如宫口已开全应继续牵引娩出；母亲有妊娠并发症需缩短第二产程者。

二、手术要点与难点

（一）充分堵臀

用力阻止胎臀过早娩出阴道是至关重要的。堵臀是阻止胎臀先露过早娩出，达到促进宫颈口和阴道充分扩张的有效方法。当为混合臀或不完全臀先露时，宫口开大 4～5cm 时胎足即可经宫颈脱出至阴道。此时取膀胱截石位，外阴消毒，宫缩时以无菌巾覆盖阴道口，用手掌堵住外阴促使胎臀下蹲，使胎足不能娩出。经过数次宫缩后，胎臀下降，使阴道充分扩张。助产者感到宫缩时手掌有较大的冲击力，宫口必然开全。应注意宫缩间歇期避免用力堵会阴，防止会阴及胎臀水肿。在堵的过程中应全程胎心监护，并注意宫口是否开全。宫口开全再堵易引起胎儿窘迫或子宫破裂。宫口开全后，产道充分扩张，胎臀粗隆间径位于坐骨棘水平以下逼近会阴，做会阴切开，配合宫缩指导产妇用力向下屏气，让胎臀和下肢自然娩出。助产者用无菌巾包住臀部，双手拇指置胎臀骶部，其余四指置于对侧握住两侧大腿根部，轻轻扶臀旋转，使骶部随之下降而外旋转至正前方，以利于双肩进入骨盆入口，并继续下降，直至脐部娩出。堵臀时，胎心出现异常时常提示有脐带因素，宫颈口开全可行臀牵引术，若宫颈口未开全的臀牵引术，将增加胎儿并发症的发生概率，如新生儿窒息、颅内出血以及产伤。

(二) 娩肩

脐轮娩出后，再将胎背徐徐转向原来一侧（原为骶右前者胎背转向右侧，骶左前者转向左侧），使肩峰间径与骨盆出口前后径一致，同时胎头以枕颏径入盆，矢状缝衔接于斜径上。此时助产者双手扶持胎臀向下、向后牵引。上肢娩出有滑脱法和旋转胎体法两种。滑脱法为术者右手握住胎儿双足，向前上方提，使后肩显露于会阴，再用左手食、中指伸入阴道，由胎儿后肩沿上臂至肘关节处，协助后臂及肘关节沿胸前滑出阴道然后胎体放低，前肩自然由耻骨联合下娩出。旋转胎体法：术者用无菌巾包住胎儿臀部后并紧握，两手拇指在背侧，两手其余四指在腹侧大腿根部（不可挤压腹部），骶右前时将胎体按顺时针方向旋转180°，同时稍向下牵拉，使左肩自然先从耻骨弓下娩出。此时右肩转至会阴部。再将胎体按逆时针方向旋转180°，使右肩及右臂自然从耻骨弓下娩出，此法可避免上肢上举。

(三) 娩头

Mauriceau 手法。是将胎体骑跨于助产者左手臂上，术者左手食指和中指分别置于胎儿上颌部，于脸下部施压，利于胎头屈曲。术者右手中指抵于胎儿枕部使胎头俯屈，食指和无名指分别置于胎儿颈部两侧和双肩部。牵引时，助手于耻骨联合上方协助压胎头，助产者协助胎头俯屈，当枕骨下凹达耻骨联合下方时，以此为支点，助产者牵引内收下颌，继续俯屈依次协助产出口鼻眼及胎头。

（刘　萍）

第八节　毁胎术

一、手术概述

毁胎术包括断头术、除脏术和穿颅术。

目前随着产前诊断的发展，死胎或畸形所致难产已经很少见，需毁胎者更少见。毁胎术的目的在于缩小胎儿体积，有利于胎儿经阴道顺利娩出。

适应证：不宜施行剖宫取胎的各种死胎或畸胎的分娩。产妇生命体征稳定。

禁忌证：已确定子宫破裂或高度可疑先兆子宫破裂；严重连体胎儿；严重的骨产道或软产道畸形；不能控制的产前出血。

毁胎术的时机与方式：凡无明显骨盆入口狭窄，宫颈口开全或近开全，先露已固定骨盆入口时可为施行手术时机。根据胎先露的部位不同则选择的手术方式各异。如胎先露为头只有穿颅术或碎颅术；如为横位，根据先露部位的不同和子宫条件则选择断头术、除脏术等。操作前均应导尿。

（一）断头术

1. 适应证　忽略性横位，胎肩嵌入骨盆腔，胎手从阴道内脱出。子宫壁紧裹胎体，子宫下段伸长变薄，胎儿死亡或接近死亡，应实行断头术。

2. 断头术条件　①宫颈口开全或近开全；②无子宫破裂或先兆子宫破裂；③检查者的手能达到胎儿颈部；④一般不需麻醉。

（二）除脏术

为将胎儿胸腔或腹腔器官剜出，缩小胎儿体积以利于分娩。

1. 适应证　①忽略性横位，羊水流尽，宫缩甚紧，胎头位置较高，胸腹部挤入阴道内，行断头术困难者；②胸或腹有畸形或肿瘤阻碍分娩进行者；③个别联体双胎。

2. 除脏术实施的条件　①宫口开全或近开全；②骨盆无明显狭小；③无子宫破裂或先兆子宫破裂；④一般不需麻醉。

（三）穿颅术

1. 适应证　①胎儿脑积水，头先露；或臀位后出头时；②臀位或倒转术后正常胎儿后出头受阻死亡者；③确诊死产或死胎，头位或臀位，为避免阴道会阴裂伤者。

2. 穿颅术时的条件　①宫颈口开全或近开全；②胎头固定或用手固定于入口处；③一般不需麻醉。

二、手术要点与难点

（一）断头术

1. 断头　将脱出的胎手向胎头所在的对侧牵引，尽量使颈部降低以便手术操作。将一块纱布系在线锯一端环上，用示指、中指夹住纱布一头，沿胎颈后下方伸入宫腔。胎头位于右侧者伸左手；左侧者伸右手。尽量将纱布送至胎颈内上方，另一手伸入胎颈前面，将纱布带同线锯自胎颈上面拉出，于是线锯绕过胎颈。线锯两端装上拉柄。线锯前后略交叉，两手协调拉锯，可在极短时间内锯断颈上面的皮肤和颈椎。一般保留胎颈下面的皮肤和肌肉以便娩出胎头。

2. 牵出胎体　断离颈椎后，牵拉脱垂之手，胎体随之以躯干、另一上肢、胎臀及下肢顺序相继娩出。

3. 牵出胎头　由于胎儿颈部仍有皮肤和肌肉相连，助手牵引胎儿躯干部，术者一手按压下腹部宫底固定胎头，术者另一手伸入宫腔，以中指放入胎儿口中，向下向外旋转，牵出胎头。在牵拉的过程中，另一手于腹部向下压迫胎头，协助胎头俯曲娩出。由于有皮肤连于躯干，胎头位置较低不难牵拉。皮完全切割，而胎头上升入宫腔使牵拉有困难时，可用宫颈钳夹住胎颈断端背面，再用中指伸入口中将其牵出。

（二）除脏术

在忽略性横位时，胎胸迫入阴道内，往往可在直视下沿肋间隙剪开胸腔。扩大切口，用卵圆钳取出心肺脏器，必要时剪开横隔达腹腔，除去腹内脏器。如胸腔位置较高，可用一手伸入阴道做引导，另一手持剪刀自腋下肋间剪开胸腔操作。胸腹腔塌陷、宫腔空虚后，术者伸手于宫腔内倒转，牵出胎足，按臀位牵出胎儿。

（三）穿颅术

1. 固定胎头　如胎儿未固定，需助手用双手将胎头固定于骨盆入口。用鼠齿钳或宫颈钳钳夹胎儿头皮，使操作部位固定良好。

2. 切开头皮　在两把鼠齿钳之间用刀或剪刀切开头皮 2～3cm，切开部位选择囟门或骨缝处。如不切开头皮直接用穿颅器的话，因头皮组织较坚韧容易滑脱而造成母体组织损伤。

3. 穿破儿头，排除颅内组织　原则上是从胎儿的大小囟门刺入，左手牵拉鼠齿钳，右手持闭合的穿颅器，经头皮切口，沿囟门或骨缝在直视下操作。如不在直视下操作则需以一手手指做引导放置穿颅器。穿颅器进入颅内后，打开轴锁，握住穿颅器柄使头端张开向左右旋转以粉碎脑组织，使脑组织或液体由刺入口流出或将吸引器管放入颅内吸出颅内组织。面先露或额先露时，穿刺部位应从额缝、眼窝或上口盖刺入。臀位后出头时，可经枕骨大孔甚至颈椎穿入。

三、手术主要并发症的预防

（一）会阴、阴道及宫颈裂伤

主要是由器械操作或碎骨所导致的损伤。

（1）宫口未开全及骨盆重度狭窄者，不可行毁胎术。

（2）毁胎器械操作时一定要在宫口近开全或开全的情况下进行。

（3）使用毁胎器械时一定要在直视或手指导下进行。

（4）碎骨、断骨面需纱布包裹方可牵出。

（5）毁胎术后牵拉胎儿残体时一定要保护好会阴。

（6）术后认真检查软产道，注意识别会阴三度裂伤，及时准确缝合裂伤。

（7）实施穿颅术时：①胎头未固定（用手也不能固定），不能行穿颅术；②Allis 钳钳夹头皮要牢靠，可以先试牵引看是否滑脱；③沿囟门或骨缝刺入时要垂直刺入，不垂直的话刺不进颅内而滑向一侧易伤及母体；④直视下穿刺没把握时，也可将左手示指、中指伸入阴道引导穿颅器抵达穿刺点，并在中指、示指的掩护下穿刺。

（二）子宫损伤

实施毁胎术前，一定要认真查体，排除先兆子宫破裂和子宫破裂，只要怀疑有子宫破裂或先兆子宫破裂，或操作中疑有子宫损伤，应停止阴道手术，立即行剖腹探查术，以免延误时间，使子宫裂口继续增大，失去保留子宫的时机。

术中应注意以下几点：①严格按操作规则操作。②固定胎儿最低点，如固定胎头或牵引胎儿外露的肢体以便操作。③使用剪刀等器械时一定用一只手做引导，保护好阴道、宫颈和子宫，防止宫腔内骨骼残端损伤子宫。④毁胎术后应常规探查宫腔，检查有无子宫破裂及其他损伤，有条件时，可在超声引导下进行手术。术后应用超声协助探查子宫，以达到早发现、早治疗的目的。

（三）生殖道感染

毁胎术阴道手术操作多、时间长，易引发术后的生殖道感染。

（1）毁胎术中一定要无菌操作，阴道检查、宫腔检查及毁胎器械进入子宫的次数尽量控制在最低，操作时间不可过长，操作要轻柔，以免损伤引起继发感染。

（2）毁胎术中和术后应常规给予抗生素预防感染。

（3）毁胎术后要做好会阴部的护理，及时发现尿潴留，及时处理，保持大小便通畅，产后42天内禁止同房。

（四）泌尿道损伤

（1）毁胎术前应排空膀胱，避免因膀胱过度充盈而易于受损。导尿中发现血尿，应充分排除先兆子宫破裂，方可行毁胎术。

（2）使用毁胎器械，一定要在直视或在手指保护下进行操作，以免损伤膀胱。

（3）毁胎造成子宫破裂时，一定要仔细检查有无膀胱破裂，以便及时修补。

（4）毁胎造成子宫破裂行子宫全切或子宫次全切除术时，应注意周围有无粘连，分离膀胱时应锐性分离，以免损伤膀胱。

（5）毁胎造成的膀胱破裂或子宫破裂行修补术时，操作一定要仔细、谨慎，分清解剖位置，以免夹伤、夹断输尿管。

（6）毁胎术时已经出现阴道前壁下段裂伤者，更应高度警惕，手术应由有经验的人员来继续完成。

（7）若尿道口附近有会阴裂伤时，或阴道前壁裂伤时，需要留置尿管的同时修补会阴及阴道。

（8）若毁胎术中出现尿道滴血或血尿时，需通过插尿管来证实有无损伤，应使用橡胶导尿管，用金属导尿管可加重尿道损伤程度。

（9）对先露压迫产道时间长、阴道手术操作时间长的，术后除认真检查阴道穹窿有无损伤可能累及膀胱或尿道外，应留置尿管，防止尿潴留；产后注意排尿情况、有无阴道排液，以便及早发现尿瘘，及早手术修补。

（五）直肠阴道瘘

对先露压迫产道时间长、阴道手术操作时间长的病例，毁胎术后注意检查阴道后穹窿和阴道后壁的损伤，阴道后壁或会阴Ⅲ度裂伤修补缝合时，术后常规肛查排除缝线穿过直肠黏膜。

四、手术并发症的处理

（一）软产道损伤

1. 会阴、阴道裂伤　应在胎盘娩出后认真检查之后再进行缝合。缝合顺序：阴道裂伤、直肠旁肛提肌肌肉筋膜、阴道直肠筋膜、皮肤。缝合完毕应行肛查。

2. 宫颈裂伤　一旦发现裂伤即应缝合。缝合应从裂伤顶端再往上0.5cm处开始以不留死腔，以0号或1号肠线连续或间断缝合。如裂伤超过阴道部时，应经腹在直视下处理较高的裂伤。宫颈半月形或环形撕脱伤的处理原则，根据病变范围而定。切除坏死组织瓣，将残端的内外缘缝合或做锁扣状缝合以便止血。

3. 产道血肿　发生在外阴、会阴部的小血肿，局部用绷带加压包扎，外用冰袋，保持局部清洁，适当给予镇痛剂，口服活血化瘀药物。外阴、阴道血肿不断扩大或体积已经很大（≥5cm）者，可在局麻下切开，清理血块，找到出血点予以结扎，然后按原解剖关系缝合创口，伤口下端放置橡皮条引流。如找不到出血点也应缝扎深部组织。如不能止血，可剖腹结扎双侧髂内动脉。如不能结扎髂内血管，可加止血海绵、纱布条填塞止血，但不宜过紧，同时在阴道内填塞纱布及外阴部加压以利于止血。

（二）子宫损伤

1. 子宫穿孔　穿孔小而无明显症状者，若毁胎术未进行完，应由有经验者将手术完成。同时肌内注射缩宫素 10～20U 或米索前列醇 0.4mg 顿服。术后继续给予大剂量宫缩剂及抗生素，并严密观察，一般不会引起严重后果。穿孔较大尤其是内出血表现明显者，应及时剖腹（或腹腔镜）探查。手术范围根据损伤的性质、大小、部位、有无其他脏器损伤、感染以及患者的年龄、对生育的要求来确定。术前还应做好补液、备血等工作。

2. 子宫破裂　子宫先兆破裂时应先给予大量镇静剂以抑制宫缩，如乙醚或哌替啶 100mg 肌内注射，停止阴道操作，及时剖宫产。子宫已破裂者应积极抢救，最主要的是控制低血容量性休克。首先建立 2～3 条静脉通道（至少有一条深静脉以便监测中心静脉压，指导快速补液），并及时备血、输血；同时尽快手术。

手术方式应根据患者的生命体征、子宫破裂程度和部位、破裂时间的长短、有无感染以及对生育的要求等情况而定。一般以子宫次全切除术为宜，特别是纵形侧边裂口并已损及子宫动脉及其分支者，多需切除子宫。如裂口已向下延伸至宫颈者，则应做子宫全切术。子宫下段裂口特别是横行裂口，边缘整齐，产妇已有活婴者，亦可将裂口边缘修整齐后缝合，同时结扎输卵管。术后应用大量抗生素控制感染。对每一例子宫破裂患者，特别是子宫下段破裂者，均应仔细检查膀胱、输尿管、宫颈和阴道，如有裂伤应同时修补。

（三）生殖道感染

1. 一般治疗　卧床休息，取半卧位以利宫腔分泌物外流。饮食以高热量、易消化的半流质为宜。保持大便通畅。

2. 控制感染　根据症状、分泌物的性质、细菌培养及药敏试验选择有效的抗生素。

3. 对症治疗　加强宫缩；高热者物理降温等。

（四）泌尿道损伤

1. 膀胱破裂　一旦发现立即行修补术。如破口与周围组织有粘连时，充分分离粘连后才能进行修补。一般可缝两层，内层为黏膜层，外层为浆肌层。目前多由泌尿科大夫进行修补。术后留置导尿管 4～7 天，并需抗生素预防感染。

2. 输尿管损伤　原则为修复输尿管，保持通畅，保护肾功能。如已发生尿瘘，应及时引流，避免尿液外渗引起的周围感染，瘘孔待病情稳定后修复。①输尿管小穿孔及钳夹伤：如能插入输尿管导管并留置，一般能自行愈合。②输尿管断裂的治疗：可行输尿管吻合术及输尿管膀胱吻合术。前者适用于损伤部位离膀胱较远者，近膀胱输尿管损伤时，应行输尿管膀胱吻合术。

3. 尿道损伤　①轻度尿道损伤排尿不困难者，仅需多饮水保持尿量，应用止血和抗菌药物，以后根据排尿通畅度决定是否行尿道扩张。②尿道损伤后排尿困难或不能排尿，应留置尿管 10~14 天，以后定期做尿道扩张术。③手术治疗。适用于插入导尿管困难者，引流膀胱尿液；引流外渗尿液和血肿；恢复尿道连续性，防止尿道狭窄。

4. 尿瘘　绝大多数毁胎术造成的损伤性尿瘘需手术治疗。对很小的新鲜膀胱阴道瘘，如有手术条件，以及时修补为原则。如无手术条件，方可考虑留置导尿管，避免膀胱膨胀，并预防感染，也有自然治愈的可能。

5. 直肠阴道瘘　产后及时发现，有阴道和直肠的损伤应及时修补。一旦形成直肠阴道瘘，原则为手术修补。根据瘘在阴道的位置，又分为低位直肠阴道瘘修补和高位直肠阴道瘘修补术。

（王　颖）

第九节　剖宫产术

一、手术概述

子宫下段剖宫产术往往又被称为剖宫产术，是由克罗尼格于 1912 年创建的术式，指分开膀胱子宫反折腹膜后，切开子宫下段娩出能存活的胎儿及其附属物的手术。此术式简便、易于掌握且并发症少，已被广泛地用于产科临床，成为处理高危妊娠和异常分娩的重要手段之一，在一定程度上降低了孕产妇及围产儿的病死率。

（一）适应证

剖宫产的指征有两大类，一是绝对指征，不可试产；二是相对指征。绝对指征较少，主要包括重度骨盆狭窄、足月活胎横位、中央性前置胎盘。相对指征有如下母体因素和胎儿因素。

1. 母体因素

（1）骨产道异常：骨盆狭窄在我国是剖宫产最重要的适应证。

（2）软产道异常：如宫颈肿瘤、子宫下段肌瘤或子宫浆膜下肌瘤，或卵巢肿瘤在骨盆入口处，阻碍胎头下降；或宫颈、阴道因创伤或手术造成的瘢痕挛缩，阴道肿瘤、宫颈癌或阴道尖锐湿疣等，也不宜经阴道分娩。

软产道畸形：阴道横隔、子宫畸形或因子宫畸形引起的胎位异常者。

（3）产力异常：各种原因的产力异常，经保守治疗无效或已经伴有胎儿宫内窘迫，或可疑有子宫先兆破裂者。临床常见的是子宫收缩乏力，在排除头盆不称、胎位异常后，经过加强宫缩，产程仍无进展或出现胎儿宫内窘迫时，应积极行剖宫产终止妊娠。若产程中出现不协调性子宫收缩过强，经过病因纠正，子宫痉挛性狭窄环不能缓解，宫口未开全，胎先露高，或伴有胎儿宫内窘迫征象，均应立即行剖宫产术。

（4）妊娠并发症：如重度子痫前期或子痫、前置胎盘或胎盘早剥等，以及妊娠期肝内胆汁淤积症伴有胎儿窘迫等。

（5）妊娠合并其他疾病：①心脏病，心功能 Ⅲ~Ⅳ 级，或有心力衰竭史以及发绀型先天性心脏病者。②糖尿病，糖尿病合并妊娠伴有微血管病变、或妊娠期糖尿病伴有巨大儿、或胎儿宫内生长受限以及胎盘功能严重不良者。③重型肝炎或妊娠急性脂肪肝需要尽快终止妊娠者。④妊娠合并其他严重内外科疾病不能经阴道分娩者，在内外科医生的协助下做好术前准备，选择时机手术。

（6）异常孕产史和手术史：瘢痕子宫，子宫肌瘤剜除术穿透子宫内膜进入宫腔或多发性子宫肌瘤剜除术后，以及前次剖宫产为子宫体剖宫产者，或虽子宫下段剖宫产，但有影响子宫切口愈合的因素存在，如合并感染或≥2次剖宫产，不宜试产者。

（7）母体精神心理：随着高龄初产妇比例的升高，分娩过程中精神心理因素已成为能否正常阴道分娩的四要素之一。近年来剖宫产率的显著上升与精神心理因素有着密不可分的关系。

2. 胎儿因素

（1）胎位异常：①横位，足月横位或忽略性横位以及怀疑先兆子宫破裂者。②头位难产，前头盆倾势不均、颏后位、额先露、高直后位等，一经诊断立即手术；对持续性枕后位或枕横位，产程停滞、保守治疗无效胎头位置高，不适合阴道助产者，可剖宫产。③臀位：足或膝先露、臀位儿头过度仰伸或虽单臀或完全臀位，但胎儿体重较大≥3 500g的初产妇，应考虑剖宫产。

（2）胎儿异常：①急性胎儿宫内窘迫，胎儿慢性宫内缺氧，多发生在产程中，胎儿急性缺氧，短时间内不能经阴道结束分娩者立即剖宫产。②如非匀称型的胎儿宫内生长受限，当胎儿不能耐受宫缩造成的生理性缺氧时，需剖宫产。③双胎及多胎妊娠。双胎第一胎儿胎位异常，通常需要剖宫产；多于两个胎儿的多胎妊娠多需要剖宫产分娩。④巨大儿，胎儿过大，造成相对头盆不称，或妊娠期糖尿病或糖尿病合并妊娠并发巨大儿，因胎儿脂肪向心性分布，为预防肩难产，需放宽剖宫产指征。⑤胎儿畸形，部分非致死或非严重致残的出生缺陷儿，需要剖宫产，以保持新生儿良好状态，使其出生后短时间内能接受畸形矫治手术，如腹裂、某些先天性心脏病、膈疝等。⑥珍贵儿，产妇原发或继发不孕治疗后妊娠或体外受精妊娠者，高龄初产切盼胎儿，可适当放宽剖宫产指征。

（3）脐带因素：①脐带脱垂。发生脐带脱垂者，只要胎儿还存活，短时间内不能经阴道分娩者应立即剖宫产以抢救胎儿生命。②脐带先露。③产程早期频繁出现变异减速，提示可能有脐带因素。

（4）胎盘因素：①前置胎盘：如果胎儿已经成熟，对部分性或完全性前置胎盘应剖宫产终止妊娠；如果胎儿虽然不成熟，但发生大量阴道流血，则不论胎儿是否存活，均应立即剖宫产以抢救产妇生命。②胎盘早剥：估计短时间内不能经阴道结束分娩的重度胎盘早剥，应立即剖宫产。③帆状胎盘血管前置，产前明确诊断者，应在临产前剖宫产，以防止破膜血管断裂威胁胎儿生命。

当前，合并各种内外科疾病的高危孕产妇增多，当休克，脑卒中等，在生命体征不能维持的情况下，应在竭力维持生命体征的同时，尽快争取多学科（ICU、麻醉科、心内科、呼吸科、儿科等）联合会诊，创造条件争取在病情相对稳定的情况下尽早实施剖宫产以结束分娩。关于围死亡期剖宫产，我国还有待于讨论以达成共识。

（二）禁忌证

子宫下段剖宫产手术很少有绝对禁忌证，以下情况为子宫下段剖宫产实施有一定困难，术式的选择，与术者经验有关。

（1）子宫下段前壁有大量的充盈血管，取下段切口有可能大出血者。

（2）前置胎盘，胎盘位于下段前壁者。

（3）既往有盆腹腔手术史或子宫下段与膀胱等邻近器官有严重粘连者。

（4）胸廓畸形子宫下段暴露困难者。

（5）骨盆畸形和悬垂腹以及子宫极度前倾，子宫下段暴露困难者。

（6）横位未临产，子宫下段形成不佳者。

二、手术要点与难点

（一）腹部切口的类型与选择

子宫下段剖宫产的腹壁切口可采用腹壁纵切口或腹壁横切口。

1. 腹壁纵切口　分为下腹正中切口、下腹正中左旁切口和下腹正中右旁切口三种。

下腹纵切口的优点在于切开腹壁时间短、手术需要时可以向上延长切口、出血量相对少以及对腹壁下神经和血管损伤小、可在局部麻醉时应用。

下腹正中旁纵切口：一般用于既往有手术史，或本次妊娠合并巨大子宫肌瘤、卵巢肿物、外科疾患等，有剖宫产指征，术中可能进行其他手术探查，或以后有可能再次开腹行腹部手术，如有进行妇科肿瘤手术的可能，最好选择纵切口。

2. 腹壁横切口　主要有 Pfannenstiel 横切口、Joel - Cohen 横切口和改良 Joel - Cohen 横切口和周氏横切口。腹壁横切口的优点是张力小，有利于术后切口愈合、手术瘢痕不突显，较美观。

Pfannenstiel 横切口是取耻骨联合上方 3～4cm 或耻骨联合上方两横指位置弧形切开，将筋膜层横行切开，分离腹直肌，剪开菱形肌，沿腹白线纵向切开腹膜，进入腹腔。需要强调的是 Joel - Cohen 横切口较 Pfannenstiel 横切口高，是取双侧髂前上棘连线下 3cm 处，切口呈直线型，长约 15cm。

改良 Joel - Cohen 横切口是取两端同 Joel - Cohen、中间低于 Joel - Cohen 切 1～2cm，使切口呈弧形，此切口较 Joel - Cohen 横切口更美观些。

Langer 横切口是取耻骨联合上 1～2cm 横行切开皮肤，皮下脂肪和筋膜组织用钝性分离，在筋膜正中部位向下剪开筋膜约 4cm，使筋膜呈 T 字形，以增加手术切口大小，分离腹直肌后，由正中部位进入腹腔。

新概念剖宫产切口，即周氏切口，其切口是选择在耻骨联合上 1cm，阴毛上缘下方横切皮肤 13cm，然后切开脂肪层 2～3cm 达筋膜层，再将筋膜切开 2～3cm 的小口。在皮下脂肪的深层潜行剪开筋膜，再将皮下脂肪及筋膜向两侧撕开与皮肤切口等长或超出其长度。

Franchi 和 Mathai 通过 411 例患者对 Pfannenstiel 横切口和 Joel - Cohen 横切口进行了比较，发现 Joel - Cohen 横切口术后病率减少 65%。Mathai 通过 101 例患者发现 Joel - Cohen 横切口与 Pfannenstiel 横切口相比，具有术后疼痛减轻、手术时间缩短、胎儿娩出快、出血少、住院时间短等优点。Mowatt 研究认为腹壁横切口比纵切口美观，术后疼痛较轻，值得推荐。

通过两个非随机对照研究发现，腹壁切口至少 15cm 才能确保胎儿娩出顺利。对于皮下组织，大部分产科医生采用钝性分离，避免损伤下腹壁血管，并节省时间。大部分产科专家推荐采用手术刀横行切开筋膜，然后用剪刀扩大切口；一些临床医生提倡用手指钝性扩大切口。通过将 313 例孕妇随机分成 Maylard 组（肌肉切断）和 Pfannenstiel 组（不切断肌肉），发现两组在手术发病率、娩出胎儿难度、术后并发症和疼痛指数无明显不同。术后三个月 Pfannenstiel 组肌肉强度较好。因此，建议术中尽量避免切断腹直肌。通过 102 例患者对打开膀胱腹膜反折下推膀胱与直接在膀胱反折上 1cm 切开子宫进行比较发现，打开膀胱反折腹膜下推膀胱手术时间长、出血多、术后血尿及疼痛较重。因此，认为术中没必要打开膀胱反折腹膜。

需要强调的是取下腹横切口时，应注意根据先露的高低、胎儿的大小选择横切口的高低和长度，切忌为了腹部美观不顾胎儿大小和先露高低一味采用 Pfannenstiel 皱襞小切口。

（二）子宫切开的方法及方式

多数的产科医生和通过回顾性病例对照研究的结果推荐采用子宫下段横切口，此种手术方式创伤小、出血少，切口部位可用浆膜层覆盖，减少术后粘连和术后再次妊娠子宫破裂和瘢痕处妊娠的机会，而且操作比较简单易行。

子宫切口的选择，应根据胎头衔接位置的高低以及下段形成的长度选择。经试产，下段形成长，儿头入盆深，切口选择不宜过低，虽然顾及了儿头，照顾取头，但是，容易导致子宫下段切口愈合不良（因宫颈下方血运不良），增加晚期产后出血的风险。当胎头高浮，下段形成好时，可选择切口稍高；下段形成差时，切口不宜过高，否则容易导致子宫切口上下缘厚度差异大，影响缝合和预后。

切开子宫肌层的方法主要有切开、撕开、剪开三种基本方法。手术中多在子宫下段中央切开 3~4cm，刺破羊膜囊，放净羊水，手指钝性撕开子宫肌层至所需长度。此法可避免部分肌纤维断裂，减少损伤和出血，有利于子宫切口愈合。撕开的过程中注意不要超越圆韧带的位置，以免损伤血管，造成出血。

剪开是在切开和撕开的基础上，沿切口的一定方向继续剪开肌壁全层至所需大小。剪开法主要用于子宫体部纵切口，有时也用于子宫下段纵切口，也适用于子宫下段的弧形切口，剖宫产切开子宫常常将切、撕和剪三种方法同时使用，以期达到安全、快速、有效、副损伤小和出血少的目的。

关于子宫切口的扩大采用剪刀还是手指撕开有两个随机研究。第一个随机研究中，147 例采用剪刀扩大切口，139 例采用手指撕开，发现两组切口延伸和血红蛋白下降程度无明显差异。第二个随机研究包括 945 例，其中 470 例采用剪刀扩大切口，475 例采用手指撕开，发现剪刀扩大组术中出血、输血和切口延伸概率增加。手指撕开组由于需要时间短，术中不易损伤脐带和胎儿，因此认为手指撕开比剪刀扩大好。

（三）胎儿娩出

破膜后吸净羊水再扩大胎膜破口娩出胎儿是手术的关键步骤。一般情况下应先手取胎儿，如果手取胎儿失败或估计手取困难时，可借助器械娩出胎儿。头位胎儿娩出胎头的原则是以最小径线娩出，一般枕前位胎儿最好娩出。胎头自子宫切口娩出后，立即清洁胎儿口腔及鼻腔内的液体，然后再娩出胎体。

关于术中是否应用产钳或胎吸助产的问题，文献仅有一个 44 例的小样本随机研究报道。由于产钳增加胎头周径，胎吸要先形成胎儿头皮水肿，建议术中尽量不用器械助产。

1. 胎儿娩出的方法

（1）徒手娩胎头法：术者右手沿子宫切口一侧进入子宫腔内，经胎头顶滑向胎头后方，查胎方位，可手转胎儿呈枕前位或枕后位，术者的手掌一定要达到胎儿枕额径平面，利用屈肘上托力将胎头自子宫切口处娩出，如果只屈腕部而不屈肘部，则不能充分利用肘部娩头的协同力。同时术者左手将切口上缘向上提，以减少胎头娩出的阻力。助手应在宫底施压，协助胎头娩出。在胎头高浮于盆腔时，取头较困难，术者可先不进手，助手先按压宫底，使胎头下降至切口下，然后再进手取头，有时需要使用产钳。胎头入盆较深者，术者先将手轻轻插入胎头顶部，助手可上推胎儿双肩，协助术者，将胎头大径线托到子宫切口下方，再娩出儿头，然后按压宫底，切忌过早托头引起子宫切口撕裂。如入盆太深，还可让另一助手经阴道上推胎头。对面先露或枕后位胎头极度仰伸者，术者可先将头旋转俯屈后再出头。

（2）徒手臀牵引娩出胎儿法：适用于臀位或横位剖宫产术。单臀先露时，手插入臀部后方，用托头的手法托出胎臀，然后，双手勾住胎儿的双侧鼠蹊部，向外上方牵引，并旋转呈骶前位，再握住胎儿大腿和腰骶部保持单臀姿势，辅助胎儿娩至肩，放开胎儿下肢，旋转娩出胎儿双上肢，再将胎体趴在术者的前臂上，术者一手压住胎儿两颧骨上帮助胎头俯屈，另一手轻轻压在两侧锁骨上向外牵引协助娩出胎头。

胎儿混合臀位或足先露时，术者先取出双足，向外牵引，旋转呈骶前位至肩部，再用上述方法依次娩出双上肢及头。

（3）横位娩出法：横位剖宫产，如果胎背在上，行臀牵引容易娩出。若胎背在下，胎头和下肢折叠于宫腔内的较高部位，术者应将手伸入宫腔内，沿胎臀寻找下肢肢端，确定并握紧，轻轻向切口处牵拉，似内倒转，助手帮助向上推胎头，改变胎儿呈纵产式，臀牵引方式娩出胎儿。若胎儿上肢已脱入阴道内，胎儿存活时，术前先消毒脱出的上肢，用无菌巾包好，切开子宫后，助手经阴道轻轻上推上肢，术者上提胎儿嵌顿的肩部，直至胎儿上肢还纳回宫腔，或直接按前法牵引双足行内倒转术，旋转中脱出的上肢可缓慢回纳于宫腔，经子宫切口娩出胎儿。

（4）单叶产钳助娩法：适用于子宫切口小、胎头位置不低者。术者将左手伸入到胎头后方，右手持产钳钳柄，在左手的引导下将钳叶放入胎头的后方，右手用产钳向上提拉胎头至子宫切口处，同时按压宫底，使胎头缓慢沿产钳滑出。

（5）双叶产钳助娩法：适用于胎头高浮时，如果胎头为枕横位，以右枕横为例，在术者右手引导下，左手执左叶产钳插入胎头的下方，助手帮助固定左叶产钳，术者再放置右叶产钳滑向胎头的上方，扣合产钳检查确定胎头矢状缝在两叶产钳中间，证实钳叶与胎头之间无其他组织，握住钳柄牵出胎头。如为枕前位或枕后位，则将产钳钳叶分别置于胎头两侧，检查扣锁是否顺利，同样检查胎头的矢状缝是否在两钳叶之间，胎头与钳叶之间无其他组织，牵出胎头。

2. 胎儿娩出困难的原因及处理　在剖宫产术中娩出胎儿困难常有发生，容易造成新生儿窒息、子宫切口的裂伤甚至累及周围的组织脏器。娩出胎儿困难的原因有以下几个方面：

（1）腹壁过厚或切口过小：术前应根据胎儿大小、腹壁薄厚程度以及腹壁弹性决定切口长度，纵切口一般不应小于10cm，横切口不宜小于13cm，而且切口下端不宜过高。

（2）子宫切口相对狭小：胎儿过大或子宫切口过于狭小，影响胎儿娩出。估计子宫下段横切口不够大时，可考虑增加切口弧度以使切口增大，不得已时，行"倒T"字形切口，此切口在再次妊娠时子宫破裂风险增加，尽量避免用此切口。

（3）子宫切口位置选择不当：子宫下段横切口一般选择在胎头枕骨结节水平或子宫上、下段交界处下2cm左右，对胎头高浮者，切口可以稍高一些，对胎头入盆较深者，切口应略低一些，但不能过低，否则易造成宫颈和膀胱的撕裂伤。

（4）胎头高浮：对胎头高浮者，切开子宫壁后，先放羊水，让胎头随羊水的减少缓慢下降，待羊水尽量放净后，再撕开子宫下段，助手下压宫底，尽量将儿头的枕部压到切口缘下，术者的手轻轻进入儿头前方，术者和助手另一只手扒切口的上缘，协助胎头娩出（能转成枕前位，以枕下前囟径娩出最佳）。取头时有可能将儿头推向宫腔，若胎头位置过高，加重出头的难度，此时可以取胎足，以臀牵引方式娩出胎儿；或应用产钳，协助娩出胎头。也可用手指钩住胎儿颌角，在推压宫底的合力作用下将胎头移至切口下，再用产钳娩出胎头。不得以再取胎足，内倒转以臀位娩出胎儿。

（5）胎头深定：在麻醉成功后，消毒外阴，戴消毒手套自阴道上推儿头骨质达5-0以上；或术中，双手上推胎儿双肩部，协助胎头出盆腔；或台下助手经阴道上推儿头，上下配合协助娩出胎头。

（四）胎盘胎膜娩出

胎头娩出后，应立即给予缩宫剂，通常缩宫素10u~20u宫体注射，同时静脉点滴10u~20u，清理呼吸道后，娩出肢体；查清子宫切口有无延裂，如出血不多时，及时用Allis钳或两把卵圆钳钳夹子宫切口上下缘和左右角，进行子宫切口的止血。然后牵拉脐带，娩出胎盘，最后清除胎膜。术中注意检查胎盘的完整性，用于纱布擦宫腔两遍，将残留的胎膜、蜕膜擦干净，或用卵圆钳钳夹内膜组织或用手进宫腔搔扒探查。

关于等待胎盘自然娩出还是人工剥离胎盘，有6个包括1 700多例产妇的随机研究。其中5个研究通过meta分析发现胎盘自然娩出组发生子宫内膜炎的概率明显减少。一些研究发现胎盘自然娩出组出血量和血红蛋白下降明显减少。由于子宫下段和切口被细菌污染或手套本身被细菌污染，在人工剥离胎盘时污染子宫上段引起子宫内膜炎。一个研究发现，在人工剥离胎盘前更换手套并不能减少子宫内膜炎的发生率，因此，提倡等待胎盘自然剥离。

若发现胎盘植入，如完全植入，不出血，征求本人及家属意见，要求保留生育功能者，可不取胎盘，关闭子宫切口，术后保守治疗；如部分胎盘植入出血，应尽可能的取出胎盘，植入部位不大者，可局部楔形切除子宫壁，缝合止血，出血多可行子宫动脉结扎；局部可注射甲氨蝶呤（MTX），必要时行子宫切除术。在子宫出血不多的情况下可关腹，产后动态随诊B超和监测血β-hCG的变化，必要时可于术后给予MTX或米非司酮治疗。

（五）子宫切口的缝合

剖宫产子宫切口的缝合方法虽然较多，但各种方法必须达到切口边缘对合整齐、切口止血效果好、缝线松紧适度、不残留死腔的原则，否则将影响子宫切口愈合或造成晚期产后出血。

经典的子宫肌层缝合方法是双层缝合，即将切口上下两缘对齐后，用可吸收缝合线连续或间断缝合下2/3肌层，缝合时应力求对合准确，不穿透内膜层；第二层连续或间断缝合2/3肌层，可用连续褥式包埋缝合浆肌层。新式剖宫产多采用单层缝合子宫切口的方法，即子宫肌层全层缝合。

单层缝合时应注意针距不要过密、过紧，否则影响血液循环；也不要过疏，否则不利于止血，以1.5~2cm为宜。可以连续缝合，间断加针2~3针，或连续锁边缝合，以达到有效止血的作用；缝合两侧角部时，应超越切口0.5~1cm，将回缩的血管缝扎住，以免术后形成血肿。注意勿伤及子宫动静脉的分支，以免增加阔韧带血肿的风险。缝合后应仔细检查有无出血，若出血可局部加针缝合。缝合止血时，注意血管走向，应垂直于血管的方向进行有效缝合结扎。

关于子宫切口采用一层缝合还是双层缝合，一个包括 906 例样本的研究发现，单层缝合所用时间较短，而术中出血和子宫内膜炎的发生率在单层与双层缝合组无明显差异。906 例产妇在有 145 例再次妊娠，其中 70 例前次采用单层缝合的病例中，1 例发生子宫切口裂开；75 例采用双层缝合者，无 1 例发生子宫切口裂开；145 例孕妇无子宫破裂，新生儿正常。

一个回顾性研究发现，单层缝合的产妇再次妊娠经阴道分娩，子宫破裂的发生率明显高于双层缝合的产妇。现在还没有研究阐述单层缝合除节省时间外，其他方面的优越性，故建议如果不打算再次怀孕，可行单层缝合，如果打算再次妊娠，最好采用双层缝合。

包括 1 221 例样本的 6 个随机研究对在腹腔内缝合子宫和把子宫放置在腹腔外缝合进行比较，发现把子宫放置在腹腔外缝合者，术后发热大于 3d 的产妇明显减少。但还不能说明子宫放置在腹腔外缝合优于腹腔内缝合。

（六）关腹

1. 是否关闭脏腹膜和壁腹膜尚有争议　有包括 1 811 例的 9 个研究报道。一些研究发现，不关脏腹膜或两层腹膜可节省手术时间、减少术后发热和住院时间，切口感染和术后镇痛药物的应用也有所减少，其他无明显差异。一个随访 7 年研究发现，腹膜关闭组和不关闭组在下腹疼痛、再次妊娠、泌尿系统症状和粘连方面无明显差异。有学者鼓励临床医生不关脏腹膜和壁腹膜。关于腹膜关闭可以减少切口裂开和防止盆腔粘连的观点还没有足够证据支持。

2. 关腹前是否用生理盐水冲洗腹腔　有一个包括 196 例的研究评估了在关腹前给予 500 ~ 1 000ml 的生理盐水冲洗盆腹腔是否可减少产褥病率，研究发现腹腔冲洗对产后出血、产褥感染、住院时间、胃肠道恢复无明显影响。

3. 是否缝合腹直肌　多数专家建议不缝合腹直肌，它可自然恢复。缝合腹直肌可引起术后产妇活动时疼痛。

4. 关于皮下组织是否缝合　有 6 个研究报道并进行 meta 分析。其中包括 875 例的 3 个研究发现皮下组织缝合可减少切口裂开，但 2 个研究发现皮下脂肪厚度小于 2cm 的切口，不缝合皮下脂肪并不增加切口裂开的风险。因此，认为皮下脂肪厚度小于 2cm 的切口不推荐缝合。有一个包括 242 例的研究对皮下切口是否放引流进行评估，发现放引流可增加切口感染的机会。因此认为皮下脂肪厚度小于 2cm 的切口不推荐放引流。关于皮下脂肪组织厚度大于 2cm 的切口是否缝合，有包括 887 例的 5 个研究报道，研究发现切口缝合可明显减少切口裂开。其中有 4 个包括 852 例的研究发现切口缝合可明显减少切口渗液。因此认为皮下脂肪厚度大于 2cm 的切口推荐缝合。关于皮下脂肪厚度大于 2cm 的切口放引流对切口愈合的影响有 2 个研究报道，发现引流可减少切口并发症。因此认为皮下脂肪大于 2cm 的切口放引流优于不放引流。

5. 关于切口皮肤缝合是采用皮内缝合还是皮外缝合　仅有一个包括 50 例的研究报道，研究发现皮内缝合可减少切口疼痛并且美观。

三、手术并发症及防治

（一）术中并发症

文献报道，剖宫产术中母儿并发症的发生率高达10%以上，现就有关剖宫产的术中并发症探讨如下。

1. 低血压　常发生在腰硬膜外联合麻醉的剖宫产术中。

（1）原因：①蛛网膜下腔阻滞平面过高或硬膜外麻醉范围过广，使交感神经广泛阻滞，导致周围血管扩张。静脉回心血量减少，甚至心交感神经阻滞而导致心肌收缩力减弱，其结果是血压下降，常伴有心率减慢。②妊娠晚期，硬膜外静脉丛的体积扩大，硬膜外腔间隙减少50%，加之增大子宫的压迫和脊柱代偿性前突，药液极易在蛛网膜下腔的外腔内扩散而致麻醉范围广，若麻醉平面高达胸椎以上即可诱发血压下降。③妊娠增大的子宫直接压迫下腔静脉，使回心血量减少，致血压下降。

（2）防治：术前对脱水、失血者尽量补足血容量，建立静脉通道。硬膜外麻醉应选择在 $L_1 \sim L_2$ 间隙，麻醉平面不要过高。麻醉后取左侧15°～30°卧位。进入腹腔，动作轻柔，避免牵拉刺激。Carvalho 等通过46例行剖宫产的病例发现，硬膜外麻醉前或行麻醉的同时给予血浆容量扩张药物6%淀粉羟基醚的胶体溶液500ml可预防术中孕妇发生低血压综合征。麻醉前用药和麻醉时药可有同样效果，效果优于晶体溶液。当血压下降到100mmHg时，应限制麻醉用药，加速输液速度，补充血容量，可使用麻黄碱15～30mg静脉注射，使血压上升，避免胎盘血供不足，引发胎儿宫内缺氧。

2. 脏器损伤

（1）膀胱损伤：多见于盆腔手术史、多次剖宫产致腹膜粘连，层次不清，打开腹膜时误伤膀胱；或产程较长，先露部压迫膀胱缺血水肿，组织变脆，在下推膀胱时造成损伤。一般损伤程度较轻，膀胱损伤可有尿液溢出，甚至可直视见到尿管。

1）原因：①切开壁腹膜时误伤膀胱，主要原因有严重粘连致膀胱异位、膀胱因膨胀顶部上升、膀胱发育或解剖异常、子宫下段拉长而使膀胱位置随之上升。②子宫下段剖宫产分离膀胱时因粘连而损伤。③娩出胎头时子宫切口撕裂而累及膀胱。

2）预防：①术前应导尿，术中保持导尿管通畅，防止膀胱充盈。②切开壁腹膜时尽可能靠近孕妇的头端，确认腹膜后方可切开。③对有严重粘连者，分离膀胱应小心。④避免行子宫下段纵切口。⑤娩出胎头时动作轻柔。

3）治疗

a. 腹膜外损伤：①膀胱肌层不全损伤：3-0肠线间断缝合膀胱肌层，缝合时不要穿透黏膜层。②膀胱肌层全层损伤：分两层间断缝合，先用3-0肠线或其他可吸收线间断缝合损伤的肌层内2/3及黏膜切缘，制止黏膜面出血。第二层缝合肌层外2/3。如用丝线缝合勿穿过黏膜层，以免造成异物诱发膀胱结石。

b. 腹膜内损伤：①膀胱肌层不全损伤：间断缝合肌层，再间断或连续浆膜层包埋肌层。②膀胱肌层全层损伤：先游离破口周围的浆膜，然后再按不全损伤缝合两层，最后用细丝线间断缝合浆膜层包埋肌层破口。缝合后应向膀胱注入亚甲蓝200ml，检查修补处是否漏尿；术后保留尿管7～10d，如损伤严重，可在耻骨联合上行膀胱造瘘术；术后放腹腔引流管，根据引流多少可24h后拔除。

（2）输尿管损伤

1）原因：主要是子宫切口撕裂累及输尿管或因裂伤处出血而盲目钳夹、缝扎止血所致。

2）预防：当可疑输尿管损伤时，应打开后腹膜，观察结扎上方输尿管是否增粗、其内压力是否增加，如误扎输尿管应立即拆除结扎线。①误夹输尿管时，应放掉钳子、拆除缝线，密切观察输尿管的颜色和蠕动情况。如轻微损伤可不必处理。必要时放置输尿管导管或双"J"管。如损伤较重者则需行输尿管损伤部位切除，然后行输尿管端端吻合或输尿管膀胱吻合术。②如输尿管不全横断，应在切口中央做一纵切口然后再横向缝合，防止管腔狭窄。③如输尿管在子宫动脉水平之上完全断裂，损伤部位在膀胱输尿管开口 5cm 以上，应行输尿管端端吻合术。行输尿管端端吻合术使吻合口切面斜行以减少张力，断端对准后用可吸收线间断缝合，不要内翻或外翻缝合。放置支架引流管。如输尿管完全断裂在子宫动脉水平之下者，损伤部位距膀胱输尿管开口小于 5cm，应行输尿管膀胱吻合术。输尿管末端应通过足够长的膀胱黏膜下隧道，以逼尿肌作靠背重建抗反流机制。

（3）肠管损伤

1）原因：①盆、腹腔炎症，前次盆、腹腔手术史等造成盆、腹腔粘连。②产程延长或麻醉不满意而致肠胀气者。

2）预防：①有前次手术史的患者，开腹应小心，尽量避免从前次切口进入腹腔，看到透明的腹膜方可打开，在手指的引导下逐渐打开腹腔。②等待麻醉起效后手术，如麻醉不满意而鼓肠者，应用纱布排开肠管再打开腹膜。③如肠管与子宫前壁粘连应靠近子宫锐性分离。

3）治疗：一旦发生肠管损伤破裂，应防止肠内容物外溢。①如为小的穿孔，可用 1 号丝线行双层浆肌层荷包缝合。②如为浆肌层破裂，在距创缘 0.5cm 处用 1 号丝线作浆肌层间断缝合，间距 0.5cm，不要穿透黏膜层。③如为完全破裂，在破口周围垫生理盐水纱布，用碘伏擦洗局部伤口，如为结肠或直肠破裂，缝合后用碘伏擦洗，然后用碘伏浸泡 5 ~ 10min，生理盐水冲洗。纵行裂伤宜横向缝合，以防术后肠狭窄。第一层用 4 号丝线间断缝合全层，第二层间断褥式缝合。对损伤严重者可行损伤肠段切除肠吻合术。④结肠全层损伤者，因术前未做肠道准备，不宜行简单的肠修补术或肠段切除吻合术，一般主张行结肠造瘘术，先控制腔内感染，待损伤愈合后，再二期手术进行肠吻合。肠修补术后，禁食，胃肠减压。待肠蠕动恢复、肛门排气后，可进流质。注意维持水、电解质平衡，给予广谱抗生素预防感染。腹腔引流管一般放置 24 ~ 48h。

3. 羊水栓塞

（1）原因：①羊水可从子宫切口处开放的血窦进入母体血循环。②如前置胎盘和胎盘早剥等，使子宫血管异常开放，羊水由此进入母体血循环。③强直性子宫收缩使宫内压力过高，羊水沿胎盘边缘血窦进入母体。

（2）预防：①子宫切口应足够大，以防压迫宫底时因阻力过大而使宫腔内压增高。②切开子宫及破膜后，及时吸尽羊水。③胎儿娩出后，待吸净残留羊水后再娩出胎盘。

（3）治疗：抗过敏、抗休克、纠正肺动脉高压、高流量吸氧、防治 DIC。

发生羊水栓塞后应立即用正压面罩或气管插管给氧。糖皮质激素静脉推注抗过敏反应，静脉输注氨茶碱、罂粟碱解除肺动脉高压。高凝期给予抗凝治疗，肝素 50mg 加 5% 葡萄糖液100ml快速静脉点滴，然后肝素100+生理盐水500ml持续静脉点滴，使凝血酶原时间维持在30s左右，同时控制DIC造成的子宫出血，做全子宫切除手术准备，补充血容量及纠正酸中毒，生命支持。

4. 胎儿损伤

（1）原因：①锐器所致损伤，常见于切开子宫时损伤胎儿头、面、臀、肢体和躯干皮肤。②娩出时损伤胎儿，包括娩出胎儿时损伤颈椎、臂丛神经和肢体骨折等。

（2）预防：①为避免切开子宫时误伤胎儿，最好仅切开子宫肌壁，而保留胎膜完整性，或仅留一层肌层，再钝性分开肌层。应直视下由浅入深渐次切开。②娩出胎儿时一定不要着急，如切口不够大，必要时延长切口。胎头娩出时，任何方位尽量用手转成枕前位，以最小径线娩出。胎头高浮、不易娩出时，可行产钳助娩。对于胎头深嵌于盆腔者，可由助手经阴道上推胎头，当胎头回缩退出盆腔时，即可行手娩胎头。臀位胎儿双足或双膝部已进入盆腔时，双手牵拉胎儿腹股沟，令髋关节屈曲，向外牵引胎臀，入盆的下肢可缓慢上提，按臀位娩出方法再娩出胎体。

（3）治疗：胎儿皮肤损伤为浅层损伤，局部保持清洁，防止感染。切口有时需立即缝合，一般愈合良好。对于术中发生胎儿骨折，应按小儿骨外科的治疗原则处理。

（二）术后并发症及防治

1. 剖宫产术后感染　剖宫产术后感染是细菌通过各种途径侵入手术伤口及胎盘剥离面引起产褥期生殖器及全身的炎症。它包括子宫内膜炎、盆腔结缔组织炎、腹膜炎、盆腔血栓性静脉炎和盆腔脓肿，严重者可发生败血症及中毒性休克。剖宫产术后感染还包括呼吸系统感染、泌尿系统感染及乳腺炎等。子宫常见致病菌为大肠杆菌、金黄色葡萄球菌及厌氧菌。盆腔血栓性静脉炎多由厌氧菌感染所致，常见于子宫内膜炎之后，由宫壁胎盘附着面的血栓感染向上蔓延引起盆腔血栓性静脉炎。常累及子宫静脉、卵巢静脉、髂内静脉、髂总静脉和阴道静脉。主要症状为术后第2~3天出现下腹部疼痛或伴高热、寒战。盆腔检查可无异常，有时可在子宫角触及触痛的包块。CT或MRI可帮助确诊。当盆腔脓肿时，术后出现体温持续不降或下降后又上升。全身中毒症状一般较轻。突出症状是尿急、尿频、尿痛、大便次数增多、黏液便和里急后重症状。直肠或阴道指诊可触及直肠前壁饱满，有压痛的肿块，肿块表面光滑，突向肠腔。B超和CT检查可协助诊断，阴道后穹隆穿刺可明确诊断。

防治措施：提高机体抗病能力，避免多次肛查，必须做阴道检查时，应在严格消毒下进行。建议手术切开皮肤前30min预防性给予抗生素。

关于术前预防性给予抗生素至少有81个随机研究报道。通过对2 000多个产妇研究发现，术前应用抗生素不论对选择性剖宫产还是非选择性剖宫产，子宫内膜炎发生率降低了60%，使选择性剖宫产切口感染率减少25%，使非选择性剖宫产切口感染率减少65%。术后发热和泌尿系感染也明显减少。因此不管选择性剖宫产还是非选择性剖宫产均推荐术前使用抗生素，预防感染。有51个研究显示，氨苄西林与一代头孢，如头孢唑啉具有同等效果。二代、三代头孢与一代相比，不具有明显优势。静脉用药与腹腔灌洗具有同样效果。多次静脉给药与单次给药相比无明显优势。有3个研究显示，在切皮前用药与断脐后用药对产妇的感染率的影响无明显差异。但Kaimal等通过1 316例剖宫产的病例研究发现，切皮前给药相比断脐后用药，切口感染明显减少。Costantine等通过meta分析发现，切皮前用药可使切口感染和子宫内膜炎的发生率减少，对新生儿无影响。Tita等研究认为应用广谱抗生素可减少术后切口感染。

治疗：①全身治疗：应用抗生素，用药前先进行血培养，明确致感染的细菌及药物敏感情况，结果报告前通常先用广谱抗生素，然后根据药物敏感性调整用药。②半卧位体位引流。③使用缩宫素促进子宫复旧。④弥散性腹膜炎或盆腹腔脓肿者应开腹探查及引流，用双套管低负压吸引，对于严重感染为清理腹腔内炎性坏死组织和稀释脓液，可使用含肝素和庆大霉素的生理盐水或林格液进行腹腔冲洗。对局限于子宫直肠窝的盆腔脓肿，可经阴道后穹窿切开，排脓。

2. 腹壁、子宫切口感染及愈合不良　剖宫产术后腹部伤口感染的发生率为 3%～15%，平均为 6%。当预防性使用抗生素后其发生率降至 2%。引起伤口感染的危险因素为肥胖、糖尿病、长期皮质激素治疗、免疫抑制剂的应用、贫血、破膜时间延长、产程延长、羊膜腔感染、手术时间长、多次阴道检查、消毒不规范，还与缝线反应、缝合部位组织坏死、血肿形成有关。如子宫切口感染、坏死并与腹壁粘连而形成子宫腹壁瘘。引起腹部伤口感染的细菌主要包括金黄葡萄球菌、粪链球菌和大肠埃希菌。

腹部伤口感染分为三型：①腹部伤口蜂窝组织炎，此型常在术后 24h 出现高热及心动过速，炎症范围迅速扩大，发展为典型的蜂窝组织炎。②腹壁伤口脓肿形成，常于术后第四天出现发热、伤口疼痛红肿和压痛，严重时出现局部组织坏死和腹壁伤口全层裂开。③腹壁伤口坏死型少见，潜伏期为 2～3d，早期的症状为进行性加重的疼痛、低热、局部水肿、压痛和捻发音，引流为污浊有臭味的血清样液体，疼痛出现后不久可出现休克、昏迷。

预防：治疗影响伤口愈合的慢性疾病，如糖尿病、营养不良等；避免不必要的糖皮质激素使用；阴道检查和剖宫产手术应严格消毒；胎膜早破伴宫腔感染者也可采用腹膜外剖宫产；术前应常规预防性应用抗生素；子宫和腹壁脂肪切口缝合不宜过密；应止血彻底避免形成切口血肿，影响切口愈合。

治疗：对腹壁切口感染者应拆除缝线行清创术；尽量去除坏死组织和缝线，皮片或纱条引流促使伤口愈合。对已形成子宫腹壁瘘者要扩创，切除瘘管，重新缝合创口，配合全身抗生素治疗。对于严重子宫感染，保守治疗效果不好，或因子宫切口感染大量出血者，需行子宫切除治疗。

3. 深静脉血栓形成　是剖宫产术后的严重并发症之一。

（1）原因：①孕妇血液高凝状态在术前未得到纠正。②年龄大于 35 岁、肥胖。③术前长期住院、术后长期卧床致使下肢血流缓慢容易形成血栓。④妊娠期并发症，如妊娠期高血压疾病、糖尿病、前置胎盘、充血性心力衰竭、严重的静脉曲张、难产及产后出血等，均可增加剖宫产术后静脉血栓栓塞的风险。⑤合并有遗传性或继发性的易栓症，栓塞部位多见于肺、肝及下肢静脉等部位。⑥合并慢性白血病，或栓塞性血小板减少性紫癜等。

（2）预防：预防剖宫产术后深静脉血栓栓塞的方法：①基本预防措施：根据剖宫产术的特点，在术前、术中及术后采取一些简单的预防措施以降低术后静脉血栓栓塞的发病率。术前积极防治高危因素可以减少静脉血栓栓塞的发生；术中操作应轻巧、精细，避免静脉内膜损伤，也可以减少静脉血栓的形成；通过术后早期按摩下肢、做足伸屈运动或早期离床活动，促进下肢血液循环，可以有效预防剖宫产术后静脉血栓形成；剖宫产术后补足水分，纠正脱水状态，如术后三天常规输液、术后如无特殊情况早期进食，可以改善血液浓缩状态，从而也可以起到预防剖宫产术后静脉血栓形成的作用。②机械性预防方法：静脉血栓栓塞的机械性预防方法包括足底静脉泵（Venous foot pump）、间歇充气加压装置（intermittent pneumatic compression devices，IPCD）及逐级加压弹力袜（graduated compression stockings，GCS）等，它们均是利用机械性原理促使下肢静脉血流加速，降低术后下肢静脉血栓的形成。已有荟萃分析显示通过机械性预防方法可以降低50%～70%的静脉血栓形成，其特点是无出血副作用，但是其预防效果较抗凝药物差。③应用抗凝药物：低分子量肝素（LMWH）、普通肝素、维生素K拮抗剂及华法林等药物，通过其抗凝作用预防静脉血栓栓塞。但是应用抗凝药物后，均有出现严重出血倾向的风险，因此只在发生静脉血栓高风险人群中应用。荟萃分析显示LMWH的大出血发生率较普通肝素降低一半左右，所以国际血管医学联盟（IUA）在2006年的预防和治疗静脉血栓栓塞指南中推荐应用LMWH预防静脉血栓栓塞。

预防深静脉血栓栓塞的适应证：妊娠期的血液高凝状态、剖宫产术的手术创伤及术后制动均属静脉血栓栓塞的高危因素，所以剖宫产术后均应常规采取一些预防方法。近年英国皇家妇产科医师学会（RCOG）公布的预防剖宫产术后静脉血栓栓塞的指南中指出：对于低风险产妇只需采取基本的预防措施；有卒中风险的产妇在基本预防措施的基础上应用机械性预防方法或应用LMWH 3～5d；而对于高风险产妇需在基本预防措施及机械性预防方法的基础上，在产前及产后6周内需加用LWMH抗凝治疗。但是根据近年来的成分效益分析结果，也推荐低风险人群在剖宫产术后常规应用机械性预防方法预防静脉血栓形成。目前常用于预防剖宫产术后静脉血栓栓塞的LMWH包括依诺肝素（enoxaparin）、达肝素（dalteparin）及亭扎肝素（tinzaparin）等，它们的预防效果相似，但是应用剂量有所不同，虽然LMWH的出血副作用较小，但是在应用过程中仍需严密观察有无出血倾向。

治疗：①抬高患肢距心脏平面20～30cm，膝关节呈5°～10°微屈曲位。穿弹力袜或用弹力绷带。硫酸镁湿热敷水肿的下肢。应用抗生素预防感染。②抗凝治疗可作为溶栓和手术取栓的辅助治疗。肝素连续静脉滴注和间歇静脉注射，每次50～75mg，每4～6h 1次。或每次1.5～2.0mg/kg，皮下注射，8～12h 1次，监测凝血酶原时间。血栓形成病程未超过3d者可给予溶栓治疗。尿激酶20万单位溶于5%葡萄糖或低分子右旋糖酐250～500ml中静脉滴注，疗程为10d。如纤维蛋白原低于2.0g/L，暂停一次。有出血性疾病者禁用。对于有抗凝禁忌或下肢血栓广泛形成，出现肺栓塞危险，且病程不超过48h者可行切开取栓术。

4. 肺栓塞　肺栓塞是内源性或外源性栓子堵塞肺动脉及其分支引起肺循环和呼吸功能障碍的临床和病理生理综合征，其栓子99%是凝血块，故也称为肺动脉血栓栓塞症。由于肺动脉血栓栓塞症与深静脉血栓形成被认为是同一疾病的不同阶段和不同临床表现，约30%肺栓塞患者合并无症状的深静脉血栓形成，而40%～50%的深静脉血栓形成患者出现无症状的肺栓塞。

机械性预防方法包括：足底静脉泵、间歇充气加压装置及逐级加压弹性袜等。脉血栓栓塞症的临床表现缺乏特异性，从临床上完全没有症状、体征，到出现严重休克表现，甚至可发生猝死。由于其发病急骤，临床表现复杂多变，常导致漏诊或误诊，成为严重危害生命健康的潜在致死性疾病。肺动脉血栓栓塞症是妊娠期和产褥期死亡的重要致病因素，在美国和欧洲，肺动脉血栓栓塞症占孕产妇死亡原因的12%～15%；在新加坡占孕产妇死因的19.6%。妊娠期由于体内激素分泌变化，导致血管张力下降、血管扩张、血流减慢，妊娠后期增大的子宫和胎头进入盆腔压迫髂静脉使下肢静脉血流淤滞，血浆中凝血因子Ⅱ、Ⅶ、Ⅷ、Ⅹ、纤维蛋白原容易在血流缓慢处聚集，活化蛋白C抵抗，抗凝物质的水平下降，纤维蛋白溶解活性下降等，导致血液凝固性增高。剖宫产手术本身进一步破坏了凝血与抗凝血的平衡：手术过程中的仰卧位和术后长时间卧床，下肢静脉通过下肢肌肉泵回流作用减弱，血液回流减慢；手术过程中机体处于应激状态，手术本身对局部组织的损伤、血肿压迫、中心静脉置管等因素均导致血管内皮损伤；手术刺激也通过释放组织因子和刺激白细胞产生以启动凝血机制。上述因素可导致剖宫产患者容易发生肺动脉血栓栓塞症。

剖宫产术后急性肺动脉血栓栓塞症临床症状缺乏特异性，易被漏诊和误诊。手术后患者出现下肢特别是一侧下肢肿胀，应怀疑深静脉栓塞形成可能。有深静脉栓塞形成高危因素的患者，如突然出现胸痛、呼吸困难、晕厥、咳嗽、血痰等症状，动脉血氧分压下降时，应考虑到肺动脉血栓栓塞症的可能，应进行必要的辅助检查，通常要求简单、快速和实用的诊断手段，如 X 线胸部平片、血气分析、心电图和 D - 二聚体检查。对深静脉血栓栓塞的诊断，最广泛采用的方法是下肢静脉多普勒超声。诊断肺动脉血栓栓塞症应用最多的是螺旋 CT-PA，有时应用肺通气/灌注显像。

急性肺血栓栓塞症（pulmonary thromboembolism，PTE）的治疗，除包括一般的临床处理和急救措施：吸氧、镇静、加强监护、抗感染和抗休克等；针对性的治疗有下列几种：抗凝治疗、溶栓治疗、腔静脉滤器置入术、经导管和外科肺动脉血栓清除术和肺动脉血栓内膜剥脱术等。

（1）溶栓治疗：目前国际上，溶栓治疗主要用于血流动力学不稳定的急性大面积 PTE，对于次大面积 PTE 患者，溶栓仍有争议。但目前建议采用导管破碎或抽吸肺动脉血栓并局部溶栓的新技术治疗 PTE。

（2）抗凝治疗：抗凝治疗虽然不能溶解血栓，但能够防止血栓进一步形成，并使自身的纤溶系统激活以溶解血栓，进而降低死亡率。常用抗凝药物包括肝素、华法林、选择性抗 Xa 因子和直接凝血酶抑制剂等。肝素是治疗静脉血栓栓塞的主要药物。为避免 UFH、LM - WH 发生最大抗凝作用的时间出现在手术后 6 ~ 8h，抗凝治疗可在手术后 12 ~ 14h 进行。为便于调节剂量和控制抗凝强度，一旦发生出血可用鱼精蛋白有效中和，推荐首选 UFH 抗凝治疗（普通肝素不使用首剂负荷量，4h 后检查 APTT）。如果手术部位有出血应推迟抗凝治疗。手术后使用肝素剂量宜比常规剂量略小，抗凝强度较小，治疗中应密切观察患者的血压、血小板、血红蛋白以及有无出血情况，尤其是手术部位。围术期如需溶栓治疗者应延缓溶栓，必要时采用导管碎栓、取栓、局部溶栓介入治疗方法，适应证：在手术后 2 周内；有出血潜在危险。此外，可放置腔静脉滤器，但应慎重。

（3）腔静脉滤器置入术：适用于急性静脉血栓伴抗凝和溶栓治疗禁忌证或经充分抗凝治疗仍反复发作的高危患者，以及慢性血栓栓塞性肺动脉高压（chronic thromboembolic pul - monary hypertension，CTEPH）者行肺动脉内膜血栓切除术后。

（4）经导管和外科肺动脉血栓清除术：经导管和肺动脉取栓术在溶栓禁忌时适用，对 PTE 症状出现 5d 内的新鲜血栓最为有效。对于大面积和次大面积 PTE 患者若溶栓禁忌或溶栓失败，应考虑外科肺动脉血栓清除术。

（5）肺动脉血栓内膜剥脱术：肺动脉血栓内膜剥脱术是治疗 CTEPH 患者十分重要且行之有效的方法，术后大多数患者肺动脉压力和肺血管阻力持续下降，心排血量和右心功能提高。

5. 肠梗阻和结肠假性梗阻　剖宫产术后偶有肠梗阻发生。麻痹性肠梗阻可由严重的感染、电解质紊乱所致，很少由机械性肠梗阻发展而来。肠鸣音低少，无气过水声。机械性肠梗阻多由粘连所致，表现为腹胀、阵痛及呕吐，停止排气排便，听诊肠鸣音亢进，有气过水声，X线腹部平片示肠段内液平面。

结肠假性梗阻在剖宫产术后多见，又称Ogilvie综合征。临床表现类似结肠机械性梗阻，但无结肠器质性病变。剖宫产术后2~5d出现腹胀、腹痛、恶心、呕吐症状。腹部膨隆，触痛明显，肠鸣音亢进，并出现发热、白细胞升高及心动过速等全身反应。X线可显示结肠扩张，但无液平。钡灌肠无机械性肠梗阻现象，严重时可发生结肠坏死及穿孔，引起弥漫性腹膜炎

（1）原因：支配远端结肠的交感神经被阻断，副交感神经引起局部局限性痉挛；妊娠时体内孕激素使肠道平滑肌张力下降，蠕动减少；产程延长及手术对腹膜和肠管的刺激。

（2）预防：术后鼓励产妇多翻身；早下床活动；如出现腹胀应限制饮食，插胃管和肛管排气。

（3）治疗

1）机械性肠梗阻的治疗：①纠正水和电解质紊乱，维持酸碱平衡。②胃肠减压。③对因治疗，因多为粘连性梗阻，故首选保守治疗，如保守治疗无效或病情加重，应剖腹探查，解除机械性肠梗阻的原因。

2）结肠假性梗阻的治疗：一般保守治疗可以缓解。禁食、置胃管、胃肠减压，可考虑使用解痉剂。维持水电解质和酸碱平衡。如上述治疗无效、X线显示盲肠扩张宽度大于9cm或已发生肠穿孔者，应立即行剖腹探查。一般行盲肠造口术，有结肠穿孔者行肠修补术，如出现结肠坏死应行结肠切除术。

6. 子宫内膜异位症

（1）原因：剖宫产术后子宫内膜异位症常见于腹壁切口处，泌尿道和盆腔子宫内膜异位症少见。剖宫产引起的子宫内膜异位症发生率仅为0.03%~0.47%。腹壁切口子宫内膜异位症多发生于中期妊娠剖宫取胎、早产剖宫产和子宫体部剖宫产，剖宫产时微小的子宫内膜种植于腹壁切口，继续生长。潜伏期一般6个月~1年，最长达21年。当损伤输尿管和膀胱时引起泌尿系统子宫内膜异位症。

（2）预防：切开腹壁后用两块纱布保护切口两侧，避免子宫内膜组织和间质黏附在腹壁切口；缝合子宫切口时不要穿透子宫内膜；关腹前吸净腹腔羊水及血液，用生理盐水冲洗腹腔和腹壁切口；避免损伤膀胱和输尿管。

（3）治疗：腹壁切口子宫内膜异位症，主要是彻底切除局部病灶，病灶如与腹直肌筋膜、腹膜有紧密粘连时，应切除部分筋膜和腹膜组织。术后给予假孕或假绝经等治疗3~6个月，预防复发。泌尿道子宫内膜异位症首选药物治疗，可采用假孕或假绝经治疗。如膀胱内膜异位症病灶较大，并发尿道梗阻者应行手术，切除病灶，术后药物治疗3~6个月。

7. 剖宫产儿呼吸窘迫综合征

（1）原因：剖宫产儿胸廓未经受产道挤压，胸腔负压形成较阴道产儿差；肺内水分过剩，呼吸开始后水分迅速吸收，而不能吸收的纤维蛋白类物质紧贴肺泡表面易形成肺透明膜。且剖宫产儿活性纤溶酶缺乏，不能溶解纤维蛋白等。

（2）预防：①减少不必要的剖宫产。有指征剖宫产尽量推迟至39周后，或进入产程后再手术。②术时应采取15°左侧卧位，注意避免麻醉过深。③胎儿娩出时应缓慢而稳妥进

行，借以延长应激反应时间，并使胸廓适当经受挤压，以提高呼吸中枢兴奋性和肺通气量。④娩头娩出后立即清理呼吸道，并清理由消化道反流至呼吸道的羊水，不必急于刺激呼吸。⑤对高危新生儿如母亲糖尿病、早产等，新生儿出生后给予卵磷脂气管内滴入或超声雾化吸入。

（3）治疗：新生儿保暖，保持呼吸道通畅，吸氧，纠正水、电解质紊乱，保持酸碱平衡，预防性应用抗生素等措施，若能度过开始的 3~4d，多能自行恢复。

8. 子宫切口疤痕妊娠　子宫切口疤痕妊娠在临床上比较少见，可并发严重的出血和子宫破裂。有研究报道 1 800 ~ 2 216 例妊娠妇女发生 1 例子宫切口疤痕妊娠，剖宫产后发生子宫切口疤痕妊娠的发生率为 0.15%。近年来由于剖宫产率增加，诊断水平增高，文献报道的病例逐年增多。在 1978 年至 2006 年之间共报道 112 例，而其中 94 例发生在 2002 年以后。Rotas 等报道剖宫产术后发生子宫切口妊娠的发生率为 0.05%，大部分患者症状为无痛性阴道流血，甚至为失血性休克。大多在妊娠 7.5 ± 2.5 周左右被诊断。阴道超声多普勒检查可帮助诊断，对无阴道出血的患者，阴道超声多普勒检查的诊断敏感性为 84.6%。对诊断有怀疑的患者可借助 MRI 和腹腔镜检查确诊。阴道超声多普勒检查是诊断子宫切口妊娠的金标准，首先由 Vial 等提出，后来被许多专家采用。Jurkovic 等诊断标准为：宫腔无妊娠囊；妊娠囊位于子宫内口水平，覆盖以前的子宫下段切口；显示滋养层或胎盘血流信号。Vial 认为，如超声显示子宫前壁矢状面不连续可提示有子宫破裂的危险。Ash 等认为，切口愈合不良使胚胎直接种植在疤痕的结缔组织和子宫肌层，疤痕的微小瘘可使胚胎移植到腹腔。

（1）预防：目前尚缺乏有效预防方法。

（2）治疗

1）保守治疗：MTX 和氯化钾局部注射、MTX 全身用药、子宫动脉栓塞和开腹或腹腔镜下局部切除、子宫切除、超声监护下诊刮、宫腹腔镜联合或单独宫腔镜清除妊娠囊。文献中有 5 例采用保守治疗，其中 2 例后来给予 MTX 治疗，2 例行紧急子宫切除术。在超声监护下行经阴道胚囊注射 MTX 25mg，治疗成功率为 70% ~ 80%。也有采用全身应用 MTX 联合刮宫治疗成功的病例。全身用药副作用较大、吸收差，因子宫切口的陈旧疤痕的纤维组织对药物吸收不好而影响治疗效果。向胚囊内注射氯化钾是一个损伤小、药物副作用小的保守治疗方法。Jurkovic 等报道了向胚囊内注射氯化钾溶液治疗成功的病例。Yazicioglu 等报道了一个双胞胎病例，一个孕囊位于切口疤痕上，一个孕囊位于宫腔。将氯化钾注射入子宫切口部位的孕囊从而杀死胚囊，宫内孕囊足月分娩。Jurkovic 等报道了在超声监护下行诊刮治疗子宫切口疤痕妊娠收到较好的效果，当子宫出血时采用气囊压迫止血，但诊刮可引起子宫穿孔和无法控制的出血而需要紧急行子宫切除术。

2）子宫动脉栓塞联合药物局部注射治疗：Ghezzi 等首次报道了采用子宫动脉栓塞联合 MTX 和氯化钾局部注射治疗子宫切口疤痕妊娠成功的病例。子宫动脉栓塞治疗可减少出血。

3）开腹或腹腔镜下切除妊娠囊和切口缺陷修补：Rotas 等综述了 122 例子宫切口疤痕妊娠的治疗，认为开腹或腹腔镜下切除妊娠囊和切口缺陷修补是一种安全有效的方法，尤其当 β – HCG 大于 15 000mu/ml 时。Flystra 和 Vial 推荐有生育要求的患者开始或药物治疗后应行手术切除旧的手术疤痕和妊娠囊，然后缝合切口可减少再次发生切口妊娠的机会。最近有学者报道采用宫腹腔镜联合治疗子宫切口疤痕妊娠的报道。在宫腔镜下直视宫腔，在腹腔镜监护下，吸除或切除妊娠囊，可通过凝固或结扎子宫动脉止血。Joswiak 等报道了单独采用宫腔镜治疗成功的病例，术中采用纱布球止血，并认为宫腔镜治疗对要求保留生育功能的患者是一个安全、有效的可供选择的方法。

（张银娥）

第十节　促宫颈成熟引产

一、疾病或症状概述

引产（induced labor）是一种胎儿娩出对母亲和胎儿都比继续妊娠更有益而采取的措施，通常是由于母亲、胎儿或胎盘的原因，需要通过人工方法诱发子宫收缩使妊娠终止。本文阐述的重点是晚期促宫颈成熟引产，即孕周≥28 周的引产。随着围生医学的发展，晚期引产成为产科处理高危妊娠最常用的手段之一，其方法众多，但各有利弊，而成功的关键在于引产前的宫颈成熟度，采用正确的方法促宫颈成熟，严格掌握引产指征并规范操作，可降低围产儿发病率及孕产妇死亡率，是提高产科质量的有效措施。

二、促宫颈成熟引产的适应证及禁忌证

（一）适应证

1. 母亲方面

（1）妊娠期高血压疾病：易导致各种并发症，严重影响母儿健康；对于轻度或重度子痫前期胎儿已经成熟，重度子痫前期经保守治疗效果不明显或病情恶化，子痫控制后 24 小时无临产先兆，并具备阴道分娩条件者适时终止妊娠可减轻母儿的危险。

（2）胎膜早破：破膜时间越长，越容易感染。孕周≥36 周，胎儿已成熟，24 小时未自然临产者可采用促宫颈成熟引产。

（3）过期妊娠：过期妊娠胎盘功能减退，当妊娠达 41 周以上，生化或生物物理监测指标提示胎儿胎盘功能不良，应及早终止妊娠。

（4）急性羊水过多出现压迫症状。

（5）妊娠合并高血压、糖尿病、心脏病、慢性肾小球肾炎、肾盂肾炎反复发作、HELLP 综合征（hemolysis, elevated liver enzymes, and low platelets syndrome）等，适时终止妊娠可减轻母儿危险。

2. 胎儿方面

（1）严重的胎儿畸形如脊柱裂、无脑儿等。

（2）各种原因导致的严重胎儿生长受限，胎儿宫内有缺氧威胁者。

（3）确诊为死胎。

3. 其他方面　离医院远，有急产可能或急产史，因为气候条件会使一些疾病加重、胎儿偏大或骨盆相对狭窄，估计造成将来分娩困难。

（二）禁忌证

1. 绝对禁忌证

（1）绝对或相对头盆不称、骨盆结构畸形以及胎位异常，不能经阴道分娩者。

（2）严重胎盘功能不良，胎儿不能耐受阴道分娩者。

（3）前置胎盘（尤其是中央性前置胎盘）或前置血管。

（4）脐带先露或脐带隐性脱垂。

（5）宫颈恶性肿瘤，软产道异常，包括宫颈浸润癌、宫颈肌瘤、阴道肿瘤引起产道阻塞等。

（6）子宫手术史，包括古典式剖宫产、子宫整形术、子宫肌瘤剔除术肌瘤较大、数目较多、手术透过内膜进入宫腔、子宫穿孔修补术史等。

（7）孕妇不能耐受阴道分娩负荷如心功能衰竭、重度肝肾疾患、重度先兆子痫并发脏器损伤。

（8）某些生殖感染性疾病，如疱疹感染活动期，HPV 感染等。

2. 相对禁忌证

（1）胎先露尚未入盆。

（2）子宫下端横切口剖宫产史。

（3）臀位。

（4）双胎及多胎妊娠。

（5）经产妇分娩次数≥5 次者。

（6）孕妇心脏病或重度高血压。

三、治疗纵观

促宫颈成熟引产方法很多，归纳起来可分为两类，即非药物性方法与药物性方法。

（一）非药物性方法

1793 年，Denman 医师首次采用人工破膜引产获得成功，迄今为止，足月妊娠引产已有 200 余年的历史，目前仍用于临床的非药物性引产方法有羊膜剥离、人工破膜、机械性扩张技术以及吸湿性的宫颈扩张器。羊膜剥离法是一种比较古老的方法，是将示指尽可能的深入宫颈内口，360°旋转两圈，分离子宫下端的胎膜。羊膜剥离法通过机械性物理刺激使宫颈、前羊膜及蜕膜处 PGS 合成释放增加，从而促宫颈成熟，发动分娩。国外有学者测定剥膜后母血中前列腺素水平和宫颈内磷脂酶 A_2 的活性显示，剥膜后 5 分钟内宫颈内磷脂酶 A_2 活性显著升高并持续 2 小时以上；McColgin 用随机分组法对 99 例孕妇采用剥膜术引产，结果表明，观察组中 59% 的孕妇于一周内分娩，而对照组仅 21% 的孕妇一周内分娩，其中宫颈不成熟的孕妇（Bishop 评分 <5 分）剥膜后，平均在 8 天内分娩，而对照组则在 14.6 天内分娩，宫颈成熟者则两组距离分娩的间隔无显著性差异。另一种古老的引产方法是人工破膜，该方法简单有效，是采用人工的方法在宫缩间歇期使胎膜破裂，刺激内源性前列腺素和缩宫素释放，诱发宫缩，该法成功率高、能直接观察羊水性状，但单纯人工破膜引产成功率和失败率难以估计，加之可能造成感染，目前很少单独使用，多采用人工破膜加小剂量缩宫素静滴以提高成功率。Garite 等发现在产程早期选择性人工破膜可减少缩宫素的用量，而且对胎

儿和新生儿均无不良影响。Moldlin 比较了单独使用人工破膜与人工破膜联合使用缩宫素在引产中的效果，结果显示后者可明显缩短潜伏期，进而缩短总产程，而两组的活跃期和第二产程无显著性差异。其他的非药物性引产方法还包括机械性扩张技术，最初使用这项技术的是 Barnes，他于 1863 年第一次描述了用一个装有导管的气囊装置行宫颈扩张术。其后，用于促宫颈成熟的机械性扩张技术几经改良，延续至今，其种类繁多，包括低位水囊、Foleys 管等，原理是通过机械性刺激宫颈管，促进宫颈局部内源性前列腺素的合成与释放而促进宫颈软化成熟。水囊（waterbag）引产有近百年历史，价格低廉，传统方法是用双层避孕套和尿管制成水囊，放置子宫腔低位，注入生理盐水 350～450ml（根据妊娠月份大小）以诱发宫缩。Mekbib 等将水囊加缩宫素用于死胎引产，成功率 100%。而单用缩宫素组 20 例均失败。在前列腺素应用经验少的地区，水囊引产比较安全、可靠。近年，Foley 导管（Foley's catheter）用于引产的报道较多，其引起子宫颈成熟及分娩的机制可能是通过刺激白细胞介素 1-β（1L-1β）增高所致，方法是将 18 号 Foley 导尿管插入子宫颈管，超过子宫颈内口后，注入 30ml 无菌水，然后轻轻向外拉，使导管的气囊位于宫颈内口和羊膜囊之间。Abramovic 1999 年采用在 Foley 导管放置后将 30ml 气球充气，然后进行羊膜腔外生理盐水输入（extraamnionic saline infusion，EASD，结果发现该法对 Bishop 评分在 5 分以下者比每 4 小时口服 50μg 米索前列醇片更为有效。值得注意的是 Sciscione 对前列腺素 E_2 凝胶和 14 号 Foley 尿管在软化宫颈及引产中的作用进行了很有意义的尝试，将 Foley 尿管置于宫颈直到尿管自行排出，与宫颈放置前列腺素 E_2 凝胶 6 小时后再使用缩宫素引产相比较，前者各观察指标如宫颈评分、缩短引产时间等均优于后者。St. Onge 等比较了宫颈内放 Foley 导管和 PGE 凝胶的扩宫颈效果，两者基本相同，但因 Foley 导管便宜，值得推广。机械性的引产装置均需要在阴道无感染及胎膜完整时才能使用。其他非药物性的引产方法尚有乳头刺激，针刺合谷穴等方法，现在已不常用。

（二）药物性方法

常用药物有缩宫素、前列腺素制剂、地西泮等。

1. 缩宫素　缩宫素是一种生理性宫缩调节剂，由 8 个氨基酸组成，靶器官是子宫，它通过与肌细胞膜上的受体结合，导致肌细胞动作电位下降，细胞外钙离子随即进入细胞内，引起了子宫平滑肌的兴奋收缩。缩宫素引起子宫收缩的作用与其浓度、剂量以及用药时子宫的状态有关，妊娠晚期子宫对缩宫素逐渐敏感，临产时和分娩后子宫敏感性达到高峰。目前发现子宫的缩宫素受体数量随着孕周的增加而增加，并呈梯度分布：由宫体＞下段＞峡部＞宫颈，宫颈最少，其促宫颈成熟的作用主要通过蜕膜缩宫素受体，促进前列腺素的合成来进行。近半个世纪以来，由于缩宫素能引起可识别的节律性宫缩而被广泛用于临床促宫颈成熟和引产、催产。关于缩宫素引产方案有诸多尝试，如脉冲式给药可提供生理性缩宫素变化，不仅可避免发生强直宫缩危及胎儿，而且此法的缩宫素总用量、平均每分钟浓度和达峰剂量均较持续给药显著减少，但由于输液泵价格昂贵，使脉冲式给药的应用受到限制。对缩宫素持续静滴引产的各种方案报道很多，但目前尚难以确定何种方案更优越，多数人认为使用缩宫素应从低剂量开始，也有人提出应从 1mU/min 开始，每 20 分钟增加 1mU/min，直至 8mU/min，或每 20 分钟增加 2mU/min，直至 20mU/min。近年来大剂量缩宫素方案备受推崇，即缩宫素以 6mU/min 开始，以每 20 分钟增加 6mU/min，直至 42mU/min，结果表明大剂量缩宫素组的剖宫产率、产钳率降低，新生儿败血症的发生率明显下降，产程显著缩短。

多年的实践证明持续静脉点滴缩宫素是安全有效的引产药，但由于缩宫素静脉点滴个体的子宫平滑肌对缩宫素的敏感程度及体内灭活速度差别很大，因此，临床使用缩宫素应遵循个体化原则。

2. 前列腺素　前列腺素制剂的使用始于1930年，Raphael Kurzoak 和 Charles C Lib 观察到新鲜的精液能使切除的子宫肌纤维标本收缩或松弛，1969年，前列腺素被人工合成，从此开始了前列腺素引产的时代。前列腺素的基本结构是前列腺烷酸，目前用于引产的主要是前列腺素 E_2、前列腺素 E_1 衍生物米索前列醇和 $PGF_{2\alpha}$ 的衍生物卡孕栓等。

PGE_2 在妊娠期间由胎盘和胎膜分泌，在妊娠晚期诱发临产的一系列复杂改变中起重要作用，包括宫颈成熟时宫颈生化成分和结构的改变。Darroca 等观察了在子宫颈管放置 PGE_2 凝胶 1mg 的引产效果，发现 PGE_2 可减少缩宫素用量，降低孕41周前由于病理或产科原因需终止妊娠者的剖宫产术率，对新生儿的 Apgar 评分和脐血 pH 无不良影响。Norchi 等对 PGE_2 的剂量进行了探讨，发现阴道内用 PGE_2 凝胶 2mg 组与 3mg 组相比，两组均有效，而前组副作用小。低剂量 PGE_2（2mg/d）置阴道内，连续使用5天，用于门诊子宫颈未成熟者，总的引产成功时间明显缩短。Mundle WR 的研究则发现前列腺素阴道凝胶虽然安全，但却不能缩短产程，降低剖宫产率。目前，欧美国家首选的促宫颈成熟制剂是控释地诺前列酮栓（dinoprostone insert cervidil，普贝生），该药在美国已经通过 FDA（美国食品和药品管理局）批准可用于妊娠晚期引产。它是一种可控制释放的前列腺素 E_2 栓剂，针对当前其他促宫颈成熟药物的弊端而设计的，含有 10mg 地诺前列酮的多聚体栓剂，置于一个连有终止带的聚酯编织袋中。将药栓放置于阴道后穹窿中，药物开始持久而稳定的释放，控制以每小时 0.3mg 速度释放，在12小时内药物缓慢吸收入阴道组织内，通常一枚普贝生栓剂即可促宫颈成熟。国内，盖铭英等采用多中心、前瞻性、病例对照研究的方法，对100例无严重并发症、孕周超过37周的初产妇，用阴道放置普贝生引产作为研究组；另选49例同样条件的初产妇，阴道内放置不含普贝生的可复性装置作为对照组，探讨普贝生用于足月引产的有效性及安全性。结果显示研究组产妇给药后 Bishop 评分、给药到分娩的时间差异有极显著性（$P<0.01$）。两组剖宫产率、产妇产程中的胎心变化、羊水异常发生率无明显差异；两组新生儿出生时状况无明显差异。Westgate 等对有引产指征的63例初产妇，38例经产妇给予普贝生促宫颈成熟引产，平均孕周为孕40.7周，放药后12小时 Bishop 评分提高2.8分，总成功率70%，83%的产妇经阴道顺产。自栓剂放入至产程开始的平均时间初产妇为14小时，经产妇为13.6小时，至分娩平均时间分别为23.8小时和19.8小时。大量资料证实普贝生用于晚期妊娠引产，具有促宫颈成熟率高，24小时内分娩率高，产程短、副作用小、安全方便、省时等特点。

米索前列醇（以下称米索），misoprostoD 为前列腺素 E_1 的衍生物，最初用来预防和治疗下消化道溃疡，在使用过程中发现能引起妇女子宫收缩。最早将米索用于促宫颈成熟和引产的是南美学者 Margulies，他采用米索 $50\mu g$ 放置于阴道内引产，结果表明成功率高于静脉点滴缩宫素。Kramer 等为比较米索和缩宫素引产的安全性和有效性，将130名有引产指征的孕妇随机分为两组，缩宫素组70例，采用传统的缩宫素静脉滴；米索组选取孕妇60例，每4小时在阴道内放置 $100\mu g$ 米索直至临产，结果显示米索组 Bishop 子宫颈评分≤3分者显著多于缩宫素组，但平均临产至分娩的时间明显缩短，24小时内经阴道分娩率米索和缩宫素组分别为77%和55%，差异有显著性。但米索组宫缩频发率明显增多。新生儿 Apgar 评分、酸中毒及剖宫产术率无差异。子宫过度收缩的发生有剂量依赖性，$25\mu g$、$50\mu g$ 和 $100\mu g$ 的发生率分别为17%、37%和77%。Windri 等发现每4小时口服米索 $50\mu g$ 1次，平均分娩时间为（926 ± 521）分钟，无母、婴并发症，有效、安全且治疗简便，尤其对于无宫缩的胎膜早破者、宫颈不成熟者单用缩宫素引产失败率高，口服米索效果较理想。但需要注意的是，目前米索用于妊娠晚期引产尚未通过美国 FDA 认证。

卡孕栓是 $PGF_{2\alpha}$ 的衍生物，主要作用于子宫肌层，引起子宫收缩，临床用于抗早孕、促宫颈成熟、引产和子宫乏力性产后出血。杨振芸等将99例单胎头位初产妇随机分为三组，应用卡前列甲酯、前列腺素 E 类药物（ONO－802）阴道栓剂及催产素进行妊娠晚期引产效果的对比观察，卡孕栓（0.25mg）后穹窿放置，每日1次，连续1~2日，三组比较，差异无显著性，有效率可达88%，提示卡孕栓用于妊娠晚期引产是安全有效的；由于卡孕栓用于促宫颈成熟和引产缺乏大样本、对照性研究，现已不用于引产和促宫颈成熟。Maclennan 等观察了824例孕妇使用 $PGF_{2\alpha}$ 40mg 阴道内置放，与缩宫素组相比，产程缩短、手术产率和产后出血量减少，无子宫破裂或需手术或药物干预的高刺激宫缩的发生。Jaschevatzky 将 $PGF_{2\alpha}$ 20mg 溶于 500ml 生理盐水通过导管放于宫颈管，平均分娩时间为（6.7 ± 1.2）小时，较静脉滴注缩宫素时间明显缩短，差异有显著性，提示 $PGF_{2\alpha}$ 在缩短产程方面优于传统的缩宫素引产，但对过期妊娠、羊水过少等贮备力较差者应慎用。

在应用前列腺素制剂的过程中，因有宫缩过频、过强及子宫破裂的报道，故应严密监测宫缩和监护胎儿，必须在配备宫缩抑制剂及新生儿复苏等设施的条件下方可应用。

其他用于促宫颈成熟的药物尚有地西泮、雌激素和硫酸脱氢表雄酮。其中地西泮具有较强的中枢性肌肉松弛作用，且不影响子宫肌纤维的节律性收缩，静脉注射可以软化宫颈，使宫颈迅速扩张，从而缩短了产程；雌激素可增加子宫肌对催产素的敏感性，引产前3日肌肉注射苯甲酸雌二醇 2mg，每日2次，提高引产效果；硫酸脱氢表雄酮（DHAS）可经胎盘芳香化酶转变为以雌三醇为主的雌激素，通过后者促宫颈成熟，提高引产成功率。

四、治疗方案

（一）引产的准备

（1）详细询问病史，严格把握引产指征，要从母亲和胎儿的整体情况出发，确定在胎儿娩出后无论对母亲还是胎儿都比继续妊娠更为有益时才给予考虑。

（2）正确判断胎儿成熟度，引产前如果各项指标提示胎肺尚未成熟，应尽可能先促胎肺成熟治疗，再行引产；对过期妊娠的产妇应核对预产期，避免造成人为的早产。

（3）引产前详细检查胎儿大小，胎方位、胎先露以及骨盆的大小和形态，以排除阴道分娩禁忌证。

（4）妊娠合并心脏病、糖尿病等内科疾病，在引产前需请内科医师会诊，对原发病的严重程度及经阴道分娩的风险进行充分估计，并进行相应辅助检查，制定系统的治疗方案。

（5）对高危妊娠孕妇引产前进行常规胎心监护、无宫缩试验（NST）和宫缩负荷试验（OCT），利用 B 超进行生化及生物物理评分，以了解胎儿胎盘储备功能，充分估计胎儿能否耐受阴道分娩。

（6）利用 Bishop 评分发进行宫颈成熟度评分。

（7）引产医师应熟练掌握各种引产方法及其并发症的早期诊断和处理，要严密观察产程，做好详细记录，引产期间要配备阴道助产及剖宫产人员和设备。

（二）宫颈评分

宫颈成熟度是决定引产成功与否的一个重要因素。引产前检查宫颈，了解宫颈状态，对预测引产的效果有帮助。

目前公认的方法是 Bishop 评分法。包括：宫颈扩张情况、宫颈管消退状况、子宫颈质地的软硬、子宫颈口的位置、胎先露位置五项指标。该方法认为评分 ≥7 分提示宫颈成熟，评分越高，宫颈越成熟，引产成功率越高。0～3 分引产不易成功，4～6 分成功率仅 50%，7～8 分成功率 80%，9 分以上者均成功。如果评分 ≤6 分者，必须先促宫颈成熟。

（三）引产方法及规范

1. 缩宫素

（1）持续性静脉滴注给药：目前公认最为安全有效的给药途径是小剂量滴注缩宫素，它既能随时调整用药剂量，保持生理水平有效宫缩，又能在出现异常情况时随时停药。

（2）缩宫素的配置方法：先用 5% 葡萄糖 500ml，以 7 号针头行静脉穿刺，按每分钟 8 滴调好滴速后向输液瓶中加入缩宫素 2.5 个单位，将其摇匀，然后继续滴入。切忌先将 2.5U 缩宫素溶于葡萄糖中直接穿刺行静脉滴注，因为此法初调时不易掌握滴速，可能导致短时间缩宫素过多进入体内。

（3）掌握合适的浓度和滴速：因缩宫素个体敏感度差异极大，静脉滴注缩宫素应遵循个体化原则，通常起始剂量为 0.5% 缩宫素（2.5U 缩宫素溶于 5% 葡萄糖 500ml），以每毫升 15 滴的速度滴注（相当每滴葡萄糖液中含缩宫素 0.33mU），从每分钟 8 滴即 2.5mU/min 开始，根据宫缩、胎心情况调整滴速，一般每隔 15～20 分钟调整 1 次，方法有两种：①等差法：即从 2.5mU/min、5.0mU/min、7.5mU/ min；②等比法：即从 2.5mU/min、5.0mU/min、10mU/min 直至出现有效宫缩。有效宫缩的判定为 10 分钟内出现 3 次宫缩，每次宫缩出现 30～60 秒，子宫收缩压力达 6.67～8.00kPa（50～60mmHg），伴有宫口扩张，如达到最大滴速仍未出现有效宫缩，可增加缩宫素浓度，增加的方法是以 5% 葡萄糖中剩余毫升数计算，一般 100ml 葡萄糖中加 0.5U 缩宫素便成 1% 缩宫素浓度，先将滴速减半，再根据宫缩情况进行调整，每分钟滴速不超过 50 滴，若仍无有效宫缩，原则上不再增加滴速和浓度，因为高浓度或高滴速缩宫素滴注，有可能引起子宫过强收缩而诱发胎儿窘迫，羊水栓塞甚至子宫破裂。

（4）美国妇产科学会（ACOG）提供了一个使用缩宫素的方案：见表 21-1。

表 21-1　用于引产的缩宫素剂量

用法	起始剂量（mU/min）	增量（mU/min）	间隔时间（min）	最大剂量（mU/min）
小剂量	0.5～1	1	30～40	20
	1～2	2	15	40
大剂量	6	6[a]、3、1	15～40	42

注：a. 当出现强直宫缩时减至 3mU/min。

低剂量时，开始剂量为 0.5～2mU/min，增加浓度从 1～2mU/min，间隔时间 15～40 分钟。高剂量时，开始剂量 6mU/min，增加浓度从 1～6mU/min，间歇时间 15～40 分钟。出现宫缩过强，要调整剂量。高剂量缩宫素引产方案与常规低剂量（2.5mU/min）方案比较，高剂量方案引产所需时间短，成功率高，但是，子宫过激的发生率也高，危险性增加，仅适合于有条件的大医院进行。从安全的角度讲，缩宫素引产应以低剂量为宜。

（5）注意事项

1）静滴缩宫素过程中，要专人护理，专表记录，并要严密观察宫缩强度、频率，持续时间、胎心变化，必要时行胎心监护，破膜后观察羊水量及有无羊水胎粪污染及其程度。

2）密切观察产程进展，若宫口开大2~3cm，发现潜伏期延长，需用缩宫素，可首先行人工破膜，根据情况观察1~2小时，再决定是否静滴缩宫素。

3）宫颈本身的条件与宫口扩张速度密切相关，当宫颈质硬，宫颈厚或有水肿时，增加缩宫素的用量是无效的。静滴缩宫素前应通过Bishop评分了解宫颈成熟度，引产中可根据情况配合降低宫颈肌张力及解除痉挛的药，提高宫颈顺应性，与缩宫素协同作用，提高引产成功率。

4）引产过程中须警惕过敏反应，避免肌肉皮下穴位注射及鼻黏膜用药，注意缩宫素剂量不宜太大，以防止水中毒发生抽搐或昏迷。

5）缩宫素引产成功率与宫颈成熟度、孕周、胎先露高低有关，如连续使用2~3天，仍无效，应改用其他方法引产。

2. 前列腺素制剂

（1）控释地诺前列酮栓（dinoprostone insert cervidil，普贝生）：方法：

1）外阴消毒后将普贝生置于检查者手的指缝，用少量水溶润滑剂将普贝生置于阴道后穹窿深处。

2）为确保普贝生留在原处，将其旋转90°，使栓剂横置于阴道后穹窿。在阴道外保留2~3cm终止带以利于取出。在置入普贝生后，嘱孕妇平卧20~30分钟以利于栓剂吸水膨胀。

3）要终止地诺前列酮的释放，可轻轻牵拉终止带，将栓剂取出。由于栓剂不会在阴道中降解，因而无需特殊处理。

（2）米索前列醇：ACOG推荐米索的使用原则。

1）晚期妊娠如果使用米索促宫颈成熟或引产，初始剂量应该是100μg的1/4量（即25μg）。某些情况下可以使用较高剂量（50μg，每6小时1次），但是，剂量的增加与宫缩过频、子宫过度刺激和羊水胎粪污染有关。

2）用药间隔时间不应低于3~6小时。

3）加用缩宫素应该在最后1次米索放置后4小时以上。

4）使用米索促宫颈成熟或引产应住院并监测胎心率和宫缩。

5）有剖宫产史和子宫手术史者不应该使用米索促宫颈成熟或引产。

注意事项：任何前列腺素和前列腺衍生物引产都存在一定的副作用，这是由于前列腺素生理活性广泛，在引起子宫平滑肌收缩的同时，也会引起其他平滑肌收缩或松弛，如：血管平滑肌、气管平滑肌、胃肠道平滑肌等，用药后会引起血压下降和升高、恶心、呕吐、腹泻、腹痛、眼压升高等，对中枢神经系统也有影响。因此，孕妇患有心脏病、急性肝肾疾病、严重贫血、青光眼、哮喘、癫痫者禁用。

3. 人工破膜术　如有试产和引产的指征，而产程进展缓慢时，人工破膜可加速产程。

目前常用的是低位破膜，常常把它作为静滴缩宫素引产的辅助手段。方法为，嘱患者取膀胱截石位，常规消毒外阴阴道，用弯血管钳在手指引导下在宫缩间歇期刺破羊膜使羊水流出。如在临产前破膜应全面询问病史和检查，确定孕妇无经阴道分娩的禁忌证，应证明无阴道感染或滴虫、念珠菌、感染，并排除脐带先露，破膜在宫缩间歇期进行，避免羊水急速流出引起脐带脱垂或胎盘早剥，破膜前后均应听胎心，观察羊水性状和胎心变化情况。如羊水粪染、胎心明显异常、短期内不能结束分娩者，应及时行剖宫产结束分娩。

（四）引产并发症及其处理

1. 子宫破裂　滴速、浓度不当时诱发强烈子宫收缩或有头盆不称未及时发现，须即刻剖腹探查行子宫修补术或子宫切除术。

2. 强直性子宫收缩　应立即停药或应用宫缩抑制剂如硫酸镁、利托君（安宝）、沙丁胺醇（舒喘灵）等。

3. 急产　子宫颈裂伤等进行修补缝合。

4. 羊水栓塞　按羊水栓塞处理。

5. 胎儿窘迫　立即停药，吸氧，应用宫缩抑制剂，如胎儿窘迫继续存在则剖宫产终止妊娠，并做好新生儿复苏的抢救准备工作。

（张银娥）

参考文献

[1] 刘萍，李桂荣. 多囊卵巢综合征伴不孕患者促排卵治疗后子宫动脉及其分支血流动力学研究 [J]. 中国全科医学，2009，12 (7)：29-30.

[2] 刘萍，刘洋. 多囊卵巢综合征患者促排卵周期子宫内膜甾体激素受体的表达 [J]. 中国综合临床，2013，29 (1)：29-30.

[3] 李颖川，黄亚绢. 产科危重症监护及处理 [M]. 北京：科学出版社，2014.

[4] 朱晶萍. 实用妇产科疾病诊疗常规 [M]. 西安：西安交通大学出版社，2014.

[5] 杨慧霞，狄文. 妇产科学 [M]. 北京：人民卫生出版社，2016.

[6] 刘萍，温洁，刘洋. PCOS 患者孕早期血清甲状腺激素水平变化及其与不良妊娠结局的关系 [J]. 山东医药，2016.56 (19)：77.

[7] 彭燕，王君洁. 实用助产技术 [M]. 上海：上海第二军医大学出版社，2015.

[8] 闫金凤，韦秀宜. 助产技术 [M]. 北京：人民卫生出版社，2015.

第四篇

护理篇

第二十二章 月经失调的护理

女性内分泌疾病是女性常见的疾病，主要是由于下丘脑－垂体－卵巢内分泌轴异常所引起。临床常见的有性早熟、经前期综合征、功能性子宫出血、痛经、多囊卵巢综合征、高催乳激素血症以及绝经期综合征。临床主要表现为月经周期或经期长短、出血量的异常或某些其他异常的症状。

第一节 功能失调性子宫出血

功能失调性子宫出血（DUB）简称功血，是由于下丘脑－垂体－卵巢轴功能失调而并非器质性病变引起的异常子宫出血。按发病机理可分为无排卵性功血和排卵性功血两大类。前者占 70%～80%，多见于青春期及绝经过渡期妇女。后者占 20%～30%，多见于育龄妇女。

一、病因与发病机理

（一）无排卵性功能失调性子宫出血

无排卵性功能失调性子宫出血是由于机体受到内部和外部各种异常因素，诸如精神过度紧张、情绪变化、环境气候改变、营养不良、贫血、代谢紊乱、甲状腺功能、肾上腺功能变异等疾病影响时，通过中枢神经系统引起下丘脑－垂体－卵巢轴功能调节异常，从而导致月经失调。无排卵性功血主要包括青春期功血和绝经过渡期功血，育龄期少见。其发病机理各不相同。

1. 青春期功血　青春期无排卵功血的主要原因是下丘脑－垂体－对雌激素的正反馈反应异常。同时青春期功血患者下丘脑－垂体－卵巢轴尚未成熟，未能建立稳定的周期性调控机理，如果此时受到机体内部和外界等诸多因素的应激刺激或肥胖等遗传因素的影响，就可能引起功血。

2. 绝经过渡期功血　绝经过渡期无排卵功血的主要原因是，卵巢功能逐渐减退，卵泡逐渐耗尽，剩余卵泡对垂体促性腺激素的反应性减低，雌激素分泌量波动，不能形成排卵前高峰，排卵停止。

3. 育龄期功血　可因某种内外环境刺激，如劳累、应激、流产、手术或疾病等引起短暂阶段的无排卵功血。亦可因肥胖、多囊卵巢综合征、高催乳素血症等长期存在的因素引起持续无排卵性功血。

4. 其他因素　无排卵性功血还与子宫内膜出血的自限性机理缺陷有关，如子宫内膜组织脆性增加、子宫内膜脱落不全、血管结构与功能异常、凝血与纤溶异常、血管舒缩因子异常等。

（二）排卵性功能失调性子宫出血

排卵型功能失调性子宫出血较无排卵性功能失调性子宫出血少见，多发生于生育期妇女，患者有排卵，但黄体功能异常。常见两种类型。

1. 黄体功能不足（LPD）　黄体功能健全发育的前提是足够水平的促卵泡激素（FSH）和黄体生成素（LH），LH/FSH 比值以及卵巢对 LH 的良好反应，而黄体功能不全的因素主要有卵泡发育不良，LH 排卵高峰分泌不足，LH 排卵峰后低脉冲缺陷。

2. 子宫内膜不规则脱落　又称黄体萎缩不良，是由于下丘脑－垂体－卵巢轴调节功能紊乱或溶黄体机理异常引起黄体萎缩不全，内膜持续受孕激素影响，使子宫内膜不能如期完全脱落。

二、临床表现

（一）无排卵性功能失调性子宫出血

临床上最主要的症状是子宫不规则出血。出血间隔长短不一，短者几日，长者数月，常误诊为闭经；出血量多少不一，出血量少者只是点滴出血，多者大量出血，不能自止，导致贫血或休克。出血期间一般无腹痛或其他不适。体征：贫血貌，盆腔检查子宫大小正常。

（二）排卵性功能失调性子宫出血

（1）黄体功能不足者表现为月经周期缩短，月经频发。有时月经周期虽在正常范围内，但是卵泡期延长，黄体期缩短，故不孕或早孕期流产发生率高。

（2）子宫内膜不规则脱落者，表现为月经周期正常，但经期延长，多达 9 ~ 10d，且出血量多，后几日常常表现为少量淋漓不断出血。

三、实验室检查

1. 诊断性刮宫　诊断性刮宫简称诊刮，其一方面能刮取内膜组织送病理检查，以明确诊断；另一方面将内膜全部刮净后达到止血的目的，有治疗的作用。为了确定排卵或黄体功能，应在经前期或月经来潮 6h 内刮宫；若怀疑子宫内膜脱落不全，则应在月经来潮第 5 ~ 6 灭刮宫；不规则出血者可随时刮宫。

2. 基础体温测定　基础体温测定是观察排卵的最简易的方法。基础体温呈单项型，提示无排卵。基础体温呈双相型，排卵后体温上升缓慢且幅度低，升高时间短，提示黄体功能不全。基础体温呈双相型，但下降缓慢，提示子宫内膜不规则脱落。

3. 超声检查　可了解子宫大小、形态，宫腔内有无赘生物，子宫内膜厚度等。

4. 阴道脱落细胞涂片检查　月经前见底层细胞增生，表层细胞出现角化，整个上皮的厚度增加，提示无排卵性功血。如见到脱落的阴道上皮细胞为中层或角化前细胞，但缺乏典型的细胞堆集和皱褶，提示黄体功能不足。

5. 激素测定 可通过血、尿标本测定体内的性激素和神经内分泌激素，了解下丘脑－垂体－卵巢轴的功能。

6. 宫腔镜检查 宫腔镜下可见到子宫内膜情况，在直视下选择病变区域进行活检，比盲目地刮取内膜的诊断方法价值更高。

7. 宫颈黏液结晶检查 经前检查出现羊齿植物叶状结晶提示无排卵。

四、治疗要点

（一）无排卵性功能失调性子宫出血

1. 一般治疗 轻度贫血者补充铁剂、维生素 C 和蛋白质，严重贫血者需输血。出血时间长者给予抗生素预防感染。同时加强营养，避免过度劳累和剧烈活动。

2. 药物治疗 青春期及生育期无排卵性功血以止血、调整周期、促排卵为主；绝经过渡期功血以止血、调整周期、减少经量、防止子宫内膜病变为治疗原则。

3. 手术治疗

（1）刮宫术：适用于急性大出血或存在子宫内膜癌高危因素的功血患者。

（2）子宫内膜切除术：适用于经量多的绝经过渡期功血和经激素治疗无效且无生育要求的生育期功血或对实施子宫切除术有禁忌证的患者。

（3）子宫切除术：适用于药物治疗效果不佳，年龄 40 岁以上，病理诊断为子宫内膜复杂性增生甚至伴有不典型增生者，由患者和家属知情选择。

（二）排卵性功能失调性子宫出血

1. 黄体功能不足 治疗原则为促进卵泡发育，刺激黄体功能及黄体功能替代。分别应用 CC、hCG 和黄体酮。CC 可促进卵泡发育，诱发排卵，促使正常黄体形成。hCG 以促进及支持黄体功能。黄体酮补充黄体分泌孕酮的不足，用药后使月经周期正常，出血量减少。

2. 子宫内膜不规则 脱落治疗原则为调节下丘脑－垂体－卵巢轴的反馈功能，使黄体及时萎缩，常用药物有孕激素和 hCG。孕激素作用是调节下丘脑－垂体－卵巢轴的反馈功能，使黄体及时萎缩，内膜及时完整脱落。hCG 有促进黄体功能的作用。

五、护理措施

（一）基础护理

1. 一般资料评估 询问病史、了解年龄、月经史、婚育史、避孕措施、精神创伤史等。

2. 身体评估 了解功血患者的临床表现。

3. 心理社会评估 评估患者的心理顾虑、焦虑程度等。

4. 心理护理 患者因月经过多或合并经期延长，导致头晕、心慌、全身无力等一系列重度贫血的症状，甚至出现失血性休克，影响患者正常生活，使之出现恐惧不安的心理状态，从而影响了患者的工作、学习和正常生长发育。护士可通过心理支持，帮助其消除恐惧心理，树立战胜疾病的信心，使其能较好地配合治疗。

（二）疾病护理

1. 疾病护理

（1）维持正常血容量：观察记录生命体征，出血量，遵医嘱执行治疗方案（配血，输血，止血），注意输血反应。

（2）补充营养，注意休息：纠正贫血，补充铁剂、维生素 C、蛋白质等。

2. 专科护理　指导患者严格遵医嘱使用性激素。治疗一般分止血、调整周期、诱发排卵 3 个阶段。由于应用性激素治疗时，要求严格、疗程较长，服药时间要准确，因此护士要做好药物指导，督促患者按时按量，不停服、漏服，按规定减量。维持量服用时间，按停药后发生撤退性出血的时间，与患者上一次行经时间相应考虑，注意服药期间的不良反应，治疗期间出现阴道出血要及时就诊。

3. 预防感染　监测感染征象，观察体温，脉搏，腹痛及血常规结果等，及时发现并报告医师处理。做好会阴护理，合理使用抗生素。

4. 讲解疾病相关知识　使患者及家属了解疾病知识，积极配合治疗。

5. 观察阴道情况　出血量，出血持续时间、颜色，腰痛的部位、性质。保留会阴垫以备检查。重度贫血患者或出血增多者，遵医嘱及时测量出血量，监护生命体征变化，观察全身情况的变化，有异常情况及时处理。

6. 健康教育

（1）术前后指导：急性大出血的患者可行刮宫术，术前对患者讲解手术的安全性与必要性，以提高患者对手术的认知。术后嘱患者卧床休息，观察阴道出血，记录患者的生命体征。

（2）饮食指导：给予健康补血的食物，高蛋白、高维生素、高热量及含矿物质铁和钙的饮食，如奶制品、蛋、禽类、动物肝脏、菠菜、豆类食物等，以纠正贫血，改善体质。

（3）个人卫生指导：注意经期卫生，防止上行感染，指导患者勤换内裤及月经垫，每日用温水冲洗外阴部，严禁坐浴，保持外阴清洁，防止感染。

（4）活动指导：保证患者充分休息，体位变换时注意防止发生体位低血压；出血较多的患者要绝对卧床休息，以减少盆腔充血。

（5）出院指导：指导患者出院后遵医嘱服药，注意个人卫生，并告之复诊时间。

（罗　菁）

第二节　闭经

闭经是妇科疾病中的常见症状，并非一种独立疾病，根据月经是否来潮，将闭经分为原发性和继发性两类。年龄超过 16 岁（有地域性差异），第二性征已发育，或年龄超过 14 岁，第二性征尚未发育，且无月经来潮者称为原发性闭经，约占 5%；以往曾建立正常月经，但以后因某种病理性原因而月经停止 6 个月以上者，或按自身原来月经周期计算停经 3 个周期以上者称为继发性闭经，占 95%。根据闭经发生的原因分为生理性闭经和病理性闭经两类，病理性闭经按病变部位可分为 4 种：①中枢神经 - 下丘脑性闭经；②卵巢性闭经；③垂体性闭经；④子宫性闭经；按促性腺激素水平又可分为高促性腺激素闭经和低促性腺激素闭经；按闭经严重程度，可将闭经分为 I 度闭经和 II 度闭经。闭经的病因复杂，影响身心健康，应确定病变部位和疾病种类，对因治疗。青春期前、妊娠期、哺乳期及绝经后的月经不来潮均属生理性闭经，不属本节范畴。

一、病因及发病机理

原发性闭经较少见，往往由于遗传学原因或先天性发育缺陷引起，如米勒管发育不全综合征、雄激素不敏感综合征、对抗性卵巢综合征、低促性腺激素性腺功能减退和高促性腺激素性腺功能减退。继发性闭经发生率明显高于原发性闭经，经常是由继发的器官功能障碍或肿瘤引起，本节按照下丘脑－垂体－卵巢－子宫轴解剖部位介绍闭经的相关病。

（一）下丘脑性闭经

下丘脑性闭经是最常见的一类闭经，其病因最复杂。包括精神应激性、体重下降、神经性厌食、过度运动、药物等引起的下丘脑分泌垂体促性腺素释放激素（GnRH）功能失调或抑制；另外，还有先天性疾病或脑发育畸形及肿瘤引起的下丘脑 GnRH 分泌缺陷。

1. 精神应激性　精神打击、环境改变、过度劳累、情感变化等强烈的精神因素可引发机体应激反应，使促肾上腺皮质激素释放激素（CRH）和可的松的分泌增加，扰乱内分泌的调节功能而发生闭经。闭经多为一时性，通常很快自行恢复，也有持续时间较长者。

2. 下丘脑多巴胺分泌下降　引起垂体催乳素病理性分泌增加，对生殖轴产生抑制。

3. 神经性厌食　是一种精神神经内分泌紊乱性疾病。病因尚不清楚，起病于强烈惧怕肥胖而有意节制饮食，体重骤然下降导致促性腺激素低下。当体重下降到正常体重的 15% 以上时即可发生闭经。多发生于 25 岁以下年轻女性，病死率高达 9%。

4. 运动性闭经　竞争性的体育运动以及强运动和其他形式的训练，引发闭经称运动性闭经。原因是多方面的。初潮发生和月经的维持有赖于一定比例（17%～20%）的机体脂肪，若运动员机体肌肉/脂肪比率增加或总体脂肪减少，而脂肪是合成甾体激素的原料，故可使月经异常。另外，运动加剧后 GnRH 释放受到抑制而引起闭经。

5. Kallmann 综合征　是一组以低促性腺素、低性激素为主，伴有嗅觉减退或缺失的症候群。临床表现为原发性闭经，性发育缺如，伴嗅觉减退或丧失。

6. 药物性闭经　除垂体腺瘤可引起闭经溢乳综合征外，长期应用某些药物如吩噻嗪及其衍生物（奋乃静、氯丙嗪）、利舍平以及甾体类避孕药，也可出现继发性闭经和异常乳汁分泌，其机理是药物抑制了下丘脑分泌 GnRH 或通过抑制下丘脑多巴胺使垂体分泌催乳素增加。药物性闭经常常是可逆的，一般在停药后 3～6 个月月经自然恢复。如未恢复月经者，应注意排除其他疾病。

7. 颅咽管瘤　是垂体、下丘脑性闭经的罕见原因，瘤体增大压迫下丘脑和垂体柄时，可引起闭经、生殖器官萎缩、肥胖、颅压增高、视力障碍等症状，称为肥胖生殖无能营养不良症。

（二）垂体性闭经

指垂体病变使促性腺激素降低引起的闭经。有先天性和获得性两大类，先天性很少见。常见的获得性垂体病变有垂体肿痛、空蝶鞍综合征、希恩综合征。

（三）卵巢性闭经

指卵巢功能异常，不能对促性腺激素发生反应并合成性激素，造成卵巢性激素水平低落，子宫内膜不发生周期性变化而导致闭经。如：特纳综合征、单纯性腺发育不全、卵巢早衰及多囊卵巢综合征等。

（四）子宫性闭经

由先天性子宫畸形或获得性子宫内膜破坏所致闭经。闭经的原因在子宫。如先天性无子宫缺陷、Asherman 综合征、子宫内膜结核等。

（五）先天性下生殖道发育异常

包括无孔处女膜、阴道下 1/3 段缺如，均可引起经血引流障碍而发生闭经。

（六）其他内分泌功能异常

肾上腺、甲状腺、胰腺等功能异常也可引起闭经。常见的疾病为甲状腺功能减退或亢进、肾上腺皮质功能亢进、肾上腺皮质肿瘤、糖尿病等均可通过下丘脑影响垂体功能而造成闭经。

二、实验室检查

育龄妇女首先应查尿或血 hCG 除外妊娠。

（一）评估雌激素水平以确定闭经程度

1. 宫颈评分法　根据宫颈黏液量、拉丝度、结晶及宫颈口开张程度评分，每项 3 分，共 12 分。

2 阴道上皮脱落细胞检查　根据阴道上皮脱落细胞中伊红染色或角化细胞所占比例了解雌激素影响程度。

3. 孕激素试验　可用黄体酮肌内注射或甲羟孕酮口服。

（二）雌激素试验

如病史及妇科检查已排除子宫性闭经及下生殖道发育异常，此步骤可省略。

（三）激素测定

主要有催乳素（PRL）测定、促性腺激素测定、垂体兴奋试验。

（四）其他激素测定

肥胖或临床上存在多毛、痤疮等高雄激素体征时须测定胰岛素、雄激素和 17α – 羟孕酮。

（五）基础体温测定

了解卵巢排卵功能。

（六）子宫内膜活检

了解子宫内膜有无增生性病变。

（七）子宫输卵管造影

了解有无子宫腔病变和宫腔粘连。

（八）染色体检查

对怀疑有先天畸形者需做染色体棱型分析及分带检查。

三、治疗要点

明确病因，对因治疗并根据患者有无生育要求制定具体治疗方案。

（一）全身治疗

（1）疏导神经精神应激引起的精神心理，以消除患者精神紧张、焦虑及应激状态。

（2）低体重或节制饮食消瘦至闭经者应调整饮食，加强营养，恢复标准体重。

（3）运动性闭经者应适当减少运动量及训练强度，必须维持运动强度的，应供给足够营养及纠正激素失衡。

（二）内分泌药物治疗

根据闭经的病因极其病理生理机理，采用天然激素及其类似物或其拮抗药，补充机体激素不足或拮抗其过多，以恢复自身的平衡而达到治疗目的。主要有抑制垂体催乳素过多分泌治疗、诱发排卵药物治疗、雌孕激素替代治疗。

（三）手术治疗

闭经若由器质性病变引起，应针对病因治疗。如宫颈－宫腔粘连者可行宫腔镜宫颈－宫腔粘连分离后放置避孕环。先天性畸形如处女膜闭锁、阴道横膈或阴道闭锁均可手术切开或成形术，使经血畅流。结核性子宫内膜炎者应积极接受抗结核治疗。卵巢或垂体肿痛者应按所制订的相应治疗方案。

（四）辅助生育

辅助生育是指采用超促排卵法即采用促性腺激素刺激多卵泡发育后直接从卵巢取卵的所有技术，包括体外受精、配子输卵管内移植术、合子输卵管内移植术、胚胎输卵管移植术。

四、护理评估

1. 一般资料评估　回顾患者婴幼儿期生长发育过程，有无先天性缺陷或其他疾病。询问家族中有无相同疾病者。详细询问月经史，包括初潮年龄、第二性征发育情况、月经周期、经期、经量、有无痛经，了解闭经前月经情况。已婚妇女询问其生育史及产后并发症。此外特别注意询问闭经期限及伴随症状，发病前有无引起闭经的诱因如精神因素、环境改变、体重增减、剧烈运动、各种疾病及用药影响等。

2. 身体评估　评估患者营养情况、全身发育状况，测量身高、体重、智力情况、躯干和四肢的比例，五官生长特征，检查有无多毛，患者第二性征发育情况，如音调、乳房发育、阴毛及腋毛情况、骨盆及是否具有女性体态，并挤双乳观察有无乳汁分泌。

3. 心理社会评估　评估患者的心理顾虑、焦虑程度，了解患者及家属的压力原因及对治疗的信

五、护理问题

1. 自我形象紊乱　与较长时间的闭经有关。
2. 功能障碍性悲哀　与治疗效果反复，亲人不理解有关。
3. 营养失调　与不合理的节食有关。

六、护理措施

1. 心理护理　注意观察患者精神状态，闭经对患者的自我概念有较大的影响，患者担心闭经对自己的健康、性生活和生育能力的影响。病程过长及反复治疗效果不佳时会加重患者和家属的心理压力，表现为情绪低落，对治疗和护理丧失信心，反过来又会加重闭经。因此，要加强心理护理，多做解释工作，消除患者思想顾虑，保持心情舒畅，使患者配合治疗。

2. 疾病护理

（1）对症护理：劳逸结合，注意休息，不可过于劳累，加重病情。加强营养，多食鱼、肉、蛋、奶类食品，多食新鲜蔬菜。加强体育锻炼，增强体质。

（2）专科护理：指导合理用药，说明性激素的作用、不良反应、剂量、具体用药方法、时间等问题。鼓励患者加强锻炼，供给足够的营养，保持标准体重，增强体质。行宫腔镜检查、腹腔镜检查、阴道成形术者，按各种手术术前后护理常规给予护理措施。

（3）健康教育：加强身体锻炼，合理摄取营养。指导基础体温测定方法。向患者讲解引起闭经原因多，诊断周期长，因此，要耐心地按时按规定接受有关检查，获取正确检查结果，才能有满意的治疗。

（张　培）

第三节　痛经

痛经是指月经期发生在下腹部的一种痉挛性的疼痛，为妇科最常见的症状之一，可在行经前后或月经期出现下腹疼痛坠胀、腰酸或合并头痛、乏力、头晕、恶心等其他不适，影响生活和工作。常发生在年轻女性，其发生率约为50%，其中15%的严重痛经限制了患者的日常活动。痛经分原发性和继发性两类，原发性痛经是无盆腔器质性病变的痛经患者，又称功能性痛经，多发生初潮的几年内；继发性痛经通常是器质性盆腔疾病的后果，又称器质性痛经，如子宫内膜异位症、生殖道畸形、盆腔炎或宫颈狭窄等引起的痛经。本节只讨论原发性痛经。

一、病因及发病机理

原发性痛经多见于青少年期，病因和病理生理并未完全明了，其疼痛与子宫肌肉活动增强所导致的子宫张力增加和过度痉挛性收缩有关。主要有以下几种解释。

（一）前列腺素合成与释放异常

许多研究表明，子宫合成和释放前列腺素增加，是原发性痛经的主要原因。其中 $PGF_{2\alpha}$ 使子宫肌层及小血管过程收缩，甚至痉挛而出现痛经，因此原发性痛经仅发生在有排卵的月经期。$PGF_{2\alpha}$ 进入血循环引起胃肠道、泌尿道等处的平滑肌收缩，从而引发相应的全身症状。

（二）子宫收缩异常

正常月经周期子宫的基础张力小，收缩协调，痛经时，子宫平滑肌不协调收缩，子宫张力升高，造成子宫血流量减少，供血不足，导致厌氧代谢物积蓄，刺激 C 类疼痛神经元，发生痛经。

（三）血管加压素及缩宫素的作用

月经期妇女体内血管加压素的水平升高造成子宫过度收缩及缺血，引发痛经。

（四）精神、神经因素

内在或外来的应激可使机体痛阈降低，精神紧张、焦虑、恐惧、寒冷刺激、经期剧烈运动以及生化代谢产物均可通过中枢神经系统刺激盆腔疼痛纤维。

（五）遗传因素

女儿与母亲发生痛经有相关关系。

（六）其他因素

白细胞介素被认为会增加子宫纤维对疼痛的敏感性；垂体后叶加压素可能导致子宫肌层的高敏感性，减少子宫血流，引发痛经。

二、临床表现

原发性痛经经常发生在年轻女性，初潮后 6～12 个月开始，30 岁后发生率下降。患者于月经来潮前数小时即感疼痛，经期疼痛逐步或迅速加剧，持续数小时至 2～3d，疼痛多数位于下腹中线或放射至腰骶部、外阴与肛门，少数人的疼痛可放射至大腿内侧。疼痛的性质以胀坠痛为主，重者呈痉挛性。可伴随恶心、呕吐、腹泻、头晕、乏力等症状，严重时面色发白、四肢厥冷、出冷汗。妇科检查无异常发现，偶有触及子宫过度前倾、前屈或过度的后倾、后屈位。

三、治疗要点

主要目的是缓解疼痛及其伴随症状。

（一）一般治疗

应重视精神心理治疗，阐明月经期轻度不适是生理反应。必要时给予镇痛、镇静、解痉治疗。低脂的素食和鱼油可以减少一些妇女的痛经。

（二）药物治疗

1. 抑制排卵药物　适用于要求避孕的患者，其原理可能是通过抑制下丘脑－垂体－卵巢轴，抑制排卵，从而预防痛经。约有 50% 的原发性痛经可完全缓解，90% 明显减轻。

2. 前列腺素合成酶抑制药　适用于不要求避孕或对口服避孕药效果不好的原发性痛经患者。其原理是通过阻断环氧化酶通路抑制 PG 合成，达到治疗痛经的效果。有效率 60%～90%。

3. 钙拮抗药　可干扰钙离子通过细胞膜，并阻止钙离子由细胞释放，从而抑制子宫收缩。

（三）手术治疗

1. 宫颈管扩张术　适用于已婚宫颈管狭窄的患者。

2. 骶前神经切断术　对于顽固性痛经患者，最后可进骶前神经切断术，33% 的痛经可减轻。

四、护理评估

1. 一般资料评估　了解患者的年龄、月经史与婚育史，询问与诱发痛经相关的因素，疼痛与月经的关系，疼痛发生的时间、部位、性质及程度，是否服用镇痛药缓解疼痛，用药量及持续时间，疼痛时伴随的症状以及自觉最能缓解疼痛的方法和体位。

2. 身心评估　一般妇女对痛经不适都能耐受，但对此不适的反应因人而异，个性不同的人对事物的看法不同，痛阈和耐痛阈电有差异，而且对痛的表达方式或行为反应也不相同。情绪不稳定与精神质的人，对事物可能有过强的、偏激的反应，对月经期出现的轻微下腹部不适应强烈，缺乏足够的认识，夸大疼痛、紧张、焦虑和抑郁。较长时间的焦虑和身体上的不适，刺激内分泌轴，通过肾上腺皮质释放皮质激素，垂体后叶分泌加压素、催产素增多，引起子宫过度收缩，局部缺血，疼痛加重。痛经患者不仅收缩压力高于正常妇女，而且收缩后不能完全松弛，造成痛经－消极情绪反应的恶性循环。

五、护理问题

1. 疼痛　与痛经有关。
2. 恐惧　与长期痛经造成的精神紧张有关。

六、护理措施

1. 心理护理　关心并理解患者的不适和恐惧心理，阐明月经期可能有一些生理反应如小腹坠胀和轻度腰酸，讲解有关痛经的生理知识，疼痛不能忍受时提供非麻醉性镇痛治疗。

2. 对症护理　可进行腹部热敷和进食热的饮料如热汤或热茶。遵医嘱给予镇痛药物，必要时，还可配合中医中药治疗。

3. 专科护理　应用生物反馈法：增加患者的自我控制感，使身体放松，以解除痛经。纠正不良的饮食习惯，按时吃早餐，不吃冷饮、零食，少吃有刺激性的食物特别是经期尤为重要。注意保暖，患者在经期应保持身体暖和，可以多喝热水，也可在腹部放置热水袋。这样会加速体内的血液循环并松弛肌肉，尤其是可使痉挛、充血的骨盆部位得到放松，从而收到缓解痛经的效果。可服用镇痛药，痛经患者在疼痛发作时可对症处理，可服用阿司匹林及对乙酰氨基酚来缓解疼痛。适当进行体育锻炼女性在月经期间可进行适宜的运动，同时应注意缩短运动的时间，在运动时应放慢速度、减少重动量，一般以不感到特别劳累为宜。

4. 健康教育

（1）饮食指导：注意经期的营养应以清淡、易消化的食物为主，应尽量少食多餐，多吃蔬菜、水果、鸡肉、鱼肉等食物，避免食用辣椒、生葱、生蒜、胡椒、烈性酒等生冷、刺激性食物。

（2）避免摄入咖啡因：咖啡因可使女性神经紧张、加重痛经的症状。患有痛经的女性应尽量少食含有咖啡因的食物，如咖啡、茶、巧克力等。

（3）经期避免过劳：经期避免参加过重体力劳动和剧烈的体育活动。

（4）注意经期卫生：保持外阴部清洁，预防感染。注意保暖，避免受凉。保证足够的睡眠，生活有规律，可消除恐惧焦虑和各种心理负担。

（罗　菁）

第四节 经前期综合征

经前期综合征（PMS）是指在月经前，周期性发生的影响妇女日常生活和工作、涉及躯体精神及行为的症候群，月经来潮后，症状自然消失。伴有严重情绪不稳定的经前期综合征称为经前焦虑性障碍。80% 的 PMS 发生在生育年龄的妇女，发病率为 2.5% ~5%。

一、病因及发病机理

PMS 的病因尚不清楚，推测与环境压力、个人的精神心理特征、中枢神经递质与卵巢类固醇激素的相互作用以及前列腺素水平的变化有关。

1. 脑神经递质学说　研究发现，一些与应激反应及控制情感有关的神经递质如 5 - 羟色胺、阿片肽、单胺类等在月经周期中对性激素的变化敏感。

2. 卵巢激素学说　PMS 症状与月经周期黄体期孕酮的撤退变化相平行，因而认为中、晚黄体期，孕酮水平的下降或雌/孕激素比值的改变可能诱发 PMS。但近年的研究并未发现 PMS 患者卵巢激素的产生与代谢存在异常。

3. 精神社会因素　临床上 PMS 患者对安慰剂的治愈反应高达 30% ~50%，接受精神心理治疗者也有较好疗效，表明患者精神心理因素与 PMS 的发生有关。

4. 前列腺素作用　前列腺素可影响钠潴留、精神行为、体温调节及许多 PMS 的有关症状，前列腺素合成抑制药能改善 PMS 躯体症状，但对精神症状的影响尚不肯定。

5. 维生素 B_6 缺乏　维生素 B_6 是合成多巴胺和 5 - 羟色胺的辅酶，对减轻抑郁症状有效。

二、临床表现

典型 PMS 症状出现于经前 1~2 周，逐渐加重，至月经前 2~3 日最为严重，月经来潮后迅速减轻直至消失，有周期性和自止性的特点。多见于 25~45 岁妇女，主要表现为周期性出现的易怒、抑郁和疲劳，伴有腹部胀满、四肢水肿、乳房触痛。主要症状有三方面。

1. 精神症状　可有焦虑型和抑郁型两种类型，表现为：易怒、焦虑、抑郁、情绪不稳定、疲乏以及饮食、睡眠、性欲改变。

2. 生理症状　主要表现为：头痛、乳房胀痛、腹部胀满、肢体水肿、体重增加、运动协调功能减退。

3. 行为改变　主要表现为：思想不集中，工作效率低，意外事故倾向，易有犯罪行为或自杀意图。

三、治疗要点

先采用心理疏导及饮食治疗，若无效可给予药物治疗。

1. 心理疏导　帮助患者调整心理状态，保持良好的精神状态，认识疾病并建立勇气及自信心，可以缓解一部分人的病情。

2. 饮食治疗　选择高糖类低蛋白饮食，限制盐及咖啡的摄入量，补充维生素 E、维生素 B_6 和微量元素镁。

3. 药物治疗　以解除症状为主，如利尿、镇静、镇痛等。常用药物有镇静药（艾司唑仑）、抗抑郁药（氟西汀）、利尿药（螺内酯）、激素（孕激素）、溴隐亭及维生素 B_6。

四、护理评估

1. 一般资料评估　询问患者既往生理、心理方面的疾病史，既往妇科、产科等病史，排除精神痛及心、肝、肾等疾病引起的水肿。

2. 身体评估　了解患者经前是否有乳房胀痛不适、水肿、体重增加、腹胀、疲劳、腰背疼痛、头痛等经前期综合征的症状。

3. 心理社会评估　PMS 的发生、发展与心理社会因素有着密切联系，经历较多负性心理应激和较少的社会支持，PMS 妇女心理健康状况较差，并存在着一定的人格缺陷，即情绪不稳定、不良个性和适应不良性应付方式。

五、护理问题

1. 焦虑　与对疾病的担心有关。
2. 体液过多　与体内激素失调有关。

六、护理措施

1. 心理护理　月经期的疼痛或羞耻感使得一些妇女对月经出血异常反感，由此产生的恐惧、担心、害怕心理，又增加了她们对经前主诉和适应不良性逃避习性的易感性。这是由于这些妇女把月经看成是一种持久的反复发作的不良事件有关。实际上，PMS 患者的多数症状是其固有心理特征的表现，是她们不能有效地适应环境和控制自我的表现。

2. 疾病护理

（1）心理指导：配合医师指导患者进行应付技巧训练、生物反馈、放松训练及合理化情绪疗法等。采取积极的社会心理干预措施，有效开展 PMS 妇女心理咨询及其干预，提高 PMS 妇女生活及其生存质量，心理健康。

（2）饮食指导：减少盐、糖、酒精和咖啡因的摄入，增加糖类的摄入。在黄体后期给予糖类与低蛋白质饮食，可改善抑郁、紧张、易怒、悲伤、全身乏力、敏感及迟钝症状。

（3）活动指导：进行有氧运动，例如舞蹈、慢跑、游泳等。有氧运动可致内啡肽增高，可能改善情绪症状。

（4）药物指导：遵医嘱指导患者正确使用药物。

3. 健康教育　向患者和家属讲解可能造成经前期综合征的原因、识别诱发因素和目前处理措施，指导患者记录月经周期，帮助患者获得家人的支持，增加女性自我控制的能力。

（罗　菁）

第五节　围绝经期综合征

围绝经期是指妇女自生殖年龄过渡到无生殖年龄的生命阶段，包括从出现与绝经有关的内分泌、生物学和临床特征起，至最后 1 次月经后 1 年。绝经综合征（MPS）是指妇女绝经前后出现性激素波动或减少所致的一系列躯体及心理症状。是每一个妇女生命进程中必然发生的生理过程。

　　绝经可分为自然绝经和人工绝经两种。自然绝经是由于卵巢卵泡活动的丧失引起月经永久停止，无明显病理或其他生理原因。实践中将40岁或以后自然绝经归为生理性，40岁以前月经自动停止为过早绝经，视为病理性。人工绝经是指手术切除双侧卵巢（切除或保留子宫）或因其他方法停止卵巢功能（如化学治疗或放射治疗）。单独切除子宫而保留一侧或双侧卵巢者，不作为人工绝经，判断绝经，主要根据临床表现和激素的测定。人工绝经较自然绝经更易发生围绝经期综合征。

一、病因及发病机理

　　绝经年龄的早晚与卵泡的储备数量、卵泡消耗量、营养、地区、环境、吸烟等因素有关，而与教育程度、体形、初潮年龄、妊娠次数、末次妊娠年龄、长期服用避孕药等因素无关。

　　1. 内分泌因素　卵巢功能减退，血中雌-孕激素水平降低，使正常的下丘脑-垂体-卵巢轴之间平衡失调，影响了自主神经中枢及其支配下的各脏器功能，从而出现一系列自主神经功能失调的症状。在卵巢切除或放疗后雌激素急剧下降，症状更为明显，而雌激素补充后可迅速改善。

　　2. 神经递质　血β-内啡肽及其自身抗体含量明显降低，引起神经内分泌调节功能紊乱。神经递质5-羟色胺（5-HT）水平异常，与情绪变化密切相关。

　　3. 种族、遗传因素　个体人格特征、神经类型，以及职业、文化水平均与绝经期综合征的发病及症状严重程度可能有关。围绝经期综合征患者大多神经类型不稳定，且有精神压抑或精神上受过较强烈刺激的病史。另外，经常从事体力劳动的人发生围绝经期综合征的较少，即使发生症状也较轻，消退较快。

二、临床表现

　　约2/3的围绝经期妇女出现临床症状。

　　1. 月经紊乱　月经周期改变是围绝经期出现最早的临床症状，多数妇女经历不同类型和时期的月经改变后，逐渐进入闭经，而少数妇女可能突然绝经。月经改变的形式取决于卵巢功能的变化。

　　2. 血管舒缩症状　主要表现为潮热、出汗，是围绝经期最常见且典型的症状。约3/4的自然绝经或人工绝经妇女可出现。患者感到起自胸部的，向颈及面部扩散的阵阵上涌的热浪，同时上述部位皮肤有弥散性或片状发红，伴有出汗，汗后又有畏寒。持续时间短者30s，长则5min，一般潮红与潮热同时出现，多在凌晨乍醒时、黄昏或夜间，活动进食、穿衣、盖被过多等热量增加的情况下或情绪激动时容易发作，影响情绪、工作、睡眠，患者感到异常痛苦。此种血管舒缩症状可历时1年，有时长达5年或更长。自然绝经者潮热发生率超过50%，人工绝经者发生率更高。

　　3. 精神神经症状　焦虑、抑郁、多疑、缺乏自信、注意力难以集中、烦躁易怒、恐怖感均可发生于围绝经期女性。围绝经期是抑郁症高发的一个时期，卵巢激素低落是造成这一现象的主要原因，社会经济状况、家庭生活和自身健康状况也对这些心理症状产生了重要影响。

4. 心血管系统症状 一些绝经后妇女血压升高或血压波动；心悸时心率不快，心律失常，常为期前收缩，心电图表现为房性期前收缩，或伴有轻度供血不足的表现。绝经后妇女冠心病发生率及心肌梗死的病死率也随年龄增长而增加。

5. 泌尿生殖系统症状 主要表现为泌尿生殖道萎缩，外阴瘙痒、阴道干燥疼痛、性交困难，子宫脱垂；膀胱、直肠膨出；排尿困难，尿急，压力性尿失禁，反复发作的尿路感染。

6. 骨质疏松 妇女从围绝经期开始，骨质吸收速度大于骨质生成，促使骨质丢失而骨质疏松。骨质疏松出现在绝经后 9～13 年，约 1/4 的绝经后妇女患有骨质疏松。患者主诉为不同程度、不同部位的骨骼和关节疼痛，常伴有腰腿乏力、下肢抽筋，翻身、行走、弯腰、下蹲等活动受到限制或困难。骨质疏松严重时，反复发生骨折，甚至轻微外力即可导致骨折，出现剧烈骨痛和肢体活动受限。

7. 皮肤和毛发的变化 皮肤皱纹增多，毛发脱落，面部和手臂色素沉着；上皮菲薄，皮肤干燥、瘙痒，易受损伤。

8. 视力下降 绝经后视力下降，眼睛干、红、反复出现干性眼炎。

9. 老年性痴呆 一种神经退行性疾病，表现在脑功能逐渐衰退，造成记忆力受损并严重影响日常生活。

三、实验室检查

1. 促卵泡激素（FSH）测定、LH、E_2 绝经过渡期 FSH > 10U/L，提示卵巢储备功能下降，FSH > 40U/L 提示卵巢功能衰竭。

2. B 型超声检查 排除子宫、卵巢肿瘤，了解子宫内膜厚度。

3. 影像学检查 测定骨密度等，确诊有无骨质疏松。

4. 子宫内膜病理检查 除外子宫内膜肿瘤。

四、治疗要点

2/3 的围绝经期妇女出现症候群，但由于精神状态、生活环境各不相同，其轻重差异很大，有些妇女不需任何治疗，有些只需要一般性治疗，就能使症状消失，少数妇女需要激素替代治疗才能控制症状。

（一）一般治疗

围绝经期精神症状可因神经类型不稳定或精神状态不健全而加剧，故应进行心理治疗。心理治疗是围绝经期治疗的重要组成部分，它使围绝经期妇女了解围绝经期是自然的生理过程，以积极的心态适应这一变化。必要时可辅助使用适量的镇静药以助睡眠，谷维素调节自主神经功能，治疗潮热症状。为预防骨质疏松，应坚持体育锻炼，增加日晒时间，饮食注意摄取足量蛋白质及含钙丰富食物，并补充钙剂。

（二）激素替代治疗（HRT）

绝经综合征主要是卵巢功能衰退，雌激素减少引起，HRT 是为解决这一问题而采取的临床医疗措施。在有适应证，无禁忌证的情况下科学、合理、规范的用药并定期监测。

1. 适应证

（1）绝经相关症状。

（2）泌尿生殖萎缩的问题。

（3）低骨量及绝经后骨质疏松症。

2. 禁忌证

（1）已知或怀疑妊娠。

（2）原因不明的阴道出血或子宫内膜增生。

（3）已知或怀疑患有乳腺癌。

（4）已知或怀疑患有与性激素相关的恶性肿瘤。

（5）6个月内患有活动性静脉或动脉血栓栓塞性疾病。

（6）严重肝肾功能障碍。

（7）血卟啉症、耳硬化症、系统性红斑狼疮。

（8）与孕激素相关的脑膜瘤。

3. 用药时机　在卵巢功能开始减退及出现相关症状后即可应用。

4. 药物种类

（1）雌激素：如雌二醇、戊酸雌二醇、雌三醇等。

（2）孕激素：如炔诺酮、甲羟孕酮等。

（3）雌、孕、雄激素复方药物：如利维爱等。

5. 用药途径　有经肠道和非肠道两种，各有优缺点，可根据病情及患者意愿选用。

五、护理评估

1. 一般资料评估　详细询问并记录病史，包括月经史、生育史、肝病、高血压、其他内分泌腺体疾病等。了解患者的年龄职业和文化程度等；了解患者的家庭状况，如患者在家庭中的地位、家庭成员关系及经济收入等。

2. 身体评估　进行全身状况的体格检查，包括精神状态、贫血程度、出血倾向、高血压程度及症状、肺部及泌尿系统检查，皮肤、毛发改变，乳房萎缩、下垂等。

3. 心理评估　患者的心态千差万别，复杂多变，通过观察了解患者病情，掌握患者的心理需要，满足其合理部分，对不合理部分予以正确引导。

六、护理问题

1. 自我形象紊乱　与围绝经期综合征的症状有关。

2. 有感染的危险　与围绝经期内分泌及局部组织结构改变，抵抗力下降有关。

3. 焦虑　与内分泌改变引起的精神神经症状有关。

七、护理措施

1. 心理护理　提供精神心理支持：解除患者的思想顾虑。向患者讲解清楚更年期是一个生理现象，更年期综合征是一过性的病理现象，经过一段时期，通过神经内分泌的自我调节，达到新的平衡，症状就会消失。应与患者建立良好的护患关系，倾听她们的诉说，并给予充分的理解和支持。同时向周围人特别是家属讲解更年期综合征的有关知识，对患者出现的不良情绪应予谅解，避免冲突，帮助患者安全度过更年期。

2. 疾病护理

（1）血管舒缩失调症状的护理：鼓励患者参加有益身心健康的活动，以转移注意力、消除心理症状。提醒患者衣被冷暖要适度，发热出汗时不可过度地减少衣服，适当进食冷饮，症状消失后要立即增加衣被。病室宜清静，空气要新鲜，光线勿过强。饮食在避免辛辣油腻刺激、不易消化的前提下，提倡增加食物的花样品种，强调食物的色、香、昧，以增进患者食欲，顺从患者的心意。

（2）泌尿生殖系统症状的护理：注意个人卫生，保持皮肤、阴部清洁，温水洗浴，内裤勤换洗并于阳光下曝晒。鼓励患者多饮水以冲洗尿道，减轻炎症反应，症状严重者应卧床休息。此外，应保持和谐的性生活，注意避孕。饮食应富于营养易于消化，勿食生冷隔餐饭菜及辛辣刺激食物。

（3）心血管系统症状的护理：合理安排工作，劳逸结合；清淡饮食，少食高脂、高糖食物，绝对禁烟忌酒，以保护心血管的功能。

（4）皮肤症状的护理：避免皮肤冻伤、烧伤；外出行动小心谨慎，以免造成创伤难愈合；常食新鲜易消化的蔬菜、瓜果，多进含钙、蛋白质、维生素丰富的食物。

（5）保证充足睡眠：指导患者注意安排好工作、生活与休息，睡眠时间要充足。对于心悸、失眠者应保持周围环境的安静舒适，光线柔和，避免声、光、寒冷等刺激，睡前避免喝浓茶、咖啡，看紧张、刺激的小说或电视等。

（6）指导正确用药：近年来，国内外多项研究成果表明补充雌激素类药物治疗是针对病因的预防性措施。因此应让患者了解雌激素替补治疗的机理、药物剂量，用药途径及不良反应，告诫患者严格按医嘱用药。并定期随访指导用药。调整用药量以适合个体的最佳用药量，防止不良反应的发生。

（7）注意补充营养：饮食上注意荤素搭配、粗细搭配，多食蔬菜和水果。由于更年期妇女易发生骨质疏松，应给予蛋白质饮食，如豆类、鱼、牛奶、瘦肉等，必要时补充钙剂，应让其到户外活动。晒太阳等，以补充骨钙的丢失。

（8）积极参加体育活动：指导患者参加适当的体育活动，如；跑步，打太极拳，羽毛球、散步等，并选择适合自己的运动方式。研究表明适度的运动可减轻思想压力，消除紧张情绪。也可以听音乐，跳舞等分散注意力，以缓解身体的不适。

（9）情绪疗法：可培养患者做各种适合自己的工作，从而取得心理平衡。

（罗　菁）

参考文献

［1］黎梅，黄爱松. 妇产科护理［M］. 北京：科学出版社，2015.

［2］罗琼. 妇产科护理［M］. 北京：科学出版社，2015.

［3］王爱华，丁郭平. 妇产科护理学［M］. 北京：化学工业出版社，2016.

第二十三章 正常产褥期妇女的护理

从胎盘娩出至产妇全身各器官（除乳腺外）恢复至妊娠前状态，一般为 6 周，这一时期是产褥期。产褥期，产妇生殖系统发生较大的生理变化，心理和角色也发生了变化，需要一个适应的过程。

第一节 产褥期妇女的身心变化

一、生殖系统

1. 子宫复旧 胎盘娩出后，子宫逐渐恢复到妊娠前的大小和功能的过程称为子宫复旧。分娩结束时，子宫约重 1 000g，产后 6 周后恢复到 50～60g；子宫高度在脐平以下，以后每天下降 1～2cm，约 10d 后在腹部触及不到子宫。

2. 子宫内膜修复 胎盘剥离后，表层组织因为坏死而剥落，剥落部位的边缘及内膜底层便开始细胞的增生，胎盘剥离部位的修复需要 42d 形成新的子宫内膜。

3. 子宫颈 产后子宫颈松软，外口如袖管状，紫红色，水肿，厚约 1cm。之后宫口张力逐渐恢复，产后 1 周子宫内口关闭，宫颈管形成。产后 4 周宫颈形成恢复正常。初产后宫颈两侧不可避免的有轻度裂伤，故子宫颈外口呈横裂状，无法恢复到原来的椭圆形。

4. 排卵和月经的重现 排卵和月经的复潮多发生于产后 6～8 周，纯母乳喂养婴儿的妇女，排卵和月经的重现时间可延后。

5. 阴道 由于受激素的影响及分娩过程中强力的伸展，阴道皱褶便消失不见。产后阴道逐渐地恢复其形状和弹性，皱褶再度出现完全恢复致孕前的紧张度需要 6 周时间。分娩过程中处女膜破碎撕裂，产后妇女的处女膜呈现不规则的形状，此称为处女膜痕。

6. 会阴 产后会阴有轻度水肿，2～3d 消失。因产时会阴切开、裂伤、伤口水肿或痔疮而引起疼痛，约 1 周后会阴不适才会渐渐消失。

7. 乳房 乳房的主要变化为分泌乳汁。婴儿出生后与母亲进行皮肤接触，吸吮乳房时，感觉冲动从乳头传到大脑。垂体反应性地分泌泌乳素。下丘脑经神经垂体分泌催产素。泌乳素、催产素经血液循环到达乳房，泌乳素使泌乳细胞分泌乳汁。哺乳约 30min 后，催乳素在血液中达到高峰，它使乳房为下次哺乳而产奶。催产素使腺泡周围的肌细胞收缩，使存在腺泡内的乳汁流到乳头处。

二、循环系统

子宫胎盘循环结束后，大量血液从子宫进入产妇的体循环，加之妊娠期潴留在组织中的液体亦进入母体循环中。产后 72h 内，产妇血容量增加 15%～25%，此时心脏负担明显加重，患有心脏病的产妇应注意预防心力衰竭的发生。一般产后 2～6 周血容量恢复到孕前水平。产褥早期血液仍处于高凝状态，可减少产后出血，容易形成血栓。

三、泌尿系统

孕期潴留在体内的大量液体，在产褥早期主要通过肾脏排出。产后第 1 周，一般为多尿期。由于分娩过程中膀胱受压，黏膜充血、水肿对膀胱充盈感下降，不习惯卧床排尿以及外阴疼痛使产妇出现一过性尿潴留。

四、消化系统

产后 1~2 周消化功能逐渐恢复正常。产褥早期胃肠肌张力仍较低，产妇食欲欠佳，喜进汤食。加之产妇活动少，肠蠕动减弱，容易发生便秘。

五、产褥期的心理调适

妊娠和分娩对妇女是一种压力，产妇的生理、心理的改变及新生儿的出生对产妇是一种新的变化，需要调整及适应。

美国心理学家鲁宾于 1977 年针对产后妇女的行为和态度将产妇的心理调适分为 3 期，即依赖期、依赖－独立期和独立期。

1. 依赖期　产后 1~3d 是产妇的依赖期。产妇疲劳，对睡眠需求很强烈，兴奋、喜欢谈论妊娠及分娩的感受，需要医务人员、家人帮助，照顾新生儿及自身的生活护理。在依赖期，丈夫及家人的关心，医务人员的帮助指导极为重要。耐心倾听她们的感受，满足其心理需求。

2. 依赖－独立期　产后 3~14d 是产妇的依赖－独立期。表现出较为独立的行为，热衷于学习和护理新生儿，主动参与婴儿护理，能独立进行母乳喂养，对自身的产后康复十分关注。

3. 独立期　产后 2 周至 1 个月是产妇的独立期。这时新家庭形式已经建立，产妇开始适应哺育孩子、照顾家务及维持夫妻关系的各种角色。

（罗　菁）

第二节　产褥期妇女的护理

1. 产后 24h 内护理　对自然分娩的产妇实施Ⅰ级护理，卧床休息，24h 后Ⅱ级护理，鼓励下床活动，促进血液循环、恶露排出、子宫复旧。

2. 生命体征监测　产后产妇血压一般无明显改变，妊娠合并高血压的产妇要严密观察血压的变化。大多数产妇体温在正常范围，如产程长、过度疲劳，产妇会有疲劳热，产后 24h 之内体温略升高，不超过 38℃。不需要任何处理，休息后恢复正常。产后 3d 左右，乳房肿胀，体温会有升高但不超过 38℃，按摩乳房、将乳汁吸出、乳腺管通畅后体温恢复正常。

3. 严密观察子宫收缩及阴道出血情况　产后 4h 内每小时按摩子宫、观察阴道出血。24h 内是产后出血多发期，要严密观察及护理。

4. 产后恶露　胎盘娩出后，子宫蜕膜脱落，含有血液及坏死蜕膜等组织经阴道排出称为恶露。根据其颜色及内容物的不同分为血性恶露、浆液性恶露、白色恶露。

（1）血性恶露：其颜色鲜红，出现在产后最初 3~4d，内容包含蜕膜碎片、上皮细胞、红细胞、白细胞及偶有的胎粪、胎脂和胎毛。血性恶露的时间过长，表示子宫复旧不良。

（2）浆性恶露：其颜色淡红，出现在产后 3~10d，内容包含蜕膜碎片、红细胞、白细胞、细菌、子宫颈黏液。以后逐渐变为白色恶露。

（3）白色恶露：其颜色淡乳黄色，出现在产后 10d 后，持续 3~4 周干净，成分包括白细胞、细菌、一些蜕膜细胞、上皮细胞、脂肪、子宫颈黏液和胆固醇。

正常恶露有血腥味，无臭味，总量可达 500ml。约 3/4 的恶露在产后 1 周内排出，但个体差异很大。日间恶露量较多，夜间较少。若有胎盘、胎膜残留或感染，可使恶露持续时间延长并有臭味，需进一步检查其原因。

5. 会阴护理　保持外阴清洁，每天会阴清洗 2 次，及时更换会阴垫。外阴肿胀者，用 50% 硫酸镁、95% 乙醇湿热敷。侧切伤口 3d 后拆线，Ⅰ、Ⅱ度裂伤 2d 后拆线。

6. 保持排尿通畅　产后多饮水，督促产妇排尿，产后 6h 不能自排小便者，可热敷下腹部、温水冲洗外阴、按摩膀胱，扶产妇去厕所，肌肉注射新斯的明帮助排尿，必要时行导尿术。

7. 饮食　应进高蛋白、高维生素、易消化的食品，少食多餐，多食蔬菜水果防止便秘；食物要清淡。

8. 乳房护理及母乳喂养　产后预防乳房肿胀和乳头皲裂，生后立即母婴皮肤接触，婴儿早吸吮，早开奶，按需哺乳，可预防乳房肿胀。帮助母亲掌握正确哺乳体位、新生儿掌握正确含接姿势可预防乳头皲裂。

9. 做好健康指导及母乳喂养知识及技巧的宣教　产褥期卫生、新生儿护理知识及操作、母乳喂养的知识及技巧。

（罗　菁）

第三节　正常新生儿的护理

新生儿：胎龄≥37 周至 <42 周，出生体重在 2 500~3 999g，从出生至满 28d 的婴儿。

一、正常新生儿的生理特点

1. 呼吸系统　新生儿出生后，脐循环停止，血中二氧化碳升高刺激呼吸中枢，同时新生儿受到冷、声、光的刺激，产生呼吸运动。新生儿代谢快，需要氧气量多，因此呼吸较快，在每分钟 40 次左右。新生儿呼吸中枢发育不健全，容易发生呼吸暂停，要注意观察。

2. 循环系统　新生儿出生后，动脉导管关闭，肺循环开始。心率每分钟 120~160 次。

3. 消化系统　新生儿胃容量小，肠道容量相对较大，蠕动较快能适应较大量流质食物。出生时吞咽功能虽近完善，但因食管无蠕动，胃贲门括约肌不发达，故哺乳后容易发生溢乳。新生儿消化蛋白质的能力较好，母乳喂养是哺育新生儿的最佳选择。

新生儿出生后第 1 日排出的墨绿色黏稠大便称为胎粪（meconium）。胎粪含黏液、胆汁、肠道分泌物、上皮细胞、胎儿吞咽的胎毛及胎脂等，但不含细菌。哺乳后，粪便渐变为黄色，呈糊状。

4. 泌尿系统　新生儿出生时的肾发育尚不成熟，滤过能力差，排钠的能力也较低。记录第 1 次排尿的时间（正常在出生后 12～24h），描述尿量、颜色。新生儿排尿的次数是判断纯母乳喂养的婴儿是否吃饱的标准，每天有 6 次小便证实新生儿得到了充足的乳汁。

5. 免疫系统　新生儿对多种传染病有特异性免疫，从而在出生后 6 个月内对麻疹、风疹、白喉等有免疫力，但本身的主动免疫力尚未发育完善。所以在日常护理工作中应做好消毒隔离，以预防感染。出生后，母乳喂养、初乳能增强婴儿的免疫力。

二、新生儿生理现象

新生儿在出生后会出现几种特殊的生理现象，这些是暂时的，生理的现象。随着年龄的增长，这些现象都会逐渐地消失，不需要治疗。

1. 生理性黄疸　大部分新生儿在生后 2～3d 皮肤及黏膜出现黄染，全身情况良好，无其他不适，黄疸在 1～2 周消退。

（1）新生儿胆红素代谢的特点：新生儿生理性黄疸的发生与新生儿胆红素代谢的特点有关。胆红素产生相对过多，胆红素与白蛋白联结运送的能力不足，肝细胞摄取间接胆红素的能力差，肝脏系统发育不成熟，肠肝循环增加。

（2）生理性黄疸的临床表现：生理性黄疸大多在生后 2～3d 出现，第 4～5 日最明显，多在生后 10～14d 消退，早产儿黄疸程度较重，消退也较迟，可延迟至第 3～4 周消退。黄疸先见于面、颈，然后可遍及躯干及四肢，一般稍呈黄色，巩膜可有轻度黄染，但手心、足底不黄。除黄疸外，小儿全身健康状况良好，不伴有其他临床症状，无贫血，肝功能正常，不发生核黄疸，大小便颜色正常，血中间接胆红素升高。

（3）实验室检查：正常新生儿脐血胆红素最高约 51.3μmol/L（3mg/dl），在生后 4d 左右达高峰，一般不超过 171～205μmol/L（10～12mg/dl），早产儿不超过 256.5μmol/L（15mg/dl），以后逐渐恢复。

（4）生理性黄疸的护理：每天哺乳次数较少的新生儿黄疸较重并消退慢。我们应该鼓励母亲加强早期喂养，增加哺乳次数。及早建立肠道正常菌群，促进胎粪尽早排出，增加大小便次数，帮助胆红素的排出，减少肠壁再吸收胆红素，减少肠肝循环。加强婴儿皮肤的护理，着重是脐部和臀部的护理，防止感染。保持室内适应的温度与湿度，每日开窗进行有效通风，保持空气新鲜。

2. 生理性体重下降　新生儿在出生 1 周内往往有体重减轻的现象，这是正常的生理现象，是因为新生儿出生后吸吮能力比较弱，进食量少，再加上胎粪、尿液的排出、汗液的分泌，以及由呼吸和皮肤排出一些水分，造成新生儿暂时性的体重下降。一般生后 3～4d 体重的减轻可累积达出生时体重的 6%～9%，不能超过 10%，出生后 4～5d 体重开始回升，7～10d 恢复到出生时体重。如果下降太多、回升过慢应寻找原因并给予处理。体重下降程度及恢复速度，与新生儿开始喂奶时间及进入量有关。做到早开奶，按需哺乳。母婴同室的温度应在 22～24℃，过热可造成新生儿液体丢失过多。如果生后 10d 新生儿仍未恢复到出生时体重，则要寻找原因，是否因为哺乳量不够充足、牛奶冲调浓度不符合标准或有无疾病等。

正常情况下，前半年每月平均增长 600～900g，后半年每月平均增长 300～500g。4～5 个月时体重增至出生时的 2 倍，1 周岁时增至 3 倍。

3. 新生儿假月经　有些女性新生儿生后 1 周内，可出现大阴唇轻度肿胀，阴道流出少量黏液及血性分泌物，称之为假月经，又称为"新生儿月经"。假月经是由于母亲体内雌性激素在孕期经胎盘进入胎儿体内，而生后突然中断而导致，是新生儿早期的生理现象之一，一般 2～3d 即消失，不必做任何处理。

三、新生儿生后护理

（一）新生儿保暖

1. 分娩时新生儿的保暖　分娩室的室温应该在 26～28℃。新生儿出生后放在辐射台上保暖。出生后将新生儿放在温暖、干净、干燥的布单上，用干毛巾擦干新生儿的全身和头发。拿掉身下湿布单。鼓励产妇和新生儿尽可能皮肤密切接触，将裸体新生儿放在妈妈胸腹部进行皮肤接触，给新生儿盖上柔软干净的被子。如果产妇有并发症，不能进行皮肤接触，给新生儿穿好衣服，用干净、温暖的被子包裹新生儿，放在婴儿床上，盖上毯子，如果室温低或新生儿小，将新生儿放在辐射台上。

2. 母婴同室新生儿的保暖　保持室温，母婴同室温度在 22～24℃ 为宜。母婴注意保暖，如果室温偏低，加盖被子或进行母婴皮肤密切接触。给产妇讲解新生儿保暖的重要性。医院为新生儿准备好清洁舒适的衣服、被子、毯子。皮肤接触后立即给新生儿穿上衣服，包裹被子，戴上帽子给新生儿保暖。实行 24h 母婴同室，没有合并症的情况母婴不能分离。每 4 小时检查 1 次新生儿，并评价保暖情况，如果新生儿冷，体温不能保持在正常范围内（36.5～37.5℃）加盖毯子，或让新生儿和产妇睡在一起，拥抱新生儿。半小时后再评价。应在出生 6h 后给新生儿洗澡。沐浴室温度在 26℃ 以上。沐浴的水温 39～41℃ 为宜。洗澡后立即擦干新生儿，继续保暖。不要给新生儿包裹太紧，使其手脚能自由活动。

（二）新生儿喂养

1. 母乳喂养

（1）母乳喂养的重要性：①母乳喂养对婴儿的重要性，母乳能够提供 6 个月孩子的同时期生长发育的营养，易于消化、吸收，促进孩子的生长发育。②初乳是孩子的第 1 次免疫，能减少孩子感染性疾病，特别是危及生命的呼吸系统及肠道系统疾病。母乳里有抗体，母亲体内已有的 IgG 及乳汁中特异的 SIgA、铁蛋白溶菌酶、白细胞及吞噬细胞、淋巴细胞等。③母乳促进孩子胃肠道的发育，提高对母乳营养素的消化、吸收、利用，如生长因子、胃动素、胃泌素、乳糖、双歧因子（促进乳酸杆菌、双歧杆菌等益生菌在肠道的生存）。又如消化酶，乳糖酶、脂肪酶。④母乳促进孩子神经系统发育。母乳含有必需营养素：热能营养素、无机盐、维生素、胆固醇、必需脂肪酸。如牛磺酸、DHA。喂养过程中的良性神经系统刺激，如温度、气味、接触、语言、眼神；能促进婴儿嗅觉、味觉、温度觉、听觉、视觉、触觉的发育。末梢感觉神经传递良性刺激，促进中枢神经系统发育，形成反射弧。促进孩子对外环境的认识及适应。⑤母乳可减少成年后代谢性疾病：母乳喂养儿生后 1～2 年生长正常，减少成年后肥胖、高血压、高血脂、糖尿病、冠心病的概率。

（2）母乳喂养的方法：母亲要学会如何抱孩子，掌握哺乳体位的 4 个要点，是母乳喂养成功的重要技巧。①孩子的头及身体应呈一直线；②孩子的脸对着乳房，其鼻子对着乳头；③母亲抱着孩子贴近她自己；④若是新生儿，母亲不只是托其的头及肩部还应托着其的臀部。帮助新生儿掌握正确的含接姿势，是新生儿吸吮到乳汁，防止乳房肿胀、乳头皲裂的关键。母亲用 C 字形的方法托起乳房，用乳头刺激孩子的口周围，使孩子建立觅食反射，当孩子的口张到足够大时，将乳头及大部分乳晕含在新生儿嘴中。

（3）正确含接姿势的要点：①嘴张得很大；②下唇向外翻；③舌头呈勺状环绕乳晕；④面颊鼓起呈圆形；⑤婴儿口腔上方有更多的乳晕；⑥慢而深地吸吮，有时突然暂停；⑦能看或听到吞咽。

为了保证母亲有乳汁充足，护理人员要帮助母婴进行皮肤接触，早吸吮，早开奶，实行母婴同室，鼓励母亲按需哺乳，不给新生儿其他的辅食及饮料，保证纯母乳喂养。

2. 人工喂养 母亲或新生儿因各种原因不能母乳喂养时，则需要选择母乳代用品喂养婴儿，称为人工喂养。

奶量的确定：世界卫生组织推荐正常新生儿出生当日给予 80ml/kg，以后每日增加 10 ~ 20ml/kg，每日分为 8 次哺喂，3h 哺喂 1 次（表 23 - 1）。

不同体重新生儿人工喂养的奶量存在着个体差异，因此要监测小儿每日入量；根据小儿具体情况逐渐增加至上述推荐的喂乳量。每次喂乳后需要认真做好奶具的清洁、消毒工作。

表 23 - 1 按体重推算每次喂奶量（ml）参照表

体重（kg）	出生日数							
	0	1	2	3	4	5	6	7
1.5 ~ 1.9	15	17	19	21	23	25	27	27 +
2.0 ~ 2.4	20	22	25	27	30	32	35	35 +
>5.0	25	28	30	35	40 +	45 +	50 +	

（三）新生儿皮肤护理

1. 新生儿沐浴 沐浴的目的是：清洁皮肤，避免感染，促进舒适。新生儿皮肤比较娇嫩，稍有轻微外力即易引起损伤与感染。而真皮内血管丰富，毛细血管网稠密，皮肤感染后又容易扩散，因此应重视新生儿的皮肤护理。沐浴可以保持皮肤清洁，促进血液循环，活动新生儿肢体，使其感到舒适；同时可观察全身皮肤，及时发现异常情况。

（1）沐浴的准备：工作人员准备着装整洁、洗手、做好解释工作。①物品准备：准备大、小毛巾各 1 条、新生儿褪褓、婴儿专用皂（或婴儿沐浴液）、清洁衣裤、尿布、脐带布、无菌敷料、婴儿爽身粉、液状石蜡、5% 鞣酸软膏、消毒植物油、抗生素眼液、棉球、棉签、海绵垫、软塑料布、婴儿磅秤、沐浴装置（盆浴者备消毒澡盆）。②环境准备：温暖、舒适。调节室温到 24 ~ 28℃，低温天气时关闭门窗。

（2）浴法操作步骤及要点：①备齐用物，核对新生儿，向母亲解释沐浴的目的，调节水温至 38 ~ 40℃，可以用手腕试水温。水温不可过高或过低，防止烫伤或着凉。②开包被，护士系上围裙，洗手、戴口罩，将新生儿置于沐浴台上，解开包被，检查婴儿手圈，核对床号、姓名、去掉尿布，测量体重，同时注意观察婴儿哭声、活力、皮肤颜色、脐带情况等。③第 1 次沐浴的新生儿，用消毒棉签蘸消毒植物油擦去皮肤上的胎脂，注意擦颈、四肢皱褶、腋下、腹股沟、女婴阴唇间隙等处。胎脂结痂者，不要强行擦洗掉，可涂消毒植物油后次日再洗。④清洗脸部，面部不宜涂婴儿香皂。⑤洗头洗身，用浴水湿润头发及全身，用手将婴儿专用皂（或婴儿沐浴液）搓出泡沫，再抹在新生儿身上，依次洗头、颈、上肢、腋下、躯干、腹股沟、臀部及下肢，用浴水冲净。冲洗头部时，须用手掩住新生儿耳孔，防止浴水进入耳内，注意洗净皮肤皱褶处，尤其是男婴的阴囊。⑥用大毛巾擦干新生儿全身，在颈部、腋下和腹股沟等处扑婴儿爽身粉，臀部涂上5%鞣酸软膏，在护理中注意观察耳、眼、鼻有无异常，如有分泌物，可用棉签轻轻拭去，同时预防红臀的发生。⑦穿衣，兜好尿布，检查手圈字迹是否清晰，核对并别上胸卡，将新生儿抱送到母亲面前，告诉其婴儿情况。如寒冷时，可放在远红外线辐射台上穿衣整理。整理用物。

2. 新生儿臀部护理

（1）正常新生儿臀部护理：①选用柔软吸水性良好、大小适中的尿布，每次喂奶前排便后及时更换，保持臀部皮肤清洁干燥。②大便后用温水洗净臀部，或用婴儿护肤湿巾从前向后擦拭干净，并涂护臀膏。③保持臀部干燥，尿布必须兜住整个臀部和外阴，经常查看尿布有无污湿，做到及时发现及时更换。④尿布包兜不可过紧、过松，不宜垫橡胶单或塑料布。

（2）新生儿轻度红臀的护理：重要的是采取预防措施，保持臀部清洁、干燥。不可用肥皂清洁臀部，并轻兜尿布。在温暖的季节或室温条件允许时，可仅垫尿布于臀下，使臀部暴露于空气中。患儿臀部暴露在阳光下，每日2~3次，每次10~20min，注意保暖。发生红臀后可以用红外线灯照射，有加速渗出物吸收和抗炎抑菌的作用。

3. 新生儿脐带护理

（1）出生时的脐带护理：①用2%~3%碘附消毒脐带根部及周围皮肤，消毒范围为以脐轮为中心呈放射状向外周消毒，直径5cm。以脐轮为中心向上消毒脐带，长度约为5cm。②再用75%乙醇脱碘2遍，脱碘的范围不超过碘附消毒的范围，注意要将碘脱干净，以免损伤新生儿皮肤。③在距脐根部1cm处用止血钳夹住，并在止血钳上方剪断脐带，将脐带夹套在或夹在距脐带根部0.5cm处。④用2%~3%碘附消毒脐带断端，注意药液不可触及新生儿皮肤以免灼伤。⑤以无菌纱布包好，用弹性绷带或脐带纱布包扎固定。

（2）沐浴后的脐部护理：①新生儿沐浴前，拿掉脐纱，脐部可以用清水洗。每天沐浴后，用消毒干棉签蘸干脐窝里的水及分泌物，再以棉签蘸乙醇溶液消毒脐带残端、脐轮和脐窝。②保持脐带干燥，不要用脐纱包扎脐带。尿布的上端勿遮挡脐部，避免尿、粪污染脐部。③可用干净的衣物，轻轻盖住脐部。

（3）脐带脱落后的护理：脐带脱落后应继续用乙醇消毒脐部直到不再有分泌物。

（4）注意事项：①观察脐部有无异常分泌物，有无出血、渗血、红肿等异常情况。保持脐敷料干燥，如有潮湿应及时更换敷料。②勤换尿布，尿布的折叠勿盖住脐部，防止尿液污染脐部，尿布潮湿或污染时，应随时给予护理。每日进行脐部护理1次。③脐带脱落前，勿试图将其剥脱。④操作中动作轻柔，注意保暖。

（四）新生儿免疫接种

1. 乙型肝炎疫苗接种

（1）接种目的：通过人工自动免疫，使新生儿体内产生抗体，预防乙型肝炎（简称乙肝）病毒感染。

（2）物品准备：治疗盘1个，内有75%乙醇，1.5%碘附，棉签，1ml注射器，药物，乙肝疫苗接种卡片。

（3）操作步骤：①将新生儿推至治疗室，严格三查七对。②用1ml注射器抽取10μg乙肝疫苗。③暴露新生儿右上臂外侧三角肌，常规消毒皮肤后进行肌肉注射。④整理用物，填写乙肝接种卡片。

(4) 注意事项：①生后 24h 内注射乙肝疫苗。②无论产妇是否感染乙肝病毒均注射 10μg。

2. 卡介苗接种

(1) 接种目的：通过人工自动免疫产生抗体，预防结核杆菌感染。

(2) 物品准备：治疗盘 1 个，内有 75% 乙醇，棉签，1ml 注射器，卡介苗药及溶液，小铝盒，卡介苗接种卡片。

(3) 操作步骤：①将新生儿推至治疗室，严格三查七对。②将卡介苗溶液充分混合，用 1ml 注射器抽取 0.1ml 药液。③暴露新生儿左臂三角肌下缘，用 75% 乙醇消毒皮肤，待干后皮内注射 0.1ml 药液。④将接种后的用物如注射器，安瓿，棉签放入小铝盒中，写上时间，送供应室高压消毒后再弃之。⑤填写卡介苗接种卡。

(4) 注意事项：①卡介苗是活菌苗，应保存在冰箱内（2～8℃），使用前核对卡介苗品名、剂量、批号和有效期，接种前须先振荡菌苗使之均匀，吸入注射器内也应随时摇匀，如发现有不可摇散的颗粒、药瓶有破漏、瓶签不清楚以及菌苗过期等情况都应废弃。接种时注意记录批号。②安瓿打开后应在 1h 内用完，不可在阳光下接种，否则影响效果。③严格掌握操作规程，接种用具均须经高压消毒，注射时要用消毒的干针筒及针头，做到一人一针一筒，用毕后先消毒后清洁处理。④卡介苗为低毒性活结核杆菌，多余菌苗应先用 75% 的乙醇灭活再送高压灭菌，不可乱丢。⑤不可与其他预防接种同时进行，应尽可能间隔 1 个月，不可在同一胳膊接种。

（五）婴儿抚触

婴儿抚触是经过科学指导的、有技巧的对婴儿的抚摸和按触，通过抚触者的双手对被抚触者的皮肤各部位进行有次序的、有手法技巧的抚摩。

四、婴儿抚触的作用

(1) 婴儿抚触是肌肤的接触，促进母婴情感交流，纯母乳喂养率提高。

(2) 婴儿抚触不仅能促进宝宝的健康成长，更能增加家人与宝宝的亲情交流。

(3) 促进新生儿神经系统的发育，增加小儿应激能力和情商，促进睡眠。

(4) 能加快婴儿免疫系统的完善，提高免疫力。促进婴儿生长发育。

(5) 抚触可以促进食物吸收、激素分泌（胃泌素、胰岛素），使奶量摄入增加，从而促进体重增长。

(6) 接受抚触的婴儿体重增长是没有接受抚触婴儿的 1.47 倍，并且抚触后的婴儿觉醒 - 睡眠节律更好，反应也更灵敏。

(7) 抚触应用于产科使剖宫产率下降；硬膜外麻醉的应用降低；缩宫素应用减少；产钳应用减少。

五、抚触要点

(1) 出生 24h 后的新生儿可开始皮肤抚触：一般建议在沐浴后，2 次哺乳间进行。每次抚触时间一般为 10～15min，每天 2 次为佳。室温：婴儿抚触时应注意室内温度最好在 28℃以上，全裸时，应在可调温的操作台上进行，台面温度 36～37℃。

（2）可播放一些柔和的轻音乐，使婴儿保持愉快的心情。

六、注意事项

（1）根据小儿状态决定抚触时间，一般时间为 10~15min，饥饿时或进食后 1h 内不宜进行婴儿抚触。每天 1~2 次为佳，建议最好在沐浴后进行。

（2）抚触者应洗净双手再把润肤露倒在手中，揉搓双手温暖后，再进行抚触。

（3）婴儿抚触进行到任何阶段，如出现以下反应：哭闹、肌张力提高，神经质活动、兴奋性增加，肤色出现变化等，应暂缓抚触，如持续 1min 以上应完全停止抚触。

（4）抚触全身使小儿皮肤微红，抚触者和小儿需进行语言和情感交流。

（5）住院期间，护士教会母亲抚触，便于母亲回家后继续进行。

（6）注意婴儿个体差异，如健康情况，行为反应，发育阶段等。

七、操作步骤

顺序由头部→胸部→腹部→上肢→下肢→背部→臀部，要求动作要到位，抚触要适当用力，太轻柔的安抚会使婴儿发痒，引起其反感和不适。整套动作要连贯熟练。

动作要求每个部位的动作重复 4~6 次。

1. 头面部

（1）两拇指指腹从眉间向两侧推。

（2）两拇指从下颌部中央向两侧以上滑行，让上下唇形成微笑状。

（3）一手托头，用另一手的指腹从前额发际抚向脑后，停在耳后乳突部；换手，同法抚触另半部。

2. 胸部　两手分别从胸部的外下方（两侧肋下缘）向对侧上方交叉推进，至两侧肩部，在胸部划一个大的交叉，避开婴儿的乳腺。

3. 腹部　示、中指依次从婴儿的右下腹至上腹向左下腹移动，呈顺时针方向画半圆，避开婴儿的脐部和膀胱。

4. 四肢

（1）两手交替抓住婴儿的一侧上肢从上臂至手腕轻轻滑行。

（2）然后在滑行的过程中从近段向远端分段挤捏。

（3）对侧及双下肢做法相同。

5. 背部　用脊椎为中分线，双手与脊椎成直角，往相反方向重复移动双手，从背部上端开始移向臀部，最后由头顶沿脊椎抚摸至骶部。

（罗　菁）

参考文献

[1] 王爱华，丁郭平. 妇产科护理学 [M]. 北京：化学工业出版社，2016.

[2] 朱壮彦. 妇产科护理学 [M]. 北京：科学出版社，2016.

[3] 许晓飞，周赞华. 妇产科护理技术 [M]. 武汉：华中科技大学出版社，2014.